U0497162

临床常见疾病 护理技术与应用

王 英 等/编著

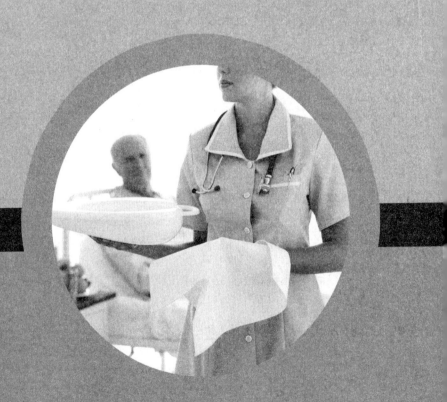

吉林科学技术出版社

图书在版编目（CIP）数据

临床常见疾病护理技术与应用 / 王英等编著. -- 长
春：吉林科学技术出版社, 2018.4
ISBN 978-7-5578-3860-7

Ⅰ.①临… Ⅱ.①王… Ⅲ.①常见病—护理学 Ⅳ.
①R47

中国版本图书馆CIP数据核字(2018)第075529号

临床常见疾病护理技术与应用

出 版 人 李 梁
责任编辑 孟 波 孙 默
装帧设计 李 梅
开 本 889mm×1194mm 1/16
字 数 1440千字
印 张 44.5
印 数 1-3000册
版 次 2019年5月第1版
印 次 2019年5月第1次印刷

出 版 吉林出版集团
　　　　吉林科学技术出版社
发 行 吉林科学技术出版社
地 址 长春市人民大街4646号
邮 编 130021
发行部电话/传真 0431-85635177　85651759　85651628
　　　　　　　　　　85677817　85600611　85670016
储运部电话 0431-84612872
编辑部电话 0431-85635186
网 址 www.jlstp.net
印 刷 三河市天润建兴印务有限公司

书 号 ISBN 978-7-5578-3860-7
定 价 248.00元

如有印装质量问题 可寄出版社调换
版权所有 翻印必究 举报电话：0431-85659498

前 言

护理学是将自然科学与社会科学紧密联系起来的服务人类健康的综合性应用学科。随着医学科学的迅速发展和医学模式的转变,护理工作也更趋多元化,护理模式、护理观念不断更新,临床护士的内涵和外延均在发生变化,这就对临床护士的技术和综合素质要求越来越高。本书旨在为临床护理人员提供最新的专业理论和专业指导,帮助护理人员掌握基本理论知识和临床护理技能,提高护理质量。

本书从临床实用的角度出发,针对各种常见疾病的护理先讲述疾病的概述,病因病理及临床表现,然后列举出护理问题,做出相应的护理措施和健康教育,语言简洁,内容丰富,侧重实用性和可操作性,力求详尽准确。

在本书的编写过程中,尽管各位编者通力合作,经过反复修改,克服了重重困难,但难免存在一些不足之处,希望广大读者提出宝贵意见和建议,以便不断完善和改进。

目　　录

第一章　总　论

第一节　概述

一、入院一般患者

1.病区接到患者入院通知后,及时准备床单位及用物,做好新患者入院准备。

2.热情迎接新患者,核对患者手腕标识带或核对病历首页,引导新患者到准备好的病床。

3.办公室护士办理入院手续。入院手续办理完毕,通知主管医师接诊新患者。入院手续包括接收住院证和病历首页并置于对应的病历夹中,核准和保管患者医疗保险诊疗手册或农村合作医疗手册,准确填写姓名牌、床头卡、手腕带及相关登记。

4.给予入院指导。向患者或家属详细介绍医院住院指南,包括主管医师、责任护士、护士长及联系方式、病区环境、餐饮服务、作息时间、探视制度、陪护规定、住院安全事项、医保用药等;并用"入院告知书"书面指导,请患者或家属详细阅读后签名。

5.进行入院护理评估,包括患者生理、心理及社会状况的评估,测量体温、脉搏、呼吸、血压、体重等,并做好相关记录。

6.给予新患者入院卫生处置,如修剪指甲、剃胡须、更换病员服等;多余物品交代家属带回家。

7.按医嘱正确指导患者饮食。

8.及时正确执行医嘱,完成各项治疗,观察用药后反应。

9.运用护理程序,实施整体护理,执行分级护理制度。按要求巡视患者,仔细观察病情变化,与患者进行有效沟通,了解患者心理状况,征求患者意见,明确护理问题,及时解决患者需要,落实各项基础护理和专科护理,给予心理护理,做好住院期间全程健康指导和护理效果评价,并记录。

10.发现病情变化立即报告医师。病情危重时,及时做好各项抢救准备。

11.每日发放患者住院费用清单。

二、入院急症患者

1.病区接到急症患者入院通知后,立即准备床单位及所需急救用物,并通知主管医师尽快到位。

2.医护人员主动热情迎接急症入院患者,迅速安置急症患者到病床,并向护送患者的医务人员了解患者目前治疗、护理情况及效果。危重患者的贵重物品交与家属妥善保管。

3.根据医嘱和病情需要,立即给予吸氧、建立静脉输液通路、心电监护、采集各种标本等,协助床旁检查。做好急救准备,遵医嘱及时准确用药并协助医师进行抢救。

4.尽快对患者进行入院护理评估,包括生命体征、意识状态、情绪反应等,询问患者的主诉,了解目前的主要症状和体征,明确主要的护理问题,立即采取有效的护理措施,并做好相关记录。

5.办公护士办理入院手续。入院手续包括接收住院证和病历首页并置于对应的病历夹中,核准和保管患者医疗保险诊疗手册或农村合作医疗手册,准确填写姓名、床头卡、手腕带及相关登记,并安放有关卡片。

6.给予入院指导。向患者或家属详细介绍医院住院指南,包括主管医师、责任护士、护士长及联系方式,病区环境、餐饮服务、作息时间、探视制度、陪护规定、住院安全事项、医保用药等;并用"入院告知书"书面指导,请患者或家属详细阅读后签名。

7.患者病情稳定后,给予患者入院卫生处置,如修剪指甲、剃胡须、更换病员服等;多余物品交代家属带离医院。

8.按医嘱正确指导患者饮食。

9.按医嘱及时正确执行医嘱,完成各项治疗,观察用药后的反应。

10.运用护理程序,实施整体护理,执行分级护理制度。按要求巡视患者,仔细观察病情变化,及时报告医师;与患者进行有效沟通,了解患者心理状况,征求患者意见,明确护理问题,及时解决患者需要,落实各项基础护理和专科护理,减轻患者的心理压力和紧张情绪,做好住院期间特殊检查、治疗、围术期的健康指导和护理效果评价并记录。

11.每日发放患者住院费用清单。

12.可疑传染病例,应按隔离原则进行处理。

三、出院患者

1.办公护士接到医师下达的出院医嘱后,通知责任护士告知患者出院日期及办理有关出院的手续。

2.注销各种治疗护理卡,将填好的出院通知单、出院带药单、疾病诊断证明书送到院结算中心。

3.按出院病历的顺序要求整理病历,病区专人负责进行病历终末质量控制。

4.出院前,向患者或家属进行出院健康指导,包括病情观察、用药、饮食、活动、家庭康复训练、自我照顾指导及复诊时间等。

5.协助患者整理物品,收回医院用物,诚恳征求患者意见和建议,热情护送患者出院。

6.按要求进行床单位终末处理和消毒。

7.对于病情不允许出院或家属自动要求出院的患者,应予以耐心解释、劝阻或说服,如说服无效,应请患者或符合法定要求的代理家属在病历中签名后方可出院。对于病情许可且医嘱可以出院而不愿出院的患者,应进行说服,如说服无效,应通知家属或患者的所在单位办理出院手续并接患者出院,或在征得家属或单位的同意后将出院患者护送回家。

8.做好患者的病情追踪观察和电话回访工作。

（程义莲）

第二节 常见症状的护理概况

一、昏迷

1.依据原发病执行相应护理指南。

2.保持呼吸道通畅,防止肺部感染,必要时给予氧气吸入。

3.密切观察病情变化,根据分级护理制度和医嘱测量生命体征,观察意识、瞳孔的变化并记录,及时采取措施并报告医师。

4.迅速建立静脉通道,遵医嘱给予各种药物。

5.预防意外损伤。躁动不安者,需加床栏,必要时用保护带约束以防坠床;昏迷患者一般不用热水袋,若要用水温应低于50℃,并外包裹布;有痉挛抽搐者,用牙垫垫于牙齿咬合面,以防舌咬伤;有活动性义齿应取出,防误入气管;有舌后坠者,及时将下颌托起,或用舌钳牵出,经常修剪指甲,防抓伤。

6.做好口腔护理,保持口腔清洁,预防感染。

7.做好眼部护理,眼睑不能闭合者用纱布遮盖眼部,预防角膜损伤。

8.做好皮肤护理,按时翻身,预防压疮的发生。

9.预防泌尿系感染。

10.长期昏迷患者应每日2次给予肢体被动活动,预防肢体畸形、挛缩和足下垂。

11.遵医嘱给予胃肠内或胃肠外营养并保持大便通畅,保持水电解质平衡。

12.去除义齿及饰物,交其家属或代为妥善保存。

13.详细记录病情变化及出入量,做好床旁交接班。

二、瘫痪

1.依据原发病执行相应护理指南。

2.预防压疮。

3.预防泌尿系感染。

4.预防肺炎。

5.预防肠胀气及便秘。

6.预防跌伤、烫伤、冻伤。

7.预防肢体畸形、挛缩,促进功能康复。

三、高热

1.依据原发病执行相应护理指南。

2.保证患者充分休息,超高热患者应绝对卧床休息,给予舒适卧位。

3.病室保持适宜的温、湿度,定时通风,保持室内空气清新。

4.给予高蛋白、丰富维生素、适量糖类、低脂肪的流质、半流质饮食,做到少食多餐。

5.每4h测体温1次,物理降温后30min测体温,待体温恢复正常3d后,每日测量2次,注意脉搏、呼吸的变化。

6.增加水的摄入量,鼓励患者多饮水,达每日3000ml,根据医嘱给予静脉补液。

7.保持口腔清洁,做好口腔护理。

8.超高热患者应给予物理降温。

9.注意发热规律、特点及伴随症状,出现惊厥应及时处置,大汗时应防止虚脱。

四、惊厥

1.依据原发病执行相应护理指南。

2.保持病室安静、光线适宜。

3.做好心理护理,减少诱发因素和刺激。

4.惊厥发作时,保持呼吸道通畅,头偏向一侧,防止呕吐物误吸。

5.必要时用开口器、压舌板缠纱布垫于上、下磨牙间,防止舌咬伤。

6.根据病情给予氧气吸入。

7.密切观察神志、瞳孔、生命体征的变化。

8.根据医嘱及时给予镇静、抗惊厥药物。

9.做好安全防护,加床挡,抽搐肢体给予适当约束,防止坠床和外伤。

10.昏迷患者执行昏迷护理指南。

五、休克

1.依据原发病执行相应护理指南。

2.给予休克卧位,注意保暖。

3.保持呼吸道通畅,给予相应氧疗。

4.建立适当数量静脉通道,保证静脉通畅,使用升压药者注意输液处皮肤情况。

5.密切观察生命体征、病情变化,发现异常及时报告医师,并做好重症监护记录。

6.留置尿管,监测每小时尿量。

7.必要时做好血流动力学监测。

8.随时备好抢救物品及药品。

9.采用静脉插管者,执行相关护理指南。

六、心脏骤停

1.一旦确诊心脏骤停,立即呼救,紧急呼叫值班医师并携带除颤仪。

2.紧急实施徒手心肺复苏术。

(1)将患者置于硬板床或背部置于坚实的平面上,取仰卧位,双腿伸直,解开上衣,放松裤带。

(2)胸外心脏按压:抢救者位于患者右侧,快速按压胸骨中下1/3处。按压频率为至少100/min,胸外按压与人工呼吸比例为 30:2。按压幅度为使胸骨下陷至少约 5cm。婴儿按压深度不少于 4cm,儿童按压深度不少于 5cm。

(3)开放气道,清除呼吸道内异物:开放气道采用仰头抬颏法。患者仰卧,急救者一手放在患者前额,使头部后仰,另一手的食指与中指置于下颌骨外向上抬颏。若呼吸道内有分泌物,应及时清理呼吸道,取下活动义齿,再开放气道。

3.人工呼吸。

(1)口对口人工呼吸法:抢救者深吸气后,用口唇把患者的口全罩住,呈密封状,缓慢吹气持续 2s。确保胸廓隆起。送气时,用一手拇指捏住患者鼻孔防漏气;呼气时,两手指松开。通气频率为 10~20/min,每次吹气量为 700~1000ml。

(2)简易呼吸器法:将简易呼吸器连接氧气。氧流量 8~10L/min,一手以"EC"手法固定面罩,另一手挤压简易呼吸器,每次送气 400~600ml,频率 10~12/min。送气同时观察胸廓起伏度。

(3)使用高级气道通气法:人工呼吸 6~8/min,不终止胸外心脏按压。

4.操作 5 个循环后再次判断颈动脉搏动及人工呼吸不超过 10s,如已恢复,进行进一步生命支持;尽早电击除颤 1 次,继续上述操作 5 个循环后再次判断。

5.密切观察心肺复苏有效指征。

(1)能触摸到大动脉搏动,收缩压在 8kPa(60mmHg)以上。

(2)发绀减退,面色、口唇、甲床及皮肤等色泽由灰转红。

(3)散大的瞳孔缩小。

(4)呼吸改善或出现自主呼吸。

(5)昏迷变浅或出现反射或挣扎。

(6)可以排尿。

(7)心电图波形改善,只要出现其中 2 项指征,说明有效,应继续行 CPR。

6.迅速建立有效的静脉给药通道,遵医嘱及时准确给予各种抢救药物,纠正水、电解质和酸碱平衡,并密切观察药物的效果。

7.进行心电监护。

七、急性左心衰竭

1.协助患者取半卧位或端坐卧位,限制体力活动,绝对卧床休息。

2.高流量面罩吸氧,流量为 5~6L/min、浓度为 40%~60%,用 30%~50%乙醇湿化氧气。必要时,间歇或连续面罩下加压给氧或正压呼吸。

3.立即建立静脉输液通路,遵医嘱予以药物对症治疗。

4.持续进行心电监护,了解患者心率和心律变化,及时发现潜在的致命性心律失常。

5.加强口腔和皮肤护理,维持皮肤黏膜的完整性。

6.准确记录 24h 出入量,根据水电解质平衡情况遵医嘱调整输液种类及总量。

7.做好患者安全护理,防止坠床。

8.供给低脂、低盐、低热量、富含维生素及易消化饮食。

八、咯血

1.依据原发病执行相应护理指南。

2.让患者绝对卧床休息,保持环境安静。

3.做好心理护理,缓解患者紧张、恐惧心理。

4.密切观察,记录咯血量、颜色。

5.大咯血患者头偏向一侧,防止误吸及窒息。

6.密切观察窒息先兆,一旦发生窒息立即进行抢救,保持呼吸道通畅。

7.大量咯血者,应立即建立静脉通道。遵医嘱给予止血药及补充血容量。

8.给予温凉易消化饮食。

九、压疮

【正确评估压疮】

1.使用 Braden 计分表评估患者发生压疮的风险程度。

2.高危患者或发生压疮者必须填写"压疮预报表"或"压疮报告表"并交护理部,在护理记录中有压疮预防措施。

【营养支持】

给予高蛋白、高热量、高维生素膳食,以增加机体抵抗力和组织修复力。给患者适当补充含锌的食物,可促进压疮的愈合。低蛋白血症患者可静脉输入血浆和人血清蛋白,增加血浆胶体渗透压,改善皮肤的血液循环。不能进食者采用完全胃肠外营养(TPN)治疗,保证每日各种营养物质的供给,以满足机体代谢需要。

【皮肤护理】

1.保持皮肤清洁

(1)每日用温水清洁皮肤,老年、儿童和水肿患者清洁皮肤时勿用力擦洗,以免摩擦力过大损伤皮肤。

(2)大小便失禁者随时清洗和更换,不可直接将患者卧于橡胶单或塑料布上,床铺保持干燥、平整、无渣屑。

(3)长期卧床者每日全身擦浴 1 次。

2.保护皮肤,防止皮肤受压、受伤

(1)协助患者定时翻身、更换体位,一般 1～2h 1 次,必要时 30min 翻身 1 次,最长不能超过 4h。

(2)对感觉障碍者,慎用热水袋或冰袋,防止烫伤、冻伤。

(3)对皮肤干燥的患者可使用润肤剂。

(4)患者在排尿、排便失禁及伤口分泌物过多时,应垫柔软、吸水性较好的成人纸尿垫或软布垫,减少由于挥发、失禁和伤口引流引起的皮肤潮湿。

(5)躁动者有局部皮肤受伤的危险,可用透明贴膜予以保护。

(6)限制在椅子上的患者,使用稠密的、较厚的和平坦的泡沫垫、凝胶垫、空气垫,有危险的患者应减少在椅子上或轮椅上坐的时间,指导其每 15min 更换一次体位。应避免使用圆环状设备(如环状垫子、气圈),因可造成静脉淤血和水肿,引起压疮。

3.避免人为损伤 在搬移患者时避免拖、拉、拽等动作,防止皮肤损伤。

4.使用减压装置或减压敷料

(1)当有发生压疮风险的患者卧床时,使用减压装置(如海绵、凝胶、泡沫垫、水垫、气垫)和减压敷料(如软聚硅酮泡沫敷料、普通泡沫敷料、自粘性痊愈泡沫和特殊形状泡沫敷料)。

(2)完全不能活动的患者,将足跟抬高离床,或使用减压装置。

(3)足跟的保护。与其他骨性隆起比较,足跟有更高的接触面压力,用枕头放在腓肠肌下而保证足跟离开床面,从而有效地降低足跟接触面压力。

(4)使用枕垫和泡沫等调位装置避免骨性隆起与其他物体直接相接。

5.手术患者压疮预防

(1)了解手术体位、麻醉方式、手术难度及时间,了解患者基础疾病、营养状况。

(2)手术时间≥2h、低温麻醉手术,糖尿病、年龄≥70岁,肥胖或极度消瘦等全身麻醉、连续硬膜外麻醉者,是预防的重点。

(3)术前准备时由病区护士在受压部位贴防水型泡沫敷料减压。

(4)术中预防性使用减压垫。

(5)术中注意保暖。术中密切观察患者反应,有寒战者应加盖保暖毯或棉被,如果没有特殊禁忌,大量冲洗液冲洗时需加温至37~38℃。

(6)术中保持皮肤干爽,检查皮肤潮湿度,及时用软纸或吸水巾擦干浸湿的皮肤。

6.压疮处理

(1)Ⅰ期压疮:在骨隆突处皮肤出现压之不褪色的局限性红斑,但皮肤完整。此期应采取积极措施,避免压力、摩擦力和剪切力。保持床铺平整、干燥、无碎屑,避免摩擦、潮湿及排泄物对皮肤的刺激,保持皮肤清洁,增加翻身次数。

(2)Ⅱ期压疮:表皮和真皮缺失,在临床上可表现为粉红色的擦伤、完整的或开放/破裂的充血性水泡或表浅的溃疡。首先要查找高危因素和影响愈合因素,护理重点是保护皮肤,避免感染。加强减压措施和交接班,对未破的小水疱应减少摩擦,防止感染,让其自行吸收,保持表面干燥。若有大水疱,可在无菌操作下抽吸疱内液体,不破坏表皮,严格消毒,用无菌敷料包扎。有皮肤破溃者,先用生理盐水清洗伤口,再用碘伏消毒周围皮肤。红色伤口选择泡沫敷料;黄色伤口选择自溶清创。

(3)Ⅲ期压疮:全层伤口,失去皮肤全层组织,除了骨骼、肌腱或肌肉尚未暴露外,可见皮下组织,有坏死组织脱落,但坏死组织的深度不太明确,可能有潜行和窦道。此时应清洁创面、彻底引流、祛腐生新、促其愈合,根据伤口情况给予相应的处理。目前临床已逐步推广湿性愈合的换药方法,以加快压疮修复与愈合。

(4)Ⅳ期压疮:全层伤口,失去皮肤全层组织、肌腱或肌肉外露。局部可出现坏死组织脱落或焦痂。

7.各种创面的处理

(1)黑色伤口。彻底清除黑色焦痂与坏死组织,引流渗出液,可采取钳夹、刮除、剪除等方法去除。对于基底部黏合紧密的焦痂不可强行清除,宜采用清创胶、清诺佳等清创产品涂抹于焦痂表面,以密封性敷料覆盖,促进焦痂自溶而与健康的基底组织分离。根据具体情况决定清创次数,直到创面以红色组织为主。

(2)黄色伤口。以大量0.9%氯化钠溶液冲洗伤口。清除脓性分泌物及坏死组织,宜使用清创胶、藻酸盐、镁盐等产品清创、引流,使坏死组织液化、分离,同时亦可保护基底部肉芽组织。以可吸收大量渗液的密封性敷料覆盖,根据具体情况决定换药次数,直至创面以红色组织为主。

（3）红色伤口。以0.9%氯化钠溶液清洁后使用溃疡糊、溃疡粉、美皮康等保护肉芽组织,促进肉芽组织及周缘上皮爬行生长,以密封性敷料覆盖。

【心理护理】

压疮多发于长期卧床的老年人或肢体瘫痪等生活不能自理者,因病程迁延而感到痛苦,易产生急躁、孤独、悲观、焦虑、绝望等消极心理,对疾病的治疗失去信心。护理人员应采取各种沟通技巧和患者进行沟通,耐心安慰,积极疏导,提高患者心理承受能力,使患者每天能以良好的心态配合治疗护理。

【健康指导】

1.提高患者及家属对压疮发生的原因及危害性的认识,充分了解压疮预防的意义,积极配合各种预防和治疗措施的实施。

2.教会患者及家属评估发生压疮的危险因素,教育其采取多种方法避免压疮的发生。

3.教会患者及家属正确的翻身方法,指导正确使用便器,预防性使用保护性用具,如气垫、凝胶等。

十、疼痛

用疼痛评估工具正确评估疼痛并准确记录

1.疼痛的部位　　如体表痛、胸痛、腹痛、头痛等。

2.疼痛的性质　　如刺痛、烧灼痛、牵拉痛、痉挛痛、绞痛等。

3.疼痛的时间　　疼痛开始时间、持续时间、有无规律性等。

4.疼痛的程度　　对疼痛程度的评价可用评价工具。

5.疼痛的发作情况

【疼痛的心理反应】

主观感受到一种难言的极不愉快的滋味,伴有焦虑、烦躁、恐惧、恶心等。

【疼痛的内脏反应】

出汗、心率增快、呼吸急促、血压升高、食欲减退、失眠。

【疼痛的伴随症状】

1.疼痛的行为改变　　如皱眉、痛苦表情、咬牙沉默、呻吟、大声哭叫等。

2.与疼痛有关的因素　　了解进食、月经周期、天气、体位、活动等与疼痛是否有关系。

3.疼痛对患者的影响　　是否影响睡眠和休息,影响正常工作和生活,是否有抑郁退缩等情绪变化,以及家庭的支持情况。

4.以往类似疼痛的处理方法　　采用何种措施,效果如何。

【创伤性疼痛一般护理】

1.病情观察　　准确评估疼痛,明确疼痛与病情的关系,查找创伤性疼痛原因,并密切观察血压、脉搏、呼吸、尿量,必须在明确诊断之后方可对疼痛进行处理。避免因疼痛处理而掩盖内脏损伤的症状,贻误病情而造成严重后果。

2.体位与活动护理　　根据病情予患者采取舒适卧位,如胸腹部手术后病情许可采取半卧位,因为咳嗽、深呼吸引起伤口疼痛,应协助患者按压伤口后,再鼓励咳痰和深呼吸。对损伤的急性疼痛予以局部制动。

3.疼痛病因治疗的护理　　在实施专科疾病治疗与护理措施过程中,积极解除引起疼痛的刺激源。

【癌症疼痛一般护理】

1.癌症疼痛评价。评估资料主要来源于患者的主诉,应认真倾听患者对疼痛的描述,根据患者语言反映、身体表现、生理反应、情绪反应获取信息,不仅要评价患者的疼痛程度、部位、性质、持续时间,还要适时评价缓解疼痛的实际效果。准确评估患者疼痛,明确引起疼痛的原因,解除引起疼痛的刺激源。

2.根据正确的疼痛评估、患者的全身情况和疼痛强度顺序使用三阶梯止痛药物。

3.严格执行癌症疼痛用药原则,按时、按阶梯、个体化给药。根据患者个体情况间隔一定的时间,按时、有规律地给予下一次剂量,而不是等到疼痛再度出现之后才给下一个剂量,下一剂量应在前一剂量的药效完全消失之前给予,以保证连续不断的解除患者的疼痛。

4.合理选择服药方式。在患者不能口服药物时,可选择直肠或考虑肌内、皮下、静脉给药或椎管内镇痛泵等途径。

5.动态评价镇痛效果,患者对麻醉药物的敏感度个体差异很大,能够控制患者疼痛剂量就是正确剂量;密切观察患者反应,对应用止痛药物的患者注意监护,既要使患者能够获得最佳疗效,又要使药物不良反应降到最低。

【健康指导】

1.健康指导模式 对患者的教育要贯穿于护理的全过程,教育时尽可能包括家属。

2.健康指导内容 癌症疼痛的基本知识,包括癌症疼痛的原因、预防疼痛的目的意义,疼痛评估的方法,镇痛的基本知识与技能,如怎样选择镇痛的方法,宣讲三阶梯止痛法,纠正癌痛治疗易成瘾的错误认识。

3.发挥家庭和社会支持对癌症患者疼痛的控制作用 护士向患者家属讲述疼痛的基本知识,指导他们学会正确对待患者的疼痛,学会评估及缓解疼痛的基本方法,多给予患者爱和关怀,提高患者对癌痛治疗的依从性。

【药物镇痛护理】

1.静脉输液泵镇痛护理 根据患者术后疼痛的强度变化,调节输液泵的药物输入速度,使镇痛药的血药浓度保持在恒定水平,从而达到最佳镇痛效果。

2.患者自控镇痛法(PCA)护理 智能化的注射泵-微泵经不同途径(包括静脉、硬膜外、脑室)给药,告知患者应用 PCA 治疗的目的和使用方法,妥善固定给药导管,保持给药途径通畅,定期评价镇痛效果,当疼痛评分较高时,应及时报告医师,增加药物浓度或剂量。

3.给药护理 阿片类药物如吗啡、芬太尼等,使用过程中要注意观察有无呼吸抑制;非阿片类药物如阿司匹林,此类药大多对胃黏膜有刺激,宜餐后服用。并指导患者应有规律地"按时"用药,避免出现爆发痛,使用过程中应特别注意有无出血倾向,并准确评估镇痛效果。

【心理护理】

解除患者的焦虑,焦虑程度越重,疼痛程度也越重,护理人员应尽量陪伴患者。允许并鼓励患者表达内心的感受,使用治疗性触摸或其他方法解除患者身体的紧张度,帮助患者松弛。鼓励患者参与制定护理计划,以及学习一些预防和减轻疼痛的技巧,让其有自我控制的能力。此外,对任何可能会引起疼痛的处置都应告诉患者,让其有思想准备。使用一些转移注意力和娱乐的方法,如交谈、听音乐、缓节律呼吸法等。

(王桂侠)

第二章　呼吸系统疾病的护理

第一节　急性呼吸道感染

一、急性上呼吸道感染

急性上呼吸道感染简称上感,为外鼻孔至环状软骨下缘包括鼻腔、咽或喉部急性炎症的概称。其特点是起病急、病情轻、病程短、可自愈,预后好,但发病率高,并具有一定的传染性。本病是呼吸道最常见的一种感染性疾病,发病不分年龄、性别、职业和地区,免疫功能低下者易感。全年皆可发病,以冬春季节多见,多为散发,但在气候突变时可小规模流行。

主要病原体是病毒,少数是细菌。人体对病毒感染后产生的免疫力较弱、短暂,病毒间也无交叉免疫,故可反复发病。

【病因与发病机制】

1.病因　常见病因为病毒,少数由细菌引起,可单纯发生或继发于病毒感染之后发生。病毒包括鼻病毒、冠状病毒、腺病毒、流感和副流感病毒以及呼吸道合胞病毒、埃可病毒和柯萨奇病毒等。细菌以口腔定植菌溶血性链球菌为多见,其次为流感嗜血杆菌、肺炎链球菌和葡萄球菌等,偶见革兰阴性杆菌。

2.发病机制　正常情况下健康人的鼻咽部有病毒、细菌存在,一般不会发病。接触病原体后是否发病,取决于传播途径和人群易感性。淋雨、受凉、气候突变、过度劳累等可降低呼吸道局部防御功能,致使原存的病毒或细菌迅速繁殖引起发病。老幼体弱,免疫功能低下或有慢性呼吸道疾病如鼻窦炎、扁桃体炎者更易发病。病原体主要通过飞沫传播,也可由于接触病人污染的手和用具而传染。

【临床表现】

1.临床类型

(1)普通感冒:俗称"伤风",又称急性鼻炎或上呼吸道卡他。以冠状病毒和鼻病毒为主要致病病毒。起病较急,主要表现为鼻部症状,如打喷嚏、鼻塞、流清水样鼻涕,早期有咽部干痒或烧灼感。2～3天后鼻涕变稠,可伴咽痛、流泪、味觉迟钝、呼吸不畅、声嘶、咳嗽等,有时由于咽鼓管炎致听力减退。严重者有发热、轻度畏寒和头痛等。体检可见鼻腔黏膜充血、水肿、有分泌物,咽部可轻度充血。若无并发症,一般经5～7天痊愈。

(2)急性病毒性咽炎和喉炎:急性病毒性咽炎常由鼻病毒、腺病毒、流感病毒、副流感病毒以及肠病毒、呼吸道合胞病毒等引起。临床表现为咽痒和灼热感,咽痛不明显,但合并链球菌感染时常有咽痛。体检可见咽部明显充血、水肿。急性喉炎多为流感病毒、副流感病毒及腺病毒等引起,临床表现为明显声嘶、讲话困难、可有发热、咽痛或咳嗽,咳嗽时咽喉疼痛加重。体检可见喉部充血、水肿,颌下淋巴结轻度肿大和触痛,有时可闻及喉部的喘息声。

(3)急性疱疹性咽峡炎:多由柯萨奇病毒 A 引起,表现为明显咽痛、发热,病程约为一周。查体可见咽部充血,软腭、腭垂、咽及扁桃体表面有灰白色疱疹及浅表溃疡,周围伴红晕。多发于夏季,儿童多见,成人偶见。

(4)急性咽结膜炎:主要由腺病毒、柯萨奇病毒等引起。表现为发热、咽痛、畏光、流泪、咽及结膜明显充血。病程 4～6 天,多发于夏季,由游泳传播,儿童多见。

(5)急性咽扁桃体炎:病原体多为溶血性链球菌,其次为流感嗜血杆菌、肺炎链球菌、葡萄球菌等。起病急,以咽、扁桃体炎症为主,咽痛明显、伴发热、畏寒,体温可达 39℃ 以上。查体可发现咽部明显充血,扁桃体肿大、充血,表面有黄色脓性分泌物。有时伴有颌下淋巴结肿大、压痛,而肺部查体无异常体征。

2.并发症　一般预后良好,病程常在 1 周左右。少数患者可并发急性鼻窦炎、中耳炎、气管-支气管炎。以咽炎为表现的上呼吸道感染,部分患者可继发溶血性链球菌引起的风湿热、肾小球肾炎等,少数患者可并发病毒性心肌炎。

【辅助检查】

1.血液检查　病毒感染者,白细胞计数常正常或偏低,伴淋巴细胞比例升高。细菌感染者可有白细胞计数与中性粒细胞增多和核左移现象。

2.病原学检查　因病毒类型繁多,一般无需进行此检查。需要时可用免疫荧光法、酶联免疫吸附法、血清学诊断或病毒分离鉴定等方法确定病毒的类型。细菌培养可判断细菌类型并做药物敏感试验以指导临床用药。

【诊断要点】

根据鼻咽部的症状和体征,结合周围血象和阴性胸部 X 线检查可作出临床诊断。一般无需病因诊断,特殊情况下可进行细菌培养和病毒分离,或病毒血清学检查等确定病原体。但须与初期表现为感冒样症状的其他疾病鉴别,如过敏性鼻炎、流行性感冒、急性气管-支气管炎、急性传染病前驱症状等。

【治疗要点】

治疗原则以对症处理为主,以减轻症状,缩短病程和预防并发症。

1.对症治疗　病情较重或发热者或年老体弱者应卧床休息,忌烟,多饮水,室内保持空气流通。如有发热、头痛,可选用解热镇痛药如复方阿司匹林、去痛片等口服。咽痛可用消炎喉片含服,局部雾化治疗。鼻塞、流鼻涕可用 1%麻黄素滴鼻。

2.抗菌药物治疗　一般不需用抗生素,除非有白细胞升高、咽部脓苔、咯黄痰和流鼻涕等细菌感染证据,可根据当地流行病学史和经验用药,可选口服青霉素、第一代头孢菌素、大环内酯类或喹诺酮类。

3.抗病毒药物治疗　如无发热,免疫功能正常,发病超过 2 天一般无需应用。对于免疫缺陷患者,可早期常规使用广谱的抗病毒药,如利巴韦林和奥司他韦,可缩短病程。具有清热解毒和抗病毒作用的中药亦可选用,有助于改善症状,缩短病程。如板蓝根冲剂、银翘解毒片等。

【护理要点】

1.生活护理　症状轻者适当休息,避免过度疲劳;高热病人或年老体弱者应卧床休息。保持室内空气流通,温湿度适宜,定时空气消毒,进行呼吸道隔离,病人咳嗽或打喷嚏时应避免对着他人,防止交叉感染。饮食应给予高热量、高维生素的流质或半流质,鼓励病人多饮水及漱口,保持口腔湿润和舒适。病人使用的餐具、毛巾等可进行煮沸消毒。

2.对症护理　高热者遵医嘱物理降温,如头部冷敷,冰袋置于大血管部位,温水或乙醇擦浴,4℃冷盐水灌肠等。注意30分钟后测量体温并记录。必要时遵医嘱药物降温。咽痛者可用淡盐水漱咽部或含服消炎喉片,声嘶者可行雾化疗法。

3.病情观察　注意观察生命体征,尤其是体温变化及咽痛、咳嗽等症状的变化。警惕并发症,如中耳炎病人可有耳痛、耳鸣、听力减退、外耳道流脓;并发鼻窦炎者会出现发热、头痛加重、伴脓涕,鼻窦有压痛。

4.用药护理　遵医嘱用药,注意观察药物不良反应。

5.健康教育　积极体育锻炼,增强机体免疫力。生活饮食规律、改善营养。避免受凉、淋雨、过度疲劳等诱发因素,流行季节避免到公共场所。注意居住、工作环境的通风换气。年老体弱易感者应注意防护,上呼吸道感染流行时应戴口罩。

二、急性气管,支气管炎

急性气管-支气管炎是由生物、物理、化学刺激或过敏等因素引起的气管-支气管黏膜的急性炎症。临床症状主要为咳嗽和咳痰。常发生于寒冷季节或气候突变时,也可继发于上呼吸道感染,或为一些急性呼吸道传染病(麻疹、百日咳等)的一种临床表现。

【病因与发病机制】

1.感染　病毒或细菌是本病最常见的病因。常见的病毒有呼吸道合胞病毒、副流感病毒、腺病毒等。细菌以肺炎球菌、流感嗜血杆菌、链球菌和葡萄球菌较常见。

2.理化因素　冷空气、粉尘、刺激性气体或烟雾对气管-支气管黏膜的急性刺激。

3.过敏反应　花粉、有机粉尘、真菌孢子、动物毛皮及排泄物等的吸入,钩虫、蛔虫的幼虫在肺移行,或对细菌蛋白质的过敏均可引起本病。

感染是最主要的病因,过度劳累、受凉是常见诱因。

【临床表现】

1.症状　起病较急,通常全身症状较轻,可有发热,体温多于3～5天内恢复正常。大多先有上呼吸道感染症状,以咳嗽为主,初为干咳,以后有痰,黏液或黏液脓性痰,偶伴血痰。气管受累时在深呼吸和咳嗽时感胸骨后疼痛;伴支气管痉挛,可有气急和喘鸣。咳嗽、咳痰可延续2～3周才消失,如迁延不愈,可演变成慢性支气管炎。

2.体征　体检肺部呼吸音粗,可闻及不固定的散在干、湿啰音,咳嗽后可减少或消失。

【辅助检查】

病毒感染者白细胞正常或偏低,细菌感染者可有白细胞总数和中性粒细胞增高。胸部X线检查多无异常改变或仅有肺纹理增粗。痰涂片或培养可发现致病菌。

【诊断要点】

1.肺部可闻及散在干、湿性啰音,咳嗽后可减轻。

2.胸部X线检查无异常改变或仅有肺纹理增粗。

3.排除流行性感冒及某些传染病早期呼吸道症状,即可作出临床诊断。

4.痰涂片或培养有助于病因诊断。

【治疗要点】

1.病因治疗　有细菌感染证据时应及时应用抗生素。可首选青霉素、大环内酯类,亦可选用头孢菌素类或喹诺酮类等药物或根据细菌培养和药敏实验结果选择药物。多数口服抗菌药物即可,症状较重者可肌内注射或静脉滴注给药。

2.对症治疗　咳嗽剧烈而无痰或少痰可用右美沙芬、喷托维林镇咳。咳嗽痰黏而不易咳出,可口服祛痰剂如复方甘草合剂、盐酸氨溴索或溴己新等,也可行超声雾化吸入。支气管痉挛时可用平喘药,如茶碱类等。

【护理要点】

1.保持呼吸道通畅

(1)保持室内空气清新,温湿度适宜,减少对支气管黏膜的刺激,以利于排痰。

(2)注意休息,经常变换体位,叩击背部,指导并鼓励患者有效咳嗽,必要时行超声雾化吸入,以湿化呼吸道,利于排痰,促进炎症消散。

(3)遵医嘱使用抗生素、止咳祛痰剂、平喘剂,密切观察用药后的反应。

(4)哮喘性支气管炎的患者,注意观察有无缺氧症状,必要时给予吸氧。

2.发热的护理

(1)密切观察体温变化,体温超过 39℃时采取物理降温或遵医嘱给予药物降温。

(2)保证充足的水分及营养的供给:多饮水,给营养丰富、易于消化的饮食。保持口腔清洁。

3.健康教育

(1)增强体质,避免劳累,防治感冒。

(2)改善生活卫生环境,防止有害气体污染,避免烟雾刺激。

(3)清除鼻、咽、喉等部位的病灶。

（王　琳）

第二节　肺部感染性疾病

一、肺炎概述

肺炎是指终末气道、肺泡和肺间质的炎症,可由病原微生物、理化因素、免疫损伤、过敏及药物所致。细菌性肺炎是最常见的肺炎,也是最常见的感染性疾病之一。

【病因与分类】

以感染为最常见病因,如细菌、病毒、真菌、寄生虫等,还有理化因素、免疫损伤、过敏及药物等。肺炎可按解剖、病因或患病环境加以分类。

（一）按病因分类

病因学分类对肺炎的治疗有决定性意义。

1.细菌性肺炎　如肺炎链球菌、金黄色葡萄球菌、甲型溶血性链球菌、肺炎克雷伯杆菌、流感嗜血杆菌、铜绿假单胞菌肺炎等。

2.非典型病原体所致肺炎　如军团菌、支原体和衣原体等。

3.病毒性肺炎　如冠状病毒、腺病毒、呼吸道合胞病毒、流感病毒等。

4.真菌性肺炎　如白念珠菌、曲霉菌、隐球菌、肺孢子菌等。

5.其他病原体所致肺炎　如立克次体(如 Q 热立克次体)、弓形虫(如鼠弓形虫)、寄生虫(如肺包虫、肺吸虫、肺血吸虫)等。

6.理化因素所致的肺炎   如放射性损伤引起的放射性肺炎、胃酸吸入引起的化学性肺炎，或对吸入或内源性脂类物质产生炎症反应的类脂性肺炎等。

（二）按患病环境分类

由于细菌学检查阳性率低，培养结果滞后，病因分类在临床上应用较为困难，目前多按肺炎的获得环境将肺类分成两类，有利于指导经验治疗。

1.社区获得性肺炎   也称院外感染，是指在医院外罹患的感染性肺实质炎症，包括具有明确潜伏期的病原体感染而在入院后平均潜伏期内发病的肺炎。常见病原体为肺炎链球菌、支原体、衣原体、流感嗜血杆菌和呼吸道病毒（甲、乙型流感病毒，腺病毒、呼吸合胞病毒和副流感病毒）等。传播途径为吸入飞沫、空气或血源传播。

2.医院获得性肺炎   亦称医院内肺炎，是指病人入院时不存在，也不处于潜伏期，而于入院 48 小时后在医院（包括老年护理院、康复院等）内发生的肺炎。也包括出院后 48 小时内发生的肺炎。其中以呼吸机相关性肺炎最为多见，治疗和预防较困难。

（三）按解剖分类

1.大叶性肺炎   病原体先在肺泡引起炎症，经肺泡间孔（Cohn 孔）向其他肺泡扩散，致使部分肺段或整个肺段、肺叶发生炎症改变。典型者表现为肺实质炎症，通常并不累及支气管。致病菌多为肺炎链球菌。X 线胸片显示肺叶或肺段的实变阴影。

2.小叶性肺炎   病原体经支气管入侵，引起细支气管、终末细支气管及肺泡的炎症，又称支气管肺炎。病灶可融合成片状或大片状，密度深浅不一，且不受肺叶和肺段限制，区别于大叶性肺炎。其病原体有肺炎链球菌、葡萄球菌、病毒、肺炎支原体以及军团菌等。

3.间质性肺炎   以肺间质炎症为主，可由细菌、支原体、衣原体、病毒或肺孢子菌等引起。累及支气管壁以及支气管周围，有肺泡壁增生及间质水肿，因病变仅在肺间质，故呼吸道症状较轻，异常体征较少。

【临床表现】

细菌性肺炎的症状变化较大，可轻可重，决定于病原体和宿主的状态。常见症状为咳嗽、咳痰，或原有呼吸道症状加重，并出现脓性痰或血痰，伴或不伴胸痛。肺炎病变范围大者可有呼吸困难，呼吸窘迫。大多数病人有发热。早期肺部体征无明显异常，重症者可有呼吸频率增快，鼻翼扇动，发绀。肺实变时有典型的体征，如叩诊浊音、语颤增强和有支气管呼吸音等，也可闻及湿性啰音。并发胸腔积液者，患侧胸部叩诊浊音，语颤减弱，呼吸音减弱。

二、肺炎链球菌肺炎

肺炎链球菌肺炎或称肺炎球菌肺炎，是由肺炎球菌引起的肺实质炎症，是最常见的肺炎，约占院外感染肺炎中的半数以上。冬季和初春为高发季节，常与呼吸道感染并行，男性多见，原先健康的青壮年、老年或婴幼儿多见。

【临床表现】

1.症状   起病急骤，有寒战、高热、胸痛、呼吸困难、咳嗽、咳痰。一般初为刺激性干咳，咳少量黏液痰，典型者痰液可呈铁锈色。少数患者可出现恶心、呕吐、腹胀等，严重患者可出现神志模糊、烦躁、嗜睡、昏迷等神经精神症状。

2.体征   患者呈急性病容，鼻翼煽动，面颊绯红，口角和鼻周有单纯疱疹，严重者可有发绀、心动过速、心律不齐。早期肺部无明显异常体征，肺实变时，触觉语颤增强，叩诊呈浊音，听诊或管样呼吸音等实变体征,消散期可闻及湿啰音。

3.并发症　目前并发症已很少见。感染严重时可伴发感染性休克,尤其是老年人。表现为心动过速、血压降低、意识模糊烦躁、四肢厥冷、发绀、多汗等,而高热、胸痛、咳嗽等症状并不明显。

【实验室和其他检查】

1.血常规　白细胞总数和中性粒细胞增高,常伴核左移或胞浆内有毒性颗粒。痰涂片或培养可见肺炎球菌。

2.X线检查　受累肺叶或肺段病变部模糊,或炎症浸润,或实变阴影,在实变阴影中可见支气管充气征。

【诊断要点】

根据寒战、高热、胸痛、咳铁锈色痰、鼻唇疱疹等典型症状和肺实变体征,结合胸部检查结果,可作出初步诊断。病原菌检测是本病确诊的主要依据。

【治疗要点】

1.抗菌药物治疗　一经诊断,即应给予抗菌药物治疗,不必等待细菌培养结果。首选青霉素 G 静脉滴注。对青霉素过敏者,或耐青霉素或多重耐药菌株感染者,可用氟喹诺酮类、头孢噻肟或头孢曲松等药物,多重耐药菌株感染者可用万古霉素、替考拉宁等。

2.支持疗法　病人应卧床休息,注意补充足够蛋白质、热量及维生素。密切监测病情变化,注意防止休克。鼓励饮水每日 1～2L,轻症患者不需常规静脉输液,确有失水者可输液。中等或重症患者(PaO$_2$<60mmHg 或有发绀)应给氧。烦躁不安、谵妄、失眠者酌用地西泮 5mg 或水合氯醛 1～1.5g,禁用抑制呼吸的镇静药。

3.并发症的处理　经抗菌药物治疗后,高热常在 24 小时内消退,或数日内逐渐下降。若体温降而复升或 3 天后仍不降者,应考虑肺炎链球菌的肺外感染,如脓胸、心包炎或关节炎等。持续发热的其他原因尚有耐青霉素的肺炎链球菌(PRSP)或混合细菌感染、药物热或并存其他疾病。肿瘤或异物阻塞支气管时,经治疗后肺炎虽可消散,但阻塞因素未除,肺炎可再次出现。若治疗不当,约 5% 并发脓胸,应积极排脓引流。

【常用护理诊断/问题】

1.体温过高　与肺炎有关。

2.疼痛　与炎症累及胸膜有关。

3.清理呼吸道无效　与感染、发热及咳嗽无力有关。

【护理措施】

1.一般护理　急性期应卧床休息,注意保暖,给易消化的流质或半流质饮食,并鼓励多饮水。

2.病情观察　观察痰液颜色和量,必要时留痰标本送验;观察生命体征及面色、神志、尿量等变化,如出现烦躁、少尿、发绀、体温骤降、脉速及血压下降等情况,应立即做好抢救准备;注意有无并发症发生,如病程延长,或经治疗后发热不退,或体温退后复升,多表示并发症存在。

3.对症护理　高热者头部放置冰袋或用温水、酒精擦身,尽量不用退热药;鼓励多饮水,做好口腔护理。气急、发绀者给予吸氧。咳嗽、咳痰者按医嘱服用祛痰剂,痰黏稠者可用雾化吸入等。剧咳胸痛者可取患侧卧位或用胶布固定胸壁。烦躁、失眠者可按医嘱给水合氯醛等。腹胀、鼓肠者可用局部热敷、肛管排气。

【健康指导】

向病人宣传肺炎的基本知识,强调预防的重要性。指导患者增加营养,保证充足的休息时间,以增强机体对感染的抵抗能力。纠正吸烟等不良习惯,避免受寒、过劳、酗酒等诱发因素。老年人及原患慢性病的病人应注意气温变化时随时增减衣服,预防上呼吸道感染。

三、其他肺炎

（一）革兰阴性杆菌肺炎

医院内获得性肺炎多由革兰阴性杆菌引起,包括克雷白杆菌(肺炎杆菌)、铜绿假单胞杆菌、流感嗜血杆菌、大肠杆菌等,它们均为需氧菌。克雷白杆菌是院内获得性肺炎的主要致病菌,且耐药性不断增强,病人病情危险,病死率高,成为防治中的难点。多发生于老年人,或有基础疾病,或接受抗生素、激素、细胞毒性药物治疗,或进行气管插管、气管切开、机械通气等治疗者。肺部革兰阴性杆菌感染的共同点在于肺实变或病变融合,组织坏死后容易形成多发性脓肿,一般两肺下叶均受累,若波及胸膜,则引起胸膜积液或脓胸。

【临床表现】

多数病人起病隐匿,发热、精神不振、咳嗽、咳痰。克雷白杆菌肺炎则起病急骤,有寒战、高热;病人均有程度不同的咳嗽、咳痰、胸痛及呼吸困难,以克雷白杆菌性肺炎患者最重,常有发绀,甚至休克。咳绿色脓痰见于绿脓杆菌感染,咳红棕色胶冻样痰见于肺炎杆菌感染。若病变范围大时,体检可有肺部实变体征,两肺下方及背部可闻及湿性啰音。由革兰阴性杆菌感染引起的肺炎症状较重,早期出现休克、肺脓肿、心包炎等并发症。预后差,病死率高(达 $30\%\sim50\%$)。

【实验室及其他检查】

白细胞升高或不升高,中性粒细胞增多,有核左移。胸部 X 线显示两肺下方散在片状浸润阴影,可有小脓肿形成。

【诊断要点】

常存在基础疾病,肺部感染的表现常被掩盖,大部分患者有发热、咳嗽、咳脓性痰,如咳暗红色胶冻样稠痰;胸部体检可有肺部实变体征;痰培养两次以上阳性,结合临床表现可确定诊断。

【治疗原则】

治疗原则:在治疗革兰阴性杆菌肺炎时,宜大剂量、长疗程、联合用药,以静脉注射为主,雾化吸入为辅。

1.在用抗生素之前,宜作细菌的药敏试验,并根据药敏选用有效药物。在不明病菌时,可试用氨基贰类抗生素加半合成青霉素或头孢菌素。如治疗绿脓杆菌肺炎,一般先用半合成青霉素加氨基贰类抗生素;治疗流感嗜血杆菌肺炎,首选氨苄西林;治疗大肠杆菌肺炎,选取氨苄西林、羧苄西林与另一种氨基贰类抗生素合用。对于感染严重者,可选用第三代头孢菌素或喹诺酮类药。

2.注意药物对肝、肾功能的损害。密切观察药物产生的耳毒性及肾功能减退的表现,若出现耳鸣、眩晕、听觉障碍、无尿、蛋白尿、管型尿等,应及时报告医师酌情减药或停药。

3.给予支持疗法及对症治疗,加强营养,水分补充充分,保证痰液引流通畅,减少革兰阴性肺炎的发生。

（二）肺炎支原体肺炎

肺炎支原体肺炎是由肺炎支原体引起的肺部的急性炎症,常伴有咽炎、支气管炎。全年均可发病,多见于秋、冬季节,可散发或地区性流行(如家庭范围内),好发于儿童及青年人。肺炎支原体是介于细菌与病毒之间、兼性厌氧、能独立生活的最小的微生物,经口、鼻分泌物在空气中传播,健康人吸入而感染,发病前 $2\sim3$ 天至病愈数周,可在呼吸道分泌物中发现肺炎支原体,其致病性可能是病人对支原体或其代谢产物的变态反应所致。

【临床表现】

潜伏期一般2～3周,起病缓慢,常有咽痛、乏力、咳嗽、畏寒、发热、头痛、肌痛等。咳嗽多为阵发性刺激性呛咳,咳少量黏液。可持续发热2～3周。体征多不明显,可有肺部干、湿性啰音,儿童可并发鼓膜炎、中耳炎。

【实验室及其他检查】

1.X线　显示肺部多种形态的浸润影,呈节段性分布,以肺下野为多见。

2.血液检查　白细胞正常或稍高

3.血清学检查　这是确诊肺炎支原体感染常用的检测手段。起病2周后,约2/3的患者冷凝集试验阳性,滴定效价大于1∶32,若滴度逐步升高,更有诊断价值。但该试验的敏感性及特异性均不理想。诊断有赖于血清中支原体IgM抗体的测定。

【诊断】

综合临床症状、X线表现及血清学检查结果,可作出诊断。

【治疗原则】

首选药物为大环内酯类抗生素,如红霉素、罗红霉素和阿奇霉素。早期使用可减轻症状和缩短病程,青霉素或头孢菌素类抗生素无效(支原体无细胞壁)。对剧烈呛咳者,适当给予镇咳药。

(三)病毒性肺炎

病毒性肺炎是上呼吸道病毒感染向下蔓延所致的肺部炎症。多见于冬、春季,散发、流行或暴发;婴幼儿、老年人、原有慢性心肺疾病等免疫力差者易发病,且病情严重,在非细菌性肺炎中,病毒感染占25%～50%。病毒性肺炎为吸入感染,病毒可通过飞沫和直接接触传播,且传播迅速、传播面广。

【病因】

病毒性肺炎以流感病毒最为常见,其他为呼吸道合胞病毒、腺病毒、巨细胞病毒、麻疹病毒、水痘-带状疱疹病毒等。

【临床表现】

好发于病毒流行季节,临床症状通常较轻,但起病急,发热、头痛及全身酸痛突出。之后,出现咳嗽、少痰或白色黏液痰等症状。小儿或老年人易发生重症病毒性肺炎,表现为呼吸困难、发绀、嗜睡、精神萎靡,甚至休克、心力衰竭和呼吸衰竭等。体征一般不明显,偶可在下肺闻及湿啰音。

【实验室及其他检查】

白细胞计数可正常、稍高或稍低;痰涂片少数白细胞,多为单核细胞。胸部X线显示多为小片状浸润阴影或呈间质性病变。

【治疗原则】

本病治疗以对症、支持治疗为主,原则上不用抗生素预防继发细菌感染,一旦明确有继发细菌感染应及时选用敏感抗生素。目前已证实较有效的病毒抑制药物有利巴韦林(病毒唑)、阿昔洛韦(无环鸟苷)、阿糖腺苷、金刚烷胺(金刚胺)等,同时可选用中草药和生物制剂治疗。

四、肺炎所致感染性休克的护理

1.一般护理

(1)病室环境安静、舒适,无外界刺激;病人去枕平卧或取仰卧中凹位,即抬高头胸部20°,抬高下肢约30°,有利于呼吸和静脉血回流。按重症监护,专人护理,减少搬动,适当保暖,忌用热水袋,以免烫伤皮肤。

（2）对能进食者,给予丰富维生素和蛋白质、清淡易消化饮食;对意识障碍者,应鼻饲补充营养,以促进身体恢复。

2.病情观察　观察病人有无烦躁、发绀、四肢厥冷、心动过速、少尿或无尿、血压降低等休克征象,准确观察并记录出入液量,估计病人的组织灌注情况;监测评估病人的体温、脉搏、呼吸、血压、尿量和意识的变化,判断病情的转归。如病人的神志逐渐清醒、皮肤转红、脉搏有力、呼吸规则、血压回升、尿量增多、皮肤及肢体变暖,预示病情已好转。

3.对症护理

（1）吸氧:高流量吸氧,维持动脉 PaO_2 在 7.98kPa(60mmHg)以上,改善缺氧状况。

（2）建立静脉通路:尽快建立两条静脉通路,对烦躁不安的病人,应固定输液的肢体,防止静脉输液外渗。使用糖皮质激素、抗生素、碳酸氢钠及血管活性药物,以恢复正常组织灌注,改善循环功能。

（3）控制休克

①补充血容量:遵医嘱给予低分子右旋糖酐或平衡盐液,以维持有效血容量,降低血液黏滞度,防止DIC;应用 5% 碳酸氢钠静滴时,因其配伍禁忌较多,宜单独输入;应随时观察病人全身情况、血压、尿量、尿相对密度、血细胞比积等,监测中心静脉压,作为调整补液速度的指标,以中心静脉压不超过 0.98kPa (10cmH$_2$O),尿量在 30ml/d 以上为宜。

②血管活性药物:在输入多巴胺、间羟胺(阿拉明)等血管活性药物时,应根据血压随时调整滴速,维持收缩压在 12.0～13.3kPa(90～100mmHg);注意防止药液溢出血管外,引起局部组织坏死和影响疗效。

③纠正水、电解质和酸碱失衡:输液不宜过多过快,以免诱发心力衰竭和肺水肿。如血容量已补足,尿量仍<400ml/d,应及时报告医生,注意有无急性肾衰竭。

④糖皮质激素:大量糖皮质激素能解除血管痉挛,改善微循环,稳定溶酶体膜,防止酶的释放等,从而达到抗休克的作用。常用氢化可的松、地塞米松。

（王　琳）

第三节　慢性阻塞性肺疾病

慢性阻塞性肺疾病(COPD)是一组以气流受限为特征的肺部疾病,气流受限不完全可逆,呈进行性发展。COPD 是一种慢性气道阻塞性疾病的统称,主要指具有不可逆性气道阻塞的慢性支气管炎和肺气肿两种疾病。患者在急性发作期过后,临床症状虽有所缓解,但其肺功能仍在继续恶化,并且由于自身防御和免疫功能的降低以及外界各种有害因素的影响,经常反复发作,而逐渐产生各种心肺并发症。

COPD 是呼吸系统疾病中的常见病和多发病,患病率和病死率均居高不下。因肺功能进行性减退,严重影响患者的劳动力和生活质量,给家庭和社会造成巨大的负担,根据世界银行/世界卫生组织发表的研究,至 2020 年 COPD 将成为世界疾病经济负担的第五位。

【病因与发病机制】

确切的病因不清楚,但认为与肺部对香烟烟雾等有害气体或有害颗粒的异常炎症反应有关。这些反应存在个体易感因素和环境因素的互相作用。

1.吸烟　吸烟为重要的发病因素,吸烟者慢性支气管炎的患病率比不吸烟者高 2～8 倍,烟龄越长,吸烟量越大,COPD 患病率越高。烟草中含焦油、尼古丁和氢氰酸等化学物质,可损伤气道上皮细胞和纤毛运动,促使支气管黏液腺和杯状细胞增生肥大,黏液分泌增多,气道净化能力下降。还可使氧自由基产生增多,诱导中性粒细胞释放蛋白酶,破坏肺弹力纤维,诱发肺气肿形成。

2.职业粉尘和化学物质　接触职业粉尘及化学物质,如烟雾、变应原、工业废气及室内空气污染等,浓度过高或时间过长时,均可能产生与吸烟类似的 COPD。

3.空气污染　大气中的有害气体如二氧化硫、二氧化氮、氯气等可损伤气道黏膜上皮,使纤毛清除功能下降,黏液分泌增加,为细菌感染增加条件。

4.感染因素　感染亦是 COPD 发生发展的重要因素之一。病毒感染以流感病毒、鼻病毒、腺病毒和呼吸道合胞病毒为常见。细菌感染常继发于病毒感染,常见病原体为肺炎链球菌、流感嗜血杆菌、卡他莫拉菌和葡萄球菌等。这些感染因素造成气管、支气管黏膜的损伤和慢性炎症。

5.蛋白酶-抗蛋白酶失衡　蛋白水解酶对组织有损伤、破坏作用;抗蛋白酶对弹性蛋白酶等多种蛋白酶具有抑制功能,其中 α-抗胰蛋白酶(at-AT)是活性最强的一种。蛋白酶增多或抗蛋白酶不足均可导致组织结构破坏并产生肺气肿。吸入有害气体、有害物质可以导致蛋白酶产生增多或活性增强,而抗蛋白酶产生减少或灭活加快;同时氧化应激、吸烟等危险因素也可以降低抗蛋白酶的活性。先天性 α-抗胰蛋白酶缺乏,多见北欧血统的个体,我国尚未见正式报道。

6.氧化应激　有许多研究表明 COPD 患者的氧化应激增加。氧化物主要有超氧阴离子(具有很强的氧化性和还原性,过量生成可致组织损伤,在体内主要通过超氧歧化酶清除)、羟根(OH)、次氯酸(HCL-)和一氧化氮(NO)等。氧化物可直接作用并破坏许多生化大分子如蛋白质、脂质和核酸等,导致细胞功能障碍或细胞死亡,还可以破坏细胞外基质;引起蛋白酶-抗蛋白酶失衡;促进炎症反应,如激活转录因子,参与多种炎症因子的转录,如 IL-8、TNF-α、NO 诱导合成酶和环氧化物诱导酶等。

7.炎症机制　气道、肺实质及肺血管的慢性炎症是 COPD 的特征性改变,中性粒细胞、巨噬细胞、T 淋巴细胞等炎症细胞均参与了 COPD 发病过程。中性粒细胞的活化和聚集是 COPD 炎症过程的一个重要环节,通过释放中性粒细胞弹性蛋白酶、中性粒细胞组织蛋白酶 G、中性粒细胞蛋白酶 3 和基质金属蛋白酶引起慢性黏液高分泌状态并破坏肺实质。

8.其他　如自主神经功能失调、营养不良、气温变化等都有可能参与 COPD 的发生、发展。

【临床表现】

(一)症状

起病缓慢、病程较长。主要症状有:

1.慢性咳嗽　咳嗽时间持续在 3 周以上,随病程发展可终身不愈。常晨间咳嗽明显,夜间有阵咳或排痰。

2.咳痰　一般为白色黏液或浆液性泡沫性痰,偶可带血丝,清晨排痰较多。急性发作期痰量增多,可有脓性痰。

3.气短或呼吸困难　早期在劳动时出现,后逐渐加重,以致在日常活动甚至休息时也感到气短,是 COPD 的标志性症状。

4.喘息和胸闷　部分患者特别是重度患者或急性加重时支气管痉挛而出现喘息。

5.其他　晚期患者有体重下降,食欲减退等。

(二)体征

早期体征可无异常,随疾病进展出现以下体征:

1.视诊　胸廓前后径增大,肋间隙增宽,剑突下胸骨下角增宽,称为桶状胸。部分患者呼吸变浅,频率增快,严重者可有缩唇呼吸等。

2.触诊　双侧语颤减弱。

3.叩诊　肺部过清音,心浊音界缩小,肺下界和肝浊音界下降。

4.听诊　两肺呼吸音减弱,呼气延长,部分患者可闻及湿性啰音和(或)干性啰音。

(三)并发症

1.慢性呼吸衰竭　常在COPD急性加重时发生,其症状明显加重,发生低氧血症和(或)高碳酸血症,可具有缺氧和二氧化碳潴留的临床表现。

2.自发性气胸　如有突然加重的呼吸困难,并伴有明显的发绀,患侧肺部叩诊为鼓音,听诊呼吸音减弱或消失,应考虑并发自发性气胸,通过X线检查可以确诊。

3.慢性肺源性心脏病　由于COPD肺病变引起肺血管床减少及缺氧致肺动脉痉挛、血管重塑,导致肺动脉高压、右心室肥厚扩大,最终发生右心功能不全。

【辅助检查】

1.肺功能检查　这是判断气流受限的主要客观指标,对COPD诊断、严重程度评价、疾病进展、预后及治疗反应等有重要意义。吸入支气管舒张药后第一秒用力呼气容积占用力肺活量百分比(FEV$_1$/FVC)<70%及FEV$_1$<80%预计值者,可确定为不能完全可逆的气流受限。肺总量(TLC)、功能残气量(FRC)和残气量(RV)增高,肺活量(VC)减低,表明肺过度充气,有参考价值。由于TLC增加不及RV增高程度明显,故RV/TLC增高大于40%有临床意义。

2.胸部影像学检查　X线胸片改变对COPD诊断特异性不高,早期可无变化,以后可出现肺纹理增粗、紊乱等非特异性改变,也可出现肺气肿改变。高分辨胸部CT检查对有疑问病例的鉴别诊断有一定意义。

3.血气检查　对确定发生低氧血症、高碳酸血症、酸碱平衡失调以及判断呼吸衰竭的类型有重要价值。

4.其他　COPD合并细菌感染时,外周血白细胞增高,核左移。痰培养可能查出病原菌,常见病原菌为肺炎链球菌、流感嗜血杆菌、卡他莫拉菌、肺炎克雷伯杆菌等。

【诊断要点】

1.诊断依据　主要根据吸烟等高危因素史、临床症状、体征及肺功能检查等综合分析确定诊断。不完全可逆的气流受限是COPD诊断的必备条件。

2.临床分级　根据FEV$_1$/FVC、FEV$_1$%预计值和症状可对COPD的严重程度做出分级。

3.COPD病程分期　①急性加重期:指在慢性阻塞性肺疾病过程中,短期内咳嗽、咳痰、气短和(或)喘息加重,痰量增多,呈脓性或黏液脓性,可伴发热等症状;②稳定期:指患者咳嗽、咳痰、气短等症状稳定或症状较轻。

【治疗要点】

(一)稳定期治疗

1.祛除病因　教育和劝导患者戒烟;因职业或环境粉尘、刺激性气体所致者,应脱离污染环境。接种流感疫苗和肺炎疫苗可预防流感和呼吸道细菌感染,避免它们引发的急性加重。

2.药物治疗　主要是支气管舒张药,如β$_2$肾上腺素受体激动剂、抗胆碱能药、茶碱类和祛痰药、糖皮质激素,以平喘、祛痰,改善呼吸困难症状,促进痰液排泄。某些中药具有调理机体状况的作用,可予辨证施治。

3.非药物治疗

(1)长期家庭氧疗(LTOT):长期氧疗对COPD合并慢性呼吸衰竭患者的血流动力学、呼吸生理、运动耐力和精神状态产生有益影响,可改善患者生活质量,提高生存率。

1)氧疗指征(具有以下任何一项):①静息时,PaO$_2$≤55mmHg或SaO$_2$<88%,有或无高碳酸血症。②56mmHg≤PaO$_2$<60mmHg,SaO$_2$<89%伴下述之一:继发红细胞增多(红细胞压积>55%);肺动脉高压(平均肺动脉压≥25mmHg);右心功能不全导致水肿。

2)氧疗方法:一般采用鼻导管吸氧,氧流量为 1.0～2.0L/min,吸氧时间>15h/d,使患者在静息状态下,达到 PaO_2≥60mmHg 和(或)使 SaO_2 升至 90% 以上。

(2)康复治疗:康复治疗适用于中度以上 COPD 患者。其中呼吸生理治疗包括正确咳嗽、排痰方法和缩唇呼吸等;肌肉训练包括全身性运动及呼吸肌锻炼,如步行、踏车、腹式呼吸锻炼等;科学的营养支持与加强健康教育亦为康复治疗的重要方面。

(二)急性加重期治疗

最多见的急性加重原因是细菌或病毒感染。根据病情严重程度决定门诊或住院治疗。治疗原则为抗感染、平喘、祛痰、低流量持续吸氧。

【主要护理诊断/问题】

1.气体交换受损　与呼吸道阻塞、呼吸面积减少引起通气和换气功能受损有关。

2.清理呼吸道无效　与呼吸道炎症、阻塞、痰液过多有关。

3.营养失调　低于机体需要量与长期咳痰、呼吸困难致食欲下降或感染机体代谢加快有关。

4.焦虑　与日常活动时供氧不足、疲乏有关、经济支持不足有关。

5.活动无耐力　与疲劳、呼吸困难有关。

【护理措施】

1.气体交换受损　与呼吸道阻塞、呼吸面积减少引起通气和换气功能受损有关。

(1)休息与体位:保持病室内环境安静、舒适,温度 20～22℃,湿度 50%～60%。卧床休息,协助病人生活需要以减少病人氧耗。明显呼吸困难者摇高床头,协助身体前倾位,以利于辅助呼吸肌参与呼吸。

(2)病情观察:监测病人的血压、呼吸、脉搏、意识状态、血氧饱和度,观察病人咳嗽、咳痰情况,痰液的量、颜色及形状,呼吸困难有无进行性加重等。

(3)有效氧疗:COPD 氧疗一般主张低流量低浓度持续吸氧。对患者加强正确的氧疗指导,避免出现氧浓度过高或过低而影响氧疗效果。氧疗装置定期更换、清洁、消毒。急性加重期发生低氧血症者可鼻导管吸氧,或通过文丘里(Venturi)面罩吸氧。鼻导管给氧时,吸入的氧浓度与给氧流量有关,估算公式为吸入氧浓度(%)=21+4×氧流量(L/min)。一般吸入氧浓度为 28%～30%,应避免吸入氧浓度过高引起二氧化碳潴留。

(4)呼吸功能锻炼:在病情允许的情况下指导病人进行,以加强胸、膈呼吸肌肌力和耐力,改善呼吸功能。

1)缩唇呼吸:目的是增加气道阻力,防止细支气管由于失去放射牵引和胸内高压引起的塌陷,以利于肺泡通气。方法:患者取端坐位,双手扶膝,舌尖放在下颌牙齿内底部,舌体略弓起靠近上颌硬腭、软腭交界处,以增加呼气时气流阻力,口唇缩成“吹口哨”的嘴形。吸气时闭嘴用鼻吸气,呼气时缩唇,慢慢轻轻呼出气体,吸气与呼气之比为1:2,慢慢呼气达到1:4。吸气时默数 1、2,呼气时默数 1、2、3、4。缩唇口型大小以能使距嘴唇 15～20cm 处蜡烛火焰随气流倾斜但不熄灭为度。呼气是腹式呼吸组成部分,应配合腹式呼吸锻炼。每天 3～4 次,每次 15～30 分钟。

2)腹式呼吸:目的为锻炼膈肌,增加肺活量,提高呼吸耐力。方法:根据病情采取合适体位,初学者以半卧位为宜。

①仰卧位的腹式呼吸:让患者髋关节、膝关节轻度屈曲,全身处于舒适的肢位。患者一手放在腹部上,另一只手放在上胸部,此时治疗师的手与患者的手重叠放置,进行缩唇呼吸。精神集中,让患者在吸气和呼气时感觉手的变化,吸气时治疗师发出指令让患者放置于腹部的手轻轻上抬,治疗师在呼气的结束时,

快速地徒手震动并对横膈膜进行伸张,以促进呼吸肌的收缩,此训练是呼吸系统物理治疗的基础,要对患者进行充分的指导,训练的时间每次5～10分钟,训练的效果随次数增加显现。训练时注意:a.把握患者的呼吸节律:顺应患者的呼吸节律进行呼吸指导可避免加重患者呼吸困难程度。b.开始时不要进行深呼吸:腹式呼吸不是腹式深呼吸,在开始时期指导患者进行集中精力的深呼吸,可加重患者的呼吸困难。腹式呼吸的指导应在肺活量1/3～2/3通气量的程度上进行练习。应理解腹式深呼吸是充分的腹式呼吸。c.应了解横膈的活动:横膈在吸气时向下方运动,腹部上升,了解横膈的运动,易理解腹式呼吸。

②坐位的腹式呼吸:坐位的腹式呼吸的基础是仰卧位的腹式呼吸。患者采用的体位是坐在床上或椅子上足跟着地,让患者的脊柱伸展并保持尽量前倾坐位。患者一手放在膝外侧支撑体重,另一手放在腹部。治疗师一手放在患者的颈部,触及斜角肌的收缩。另一手放在患者的腹部,感受横膈的收缩。这样能够发现患者突然出现的意外和不应出现的胸式呼吸。正确的腹式呼吸是吸气时横膈膜开始收缩,然后斜角肌等呼吸辅助肌使收缩扩大,呼气时吸气肌放松处于迟缓状态。

③立位的腹式呼吸:手法:患者用单手扶床栏或扶手支撑体重。上半身取前倾位。治疗师按照坐位的腹式呼吸指导法指导患者训练。

④用药护理:按医嘱给予支气管舒张气雾剂、抗生素等药物,并注意用药后的反应。应用氨茶碱后,患者在21日出现心率增快的症状,停用氨茶碱加用倍他乐克减慢心率治疗后好转。

2.清理呼吸道无效　与呼吸道炎症、阻塞、痰液过多有关。

(1)减少尘埃与烟雾刺激,避免诱因,注意保暖。

(2)补充水分:饮水(保持每天饮水1.5～2L以上)、雾化吸入(每日2次,每次20分钟)及静脉输液,有利于痰液的稀释便于咳出。

(3)遵医嘱用药,口服及静滴沐舒坦祛痰,静滴氨茶碱扩张支气管。

(4)注意无菌操作,加强口腔护理。

(5)定时巡视病房,加强翻身、叩背、吸痰。指导患者进行深呼吸和有效的咳嗽咳痰,定期(每2h)进行数次随意的深呼吸(腹式呼吸),吸气末屏气片刻,然后进行咳嗽;嘱患者经常变换体位以利于痰液咳出,保证呼吸道的通畅,防止肺不张等并发症。

3.焦虑　与日常活动时供氧不足、疲乏有关、经济支持不足有关。

(1)入院时给予热情接待,注意保持病室的整洁、安静,为患者创造一个舒适的周围环境。

(2)鼓励家属陪伴,给患者心理上带来慰藉和亲切感,消除患者的焦虑。

(3)随时了解患者的心理状况,多与其沟通,讲解本病有关知识及预后情况,使患者对疾病有一定的了解,说明不良情绪对病情有害无利,积极配合会取得良好的效果。

(4)加强巡视病房,在患者夜间无法入睡时适当给予镇静治疗。

4.营养失调　营养低于机体需要量,与长期咳痰、呼吸困难致食欲下降或感染机体代谢加快有关。

(1)评估营养状况并了解营养失调原因,宣传饮食治疗的意义和原则。

(2)制定适宜的饮食计划,呼吸困难可使热量和蛋白质消耗增加,因此应制定高热量、高蛋白、高维生素的饮食计划,不能进食或输注过多的糖类,以免产生大量CO_2,加重通气负担。改善病人进食环境,鼓励病人进食。少量多餐,进软食,细嚼慢咽,避免进食易产气食物。

(3)便秘者给予高纤维素食物和水果,有心衰或水肿者应限制水钠的摄入。

(4)必要时静脉补充营养。

5.健康教育

(1)COPD的预防主要是避免发病的高危因素、急性加重的诱发因素以及增强机体免疫力。戒烟是预防 COPD 的重要措施,也是最简单易行的措施,在疾病的任何阶段戒烟都有益于防止 COPD 的发生和发展。

(2)控制职业和环境污染,减少有害气体或有害颗粒的吸入,可减轻气道和肺的异常炎症反应。

(3)积极防治婴幼儿和儿童期的呼吸系统感染,可能有助于减少以后 COPD 的发生。流感疫苗、肺炎链球菌疫苗、细菌溶解物、卡介菌多糖核酸等对防止 COPD 患者反复感染可能有益。

(4)指导病人呼吸功能锻炼,防寒保暖,锻炼身体,增强体质,提高机体免疫力。

(5)对于有 COPD 高危因素的人群,应定期进行肺功能监测,以尽可能早期发现 COPD 并及时予以干预。

(王 琳)

第四节 支气管哮喘

支气管哮喘(简称哮喘)是由多种细胞(如肥大细胞、嗜酸性粒细胞和 T 淋巴细胞等)和细胞组分参与的气道慢性炎症,这种炎症导致气道高反应性和广泛多变的可逆性气流受阻。典型特点是反复发作性喘息和伴有哮鸣音的呼气性呼吸困难。

【病因与发病机制】

(一)病因

哮喘的病因尚未完全清楚,一般认为是多基因遗传病,同时受遗传因素和环境因素的双重影响,环境因素起着激发作用。常见的环境激发因素有:吸入物,如尘螨、花粉、真菌、动物毛屑、氨气等;感染,如细菌、病毒、病原虫、寄生虫等;食物,如鱼、虾、蟹、蛋类、牛奶等;药物,如普萘洛尔、阿司匹林等;气候变化、运动、妊娠等。

(二)发病机制

哮喘与变态反应(Ⅰ型最多,其次是Ⅳ型等)、气道炎症、气道高反应性及神经因素有关。目前认为某些激发因素作用于遗传易感个体,通过体液和细胞免疫反应,调控免疫介质释放,引起气道产生炎症及气道高反应性,使支气管平滑肌痉挛、气道黏膜水肿、腺体分泌增多。

【临床表现】

(一)症状

先兆:哮喘发作前可有干咳、打喷嚏、流泪等。典型表现:发作性呼气性呼吸困难伴有哮鸣音。严重时被迫坐位或端坐呼吸。夜间或清晨发作和加重是哮喘的特征之一。用支气管舒张剂或自行缓解。

(二)体征

发作时双肺呈过度充气状态,哮鸣音广泛,呼气音延长。当哮喘非常严重时或轻度哮喘时,哮鸣音可不出现。严重哮喘病人可有发绀、心率增快、奇脉、胸腹反常运动等,发作缓解后可无任何症状及体征。

(三)临床类型与病情分度

支气管哮喘可分为急性发作期、非急性发作期。

1.急性发作期 指气促、咳嗽、胸闷等症状突然发生或加重,病情加重可在数小时或数天内出血,偶可在数分钟内危及生命。

2.非急性发作期(慢性持续期) 哮喘病人在相当长时间内仍有不同程度的喘息、咳嗽或胸闷,肺通气功能下降。

（四）并发症

哮喘发作时可并发气胸、纵隔气肿、肺不张,长期反复发作和感染可并发慢性支气管炎、肺气肿、支气管扩张和慢性肺源性心脏病。

【实验室及其他检查】

1.血象及痰液检查　可有嗜酸性粒细胞增高,痰涂片可见嗜酸性粒细胞。

2.呼吸功能检查　与呼气流速有关的指标,第一秒用力呼气容量（FEV_1）、第一秒用力呼气容量占用力肺活量比值（FEV_1/FVC）、呼气流速峰值（PEFR）等均显著下降。而残气量（RV）、功能残气量（FRV）和肺总量（TLC）均增加;残气量占肺总量（RV/TLC）百分比增高。

3.血气分析　哮喘发作时可有不同程度低氧血症。在 PaO_2 下降的同时有 $PaCO_2$ 升高则提示气道堵塞、病情危重。重症哮喘有呼吸性酸中毒或合并代谢性酸中毒。

4.胸部 X 线检查　哮喘发作时两肺透亮度增加,缓解期无异常。

5.过敏原检测　用放射性过敏原吸附试验（RAST）测定特异性 IgE,可较正常人高 2~6 倍。在缓解期检查可判断过敏原,应防止发生过敏反应。

【诊断要点】

1.反复发作性的喘息、呼吸困难、胸闷或咳嗽,多与接触变应原、呼吸道感染等有关。

2.发作时两肺可闻及广泛性哮鸣音,呼气时相明显延长。

3.气道阻塞症状经治疗缓解或自行缓解。

4.结合临床特征和有关实验检查,判断哮喘发作的严重程度。

【治疗要点】

治疗原则包括消除病因、控制急性发作、巩固治疗、改善肺功能、防止复发。

（一）消除病因——脱离变应原

应避免或消除引起哮喘发作的变应原和其他非特异性刺激,去除各种诱发因素。

（二）控制急性发作

1.气管舒张剂

（1）β_2 肾上腺素受体激动剂（简称 β_2 受体激动剂）:该类药物主要通过兴奋 β_2 受体,舒张支气管平滑肌,是控制哮喘急性发作的首选药物。短效 β_2 受体激动剂有沙丁胺醇（舒喘灵、喘乐宁）、特布他林（博利康尼）、非诺特罗（备劳特）等,新一代长效 β_2 受体激动剂有丙卡特罗、沙美特罗、班布特罗等,作用时间长达12~24 小时,夜间哮喘适用。给药途径首选吸入法。

（2）茶碱类:茶碱类除能抑制磷酸二酯酶,提高平滑肌细胞内环磷酸腺苷（cAMP）外,同时具有腺苷受体拮抗作用;刺激肾上腺分泌肾上腺素,增强呼吸肌的收缩,增强气道纤毛清除功能和抗炎作用,是目前治疗哮喘的有效药物。常用氨茶碱。

（3）抗胆碱能类药物:可抑制分布于气道平滑肌的迷走神经释放乙酰胆碱,松弛气道平滑肌。异丙托溴铵雾化吸入见效快,约 5 分钟起效,可维持 4~6 小时。尤其适用于夜间哮喘和痰多者。

2.糖皮质激素　由于哮喘的病理基础是慢性非特异性炎症,糖皮质激素是目前防治哮喘最有效的药物。主要机制是增强平滑肌细胞 β_2 受体的反应性。可采用吸入、口服或静脉用药,吸入治疗仍是目前推荐长期抗炎治疗哮喘的最常用方法。重度或严重哮喘发作时应及早使用琥珀酸氢化可的松。

3.其他处理　促进痰液引流、氧疗、控制感染,危重病人应注意水、电解质和酸碱平衡失调,并及时纠正,必要时给予机械通气。

4.重度哮喘的处理原则　重度哮喘病情危重、病情复杂,必须及时合理抢救。予以补液,糖皮质激素、氨茶碱静脉注射或静脉滴注,β₂受体兴奋剂雾化吸入,纠正酸中毒,吸氧,注意纠正电解质紊乱及抗感染等。

（三）预防发作

避免接触过敏原,参加体育锻炼,增强体质,预防感冒。除此之外,还可以采用以下措施:

1.色甘酸二钠　能稳定肥大细胞膜,阻止其脱颗粒和释放介质;降低呼吸道末梢感受器的兴奋性或抑制迷走神经反射弧的传入支;降低气道高反应性。对预防运动或过敏原诱发的哮喘最为有效。多用雾化吸入或干粉吸入。

2.酮替芬　能抑制炎性介质的释放,降低气道高反应性,增强 β₂ 受体激动剂舒张气道的作用。

3.倍氯米松雾化吸入　控制气道反应性炎症。

4.脱敏疗法　针对过敏原作脱敏治疗可以减轻或减少哮喘发作,但要注意制剂的标准化和可能出现的严重全身过敏反应和哮喘的严重发作。

【常用护理诊断/问题】

1.焦虑/恐惧　与哮喘发作时伴濒死感有关。

2.低效性呼吸型态　与支气管平滑肌痉挛、气道炎症和高反应性有关。

3.清理呼吸道无效　与支气管平滑肌痉挛、痰液黏稠、无效咳嗽有关。

4.气体交换受损　与支气管痉挛致低氧血症有关。

5.活动无耐力　与发作时呼吸困难有关。

【护理措施】

1.一般护理　提供安静、舒适的休息环境。保持空气流通,室温维持在 18℃～22℃,保持病室湿度在 50%～70%,定期空气加湿;室内避免放置花草、地毯、皮毛,整理床铺时避免尘埃飞扬等。根据病情提供舒适体位,如为端坐呼吸者提供床旁桌以作支撑,减少体力消耗。提供清淡、易消化、足够热量的饮食,避免进食硬、冷、油煎食物,不宜食用鱼、虾、蟹、蛋类、牛奶等易过敏食物。鼓励病人多饮水,饮水量 >2500ml/d,以补充丢失的水分,稀释痰液,防止便秘。

2.氧疗　急性期给氧,有二氧化碳潴留的,应低流量氧气吸入,保持呼吸道湿化。重症哮喘病人鼻导管、面罩吸氧无效时,尽快给予人工呼吸机辅助呼吸。

3.病情观察　观察病人神志、面容、出汗、发绀、呼吸困难程度、血气分析、血电解质、肺功能等,监测呼吸音、哮鸣音变化,了解病情和治疗效果。加强对急性发作病人的监护,及时发现危重症状或并发症,如自发性气胸、肺不张、酸碱失衡、电解质紊乱、呼吸衰竭、肺性脑病等。

4.协助排痰

使用蒸汽吸入,遵医嘱给予祛痰药物,并定期为病人翻身、拍背,促使痰液排出。

哮喘病人不宜用超声雾化吸入,因雾液刺激可使支气管痉挛,使哮喘症状加重。禁用吗啡和大量镇静剂,以免抑制呼吸。

5.按医嘱使用支气管解痉药物和抗炎药物应用

(1)β₂ 受体激动剂的不良反应是心悸、肌颤,停药或坚持用药一段时间后症状可消失。久用可能会产生耐药性,停药 1～2 周可恢复敏感性。

(2)静点氨茶碱时,速度不宜过快,防止出现不良反应,主要有恶心、呕吐、腹泻,药量过大时会出现心律失常和癫痫样发作。

(3)糖皮质激素,静脉用药应注意全身副作用。激素吸入的主要不良反应是口咽部真菌感染和咽部不适,吸药后漱口可减轻或避免发生。

【健康指导】

1.发作时指导:告诉病人哮喘发作前的先兆,发现有先兆,立即吸入短效、速效 β_2 受体激动剂。应随身携带药物。气雾剂的使用方法为:

(1)移去套口的盖,使用前轻摇贮药罐使之混匀。

(2)头略后仰并缓慢地呼气,尽可能呼出肺内空气。

(3)将吸入器吸口紧紧含在口中,并屏住呼吸,以食指和拇指紧按吸入器,使药物释出,并同时做与喷药同步的缓慢深吸气,最好大于 5 秒钟(有的装置带笛声,没有听到笛声则表示未将药物吸入)。

(4)尽量屏住呼吸 5~10 秒钟,使药物充分分布到下气道,以达到良好的治疗效果。若要再次吸入,应至少间隔 1 分钟,使吸入的药物扩张狭窄的气道,利于再次吸入的药物达到更远的气管。

(5)将盖子套回喷口上。

(6)用清水漱口,去除上咽部残留的药物。

2.调整环境,避免接触过敏原和刺激因素,避免吸入花粉、烟尘、异味气体等,必要时采用脱敏疗法或迁移治疗。对日常生活中存在的诱发因素,如情绪紧张、温度突变、煤气、油烟、室内地毯、油漆、家庭中饲养的宠物等,均应尽量避免。不宜摄入能诱发哮喘的食物,如鱼虾、胡椒、生姜等。指导病人摄入营养丰富的清淡饮食,鼓励多饮水,积极参与适当的体育锻炼,增强体质,预防上呼吸道感染。

3.记录哮喘日记

通过记录哮喘日记,观察每日病情变化、峰流速变化以及服药情况。峰流速通过袖珍式峰速仪来测定,便于携带,适用于病人在家每日客观监测气流受限情况。峰流速仪的使用方法为:

(1)取站立位,手拿峰流速仪,注意不要防碍游标移动,并确认游标位于标尺的基底部。

(2)深吸气后将峰流速仪放入口中,用嘴唇包住吹气口,尽可能快而用力地呼气,注意不要将舌头放在吹气口内。

(3)再重复检查两次,选择 3 次的最高数值。如果在 2~3 周内结果不能达到 PEF 预计值(正常值)的 80%,则需要及时就诊。

(王　英)

第五节　支气管扩张

支气管扩张是指近端中等大小支气管由于管壁的肌肉和弹性成分的破坏,导致其管腔形成异常的、不可逆性扩张、变形。本病多数为获得性,多见于儿童和青年。大多继发于急、慢性呼吸道感染和支气管阻塞后,患者多有童年麻疹、百日咳或支气管肺炎等病史。临床特点为慢性咳嗽、咳大量脓痰和(或)反复咯血。近年来随着卫生条件的改善和营养的加强,抗菌药物的早期应用,以及麻疹、百日咳疫苗预防接种的普及,由于儿童期感染引起的支气管扩张已明显减少。

【病因与发病机制】

1.支气管-肺组织感染和阻塞　婴幼儿百日咳、麻疹、支气管肺炎是支气管-肺组织感染所致支气管扩张最常见的原因。由于儿童支气管管腔较细狭,管壁较薄弱,易阻塞,反复感染可引起支气管壁各层组织,尤其是平滑肌和弹性纤维遭到破坏,削弱了管壁的支持作用。在咳嗽时管腔内压力增高,呼吸时胸腔内压的牵引,逐渐形成支气管扩张。支气管周围纤维增生、广泛胸膜增厚和肺不张等牵拉管壁,也是引起支气管扩张的重要因素。此外,肿瘤、异物吸入或管外肿大的淋巴结压迫,也可导致远端支气管-肺组织感染而致支气管扩张。总之,感染引起支气管阻塞,阻塞又加重感染,两者互为因果,促使支气管扩张的发生和发展。

2.支气管先天性发育缺损和遗传因素 临床较少见,如 Kartagener 综合征(支气管扩张伴鼻窦炎、内脏转位)、与遗传因素有关的肺囊性纤维化和遗传性 α_1-抗胰蛋白酶缺乏症。

3.机体免疫功能失调 类风湿性关节炎、系统性红斑狼疮、溃疡性结肠炎、Crohn 病、支气管哮喘和泛细支气管炎等疾病可伴有支气管扩张,提示支气管扩张可能与机体免疫功能失调有关。

【病理和病理生理】

支气管-肺组织感染引起的支气管扩张多见于两肺下叶,且以左肺下叶和舌叶最为常见。可能是由于左下叶支气管细长、与主支气管夹角大、且受心脏血管压迫,引流不畅。因左舌叶支气管开口接近下叶背段,易受下叶感染累及,故左下叶与舌叶支气管常同时发生扩张。下叶感染时易累及左舌叶。上叶支气管扩张一般以尖、后段常见,多为结核所致,由于引流通畅,一般以咯血多见而少有脓性痰,故也称为"干性支气管扩张"。右肺中叶支气管细长,周围有多簇淋巴结,可因非特异性或结核性淋巴结肿大而压迫支气管,引起右中叶不张,称中叶综合征,也是支气管扩张的好发部位。

支气管扩张依其形状改变可分为柱状和囊状两种,亦常混合存在。显微镜下的改变为支气管管壁增厚、支气管黏膜表面溃疡形成,柱状纤毛上皮鳞状化生或萎缩,杯状细胞和黏液腺增生;受累管壁的结构,包括软骨、肌肉和弹性组织破坏并被纤维组织替代;支气管管腔扩大,内聚稠厚脓性分泌物,其远端的外周气道被分泌物阻塞或被纤维组织闭塞。支气管扩张易发生反复感染,炎症可蔓延到邻近肺实质,引起不同程度的肺炎、小脓肿或肺小叶不张,以及伴有慢性支气管炎的病理改变。炎症可致支气管壁血管增多,或支气管动脉和肺动脉的终末支扩张与吻合,形成血管瘤,可出现反复大量咯血。

支气管扩张的呼吸功能改变取决于病变的范围和性质。病变局限者,肺功能测定可在正常范围。柱状扩张对呼吸功能的影响较轻微,囊状扩张病变范围较大时,可并发阻塞性肺气肿及支气管周围肺纤维化,表现为以阻塞性为主的混合性通气功能障碍,引起低氧血症和高碳酸血症。少数患者病情进一步发展,出现肺动脉高压、并发肺源性心脏病。

【临床表现】

支气管扩张可发生于任何年龄,但以青少年为多见。大多数患者在幼年曾有麻疹、百日咳或支气管肺炎迁延不愈病史,一些支气管扩张患者可能伴有慢性鼻窦炎或家族性免疫缺陷病史。

1.症状 典型的症状为慢性咳嗽、大量脓痰和(或)反复咯血。其表现轻重与支气管病变及感染程度有关。

(1)慢性咳嗽、大量脓痰:痰量与体位改变有关,晨起或夜间卧床转动体位时咳嗽、咳痰量增加。这是由于支气管扩张部位分泌物积储,改变体位时分泌物刺激支气管黏膜引起咳嗽和排痰。病情严重程度可用痰量估计:每天少于 10ml 为轻度,每天在 10～150ml 为中度,每天多于 150ml 为重度。感染急性发作时,黄绿色脓痰明显增多,每日可达数百毫升。如有厌氧菌感染,痰与呼吸有臭味。感染时痰液静置于玻璃瓶内有分层特征:上层为泡沫,泡沫下为脓性成分,中层为黏液,底层为坏死组织沉淀物。引起感染的常见病原体为铜绿假单胞菌、金黄色葡萄球菌、流感嗜血杆菌、肺炎链球菌和卡他莫拉菌。

(2)反复咯血:半数以上病人有程度不等的反复咯血,可为血痰或大量咯血,咯血量与病情严重程度、病变范围可不一致。发生在上叶的"干性支气管扩张",反复咯血为唯一症状。

(3)反复肺部感染:其特点是同一肺段反复发生肺炎并迁延不愈,出现发热、咳嗽加剧、痰量增多、胸闷、胸痛等症状。一旦大量脓痰排出后,全身症状明显改善。反复继发感染可有全身中毒症状,如发热、食欲下降、乏力、消瘦、贫血等,严重时伴气促、发绀。

2.体征　轻症或干性支气管扩张体征可不明显。病变典型者可于下胸部、背部的病变部位闻及固定、持久的粗湿啰音,呼吸音减低,严重者可伴哮鸣音,部分慢性病人伴有杵状指(趾)。出现肺气肿、肺心病等并发症时有相应体征。

【辅助检查】

1.影像学检查　①胸部平片:早期轻症患者常无异常,偶见一侧或双侧下肺纹理增多或增粗,典型者可见多个不规则的蜂窝状透亮阴影或沿支气管的卷发状阴影,感染时阴影内可有平面。②CT扫描:高分辨CT(HRCT)诊断的敏感性和特异性均可达到90%以上,现已成为支气管扩张的主要诊断方法。特征性表现为管壁增厚的柱状扩张或成串成簇的囊样改变。③支气管造影:是确诊支气管扩张的主要依据。可确定支气管扩张的部位、性质、范围和病变的程度,为外科决定手术指征和切除范围提供依据。但由于这一技术为创伤性检查,现已被CT取代。

2.其他检查　纤维支气管镜有助于鉴别管腔内异物,肿瘤或其他阻塞性因素引起的支气管扩张,还可进行活检、局部灌洗等检查。肺功能测定可以证实由弥漫性支气管扩张或相关的阻塞性肺病导致的气流受限。痰涂片及痰培养可指导抗生素治疗。急性感染时血常规白细胞及中性粒细胞增高。血清免疫球蛋白和补体检查有助于发现免疫缺陷病引起呼吸道反复感染所致的支气管扩张。

【诊断要点】

根据反复发作的咳嗽、咳脓性痰、咯血的病史和体征,以及儿童时期诱发支气管扩张的呼吸道感染史,结合X线、CT检查,临床可作出诊断。如要进一步明确病变部位和范围,可作支气管造影。

【治疗要点】

治疗原则是防治呼吸道反复感染,保持呼吸道引流通畅,必要时手术治疗。

1.清除痰液,畅通呼吸道　包括稀释脓性痰和体位引流,必要时还可经纤维支气管镜吸痰。

(1)稀释脓性痰:可选用祛痰药或生理盐水20ml加α-糜蛋白酶5mg,超声雾化吸入,使痰液变稀,易于排出。支气管痉挛可影响痰液排出,如无咯血,可选用支气管舒张剂,如口服氨茶碱0.1g,每天3~4次,或其他茶碱类药物。必要时可加用β₂受体激动剂或抗胆碱药物喷雾吸入。

(2)体位引流:有助于排除积痰,减少继发感染和全身中毒症状。对痰多、黏稠而不易排出者,有时其作用强于抗生素治疗。

(3)纤维支气管镜吸痰:体位引流无效时,可经纤支镜吸痰及用生理盐水冲洗稀释痰液,也可局部滴入抗生素。必要时在支气管内滴入1/1000肾上腺素消除黏膜水肿,减轻阻塞,有利痰液排出。

2.控制感染　控制感染是支气管扩张急性感染期治疗的主要措施。根据痰液细菌培养和药敏试验结果,选用有效抗菌药物。一般轻症者可口服阿莫西林或氨苄西林,或第一、二代头孢菌素,氟喹诺酮类或磺胺类抗菌药。重症者,尤其是假单孢属细菌感染者,常需第三代头孢菌素加氨基糖苷类药联合静脉用药。如有厌氧菌混合感染者加用甲硝唑(灭滴灵)或替硝唑。

3.咯血的处理　如咯血达中等量(100ml)以上,经内科治疗无效者,可行支气管动脉造影,根据出血小动脉的定位,注入明胶海绵或聚乙烯醇栓,或导入钢圈行栓塞止血。

4.手术治疗　病灶范围较局限,全身情况较好,经内科治疗后仍有反复大咯血或感染,可根据病变范围做肺段或肺叶切除术,但术前须明确出血部位。如病变范围广泛或伴有严重心、肺功能障碍者不宜手术治疗。

【护理要点】

1.休息和环境　急性感染或病情严重者应卧床休息。保持室内空气流通,维持适宜的温、湿度,注意保暖。使用防臭、除臭剂,消除室内异味。病情稳定时避免诱因如戒烟,避免到空气污染的公共场所和有烟雾的场所,避免接触呼吸道感染病人等。

2.饮食护理　提供高热量、高蛋白质、富含维生素饮食,避免冰冷食物诱发咳嗽,少食多餐。因咳大量脓痰,指导病人在咳痰后及进食前用清水或漱口剂漱口,保持口腔清洁,增加食欲。鼓励病人多饮水,每天1500ml 以上,充足的水分可稀释痰液,有利于排痰。

3.促进排痰　帮助病人掌握有效咳嗽、雾化吸入、体位引流方法,促进痰液排出。

4.病情观察　观察咳嗽、痰液的量、颜色和黏稠度,与体位的关系,痰液是否有臭味。观察咯血程度,及发热、消瘦、贫血等全身症状,出现气促、发绀常表示病情严重。

5.用药护理　按医嘱用抗生素、祛痰剂、支气管舒张药物,指导病人掌握药物的疗效、剂量、用法和副作用。

6.咯血护理

(1)休息与体位:少量咯血嘱病人静卧休息,少活动。中量咯血应卧床休息,平卧,头偏向一侧或取患侧卧位。大量咯血取患侧向下,头低脚高位卧位,便于血液引流。保持环境安静,大量咯血者床旁备好吸痰、气管插管、气管切开等抢救设备。

(2)心理护理:安慰病人,消除患者恐惧和紧张心理,防止病人屏气或声门痉挛,鼓励病人轻轻咳出积在气管内的痰液或血液,及时帮助病人去除污物,给予口腔护理祛除口腔血腥味。

(3)止血治疗:垂体后叶素是咯血治疗常用药物。静脉滴注垂体后叶素可使动脉收缩,从而达到止血目的。但其可以引起全身血管的收缩,并可引起子宫收缩,因此使用时注意控制滴速,监测血压。在存在冠心病或高血压时慎用,妊娠者则禁止使用。药物止血失败时可采取支气管动脉栓塞治疗或外科手术治疗。

(4)饮食护理:少量咯血者进温凉饮食,少量多餐,禁烟及辛辣刺激性食物,适当进食纤维素食物,以保持大便通畅。中量或大量咯血者暂禁食。

(5)病情观察:定期监测体温、心率、呼吸、血压,观察并记录咯血量、颜色及频率。每日咯血量在 100ml以内为小量,100～500ml 为中等量,500ml 以上或一次咯血 300ml 以上为大量。观察咯血先兆,如胸闷、气急、咽痒、咳嗽、心窝部灼热、口感甜或咸等症状。大咯血好发时间多在夜间或清晨,应严格交接班制度,密切观其病情变化,加强夜班巡视,特别注意倾听患者的诉说及情绪变化。咯血时颜色为鲜红色常提示活动性出血,应警惕咯血不畅引起窒息。密切观察病人有无胸闷、烦躁不安、气急、面色苍白、口唇发绀、咯血不畅等窒息前症状。

(6)大咯血窒息的抢救:抢救的关键是及时解除呼吸道梗阻,畅通呼吸道。出现窒息征象时,如呼吸极度困难、表情恐怖、张口瞪目、两手乱抓、大汗淋漓、一侧或双侧呼吸音消失、甚至神志不清等,应立即:①将病人抱起,取头低脚高俯卧位,使上半身与床沿呈 45～90 度角,助手轻托患者头部使其后仰,以减少气道的弯曲,利于血液引流。②嘱病人一定要将血咯出,不要屏气,并轻拍健侧背部促进血块排出,迅速挖出或吸出口、咽、喉、鼻部血块。无效时立即气管插管或气管切开,解除呼吸道阻塞。③吸氧:立即高流量吸氧。④迅速建立静脉通路:最好是两条静脉通路,根据需要给予呼吸兴奋剂、止血或扩容升压治疗。⑤呼吸心跳骤停者立即心肺复苏。

【健康教育】

支气管扩张与感染密切相关。因此,应指导病人和家属早期发现和治疗呼吸道感染,以免发展为支气管扩张。戒烟、避免烟雾和灰尘刺激有助于避免疾病的复发,防止病情恶化。各种阻塞性损害和异物应迅速解除。

教会病人掌握有效咳嗽、雾化吸入、体位引流方法,以及抗生素的作用、用法、不良反应等。病人和家属还应学会识别支气管扩张典型的临床表现:痰量增多、血痰、呼吸困难加重、发热、寒战和胸痛等。一旦发现症状加重,应及时就诊。

　　鼓励病人参加体育锻炼,增强机体免疫力和抗病能力。建立良好的生活习惯,劳逸结合,消除紧张心理,防止病情进一步恶化。

(程义莲)

第六节　肺癌

　　肺癌是起源于支气管黏膜或腺体的上皮细胞,也称支气管肺癌。肺癌是全世界目前最常见的恶性肿瘤,也是增长率最快的恶性肿瘤,其发生率为全身恶性肿瘤总数的 15%,它可以直接侵袭周围组织,也可以经血液、淋巴的外扩散和纵隔转移。

【常见病因】

　　肺癌的病因迄今尚不清楚,目前认为与吸烟、工业污染、慢性肺部疾病、职业及机体的免疫缺陷有密切关系。在国外,认为吸烟是重要的致病因素,因为烟叶中含有多种致癌物质,与肺癌有关的是苯并芘。此外,石棉、皮革等制品也与肺癌的发病有很大关系。病毒感染、真菌病毒(曲菌黄霉)、结核的瘢痕、机体免疫功能低下、内分泌失调以及家族遗传等因素对肺癌的发生可能也起一定的综合作用。

【临床表现】

　　肺癌典型的临床表现是咳嗽、血痰和胸痛,但这 3 个症状一般只有到中晚期病变时才会出现,早期多无症状。

　　1.咳嗽　约 75% 的肺癌病人有咳嗽,也是最常见的肺部症状,往往是因肿瘤刺激或压迫支气管所致,主要表现为刺激性干咳,咳嗽的剧烈程度差别很大。

　　2.血痰　25%~40% 的病人有血痰,多见于中心型肺癌,是肿瘤侵袭周围支气管组织和溃疡形成而引起,一般为痰中带血丝,有时为全口血痰,大量咯血极少见。

　　3.胸痛　肿瘤累及到壁层胸膜而引起胸痛。有 30%~50% 的患者出现肺性胸痛,但由于老年患者痛觉感受能力较差,故胸痛出现较晚,一般多为间歇性饨痛,常伴有胸闷,有时也为剧痛,且呈持续性和固定性。

　　4.并发症表现　常因肿瘤侵犯胸膜、胸壁、膈肌及纵隔器官时,则出现相关的胸内表现。如大量胸腔积液可造成气短;喉返神经受累引起声带麻痹表现为声音嘶哑;侵犯膈神经引起的反常呼吸运动;杵状指(趾)和增生性骨关节病。

【辅助检查】

　　1.X 线检查　是肺癌影像诊断的首选。标准后前位和侧位胸部 X 线片不但能发现病变的大小和范围,而且可避免遗漏心脏后的肺部异常阴影。

　　(1)中央型肺癌:多为一侧肺门类圆性阴影,边缘大多毛糙、有时有分叶表现,或为单侧性不规则的肺门部肿块,癌肿与转移性肺门或纵隔淋巴结融合而成的表现;也可以肺不张或阻塞性肺炎并存,形成所谓"S"形的典型肺癌的 X 线征象。

　　(2)周围型肺癌:早期常呈局限性小斑片状阴影,边缘不清、密度较淡,易误诊为炎症或结核。如动态观察肿块增大呈圆形或类圆形时,密度增高、边缘清楚常呈叶状,有切迹或毛刺,尤其是细毛刺或长短不等的毛刺。

2.CT 扫描　　可发现一般 X 线检查隐藏区(如肺尖、膈上、脊柱旁、心脏后、纵隔等处)的早期肺癌病变,对明确纵隔淋巴结有无转移很有价值。如纵隔淋巴结直径>20mm,肿瘤侵入纵隔脂肪间隙或包绕大血管,则基本不能手术。CT 还能显示肿瘤有无直接侵犯邻近器官,CT 对病灶>3mm 的多能发现。

3.MRI　　胸部 MRI 扫描不但能从横断位、冠状位和矢状位等多个平面进行观察,而且可以有不同参数增进对疾病的检出率和鉴别能力。MRI 对身体无射线损伤,且不用造影剂即可直接显示血管。MRI 只适用于如下几种情况:临床上确诊为肺癌,需进一步了解肿瘤部位、范围,特别是了解肺癌与心脏大血管、支气管胸壁的关系,评估手术切除可能性者;疑为肺癌而胸部 X 线片及 CT 均为阴性者;了解肺癌放疗后肿瘤复发与肺纤维化的情况。

4.正电子发射体层摄影(PET)检查　　以通过了解病变的葡萄糖代谢活性及其变化对肺癌进行诊断。比 CT 更能鉴别肺部肿块的良、恶性及确定纵隔淋巴结转移分期,是一种较好的无创性肺癌诊断技术。

5.痰脱落细胞学检查　　是肺癌确诊的方法之一,可确定肿瘤的组织类型,准确率可达 85% 以上。

6.纤维支气管镜检查　　可在直视下了解肿瘤的部位、大小及范围,并可做活检,适用于中央型肺癌。

7.经皮肺穿刺活检　　检查周围型肺癌阳性率可达 80%,但可能发生气胸、胸膜出血、感染等并发症以及癌细胞沿针尖扩散等,故应严格掌握检查适应证。

8.其他检查　　放射性核素肺扫描检查、转移病灶活组织胸腔积液癌细胞检查、剖胸探查等,均有助于肺癌的诊断。

【治疗原则】

1.手术治疗　　肺癌一经确诊,应尽早行肺癌切除术。手术切除范围包括患肺、肺周围的正常组织、纵隔淋巴结。手术入路取决于肿瘤分期和肿瘤部位等。近年开展了胸腔镜单操作孔肺叶切除术,此方法具有创伤小、出血少、患者术后恢复快等优点,已成为肺癌切除术的首选方法。

2.放射治疗　　利用放射线对细胞的杀伤作用可达到消除肿瘤的目的。放疗可分为术前、术中、术后和单纯放射治疗。术前放射治疗可使瘤体缩小以提高手术切除率;术中放射治疗的目的为一次性大剂量直接致死瘤床周围的亚临床病灶,以提高治愈率。术后放射治疗为清扫病灶,以确保手术效果,防止过早复发或转移。单纯放射治疗是为失去手术机会的晚期肺癌患者延缓肿瘤的发展与扩散及减轻疼痛等症状。

3.化学治疗　　应用化学药物对不同类型的癌细胞产生的杀伤作用使之达到治疗的目的。小细胞肺癌应用化疗效果最好,鳞癌次之,腺癌效果最差。

4.中医药治疗　　可通过中药改善肺癌患者症状,改善机体免疫功能,减轻化疗、放疗的毒性及不良反应。

【护理】

1.护理评估

(1)健康史及相关因素:包括家族中有无肺系列癌发病者,初步判断肺癌的发生时间,有无对生活质量的影响,发病特点。

①一般情况:病人的年龄、性别、职业、婚姻状况、营养状况等,尤其注意与现患疾病相关的病史和药物应用情况及过敏史、手术史、家族史、遗传病史和女性病人生育史等。

②发病特点:患者有无咳嗽、血痰、胸痛、咳嗽程度,有无痰中带血改变和经常性胸部疼痛。本次发病是体检时无意发现还是因出现咳嗽、血痰、胸痛而就医。不适是否影响患者的生活质量。

③相关因素:家族中有无肺癌发病者,患者是否有吸烟的习惯等。

(2)身体状况

①局部:肿块位置、大小、数量,肿块有无触痛、活动度情况。

②全身：重要脏器功能状况，有无转移灶的表现及恶病质。

③辅助检查：包括特殊检查及有关手术耐受性检查的结果。

2.护理要点及措施

(1)术前护理措施

①按胸部肿瘤外科疾病术前护理常规。

②全面评估患者：包括健康史及其相关因素、身体状况、生命体征，以及神志、精神状态、行动能力等。

③心理护理：对患者给予同情、理解、关心、帮助，告诉患者不良的心理状态会降低机体的抵抗力，不利于疾病的康复。解除患者的紧张情绪，更好地配合治疗和护理。部分血痰患者可出现紧张和焦虑情绪，应给予疏导。

④注意观察患者的血痰程度，可嘱患者平卧时头偏向一侧，防止血痰堵塞呼吸道的目的。当大咯血时，血块梗阻呼吸道出现呼吸困难时，应报告医生给予吸痰解痉处理。

⑤禁止吸烟：应对吸烟的患者讲清吸烟可使呼吸道黏膜纤毛运动减弱、迟缓，降低其对肺部的净化作用，增加气道阻力，为此要求患者在入院时停止吸烟，以减少分泌物，减轻术后痛苦，防止肺部并发症发生。

⑥饮食护理：指导患者多进食富有营养、易消化、口味清淡的膳食，以加强营养，增进机体抵抗力，纠正贫血，改善一般状态，必要时给予补液、输血。

⑦胃肠道准备：给患者口服泻药，术前 1 日中午嘱患者口服 50% 硫酸镁 30ml，0.5h 内饮温开水 1000～1500ml。如果在晚 7:00 前大便尚未排干净，应于睡前进行清洁灌肠。

⑧做好术前指导：嘱患者保持情绪稳定，避免过度紧张焦虑，备皮后洗头、洗澡、更衣，准备好术后需要的各种物品，如一次性尿垫、痰杯等，术前晚 9:00 以后禁食水，术晨取下义齿，贵重物品交由家属保管等。

(2)术后护理

①按胸部肿瘤外科一般护理常规及全麻手术后护理常规护理。

②病情观察：严密观察患者生命体征的变化，尤其是血压、脉搏、呼吸、血氧饱和度的变化，术毕每 15 分钟测 1 次，病情平稳后改为每 30 分钟测 1 次，平稳后改为每 1～2 小时测 1 次，并做好记录。

③引流管的护理：术后患者留置胸腔引流管及尿管，活动、翻身时要避免引流管打折、受压、扭曲、脱出等。引流期间保持引流通畅，定时挤压引流管，避免因引流不畅而造成感染、积液等并发症。维持引流装置无菌状态，防止污染，引流管皮肤出口处必须按无菌技术换药。

④引流液的观察：术后引流液的观察是重点，每日记录和观察引流液的颜色、性质和量，如在短时间内引流出大量血性液体（一般>300ml/h 或持续 5h，每小时>200ml），应警惕发生继发性大出血的可能，同时密切观察血压和脉搏的变化，发现异常及时报告医生给予处理。

⑤基础护理：a.患者术后清醒后，可改为半卧位，以减轻膈肌对胸腔的压力，有利于呼吸及有利于胸腔引流管引流。b.患者卧床期间，应协助其保持床单位整洁和卧位舒适，定时翻身，按摩骨突处，防止皮肤发生压疮。c.满足患者生活上的合理需求。d.晨、晚间护理。e.雾化吸入每日 3 次；祛痰清肺仪治疗；每日 2 次；超声药物吸入治疗，每日 1 次；会阴冲洗（女病人），每日 1 次。协助叩背、有效咳痰。

⑥专科护理：术前从股动脉插管行动脉栓塞术者，术后应密切观察穿刺侧足背动脉搏动情况，防止因穿刺部位血栓形成影响下肢血供。同时行栓塞术后，患者可出现腹痛、恶心、腹胀、发热等症状，应密切观察，发现异常及时报告医生处理。全肺切除术后或心肺功能较差的患者，应长期低流量吸氧，准确记录出入量，严格控制输液速度，防止发生心力衰竭及急性肺水肿。

⑦增进患者的舒适度：术后会出现疼痛、恶心、呕吐及腹胀等不适，及时通知医生，对症处理，减少病人的不适感。

⑧术后活动:一般术后 3～5d 即可离床活动;行全肺切除术的病人应绝对卧床 7～10d,指导病人进行床上活动。

⑨心理护理:根据病人的社会背景、个性及不同手术类型,对每个病人提供个体化心理支持,并给予心理疏导和安慰,以增强其战胜疾病的信心。

3.健康教育

(1)出院前向患者及家属详细介绍出院后有关事项,并将有关资料交给患者或家属,告知患者出院后 3 个月来院复诊。

(2)嘱患者戒烟。

(3)告诫患者术后注意劳逸结合,避免过度劳累,适当进行户外活动及轻度体育锻炼,以增强体质,防止感冒及其他并发症发生,禁酒。

(4)保持心情舒畅和充足的睡眠,每晚持续睡眠应达到 6～8h。

(5)告诫患者如有异常情况应及时到医院就诊。

（程义莲）

第七节　肺结核

肺结核是结核分枝杆菌引起的肺部慢性传染性疾病。结核分枝杆菌可侵及全身几乎所有器官,但以肺部最为常见,在本世纪仍然是严重危害人类健康的主要传染病。WHO 于 1993 年宣布结核病处于"全球紧急状态",动员和要求各国政府大力加强结核病的控制工作,并把每年 3 月 24 日定为"世界结核病防治日"。

在我国,结核病是成年人十大死亡病因之一,属于重点控制的重大疾病之一。2000 年统计显示,曾受到结核分枝杆菌感染的人数达到 5.5 亿,城市人群的感染率高于农村;现有结核病患者 500 万,占全球患者的 1/4,其中传染性结核病患者达到 200 万;每年约有 13 万人死于结核病;耐药结核病比例高达 46%。目前,我国将 WHO 制定和启动的全程督导短程化学治疗策略(DOTS)作为国家结核病规划的核心内容。

【病原学】

结核分枝杆菌分为人型、牛型、非洲型和鼠型 4 类,其中引起人类结核病的主要为人型结核分枝杆菌,少数为牛型和非洲型分枝杆菌。结核分枝杆菌的生物学特性有:

1.多形性　典型的结核分枝杆菌是细长稍弯曲,两端圆形的杆菌,痰标本中的结核分枝杆菌可呈现为 T、V、Y 字形以及丝状、球状、棒状等多种形态。

2.抗酸性　结核分枝杆菌耐酸染色、呈红色,可抵抗盐酸酒精的脱色作用,故又称抗酸杆菌。一般细菌无抗酸性,因此,抗酸染色是鉴别分枝杆菌和其他细菌的方法之一。

3.菌体成分　结核菌菌体成分复杂,主要是类脂质、蛋白质和多糖类。类脂质与结核病的组织坏死、干酪液化、空洞发生以及结核变态反应有关。菌体蛋白诱发皮肤变态反应,多糖类与血清反应等免疫应答有关。

4.生长缓慢　结核分枝杆菌的增代时间为 14～20h,培养时间一般为 2～8 周。结核分枝杆菌为需氧菌,适宜温度为 37℃左右,合适酸碱度为 pH 6.8～7.2,5%～10% CO_2 的环境能刺激其生长。

5.抵抗力强　结核分枝杆菌对干燥、酸、碱、冷的抵抗力较强。在干燥环境中存活数月或数年,在室内阴暗潮湿处,结核分枝杆菌能数月不死,低温条件下 -40℃仍能存活数年。

6.耐药性　这是结核菌极为重要的生物学特性,与治疗成败关系极大。目前认为结核菌耐药是药物作用的靶位点突变所致。

【灭菌方法】

结核分枝杆菌对紫外线比较敏感,阳光下曝晒 2～7h,病房内 10W 紫外线灯距照射物 0.5～1m,照射30 分钟具有明显杀菌作用。湿热对结核分枝杆菌杀伤力强,80℃ 5min、95℃ 1min 或煮沸 100℃ 5min 即可杀死。常用杀菌剂中,70% 酒精最佳,接触 2min 即可杀菌。5% 石碳酸(苯酚)或 1.5% 煤酚皂(来苏儿液)可以杀死痰中结核分枝杆菌,但需时间较长,如 5% 石碳酸(苯酚)需 24h。将痰吐在纸上直接焚烧是最简单的灭菌方法。除污剂或合成洗涤剂对结核分枝杆菌完全不起作用。

【流行病学】

1.流行过程

(1)传染源:开放性肺结核患者的排菌是结核传播的主要来源。由于结核菌主要是随着痰液排出体外而播散,因而痰里查出结核分枝杆菌的患者具有传染性,才是传染源。传染性的大小取决于痰内菌量的多少。直接涂片法查出结核分枝杆菌者属于大量排菌,直接涂片法检查阴性而仅培养出结核分枝杆菌者属于微量排菌。积极化学治疗是减少结核病传染性的关键。接受化学治疗后,痰内结核分枝杆菌不但数量减少,活力也减弱或丧失。结核病传染源中危害最严重的是那些未发现和未给予治疗管理或治疗不合理的涂片阳性患者

(2)传播途径:以呼吸道传播为主。飞沫传播是肺结核最重要的传播途径。患者通过咳嗽、喷嚏、大笑、大声谈话等方式把含有结核分枝杆菌的微滴排到空气中,形成飞沫,小于 $10\mu m$ 的痰滴可以较长时间漂浮于空气中,吸入后可进入肺泡腔;或带菌痰滴飘落到地面或其他物品上,干燥后随尘埃被吸入呼吸道引起感染。次要的传播途径是经消化道感染,如频繁地咽下含菌痰液,或饮用消毒不彻底的牛奶,因牛型结核分枝杆菌污染而发生感染,与病人共餐或食用带菌食物也可引起肠道感染。其他经泌尿生殖系统和皮肤等其他途径传播现已罕见。

(3)易感人群:人群普遍易感。婴幼儿细胞免疫系统不完善,老年人、HIV 感染者、免疫抑制剂使用者、慢性疾病患者等免疫力低下,都是结核病的高危人群。

2.影响传染性的因素　传染性的大小取决于患者排出结核分枝杆菌量的多少、空间含结核分枝杆菌微滴的密度及通风情况、接触的密切程度和时间长短以及个体免疫力的状况。通风换气减少空间微滴的密度是减少肺结核传播的有效措施。当然,减少空间微滴数量最根本的方法是治愈结核病患者。

【发病机制】

在结核病的发病机制中细菌在细胞内的存在和长期存活引发的宿主免疫反应是影响发病、疾病过程和转归的决定性因素。

1.免疫力　人体对结核菌的免疫力,有非特异性免疫力(先天或自然免疫力)和特异性免疫力(后天获得性免疫力)两种。后者是通过接种卡介苗或感染结核菌后获得的免疫力,其免疫力强于自然免疫。T 细胞介导的细胞免疫(CMI)是宿主获得性结核免疫力的最主要免疫反应。它包括巨噬细胞吞噬结核菌以及处理与呈递抗原、T 细胞对抗原的特异性识别与结合,然后增殖与分化,释放细胞因子及杀菌等步骤。免疫力对防止结核病的保护作用是相对的。机体免疫力强可防止发病或使病情轻微,而营养不良、婴幼儿、老年人、糖尿病、艾滋病及使用糖皮质激素、免疫抑制剂等使人体免疫功能低下时,容易受结核菌感染而发病,或使原已稳定的病灶重新活动。

2.迟发性变态反应(DTH)　结核菌侵入人体后 4～8 周,身体组织对结核菌及其代谢产物所发生的敏感反应称为变态反应,为第Ⅳ型(迟发型)变态反应,可通过结核菌素试验来测定。

3.初感染与再感染　在1890年Koch观察到,将结核菌皮下注射到未感染的豚鼠,10~14日后注射局部红肿、溃烂,形成深的溃疡乃至局部淋巴结肿大,最后豚鼠因结核菌播散到全身而死亡。结核菌素试验呈阴性反应。但对3~6周前受少量结核菌感染、结核菌素试验阳性的豚鼠注射同等量的结核菌,2~3日后局部出现红肿,形成表浅溃烂,继之较快愈合,无淋巴结肿大,无全身散播和死亡。此即Koch现象,解释了机体对结核菌初感染和再感染所表现的不同反应。前者为初次感染,机体无DTH和CMI。后者由于事先致敏,出现剧烈的局部反应,是DTH的表现,而病灶趋于局限化无散播,则是获得CMI的证据。

【病理】

结核病的基本病理变化有:①炎性渗出为主的病变,表现为充血、水肿和白细胞浸润;②增生为主的病变,表现为结核结节形成,为结核病的特征性病变;③干酪样坏死,为病变恶化的表现,常发生在渗出或增生性病变的基础上,是一种彻底的组织凝固性坏死,可多年不变,既不吸收也不液化,若局部组织变态反应剧烈,干酪样坏死组织液化,经支气管壁排出即形成空洞,其内壁含有大量代谢活跃、生长旺盛的结核菌,成为支气管播散的来源。上述三种病理变化多同时存在,也可以某一种变化为主,且可相互转化。这主要取决于结核分枝杆菌的感染量、毒力大小以及机体的抵抗力和变态反应状态。

【临床表现】

轻症结核病人可无任何表现而仅在X线检查时发现。各型肺结核临床表现不尽相同,但有共同之处。

(一)症状

1.全身症状　发热最常见,多为长期午后低热,即体温在下午或傍晚开始升高,翌晨降至正常,可伴有乏力、食欲减退、盗汗和体重减轻等,育龄女性可有月经失调或闭经。有的患者表现为体温不稳定,于轻微劳动后体温略见升高,休息半小时以上体温仍难平复。妇女于月经期前体温升高,月经期后体温仍不能迅速恢复正常。若病灶急剧进展播散时,可有高热,呈稽留热或弛张热。患者虽有持续发热但精神状态相对良好,有别于其他感染如败血症发热患者的极度衰弱或萎顿。

2.呼吸系统症状

(1)咳嗽、咳痰:是肺结核最常见症状。浸润性病灶咳嗽较轻,干咳或少量白色黏液痰。有空洞形成时,痰量增多,若合并其他细菌感染,痰呈脓性;并发厌氧菌感染时有大量脓臭痰;合并支气管结核,则咳嗽剧烈,表现为刺激性呛咳,伴局限性哮鸣或喘鸣。

(2)咯血:约1/3~1/2患者有不同程度咯血,多为小量咯血,少数为大咯血。咯血易引起结核播散,特别是中大量咯血时,病人往往出现咯血后持续高热。

(3)胸痛:病变累及壁层胸膜时胸壁有固定性针刺样痛,并随呼吸和咳嗽加重而患侧卧位减轻,为胸膜性胸痛。膈胸膜受累时,疼痛可放射至肩部或上腹部。

(4)呼吸困难:多见于干酪样肺炎和大量胸腔积液患者。

(二)体征

体征取决于病变的性质范围,病变范围较小者多无异常体征;渗出性病变范围较大或干酪样坏死时可有肺实变体征,如触觉语颤增强、叩诊浊音、听诊闻及支气管呼吸音和细湿啰音。当有较大范围的纤维条索形成时,气管向患侧移位,患侧胸廓塌陷、叩诊浊音、听诊呼吸音减弱并可闻及湿啰音。结核性胸膜炎有胸腔积液体征。支气管结核可有局限性哮鸣音。

(三)发病过程和临床类型

1.原发性肺结核　指初次感染即发病的肺结核病,含原发综合征和支气管淋巴结结核。多见于儿童,或边远山区、农村初进城市的未受感染的成年人。多有结核病密切接触史,结核菌素试验多呈强阳性。

首次入侵呼吸道的结核菌被肺泡巨噬细胞吞噬并在其内繁殖,达到一定数量后结核菌便从中释放出来并在肺泡内繁殖,这部分肺组织即可出现结核性炎症,称为原发病灶。原发病灶中的结核菌沿着肺内引流淋巴管到达肺门淋巴结,引起淋巴结肿大。原发病灶和肿大的气管支气管淋巴结合称为原发综合征,X线胸片表现为哑铃型阴影。若X线仅显示肺门或纵隔淋巴结肿大,则又称为支气管淋巴结结核。此时机体尚未形成特异性免疫力,病菌沿所属淋巴管到肺门淋巴结,进而入血,可形成早期菌血症。4～6周后免疫力形成,上述病变可迅速被控制,原发灶和肺门淋巴结炎症自行吸收消退或仅遗留钙化灶,播散到身体各脏器的病灶也逐渐愈合。大多数原发性肺结核症状多轻微而短暂,类似感冒,如低热、轻咳、食欲减退等,数周好转。病灶好发于通气良好的肺区如肺上叶下部和下叶上部,很少排菌。但少数原发性肺结核体内仍有少量结核菌未被消灭,可长期处于休眠,成为继发性结核的潜在来源。

若原发感染机体不能建立足够的免疫力或变态反应强烈,则发展为原发性肺结核病。少数严重者肺内原发病灶可发展为干酪样肺炎;淋巴结干酪样坏死破入支气管引起支气管结核和沿支气管的播散;早期菌血症或干酪样病变侵及血管可引起血行播散型肺结核。

2.血行播散型肺结核 该型结核多发生在免疫力极度低下者,特别是营养不良、患传染病和长期应用免疫抑制剂导致抵抗力明显下降时。急性血行播散型肺结核多由原发性肺结核发展而来,以儿童多见,因一次性或短期内大量结核菌侵入血循环,侵犯肺实质,形成典型的粟粒大小的结节(急性粟粒型肺结核)。起病急,全身毒血症状重,如持续高热、盗汗、气急、发绀等。临床表现复杂多变,常并发结核性脑膜炎和其他脏器结核。若人体抵抗力较强,少量结核菌分批经血流进入肺部,则形成亚急性、慢性血行播散型肺结核,病变局限于肺的一部分,临床可无明显中毒症状,病情发展也较缓慢。急性血行播散型肺结核X线胸片显示双肺满布粟粒状阴影,大小、密度和分布均匀,结节直径2mm左右。X线胸片显示双上、中肺野对称性分布,大小不均匀、新旧不等病灶,则为亚急性或慢性血行播散型肺结核。

3.继发型肺结核 这是由于原发性结核感染后的潜伏病灶内结核菌重新活动、繁殖和释放而发生的结核病(内源性感染),极少数可以是外源性结核菌的再感染(外源性感染)。可发生于原发感染后的任何年龄,多发生在青春期女性、营养不良、抵抗力弱的群体以及免疫功能受损的患者。此时人体对结核菌有一定的免疫力,病灶多局限于肺内,好发于上叶尖后段和下叶背段。结核菌一般不播散至淋巴结,也很少引起血行播散,但肺内局限病灶处炎症反应剧烈,容易发生干酪样坏死及空洞,排菌较多,有传染性,是防治工作的重点。由于免疫和变态反应的相互关系及治疗措施等因素的影响,继发型肺结核病在病理和X线形态上有多形性,分述如下:

(1)浸润性肺结核:在继发型肺结核中最多见。病变多发生在肺尖和锁骨下。X线胸片显示为小片状或斑点状阴影,可融合形成空洞。渗出性病变易吸收,纤维干酪增殖病变吸收很慢,可长期无变化。

(2)空洞性肺结核:空洞形态不一,多呈虫蚀样空洞。空洞型肺结核多有支气管散播病变,临床表现为发热、咳嗽、咳痰和咯血等,患者痰中经常排菌。应用有效的化学治疗后,出现空洞不闭合,但长期多次查痰阴性,空洞壁由纤维组织或上皮细胞覆盖,诊断为"净化空洞"。但有些患者空洞还残留一些干酪组织,长期多次查痰阴性,临床上诊断为"开放菌阴综合征",仍须随访。

(3)结核球:多由干酪样病变吸收和周边纤维膜包裹或干酪空洞阻塞性愈合而形成。结核球内有钙化灶或液化坏死形成空洞,同时80%以上结核球有卫星灶,直径在2～4cm之间,多小于3cm,可作为诊断和鉴别诊断的参考。

(4)干酪样肺炎:发生在机体免疫力低下、体质衰弱,大量结核分枝杆菌感染的患者,或有淋巴结支气管瘘,淋巴结内大量干酪样物质经支气管进入肺内而发生。大叶性干酪样肺炎症状体征明显,可有高热、盗汗、咳嗽、发绀、气急等。X线呈大叶性密度均匀的磨玻璃状阴影,逐渐出现溶解区,呈虫蚀样空洞,可有播散病灶,痰中能查出结核菌。小叶性干酪样肺炎的症状和体征都比大叶性干酪样肺炎轻,X线呈小斑片播散病灶,多发生在双肺中下部。

(5)纤维空洞性肺结核:肺结核未及时发现或治疗不当,使空洞长期不愈,出现空洞壁增厚和广泛纤维化,随机体免疫力的高低,病灶吸收、修复与恶化交替发生,形成纤维空洞。特点是病程长、反复进展恶化,肺组织破坏重,肺功能严重受损,由于肺组织广泛纤维增生,造成肺门抬高,肺纹理呈垂柳样,纵隔向患侧移位,健侧呈代偿性肺气肿。X线胸片可见一侧或两侧有单个或多个纤维厚壁空洞,多伴有支气管散播病灶和明显的胸膜肥厚。结核菌检查长期阳性且常耐药。常并发慢性支气管炎、肺气肿、支气管扩张,继发肺部感染和肺源性心脏病。若肺组织广泛破坏,纤维组织大量增生,可导致肺叶全肺收缩,称"毁损肺"。初治时给予合理化学治疗,可预防纤维空洞的发生。

(四)其他表现

少数患者可以有类似风湿热样表现,称为结核性风湿症。多见于青少年女性,常累及四肢大关节,在受累关节附近可见结节性红斑或环形红斑,间歇出现。重症或血行播散型肺结核可有贫血、白细胞数减少,甚至三系同时降低,属于骨髓抑制,被称为"骨髓痨"。

【辅助检查】

1.痰结核菌检查 这是确诊肺结核、制订化学治疗方案和考核治疗效果的主要依据。每一个有肺结核可疑症状或肺部有异常阴影的患者都必须查痰。有痰涂片和痰培养。痰菌阳性肯定属活动性肺结核且病人具有传染性。肺结核患者的排菌具有间断性和不均匀性的特点,所以要多次查痰。通常初诊患者要送3份痰标本,包括清晨痰、夜间痰和即时痰,如夜间无痰,宜在留清晨痰后2~3小时再留一份痰标本。复诊患者每次送2份痰标本。

2.影像学检查

(1)胸部X线检查:是肺结核的必备检查,可以早期发现肺结核,判断病变的部位、范围、性质、有无空洞或空洞大小、洞壁厚薄等。胸片上表现为边缘模糊不清的斑片状阴影,可有中心溶解和空洞(除净化空洞外),或出现散播病灶均为活动性病灶。胸片表现为钙化、硬结或纤维化,痰检查不排菌,无任何症状,为无活动性肺结核。

(2)肺部CT:可发现微小或隐蔽性病灶,于诊断困难病例有重要参考价值。

3.结核菌素(简称结素)皮肤试验(TST) 该试验用于检查结核菌感染,不能检出结核病。试验方法是:我国推广国际通用的皮内注射法(Mantoux法),将纯蛋白衍化物(PPD)0.1ml(51U)PPD原液注入左前臂屈侧上中三分之一交界处,使局部形成皮丘,48~96h(一般为72h)观察和记录结果,手指轻摸硬结边缘,测量皮肤硬结的横径和纵径,得出平均直径=(横径+纵径)/2,而不是测量红晕的直径。硬结是特异性变态反应,红晕是非特异性变态反应。硬结直径≤4mm为阴性,5~9mm为弱阳性,10~19mm为阳性,≥20mm或不足20mm但局部有水疱和淋巴管炎为强阳性。

结核菌素试验反应愈强,对结核病的诊断,特别是对婴幼儿的结核病诊断愈重要。TST阳性仅表示曾有结核菌感染,并不一定是现症病人,但在3岁以下婴幼儿按活动性结核病论,应进行治疗。成人强阳性反应提示活动性肺结核病可能,应进一步检查。如果2年内结核菌素反应从<10mm增加至10mm以上,可认为有新近感染。

阴性反应结果的儿童,一般来说,表明没有受过结核菌的感染,可以除外结核病。阴性还可见于:①结核感染后4~8周以内,处于变态反应前期。②免疫力下降或免疫受抑制,如应用糖皮质激素或免疫抑制剂、淋巴细胞免疫系统缺陷、麻疹、百日咳、严重结核病和危重病人。

4.其他检查 活动性肺结核可有血沉增快,血常规白细胞计数可在正常范围或轻度增高。急性粟粒型肺结核时白细胞计数降低或出现类白血病反应。严重病例常有继发性贫血。纤维支气管镜检查对支气管结核的诊断有重要价值。对疑有肺结核而痰标本不易获取的儿童或痰涂阴的肺结核病患者可进行抗原抗体检测。

【诊断要点】

根据结核病的症状和体征、肺结核接触史,结核结核菌素试验、影像学检查、痰结核菌检查和纤维支气管镜检,多可作出诊断。凡咳嗽持续 2 周以上、咯血、午后低热、乏力、盗汗、女性月经不调或闭经,有开放性肺结核密切接触史,或看结核病的诱因尤其是糖尿病、免疫抑制性疾病、长期接受激素或免疫抑制剂治疗者,应考虑肺结核的可能性,需进行痰结核菌和胸部 X 线检查。如诊断为肺结核,应进一步明确有无活动性,活动性病变必须给予治疗。明确是否排菌,及时给予隔离治疗。

(一)肺结核病分类标准

按 2004 年我国实施新的结核病分类标准,肺结核病可分为:原发性肺结核病(Ⅰ型)、血行播散型肺结核病(Ⅱ型)、继发型肺结核病(Ⅲ型)、结核性胸膜炎(Ⅳ型)、其他肺外结核病(Ⅴ型)。肺结核对肺功能的损害,与病变的类型有关。原发型肺结核、血行播散型肺结核、浸润性肺结核,经治疗后对肺功能的影响不大;干酪性肺炎、纤维空洞性肺结核则可导致不同程度的肺功能损害。

(二)菌阴肺结核病

菌阴肺结核为 3 次痰涂片及 1 次培养阴性的肺结核,诊断标准为:①典型肺结核临床症状和胸部 X 线表现;②抗结核治疗有效;③临床可排除其他非结核性肺部疾患;④PPD(51U)强阳性,血清抗结核抗体阳性;⑤痰结核菌 PCR 和探针检查呈阳性;⑥肺外组织病理证实结核病变;⑦支气管肺泡灌洗液中检出抗酸分枝杆菌;⑧支气管或肺部组织病理证实结核病变。具备①～⑥中 3 项或⑦～⑧中任何 1 项可确诊。

(三)肺结核病的记录方式

按结核病分类、病变部位、范围、痰菌情况、化学治疗史程序书写。可在化学治疗史后顺序书写并发症(如支扩)、并存病(如糖尿病)、手术(如肺切除术后)等。

记录举例:纤维空洞性肺结核双上涂(+),复治,肺不张糖尿病肺切除术后。

有下列情况之一者为初治:①未开始抗结核治疗的病人;②正进行标准化疗治疗方案用药而未满疗程的患者;③不规则化学治疗未满 1 个月的患者。

有下列情况之一者为复治:①初治失败的患者;②规则用药满疗程后痰菌又复阳的病人;③不规律化学治疗超过 1 个月的患者;④慢性排菌患者。

【治疗要点】

(一)化学药物治疗

目标是杀菌、防止耐药菌产生,最终灭菌,杜绝复发。

1.原则　早期、联合、适量、规律和全程。整个治疗方案分强化和巩固两个阶段。

(1)早期:一旦发现和确诊结核后均应立即给予化学治疗。早期化学治疗有利于迅速发挥化学药的杀菌作用,使病变吸收和减少传染性。

(2)联合:根据病情及抗结核药的作用特点,联合使用两种以上抗结核药物,以提高疗效,同时通过交叉杀菌作用减少或防止耐药菌的产生。

(3)适量:严格遵照适当的药物剂量用药,药物剂量过低不能达到有效血浓度,剂量过大易发生药物毒副反应。

(4)规律、全程:用药不规则、未完成疗程是化疗失败的最重要原因之一。病人必须严格遵照医嘱要求规律用药,保证完成规定的治疗期。

2.常用抗结核病药物　根据抗结核药物抗菌作用的强弱,可分为杀菌剂和抑菌剂。血液中(包括巨噬细胞内)药物浓度在常规剂量下,达到试管内最低抑菌浓度的 10 倍以上时才能起杀菌作用,否则仅有抑菌作用。

(1)异烟肼(INH)和利福平(RFP):对巨噬细胞内外代谢活跃、持续繁殖或近乎静止的结核菌均有杀菌作用,称全杀菌剂。INH 是肼化的异烟酸,能抑制结核菌叶酸合成,可渗透入全身各组织中,为治疗肺结核的基本药物之一。RFP 属于利福霉素的衍生物,通过抑制 RNA 聚合酶,阻止 RNA 合成发挥杀菌活性。利福霉素其他衍生物利福喷汀(RFT)、利福布汀(RBT)疗效与 RFP 相似。

(2)链霉素(SM)和吡嗪酰胺(PZA):SM 对巨噬细胞外碱性环境中结核分枝杆菌作用最强,对细胞内结核分枝杆菌作用较小。PZA 能杀灭巨噬细胞内酸性环境中的结核分枝杆菌。因此,链霉素和吡嗪酰胺只能作为半杀菌剂。SM 属于氨基糖苷类,通过抑制蛋白质合成来杀菌,目前已少用,仅用于怀疑 INH 初始耐药者。PZA 为类似于 INH 的烟酸衍生物,为结核短程化疗中不可缺少的主要药物。

(3)乙胺丁醇(EMB)和对氨基水杨酸钠(PAS):为抑菌剂。

为使治疗规范化,提高病人的依从性,近年来有固定剂量复合剂出现,主要有卫非特(INH＋RFP＋PZA)和卫非宁(INH＋RFP)。

3.化学治疗的生物机制

(1)作用:结核菌根据其代谢状态分为 A、B、C、D 四群。A 菌群快速繁殖,多位于巨噬细胞外和空洞干酪液化部分,占结核分枝杆菌的绝大部分。由于细菌数量大,易产生耐药变异菌。B 菌群处于半静止状态,多位于巨噬细胞内酸性环境中和空洞壁坏死组织中。C 菌群处于半静止状态,可有突然间歇性短暂的生长繁殖。D 菌群处于休眠状态,不繁殖,数量很少。随着药物治疗作用的发挥和病变变化,各菌群之间也互相变化。通常大多数抗结核药物可以作用于 A 菌群,异烟肼和利福平具有早期杀菌作用,在治疗 48h 内迅速杀菌,使菌群数量明显减少,传染性减少或消失,痰菌阴转。B 和 C 菌群由于处于半静止状态,抗结核药物的作用相对较差,有"顽固菌"之称。杀灭 B 和 C 菌群可以防止复发。抗结核药物对 D 菌群无作用,须依赖机体免疫机制加以消除。

(2)耐药性:耐药性分为先天耐药和继发耐药。先天耐药为结核分枝杆菌在自然繁殖中,由于染色体基因突变而出现的极少量天然耐药菌。单用一种药物可杀死大量敏感菌,但天然耐药菌却不受影响,继续生长繁殖,最终菌群中以天然耐药菌为主,使该抗结核药物治疗失败。继发耐药是药物与结核分枝杆菌接触后,有的细菌发生诱导变异,逐渐能适应在含药环境中继续生存,因此,强调在联合用药的条件下,也不能中断治疗,短程疗法最好应用全程督导化疗。

(3)间歇化学治疗:结核分枝杆菌与不同药物接触后产生不同时间的延缓生长期。如接触异烟肼和利福平 24h 后分别可有 6～9 天和 2～3 天的延缓生长期。在结核分枝杆菌重新生长繁殖前再次投以高剂量药物,可使细菌持续受抑制直至最终被消灭。

(4)顿服:抗结核药物血中高峰浓度的杀菌作用要优于经常性维持较低药物浓度水平的情况。每天剂量 1 次顿服要比每天 2 次或 3 次服用所产生的高峰血药浓度高 3 倍。

4.化学治疗方案 在全面考虑到化疗方案的疗效、不良反应、治疗费用、患者接受性和药源供应等条件下,执行全程督导短程化学治疗(DOTS)管理,有助于提高病人在治疗过程的依从性,达到最高治愈。

(二)对症治疗

1.咯血 咯血是肺结核的常见症状,在活动性和痰涂阳肺结核患者中,咯血症状分别占 30％和 40％。咯血处置要注意镇静、止血,患侧卧位,预防和抢救因咯血所致的窒息并防止肺结核播散。

2.毒性症状 结核病的毒性症状在合理化疗 1～2 周内可很快减轻或消失,无需特殊处理。结核毒性症状严重者可考虑在有效抗结核药物治疗的情况下加用糖皮质激素。使用剂量依病情而定,一般用泼尼松口服每日 20mg,顿服,1～2 周,以后每周递减 5mg,用药时间为 4～8 周。

（三）手术治疗

适应证是经合理化学治疗无效,多重耐药的厚壁空洞、大块干酪灶、结核性脓胸、支气管胸膜瘘和大咯血保守治疗无效者。

肺结核经积极治疗可望临床治愈。愈合的方式因病变性质、范围、类型、治疗是否合理及机体免疫功能等差异而不同,可有吸收（消散）、纤维化、钙化、形成纤维干酪灶、空洞愈合。上述各种形式的愈合使病灶稳定,并停止排菌,结核毒性症状可完全消失,但病灶内仍可能有结核分枝杆菌存活,并有再次活跃、繁殖而播散的可能。若病灶彻底消除,包括完全吸收或手术切除,或在上述愈合方式中确定病灶内已无结核分枝杆菌存活则为痊愈。

【主要护理诊断/问题】

1.体温过高　与结核分枝杆菌感染有关。

2.疲乏　与结核病毒性症状有关。

3.焦虑　与呼吸道隔离或不了解疾病的预后有关。

4.营养失调　低于机体需要量,与机体消耗增加、食欲减退有关。

5.知识缺乏　缺乏配合结核病药物治疗的知识。

6.潜在并发症　大咯血、窒息、胸腔积液、气胸。

【护理措施】

1.休息与活动　结核病毒性症状明显或病灶处于高度活动状态时,或有咯血、大量胸腔积液等,应卧床休息。恢复期可适当增加户外活动,如散步、打太极拳、做保健操等,加强体质锻炼,充分调动人体内在的自身康复能力,增加机体免疫力。轻症病人在坚持化学治疗的同时,可进行正常工作,但应避免劳累和重体力劳动,保证充足的睡眠,做到劳逸结合。

2.饮食护理　肺结核病是慢性消耗性疾病,需指导病人采取高热量、高蛋白（1.5～2.0g/kg）、富含维生素饮食。病人每天应补充鱼、肉、蛋、牛奶、豆制品等含蛋白质食物,以增加机体的抗病能力及修复能力。每天摄入一定量的新鲜蔬菜和水果,以补充维生素。维生素 C 有减轻血管渗透性的作用,可以促进渗出病灶的吸收;维生素 B 对神经系统及胃肠神经有调节作用,可促进食欲。鼓励患者多饮水,以弥补发热、盗汗造成的水分丢失。

3.用药护理　结核病化疗的成功取决于遵循正确的化疗原则和合理的选用药物。护士应帮助病人及家属系统了解有关抗结核药物治疗的知识,督促病人遵医嘱规律全程服药。不漏服、不随意停药或自行更改方案,以免产生耐药性造成化疗失败。遵医嘱在用药前及用药疗程中定期检查肝功能和听力、视力情况,观察抗结核药物不良反应。不良反应常在治疗初 2 个月内发生,如出现巩膜黄染、肝区疼痛、胃肠不适、眩晕、耳鸣等不良反应要及时与医生联系,不要自行停药,大部分不良反应经相应处理可以完全消失。

4.心理护理　肺结核病患者常有自卑、焦虑、悲观等负性心理。护士应加强对患者及家属的心理咨询和卫生宣教,告之肺结核的病因明确,有成熟的预防和治疗手段,只要切实执行,本病大部分可获临床治愈或痊愈。消除患者的负性情绪,使其保持良好心态,积极配合治疗。一般来说,痰涂阴性和经有效抗结核治疗 4 周以上的病人,没有传染性或只有极低的传染性,应鼓励病人过正常的家庭和社会生活,有助于减轻肺结核病人的社会隔离感和因患病引起的焦虑情绪。

5.消毒与隔离　①涂阳肺结核病人住院治疗时需进行呼吸道隔离,室内保持良好通风,阳光充足,每天用紫外线消毒。②对病人进行治疗护理时要戴口罩,收集痰液时戴手套,接触痰液后用流水清洗双手。留置于容器中的痰液须经灭菌处理再丢弃。③告诫病人注意个人卫生,严禁随地吐痰,不可面对他人打喷嚏或咳嗽,以防飞沫传播。在咳嗽或打喷嚏时,用双层纸巾遮住口鼻,纸巾焚烧处理。外出时戴口罩。④餐具煮沸消毒或用消毒液浸泡消毒,同桌共餐时使用公筷,以预防传染。⑤被褥、书籍在烈日下暴晒 6h 以上。

【健康教育】

肺结核病程长、易复发和具有传染性,必须长期随访,掌握病人从发病、治疗到治愈的全过程。早期发现病人并登记管理,及时给予合理化学治疗和良好护理,是预防结核病疫情的关键。

1.疾病知识指导　应对病人和家属进行结核病知识的宣传和教育。一旦有肺结核可疑征象时及早就医,以早期发现结核病、早治疗。教会病人和家属有关消毒和隔离的知识,使病人养成不随地吐痰的卫生习惯,饮食采取分餐制,避免传染他人。居住环境注意保持通风、干燥,有条件尽可能与家人分室、分床就寝,若无条件可分头睡,单独有一套用物。密切接触者应定期到医院进行有关检查,必要时给予预防性治疗。对受结核分枝杆菌感染易发病的高危人群,如 HIV 感染者、矽肺、糖尿病等,可应用预防性化学治疗。儿童及青少年接种卡介苗(活的无毒力牛型结核分枝杆菌疫苗),使人体产生对结核分枝杆菌的获得性免疫力。卡介苗不能预防感染,但可减轻感染后的发病与病情。

2.日常生活调理　嘱病人戒烟、戒酒。保证营养的补充。合理安排休息,避免劳累;避免情绪波动及呼吸道感染。以促进身体的康复,增加抵抗疾病的能力。

3.用药指导　强调坚持规律、全程、合理用药的重要性,取得病人与家属的主动配合,使 DOTS 能得到顺利完成。定期复查胸片、痰结核菌和肝、肾功能,了解治疗效果和病情变化。

（王　英）

第八节　呼吸衰竭和急性呼吸窘迫综合征

一、呼吸衰竭

呼吸衰竭(简称呼衰)是指各种原因引起的肺通气和(或)换气功能严重障碍,以致在静息状态下亦不能维持足够的气体交换,导致低氧血症伴(或不伴)高碳酸血症,进而引起一系列病理生理改变和相应临床表现的综合征。

【病因和发病机制】

完整的呼吸过程包括外呼吸、气体运输和内呼吸 3 个环节。外呼吸中,肺通气和肺换气的任何一个环节的严重病变,都可导致呼吸衰竭。如气道阻塞性病变(COPD、重症哮喘)、肺组织病变(肺气肿、肺结核)、肺血管疾病(肺栓塞等)、胸廓与胸膜病变、神经肌肉疾病等均可引起通气/血流比例失调,导致缺氧或合并 CO_2 潴留。

具体机制如下:

(一)缺氧和 CO_2 潴留的发生机制

1.肺泡通气不足　气道阻力增加、呼吸驱动力弱、无效腔气量增加均可导致通气不足,使肺泡 O_2 分压下降和 CO_2 分压上升。

2.通气/血流比例失调　正常每分钟肺泡通气量(V)4L,肺毛细血管血流量(Q)5L,两者之比应保持在0.8,只有这样才能保证有效的气体交换。如 V/Q>0.8,表明通气过剩,血流不足,则形成生理死腔增加,即为无效腔效应;V/Q<0.8,表明血流过剩,通气不足,使肺动脉的混合静脉血未经充分氧合进入肺静脉,则形成动静脉样分流。通气/血流比例失调,产生缺 O_2,而无 CO_2 潴留。

3.弥散障碍　肺泡弥散面积减少或呼吸膜的增厚均可影响气体的弥散。氧气弥散能力仅为 CO_2 的 1/20,故在弥散障碍时产生单纯缺氧。

(二)缺氧和 CO_2 潴留对机体的影响

1.对中枢神经的影响　脑组织对缺氧最为敏感,轻度缺氧可引起注意力不集中、智力减退、定向障碍;随缺氧加重,可致烦躁不安、神志恍惚、谵妄,甚至神志丧失乃至昏迷。CO_2 潴留对大脑皮质中枢的影响分 3 个阶段:开始抑制皮质活动;随着 CO_2 的增加,对皮质下层刺激加强,间接引起兴奋;若 CO_2 继续升高,皮质下层明显受抑制,进入 CO_2 麻醉状态。

2.对心脏、循环的影响　缺氧可使心率加快,心搏出量增加,血压上升;缺氧和 CO_2 潴留均能引起肺动脉收缩而增加肺循环阻力,导致肺动脉高压和右心负荷加重;长期缺 O_2 可使心肌变性、坏死和收缩力降低,导致心力衰竭;CO_2 浓度增加,可使皮下浅表毛细血管和静脉扩张,表现为四肢红润、温暖、多汗;缺 O_2、CO_2 潴留和酸中毒可引起严重的心律失常。

3.对呼吸的影响　缺氧对呼吸的影响远较 CO_2 潴留的影响小。缺 O_2 主要通过颈动脉窦和主动脉体化学感受器的反射作用刺激通气,如缺氧程度缓慢加重,这种反射迟钝。CO_2 是强有力的呼吸中枢兴奋剂,CO_2 浓度增加,通气量成倍增加,但当 CO_2 浓度过高时,反而抑制呼吸中枢。慢性呼衰时,$PaCO_2$ 缓慢增高,由于机体的慢性适应效应,通气量并无相应增加,反而有所下降,此时主要靠缺氧刺激呼吸,所以慢性呼衰应给予低浓度氧疗,以防止呼吸抑制。

4.对酸碱平衡和电解质的影响　严重缺氧可抑制有氧氧化,使无氧代谢增加,使乳酸在体内堆积,引起代谢性酸中毒;酸中毒使细胞内、外离子发生转移,细胞内钾离子移出而导致高钾血症和低氯血症。由于同时有呼吸性酸中毒,CO_2 在体内潴留使血中 HCO^- 增加,而代谢性酸中毒对 HCO^- 的消耗增加,所以 pH 值可能无明显降低。

5.对肝、肾和造血系统的影响　缺氧可直接或间接损害肝功能,使 ALT 上升。持续缺氧和 CO_2 潴留使肾血管痉挛,血流量减少,尿量减少。慢性缺血可使红细胞生成素增加,促使红细胞增生,有利于增加血液携氧量,但增加了血液黏稠度,加重肺循环和右心负担。

【分类】

1.按动脉血气分析,分为 I 型呼衰和 II 型呼衰　 I 型呼衰,只有缺氧,不伴有二氧化碳潴留,或伴 $PaCO_2$ 降低;II 型呼衰,既有缺氧,又有二氧化碳潴留。

2.按有无原肺功能损害和发生的缓急,分为急性呼衰和慢性呼衰

(1)急性呼衰:原肺功能正常,常因急性药物中毒、脑血管意外等引起呼衰,由于机体不能很快代偿,如不及时抢救,将危及患者生命。

(2)慢性呼衰:指慢性呼吸系统疾病导致肺功能损害逐渐加重而发展为呼衰。开始通过机体代偿适应,称为代偿性慢性呼衰,常因急性呼吸道感染等诱因导致严重缺氧、CO_2 潴留及酸中毒而进入失代偿性慢性呼衰。

【临床表现】

急性呼吸衰竭的临床表现主要是低氧血症所致的呼吸困难和多器官功能障碍。

1.呼吸困难　呼吸困难是呼吸衰竭最早出现的症状。多数病人有明显的呼吸困难,可表现为频率、节律和幅度的改变。较早表现为呼吸频率增快,病情加重时出现呼吸困难,辅助呼吸肌活动加强,如三凹征。若并发 CO_2 潴留,$PaCO_2$ 升高过快或显著升高,以致发生 CO_2 麻醉时,病人可由呼吸过速转为浅慢呼吸或

潮式呼吸。

2.发绀　发绀是缺氧的典型表现。当动脉血氧饱和度低于 90% 时,可在口唇、指甲出现发绀;另应注意,因发绀的程度与还原型血红蛋白含量相关,所以红细胞增多者发绀更明显,贫血者则发绀不明显或不出现;严重休克等原因引起末梢循环障碍的病人,即使动脉血氧分压尚正常,也可出现发绀,称作外周性发绀。而真正由于动脉血氧饱和度降低引起的发绀,称作中央性发绀。发绀还受皮肤色素及心功能的影响。

3.精神神经症状　急性缺氧可出现精神错乱、躁狂、昏迷、抽搐等症状。如合并急性 CO_2 潴留,可出现嗜睡、淡漠、扑翼样震颤,以致呼吸骤停。慢性呼吸衰竭伴 CO_2 潴留时,随 $PaCO_2$ 升高可表现为先兴奋后抑制现象。兴奋症状包括失眠、烦躁、躁动、夜间失眠而白天嗜睡(昼夜颠倒现象)。但此时切忌用镇静或催眠药,以免加重 CO_2 潴留,发生肺性脑病。肺性脑病表现为神志淡漠、肌肉震颤或扑翼样震颤、间歇抽搐、昏睡,甚至昏迷等。亦可出现腱反射减弱或消失、锥体束征阳性等。

4.循环系统表现　多数有心动过速,亦可引起周围循环衰竭、血压下降、心律失常、心搏停止。CO_2 潴留使外周体表静脉充盈、皮肤充血、温暖多汗、血压升高、心排出量增多而致脉搏洪大;脑血管扩张产生搏动性头痛。

5.消化和泌尿系统表现　严重呼吸衰竭对肝、肾功能都有影响,部分病例可出现丙氨酸氨基转移酶与血浆尿素氮升高;个别病例可出现尿蛋白、红细胞和管型。因胃肠道黏膜屏障功能损伤,导致胃肠道黏膜充血水肿、糜烂渗血或应激性溃疡,引起上消化道出血。

【诊断要点】

除原发疾病和低氧血症及 CO_2 潴留导致的临床表现外,呼吸衰竭的诊断主要依靠血气分析。而结合肺功能、胸部影像学和纤维支气管镜等检查对于明确呼吸衰竭的原因至为重要。

因其临床表现缺乏特异性,明确诊断有赖于动脉血气分析:在海平面、静息状态、呼吸空气条件下,动脉血氧分压(PaO_2)<60mmHg,伴或不伴二氧化碳分压($PaCO_2$)>50mmHg,并排除心内解剖分流和原发于心排出量降低等因素,可诊为呼吸衰竭。Ⅰ型:动脉血氧分压(PaO_2)<60mmHg,$PaCO_2$ 正常或降低。Ⅱ型:动脉血氧分压(PaO_2)<60mmHg,同时 $PaCO_2$>50mmHg。

【治疗要点】

呼吸衰竭总的治疗原则是:加强呼吸支持,包括保持呼吸道通畅、纠正缺氧和改善通气等。

呼吸衰竭病因和诱发因素的治疗:加强一般支持治疗和对其他重要脏器功能的监测与支持。

(一)保持呼吸道通畅

对于任何类型的呼吸衰竭,保持呼吸道通畅是最基本、最重要的治疗措施。保持气道通畅的方法主要有:昏迷者应使其处于仰卧位,头后仰,托起下颌并将口打开;清除气道内分泌物及异物;若以上方法不能奏效,必要时应建立人工气道。简便人工气道主要有口咽通气道、鼻咽通气道和喉罩。若仍无效,应气管插管或切开(气管内导管)。气管内导管是重建呼吸通道最可靠的方法。

(二)氧疗

通过增加吸入氧浓度来纠正病人缺氧状态的治疗方法即为氧疗。对于急性呼吸衰竭病人,应给予氧疗。

1.吸氧浓度　确定吸氧浓度的原则是在保证 PaO_2 迅速提高到 60mmHg 或脉搏容积血氧饱和度(SpO_2)达 90% 以上的前提下,尽量减低吸氧浓度。Ⅰ型呼吸衰竭给予中、高浓度(>35%~50%)给氧,可以迅速缓解低氧血症而不会引起 CO_2 潴留。Ⅱ型呼衰需要持续低浓度给氧。

2.吸氧方式

(1)鼻导管或鼻塞:简单、方便,不影响咳痰、进食。但氧浓度不恒定,易受呼吸的影响;高流量时对局部黏膜有刺激,氧流量不能大于 7L/min。吸入氧浓度与氧流量的关系:吸入氧浓度(%)=21+4×氧流量(L/min)。

(2)面罩:吸氧浓度相对稳定,可按需调节,该方法对于鼻黏膜刺激小,但在一定程度上影响咳痰、进食。

(三)增加通气量、改善 CO_2 潴留

1.呼吸兴奋剂　常用的药物有尼可刹米和洛贝林,用量过大可引起不良反应。近年来这两种药物在西方国家几乎已被淘汰,取而代之的有多沙普仑,该药对于镇静催眠药过量引起的呼吸抑制和 COPD 并发急性呼吸衰竭有显著的呼吸兴奋效果。

2.机械通气　机械通气是当机体出现严重的通气和(或)换气功能障碍时,以人工辅助通气装置(呼吸机)来改善通气和(或)换气功能。

(四)一般支持疗法

纠正电解质紊乱和酸碱平衡失调(呼吸性酸中毒、代谢性酸中毒、呼吸性碱中毒、低钾低氯等)。加强液体管理,防止血容量不足和液体负荷过大。呼吸衰竭病人由于摄入不足或代谢失衡,往往存在营养不良,需保证充足的营养及热量供给。

(五)并发症防治

呼吸衰竭往往会累及其他重要脏器,因此应及时将重症病人转入 ICU,加强对重要脏器功能的监测与支持,预防和治疗肺动脉高压、肺源性心脏病、肺性脑病、肾功能不全、消化道功能障碍和弥散性血管内凝血(DIC)等。要特别注意防治多器官功能障碍综合征(MODS)。

二、急性呼吸窘迫综合征

急性呼吸窘迫综合征(ARDS)为急性肺损伤(ALI)进一步发展的严重阶段。ARDS 和 ALI 都是多器官功能障碍综合征(MODS)发展中最早出现的器官功能障碍,指病人原心肺功能正常,由于肺内、外致病因素而引起的急性、进行性呼吸窘迫和难以纠正的低氧血症。ARDS 是一种典型的急性呼吸衰竭,至今死亡率仍较高。

【病因和发病机制】

病因未完全明确。致病因素有两种:肺内因素和肺外因素。前者为对肺的直接损伤,见于吸入毒气、烟尘、胃内容物、过长时间纯氧吸入、肺挫伤、重症肺炎等;后者则见于休克、严重感染、药物中毒、体外循环、大面积烧伤、急性胰腺炎、大量输血等。

机制不完全清楚。致病因素以及炎症细胞、炎症介质及细胞因子介导的炎症反应,最终导致肺泡膜上皮损伤,表面活性物质减少或消失,加重肺水肿和肺不张,引起顽固性的低氧血症。

【临床表现】

ARDS 多于原发病起病后 5 天内发生,约半数发生于 24 小时内。最早出现的症状是进行性加重的呼吸困难。其呼吸困难的特点是呼吸深快、费力,有胸廓紧束感、严重憋气,即呼吸窘迫,不能用通常的吸氧疗法改善,亦不能用其他原发心肺疾病(如气胸、肺气肿、肺不张、肺炎、心力衰竭)解释,伴烦躁、焦虑、大汗。早期体征可无异常,或仅在双肺闻及少量细湿啰音;后期多可闻及水泡音。

【辅助检查】

1.X 线　早期不明显,之后出现肺边缘斑片状浸润阴影,可见支气管充气征。

2.血气分析　典型改变有 PaO_2 降低、$PaCO_2$ 降低和 pH 值升高。氧合指数(PaO_2/FiO_2)最常用。指数减少是诊断 ARDS 的必要条件。氧合指数正常值为 400～500,在 ALI 时≤300,ARDS≤200。

【诊断要点】

1.有 ARDS 的高危因素,即直接或间接肺损伤因素。

2.急性起病、呼吸频数和(或)呼吸窘迫。

3.低氧血症。PaO_2/FiO_2 在 ALI 时≤300,ARDS≤200。

4.胸部 X 线检查显示两肺浸润阴影。

5.PAWP≤18mmHg 或临床上能除外心源性肺水肿。

同时符合以上 5 项条件者,可以诊断为 ARDS。

【治疗要点】

治疗原则是迅速纠正缺氧,保护重要器官,防止并发症,治疗基础疾病。

1.氧疗　迅速纠正缺氧是抢救 ARDS 的中心环节,一般均需高浓度(>50%)正压给氧,无效时以机械通气。机械通气是 ARDS 最重要的支持手段,一旦确诊或疑诊 ARDS,应尽早开始。常采用呼气末正压通气(PEEP),一般在 $10cmH_2O$ 左右。若 PEEP≥15～$20cmH_2O$,可使胸腔内压上升而致回心血量减少,心排出量下降。

2.维持液体平衡　在保证血容量足够、血压稳定的前提下,要求出入液量呈轻度负平衡(－500ml)。为促进肺水肿液的消退,可适当给予利尿剂,如呋塞米。为防止肺水肿加重,早期不宜补胶体溶液。必要时放置肺动脉导管,监测肺动脉楔压(PAWP),调节液体入量。创伤出血多的,最好输新鲜血,库存血可能因发生微血栓而加重 ARDS。

3.营养和基础疾病的治疗　应给予鼻饲和静脉补充高营养物质,以维持足够的能量供应,避免代谢功能和电解质紊乱。

4.其他　糖皮质激素、表面活性物质等的治疗效果不肯定。

三、呼吸衰竭和急性呼吸窘迫综合征病人的护理

【常用护理诊断/问题】

1.气体交换受损　与呼吸衰竭和 ARDS 有关。

2.低效性呼吸型态　与肺的顺应性降低、不能维持自主呼吸有关。

3.清理呼吸道无效　与分泌物过多或黏稠有关。

4.意识障碍　与缺氧和 CO_2 潴留有关。

5.营养失调,低于机体需要量　与缺氧使食欲明显下降有关。

6.有感染的危险　与机体抵抗力降低、清理呼吸道无效有关。

7.潜在并发症　肺源性心脏病、肺性脑病、MODS。

【护理措施】

1.严密观察病情

(1)定时监测生命体征;通过呼吸频率、节律和深度、紫绀、意识和神经精神症状、使用辅助呼吸机的情况,密切观察病人呼吸困难的程度和变化;听诊肺部,注意有无异常呼吸音,并记录痰的色、质、量。

(2)严格记录出入量,注意电解质的变化情况,有无低钾或高钾。

(3)动脉血气:监测 PaO_2、$PaCO_2$、PaO_2/FiO_2、SaO_2 的变化。

(4)观察并发症的发生情况,如肺源性心脏病、肺性脑病、肾功能衰竭、感染、DIC、肝衰竭等的症状和体

征(具体症状和体征参照相应疾病)。

2.保持呼吸道通畅 这是保证氧疗效果的重要措施。

(1)体位:协助病人保持舒适体位、定时翻身。

(2)呼吸肌锻炼:病情稳定的、意识清楚的病人,尤其是Ⅱ型呼吸衰竭病人进行腹式呼吸和缩唇呼吸练习。

(3)促进排痰:给予叩背、有效咳嗽、促进排痰。建立人工气道者,加强呼吸道湿化。当确认大气道有分泌物滞留时,及时负压吸痰。对吸引前后非Ⅱ型呼衰者,提高血氧饱和度,吸引中观察病人反应。

3.正确实施氧疗

(1)Ⅰ型呼吸衰竭:可用一般流量(2～4L/min)给氧,如果严重低氧血症者,可短时间内间歇高浓度(＞50％)或高流量(4～6L/min)吸氧;但 PaO_2＞70mmHg 时,则应逐渐降低吸氧浓度,避免长期吸入高浓度氧引起氧中毒。

(2)Ⅱ型呼吸衰竭:病人 PaO_2 在 50mmHg 以下, $PaCO_2$ 高于 50mmHg 时,应持续低浓度(浓度＜30％～35％)或低氧流量(1～2L/min)吸氧,以防止缺氧纠正过快,削弱缺氧对呼吸中枢的兴奋作用,加重 CO_2 潴留。

氧疗的方法有鼻导管、鼻塞、面罩、气管内和呼吸机给氧。如缺氧严重而无 CO_2 潴留,可用面罩给氧;缺氧而伴有 CO_2 潴留者,可用鼻导管或鼻塞法给氧。

氧疗实施过程中,应专人负责监护,密切观察疗效,根据动脉血气结果及时调整吸氧流量或浓度,以防止发生 O_2 中毒和 CO_2 麻醉。注意保持吸入氧气的湿化,以免干燥的氧气刺激呼吸道及形成气道黏液栓;输送氧气的面罩、导管、气管导管等应定时更换消毒,防止交叉感染。按医嘱正确使用抗生素,根据痰液培养及药物敏感试验结果,选用敏感抗生素,并密切观察药物的疗效与副作用。

4.药物护理 按医嘱正确给药,并密切观察其不良反应。呼吸兴奋剂如尼可刹米,能改善通气,减轻 CO_2 潴留。由于呼吸中枢兴奋剂在改善通气的同时会增强呼吸功能,增加氧耗量和 CO_2 的产生量,所以使用此类药时应注意保持呼吸道通畅,适当提高吸入氧浓度,静脉滴注时速度不宜过快,及时观察神志以及呼吸频率、深度的变化,若出现恶心、呕吐、烦躁、面部潮红、皮肤瘙痒现象,应减慢滴数,并及时通知医师减量;出现严重肌肉抽搐者应及时停药。Ⅱ型呼吸衰竭病人常因呼吸困难、痰多黏稠等导致夜间失眠,缺氧或 CO_2 潴留会引起烦躁不安,护士在执行医嘱时应结合临床表现给予判别,禁用对呼吸有抑制作用的药物,如吗啡等。

5.营养支持护理 呼衰和急性呼吸窘迫综合征的病人能量消耗增加,机体处于负平衡,营养支持非常重要。重症病人常规鼻饲高营养流质饮食,注意鼻饲饮食病人的护理;必要时遵医嘱给予静脉营养。临床目前常用的全合一的静脉营养输注方式(临床常称 3 升袋),将脂肪乳、氨基酸、葡萄糖、电解质、维生素等各种药物混合到一起,液体量较大,输注时间很长,注意病人的心功能变化、液体出入量是否平衡,注意血糖和电解质的变化。

6.其他常规护理 重症卧床病人要做好常规护理,如口腔护理、预防压疮、预防肢体萎缩、预防深静脉血栓、预防尿路感染等。

【健康指导】

1.告知病人及家属本病的转归,使病人理解康复保健的意义与目的。

2.指导病人合理安排膳食,加强营养,制订合理的活动与休息计划,教会病人减少氧耗量的活动与休息方法。鼓励病人进行呼吸运动锻炼,教会病人有效咳嗽、缩唇呼吸、腹式呼吸、体位引流、拍背等方法,提高病人的自我护理能力,以加速康复,延缓肺功能恶化。

3.指导病人增强体质,避免各种引起呼吸衰竭的诱因,鼓励病人进行耐寒锻炼和呼吸功能锻炼,如用冷水洗脸等;避免吸入刺激性气体,戒烟;避免劳累、情绪激动等不良因素刺激;少到人群拥挤的地方,尽量避免与呼吸道感染者接触,减少感染的机会。

4.指导病人遵医嘱正确用药,熟悉药物的用法、剂量和注意事项等。指导并教会低氧血症的病人及家属学会合理的家庭氧疗方法以及注意事项。

5.告知病人若有咳嗽、痰液增多和变黄、气急加重等变化,应尽早就医。

（孙春芳）

第三章　循环系统疾病的护理

第一节　循环系统解剖结构和功能

循环系统由心脏、血管和调节血液循环的神经体液组成。

一、心脏

1.心腔和瓣膜　心脏被房室间隔及房室瓣分成 4 个心腔,即左心房、左心室、右心房、右心室。左心房室由二尖瓣隔开,右心房室间由三尖瓣隔开,左心房与主动脉之间的瓣膜为主动脉瓣,右心室与肺动脉之间的瓣膜为肺动脉瓣。炎症、退行性病变等可引起瓣膜粘连、挛缩、钙化、僵硬,导致瓣口狭窄和(或)关闭不全。

2.心壁结构　心壁可分为 3 层,由内至外分别为心内膜、心肌层和心外膜。心外膜即心包的脏层,紧贴心脏表面,与心包壁层之间的间隙为心包腔。正常心包腔内含少量浆液,在心脏收缩、舒张时起润滑作用。心壁的各层由于感染、缺血等可能导致心内膜炎、心肌炎、心肌梗死、心包炎等。当心包腔内积液量增多影响心脏的舒张功能时,可产生心脏压塞的症状和体征。

3.传导系统　心脏传导系统由窦房结→结间束→房室结→希氏束→左、右束支及分支→普肯野纤维构成。窦房结的自律性最高,是正常人心脏的起搏点。当心脏传导系统的自律性和传导性发生异常改变或存在异常传导组织时,就可发生心律失常。

4.血液供应　心脏的血液由冠状动脉供应。左冠状动脉分为前降支和左回旋支。前降支主要供应左室前壁及室间隔前 2/3 心肌。左回旋支主要供应左室侧壁、后壁及高侧壁。右冠状动脉主要供应右心房、右心室和室间隔的后 1/3 及左室后壁。

二、血管

血管可分动脉、毛细血管和静脉。动脉又称阻力血管,管壁含平滑肌和弹性纤维,可以在血管活性物质作用下收缩和舒张,影响局部血流。毛细血管又称功能血管,是血液与组织液进行物质交换的场所。静脉由于其容量大,又称容量血管。

三、调节循环系统的神经-体液

1.调节循环系统的神经(表 3-1)

表 3-1 调节循环系统的神经

调节循环系统的神经	作用受体	心率	心肌收缩力	外周血管	血压
交感神经兴奋	肾上腺素能 α 和 β₁ 受体	↑	↑	收缩	↑
副交感神经兴奋	乙酰胆碱能受体	↓	↓	扩张	↓

2.调节循环系统的体液 肾素-血管紧张素-醛固酮系统(RASS)很重要,可以调节钠、钾平衡,血容量和血压变化。同时,血管内皮细胞可以生成收缩血管和舒张血管因子,共同调节正常的循环功能。

(郝庆莲)

第二节 循环系统疾病的诊断

对心血管疾病作出诊断时应依次包括病因、病理解剖和病理生理 3 个方面。

一、病因诊断

放在首位,常见病因可分为先天性和后天性两大类。先天性心脏病如房间隔或室间隔缺损、法洛氏四联症等,后天性心脏病如冠状动脉粥样硬化性心脏病、风湿性心瓣膜病、肺源性心脏病等。

二、病理解剖诊断

位于病因诊断之后。在诊断时可按解剖部位分为心脏各部和附近大血管各种性质的病变,如急性心包炎、亚急性心内膜炎、急性心梗、二尖瓣狭窄等。

三、病理生理诊断

列第三位,表示疾病引起的功能改变,如心功能不全、休克、心脏压塞、各种心律失常等。

心脏病诊断示例:冠状动脉粥样硬化性心脏病(病因诊断)

急性前壁心梗(病理解剖诊断)

急性心衰(病理生理诊断)

室性早搏(病理解剖诊断)

心功能Ⅳ级(病理生理诊断)

(郝庆莲)

第三节 常见症状与护理

循环系统疾病包括心脏和血管病变,合称为心血管病。它已成为目前首要死亡原因,且发病年龄逐渐年轻化,必须积极开展心血管疾病的防治及危险因素干预。循环系统疾病常见症状主要有呼吸困难、胸痛、心悸、紫绀、水肿、晕厥等。

一、心源性呼吸困难

心源性呼吸困难是指病人主观上感到空气不足,呼吸费力,出现紫绀、端坐呼吸,客观上出现呼吸频率、幅度或节律的改变。

【病因和机理】

最常见的病因是左心衰竭,也可见于右心衰竭、心包炎、心脏压塞等。

1.左心衰竭→左心收缩力下降→左心舒张末期压力增加→肺静脉血进入左心房的阻力增加→肺淤血→肺毛细血管气体交换受阻。

2.心包炎、心脏压塞→心脏舒张功能受限→回心血量减少→肺静脉和体循环淤血。

3.右心衰竭→右心收缩力下降→右心舒张末期压力增加→体循环淤血→淤血性肝肿大,胸水、腹水等使呼吸受限。

【临床表现形式】

由轻到重表现为劳力性呼吸困难、夜间阵发性呼吸困难、端坐呼吸和急性肺水肿(表 3-2)。

表 3-2 心源性呼吸困难表现形式

表现形式	特点	机理
劳力性呼吸困难	体力活动时出现或加重,休息后缓解或消失	活动时回心血量增加,加重肺水肿
夜间阵发性呼吸困难	夜间入睡后因突然胸闷、气急而憋醒,被迫坐起,呼吸深快	夜间平躺后回心血量增多;膈肌上移;迷走神经兴奋,小气道痉挛
端坐呼吸	无法平卧,被迫半卧位或坐位才能缓解呼吸困难	端坐位膈肌下移
急性肺水肿	端坐呼吸,频频咳嗽,咳粉红色泡沫样痰,有濒死感	肺毛细血管压升高使血管内液体渗入肺间质和肺泡内形成急性肺水肿

【护理评估要点】

1.病史 评估呼吸困难的特点(急缓、发生时间、持续时间、严重程度、诱发和缓解因素、伴随症状、体位等),评估既往心血管疾病史和家族心血管疾病遗传史。

2.心理状况 了解呼吸困难对病人情绪、睡眠、活动的影响,是否因此产生恐惧、焦虑或绝望心理。

3.身体检查

(1)一般情况:评估病人,观察呼吸频率、幅度以及脉搏、血压、意识、面容、体位、皮肤黏膜、发绀、水肿、颈静脉怒张等。

(2)肺淤血是否存在:双肺是否可闻及湿啰音或哮鸣音,啰音分布是否随体位改变,区别于肺源性呼吸困难。

(3)心脏状况:心率、心律、心音改变,有无奔马律,心脏有无增大。

4.了解辅助检查 重点为血氧饱和度(SaO_2)、血气分析,判断缺氧情况和酸碱平衡情况。胸部 X 线和超声心动图可判断肺淤血和心脏的功能状态。

【常用护理诊断/问题】

1.气体交换受损 与肺淤血、肺水肿或伴肺部感染有关。

2.活动无耐力 与氧气的供需失衡有关。

3.焦虑 与呼吸困难影响病人的日常生活、睡眠,病情呈加重趋势有关。

【护理措施】

1.休息和体位 保证身心休息,减轻心脏负荷。协助病人采取舒适体位,用软枕或枕头垫于病人肩臂、膝下。对于端坐位者,在床上放一小桌,让病人伏桌上休息。注意体位的变化,骨隆起处避免压疮。衣被宽松、轻软,以减轻憋闷感。

2.氧疗 保持呼吸道通畅。给予氧气吸入,并根据病人呼吸困难的程度以及血氧饱和度(SaO_2)调整时间、浓度、流量、湿化液等。对肺心病病人为低浓度给氧,$1\sim 2L/min$;对一般病人为中等浓度给氧,$2\sim 4L/min$;对严重的肺心病病人为高浓度给氧,$6\sim 8L/min$,同时可采取酒精湿化消除肺泡中气泡,浓度$30\%\sim 50\%$。

3.用药护理 遵医嘱给予强心、利尿、抗感染的药物,观察药物疗效和副作用。输液时严格掌握输液速度,可多采用输液泵或静脉注射方式给药,以减轻心脏负荷。

4.病情观察 密切观察呼吸困难程度的发展情况,如呼吸频率、节律、幅度、缺氧紫绀改善情况、血气分析结果等。

5.活动安排 根据病人身体情况确定活动的持续时间和频度,循序渐进地增加活动量。告诉病人及家属在活动中或活动后出现心悸、心前区不适或疼痛、呼吸困难、头昏眼花、出冷汗、极度疲乏时,应立即停止活动,就地休息,以此作为限制最大活动量的指征。在活动耐力可及的范围内,鼓励病人尽可能生活自理。有些自理活动如刷牙、洗脸、洗衣服等可坐着进行。

6.心理支持 经常和病人接触,了解病人的心理动态,给予安慰和疏导。当病人活动量增加时,应给予鼓励和肯定,以增强病人的信心。教育家属对病人自理生活给予理解、支持和鼓励,不要养成病人过分依赖他人的习惯。

二、心源性水肿

【病因和机理】

心源性水肿是由于心功能不全引起体循环静脉淤血,使机体组织间隙有过多液体积聚。最常见的病因为右心衰竭或全心衰竭。体循环静脉淤血→毛细血管内压力升高→有效循环血量减少→肾血流量下降→继发性醛固酮增加→钠、水潴留→组织间积液过多。此外,组织液回吸收过少也可能发生水肿。

【护理评估要点】

1.病史 询问病人水肿的特点,了解水肿起始的部位、出现的时间、程度、性质、进展过程、伴随症状、体位与饮食、缓解与加重的因素,了解水肿的原因、摄水、摄盐量等。估计其临床意义和严重性。了解病人是否因水肿引起形象改变和躯体不适而心情抑郁、烦躁等。

2.心理评估 水肿是否引起形象改变、躯体不适都可使病人心情抑郁、烦躁等。

3.身体评估 重点评估水肿的特点和程度。

（1）心源性水肿的特点是水肿从身体下垂部位开始，呈凹陷性，以脚踝内侧、胫前部明显，逐渐蔓延至全身，发展较缓慢，久病卧床者出现腰骶部水肿。

（2）检查水肿部位、程度、压之有无凹陷；观察生命体征、体重、静脉充盈程度，有无胸水、腹水征；观察有无低蛋白血症和电解质紊乱及其程度；观察有无伴随症状，如水肿部位因长期受压形成压疮。

4.了解辅助检查　胃肠道淤血导致病人饮食摄入差，需监测血白蛋白水平；对于利尿剂的使用，需重点监测血钾。

【常用护理诊断/问题】

1.体液过多　与钠水潴留、低蛋白血症有关。

2.有皮肤完整性受损的危险　与水肿、卧床过久或躯体活动受限有关。

【护理措施】

1.休息与体位　病人应多卧床休息，伴胸水、腹水病人应取半卧位。

2.饮食护理　主要是盐、水的摄入控制和蛋白的补充。钠盐摄入每天在 5g 以下。限食含钠高的食品，如香肠、咸菜等。严重水肿且利尿剂效果不佳时，控制液体摄入，每日进液量控制在前一天出量加 500ml 左右。低蛋白血症者注意补充优质高蛋白饮食。

3.用药护理　遵医嘱使用利尿剂。注意观察用药后尿量、体重变化及水肿消退情况，并注意监测利尿剂引起的副作用，如电解质紊乱等。

4.病情观察　观察病人的尿量（若尿量＜30ml/h，报告医生，防止肾衰）、体重（同一时间、同样着装、同一体重计）及水肿情况，并注意有无低血钾或高血钾发生。记录 24 小时出入量。

5.皮肤护理

（1）定期观察水肿部位及其他受压处皮肤有无发红、破溃现象发生，注意重点部位：骶尾部、踝部、足跟部。

（2）保持床褥清洁、平整、干燥、柔软，必要时使用软垫或气垫；协助病人每 2 小时翻身一次，更换体位。使用便盆时，应注意动作轻巧，以免擦伤皮肤；使用热水袋时，水温不宜太高，避免烫伤。

三、胸痛

【病因和机理】

因循环系统疾病发生的胸痛最常由心肌缺血、缺氧所致。各种原因如冠心病、梗阻性肥厚型心肌病、严重心衰、严重心律失常等，都可能引起心肌缺血、缺氧，导致心绞痛发生。严重而持续的心肌缺血导致心肌坏死则称为心肌梗塞。此外，急性主动脉夹层、急性心包炎及心脏神经官能症病人也可出现不同性质的胸痛。不同胸痛的特点见表 3-3。

表 3-3　循环系统疾病中常见的几种引起胸痛的病因特点比较

病因	特点
心绞痛	典型心绞痛特点是病人在体力劳动、情绪激动或饱餐等诱因作用下发生胸骨后或心前区疼痛，呈压榨、紧缩或憋闷感，可向左肩、颈、上肢放射，疼痛一般持续数分钟，经休息或使用硝酸甘油制剂后缓解
急性心肌梗死	其疼痛的部位、性质同心绞痛，但程度剧烈，持续时间可达数小时，硝酸甘油制剂不能缓解
急性主动脉夹层	胸骨后或心前区撕裂样剧痛或烧灼痛，可向背部放射

病因	特点
急性心包炎	心前区,随呼吸、咳嗽、变换体位等加重,刺痛,持续时间较长
心脏神经官能症	心前区针刺样疼痛,部位不固定,与体力活动无关,多在休息时发生,伴有疲劳、失眠、注意力不集中等神经衰弱症状

【护理评估要点】

1.病史　病人以胸痛为主诉时,询问病人胸痛的部位、特点、性质、程度、诱因、持续时间、加剧或缓解的因素、伴随症状(如憋喘、紫绀、濒死感),了解病人既往有无心肺疾病等病史。

2.身体评估　重点评估病人脉搏、心率、血压、SaO_2 情况。

3.辅助检查　当病人以胸痛为主诉就诊时,要协助医生做以下检查,首先排除是否存在急性心肌缺血或坏死。

(1)心电图:在病人就诊后10分钟内完成心电图检查。

(2)心肌坏死标记物:立即抽血急诊测定肌钙蛋白等心肌坏死标记物的水平。

【常用护理诊断/问题】

1.胸痛　与心肌供血不足或中断有关。

2.恐惧　与疼痛剧烈伴有濒死感有关。

【护理措施】

1.明确胸痛的原因　协助医生做心电图、抽血检查等,在10分钟内确定或排除胸痛由急性心肌缺血所致。

2.一旦为急性心肌缺血

(1)绝对身心休息:即刻休息,减轻心脏负荷,减轻心肌缺血损伤;安抚、稳定病人情绪,降低心脏负荷很重要。

(2)饮食:对严重胸痛者,可暂禁食。对其他病人,给予低脂、低钠、低胆固醇饮食。

(3)给氧:2～4L/min,保证动脉血氧饱和度在90%以上,减轻心肌缺血和胸痛。

(4)遵医嘱给药:立即遵医嘱给予舌下含服硝酸甘油,嚼服阿司匹林,吗啡2～4mg稀释后缓慢静脉注射,以及β受体阻断剂,以减慢心率、降低血压和心肌收缩力。

(5)病情监测:了解病人胸痛缓解情况,监测心率、心律、ST段、血压和动脉血氧饱和度的变化。

四、晕厥

【病因和特点】

晕厥是一种短暂的、突然的可逆性意识丧失,由于一过性脑组织缺血、缺氧而引起,一般为突然发作,迅速恢复,少有后遗症,发作时常伴面色苍白、血压下降、出冷汗甚至抽搐。常见的原因有:

1.心血管疾病　如严重心律失常(病态窦房结综合征、频发室性期前收缩、阵发性室性心动过速、三度房室传导阻滞等)、急性心肌梗死、急性左心衰竭、严重主动脉瓣狭窄等。由于心排血量突然减少而引起的临床综合征称为阿斯综合征,也称阿斯发作,是病情严重而危险的先兆。

2.血管舒缩障碍　如体位性低血压性晕厥、排尿性晕厥、颈动脉窦反射性晕厥、屏气性晕厥等。

3.神经精神性疾病　如高血压脑病、癔症。

4.其他　如低血糖等。

【护理评估要点】

1.病史　询问病人有无心血管病史,有无类似发作史,发作时有无诱因(如体位改变、劳累、情绪激动、感染、饥饿感等),发作持续时间(>3s,近乎晕厥;>5s,晕厥;>10s,阿斯综合征),有无抽搐、恶心、呕吐、头痛等伴随症状。

2.身体评估　注意监测病人的心率、心律、血压、脉搏、呼吸及神志有无改变,有无心脏病体征。

3.实验室及其他检查　通过心电图检查了解有无急性心肌梗死及心律失常类型。做超声心动图,了解有无严重心瓣膜病及心肌病变。

【常用护理诊断/问题】

有受伤的危险:与晕厥突然发作有关。

【护理措施】

确定病因,病因明确者应尽早针对病因治疗。

1.严密观察病情变化　观察生命体征,定时测量体温、脉搏、呼吸、血压。对心律紊乱者,应同时测脉率与心率,时间不得少于1分钟,必要时进行心电、血压监护;发现严重心律失常时,应及时报告医师。

2.预防复发　避免过度紧张、恐惧、创伤、剧痛等诱发因素,以防晕厥再次发生。对排尿性晕厥,嘱其睡前少饮水和勿憋尿,避免站立排尿;对颈动脉窦反射性晕厥,嘱其衣领勿过紧过高;对屏气性晕厥者,嘱其勿屏气过长。发作频繁者避免独自外出。

3.发作时　立即平卧于空气流通处,将头部放低,同时松解衣领、裤带,但应注意避免过快转换体位。尽可能改善脑缺血、缺氧,促使病人尽快苏醒。

4.安定情绪　耐心向病人解释病情,宽慰病人,消除病人紧张、焦虑情绪。

五、心悸

心悸是一种自觉心跳的不适感,当心率增快、减慢、心律不齐及心搏增强时均可发生。心悸的发生与多种原因有关。主要有:

1.心脏搏动增强　健康人在剧烈活动、精神过度紧张、情绪激动、饮酒、大量吸烟时易发生,病理情况多见于高热、甲状腺功能亢进、贫血和心室肥大者。

2.心律失常　心动过速、心动过缓、心律不齐(期前收缩、心房纤颤)等。

3.心脏神经官能症　此为自主神经功能紊乱引起的综合征,青年女性多见,心悸发作与精神因素有关。

六、紫绀

紫绀一般是指血液中还原血红蛋白增多,致皮肤与黏膜呈现青紫色的现象。在皮肤较薄、色素较少和毛细血管丰富的循环末梢,如口唇、甲床、鼻尖、颊部等处较易观察到,而且较为明显。由循环系统疾病引起的紫绀可分为中心性和周围性两类。临床上,心力衰竭的病人发生紫绀时既可以是中心性的,也可以是周围性的,称为混合性紫绀。

1.中心性紫绀可由肺淤血、肺水肿等原因造成肺氧合不足,使体循环毛细血管中还原血红蛋白增多。此外还可见于某些先天性心脏病体循环静脉血与动脉血相混合而引起的紫绀。

2.周围性紫绀是由于周围循环血流障碍,血流缓慢,毛细血管血液中的氧气在组织中过多消耗而发生,常见于右心衰竭、缩窄性心包炎、严重休克等。

(林　华)

第四节　心律失常

一、概述

心脏的传导系统由产生和传导冲动的特殊分化的传导组织构成。包括窦房结、结间束、房室结、希氏束、左右束支及普肯野纤维网。

冲动由窦房结产生,沿结间束和心房肌传递,到达房室结及左心房,冲动此时传递速度极慢,当冲动传递到希氏束后传递速度再度加速,左右束支及普肯野纤维网传递速度极快捷,使整个心室几乎同时被激动,最终冲动到达心外膜,完成一次完整的心动周期。

心脏传导系统也接受迷走神经和交感神经的支配,迷走神经兴奋性增加会使窦房结的自律性和传导性抑制,延长窦房结和周围组织的不应期,减慢房室结的传导,延长了房室结的不应期。交感神经作用与迷走神经相反。

各种原因引起心脏冲动频率、节律、起源部位、冲动传导速度和次序的异常均可引起心脏活动的规律发生紊乱,称为心律失常。

(一)分类

临床上根据心律失常发作时心率的快慢可分为快速性心律失常和缓慢性心律失常。心律失常按其发生原理可分为冲动形成异常和冲动传导异常两大类。

1.冲动形成异常

(1)窦性心律失常:由窦房结发出的冲动频率过快、过慢或有明显不规则形成的心律失常,如窦性心动过速、窦性心动过缓、窦性心律不齐、窦性停搏。

(2)异位心律:起源于窦房结以外(异位)的冲动,则形成期前收缩、阵发性心动过速、扑动、颤动以及逸搏心律等心律失常。

2.冲动传导异常

(1)生理性:干扰及房室分离。

(2)病理性:传导阻滞常见的有窦房传导阻滞、房室传导阻滞、房内传导阻滞、室内传导阻滞(左、右束支及左束支分支传导阻滞)。

(3)房室间传导途径异常:预激综合征。

(二)发病机制

心律失常有多种不同机制,如折返、异常自律性、后除极触发激动等,主要心律失常的电生理机制主要包括冲动形成异常、冲动传导异常以及二者并存。

1.冲动形成异常

(1)正常自律性状态:窦房结、结间束、冠状窦口周围、房室结的远端和希氏束普肯野系统的心肌细胞均有自律性。自主神经系统兴奋性改变或心脏传导系统的内在病变,均可导致原有正常自律性的心肌细胞发放不适当的冲动,如窦性心律失常、逸搏心律。

(2)异常自律性状态:正常情况下心房、心室肌细胞是无自律性的快反应细胞,由于病变使膜电位降低$-50\sim-60mV$时,使其出现异常自律性,而原本有自律性的快反应细胞(普肯野纤维)的自律性也增高,异常自律性从而引起心律失常,如房性或室性快速心律失常。

(3)后除极触发激动:当局部儿茶酚胺浓度增高、低血钾、高血钙、洋地黄中毒及心肌缺血再灌注时,心房、心室与希氏束-普肯野组织在动作电位后可产生除极活动,被称为后除极。若后除极的振幅增高并抵达阈值,便可引起反复激动,可导致持续性快速性心律失常。

2.冲动传导异常　　折返是所有快速性心律失常最常见的发病机制,传导异常是产生折返的基本条件。传导异常包括:①心脏两个或多个部位的传导性与应激性各不相同,相互连接形成一个有效的折返环路;②折返环的两支应激性不同,形成单向传导阻滞;③另一通道传导缓慢,使原先发生阻滞的通道有足够时间恢复兴奋性;④原先阻滞的通道再次激动,从而完成一次折返激动。冲动在环内反复循环,从而产生持续而快速的心律失常。

(三)实验室检查

1.心电图检查　　心电图检查是诊断心律失常最重要、最常用的无创性的检查技术。需记录十二导联,并记录显示 P 波清楚导联的心电图长条,以备分析,往往选择 Ⅱ 或 V1 导联。

心电图分析主要包括:①心房、心室节律是否规则,频率如何;②P-R 间期是否恒定;③P 波、QRS 波群形态是否正常,P 波与 QRS 波的相互关系等。

2.长时间心电图记录

(1)动态心电图:动态心电图检查是在病人日常工作和活动情况下,连续记录病人 24h 的心电图。其作用是:①了解病人症状发生如心悸、晕厥等,是否与心律失常有关。②明确心律失常或心肌缺血的发作与活动关系、昼夜分布特征。③帮助评价抗心律失常药物的疗效、起搏器、埋藏式心脏复律除颤器的效果和功能状态。

(2)事件记录器

①事件记录器:应用于间歇、不频繁发作的心律失常病人,通过直接回放、电话、互联网将实时记录的发生心律失常及其发生心律失常前后的心电图传输至医院。

②埋植皮下事件记录器:这种事件记录器可埋于病人皮下,记录器可自行启动、检测和记录心律失常,应用于发作不频繁,可能是心律失常所致的原因不明晕厥病人。

3.运动试验　　运动试验用于运动时出现心悸的病人以协助诊断。但运动试验的敏感性不如动态心电图,须注意正常人进行运动试验时亦可出现室性期前收缩。

4.食管心电图　　将食管电极导管插入食管并置于心房水平位置,能记录心房电位,并能进行心房快速起搏和程序电刺激。其作用为:①可以提供对常见室上性心动过速发生机制的判断的帮助,帮助鉴别室上性心动过速;②可以诱发和终止房室结折返性心动过速;③有助于不典型预激综合征的诊断;④评价窦房结功能;⑤评价抗心律失常药物的疗效。

5.临床心电生理检查

(1)心电生理检查临床作用①诊断性应用:确立心律失常诊断及类型,了解心律失常起源部位及发生机制。②治疗性应用:以电刺激终止心动过速发作,评价某些治疗措施(如起搏器、置入式心脏复律除颤器、导管消融、手术治疗、药物治疗等)能否防止电刺激诱发心动过速;通过电极导管进行消融如射频、冷冻,达到治愈心动过速的目的。③判断预后:通过电刺激确定病人是否易于诱发室性心动过速,有无发生猝死的危险。

(2)心电生理检查适应证:①窦房结功能测定。②房室与室内传导阻滞。③心动过速。④不明原因晕厥。

二、窦性心律失常

心脏的正常起搏点位于窦房结,其冲动产生的频率是60～100/min,产生的心律称为窦性心律。心电图特征P波在Ⅰ、Ⅱ、aVF导联直立,aVR导联倒置,P-R间期0.12～0.20s。窦性心律的频率因年龄、性别、体力活动等不同有显著的差异。

(一)窦性心动过速

成人窦性心率在100～150/min,偶有高达200/min,称窦性心动过速。窦性心动过速通常逐渐开始与终止。刺激迷走神经可以使其频率减慢,但刺激停止有加速原来的水平。

1.病因　多数属生理现象,健康人常在吸烟、饮茶、咖啡、酒,剧烈运动或情绪激动等情况下发生。在某些病时也可发生,如发热、甲亢、贫血、心肌缺血、心力衰竭、休克等。应用肾上腺素、阿托品等药物亦常引起窦性心动过速。

2.心电图特征　窦性P波规律出现,频率>100/min,P-P间隔<0.6s。

3.治疗原则　一般不需特殊治疗。祛除诱发因素和针对原发病做相应处理。必要时可应用β受体阻滞药如美托洛尔,减慢心率。

(二)窦性心动过缓

成人窦性心律频率<60/min,称窦性心动过缓。常同时伴发窦性心律不齐(不同P-P间期的差异大于0.12s)。

1.病因　多见于健康的青年人、运动员、睡眠状态,为迷走神经张力增高所致。亦可见于颅内压增高、器质性心脏病、严重缺氧、甲低、阻塞性黄疸等。服用抗心律失常药物如β受体阻滞药、胺碘酮、钙通道阻滞药和洋地黄过量等也可发生。

2.心电图特征　窦性P波规律出现,频率<60/min,P-P间隔>1s。

3.临床表现　一般无自觉症状,当心率过分缓慢,出现心排血量不足,可出现胸闷、头晕,甚至晕厥等症状。

4.治疗原则　窦性心动过缓一般无症状也不需治疗;病理性心动过缓应针对病因采取相应治疗措施。如因心率过慢而出现症状者则可用阿托品、异丙肾上腺素等药物,但不宜长期使用。症状不能缓解者可考虑心脏起搏治疗。

(三)病态窦房结功能综合征

病态窦房结功能综合征,简称病窦综合征,是由于窦房结的病变导致功能减退,出现多种心律失常的表现。病窦综合征常合并心房自律性异常,部分病人可有房室传导功能障碍。

1.病因　某些疾病如甲状腺功能亢进、伤寒、布氏杆菌病、淀粉样变、硬化与退行性变等,在病程中损害了窦房结,导致窦房结起搏和传导功能障碍;窦房结周围神经和心房肌的病变,减少窦房结的血液供应,影响其功能;迷走神经张力增高、某些抗心律失常药物抑制窦房结功能,亦可导致窦房结功能障碍。

2.心电图特征主要表现为　①非药物引起的持续的窦性心动过缓,心率<50/min;②窦性停搏与窦房传导阻滞;③窦房传导阻滞与房室传导阻滞同时并存;④心动过缓与房性快速心律失常交替发作。

其他表现:①心房颤动病人自行心室率减慢,或发作前后有心动过缓和(或)一度房室传导阻滞;②房室交界区性逸搏心律。

3.临床表现　发作性头晕、黑矇、乏力,严重者可出现晕厥等,与心动过缓有关的心、脑血管供血不足的症状。有心动过速的症状者,还可有心悸、心绞痛等症状。

4.治疗原则 对于无心动过缓有关供血不足的症状病人,不必治疗,定期随访,对于有症状的病人,应用起搏器治疗。心动过缓-心动过速综合征病人应用起搏器后,仍有心动过速症状,可应用抗心律失常药物,但避免单独使用抗心律失常药物,以免加重心动过缓症状。

三、期前收缩

根据异位起搏点部位的不同,期前收缩可分为房性、房室交界区性和室性期前收缩。期前收缩起源于一个异位起搏点,称为单源性,起源于多个异位起搏点,称为多源性。

临床上将偶尔出现期前收缩称偶发性期前收缩,但期前收缩>5 个/min 称频发性期前收缩。如每一个窦性搏动后出现一个期前收缩,称为二联律;每两个窦性搏动后出现一个期前收缩,称为三联律;每一个窦性搏动后出现两个期前收缩,称为成对期前收缩。

(一)病因

各种器质性心脏病如冠心病、心肌炎、心肌病、风湿性心脏病、二尖瓣脱垂等可引起期前收缩。电解质紊乱、应用某些药物亦可引起期前收缩。另外,健康人在过度劳累、情绪激动、大量吸烟饮酒、饮浓茶、进食咖啡因等可引起期前收缩。

(二)心电图特征

1.房性期前收缩 P 波提早出现,其形态与窦性 P 波不同,P-R 间期大于 0.12s,QRS 波群形态与正常窦性心律的 QRS 波群相同,期前收缩后有不完全代偿间歇。

2.房室交界性期前收缩 提前出现的 QRS 波群,其形态与窦性心律相同;P 波为逆行型(在 Ⅱ、Ⅲ、aVF 导联中倒置)出现在 QRS 波群前,P-R 间期<0.12s。或出现在 QRS 波后,R-P 间期<0.20s。也可出现在 QRS 波之中。期前收缩后大多有完全代偿间歇。

3.室性期前收缩 QRS 波群提前出现,形态宽大畸形,QRS 时限>12s,与前一个 P 波无相关;T 波常与 QRS 波群的主波方向相反;期前收缩后有完全代偿间歇。

(三)临床表现

偶发期前收缩大多无症状,可有心悸或感到 1 次心跳加重或有心跳暂停感。频发期前收缩使心排血量降低,引起乏力、头晕、胸闷等。

脉搏检查可有脉搏不齐,有时期前收缩本身的脉搏减弱。听诊呈心律不齐,期前收缩的第一心音常增强,第二心音相对减弱甚至消失。

(四)治疗原则

1.病因治疗 积极治疗病因,消除诱因。如改善心肌供血,控制炎症,纠正电解质紊乱,防止情绪紧张和过度疲劳。

2.对症治疗 偶发期前收缩无重要临床意义,不需特殊治疗,亦可用小量镇静药或 β 受体阻滞药;对症状明显、呈联律的期前收缩需应用抗心律失常药物治疗,如频发房性、交界区性期前收缩常选用维拉帕米、β 受体阻滞药等;室性期前收缩常选用利多卡因、美西律、胺碘酮等;洋地黄中毒引起的室性期前收缩应立即停用洋地黄,并给予钾盐和苯妥英钠治疗。

四、阵发性心动过速

阵发性心动过速是指阵发性、快速而规则的异位心律,由 3 个以上包括 3 个连续发生的期前收缩形成。根据异位起搏点的部位不同,可分为房性、交界区性和室性三种,房性与交界区性心动过速有时难以区别,故统称为室上性心动过速。

（一）病因

1.室上性心动过速病因　常见于无器质性心脏病的正常人,也可见于各种心脏病患者,如冠心病、高血压、风心病、甲状腺功能亢进、洋地黄中毒等病人。

2.室速病因　多见于器质性心脏病患者,最常见于冠心病急性心肌梗死,其他如心肌病、心肌炎、风湿性心脏病、电解质紊乱、洋地黄中毒、Q-T延长综合征、药物中毒等。

（二）心电图特征

1.室上性心动过速心电图特征　连续3次或以上快而规则的房性或交界区性期前收缩(QRS波群形态正常),频率在$150\sim250/min$,P波为逆行性(Ⅱ、Ⅲ、aVF导联倒置),常埋藏于QRS波群内或位于其终末部分,与QRS波群保持恒定关系,但不易分辨。

2.室性心动过速心电图特征　连续3次或3次以上室性期前收缩;QRS波形态畸形,时限大于0.12s,有继发性ST-T改变,T波常与QRS波群主波方向相反;心室率$140\sim220/min$,心律可以稍不规则;一般情况下P波与QRS波群无关,形成房室分离;常可见到心室夺获或室性融合波,是诊断室速的最重要依据。

（三）临床表现

1.室上性心动过速临床表现特点　心率快而规则,常达$150\sim250/min$。突发突止,持续数秒、数小时甚至数日不等。发作时病人可有心悸、胸闷、乏力、头晕、心绞痛,甚至发生心力衰竭、休克。症状轻重取决于发作时的心率及持续时间。

2.室性心动过速临床表现特点　发作时临床症状轻重可因发作时心率、持续时间、原有心脏病变而各有不同。非持续性室性心动过速(发作持续时间少于30s,能自行终止)病人,可无症状;持续性室性心动过速(发作持续时间长于30s,不能自行终止)由于快速心率及心房、心室收缩不协调而致心排血量降低,血流动力学明显障碍,心肌缺血,可出现呼吸困难、心绞痛、血压下降、晕厥、少尿、休克甚至猝死。听诊心率增快$140\sim220/min$,心律可有轻度不齐,第一心音强弱不一。

（四）治疗原则

1.室上速治疗　发作时间短暂,可自行停止者,不需特殊治疗。

持续发作几分钟以上或原有心脏病病人应采取①刺激迷走神经的方法:刺激咽部引起呕吐反射、Valsalva动作(深吸气后屏气,再用力做呼气动作)、按压颈动脉窦、将面部浸没于冰水中等。②抗心律失常药物:首选维拉帕米,其他可选用艾司洛尔、普罗帕酮等药物。③对于合并心力衰竭的病人,洋地黄可作首选药物,毛花苷C静脉注射。但其他病人洋地黄目前已少用。④应用升压药物:常用间羟胺、去甲肾上腺素等。

对于药物效果不好病人可采用食管心房起搏,效果不佳可采用同步直流电复律术。对于症状重、频繁发作、用药效果不好的病人,可应用经导管射频消融术进行治疗。

2.室速治疗　无器质性心脏病病人非持续性室性心动过速,又无症状者,无需治疗。

持续性发作时治疗首选利多卡因静脉注射,首次剂量为$50\sim100mg$,必要时$5\sim10min$后重复。发作控制后应继续用利多卡因静脉滴注维持$24\sim48h$,维持量$1\sim4mg/min$防止复发。其他药物有普罗帕酮、索他洛尔、普鲁卡因胺、苯妥英钠、胺碘酮、溴苄铵等。

如应用药物无效,或患者已出现低血压、休克、心绞痛、充血性心力衰竭、脑血流灌注不足时,可用同步直流电复律。洋地黄中毒引起的室性心动过速,不宜应用电复律。

五、心房和心室扑动与颤动

当异位搏动的频率超过阵发性心动过速的范围时,形成的心律称为扑动或颤动。可分为心房扑动(简称房扑)、心房颤动(简称房颤)、心室扑动(简称室扑)、心室颤动(简称室颤)。房颤是仅次于期前收缩的常见心律失常,远比房扑多见,还是心力衰竭最常见的诱因之一。室扑、室颤是极危重的心律失常。

(一)房扑与房颤

心房内产生极快的冲动,心房内心肌纤维极不协调地乱颤,心房丧失有效的收缩,心排血量比窦性心律减少25%以上。

1.病因　房扑、房颤病因基本相同,常发生于器质性心脏病患者,如风湿性心瓣膜病、冠心病、高血压性心脏病、甲状腺功能亢进、心力衰竭、心肌病等。也可发生于健康人情绪激动、手术后、急性酒精中毒、运动后。

2.心电图特征

(1)房扑心电图特点:P波消失,呈规律的锯齿状扑动波(F波),心房率250～350/min,F波与QRS波群成某种固定的比例,最常见的比例为2∶1房室传导,心室率规则或不规则,取决于房室传导比例,QRS波群形态一般正常,伴有室内差异性传导或原有束支传导阻滞者QRS波群可宽大变形。

(2)房颤心电图特点:为窦性P波消失,代之以大小形态及规律不一的F波,频率350～600/min,R-R间隔完全不规则,心室率极不规则,通常在100～160/min。QRS波群形态一般正常,伴有室内差异性传导或原有束支传导阻滞者QRS波群可宽大变形。

3.临床表现　房扑与房颤的临床症状取决于心室率的快慢,如心室率不快者可无任何症状。房颤心室率<150/min,病人可有心悸、气促、心前区不适等症状,心室率极快者>150/min,可因心排血量降低而发生晕厥、急性肺水肿、心绞痛或休克。持久性房颤,易形成左心房附壁血栓,若脱落可引起动脉栓塞。

房颤心脏听诊第一心音强弱不一致,心律绝对不规则。脉搏表现为快慢不均、强弱不等,发生脉搏短绌现象。

房扑心室率如极快,可诱发心绞痛和心力衰竭。

4.治疗原则

(1)房扑治疗:针对原发病进行治疗。应用同步直流电复律术转复房扑是最有效的方法。普罗帕酮、胺碘酮对转复、预防房扑复发有一定疗效。洋地黄类制剂是控制心室率首选药物,钙通道阻滞药对控制心室率亦有效。部分病人可行导管消融术治疗。

(2)房颤治疗:积极查出房颤的原发病及诱发原因,并给予相应的处理。急性期应首选电复律治疗。心室率不快,发作时间短暂者无需特殊治疗;如心率快,且发作时间长,可用洋地黄减慢心室率,维拉帕米、地尔硫草等药物终止房颤。对持续性房颤病人,如有恢复正常窦性心律指征时,可用同步直流电复律或药物复律。也可应用经导管射频消融进行治疗。

(二)室扑与室颤

心室内心肌纤维发生快而微弱的、不协调的乱颤,心室完全丧失射血能力,是最严重的心律失常,相当于心室停搏。

1.病因　急性心肌梗死是最常见病因,洋地黄中毒、严重低血钾、心脏手术、电击伤以及胺碘酮、奎尼丁中毒等也可引起,是器质性心脏病和其他疾病危重病人临终前发生的心律失常。

2.临床表现　室颤一旦发生,表现为迅速意识丧失、抽搐、发绀,继而呼吸停止,瞳孔散大甚至死亡。查体心音消失、脉搏触不到、血压测不到。

3.心电图特征

(1)室扑心电图特征:QRS-T波群消失,带之以相对规律均齐的快速大幅波动,频率为150~300/min。

(2)室颤心电图特征:QRS波群与T波消失,呈完全无规则的波浪状曲线,形状、频率、振幅高低各异。

4.治疗原则　室颤可致心脏停搏,一旦发生立即做非同步直流电除颤,同时胸外心脏按压及人工呼吸,保持呼吸道通畅,迅速建立静脉通路,给予复苏和抗心律失常药物等抢救措施。

六、房室传导阻滞

冲动从心房传至心室的过程中发生障碍,冲动传导延迟或不能传导,称为房室传导阻滞,按其阻滞的程度,分为三度:一度房室传导阻滞、二度房室传导阻滞、三度房室传导阻滞。一度、二度又称为不完全性房室传导阻滞,三度则为完全性房室传导阻滞,此时全部冲动均不能被传导。

(一)病因

多见于器质性心脏病,如冠心病、心肌炎、心肌病、高血压病、心内膜炎、甲状腺功能低下等。另外,电解质紊乱、药物中毒、心脏手术等也是引发房室传导阻滞的病因。偶见正常人在迷走神经张力增高时可出现不完全性房室传导阻滞。

(二)临床表现

一度房室传导阻滞病人除有原发病的症状外,一般无其他症状。

二度房室传导阻滞又分为Ⅰ型和Ⅱ型,Ⅰ型又称文氏现象或莫氏Ⅰ型,二度Ⅰ型病人常有心悸和心搏脱落感,听诊第一心音强度逐渐减弱并有心搏;二度Ⅱ型又称莫氏Ⅱ型,病人心室率较慢时,可有心悸、头晕、气急、乏力等症状,脉律可不规则或慢而规则,但第一心音强度恒定。此型易发展为完全性房室传导阻滞。

三度房室传导阻滞的临床症状轻重取决于心室率的快慢,如病人心率30~50/min,则出现心跳缓慢,脉率慢而规则,有心悸、头晕、乏力的感觉,出现晕厥、心绞痛、心力衰竭和脑供血不全等表现。当心率<20/min,可引起阿-斯综合征,甚至心跳暂停。

(三)心电图特征

一度房室传导阻滞P-R间隔>0.20 s,无QRS波群脱落。

二度房室传导阻滞莫氏Ⅰ型(文氏现象)的特征为:P-R间期逐渐延长,直至QRS波群脱落;相邻的R-R间期逐渐缩短,直至P波后QRS波群脱落,之后P-R间期又恢复以前时限,如此周而复始;包含QRS波群脱落的R-R间期比两倍正常窦性P-P间期短;最常见的房室传导比例为3:2或5:4。

莫氏Ⅱ型的特征为P-R间期固定(正常或延长),有间歇性P波与QRS波群脱落,常呈2:1或3:1传导;QRS波群形态多数正常。

三度房室传导阻滞,心房和心室独立活动,P波与QRS波群完全脱离关系;P-P距离和R-R距离各自相等;心室率慢于心房率;QRS波群形态取决于阻滞部位。

(四)治疗原则

一度及二度Ⅰ型房室传导阻滞如心室率不慢且无症状者,一般不需治疗。心室率<40/min或症状明显者,可选用阿托品、异丙肾上腺素,提高心室率。但急性心肌梗死病人应慎用,因可导致严重室性心律失常。二度Ⅱ型和三度房室传导阻滞,心室率缓慢,伴有血流动力学障碍,出现阿-斯综合征时,应立即按心脏停搏处理。对反复发作、曾有阿-斯综合征发作的病人,应及时安装临时或埋藏式心脏起搏器。

七、心律失常病人的护理措施

（一）休息与活动

影响心功能的心律失常病人应绝对卧床休息，以减少心肌耗氧量和对交感神经的刺激。协助做好生活护理，保持大便通畅，减少和避免任何不良刺激，以利身心休息。对于伴有呼吸困难、发绀等症状时，给予氧气吸入。

功能性和轻度器质性心律失常血流动力学改变不大的病人，应注意劳逸结合，避免感染，可维持正常工作和生活，积极参加体育运动，改善自主神经功能。

（二）心理护理

给予必要的解释和安慰，加强巡视，给予必要的生活护理，增加病人的安全感。

（三）饮食护理

给予低脂、易消化、营养饮食，不宜饱食，少量多餐，避免吸烟、酗酒、刺激性饮料和食物。

（四）病情观察

1.观察生命体征　密切观察脉搏、呼吸、血压、心率、心律，以及神志、面色等变化，同时应注意病人的电解质及酸碱平衡情况变化。

2.心电监护　严重心律失常病人应实行心电监护，注意有无引起猝死的危险征兆，如心律失常频发性、多源性、成联律、RonT室性早搏、阵发性室上性心动过速、房颤、二度Ⅱ型及三度房室传导阻滞等。如发现上述情况，立即报告医师进行处理，同时做好抢救，如吸氧、开放静脉通道、准备抗心律失常药物、除颤器、临时起搏器等。

（五）用药护理

1.正确、准确使用抗心律失常药物　口服药应按时按量服用，静脉注射及静滴药物速度要严格按医嘱执行，用药过程及用药后要注意观察病人心律、心率、血压、脉搏、呼吸和意识，必要时行心电监测，判断疗效和有无不良反应。

2.观察药物不良反应　利多卡因对心力衰竭、肝肾功能不全、酸中毒、老年病人，药物半衰期明显延长，应用时须注意减量。另外静脉注射利多卡因不可过快、过量，以免导致中枢神经系统毒性反应，如嗜睡、感觉异常、眩晕、视物模糊，甚至谵妄、昏迷等。还可以引起心血管系统不良反应，如传导阻滞、低血压、抽搐，甚至呼吸抑制和心脏停搏。

奎尼丁药物有较强的心脏毒性作用，使用前测血压、心率，用药期间应观察血压、心电图，如有明显血压下降、心率减慢或不规则，心电图示Q-T间期延长时，须暂停给药，并给予处理。

胺碘酮对心外毒性最严重的为肺纤维化，应严密观察病人的呼吸状态及早发现肺损伤的情况。

（六）心脏电复律护理

详见心律失常介入治疗与护理。

（七）心脏起搏器安置术后护理

详见心律失常介入治疗与护理。

（八）健康指导

1.向病人及家属讲明心律失常的病因、诱因和防治知识。

2.注意休息，劳逸结合，防止增加心脏负担。无器质性心脏病的病人应积极参加体育运动，改善自主神经功能；器质性心脏病患者可根据心功能适当活动和休息。

3.积极治疗原发病,避免诱因如发热、寒冷、睡眠不足等。

4.按医嘱服用抗心律失常药物,不可自行增减和撤换药物,注意药物副作用,如有不良反应及时就医。

5.饮食应选择低脂、易消化、富营养,少量多餐。应避免吸烟、酗酒、饱食、刺激性饮食、含咖啡因饮料以免引起心律失常。

6.教会病人及家属测量脉搏和心律的方法,每天至少1次,每次至少1min。对于反复发生严重心律失常的病人家属,要教会其心肺复苏术以备急救。

7.对于有晕厥史的病人要避免从事驾驶、高空作业等危险工作,当出现头晕、黑矇时,立即平卧,以免晕厥发作时摔倒。

8.定期门诊随访,复查心电图。

(郝庆莲)

第五节　心力衰竭

心力衰竭是各种心脏结构或功能性疾病导致心室充盈及(或)射血能力受损而引起的一组临床综合征。大多数情况下是由于心室收缩能力下降,射血功能受损,心排血量不足以维持机体代谢需要,临床上以心排血量不足,器官和组织的血液灌注减少,肺循环和(或)体循环静脉系统淤血为特征,为收缩性心力衰竭。少数由于左室舒张功能障碍,左心室充盈受阻,引起左心室充盈压异常增高,使肺静脉回流受阻,肺循环淤血,为舒张性心力衰竭。

心力衰竭和心功能不全的概念基本上是一致的,但后者的含义更为广泛,包括已有心排血量减少但尚未出现临床症状的这一阶段。伴有临床症状的心功能不全称为心力衰竭。

心力衰竭按其发展速度可分为急性心力衰竭和慢性心力衰竭,以慢性居多;按其发生部位可分为左心、右心和全心衰竭;按发病机理可分为收缩性和舒张性心衰,以收缩性心力衰竭多见。

一、慢性心力衰竭

慢性心力衰竭是大多数心血管疾病的最终归宿,也是最主要的死亡原因。主要表现是呼吸困难、乏力(活动耐力减退)和体液潴留(导致肺水肿和外周性水肿),影响患者的生活质量。由于人口老龄化及其他心血管疾病的高发病率,心力衰竭正成为本世纪最重要的心血管病症。在发达国家,引起心衰的基础疾病以缺血性心肌病为主。随着流行病学的变迁和社会经济的发展,我国导致心衰的基础心脏病构成比中,风湿性心瓣膜病所占比例下降了近50%,而高血压、冠心病的比例呈明显上升趋势。

【病因与诱因】

(一)病因

几乎所有类型的心脏、大血管疾病均可引起心力衰竭。原因主要为原发性心肌损害、心脏容量与压力负荷过重导致心脏功能由代偿发展为失代偿。

1.原发性心肌损害

(1)缺血性心肌损害:冠心病心肌缺血是引起心力衰竭的最常见原因之一。

(2)心肌炎、心肌病:各种类型的心肌炎及心肌病均可导致心力衰竭,以病毒性心肌炎和扩张型心肌病最为常见。代谢性心肌病以糖尿病性心肌病最常见。

2.心脏负荷过重

（1）压力负荷（后负荷）过重：见于高血压、主动脉瓣狭窄、肺动脉高压、肺动脉瓣狭窄及肺栓塞等左右心室收缩期射血阻力增加的疾病。

（2）容量负荷（前负荷）过重：见于心脏瓣膜关闭不全、分流性先天性心血管病。此外，伴有全身血容量增多或循环血量增多的疾病如慢性贫血、甲状腺功能亢进症等。

（二）诱因

有基础心脏病的患者，如存在增加心脏负荷的因素可诱发心力衰竭症状出现。常见的诱因有：

1.感染   最常见最重要的诱因是呼吸系统感染，感染性心内膜炎也不少见。

2.心律失常   各种类型的快速性心律失常和/或严重的缓慢性心律失常均可诱发心力衰竭。房颤是重要的诱因。

3.血容量增加   静脉输液过多、过快；病人摄入钠盐或饮水过多等。

4.过度劳累或情绪激动   如妊娠后期、分娩和暴怒等。

5.治疗不当   如洋地黄类药物过量或不足、某些扩血管药物或抗心律失常药物使用不当、利尿不充分等。

6.原有心脏病变加重或并发其他疾病   如贫血或出血等。

【病理生理】

心力衰竭是一种不断发展的疾病，即使心脏没有新的损害，在各种病理生理因素的作用下，心功能不全仍将不断恶化进展。

（一）代偿机制

1.Frank-Starling 机制   此机制即回心血量增多使心脏的前负荷增加，心室舒张末期容积增加，从而增加心排血量及提高心脏做功量。而在心力衰竭时这一代偿机制的能力降低，心室舒张末期容积增加，舒张末压也增高，相应地心房压和静脉压也随之升高，到一定程度时即出现肺循环淤血或体循环淤血。

2.心肌肥厚   心脏后负荷增加时的主要代偿机制为心肌肥厚和心肌能源不足。

3.神经体液的代偿机制   该机制包括交感神经兴奋性增强、肾素-血管紧张素系统的激活。

（二）心力衰竭时各种体液因子的改变

主要有心钠素和脑钠肽（ANP and BNP），它们具有扩血管、利尿、拮抗肾上腺素等作用。心力衰竭时，ANP 和 BNP 尤其是后者分泌增加，其增高程度与心衰的严重程度呈正相关。其二是具有强烈的缩血管作用的内皮素。

（三）舒张功能不全

可分为主动舒张功能障碍，与胞浆中的 Ca^{2+} 不能及时复位有关。另一种是由于心室肌的顺应性减退而发生充盈障碍，主要见于心室肥厚时。

（四）心肌损害与心室重塑

心力衰竭发生发展的基本机制是心室重塑。原发性心肌损害与心脏负荷过重使心脏功能受损，导致心室肥厚或扩大。

【临床表现】

临床上左心衰竭最为常见，单纯右心衰竭较少见。

（一）左心衰竭

以心输出量降低及肺淤血为主要表现。

1.症状

(1)呼吸困难:是左心衰最主要的症状。因肺淤血程度有差异,表现形式也不同。可为劳力性呼吸困难、夜间阵发性呼吸困难、端坐呼吸,严重者出现急性肺水肿。

(2)咳嗽、咳痰、咯血:咳嗽和咳痰是肺泡和支气管黏膜淤血所致,开始常于夜间发生,坐位或立位时咳嗽症状可减轻,咳痰主要为白色浆液性泡沫样痰。偶见痰中带血丝。长期慢性肺静脉压力升高,导致肺循环和支气管血液循环之间形成侧支,在支气管黏膜下形成扩张的血管,后者一旦破裂可引起大咯血。

(3)低心排血量症状:由于心输出量不足,器官、组织灌注不足及代偿性心率加快所致。患者可有疲倦、乏力、头昏、心慌等。严重左心衰竭时血液再分配,首先是肾血流量明显减少,患者可出现少尿。长期慢性的肾血流量减少可出现血尿素氮、肌酐升高并可有肾功能不全的相应的症状。

2.体征

(1)肺部湿性啰音:两侧肺底对称性细湿啰音是左心衰最重要的体征之一,由肺毛细血管压增高,液体渗出到肺泡所致。湿啰音可随体位发生改变,侧卧位时则低位肺叶啰音较多。阵发性夜间呼吸困难或急性肺水肿时可有粗大湿罗音,满布两肺,并伴有哮鸣音。

(2)心脏体征:除基础心脏病的固有体征外,慢性左心衰患者一般均有心脏扩大(单纯舒张性心衰除外)、心率增快、心尖部舒张期奔马律、肺动脉瓣区第二心音亢进,其中心尖部舒张期奔马律最有诊断价值,在患者心率增快或左侧卧位并作深呼气时最容易听到。

(3)其他体征:如交替脉,即脉搏强弱交替;陈-施呼吸,见于难治性心力衰竭晚期。

(二)右心衰竭

以体静脉淤血的表现为主。

1.症状

(1)消化道症状:胃肠道及肝淤血引起腹胀、食欲不振、恶心、呕吐等,是右心衰最常见的症状。

(2)劳力性呼吸困难:继发于左心衰的右心衰,呼吸困难已经存在。单纯性右心衰为分流性先天性心脏病或肺疾患所致,也有明显的呼吸困难。

2.体征

(1)颈静脉征:颈静脉搏动增强、充盈、怒张,是右心衰早期的主要体征,提示体循环静脉压增高。肝颈静脉返流征阳性则更具特征性。

(2)肝脏肿大:肝脏因淤血而肿大,常伴压痛,持续慢性右心衰可致心源性肝硬化,晚期可出现黄疸及大量腹水。

(3)水肿:早期水肿不明显,多在颈静脉充盈和肝大较明显后才出现。先有皮下组织水分聚集,体重增加,到一定程度才出现水肿。其特征为:身体最低垂部位首先出现,呈对称性及压陷性。严重者全身水肿。胸水多见于全心衰时,也是体静脉压力增高所致,以双侧多见;如为单侧则以右侧更为多见,可能与右膈下肝淤血有关。

(4)发绀:长期严重右心衰时可出现发绀,因血供不足组织摄取血氧相对增多,静脉血氧低下所致,常见于肢体末端或下垂部分。

(5)心脏体征:除基础心脏病的相应体征之外,右心衰时可因右心室显著扩大而出现三尖瓣关闭不全杂音。

(三)全心衰竭

右心衰常继发于左心衰而形成全心衰。右心衰出现之后,右心输出量减少,因此阵发性呼吸困难等肺淤血症状反而有所减轻。扩张型心肌病等表现为左、右心室同时衰竭者,肺淤血征往往不是很严重。

【辅助检查】

1.X 线检查　了解心脏大小及外形,肺淤血的有无及其程度。心衰时可出现左心室或右心室增大或心脏向两侧增大。早期肺静脉压增高时,主要表现为肺门血管影增强。出现间质性肺水肿时可有肺野模糊和 Kerley B 线,后者为肺野外侧清晰可见的水平线状影,为慢性肺淤血的特征性表现。急性肺泡性肺水肿时,肺门呈蝴蝶状,肺野可见大片融合的阴影。

2.超声心动图　超声心动图比 X 线更准确地提供各心腔大小变化及心脏瓣膜结构和功能情况,正常左室射血分数值(LVEF)＞50%,心衰患者 EF 值下降。正常人 E/A 值不应小于 1.2,舒张功能不全时,E 峰下降,A 峰增高,E/A 比值降低。

3.放射性核素检查　有助于判断心室腔大小,计算 EF 值和左心室最大充盈速率,以判断是收缩性心衰还是舒张性心衰。

4.有创性血流动力学检查　此检查用于指导心功能严重损害的危重患者的抢救和治疗。经静脉漂浮导管插管至肺小动脉,测定各部位的压力、心输出量及血液含氧量,计算心脏指数(CI)及肺小动脉楔压(PCWP),直接反映左心功能。

【诊断要点】

慢性心力衰竭的诊断是综合病因、病史、症状、体征及客观检查而做出的。首先应有明确的器质性心脏病的诊断,心衰的症状是诊断心衰的重要依据。左心衰竭的肺淤血引起不同程度的呼吸困难,右心衰竭的体循环淤血引起的颈静脉怒张、肝大、水肿等是诊断心衰的重要依据。作出诊断同时要对心功能进行分级。

1.目前通用的是美国纽约心脏病学会(NYHA)提出的分级方案,主要是根据患者自觉的活动能力划分为 4 级:

Ⅰ级:日常活动无心力衰竭症状。

Ⅱ级:日常活动出现心力衰竭症状(疲乏、心悸、呼吸困难或心绞痛),休息时无自觉症状。

Ⅲ级:低于日常活动即出现心力衰竭症状。

Ⅳ级:休息状态下出现心衰的症状,体力活动后加重,患者不能从事任何体力活动。

这种分级方案的优点是简便易行,为此,几十年来仍被应用。其缺点是仅凭患者的主观陈述,有时症状与客观检查结果有很大差距,同时患者之间的个体差异也较大。

2.美国心脏病学会及心脏学会(ACC/AHA)推出 2001 年版《心力衰竭的评估及处理指南》,该指南提出慢性心力衰竭分期的概念,重点锁定在心力衰竭的预防,从源头上减少和延缓心力衰竭的发生。具体如下:

A 期:心力衰竭高危期,尚无器质性心脏病或心力衰竭症状,但存在发展为心脏病的高危因素。

B 期:已有器质性心脏病变,但无心力衰竭症状。

C 期:器质性心脏病,既往或目前有心力衰竭症状。

D 期:需要特殊干预治疗的难治性心力衰竭。

3.6min 步行试验:是一项安全、简单易行的评定心力衰竭严重程度的方法,要求患者在平直走廊内尽可能快地行走,测定 6min 内的步行距离。若＜150m 为重度心衰;150～425m 为中度心衰;426～550m 为轻度心衰。本试验除用于评价患者运动耐力以及心脏储备功能外,还可用来评价心衰治疗的效果。

【治疗要点】

(一)治疗目标

心力衰竭的治疗目标不仅仅是改善症状、提高生活质量,更重要的是防止和延缓心肌重构的发展,降低死亡率和住院率。

（二）治疗内容

1.病因治疗

（1）基本病因治疗：积极控制引起心力衰竭的原发病，如控制高血压、治疗冠心病和瓣膜病，少数病因未明的疾病如原发性心肌病等亦应早期干预。

（2）消除诱因：积极控制感染和心律失常，及时纠正甲状腺功能亢进、贫血等可引起心力衰竭加重的原因。

2.一般治疗　休息、限盐、氧疗。

3.药物治疗

（1）利尿剂：利尿剂是心力衰竭治疗中最常用的药物，通过排钠排水以缓解淤血症状，消除水肿，减轻心脏前负荷，有十分显著的效果。所有伴有或曾有液体潴留的心力衰竭患者，均应给予利尿剂。通常从小剂量开始，逐渐增加剂量直至尿量增加、体重减轻 $0.5\sim1.0\text{kg/d}$。一旦病情控制（水肿消退、肺部啰音消失、体重稳定），然后用最小有效剂量长期维持。每日体重的变化是最可靠的监测利尿剂效果和调整剂量的指标。

合理使用利尿剂是有效控制心力衰竭的基础，但利尿剂可激活神经内分泌系统，特别是 RAAS 系统，因此不宜单一应用，应与 ACEI 及 β 受体阻滞剂联合应用。

（2）RAAS 系统抑制剂：

①血管紧张素转换酶抑制剂（ACEI）：ACEI 的主要作用机制是扩张血管，抑制醛固酮分泌，抑制交感神经兴奋性，改善心室及小血管的重构，作用于激肽酶Ⅱ，抑制缓激肽的降解，提高缓激肽的水平。目前主张有心血管危险因素的 A 期患者即可开始使用，有助于预防心力衰竭。ACEI 应用的基本原则是从小剂量起始，逐渐递增，直至达到目标剂量或最大耐受剂量，一般每隔 3～7 天剂量倍增一次。剂量调整的快慢取决于患者的临床状况。长效制剂每日一次可提高患者的服药依从性。血管紧张素Ⅱ受体拮抗剂（ARB）阻断 RAAS 效应与 ACEI 相同，因为血管性水肿或顽固性咳嗽不能耐受 ACEI 者可用 ARB 代替。

②醛固酮受体拮抗剂：长期应用 ACEI 时，常出现"醛固酮逃逸"现象，即醛固酮水平不能保持稳定持续的降低，因此在 ACEI 的基础上加用醛固酮受体拮抗剂，能进一步抑制醛固酮的有害作用。NYHA Ⅳ级的患者，使用地高辛、利尿剂、ACEI、β受体阻滞剂后不能症状缓解，可加用小剂量的螺内酯。目前新型选择性醛固酮拮抗剂依普利酮已在临床应用，可减少男性乳腺增生的副作用。

（3）β 受体阻滞剂：β 受体阻滞剂可对抗代偿机制中交感神经兴奋性增强的效应，阻断其不利影响。除非患者有禁忌证或不能耐受，对所有慢性收缩性心衰，NHYA Ⅱ、Ⅲ级，EF＜40％且病情稳定心力衰竭患者均应尽早使用。它治疗的目的并不在于短时间内缓解症状，而是长期应用达到延缓病变进展，减少复发和降低猝死率。用药原则亦是从小剂量起始，逐渐递增，达到目标剂量或最大耐受量后长期维持。临床疗效在用药后 2～3 个月才出现。常用药物有比索洛尔、卡维地洛和缓慢释放型美托洛尔。禁忌证有支气管哮喘、心动过缓、高度房室传导阻滞。

（4）正性肌力药：通过增加心肌收缩力而增加心排血量，达到改善症状，提高运动耐力的作用。

①洋地黄类药物：为传统的正性肌力药。有增强心肌收缩力、兴奋迷走神经、抑制心脏传导系统的作用。有地高辛、毛花苷丙（西地兰）、毒毛花苷 K，前两种为临床常用。

A.地高辛：适用于中度心力衰竭维持治疗，应与利尿剂、ACEI 和 β 受体阻滞剂联合应用。目前维持用量 0.25mg/d，连续口服 7 天后血浆浓度可达稳态。对于 70 岁以上或肾功能受损者，地高辛宜用小剂量（0.125mg）每日一次或隔日一次，同时监测血清地高辛浓度以便调整剂量。

B.西地兰:适用于急性心力衰竭或慢性心衰加重时,特别适用于心衰伴快速心房颤动者。每次 0.2～0.4mg 稀释后静注,10 分钟起效,1～2 小时达高峰,24 小时总量 0.8～1.2mg。

C.毒毛花苷 K:用于急性心力衰竭。每次 0.25mg 稀释后静注,5 分钟起效。

②非洋地黄类正性肌力药为 cAMP 依赖性正性肌力药。包括:

A.肾上腺能受体兴奋剂:如多巴胺及多巴酚丁胺。小剂量应用可增强心肌收缩力,扩张肾小动脉使尿量增多。对难治性心力衰竭伴有低血压可短期使用。需静脉用药,由小剂量开始逐渐增量,以不引起心率加快及血压升高为度。

B.磷酸二酯酶抑制剂:如氨力农、米力农,短期的血流动力效应如增加心排血量,降低左室充盈压效果明显。长期应用增高心衰患者病死率和室性心律失常发生率。难治性心力衰竭或心脏抑制前的终末期心力衰竭患者可考虑短期使用。

4.其他治疗　①心脏再同步化治疗(CRT):即通过植入双腔起搏器,用同步化方式刺激右室和左室,来纠正慢性心衰患者的心脏失同步化。该治疗不仅可以缓解症状,提高生活质量,而且可以显著减少心衰死亡率和再住院率。②运动疗法:是一种辅助治疗手段,可减少神经激素系统的激活,减慢心室重塑,对延缓心力衰竭患者的自然进程有利。所有稳定的慢性心力衰竭且能够参加体力活动计划的患者,都应考虑运动疗法。③埋藏式心脏复律除颤器(ICD),中度心衰且 EF<30% 患者在常规治疗基础上加用 ICD,可有效降低猝死率。④心脏移植:是病因无法纠正的不可逆心衰患者至终末状态的唯一出路。

(三)舒张性心力衰竭的治疗

由于心室舒张功能不良使左室舒张末压(LVEDP)升高而致肺淤血,多见于肥厚型心肌病、高血压病和冠心病。治疗原则为寻找和治疗基本病因、降低肺静脉压、改善舒张功能。主要治疗药物有利尿剂、硝酸酯类、β受体阻滞剂和钙通道阻滞剂。除非有心房颤动的患者,一般应尽量慎用洋地黄类药物。

(四)难治性心力衰竭的治疗

对该类患者的治疗是指经各种治疗,心衰不见好转,甚至还有进展者,但并非指心脏情况已至终末期不可逆转者。对这类患者应努力寻找潜在的原因,并设法纠正;同时短期静脉联合应用强效利尿剂、血管扩张剂(硝酸甘油或硝普钠)及非洋地黄类正性肌力药。对高度顽固水肿也有试用血液超滤者。

【主要护理诊断/问题】

1.气体交换受损　与左心功能不全致肺循环淤血有关。

2.焦虑/恐惧　与慢性心衰反复发作、疾病带来的不适感、意识到自己的病情较重及不适应监护室气氛等有关。

3.体液过多　与右心衰竭导致体循环淤血、水钠潴留、低蛋白血症有关。

4.活动无耐力　与心衰导致心排血量减少有关。

5.潜在的并发症　有药物中毒的危险,有皮肤完整性受损的危险。

【护理措施】

(一)病情观察

1.观察呼吸困难有无改善,发绀是否减轻,听诊肺部湿啰音是否减少,监测血氧饱和度、血气分析结果是否正常等。

2.观察患者下肢浮肿、颈静脉怒张、肝肿大等情况,尿量、体重等变化,治疗及护理后病情有否好转,有无新的病理征象,并及时与医生联系。准确记录出入量,并将其重要性告诉病人及家属,取得配合。

3.关注用药效果及药物不良反应。

4.必要时进行心电监护,密切观察血压、脉搏、心电图情况。

(二)休息与活动

1.血液动力学不稳定、心衰症状严重的患者应绝对卧床休息,以减少心肌耗氧量。病情稳定的患者,可结合心功能分级、超声或左室射血分数(LVEF)值、病人年龄等与病人及家属共同制定个体化活动方案。活动原则如下:

Ⅰ级:不限制一般的体力活动.积极参加体育锻炼,但应避免剧烈运动和重体力劳动。

Ⅱ级:适当限制体力活动,增加午睡时间,强调下午多休息,不影响轻体力工作和简单家务劳动。

Ⅲ级:严格限制一般的体力活动,每天有充分的休息时间,日常活动可以自理或在他人协助下自理。

Ⅳ级:绝对卧床休息,取舒适体位,生活由他人照顾。可在床上做肢体被动运动。

2.患者活动过程中,应密切观察有无呼吸困难、胸痛、心悸、头晕、疲劳、面色苍白、大汗等,出现以上症状时应立即停止活动,如病人经休息后症状仍不缓解,应及时通知医生。

3.长期卧床易发生静脉血栓形成甚至肺栓塞,同时也使消化功能减低,肌肉萎缩等。因此,对需要静卧的患者,应帮助患者进行四肢被动活动和腹部按摩。

(三)饮食护理

食物宜清淡、低脂、富纤维素及含钾丰富,少食多餐,避免饱食。

1.限水、钠和盐 心衰患者应限制钠盐的摄入,轻度心力衰竭的病人,摄入的食盐应限制在 5g/d;中度心力衰竭应限制在 2.5g/d,重度心力衰竭应限制在 1g/d。水肿不十分严重或利尿效果良好时,限盐无需特别严格,以免发生电解质紊乱。除食盐外,其他含钠高的食品有腌制品、发面食品、罐头食品、香肠、味精、啤酒、酱油、各种酱类(辣酱、番茄酱、沙拉酱),以及碳酸饮料等也应限制。水潴留往往继发于钠潴留,在限盐的基础上,将水的摄入量控制在 1.5Ud。应注意促进和保证患者的食欲,可变换烹调方法,使用一些调味食物如洋葱、醋、柠檬、大蒜等,从而改善低盐食物的味道,保证营养。

2.含钾丰富 使用排钾利尿剂期间,鼓励进食含钾丰富的食物(如鲜橙汁、香蕉、枣、马铃薯、菠菜、毛豆、笋、香菇、西瓜、猕猴桃、牛肉等),避免低血钾诱发心律失常或洋地黄中毒。

3.含纤维素丰富 鼓励适当选食含纤维素丰富的食物(如红薯、芹菜等),以保持大便通畅。避免食用刺激性强的食物。

(四)对症护理

1.呼吸困难。

2.体液过多。

(五)用药护理

1.洋地黄类

(1)观察并告知患者洋地黄中毒的表现:洋地黄类药物使用过量时可导致一系列症状。主要表现在以下几个方面。①胃肠道反应:一般较轻,常见纳差、恶心、呕吐、腹泻、腹痛等。②心律失常:是洋地黄中毒最重要的反应,可见各类心律失常,最常见者为室性期前收缩。室上性心动过速伴房室传导阻滞是洋地黄中毒的特征性表现。③神经系统表现:可有头痛、失眠、忧郁、眩晕;出现黄视、绿视或复视。

(2)预防洋地黄中毒:

①明确影响洋地黄中毒的因素:老年人、心肌缺血缺氧情况下、重度心力衰竭、低钾、低镁血症、肾功能减退等情况对洋地黄较敏感,使用时应注意询问和倾听患者的不适主诉,并能及时发现患者 ECG 上的异常情况,及时处理。洋地黄与奎尼丁、胺碘酮、维拉帕米、阿司匹林等药物合用,可增加中毒机会,给药前应询问有无上述药物用药史。

②正确用药:指导患者严格按时间、按剂量服用。服用地高辛时,若上一次药漏服,则下次服药时无需

补服,以免剂量增加而致中毒。静脉用药必须稀释后缓慢静注,推注时间不得低于 $10\sim15$ 分钟。同时监测心率、心律及心电图变化。洋地黄发挥效应时心电图最先出现的改变为 ST-T 改变,即特征性的鱼钩状的 ST-T 改变。以 Ⅰ、Ⅲ、aVF 及左胸导联最为明显。心率减慢。

③监测脉搏:使用洋地黄类之前,应先测基础脉搏,若脉搏<60 次/min,应禁止给药。服用洋地黄过程中,脉搏突然变化如显著减慢或加速,或由规则转为有特殊规律的不规则,如室性期前收缩二联律或三联律,是判断洋地黄中毒的重要依据,应及时告知医生处理。

④必要时监测地高辛的血药浓度。

(3)洋地黄中毒的处理:①立即停药,并停用排钾利尿剂。一般停药后胃肠道反应和神经系统反应可随时间延长而逐渐好转。②纠正心律失常:快速心律失常可静脉给予或口服氯化钾。钾可阻止洋地黄与心肌进一步结合,防止中毒继续加深。但同时伴有房室传导阻滞及高钾血症者应慎用。补钾的同时还可以补镁。选用苯妥英钠或利多卡因抗心律失常药物。一般禁用电复律,以免引发室颤。严重缓慢性心律失常,如重度房室传导阻滞、窦性心动过缓可给予阿托品静注或异丙肾上腺素静脉滴注,必要时可予临时心脏起搏治疗。③应用洋地黄特异抗体:它能使强心苷从与 Na^+-K^+-ATP 酶结合的部位迅速解离出来,并与该抗体结合,起灭活解毒作用。

2.利尿剂　非紧急情况下,利尿剂的应用时间选择早晨或日间为宜,避免夜间排尿过频影响休息。

(1)疗效判断:使用利尿剂期间,每日监测体重以检验利尿剂效果。利尿剂足量的情况下,患者表现为水肿消退、肺部啰音消失,体重稳定,说明病情得以控制。有部分患者可出现利尿剂抵抗,配合适当/严格限制钠盐摄入量,能减轻此效应。

(2)不良反应:

①电解质丢失:CHF 常用利尿剂为袢利尿剂和噻嗪类,如速尿和双氢克尿塞,最主要的不良反应是低钾血症,从而诱发心律失常或洋地黄中毒,应注意监测血钾及有无低钾血症表现,如乏力、腹胀、肠鸣音减弱等。合用 ACEI 或给予保钾利尿剂能一定程度预防钾丢失,但应严格监测血电解质,防止出现高钾血症。补充含钾丰富的食物。必要时补充钾盐,口服补钾宜在饭后或将水剂与果汁同饮,以减轻胃肠道不适;外周静脉补钾时应注意用药浓度。

②低血压和氮质血症:出现低血压和氮质血症而患者已无液体潴留,则可能是利尿过度,血容量减少所致,应告知医生减少利尿剂使用剂量。

3.血管扩张剂

(1)ACEI 类药物的不良反应包括咳嗽、低血压和头晕、肾损害、高钾血症、血管神经性水肿。用药期间需要检测血压,避免体位的突然改变,检测血钾水平和肾功能。

(2)β受体阻滞剂的主要不良反应是心衰恶化、疲乏、心动过缓、低血压等,应监测心率和血压,当心率低于 50 次/分时,暂停给药。

(六)心理护理

经常与患者交流,倾听心理感受,给予必要的解释与安慰,加强巡视。鼓励家属安慰患者,酌情增减家属探视时间。急性心衰患者出现焦虑与恐惧时,可适当使用吗啡,但应注意观察患者有无呼吸抑制或心动过缓。观察患者有无缺氧所致的思维紊乱、意识障碍。加强心电监护,迅速开发静脉通道,并做好用药的护理。医护人员应以有条不紊的方式进行工作,尽量多陪伴患者,取得患者的信任,增加其安全感,以消除恐惧不安情绪。

【健康教育】

1.知识宣教　向患者讲解慢性心衰的病因、诱因及防治知识,遵医嘱规律服药的重要性及常用药物的不良反应。

　　2.休息与活动　注意休息,劳逸结合,制订合理的活动计划,防止增加心脏负担。

　　3.饮食。

　　4.病情监测　教会患者及家属如何检查水肿、每日关注体重变化、自测脉搏和心律、有无乏力和气促。

　　5.积极治疗原发病　定期门诊复查等。

二、急性心力衰竭

　　急性心力衰竭(AHF)是指急性心脏病变引起心排血量显著、急骤降低,导致组织器官灌注不足和急性肺淤血的一组临床综合征。临床上以急性左心衰较为常见,表现为急性肺水肿或心源性休克等,为内科急危重症,需及时抢救。急性右心衰竭相对少见。

　　【病因】

　　心脏解剖或功能的突发异常,使心排血量急剧降低,肺静脉压骤然升高而发生急性左心衰竭。

　　1.与冠心病有关的急性广泛前壁心肌梗塞、乳头肌断裂、室间隔破损穿孔等。

　　2.感染性心内膜炎引起瓣膜穿孔等所致急性返流。

　　3.其他,如高血压心脏病血压急剧升高、在原有心脏病的基础上快速心律失常或严重缓慢性心律失常、输液过多过快等。

　　【病理生理】

　　心脏收缩力突然严重减弱,心输出量急剧减少;或左室瓣膜急性返流,使左室舒张末压迅速升高,肺静脉回流受阻而压力快速升高,引起肺毛细血管压升高而使血管内液体渗到肺间质和肺泡内形成急性肺水肿。急性肺水肿早期可因交感神经激活,血压可一过性升高,随着病情进展,血压常下降,严重者可出现心源性休克。

　　【临床表现】

　　急性肺水肿为急性左心衰的最常见表现。主要表现为突发严重呼吸困难,呼吸频率常达30~40次/min,频繁咳嗽,咳大量白色或粉红色泡沫状痰。常极度烦躁不安,面色灰白,取坐位,两腿下垂,大汗淋漓,皮肤湿冷,极重者可因脑缺氧而致神志模糊。听诊时两肺满布湿性啰音和哮鸣音,心尖部第一心音减弱,心率增快,同时有舒张早期奔马律,肺动脉瓣第二心音亢进。

　　AHF的临床严重程度常用Killip分级:

　　Ⅰ级:无AHF;Ⅱ级:AHF,肺部中下肺野湿性啰音,心脏奔马律,胸片见肺淤血;Ⅲ级:严重AHF,严重肺水肿,双肺布满湿啰音;Ⅳ:心源性休克。

　　【诊断要点】

　　根据患者典型症状与体征,如突发极度呼吸困难、咳粉红色泡沫痰、两肺满布湿性啰音和哮鸣音、心脏舒张期奔马律等一般即可诊断。

　　【抢救配合】

　　1.体位　立即协助患者取坐位,双腿下垂,以减少静脉回流。

　　2.吸氧　在保证气道通畅的前提下,高流量(6~8L/min)鼻导管或面罩给氧,应用酒精(一般可用30~50%)湿化,使肺泡内泡沫的表面张力降低而破裂,有利于改善肺泡通气。对于病情特别严重者应给予无创呼吸机正压通气(NIPPV)加压面罩给氧。上述措施无效时采取气管插管。

　　3.药物治疗　迅速建立静脉通路,遵医嘱正确用药。

（1）减少肺血容量，降低肺循环压力。

①吗啡：镇静，可减轻患者焦虑、躁动所带来的额外心脏负担，还可扩张小静脉和小动脉，减轻心脏前后负荷。可用 3～5mg 静注，于 3 分钟内推完，必要时每间隔 15 分钟重复一次。年老体弱者应酌情减量或改为皮下或肌肉注射。同时严密观察生命体征。

②快速利尿：呋塞米 20～40mg 静注，于 2 分钟内推完，4 小时可重复 1 次。本药除利尿作用外，还有扩张静脉作用，有利于缓解肺水肿。

③血管扩张剂：根据病情选择硝普钠、硝酸甘油或酚妥拉明静脉滴注，并监测血压。应用硝普钠或硝酸甘油血管扩张剂时，需每 5～10 分钟监测血压一次，根据血压逐步增加剂量至目标剂量，使收缩压维持在 100mmHg 左右，病情控制后采取逐步减量、停药。不可突然停药，以免引起病情反跳。硝普钠含有氰化物，连续用药时间不宜超过 24 小时。

（2）增加心肌收缩力：

①西地兰：最适用于肺水肿伴有快速心房颤动，并已知有心室扩大伴左心室收缩功能不全者。首剂 0.4～0.8mg，稀释后缓慢静注，2h 后酌情再给 0.2～0.4mg。急性心肌梗塞发病 24h 内病人不宜用洋地黄类药物。

②氨茶碱：具有平喘、强心、扩血管、利尿作用。常用 250mg 稀释后缓慢静注，1～2h 可重复一次。

③多巴胺、多巴酚丁胺：肺水肿伴有低血压，组织器官灌注不足时可选用。

4.其他治疗　激素可降低肺毛细血管通透性，减少渗出，常用地塞米松。仔细寻找并消除诱因，加强基本病因治疗。对于心源性休克，尤其是急性心梗合并肺水肿者，可采取主动脉内球囊反搏术增加心排血量，改善肺水肿。

（郝庆莲）

第六节　冠状动脉粥样硬化性心脏病

冠状动脉粥样硬化性心脏病是冠状动脉粥样硬化后造成管腔狭窄、阻塞，和（或）冠状动脉功能性痉挛，导致心肌缺血、缺氧引起的心脏病，简称冠心病，又称缺血性心脏病，是动脉硬化引起器官病变的最常见类型，也是严重危害人们健康的常见病。本病发病多在 40 岁以后，早期男性发病率多于女性。

根据本病的病理解剖和病理生理变化的不同和临床表现特点，1979 年世界卫生组织将冠状动脉粥样硬化性心脏病分为：隐匿型冠心病、心绞痛型冠心病、心肌梗死型冠心病、缺血性心肌病及猝死型冠心病五种临床类型。

近年来临床专家将冠状动脉粥样硬化性心脏病分为急性冠脉综合征和慢性缺血综合征两大类。急性冠脉综合征类型中包括不稳定心绞痛、非 ST 段抬高性心肌梗死、ST 段抬高性心肌梗死、猝死型冠心病。慢性缺血综合征类型中包括稳定型心绞痛、冠脉正常的心绞痛（X 综合征）、无症状性心肌缺血、缺血性心肌病。

一、心绞痛

心绞痛临床分型分为稳定型心绞痛和不稳定型心绞痛。稳定型心绞痛是指在冠状动脉粥样硬化的基础上，由于心肌负荷增加，发生冠状动脉供血不足，导致心肌急剧暂时的缺血、缺氧所引起的临床综合征。

（一）病因与发病机制

当冠状动脉的供血与心肌需血量之间发生矛盾时,冠状动脉血流量不能满足心肌细胞代谢需要,造成心肌暂时的出现缺血、缺氧,心肌在缺血、缺氧情况下产生的代谢产物,刺激心脏内的传入神经末梢,经1～5胸交感神经节和相应的脊髓段,传入大脑,在与自主神经进入水平相同脊髓段的脊神经所分布的区域,即胸骨后、胸骨下段、上腹部、左肩、左臂前内侧与小指,产生疼痛感觉。由于心绞痛不是躯体神经传入,因此不能准确定位,常不是锐痛。

正常心肌耗氧的多少主要取决于心肌张力、心肌收缩强度、心率,因此常用"心率×收缩压",作为评估心肌耗氧的指标。心肌能量的产生需要心肌细胞将血液中大量的氧摄入,因此,当氧供需增加的时候,就难从血液中摄入更多的氧,只能增加冠状动脉的血流量提供。在正常情况下,冠状动脉血流量是随机体生理需要而变化,在剧烈体力活动、缺氧等情况时,冠状动脉就要扩张,使血流量增加,满足机体需要。

当冠状动脉粥样硬化所致的冠脉管腔狭窄和(或)部分分支闭塞时,冠状动脉扩张能力减弱,血流量减少,对心肌供血处于相对固定状态,一般休息状态可以无症状。当心脏负荷突然增加时,如劳累、情绪激动等,使心肌张力增加、心肌收缩力增加、心率增快,都可以引起心肌耗氧量增加,冠脉不能相应扩张以满足心肌需血量,引起心绞痛发作。另外如主动脉瓣膜病变、严重贫血、肥厚型心肌病等,由于血液携带氧的能力降低或是肥厚的心肌使心肌耗氧增加,或是心排血量过低/舒张压过低,均可造成心肌氧的供需失衡,心肌缺血缺氧,引发心绞痛。各种原因引起冠状动脉痉挛,不能满足心肌需血量,亦可引发心绞痛。

稳定型心绞痛常发生于劳累、激动的当时,典型心绞痛在相似的情况下可重复出现,但是同样的诱因情况,可以只是在早晨而不在下午出现心绞痛,提示与早晨交感神经兴奋性增高等昼夜节律变化有关。当发作的规律有变化或诱因强度降低仍诱发心绞痛发作,常提示病人发生不稳定型心绞痛。

（二）临床表现

1.症状　阵发性胸痛或心前区不适是典型心绞痛的特点。

(1)疼痛部位:胸骨体中上段、胸骨后可波及心前区,甚至整个前胸,边界表达不清。可放射至左肩、左臂内侧,甚至可达左手环指和小指,也可向上放射至颈、咽部和下颊部,也可放射至上腹部甚至下腹部。

(2)疼痛性质:常为压迫感、发闷、紧缩感也可为烧灼感,偶可伴有濒死、恐惧感。病人可因疼痛而被迫停止原来的活动,直至症状缓解。

(3)持续时间:多在1～5min,一般不超过15min。

(4)缓解方式:休息或含服硝酸甘油后几分钟内缓解。

(5)发作频率:发作频率固定,可数天或数星期发作1次,也可1d内多次发作。

(6)诱发因素:有体力劳动、情绪激动、饱餐、寒冷、吸烟、休克等情况。

2.体征　发作时可有心率增快,暂时血压升高。有时出现第四或第三心音奔马律。也可有心尖部暂时性收缩期杂音,出现交替脉。

（三）实验室检查

1.心电图检查　心电图检查是发现心肌缺血、诊断心绞痛最常用的检查方法。

(1)静息心电图检查:缓解期可无任何表现。心绞痛发作期特征性的心电图可见ST段压低>0.1mV,T波低平或倒置,ST段改变比T波改变更具有特异性。少部分病人发作时原来低平、倒置的T波变为直立,也可以诊断心肌缺血。T波改变对于心肌缺血诊断特异性不如ST段改变,但发作时的心电图与发作前的心电图进行比较有明显差别,而且发作之后心电图有所恢复,也是具有诊断意义。

部分病人发作时可出现各种心律失常,最常见的是左束支传导阻滞和左前分支传导阻滞。

(2)心电图负荷试验:心电图负荷试验最常用的运动负荷试验。心绞痛病人在运动中出现典型心绞痛,心电图有 ST 段水平型或下斜型压低≥0.1mV,持续 2min 即为运动负荷试验阳性。

2.超声心动图 缓解期可无异常表现,心绞痛发作时可发现节段性室壁运动异常,可有一过性心室收缩、舒张功能障碍的表现。

超声心动图负荷试验是诊断冠心病的方法之一,敏感性和特异性高于心电图负荷试验,可以识别心肌缺血的范围和程度。

3.放射性核素检查 ^{201}Tl(铊)-静息和负荷心肌灌注显像,在静息状态可以见到心肌梗死后瘢痕部位的铊灌注缺损的显像。负荷心肌灌注显像是在运动诱发心肌缺血时,显示出冠状动脉供血不足而导致的灌注缺损。

4.冠状动脉造影 冠状动脉造影目前是诊断冠心病的金标准。可发现冠脉系统病变的范围和程度,当管腔直径缩小于 70%～75% 以上时,将严重影响心肌供血。

(四)治疗原则

心绞痛治疗的主要目的是,一是预防心肌梗死及猝死,改善预后,二是减轻症状,提高生活质量。

1.心绞痛发作期治疗

(1)休息:发作时立刻休息,一般在停止活动后 3～5min 症状即可消失。

(2)应用硝酸酯类药物:硝酸酯类药物是最有效、作用最快终止心绞痛发作的药物,如舌下含化硝酸甘油 0.3～0.6mg,1～2min 开始起效,作用持续 30min 左右,或舌下含化硝酸异山梨醇酯 5～10mg,2～5min 起效,作用持续 2～3h。

2.缓解期治疗

(1)祛除诱因:尽量避免已确知的诱发因素,保持体力活动,调整活动量,避免过度劳累;保持平和心态,避免心情紧张、情绪激动;调整饮食结构,严禁烟酒,避免饱餐。

控制血压,将血压控制在 130/80mmHg 以下;改善生活方式,控制体重;积极治疗糖尿病,将糖化血红蛋白控制在≤7%。

(2)应用硝酸酯制剂:硝酸酯制剂可以扩张容量血管,减少静脉回流,同时对动脉也有轻度扩张,降低心脏后负荷,进而降低心肌耗氧量。硝酸酯制剂可以扩张冠状动脉,增加心肌供血,改善需血氧与供血氧的矛盾,缓解心绞痛症状。

①硝酸甘油:舌下含服,起效快,常用于缓解心绞痛发作。

②硝酸甘油气雾剂:也常可用于缓解心绞痛发作,作用方式如同舌下含片。

③2%硝酸甘油贴剂:适用于预防心绞痛发作,贴在胸前或上臂皮肤,缓慢吸收。

④二硝酸异山梨醇酯:二硝酸异山梨醇酯口服 3/d,每次 5～20mg,服用后半小时起效,作用维持 3～5h。舌下含服 2～5min 起效,每次可用 5～10mg,维持时间为 2～3h。

硝酸酯制剂不良反应有头晕、头部跳痛感、面红、心悸等,静脉给药还可有血压下降。硝酸酯制剂持续应用可以产生耐药性。

(3)应用 β 受体阻滞药:β 受体阻滞药是冠心病二级预防的首选药,应终身服用。如普萘洛尔、阿替洛尔、美托洛尔等。使用剂量应个体化,在治疗过程中以清醒时静息心率不低于 50/min 为宜。从小剂量开始,逐渐增加剂量,以达到缓解症状,改善预后目的。如果必须停药应逐渐减量,避免突然停药引起症状反跳,甚至诱发急性心肌梗死。对于心动过缓、房室传导阻滞病人不宜使用。慢性阻塞性肺部疾患、支气管哮喘、心力衰竭、外周血管病患者均应慎用。

(4)应用钙离子拮抗药:钙离子拮抗药抑制心肌收缩,扩张周围血管,降低动脉压,降低心脏后负荷,减少心肌耗氧量。还可以扩张冠状动脉,缓解冠状动脉痉挛,改善心内膜下心肌的供血。临床常用制剂有硝苯地平、地尔硫草等。

常见副作用有胫前水肿、面色潮红、头痛、便秘、嗜睡、心动过缓、房室传导阻滞等。

(5)应用抑制血小板聚集的药物:冠状动脉内血栓形成是急性冠心病事件发生的主要特点,抑制血小板功能对于预防事件、降低心血管死亡具有重要意义。临床常用肠溶阿司匹林 75～150mg/d,主要副作用是胃肠道症状,严重程度与药物剂量有关,引发消化道出血的年发生率为 1‰～2‰。如有消化道症状不能耐受、过敏、出血等情况,可应用氯吡格雷和质子泵抑制药如奥美拉唑,替代阿司匹林。

(五)护理措施

1.一般护理　发作时应立即休息,同时舌下含服硝酸甘油。缓解期可适当活动,避免剧烈运动,保持情绪稳定。秋、冬季外出应注意保暖。对吸烟病人应鼓励戒烟,以免加重心肌缺氧。

2.病情观察　了解病人发生心绞痛的诱因,发作时疼痛的部位、性质、持续时间、缓解方式、伴随症状等。发作时应尽可能描记心电图,以明确心肌供血情况。如症状变化应警惕急性心肌梗死的发生。

3.用药护理　应用硝酸甘油时,嘱咐病人舌下含服,或嚼碎后含服,应在舌下保留一些唾液,以利药物迅速溶解而吸收。含药后应平卧,以防低血压的发生。服用硝酸酯类药物后常有头胀、面红、头晕、心悸等血管扩张的表现,一般持续用药数天后可自行好转。对于心绞痛发作频繁或含服硝酸甘油效果不好的病人,可静脉滴注硝酸甘油,但注意滴速,需监测血压、心率变化,以免造成血压降低。注意青光眼、低血压禁忌。

4.饮食护理　给予低热量、低脂肪、低胆固醇、少糖、少盐、适量蛋白质、丰富的维生素饮食,宜少食多餐,不饮浓茶、咖啡,避免辛辣刺激性食物。

5.健康指导

(1)饮食指导:告诉病人宜摄入低热量、低动物脂肪、低胆固醇、少糖、少盐、适量蛋白质食物,饮食中应有适量的纤维素和丰富的维生素,宜少食多餐,不宜过饱,不饮浓茶,咖啡,避免辛辣刺激性食物。肥胖者控制体重。

(2)预防疼痛:寒冷可使冠脉收缩,加重心肌缺血,故冬季外出应注意保暖。告诉病人洗澡不要在饱餐或饥饿时进行,洗澡水温不要过冷或过热,时间不宜过长,不要锁门,以防意外。有吸烟习惯的病人应戒烟,因为吸烟产生的一氧化碳影响氧合,加重心肌缺氧,引发心绞痛。

(3)活动与休息:合理安排活动和休息缓解期可适当活动,但应避免剧烈运动(如快速登楼、追赶汽车),保持情绪稳定,避免过劳。

(4)定期复查:定期检查心电图、血脂、血糖情况,积极治疗高血压、控制血糖和血脂。如出现不适疼痛加重,用药效果不好,应到医院就诊。

(5)按医嘱服药:平时要随身携带保健药盒(内有保存在深色瓶中的硝酸甘油等药物)以备急用,并注意定期更换。学会自我监测药物的不良反应,自测脉率、血压,密切观察心率血压变化,如发现心动过缓应到医院调整药物。

二、急性心肌梗死

急性心肌梗死是在冠状动脉硬化的基础上,冠状动脉血供应急剧减少或中断,使相应的心肌发生严重持久的缺血导致心肌坏死。临床表现为持久的胸前区疼痛、发热、血白细胞增高、血清心肌坏死标记物增高和心电图进行变化,还可发生心律失常、休克或心力衰竭三大并发症,亦属于急性冠脉综合征的严重类型。

(一)病因与发病机制

基本病因是冠状动脉粥样硬化,造成一支或多支血管狭窄,在侧支循环未建立时,使心肌供血不足。也有极少数病人由于冠状动脉栓塞、炎症、畸形、痉挛和冠状动脉口阻塞为基本病因。

在冠状动脉严重狭窄的基础上,一旦心肌需血量猛增或冠脉血供锐减,使心肌缺血达20～30min以上,即可发生急性心肌梗死。

研究证明,多数心肌梗死是由于粥样斑块破溃、出血、管腔内血栓形成,使管腔闭塞。还有部分病人是由于冠状动脉粥样斑块内或其下出血或血管持续痉挛,也可使冠状动脉完全闭塞。

促使粥样斑块破裂、出血、血栓形成的诱因有:①机体交感神经活动增高,应激反应性增强,心肌收缩力加强、心率加快、血压增高。②饱餐,特别在食用大量脂肪后,使血脂升高,血黏稠度增高。③剧烈活动、情绪过分紧张或过分激动、用力大便或血压突然升高,均可使左心室负荷加重。④脱水、出血、手术、休克或严重心律失常,可使心排血量减少,冠状动脉灌注减少。

急性心肌梗死发生并发症,均可使冠状动脉灌注量进一步降低,心肌坏死范围扩大。

(二)临床表现

1.先兆表现　约半数以上病人发病数日或数周前有胸闷、心悸、乏力、恶心、大汗、烦躁、血压波动、心律失常、心绞痛等前驱症状。以新发生的心绞痛,或原有心绞痛发作频繁且程度加重、持续时间长、服用硝酸甘油效果不好为常见。

2.主要症状

(1)疼痛:为最早、最突出的症状,其性质和部位与心绞痛相似,但程度更剧烈,伴有烦躁、大汗、濒死感。一般无明显的诱因,疼痛可持续数小时或数天,经休息和含服硝酸甘油无效。少数病人症状不典型,疼痛可位于上腹部或颈背部,甚至无疼痛表现。

(2)全身症状:一般在发生疼痛24～48h后,出现发热、心动过速。一般发热体温在38℃左右,多在1周内恢复正常。可有胃肠道症状如恶心、呕吐、上腹胀痛,重者可有呃逆。

(3)心律失常:有75%～90%的病人发生心律失常,多发生于病后1～2d,前24h内发生率最高,以室性心律失常最多见,如频发室性期前收缩,成对出现或呈短阵室性心动过速,常是出现室颤先兆。室颤是急性心肌梗死早期病人死亡的主要原因。

(4)心源性休克:疼痛时常见血压下降,如疼痛缓解时,收缩压<10.7kPa(80mmHg),同时伴有烦躁不安、面色苍白或青紫、皮肤湿冷、脉搏细速、尿量减少、反应迟钝,则为休克表现,约20%病人常于心肌梗死后数小时至1周内发生。

(5)心力衰竭:约半数病人在起病最初几天,疼痛或休克好转后,出现呼吸困难、咳嗽、发绀、烦躁等左心衰竭的表现,重者可发生急性肺水肿,随后可出现颈静脉怒张、肝大、水肿等右心衰竭的表现。右心室心肌梗死病人发病开始即可出现右心衰竭表现,同时伴有血压下降。

3.体征　多数病人心率增快,但也有少数病人心率变慢,心尖部第一心音减低,出现第三、四心音奔马律。有10%～20%病人在发病的2～3d,由于反应性纤维性心包炎,可出现心包摩擦音。可有各种心律失常。

除极早期血压可增高外,随之几乎所有病人血压下降,发病前高血压病人血压可降至正常,而且多数病人不再恢复起病前血压水平。

可有与心律失常、休克、心力衰竭相关体征。

4.其他并发症　乳头肌功能不全或断裂、心室壁瘤、栓塞、心脏破裂、心肌梗死后综合征等。

（三）辅助检查

1.心电图改变

(1)特征性改变：①面向坏死区的导联，出现宽而深的异常 Q 波。②在面向坏死区周围损伤区的导联，出现 S-T 段抬高呈弓背向上。③在面向损伤区周围心肌缺氧区的导联，出现 T 波倒置。④在背向心肌梗死的导联则出现 R 波增高、S-T 段压低、T 波直立并增高。

(2)动态性改变：起病数小时后 S-T 段弓背向上抬高，与直立的 T 波连接成单向曲线；2d 内出现病理性 Q 波，R 波减低；数日后 S-T 段恢复至基线水平，T 波低平、倒置或双向；数周后 T 波可倒置，病理性 Q 波永久遗留。

2.实验室检查

(1)肌红蛋白：肌红蛋白敏感性高但特异性不高，起病后 2h 内升高，12h 内达到高峰，24～48h 恢复正常。

(2)肌钙蛋白：肌钙蛋白 I 或 T 起病后 3～4h 升高。肌钙蛋白 I 11～24h 达到高峰，7～10d 恢复正常。肌钙蛋白 T 24～48h 达到高峰，10～14d 恢复正常。

这些心肌结构蛋白含量增加是诊断心肌梗死的敏感指标。

(3)血清心肌酶测定：出现肌酸激酶同工酶 CK-MB、肌酸磷酸激酶、门冬氨酸氨基转移酶、乳酸脱氢酶升高，其中肌酸磷酸激酶是出现最早、恢复最早的酶，肌酸激酶同工酶 CK-MB 诊断敏感性和特异性均极高，起病 4h 内增高，16～24h 达到高峰，3～4d 恢复正常。增高程度与梗死的范围呈正相关，其高峰出现时间是否提前有助于判断溶栓治疗是否成功。

(4)血细胞：发病 24～48h 后白细胞升高($10～20)\times10^9$/L，中性粒细胞增多，嗜酸性粒细胞减少；红细胞沉降率增快；C 反应蛋白增高。

（四）治疗原则

急性心肌梗死治疗原则是尽快恢复心肌血流灌注，挽救心肌，缩小心肌缺血范围，防止梗死面积扩大，保护和维持心脏功能，及时处理各种并发症。

1.一般治疗

(1)休息：急性期卧床休息 12h，若无并发症，24h 内应鼓励病人床上活动肢体，第 3d 可床边活动，第 4d 起逐步增加活动，1 周内可达到每日 3 次步行 100～150m。

(2)监护：急性期进行心电图、血压、呼吸监护，密切观察生命体征变化和心功能变化。

(3)吸氧：急性期持续吸氧 4～6L/min，如发生急性肺水肿，按其处理原则处理。

(4)抗凝治疗：无禁忌证病人嚼服肠溶阿司匹林 150～300mg，连服 3 日，以后改为 75～150mg/d，长期服用。

2.解除疼痛 哌替啶 50～100mg 肌内注射或吗啡 5～10mg 皮下注射，必要时 1～2h 可重复使用 1 次，以后每 4～6h 重复使用，用药期间要注意防止呼吸抑制。疼痛轻的病人可应用可待因或罂粟碱 30～60mg 肌内注射或口服。也可用硝酸甘油静脉滴注，但需注意心率、血压变化，防止心率增快、血压下降。

3.心肌再灌注 心肌再灌注是一种积极治疗措施，应在发病 12h 内，最好在 3～6h 进行，使冠状动脉再通，心肌再灌注，使濒临坏死的心肌得以存活，坏死范围缩小，减轻梗死后心肌重塑，改善预后。

(1)经皮冠状动脉介入治疗(PCI)：实施 PCI 首先要有具备实施介入治疗条件，并建立急性心肌梗死急救的绿色通道，病人到院明确诊断之后，既要对病人给予常规治疗，又要做好术前准备的同时将病人送入心导管室。

①直接 PCI。适应证：ST 段抬高和新出现左束支传导阻滞。ST 段抬高性心肌梗死并发休克。非 ST

段抬高性心肌梗死,但梗死的动脉严重狭窄。有溶栓禁忌证,又适宜再灌注治疗病人。

注意事项:发病12h以上病人不宜实施PCI。对非梗死相关的动脉不宜实施PCI。心源性休克需先行主动脉球囊反搏术,待血压稳定后方可实施PCI。

②补救PCI。对于溶栓治疗后仍有胸痛,抬高的ST段降低不明显,应实施补救PCI。

③溶栓治疗再通后PCI:溶栓治疗再通后,在7~10d行冠状动脉造影,对残留的狭窄血管并适宜的行PCI,可进行PCI。

(2)溶栓疗法

对于由于各种原因没有进行介入治疗的病人,在无禁忌证情况下,可尽早行溶栓治疗。

①适应证:两个以上(包括两个)导联ST段抬高或急性心肌梗死伴左束支传导阻滞,发病<12h,年龄<75岁。ST段抬高明显心肌梗死病人,>75岁。ST段抬高性心肌梗死发病已达12~24h,但仍有胸痛、广泛ST段抬高者。

②禁忌证:既往病史中有出血性脑卒中;1年内有过缺血性脑卒中、脑血管病;颅内肿瘤;近1个月有过内脏出血或已知出血倾向;正在使用抗凝药;近1个月有创伤史、>10min的心肺复苏;近3周来有外科手术史,近2周内有在不能压迫部位的大血管穿刺术;未控制高血压>180/110mmHg;未排除主动脉夹层。

③常用溶栓药物:尿激酶(UK)在30min内静脉滴注150万~200万U;链激酶(SK)、重组链激酶(rSK)在1h内静脉滴注150万U,应用链激酶须注意有无过敏反应,如寒战、发热等;重组组织型纤溶酶原激活剂(rt-PA)在90min内静脉给药100mg,先静脉注射15mg,继而在30min内静脉滴注50mg,随后60min内静脉滴注35mg。另外,在用rt-PA前后均需静脉滴注肝素,应用rt-PA前需用肝素5000U,用rt-PA后需每小时静脉滴注用肝素700~1000U,持续使用2d。之后3~5d,每12h皮下注射肝素7500U或使用低分子肝素。

血栓溶解指标:抬高的ST段2h内回落50%;2h内胸痛消失;2h内出现再灌注性心律失常;血清CK-MB酶峰值提前出现。

4.心律失常处理 室性心律失常常可引起猝死,应立即处理,首选给予利多卡因静脉注射,反复出现可使用胺碘酮治疗,发生室颤时立即实施电复律;对房室传导阻滞,可用阿托品、异丙肾上腺素等药物,严重者需安装人工心脏起搏器。

5.控制休克 补充血容量,应用升压药物及血管扩张药,纠正酸碱平衡紊乱。如处理无效时,应选用在主动脉内球囊反搏术的支持下,积极行经皮冠状动脉成形术或支架植入术。

6.治疗心力衰竭 主要是治疗急性左心衰竭。急性心肌梗死24h内禁止使用洋地黄制剂。

7.二级预防 预防动脉粥样硬化、冠心病的措施属于一级预防,对于已经患有冠心病、心肌梗死病人预防再梗,防止发生心血管事件的措施属于二级预防。

二级预防措施有:①应用阿司匹林或氯吡格雷等药物,抗血小板集聚。应用硝酸酯类药物,抗心绞痛治疗。②预防心律失常,减轻心脏负荷。控制血压在140/90mmHg以下,合并糖尿病或慢性肾功能不全应控制在130/80mmHg以下。③戒烟、控制血脂。④控制饮食,治疗糖尿病,糖化血红蛋白应低于7%,体重指数应控制在标准体重之内。⑤对病人及家属要普及冠心病相关知识教育,鼓励病人有计划、适当的运动。

(五)护理措施

1.身心休息 急性期绝对卧床,减少心肌耗氧,避免诱因。保持安静,减少探视避免不良刺激,保证睡眠。陪伴和安慰病人,操作熟练,有条不紊,理解并鼓励病人表达恐惧。

2.改善活动耐力 改善活动耐力,帮助病人制定逐渐活动计划。对于有固定时间和情境出现疼痛的病人,可预防性给药。若病人在活动后出现呼吸加快或困难、脉搏过快或停止后 3min 未恢复,血压异常、胸痛、眩晕应停止活动,并以此作为限制最大活动量的指标。

3.病情观察 监护 5~7d,监测心电图、心率、心律、血压、血流动力学,有并发症应延长监护时间。如心率、心律和血压变化,出现心律失常,特别是室性心律失常和严重的房室传导阻滞、休克的发生,及时报告医师处理。观察尿量、意识改变,以帮助判断休克的情况。

4.给氧 前 3d 给予高流量吸氧 4~6L/min,而后可间断吸氧。如发生急性肺水肿,按其处理原则护理。

5.止痛护理 遵医嘱给予哌替啶、吗啡、硝酸甘油等止痛药物,对于烦躁不安病人可给予地西泮肌内注射。观察疼痛性质及其伴随症状的变化,注意有无呼吸抑制、心率加快等不良反应。

6.防止便秘护理 向病人强调预防便秘的重要性,食用富含纤维食物,注意饮水 1500ml/d,遵医嘱长期服用缓泻药,保证大便通畅。必要时应用润肠药、低压灌肠等。

7.饮食护理 给予低热量、低脂、低胆固醇和高维生素饮食,少量多餐,避免刺激性食品。

8.溶栓治疗护理 溶栓前要建立并保持静脉通道畅通。仔细询问病史,除外溶栓禁忌证;溶栓前需检查血常规、出凝血时间、血型和配血备用。

溶栓治疗中观察病人有无寒战、皮疹、发热等过敏反应。应用抗凝药物如阿司匹林、肝素,使用过程中应严密观察有无出血倾向。应用溶栓治疗时应严密监测出凝血时间和纤溶酶原,防止出血,注意观察有无牙龈、皮肤、穿刺点出血和大小便的颜色。如出现大出血时需立即停止溶栓、输鱼精蛋白、输血。

溶栓治疗后应定时记录心电图、检查心肌酶谱,观察胸痛有无缓解。

9.经皮冠状动脉介入治疗后护理 防止出血与血栓形成,停用肝素 4h 后,复查全血凝固时间,凝血时间在正常范围之内,拔除动脉鞘管,压迫止血,加压包扎,病人继续卧床 24h,术肢制动。同时,严密观察生命体征,有无胸痛。观察足背动脉搏动情况、鞘管留置部位有无出血、血肿。

10.预防并发症

(1)预防心律失常及护理:急性期要持续心电监护,发现频发室性期前收缩,成对的、多源性的、呈 RonT 现象的室性期前收缩或发现房室传导阻滞时,应及时通知医师处理,遵医嘱应用利多卡因等抗心律失常药物,同时要警惕发生室颤、猝死。

电解质紊乱、酸碱失衡也是引起心律失常的重要因素,要监测电解质和酸碱平衡状态,准备好急救药物和急救设备如除颤器、起搏器等。

(2)预防休克及护理:遵医嘱给予扩容、纠酸、血管活性药物,避免脑缺血、保护肾功能,安置患者平卧位或头低足高位。

(3)预防心力衰竭及护理:在起病最初几天甚至在心肌梗死演变期内,急性心肌梗死的病人可以发生心力衰竭,多表现左心衰竭。因此要严密观察病人有无咳嗽、咳痰、呼吸困难、尿少等症状,观察肺部有无湿啰音。避免情绪烦躁、饱餐、用力排便等加重心脏负荷的因素。如发生心力衰竭,即按心力衰竭护理进行护理。

11.健康教育

(1)养成良好生活习惯:调整生活方式,缓解压力,克服不良情绪,避免饱餐、寒冷刺激。洗澡时应注意:不在饱餐和饥饿时洗,水温和体温相当,时间不要过长,卫生间不上锁,必要时有人陪同。

(2)积极治疗危险因素:积极治疗高血压、高血脂、糖尿病、控制体重于正常范围,戒除烟酒。自觉落实二级预防措施。

(3)按时服药:了解所服药物作用、副作用,随身带药物和保健卡。按时服药、定期复查、终身随诊。

（4）合理饮食：食用低热量、低脂、低胆固醇，总热量不宜过高的饮食，以维持正常体重为度。清淡饮食，少量多餐。避免大量刺激性食品。多食含纤维素和果胶的食物。

（林　华）

第七节　原发性高血压

高血压是指动脉收缩压和（或）舒张压持续升高。高血压分为原发性高血压和继发性高血压两种类型。病因不明的高血压，称为原发性高血压，简称为高血压。血压升高是继发某些疾病基础之上的症状，称为继发性高血压。

原发性高血压是以血压升高为主要临床表现，伴有或不伴有多种心血管疾病危险因素的综合征。高血压是心、脑、血管疾病的主要病因和危险因素，影响心、脑、肾的结构和功能，最终导致其功能衰竭，是心血管疾病死亡的主要原因之一。

一、病因与发病机制

病因及发病机制目前尚不清。

（一）病因

可能与发病有关因素可分为遗传因素和环境因素。

1.遗传因素　高血压具有家族聚集性，60％高血压病人均有高血压家族史，父母均有高血压，子女发病率概率为高达46％。不仅血压升高发生率体现遗传性，在血压高度、并发症发生及相关因素，也有遗传性。

2.环境因素

（1）饮食：摄入钠盐较多导致敏感的人血压升高，摄入盐越多，血压水平和患病率越高；钾的摄入与血压呈负相关；部分研究者认为低钙饮食与高血压发生有关；高蛋白质、饱和脂肪酸、饱和脂肪酸/多不饱和脂肪酸比值较高物质摄入也是升高血压因素；饮酒量与血压水平，尤其与收缩压水平呈线性相关，每天饮酒量超过50g的病人，发病率明显提高。

（2）精神应激：长期精神过度紧张、焦虑或长期在噪声、视觉刺激的环境下，可引起高血压，可能与大脑皮质兴奋与抑制的平衡失调有关，以致交感神经兴奋性增强，儿茶酚胺类介质释放增加，使小动脉收缩。同时交感神经兴奋促使肾素释放增多，均促进和维持血压升高。

3.其他因素

（1）体重：超重或肥胖是血压升高的重要危险因素，血压与体重指数呈显著正相关，肥胖类型与高血压有密切关系，向心性肥胖者易发生高血压。

（2）避孕药：口服避孕药引起的高血压一般是轻度、可逆转的，停药半年后血压可恢复正常。服用避孕药妇女血压升高发生率及程度与用药时间长短有关，35岁以上妇女更易出现高血压。

（二）发病机制

1.交感神经兴奋性增强　各种病因所致高级神经中枢功能失调，反复过度紧张与精神刺激引起交感神经兴奋、儿茶酚胺分泌增加，使心排血量和外周血管阻力增加。

2.肾性水、钠潴留　各种原因如交感神经兴奋性增高，使肾血管阻力增加；肾小球结构微小病变；肾排钠激素分泌减少或机体其他器官排钠激素分泌异常等，均可引起肾性水、钠潴留和血容量增加，机体为避免心排血量增高，导致外周血管阻力增高，可使血压增高。

3.肾素-血管紧张素醛固酮系统激活 肾素-血管紧张素-醛固酮系统失调,使肾小球球旁细胞分泌肾素增加,激活血管紧张素系统,终使肾上腺髓质分泌去甲肾上腺素增多,导致:①直接收缩小动脉平滑肌,外阻增加;②使交感神经冲动增加;③使醛固酮分泌增加,导致水钠潴留;以上均使血压增高。

近年来研究发现血管壁、心脏、中枢神经、肾、肾上腺等组织,也有肾素-血管紧张素醛固酮系统各种组成成分,这些肾素-血管紧张素-醛固酮系统成分,对心脏、血管的功能和结构所起的作用,在高血压发生和维持高血压状态可能有很大影响。

4.细胞膜离子转运异常 各种原因引起细胞膜离子转运异常,可致细胞内钠、钙离子浓度升高,膜电位降低,激活细胞兴奋-收缩耦联,使血管收缩反应性增高和平滑肌细胞增生、肥大,血管阻力增大。

5.胰岛素抵抗 约有50%高血压病人存在不同程度的胰岛素抵抗,在高血压、肥胖、血三酰甘油异常、葡萄糖耐量异常同时并存的病人中,有空腹和(或)葡萄糖负荷时血浆胰岛素浓度增高的征象。

有研究认为胰岛素抵抗是2型糖尿病和高血压发生的共同病理生理基础。部分研究者认为胰岛素抵抗主要影响胰岛素对葡萄糖的利用效应,但其他生物学效应仍然保留,继发性高胰岛素血症,使肾水钠重吸收增强,交感神经系统兴奋性亢进,动脉弹性减退,以致血压升高。从一定意义上来说,胰岛素抵抗增加交感神经兴奋性,机体产热增加,对于肥胖是负反馈调节,但是以血压升高、血脂代谢障碍为代价的。

二、临床表现

(一)症状

起病缓慢,常有头晕、头痛、耳鸣、颈部紧板、眼花、乏力、失眠,有时可有心悸和心前区不适感等症状,紧张或劳累后加重。但约有1/5的病人可无任何症状,在查体或出现心、脑、肾等并发症就诊时发现。

合并脏器受累的高血压病人,还可出现胸闷、气短、心绞痛、多尿等症状。在高血压合并动脉粥样硬化、心功能减退的病人易发生严重眩晕,常是短暂性脑缺血发作或直立性低血压、过度降压。

(二)并发症

1.高血压危象 高血压危象在高血压早期与晚期均可发生。主要表现有头痛、烦躁、眩晕、心悸、气急、视物模糊、恶心呕吐等症状,同时可伴有动脉痉挛和累及靶器官缺血症状。

诱因常是紧张、劳累、寒冷、嗜铬细胞瘤发作、突然停用降压药等。

2.高血压脑病 重症高血压病人易发生。临床表现以脑病症状和体征为特点,严重者头痛、呕吐、意识障碍、精神错乱、抽搐,甚至昏迷。

3.脑血管病 包括短暂性脑缺血发作、脑出血、脑血栓、腔隙性脑梗死等。

4.心力衰竭

5.肾衰竭

(三)高血压危险因素

1.主要危险因素 ①年龄男>55岁,女>65岁。②吸烟。③糖尿病。④高胆固醇血症>5.75mmol/L。⑤家族早发冠心病史,男<55岁,女<65岁。⑥高敏C反应蛋白≥1mg/dl。

2.次要危险因素 ①高密度脂蛋白胆固醇(HDL-C)<1.0mmol/L。②低密度脂蛋白胆固醇(LDL-C)>3.3mmol/L。③肥胖,腹围男性≥85cm,女性≥80cm 或体重指数>28kg/m²。④糖耐量异常。⑤缺乏体力活动。

三、实验室检查

相关检查有助于发现相关的危险因素、病情程度和靶器官损害。①检查尿常规。②血生化检查,如血糖、血脂、肾功能、血尿酸、血电解质。③检查眼底。④心电图。⑤超声心电图。

四、治疗原则

使血压接近或达到正常范围,预防或延缓并发症的发生是原发性高血压治疗的目的。

(一)改善生活行为

改善生活行为要从多方面做起:①减轻体重,尽量将体重指数控制在<25。②限制钠盐摄入,每日食盐量不超过6g。③补充钙和钾,每日食用新鲜蔬菜400～500g,牛奶500ml,可以补充钾1000g和钙400mg。④减少脂肪摄入,脂肪量应控制在膳食总热量的25%以下。⑤戒烟、限制饮酒,每日饮酒量不超过50g乙醇的量。⑥进行低、中度等张运动,可根据年龄和身体状况选择运动方式如慢跑、步行,每周3～5次,每次可进行20～60min。

(二)药物治疗

1.利尿药　利尿药有噻嗪类、襻利尿药、保钾利尿药三类,使用最多是噻嗪类,如氢氯噻嗪12.5mg,1～2/d;氯噻酮20～40mg,1～2/d,主要副作用有电解质紊乱和高尿酸血症,痛风病人禁用;保钾利尿药可引起高血钾,肾功能不全者禁用,不宜与ACEI、ARB合用;襻利尿药主要用于肾功能不全者。

2.β受体阻滞药　常用有:美托洛尔25～50mg,2/d,阿替洛尔50～200mg,1～2/d,注意需要从小剂量开始,逐渐增量,主要副作用有心动过缓和支气管收缩,急性心力衰竭、病态窦房结综合征、房室传导阻滞、外周血管病、阻塞性支气管疾病病人禁用。另外此类药物可以增加胰岛素抵抗,还可以掩盖和延长降糖治疗的低血糖症,在必须使用时需要注意。

3.钙通道阻滞药(CCB)　常用有:硝苯地平5～20mg,3/d,维拉帕米40～120mg,3/d,主要副作用有颜面潮红,头痛,长期服用硝苯地平可出现胫前水肿。注意需要从小剂量开始,逐渐增量。

4.血管紧张素转换酶抑制药(ACEI)　此类药物特别适用于伴有心力衰竭、心肌梗死后、糖耐量减退、糖尿病肾病的高血压病人。常用有:卡托普利12.5～25mg,2～3/d,依那普利10～20mg,2/d,主要副作用有干咳、味觉异常、皮疹等。注意需要从小剂量开始,逐渐增量。高血钾、妊娠、双侧肾动脉狭窄的病人禁用。

5.血管紧张素Ⅱ受体阻滞药(ARB)　常用有:氯沙坦50～100mg,1/d,缬沙坦80～160mg,1/d,可以避免ACEI类药物的副作用。注意需要从小剂量开始,逐渐增量。

(三)并发症的治疗原则

及时正确处理高血压急症十分重要,在短时间内缓解病情,预防进行性或不可逆靶器官损害,降低死亡率。

1.迅速降血压　在血压严密监测的情况下,静脉给予降压药,根据血压情况及时调整给药剂量。如果病情许可,及时开始口服降压药治疗。

2.控制性降压　为防止短时间内血压骤然下降,使机体重要器官的血流灌注明显减少,要采用逐渐降压,在24h内降压20%～25%,48h内血压不低于160/100mmHg。如果降压后病人重要器官出现缺血的表现,血压降低幅度应更小些,在随后的1～2周将血压逐渐降至正常。

3.选择合适降压药 处理高血压急症应要求使用起效快、作用持续时间短、不良反应小的药物,临床上常用有硝普钠、硝酸甘油、尼卡地平、地尔硫䓬、拉贝洛尔等,一般情况下首选硝普钠。

(1)硝普钠:可扩张动脉和静脉,降低心脏前后负荷。可适用各种高血压急症,静脉滴注 $10\sim25\mu g/min$,但需密切观察血压的变化。不良反应比较轻,可有恶心、呕吐、肌肉颤动等,本药不宜长期、大量使用,因长期、大量使用可引起硫氰酸中毒,特别是肾功能不好者。

(2)硝酸甘油:可扩张静脉,选择性扩张冠状动脉和大动脉。主要用于急性心力衰竭或急性冠脉综合征时高血压急症,起效快。密切观察血压情况下,静脉滴注 $5\sim10\mu g/min$,然后每 $5\sim10min$ 增加滴速至 $20\sim30\mu g/min$。不良反应有心动过速、面色潮红、头痛、呕吐等。

(3)尼卡地平:本药作用快、持续时间短。在降压的同时还可以改善脑血流量,主要用于高血压危象、急性脑血管病时高血压急症。开始静脉滴注 $0.5\mu g/(kg\cdot min)$,逐渐增加剂量至 $6\mu g/(kg\cdot min)$。不良反应有心动过速、面色潮红等。

(4)地尔硫䓬:本药具有降压、改善冠状动脉血流量和控制快速室上性心律失常的作用,主要用于高血压危象、急性冠脉综合征。密切观察血压情况下,$5\sim15mg/h$ 静脉滴注,根据血压变化调整滴速。不良反应有面色潮红、头痛等。

(5)拉贝洛尔:本药起效快,但持续时间长,主要用于妊娠或肾衰竭时高血压急症。开始缓慢静脉注射 $50mg$,每隔 $15min$ 重复注射 1 次,使用总量不超过 $300mg$。不良反应有头晕、直立性低血压、房室传导阻滞等。

五、护理措施

(一)休息

轻度高血压可通过调整生活节奏、保证休息和睡眠而恢复正常。故高血压初期可不限制一般的体力活动,避免重体力活动,保证足够的睡眠。血压较高、症状较多或有并发症的病人应卧床休息,避免体力和脑力的过度兴奋。

(二)控制体重

应限制每日摄入总热量,以达到控制和减轻体重的目的。

(三)运动要求

增强运动如跑步、行走、游泳等。运动量指标可以为收缩压升高、心率的增快,但舒张压不升高,一段时间后,血压下降,心率增加的幅度下降的运动量。

(四)避免诱因

应指导病人控制情绪,避免寒冷,注意保暖。避免蒸汽浴和过热的水洗浴。保持大便通畅,避免剧烈运动和用力。避免突然改变体位和禁止长时间站立。

(五)用药护理

本病需长期服药。①提高病人用药依从性,不得自行增减和撤换药物。②某些降压药物可有直立性低血压副作用,指导病人在改变体位时要动作缓慢,当出现头晕、眼花时,立即平卧。③用药一般从小剂量开始,可联合数种药物,以增强疗效,减少副作用,应根据血压的变化,遵医嘱调整剂量。④降压不宜过快过低,尤其老年人,可因血压过低而影响脑部供血。⑤应用硝普钠需注意避光使用,调节速度需在严密监测血压情况下进行,连续使用一般不超过 $5d$,以免引起硫氰酸中毒。注意要防止药物外渗引起局部组织反应。

（六）并发症护理

高血压脑血管意外病人应半卧位,避免活动、安定情绪、遵医嘱给予镇静药。建立静脉通路,血压高时首选硝普钠静点治疗。

发生心力衰竭时应给予吸氧,4～6L/min,急性肺水肿时35％乙醇湿化吸氧,6～8L/min。

（七）健康教育

1.限制钠摄入　钠摄入<6 g/d,可减少水钠潴留,减轻心脏负荷,降低外周阻力,达到降低血压,改善心功能的目的。

2.减轻体重　血压与体重指数呈相关,特别是向心性肥胖,可使血容量增加,内分泌失调,是高血压的重要危险因素,应限制患者每日摄入总热量,以达到控制和减轻体重的目的。

3.运动　运动时(如跑步、行走、游泳)收缩压升高,伴心搏出量和心率的增高,但舒张压不升高,一段时间后,静息血压下降,心搏出量和心率增加的幅度下降。

4.坚持合理服药　因人而异确定服药时间、提供药物说明书,注意药物不良反应,并教会患者自己观察用药后的反应。

5.避免诱因　①避免情绪激动、精神紧张、劳累、精神创伤等可使交感神经兴奋,血压上升,故指导病人自己控制情绪调整生活节奏。②寒冷可使血管收缩,血压升高,冬天外出时注意保暖,室温不宜过低。③保持大便通畅,避免剧烈运动和用力咳嗽,以防回心血量骤增而发生脑血管意外。④生活环境应安静,避免噪声刺激和引起精神过度兴奋的活动。

6.行为安全　需要注意的安全事项避免突然改变体位,不用过热的水洗澡和蒸汽浴,禁止长时间站立。

7.指导病人学会观察技能　自测血压,每日定时、定位测量血压,定期随诊复查,病情变化如胸痛、水肿、鼻出血、血压突然升高、心悸、剧烈头痛、视物模糊、恶心呕吐、肢体麻木、偏瘫、嗜睡、昏迷等症状立即就医。

（程义莲）

第八节　心脏瓣膜病

心脏瓣膜病是心脏瓣膜及其附属结构(如瓣叶、瓣环、腱索及乳头肌等)因各种原因造成的以瓣膜增厚、黏连、纤维化、缩短为主要病理改变,以单个或多个瓣膜狭窄和(或)关闭不全为主要临床表现的一组心脏病。若瓣膜互相黏连、增厚、变硬、畸形致瓣膜开放受到限制,从而阻碍血液流通,称瓣膜狭窄;若瓣膜因增厚、缩短,以致不能完全闭合,导致部分血液返流,则称瓣膜关闭不全。二尖瓣最常受累,其次为主动脉瓣;若两个或两个以上瓣膜同时累及,临床上称为多瓣膜病。

引起本病的病因有炎症、黏液瘤样变性、退行性改变、先天性畸形、缺血性坏死、结缔组织疾病及创伤等。其中风湿性心脏病(简称风心病)是我国常见的心脏瓣膜病之一,它是由反复风湿热发生所造成的心脏瓣膜损害。风湿热是一种自身免疫性结缔组织疾病,主要累及心脏和关节,也可侵犯皮下组织、脑、浆膜及小血管等,与甲族乙型溶血性链球菌感染密切相关,患者多有反复链球菌扁桃体炎或咽峡炎病史。多发于冬春季节,寒冷潮湿环境下及医疗较差的地区。主要累及40岁以下人群,女性居多。最常累及的瓣膜是二尖瓣。急性风湿热后,至少需2年始形成明显二尖瓣狭窄。目前随着风湿热的减少,其发生率有所降低,而非风湿性的瓣膜病,如瓣膜黏液样变性和老年人的瓣膜钙化,日益增多。

一、二尖瓣狭窄

【病理生理】

二尖瓣狭窄主要累及左心房和右心室。正常人的二尖瓣口面积为 $4\sim6cm^2$，当瓣口面积减少一半即出现狭窄的相应表现。瓣口面积 $1.5cm^2$ 以上为轻度狭窄、$1\sim1.5cm^2$ 为中度狭窄、小于 $1cm^2$ 为重度狭窄。其病理演变经历 3 个阶段：

1.左房代偿期　瓣口面积减至 $2cm^2$ 以下，左房压升高，左房代偿性扩大、肥厚以加强收缩，此时病人多无症状。

2.左房失代偿期　瓣口面积小于 $1.5cm^2$ 时，左房扩大超过代偿极限，左房内压力持续升高，使肺静脉和肺毛细血管压力相继增高，导致肺顺应性减低，临床出现劳力性呼吸困难。

3.右心受累期　左房压和肺静脉压升高，引起肺小动脉反应性收缩，最终导致肺小动脉硬化，肺血管阻力增高，肺动脉压力升高，可引起右心室肥厚、扩张，直至右心衰竭。

【临床表现】

1.症状　轻度二尖瓣狭窄和二尖瓣关闭不全者，可无明显症状。当二尖瓣中度瓣狭窄（瓣口面积小于 $1.5cm^2$）时始有症状出现。

(1)呼吸困难：为最常见的早期症状。最先为劳力性呼吸困难，常因运动、精神紧张、性交、感染、妊娠或心房颤动而诱发。随着狭窄加重，出现静息时呼吸困难、阵发性夜间呼吸困难和端坐呼吸，严重狭窄者可反复发生急性肺水肿。

(2)咯血：可表现为痰中带血伴有夜间阵发性呼吸困难。突然咯出大量鲜血，通常见于严重二尖瓣狭窄，可为首发症状。它主要是薄而扩张的支气管静脉破裂所致，常由于左房压力突然升高引起。急性肺水肿时咳粉红色泡沫痰。肺梗死伴咯血为晚期伴有心衰时少见的并发症。

(3)咳嗽：常见，尤其在冬季明显，有的患者在平卧时干咳，可能与支气管黏膜淤血水肿易引起支气管炎，或左心房增大压迫左主支气管有关。

(4)声嘶：较少见，由于扩大的左心房和肺动脉压迫左喉返神经所致。

(5)右心受累症状可表现为食欲下降，恶心、呕吐，腹胀，少尿，水肿等。

2.体征　重度二尖瓣狭窄常有"二尖瓣面容"，双颧多呈紫红色，口唇轻度紫绀。

(1)心脏体征：心尖搏动正常或不明显。心浊音界在胸骨左缘第 3 肋间向左扩大，心腰消失，形成"梨形心"。心尖区有低调的隆隆样舒张中晚期杂音，局限，不传导，常伴舒张期震颤，为二尖瓣狭窄的特征性体征。心尖区可闻第一心音亢进和开瓣音，提示前叶柔顺、活动度好；如瓣叶钙化僵硬，则第一心音减弱，开瓣音消失。

(2)肺动脉高压和右心室扩大的体征：肺动脉高压时肺动脉瓣区第二心音亢进或伴分裂。当肺动脉扩张引起相对性肺动脉瓣关闭不全时，可在胸骨左缘第二肋间闻及舒张早期吹风样杂音，称 Graham Steell 杂音。右心室扩大伴相对性三尖瓣关闭不全时，在三尖瓣区闻及全收缩期吹风样杂音，吸气时增强。

【并发症】

1.心房颤动　为相对早期的常见并发症。心房颤动可使心排血量减少 20%，可为首次呼吸困难发作的诱因或患者活动受限的开始。突发快速房颤常为心力衰竭甚至急性肺水肿的主要诱因。

2.急性肺水肿　为重度二尖瓣狭窄的严重并发症，如不及时救治，可能致死。

3.右心衰竭　是晚期常见并发症。临床表现为右心衰竭的症状和体征。

4.血栓栓塞 20%的患者发生体循环栓塞,以脑动脉栓塞最多见,其余依次为外周动脉和内脏(脾、肾和肠系膜)动脉栓塞。心房颤动、大左心房(直径>55mm)、栓塞史或心排出量明显降低为体循环栓塞的危险因素。

5.肺部感染 常见,可诱发或加重心力衰竭。

6.感染性心内膜炎 较少见。

二、二尖瓣关闭不全

【病理生理】

二尖瓣关闭不全常与二尖瓣狭窄同时存在,也可单独存在。此病变主要累及左心房左心室,最终影响右心。

二尖瓣关闭不全时,左心室收缩期部分血液返流回左心房,加上肺静脉回流的血液,使左心房压力升高和容量增加,引起左心房扩大;左心室舒张期过多的左房血液流入左心室,使左心室因负荷过大而代偿性扩张、肥大。在代偿期,左心室可维持正常心搏量,使左心房压和左心室舒张末期压力不致明显上升,故不出现肺淤血。但持续严重的过度容量负荷终致左心衰竭,心房压和左心室舒张末压明显上升,出现肺淤血,最终导致肺动脉高压和右心衰竭发生。故单纯二尖瓣关闭不全发生心力衰竭较迟,但一旦发生,病情进展迅速。

【临床表现】

1.症状 轻度二尖瓣关闭不全可终生无症状。严重返流时有心排出量减少,患者最突出的主诉是疲乏无力。肺淤血的症状如呼吸困难等出现较晚。

2.体征 心尖搏动明显,左心室增大时向左下移位,呈抬举性搏动。第一心音减弱。心尖区可闻及全收缩期吹风样高调一贯型杂音,向左腋下和左肩胛下区传导,常伴震颤,为二尖瓣关闭不全的特征性体征。

【并发症】

与二尖瓣狭窄相似。体循环栓塞较二尖瓣狭窄少见,而感染性心内膜炎较二尖瓣狭窄多见。心力衰竭仅在晚期出现。

三、主动脉瓣狭窄

【病理生理】

主动脉瓣狭窄主要累及左心室和左心房。成人主动脉瓣口≥3.0cm²。当瓣口面积减少一半时,收缩期仍无明显跨瓣压差。瓣口≤1.0cm²时,左心室收缩压明显升高,跨瓣压差显著增大。主动脉瓣狭窄导致左心室射血受阻,左心室发生代偿性向心性肥厚,以维持正常收缩期室壁应力和左心排出量。肥厚的左心室顺应性降低,引起左心室舒张末压进行性升高,因而使左心房的后负荷增加,左心房代偿性肥厚。左心室射血受阻致心室收缩压升高和射血时间延长,加之左心室肥厚、舒张期心腔内压力增高,压迫心内膜下冠状动脉可引起冠状动脉血流减少,引起心肌缺血。最终由于室壁应力增高、心肌缺血和纤维化等导致左心衰竭。

【临床表现】

1.症状 由于左心室代偿能力较强,症状出现较晚,有的在50~70岁才产生症状。典型的症状是呼吸困难、心绞痛和运动时晕厥三大主症。

(1)呼吸困难:劳力性呼吸困难为晚期肺淤血引起的首发症状,见于90%的有症状患者。进而可发生夜间阵发性呼吸困难和端坐呼吸,甚或急性肺水肿。

(2)心绞痛:常见,随年龄增长,发作更频繁,由运动或体力劳动所诱发,休息缓解,主要由心肌缺血所致。

(3)晕厥:见于1/3有症状的患者。常在直立、体力活动中或之后立即发生。由急性脑缺血引起。

2.体征　心尖搏动相对局限、持续有力,如左心室扩大,可向左下移位。主动脉瓣区可闻及粗糙而响亮的收缩期喷射性杂音,向颈动脉、胸骨左下缘及心尖区传导,常伴震颤,为特异性体征。第一心音正常,第二心音减弱或消失。动脉脉搏上升缓慢、细小而持续(细迟脉)。严重主动脉瓣狭窄时心排血量降低,收缩压和脉压均下降。

【并发症】

1.心脏性猝死　占10%～20%。猝死前常有晕厥、心绞痛或心力衰竭史,也可发生于无任何症状者。

2.心律失常　约10%患者并发心房颤动。主动脉瓣钙化侵及传导系统可致房室传导阻滞。左心室肥厚、心内膜下心肌缺血或冠状动脉栓塞可致室性心律失常。心律失常是导致晕厥甚至猝死的主因。

3.心力衰竭　多数死于左心衰竭。患者左心衰后,自然病程明显缩短,故终末期右心衰竭少见。

4.其他　感染性心内膜炎和体循环栓塞,较少见。

四、主动脉瓣关闭不全

【病理生理】

此病变可导致主动脉内血流在舒张期返流入左心室,左心室在舒张期要同时接受左心房流入的血液和主动脉返流的血液,左心室舒张末容量增加,因此收缩期心搏出量增加,导致左心室代偿性肥厚与扩张,后期可发生左心衰竭。由于心脏收缩时射血增多,故收缩压升高,而舒张早期主动脉瓣口的返流导致舒张压降低,出现脉压增大和周围血管征。若返流量大,可引起外周动脉灌注不足,导致重要脏器灌注不足而出现相应的临床表现。

【临床表现】

1.症状　轻度者可多年无症状,甚至可耐受运动。一旦心功能失代偿,则病情常迅速恶化。最先的主诉为心排血量增加和心脏收缩力增强而发生心悸、心尖搏动增强、左胸不适、颈部和头部动脉强烈搏动感等。晚期出现左心衰竭表现。

2.体征

(1)心脏体征:心尖搏动向左下移位,呈抬举性搏动。第一心音减弱,第二心音减弱或缺如。胸骨左缘第3、4肋间可闻及与第二心音同时开始的高调叹气样递减型舒张早期杂音,向心尖部传导,坐位并前倾和深呼气时易听到,为特征性体征。轻度反流时,杂音限于舒张早期,音调高;中或重度反流时,杂音粗糙,为全舒张期隆隆样杂音(Austin Flint 杂音)。杂音为音乐性(鸽叫声)时,提示瓣叶脱垂、撕裂或穿孔。

(2)血管:收缩压升高,舒张压降低,脉压增大。严重主动脉瓣关闭不全时可出现周围血管征:随心脏搏动的点头征、颈动脉和桡动脉扪及水冲脉、股动脉枪击音及毛细血管搏动征。主动脉根部扩大者,在胸骨右缘第2、3肋间可扪及收缩期搏动。

【并发症】

1.感染性心内膜炎　较常见,常导致瓣膜穿孔和断裂而加重主动脉瓣返流,加重心力衰竭的发生。

2.室性心律失常　较常见,但少见心脏性猝死。

3.心力衰竭　在急性者出现早,慢性者于晚期始出现。

五、心脏瓣膜病的辅助检查及治疗要点

【辅助检查】

1.X 线检查

(1)二尖瓣狭窄:轻度狭窄心影可正常;中重度狭窄时,心影呈梨形(二尖瓣型),因肺动脉总干、左心耳和右心室扩大所致。

(2)二尖瓣关闭不全:慢性且重度返流者常见左心房和左心室增大。

(3)主动脉瓣狭窄:心影正常或左心室左心房轻度增大,升主动脉根部常见狭窄后扩张。在侧位透视下可见主动脉瓣钙化。

(4)主动脉瓣关闭不全:慢性者左房、左室扩大,心影呈靴形(主动脉型),升主动脉扩张较明显。

(5)肺部改变:左心衰竭时,可见肺淤血或肺水肿征。

2.心电图

(1)重度二尖瓣狭窄可有"二尖瓣型 P 波",P 波宽度>0.12 秒,伴切迹。QRS 波群示电轴右偏和右心室肥厚。可有各类心律失常,以心房颤动为最常见。

(2)慢性重度二尖瓣关闭不全主要为左心房增大,部分有左室肥厚和非特异性 ST-T 改变,少数有右室肥厚征,心房颤动常见。

(3)重度主动脉瓣狭窄者有左心室肥厚伴 ST-T 继发性改变和左心房大。

(4)慢性者主动脉瓣关闭不全常见左心肥厚劳损。

3.超声心动图　超声心动图为明确和量化诊断各瓣膜病变的可靠方法。二尖瓣狭窄时 M 型超声示二尖瓣"城墙样"改变(二尖瓣前叶活动曲线 EF 斜率降低,双峰消失,前后叶同向运动)。二维超声心动图探测主动脉瓣异常十分敏感,有助于确定狭窄的病因。彩色多普勒血流显像于左室流出道内探及全舒张期返流束,为最敏感的确定主动脉瓣返流方法,并可判断其严重程度。

4.其他　心导管检查、放射性核素心室造影、主动脉造影、核磁共振成像等可选择性进行。

【治疗要点】

1.内科治疗

(1)一般治疗:无症状、心功能正常者无需特殊治疗,但应避免剧烈体力活动,定期随访。无症状的轻度瓣膜狭窄或关闭不全患者每 1~2 年复查一次;无症状的中度和重度瓣膜狭窄或关闭不全的患者每 6~12 个月复查 1 次。出现症状或发现心脏扩大时,应及时治疗。积极预防上呼吸道感染及感染性心内膜炎。

(2)抗风湿治疗:有风湿活动者应给予抗风湿治疗,特别重要的是预防风湿热复发,一般应坚持至患者 40 岁甚至终生应用苄星青霉素。

(3)并发症治疗:

1)心力衰竭:呼吸困难者应减少体力活动,限制钠盐摄入,使用利尿剂,但主动脉瓣狭窄者应慎用利尿剂,避免强效利尿剂及血管扩张剂,以免左心室舒张末压下降和心排血量减少,发生直立性低血压。

2)咯血:大量咯血应取坐位,用镇静剂,静脉注射利尿剂,以降低肺静脉压。

3)心绞痛:主动脉瓣狭窄者出现心绞痛可试用硝酸酯类和钙拮抗剂治疗。

4)心房颤动:治疗目的为满意控制心室率,争取恢复和保持窦性心律;服用阿司匹林或华法林预防血栓栓塞。主动脉狭窄患者不能耐受心房颤动,一旦出现,应及时转复为窦性心律。

5)急性肺水肿:避免和控制诱发急性肺水肿的因素,其处理原则与急性左心衰竭所致的肺水肿相似。

但应注意：①避免使用以扩张小动脉为主、减轻心脏后负荷的血管扩张药物,应选用扩张静脉系统、减轻心脏前负荷为主的硝酸酯类药物；②正性肌力药物对二尖瓣狭窄的肺水肿无益,仅在心房颤动伴快速心室率时可静注毛花苷丙,以减慢心室率。

6)栓塞：慢性心房颤动、有栓塞史或超声检查有左房血栓者,如无禁忌证,均应长期进行抗凝治疗。

2.介入治疗　包括经皮球囊导管二尖瓣成形术、经皮球囊导管主动脉瓣成形术。前者为缓解单纯二尖瓣狭窄的首选方法。在瓣叶(尤其是前叶)活动度好,无明显钙化,瓣下结构无明显增厚的患者效果更好。

3.外科手术治疗　有闭式分离术、直视分离术、瓣膜修补术、人工瓣膜置换术。对于二尖瓣关闭不全的患者,手术为恢复二尖瓣瓣膜关闭完整性的根本措施,应在发生不可逆的左心室功能不全之前施行,可选择瓣膜修补术或人工瓣膜置换术。人工瓣膜置换术也是治疗成人主动脉狭窄和严重主动脉瓣关闭不全的主要方法。

六、心脏瓣膜病的护理

1.一般护理

(1)休息与活动：按心功能分级安排活动量,如心功能 I 级主要避免重体力活动；心功能 II 级中度限制体力活动；心功能 III 级严格限制体力活动；心功能 IV 级应该绝对卧床休息。有风湿活动易并发急性心衰者,需卧床休息,以减少机体消耗。待风湿活动征象消失,血沉正常后再逐渐增加活动。

(2)饮食：指导病人合理进食摄入清淡、高热量、富含维生素及蛋白质的食物。少量多餐、晚餐宜少,避免引起腹部胀气的食物。适当进食蔬菜、水果及高纤维饮食,防止便秘,以免用力排便增加心脏负担。有心衰者给低盐饮食。

(3)预防感染：保持皮肤清洁,做好口腔护理。出汗多的病人勤换衣裤、被褥,防止受凉感冒。

2.病情观察

(1)定时测量并记录生命体征,注意心脏大小、杂音情况以及房颤发生时有无脉搏短绌的变化。

(2)观察有无风湿热活动,如发热、皮肤环形红斑、皮下结节、关节红肿及疼痛不适等。

(3)加强并发症的观察。本病最易出现的并发症是心力衰竭,护士应注意评估患者是否出现呼吸困难、乏力、食欲减退、腹胀不适、尿少等症状,检查有无肺部湿性啰音、颈静脉怒张、肝脏肿大、下肢水肿等体征。对于心电图示有心房颤动及超声心动图报告有附壁血栓者,应注意有无体循环栓塞的表现。本病患者还可合并感染性心内膜炎,除了加强体温的监测外,还需特别注意检查皮肤黏膜有无出血点、手掌和足底是否存在无痛性出血性红斑等。

3.对症护理

(1)发热：定时测量并记录体温,体温超过 38.5℃ 时给予物理降温,半小时后测量体温并记录降温效果。

(2)关节肿痛：肿痛关节垫软枕,避免受压、碰撞,进行局部制动、热敷等。

(3)呼吸困难：协助患者半卧位休息并给予氧气吸入(3～4L/min),以保证心、脑的血氧供应,改善呼吸困难。

(4)栓塞：遵医嘱给予抗血小板聚集药物,预防血栓形成。左房内有巨大附壁血栓者应限制活动,静卧休息,避免用力咳嗽、用力排便及情绪激动,以免引起血栓脱落造成体循环栓塞。卧床期间,应协助患者翻身,做肢体的被动运动、按摩及温水泡足,防止下肢深静脉血栓形成。密切观察患者有无胸痛、咯血、头痛、肢体活动及感觉障碍、腰痛、血尿等肺、脑、肾栓塞表现。一旦发生,应配合医生给予溶栓、抗凝治疗。

4.用药护理　遵医嘱正确使用苄星青霉素(苄星青霉素 120 万 U,每 4 周肌注 1 次)、阿司匹林、华法林、地高辛、呋塞米、氢氯噻嗪等药物,注意疗效及副作用。

5.心理护理　向患者介绍疾病的相关知识,使患者能正确认识自己的病情,树立战胜疾病的信心,积极配合治疗;鼓励家属探视,缓解紧张、焦虑、恐惧心理;对高度焦虑、情绪波动大的病人可遵医嘱给予少量镇静药物。

6.健康教育　本病各类瓣膜病病程长短不一,有的可长期处于代偿期而无明显症状,有的则病情发展迅速。最常见的死亡原因是心力衰竭。手术治疗可显著提高病人的生活质量和存活率。出院后需注意:

(1)坚持服药,定期复查,了解病情进展。有手术适应证者建议尽早择期手术以提高生活质量。

(2)避免诱因:日常生活中根据心功能情况适当活动,避免重体力劳动、剧烈运动和情绪激动。育龄妇女根据心功能情况在医生指导下选择妊娠与分娩时机,如心功能Ⅰ级~Ⅱ级可以妊娠,Ⅲ级~Ⅳ级则不宜妊娠。

(3)预防感染:改善居住环境中潮湿、阴暗等不良条件,保持室内空气流通、温暖、干燥,阳光充足,以防止风湿热活动。注意防寒保暖,避免呼吸道感染。一旦发生感染,应立即就诊治疗,不拖延。有扁桃体反复发炎时在风湿活动控制后 2~4 个月手术摘除扁桃体。

(4)加强营养:进易消化、多维生素类饮食,适当限制食盐的摄入量,不宜过饱,保持大便通畅。

(5)避免医源性因素:在拔牙、内镜检查、导尿术、分娩、人工流产等手术前,应告知医生以上病史,以便预防性使用抗生素。

(6)不适随诊:当出现明显的乏力、胸闷、心悸等症状,休息后不能好转;或出现腹胀、纳差、下肢水肿;或风湿热活动,如发热、关节肿痛、皮肤环形红斑时,应及时就诊。

(郝庆莲)

第九节　感染性心内膜炎

感染性心内膜炎是心内膜表面的微生物感染,伴赘生物形成。生物是大小不等、形状不一的血小板和纤维素团块,内有微生物和炎症细胞。瓣膜是最常受累部位,间隔缺损部位、腱索或心壁内膜也可发生感染。而动静脉瘘、动脉瘘(如动脉导管未闭)、主动脉缩窄部位的感染虽然属于动脉内膜炎,但临床与病理均类似于感染性心膜炎。

感染性心内膜炎根据病程可分为急性和亚急性。急性感染性心内膜炎特点是:中毒症状明显;病情发展迅速,数天或数周引起瓣膜损害;迁移性感染多见;病原体主要是金黄色葡萄球菌。亚急性感染性心内膜炎特点是:中毒症状轻;病程长,可数周至数月;迁移性感染少见;病原体多见草绿色链球菌,其次为肠球菌。

感染性心内膜炎又可分为自体瓣膜心内膜炎、人工瓣膜心内膜炎和静脉药瘾者的心内膜炎。

一、病因与发病机制

(一)病因

感染性心内膜炎主要是由链球菌和葡萄球菌感染。急性感染性心内膜炎主要由金黄色葡萄球菌引起,少数病人由肺炎球菌、淋球菌、A 族链球菌和流感杆菌等所致。亚急性感染性心内膜炎由草绿色链球菌感染最常见,其次为 D 族链球菌(牛链球菌和肠球菌)、表皮葡萄球菌,其他细菌较少见。真菌、立克次体和衣原体等是感染性心内膜炎少见的致病微生物。

(二)发病机制

1.急性感染性心内膜炎 目前尚不明确,由来自皮肤、肌肉、骨骼、肺等部位的活动性感染灶的病原菌,细菌量大,细菌毒力强,具有很强的侵袭性和黏附于心内膜的能力。主要累及正常心瓣膜,主动脉瓣常受累。

2.亚急性感染性心内膜炎 亚急性感染性心内膜炎临床上至少占据病例的 2/3,其发病与以下因素有关:

(1)血流动力学因素:亚急性感染性心内膜炎病人约有 3/4 主要发生于器质性心脏病,多为心脏瓣膜病,主要是二尖瓣和主动脉瓣,其次是先天性心血管病,如室间隔缺损、动脉导管未闭、法洛四联症和主动脉狭窄。赘生物常位于二尖瓣关闭不全的瓣叶心房面、主动脉瓣关闭不全的瓣叶心室面和室间隔缺损的间隔右心室侧,可能与这些部位的压力下降和内膜灌注减少,利于微生物沉积和生长有关。高速射流冲击心脏或大血管内膜处可使局部损伤,如二尖瓣反流面对的左心房壁、主动脉反流面对的二尖瓣前叶有关腱索和乳头肌,未闭动脉导管射流面对的肺动脉壁的内皮损伤,并容易感染。在压差小的部位,发生亚急性感染性心内膜炎少见,如房间隔缺损和大室间隔缺损或血流缓慢时,如房颤和心力衰竭时少见,瓣膜狭窄时比关闭不全少见。

近年来,随着风湿性心脏病发病率的下降,风湿性瓣膜心内膜炎发生率也随之下降。由于超声心动图诊断技术的普遍应用,主动脉瓣二叶瓣畸形、二尖瓣脱垂和老年性退行性瓣膜病的诊断率提高和风湿性瓣膜病心内膜炎发病率的下降,而非风湿性瓣膜病的心内膜炎发病率有所升高。

(2)非细菌性血栓性心内膜病变:研究证实,当内膜的内皮受损暴露内皮下结缔组织的胶原纤维时,血小板聚集,形成血小板微血栓和纤维蛋白沉积,成为结节样无菌性赘生物,称其为非细菌性血栓性心内膜病变,是细菌定居瓣膜表面的重要因素。无菌性赘生物最常见于湍流区域、瘢痕处(如感染性心内膜炎后)和心脏外因素所致内膜受损。正常瓣膜可偶见。

(3)短暂性菌血症感染无菌性赘生物:各种感染或细菌寄居的皮肤黏膜的创伤(如手术、器械操作等)导致暂时性菌血症。皮肤和心脏外其他部位葡萄球菌感染的菌血症;口腔创伤常致草绿色链球菌菌血症;消化道和泌尿生殖道创伤或感染常引起肠球菌和革兰阴性杆菌菌血症,循环中的细菌如定居在无菌性赘生物上。细菌定居后,迅速繁殖,促使血小板进一步聚集和纤维蛋白沉积,感染性赘生物增大。纤维蛋白层覆盖在赘生物外,阻止吞噬细胞进入,为细菌生存繁殖提供良好的庇护所,即发生感染性心内膜炎。

细菌感染无菌性赘生物需要有几个因素:①发生菌血症的频度。②循环中细菌的数量,这与感染程度和局部寄居细菌的数量有关。③细菌黏附于无菌性赘生物的能力。草绿色链球菌从口腔进入血流的机会频繁,黏附性强,因而成为亚急性感染性心内膜炎最常见致病菌;虽然大肠埃希菌的菌血症常见,但黏附性差,极少引起心内膜炎。

二、临床表现

从短暂性菌血症的发生至症状出现之间的时间多在 2 周以内,但有不少病人无明确的细菌进入途径可寻。

(一)症状

1.发热 发热是感染性心内膜炎最常见的症状,除有些老年或心、肾衰竭重症病人外,几乎均有发热,常伴有头痛、背痛和肌肉关节痛的症状。亚急性感染性心内膜炎起病隐匿,可伴有全身不适、乏力、食欲缺乏和体重减轻等症状,可有弛张性低热,一般<39℃,午后和晚上高。急性感染性心内膜炎常有急性化脓性感染,呈暴发性败血症过程,有高热、寒战。常可突发心力衰竭。

2.非特异性症状

(1)脾大:有15%～50%,病程>6周的病人可出现。急性感染性心内膜炎少见。

(2)贫血:贫血较为常见,尤其多见于亚急性感染性心内膜炎,伴有苍白无力和多汗。多为轻、中度贫血,晚期患者有重度贫血。主要由于感染骨髓抑制所致。

(3)杵状指(趾):部分病人可见。

3.动脉栓塞　多发生于病程后期,但也有少部分病人为首发症状。赘生物引起动脉栓塞可发生在机体的任何部位,如脑、心脏、脾、肾、肠系膜及四肢。脑栓塞的发生率最高。在有左向右分流的先天性心血管病或右心内膜炎时,肺循环栓塞常见。如三尖瓣赘生物脱落引起肺栓塞,表现为突然咳嗽、呼吸困难、咯血或胸痛等症状。肺栓塞还可发展为肺坏死、空洞,甚至脓气胸。

(二)体征

1.心脏杂音　80%～85%的病人可闻心脏杂音,是基础心脏病和(或)心内膜炎导致瓣膜损害所致。

2.周围体征　可能是微血管炎或微栓塞所致,多为非特异性,包括:①痕点,多见病程长者,可出现于任何部位,以锁骨、皮肤、口腔黏膜和睑结膜常见。②指、趾甲下线状出血。③Roth斑,多见于亚急性感染性心内膜炎,表现为视网膜的卵圆形出血斑,其中心呈白色。④Osler结节,为指和趾垫出现豌豆大的红或紫色痛性结节,较常见于亚急性感染性心内膜炎。⑤Janeway损害,是手掌和足底处直径1～4mm,无痛性出血红斑,主要见于急性感染性心内膜炎。

(三)并发症

1.心脏

(1)心力衰竭:是最常见并发症,主要由瓣膜关闭不全所致,以主动脉瓣受损病人最多见。其次为二尖瓣受损的病人,三尖瓣受损的病人也可发生。各种原因的瓣膜穿孔或腱索断裂导致急性瓣膜关闭不全时,均可诱发急性左心衰竭。

(2)心肌脓肿:常见于急性感染性心内膜炎病人,可发生于心脏任何部位,以瓣膜周围特别在主动脉瓣环多见,可导致房室和室内传导阻滞。可偶见心肌脓肿穿破。

(3)急性心肌梗死:多见于主动脉瓣感染时,出现冠状动脉细菌性动脉瘤,引起冠状动脉栓塞,发生急性心肌梗死。

(4)化脓性心包炎:主要发生于急性感染性心内膜炎病人,但不多见。

(5)心肌炎。

2.细菌性动脉瘤　多见于亚急性感染性心内膜炎病人,发生率为3%～5%。一般见于病程晚期,多无自觉症状。受累动脉多为近端主动脉及主动脉窦、脑、内脏和四肢,可扪及的搏动性肿块,发生周围血管时易诊断。如果发生在脑、肠系膜动脉或其他深部组织的动脉时,常到动脉瘤出血时才可确诊。

3.迁移性脓肿　多见于急性感染性心内膜炎病人,亚急性感染性心内膜炎病人少见,多发生在肝、脾、骨髓和神经系统。

4.神经系统　神经系统受累表现,约有1/3病人发生。

(1)脑栓塞:占其中1/2。最常受累的是大脑中动脉及其分支。

(2)脑细菌性动脉瘤:除非破裂出血,多无症状。

(3)脑出血:由脑栓塞或细菌性动脉瘤破裂所致。

(4)中毒性脑病:可有脑膜刺激征。

(5)化脓性脑膜炎:不常见,主要见于急性感染性心内膜炎病人,尤其是金黄色葡萄球菌性心内膜炎。

(6)脑脓肿。

5.肾　大多数病人有肾损害:

(1)肾动脉栓塞和肾梗死,多见于急性感染性心内膜炎病人。

(2)局灶性或弥漫性肾小球肾炎,常见于亚急性感染性心内膜炎病人。

(3)肾脓肿,但少见。

三、实验室检查

(一)常规项目

1.尿常规　显微镜下常有血尿和轻度蛋白尿。肉眼血尿提示肾梗死。红细胞管型和大量蛋白尿提示弥漫性肾小球性肾炎。

2.血常规　白细胞计数正常或轻度升高,分类计数轻度左移。可有"耳垂组织细胞"现象,即揉耳垂后穿刺的第一滴血液涂片时可见大单核细胞,是单核-吞噬细胞系统过度受刺激的表现。急性感染性心内膜炎常有血白细胞计数增高,并有核左移。红细胞沉降率升高。亚急性感染性心内膜炎病人常见正常色素型正常细胞性贫血。

(二)免疫学检查

80％的病人血清出现免疫复合物,25％的病人有高丙种球蛋白血症。亚急性感染性心内膜炎在病程6周以上的病人中有50％类风湿因子阳性。当并发弥漫性肾小球肾炎的病人,血清补体可降低。免疫学异常表现在感染治愈后可消失。

(三)血培养

血培养是诊断菌血症和感染性心内膜炎的最有价值重要方法。近期未接受过抗生素治疗的病人血培养阳性率可高达95％以上。血培养的阳性率降低,常由于2周内用过抗生素或采血、培养技术不当所致。

(四)X线检查

肺部多处小片状浸润阴影,提示脓毒性肺栓塞所致的肺炎。左心衰竭时可有肺淤血或肺水肿征。主动脉增宽可是主动脉细菌性动脉瘤所致。

细菌性动脉瘤有时需经血管造影协助诊断。

CT扫描有助于脑梗死、脓肿和出血的诊断。

(五)心电图

心肌梗死心电图表现可见于急性感染性心内膜炎病人。主动脉瓣环或室间隔脓肿的病人可出现房室、室内传导阻滞的情况。

(六)超声心动图

超声心动图发现赘生物、瓣周并发症等支持心内膜炎的证据,对明确感染性心内膜炎诊断有重要价值。经食管超声(TTE)可以检出<5mm的赘生物,敏感性高达95％以上。

四、治疗原则

(一)抗微生物药物治疗

抗微生物药物治疗是治疗本病最重要的措施。用药原则为:①早期应用。②充分用药,选用灭菌性抗微生物药物,大剂量和长疗程。③静脉用药为主,保持稳定、高的血药浓度。④病原微生物不明时,急性感染性心内膜炎应选用针对金黄色葡萄球菌、链球菌和革兰阴性杆菌均有效的广谱抗生素,亚急性感染性心内膜炎应用针对链球菌、肠球菌的抗生素。⑤培养出病原微生物时,应根据致病菌对药物的敏感程度选择抗微生物药物。

1.经验治疗　病原菌尚未培养出时,对急性感染性心内膜炎病人,采用萘夫西林、氨苄西林和庆大霉素,静脉注射或滴注。亚急性感染性心内膜炎病人,按常见的致病菌链球菌的用药方案,以青霉素为主或加庆大霉素静脉滴注。

2.已知致病微生物时的治疗

(1)青霉素敏感的细菌治疗:至少用药4周。对青霉素敏感的细菌如草绿色链球菌、牛链球菌、肺炎球菌等。①首选大剂量青霉素分次静脉滴注。②青霉素加庆大霉素静脉滴注或肌注。③青霉素过敏时可选择头孢曲松或万古霉素静脉滴注。

(2)青霉素耐药的链球菌治疗:①青霉素加庆大霉素,青霉素应用4周,庆大霉素应用2周。②万古霉素剂量同前,疗程4周。

(3)肠球菌心内膜炎治疗:①大剂量青霉素加庆大霉素静脉滴注。②氨苄西林加庆大霉素,用药4~6周,治疗过程中酌减或撤除庆大霉素,防其不良反应。③治疗效果不佳或不能耐受者可改用万古霉素,静脉滴注,疗程4~6周。

(4)对金黄色葡萄球菌和表皮葡萄球菌的治疗:①萘夫西林或苯唑西林,静脉滴注,用药4~6周,治疗开始3~5d加用庆大霉素,剂量同前。②青霉素过敏或无效病人,可用头孢唑林,静脉滴注,用药4~6周,治疗开始3~5d,加用庆大霉素。③如青霉素和头孢菌素无效时,可用万古霉素4~6周。

(5)耐药的金黄色葡萄球菌和表皮葡萄球菌治疗:应用万古霉素治疗4周。

(6)对其他细菌治疗:用青霉素、头孢菌素或万古霉素,加或不加氨基糖苷类,疗程4~6周。革兰阴性杆菌感染,可用氨苄西林、哌拉西林、头孢噻肟或头孢拉定,静脉滴注。加庆大霉素,静脉滴注。环丙沙星,静脉滴注也可有效。

(7)真菌感染治疗:用两性霉素B,静脉滴注。首日1mg,之后每日递增3~5mg,总量3~5g。在用药过程中,应注意两性霉素的不良反应。完成两性霉素疗程后,可口服氟胞嘧啶,用药需数月。

(二)外科治疗

有严重心脏并发症或抗生素治疗无效的病人,应考虑手术治疗。

五、护理措施

(一)一般护理

要保持室内环境清洁整齐,定时开窗通风,保持空气新鲜。注意防寒保暖,保持口腔、皮肤清洁,预防呼吸道、皮肤感染。

（二）饮食护理

给予高热量、高蛋白、高维生素、易消化的半流食或软食,注意补充蔬菜、水果,变换膳食花样和口味,促进食欲,补充高热引起的机体消耗。

（三）发热护理

观察体温和皮肤黏膜,每4～6h测量1次,并准确记录,以判断病情进展和治疗效果。观察病人皮肤情况,检查有无指、趾甲下线状出血、指和趾垫出现豌豆大的红或紫色痛性结节、手掌和足底无痛性出血红斑等周围体征。

高热病人应卧床休息,给予物理降温如温水擦浴、冰袋等,及时记录降温后体温变化。及时更换被汗浸湿的床单、被套,为避免病人因大汗频繁更换衣服而受凉,可在病人出汗多的时候,在衣服与皮肤之间衬以柔软的毛巾,便于及时更换,增加舒适感。

病人高热、大汗要及时补充水分,必要时注意补充电解质,记录出入量,保证水及电解质的平衡。注意口腔护理,防止感染,增加食欲。

（四）正确采集血标本

正确留取合格的血培养标本,对于本病的诊断、治疗十分重要,而采血方法、培养技术及应用抗生素的时间,都可影响血培养阳性率。告诉病人暂时停用抗生素和反复多次抽取血的必要性,以取得病人的理解和配合。留取血培养标本方法如下:

对于未开始治疗的亚急性感染性心内膜炎病人应在第1天每间隔1h采血1次,共3次。如次日未见细菌生长,重复采血3次后,开始抗生素治疗。

已用过抗生素病人,应停药2～7d后采血。急性感染心内膜炎病人应在入院后3h内,每隔1h1次共取3个血标本后开始治疗。

每次取静脉血10～20ml,做需氧和厌氧培养,至少应培养3周,并周期性做革兰染色涂片和次代培养。必要时培养基需补充特殊营养或采用特殊培养技术。

（五）病情观察

严密观察体温及生命体征的变化;观察心脏杂音的部位、强度、性质有无变化,如有新杂音出现、杂音性质的改变往往与赘生物导致瓣叶破损、穿孔或腱索断裂有关;注意观察脏器动脉栓塞有关症状,当病人发生可疑征象,尽早报告医师及时处理。

（六）用药护理

遵医嘱给予抗生素治疗,告诉病人病原菌隐藏在赘生物内和内皮下,需要坚持大剂量、全疗程、时间长的抗生素治疗才能杀灭,要严格按时间、剂量准确地用药,以确保维持有效的血药浓度。注意保护病人静脉血管,有计划地使用,以保证完成长时间的治疗。在用药过程中要注意观察用药效果和可能出现的不良反应,如有发生及时报告医师,调整抗生素应用方案。

（七）健康教育

1.提高病人依从性　帮助病人及家属认识本病的病因、发病机制,坚持足够疗程的治疗意义。

2.就诊注意事项　告诉病人在就诊时应向医师讲明本人有心内膜炎病史,在实施口腔内手术如拔牙、扁桃体摘除、上呼吸道手术或操作及生殖、泌尿、消化道侵入性检查或其他外科手术前,应预防性使用抗生素。

3.预防感染　嘱咐病人平时要注意防寒、保暖,保持口腔及皮肤清洁,不要挤压痤疮、疖、痈等感染病灶,减少病原菌侵入机会。

4.病情观察　帮助病人掌握病情自我观察方法,如自测体温,观察体温变化,观察有无栓塞表现等,定期门诊随诊,有病情变化及时就诊。

5.家属支持　教育病人家属要在长时间疾病诊治过程中,注意给病人生活照顾,心理支持,鼓励协助病人积极治疗。

（林　华）

第十节　心肌病

心肌病是指伴有心肌功能障碍的心肌疾病。心肌病可划分为原发性和继发性两大类。根据心室形态和功能一般把心肌病分为5型:扩张型心肌病、肥厚型心肌病、限制型心肌病、致心律失常性右室心肌病和不定型心肌病。本节主要介绍扩张型心肌病和肥厚型心肌病。

一、扩张型心肌病

扩张型心肌病(DCM)主要特征是左心室或双心室心腔扩大和收缩期功能障碍减退,常伴有心律失常,伴或不伴充血性心力衰竭。病死率高,死亡可发生于疾病任何阶段。死亡原因多为心力衰竭和严重心律失常。本病是心肌病中最常见的类型,男性多于女性。

【病因】

病因迄今不明,目前发现本病的发生与病毒感染、自身免疫功能异常、遗传基因、交感神经系统异常等有关。

【病理】

心腔增大扩张,尤以左心室扩大为甚;室壁变薄,且常伴有附壁血栓;瓣膜、冠状动脉多无改变;心肌纤维化常见。

【临床表现】

起病缓慢,初期可因心功能代偿而无症状,逐渐发展,出现以充血性心力衰竭为主的临床表现,其中以呼吸困难(气促/气短)和水肿最为常见,患者常感疲乏无力。主要心脏体征为心浊音界扩大,常可闻及第三或第四心音,心率快时呈奔马律;常合并各种类型心律失常。此外,可有肺、脑、肾、四肢等的栓塞。

【辅助检查】

1.X 线检查　心影扩大,常有肺淤血。

2.心电图　可见各种心律失常,以室性心律失常、心房颤动、房室传导阻滞及束支传导阻滞多见。

3.超声心动图　心脏四腔图均增大而以左心室扩大为显著、左心室流出道扩大、室间隔和左室后壁运动减弱;附壁血栓多发生在左室心尖部,多合并有二尖瓣和三尖瓣返流。

【诊断要点】

本病缺乏特异性诊断指标,临床上看到心脏增大、心律失常和充血性心力衰竭的患者时,如超声心动图证实有心腔扩大与心脏弥漫性搏动减弱,即应考虑有本病的可能,但应除外各种病因明确的器质性心脏病。

【治疗要点】

因本病原因未明,尚无特殊的防治方法。主要是对症治疗,针对充血性心力衰竭和各种心律失常采取相应治疗措施。需要注意的是本病患者易出现洋地黄中毒,故洋地黄类药物剂量宜偏小。根治性的方法是进行心脏移植术。

二、肥厚型心肌病

肥厚型心肌病(HCM)是以心室肌肥厚为特征,以室间隔为甚,常呈非对称性肥厚。根据左心室流出道有无梗阻又可分为梗阻性肥厚型和非梗阻性肥厚型心肌病。本病常为青年猝死的原因。后期可出现心力衰竭。

【病因】

病因不完全清楚。目前认为是常染色体显性遗传疾病,依据是本病常有明显家族史(约占1/3),肌节收缩蛋白基因如心脏肌球蛋白重链及心脏肌钙蛋白T基因突变是主要的致病因素。儿茶酚胺代谢异常、细胞内钙调节异常、高血压、高强度运动等均可作为本病发病的促进因子。

【病理】

主要病理变化为心肌肥厚,以左室流出道处尤为明显,室腔变窄,常伴有二尖瓣叶增厚。显微镜下可见心肌纤维粗大、交错排列。

【临床表现】

部分患者可无自觉症状,而因猝死或在体检中被发现。多数患者有心悸、胸痛、劳力性呼吸困难。伴有流出道梗阻的患者可在突然起立、运动时出现眩晕,甚至晕厥、猝死,主要是由于左心室舒张期充盈不足,心排血量减低所致。33%病人出现频发的一过性晕厥,可以是患者的唯一主诉。严重心律失常是肥厚型心肌病患者猝死的主要原因。长期左室过度压力负荷,晚期可见心力衰竭。

梗阻性肥厚型心肌病患者心尖部内侧或胸骨左缘中下段可闻及收缩中期或晚期喷射性杂音。心脏杂音的特点:增加心肌收缩力因素(运动、Valsava动作、异丙肾上腺素、取站立位、含服硝酸甘油片、应用强心药)可使杂音增强;降低心肌收缩力因素(如使用β受体阻滞剂、取下蹲位、Mueller动作)可使杂音减弱。非梗阻性肥厚型心肌病的体征不明显。

【辅助检查】

1.X线检查　心影增大多不明显,如有心力衰竭则呈现心影明显增大。

2.心电图　最常见的表现为左心室肥大,ST-T改变。部分导联可出现深而不宽的病理性Q波,室内传导阻滞和期前收缩亦常见。心尖部肥厚型患者可在心前区导联出现巨大的倒置T波。

3.超声心动图　对本病诊断具有重要意义,可显示室间隔的非对称性肥厚,舒张期室间隔的厚度与左心室后壁之比≥1.3,间隔运动低下。

4.心导管检查　左心室舒张末期压上升。有梗阻者在左心室腔与流出道间有收缩期压差。

5.心血管造影　心室造影显示左心室腔变形,呈香蕉状、犬舌状、纺锤状。冠状动脉造影多无异常。

6.心内膜心肌活检　心肌细胞畸形肥大,排列紊乱有助于诊断。

【诊断要点】

患者有明显家族史,出现劳力性胸痛和呼吸困难,晕厥等症状时,如果胸骨左缘中下段闻及喷射性收缩期杂音可考虑本病,用生理性动作或药物影响血流动力学而观察杂音改变有助于诊断。确诊有赖于心电图、超声心动图和心导管检查。

【治疗要点】

本病的治疗目标为减轻左室流出道梗阻,缓解症状,控制心律失常。治疗以β受体阻滞剂和钙拮抗剂为主。β受体阻滞剂可减慢心率,降低左心室收缩力和室壁张力,降低心肌需氧量,从而减轻流出道梗阻。如普萘洛尔、美托洛尔等,可从小剂量开始逐渐加量。钙拮抗剂可降低左室收缩力,改善左室顺应性,常用药物维拉帕米、地尔硫卓。胺碘酮对防治肥厚型心肌病合并室性心律失常有效,还能减轻症状和改善运动耐量。

重症梗阻性肥厚型心肌病可试行双腔心脏起搏治疗或室间隔化学消融术。也可寻求外科进行室间隔部分心肌切除术和室间隔心肌剥离扩大术。

三、护理要点

1.扩张性心肌病病程长短不一,总体预后不良,死亡原因主要是心力衰竭和严重心律失常。

(1)尚未进展为心力衰竭的患者应限制活动量,注意合理休息,避免劳累。注意预防上呼吸道感染。戒烟酒。女性患者不宜妊娠。

(2)给予充足营养,以促进心肌代谢,增强机体抵抗力。坚持服药,以延缓病情恶化。

(3)注意观察有无心力衰竭的临床表现,如胸闷、气短、夜间阵发性呼吸困难,水肿等,出现胸痛、四肢疼痛、肢体活动障碍应怀疑栓塞的可能,应及早就医。

(4)心衰症状明显,伴有严重心律失常时,应卧床休息,避免一切加重心脏负荷的因素,如情绪激动或焦虑、饱餐、用力排便等,注意低盐饮食,不吃含钠高的食物。

2.肥厚性心肌病进展缓慢,预后因人而异,可从无症状到心力衰竭、猝死。

(1)坚持长期限制活动量,避免情绪激动、剧烈运动、持重、屏气动作等,以免诱发晕厥和猝死。有晕厥史者应避免独自外出活动,以免发作时无人在场而发生意外。

(2)坚持服用缓解症状,控制心律失常的药物,如β受体阻滞剂和钙拮抗剂等,以提高存活年限。用药期间注意监测血压、心率,注意低血压、心动过缓等药物副作用。遵医嘱用药,不宜用洋地黄、硝酸酯类制剂。

(3)定期门诊随访,注意有无左室心排血量减少引起的心绞痛、头晕、晕厥等症状。监测心脏节律的变化情况,早期发现心律失常。症状加重时应及时就诊,防止病情进展、恶化。

(林　华)

第十一节　心包炎

国内临床资料统计表明,心包疾病占心脏疾病住院病人的 1.5%～5.9%。心包炎按病因分类,分为感染性心包炎和非感染性心包炎。非感染性心包炎多由肿瘤、代谢性疾病、自身免疫性疾病、尿毒症等所致。按病情进展可分为急性心包炎(伴或不伴心包积液)、亚急性渗出性缩窄性心包炎、慢性心包积液、粘连性心包炎、慢性缩窄性心包炎等。临床上以急性心包炎和慢性缩窄性心包炎为最常见。

一、急性心包炎

急性心包炎是心包脏层与壁层间的急性炎症,可由细菌、病毒、自身免疫、物理、化学等因素引起。心包炎亦常是某种疾病的一部分表现或为某种疾病的并发症,为此常被原发病掩盖,但也可独立表现。根据急性心包炎病理变化,可以分为纤维蛋白性或渗出性两种。

（一）病因、病理、病理生理

1.病因　急性心包炎的病因有：①原因不明者，称为急性非特异性。②病毒、细菌、真菌、寄生虫、立克次体等感染。③自身免疫反应：风湿热、结缔组织疾病如系统性红斑狼疮、类风湿关节炎、结节性多动脉炎、白塞病、艾滋病；心肌梗死后综合征、心包切开后综合征；某药物引发如普鲁卡因胺、青霉素等。④肿瘤性：原发性如间皮瘤、脂肪瘤、纤维肉瘤，继发性如乳腺癌、肺癌、白血病、淋巴瘤等。⑤内分泌、代谢性疾病：如尿毒症、痛风、甲状腺功能减低、淀粉样变。⑥物理因素：如放射性、外伤如心肺复苏后、穿透伤、钝伤、介入治疗操作相关等。⑦邻近器官疾病引发如急性心肌梗死、胸膜炎、主动脉夹层、肺梗死等。

常见病因为风湿热、结核、细菌感染，近年来病毒感染、肿瘤、尿毒症性和心肌梗死性心包炎发病率显著增多。

2.病理　在急性期心包壁层、脏层上有纤维蛋白、白细胞和少量内皮细胞的渗出，无明显液体积聚，此时称为纤维蛋白性心包炎。以后如果液体增加，则为渗出性心包炎，液体多为黄而清的，偶可混浊不清、化脓性或呈血性，量可由100ml至3L，一般积液在数周至数月内吸收，可伴随发生壁层与脏层的粘连、增厚、缩窄。

液体也可较短时间内大量积聚引起心脏压塞。急性心包炎心外膜下心肌有炎性变化，如范围较广可称为心肌心包炎。炎症也可累及纵隔、横膈和胸膜。

3.病理生理　心包腔正常时平均压力接近于零或低于大气压，吸气时呈轻度负压，呼气时近于正压。急性纤维蛋白性心包炎或积液少量不致引起心包内压力增高，故不影响血流动力学。如果液体迅速增多，心包无法伸展或来不及伸展以适应其容量的变化，造成心包内压力急剧上升，引起心脏受压，致使心室舒张期充盈受阻，周围静脉压亦升高，使心排血量降低，血压下降，导致急性心脏压塞临床表现发生。

（二）临床表现

1.症状

（1）胸痛：心前区疼痛是纤维蛋白性心包炎主要症状，如急性非特异性心包炎、感染性心包炎。疼痛常位于心前区或胸骨后，可放射到颈部、左肩、左臂及左肩胛骨，也可达上腹部，疼痛性质呈压榨样或锐痛，也可闷痛，常与呼吸有关，常因咳嗽、深呼吸、变换体位或吞咽而加重。

（2）呼吸困难：呼吸困难是心包积液时最突出的症状。严重的呼吸困难病人可呈端坐呼吸、身躯前倾、呼吸浅速、面色苍白、发绀。

（3）全身症状：可有干咳、声音嘶哑及吞咽困难等症状，常因压迫气管、食管而产生。也可有发冷、发热、乏力、烦躁、心前区或上腹部闷胀等。大量渗液可影响静脉回流，出现体循环淤血表现如颈静脉怒张、肝大、腹水及下肢水肿等。

（4）心脏压塞：心包积液快速增加可引起急性心脏压塞，出现气促、心动过速、血压下降、大汗淋漓、四肢冰凉，严重者可意识恍惚，发生急性循环衰竭、休克等。

如积液积聚较慢，可出现亚急性或慢性心脏压塞，表现为颈静脉怒张、静脉压升高、奇脉。

2.体征

（1）心包摩擦音：心包摩擦音是纤维蛋白性心包炎的典型体征，多位于心前区，以胸骨左缘第3、4肋间、坐位时身体前倾、深吸气最为明显，心包摩擦音可持续数小时或持续数天、数周，当积液增多将二层心包分开时，摩擦音即消失，如有部分心包粘连仍可闻及。心前区听到心包摩擦音就可做出心包炎的诊断。

（2）心包积液：心浊音界向两侧增大，皆为绝对浊音区；心尖搏动弱，且位于心浊音界的内侧或不能扪及；心音低钝、遥远；积液大量时可出现心包积液征（Ewart征），即在左肩胛骨下叩诊浊音和闻及因左肺受压引起的支气管呼吸音。

（3）心脏压塞：除有体循环淤血体征外。按心脏压塞程度，脉搏可表现为正常、减弱或出现奇脉。奇脉是大量积液病人，触诊时桡动脉搏动呈吸气性显著减弱或消失，呼气时又复原的现象。也可通过血压测量来诊断，即吸气时动脉收缩压下降 10mmHg 或更多。急性心脏压塞可因动脉压极度降低，奇脉难察觉出来。

3.并发症

（1）复发性心包炎：复发性心包炎是急性心包炎最难处理的并发症，在初次发病后数月至数年反复发病并伴严重的胸痛。发生率 20％～30％，多见于急性非特异性心包炎、心脏损伤后综合征。

（2）缩窄性心包炎：缩窄性心包炎常见于结核性心包炎、化脓性心包炎、创伤性心包炎。

（三）实验室检查

1.化验检查　由原发病决定，如感染性心包炎常有白细胞计数增加、血沉增快等。

2.X 线检查　对渗出性心包炎有一定价值，可见心影向两侧增大，心脏搏动减弱或消失；尤其是肺部无明显充血而心影显著增大是心包积液的 X 线表现特征。但成人液体量少于 250ml、儿童少于 150ml 时，X 线难以检出。

3.心电图　急性心包炎时来自心包下心肌的心电图异常表现为：①常有窦性心动过速。②ST 段抬高，呈弓背向下，见于除 aVR 导联以外的所有导联，aVR 导联中 ST 段压低。③一至数日后，ST 段回到基线，T 波低平或倒置，持续数周至数月后 T 波逐渐恢复正常。④心包积液时有 QRS 低电压。⑤包膜下心房肌受损时可有除 aVR 和 V_1 导联外 P-R 段压低。

4.超声心动图　对诊断心包积液迅速可靠。M 型或二维超声心动图中均可见液性暗区以确定诊断。心脏压塞的特征为：右心房及右心室舒张期塌陷；吸气时室间隔左移，右心室内径增大，左心室内径减小等。

5.心包穿刺　抽取的积液做生物学、生化、细胞分类、查瘤细胞的检查等，确定病因；缓解心脏压塞症状；必要时在心包腔内给予抗菌或化疗药物等。

6.心包镜及心包活检　有助于明确病因。

（四）治疗原则

1.病因治疗　根据病因给予相应治疗，如结核性心包炎给予规范化抗结核治疗，化脓性心包炎应用敏感抗生素治疗等。

2.非特异性心包炎的治疗

（1）应用非甾体类抗炎药物治疗：可应用数月的时间，缓慢减量直至停药。

（2）应用糖皮质激素药物治疗：如果应用非甾体类抗炎药物治疗无效，则可应用糖皮质激素治疗，常用泼尼松 40～60mg/d，1～3 周，症状严重者可静脉应用甲泼尼龙。须注意当激素减量时，症状常可反复。

3.复发性心包炎的治疗　秋水仙碱 0.5～1mg/d，至少 1 年，缓慢减量停药。但终止治疗后部分病人有复发倾向。对顽固性复发性心包炎伴严重胸痛病人，可考虑外科心包切除术治疗。

4.心包积液、心脏压塞治疗　①结核性或化脓性心包炎要充分、彻底引流，提高治疗效果和减少心包缩窄发生率。②心包积液中、大量，将要发生心脏压塞的病人，行心包穿刺引流。③已发生心脏压塞病人，无论积液量多少都要紧急心包穿刺引流。④由于积液中有较多凝块、纤维条索状物，会影响引流效果或风险大的病人，可行心包开窗引流。

二、缩窄性心包炎

缩窄性心包炎是心脏被纤维化或钙化的心包致密厚实地包围，使心室舒张期充盈受限而引发一系列循环障碍的疾病。

（一）病因、病理、病理生理

1.病因　缩窄性心包炎继发于急性心包炎,病因以结核性心包炎为最常见,其次为化脓或创伤性心包炎。少数病人与急性非特异性心包炎、心包肿瘤及放射性心包炎等有关,也有部分病人其病因不明。

2.病理　急性心包炎随着渗液逐渐吸收,心包出现弥漫的或局部的纤维组织增生、增厚粘连、壁层与脏层融合钙化,使心脏及大血管根部受限。心包长期缩窄,心肌可萎缩。如心包显微病理示为透明样变性组织,提示为非特异性,如为结核性肉芽组织或干酪样病变,则提示为结核性。

3.病理生理　纤维化、钙化的心包使心室舒张期扩张受阻,心室舒张期充盈减少,使心搏量下降。为维持心排血量,心率增快。上、下腔静脉也因心包缩窄而回流受阻,出现静脉压升高、颈静脉怒张、肝大、腹水、下肢水肿,出现 Kussmaul 征。

Kussmaul 征:吸气时周围静脉回流增多而已缩窄的心包使心室失去适应性扩张的能力,致静脉压增高,吸气时颈静脉更明显扩张。

（二）临床表现

1.症状　常见症状为劳力性呼吸困难、疲乏、食欲缺乏、上腹胀满或疼痛。也可因肺静脉压高而导致症状如咳嗽、活动后气促。也可有心绞痛样胸痛。

2.体征　有颈静脉怒张、肝大、腹水、下肢水肿、心率增快,可见 Kussmaul 征。腹水常较皮下水肿出现得早、明显得多,这情况与心力衰竭中所见相反。

窦性心律,有时可有房颤。脉搏细弱无力,动脉收缩压降低,脉压变小。心尖搏动不明显,心音减低,少数病人在胸骨左缘第 3、4 肋间可闻及心包叩击音。

（三）实验室检查

1.X 线检查　心影偏小、正常或轻度增大;左右心缘变直,主动脉弓小而右上纵隔增宽(上腔静脉扩张),有时可见心包钙化。

2.心电图　窦性心律,常有心动过速,有时可有房颤。QRS 波群低电压、T 波低平或倒置。

3.超声心动图　对缩窄性心包炎的诊断价值远不如对心包积液诊断价值,可见心包增厚、僵硬、钙化,室壁活动减弱,舒张早期室间隔向左室侧移动等,但均非特异而恒定的征象。

4.右心导管检查　右心导管检查的特征性表现:是肺毛细血管压力、肺动脉舒张压力、右心室舒张末期压力、右心房压力均升高且都在相同或相近高水平,右心房压力曲线呈 M 或 W 波形,右心室收缩压轻度升高,舒张早期下陷及高原形曲线。

（四）治疗原则

1.外科治疗　应尽早施行心包剥离术。但通常在心包感染、结核被控制,即应手术并在术后继续用药1 年。

2.内科辅助治疗　应用利尿药和限盐缓解机体液体潴留,水肿症状;对于房颤伴心室率快的病人,可首选地高辛,之后再应用 β 受体阻滞药和钙拮抗药。

三、心包炎护理措施

（一）体位与休息

对于呼吸困难病人要根据病情帮助病人采取半卧位或前倾坐位,依靠床桌,保持舒适体位。协助病人满足生活需要。对于有胸痛的病人,要卧床休息,保持情绪稳定,不要用力咳嗽、深呼吸或突然改变体位,以免使疼痛加重。

（二）呼吸观察与给氧

观察呼吸困难的程度,有无呼吸浅快、发绀,观察血气变化。根据缺氧程度调节氧流量,观察吸氧效果。

（三）预防感染

嘱病人加强营养,给予高热量、高蛋白、高维生素的易消化饮食,限制钠盐摄入,增强机体抵抗力。避免受凉,防止呼吸道感染,以免加重呼吸困难症状。

（四）输液护理

控制输液速度,防止加重心脏负担。

（五）用药护理

遵医嘱给予非甾体抗炎药,注意有无胃肠道反应、出血等副作用。遵医嘱给予糖皮质激素、抗生素、抗结核、抗肿瘤等药物治疗,其护理详见相关内容。

（六）健康教育

1.增强抵抗力　告诉病人注意充分休息,加强营养,给予高热量、高蛋白、高维生素的易消化饮食,限制钠盐摄入。注意防寒保暖,预防呼吸道感染。

2.坚持药物治疗　指导病人必须坚持足够疗程的药物治疗,不能擅自停药,防止复发。注意药物不良反应,定期随访。

3.积极治疗　对缩窄性心包炎的病人,讲明行心包剥离术的重要性,解除心理障碍,尽早接受手术治疗。

（林　华）

第十二节　病毒性心肌炎

病毒性心肌炎是由嗜心肌病毒引起的、心肌非特异性的局灶性或弥漫性的病变。可见于各个年龄阶段,以儿童和青少年多见。

【病因及发病机制】

各种病毒都可引起心肌炎,已被证实的有20余种,以肠道和呼吸道病毒感染较常见,临床上绝大多数病毒性心肌炎由柯萨奇病毒、埃可(ECHO)病毒、脊髓灰质炎、流感病毒引起。病毒性心肌炎早期以病毒直接侵犯心肌为主,同时存在免疫反应因素,慢性期致病的主要原因可能是免疫反应。

【临床表现】

因病变的范围和严重性不同,临床表现可有较大差异。

1.症状

(1)病毒感染前驱症状:发病前1~3周出现如发热、咽痛、全身酸痛、恶心、呕吐等呼吸道或消化道症状。

(2)心脏受累症状:心悸、胸闷、呼吸困难、乏力等。严重者可发生心力衰竭、阿斯综合征、心源性休克、猝死等。

2.体征　与发热不平行的心率增快;心尖部第一心音减弱,出现第三心音等各种心律失常;合并心力衰竭时可出现肺部湿啰音、颈静脉怒张、肝肿大、水肿等。

【实验室及其他检查】

1.血液检查　急性期血沉加快，C 反应蛋白阳性，心肌酶如血清肌酸磷酸激酶(CK-MB)、肌钙蛋白 T、肌钙蛋白 I 增高。

2.心电图检查　病毒性心肌炎的心电图改变缺乏特异性。最常见的是：①ST 段压低、T 波低平或倒置；②各种类型心律失常，最常见的是室性期前收缩，其次为房室传导阻滞。

3.胸部 X 线检查　病情轻者心影正常，病变广泛而严重时心影扩大。

4.病原学检查　血清中，病毒抗体阳性；咽、粪便、血液中可查见病毒抗原。心内膜心肌活检诊断可靠，但危险性大，不作为常规检查。

【诊断要点】

根据发病前 1～3 周有病毒感染、心脏受累症状及病原学检查结果综合分析，可有助于诊断，需排除其他心肌病。

【治疗要点】

本病目前尚缺乏特异治疗方法。一般采用对症及支持疗法，减轻心脏负担，注意休息及营养等。

1.对症治疗　对出现心衰、心律失常的病人，给予相应药物，缓解症状。心肌炎病人容易洋地黄中毒，应慎用洋地黄类药物。

2.保护心肌治疗　应用大剂量维生素 C 以及三磷酸腺苷、辅酶 A、肌苷、细胞色素 C 等药物等。

3.抗病毒治疗　干扰素可抗病毒、调节免疫，但价格昂贵；可用中药抗病毒，如黄芪、牛磺酸、大青叶等。

4.糖皮质激素　感染早期不宜使用糖皮质激素，抑制干扰素合成释放。但对有房室传导阻滞、难治性心力衰竭、重症病人或考虑有自身免疫等情况，则可短期慎用。

【常用的护理诊断/问题】

1.活动无耐力　与心肌受损、合并心律失常有关。

2.潜在并发症　心律失常、心力衰竭。

【护理措施】

1.休息　休息非常重要，可减轻心脏负荷。急性期、有严重并发症的需卧床休息数周至 3 个月以上，直至病人症状、体征消失，血液检查恢复正常，之后可逐渐增加活动量，合理安排活动量。

2.加强营养　给予高蛋白、易消化清淡饮食。

3.病情观察　监测病人体温、脉搏、心律、血压的变化情况，及时发现病人是否发生心力衰竭、严重心律失常等危重情况。

4.用药护理　遵医嘱用药。观察抗心力衰竭、抗心律失常药物的疗效及副作用。

5.对症护理　准备好抢救仪器及药物，发生心力衰竭、心律失常、心源性休克时，应做好相应的护理。持续心电监护，注意心率、心律的变化，一旦发生频发的房性或室性期前收缩、短阵室速、房室传导阻滞等严重心律失常，应及时报告医师；遵医嘱给予抗心律失常药物或配合临时起搏、电复律等。

【健康指导】

1.合理安排休息与活动　一般休息 3～6 个月，病人症状、体征、血液学检查完全正常后，可逐渐恢复工作，半年至一年内避免重体力劳动。

2.避免诱发因素　防寒保暖，预防感冒，增强抵抗力。

3.遵医嘱用药　向病人讲解用药方法和注意事项，定期随访。教会病人自测脉搏，发现异常或有胸闷、心悸等不适时及时就医。

（郝庆莲）

第十三节　心脏骤停与心脏性猝死

心脏骤停是指心脏射血功能的突然停止。心脏骤停发生后,由于脑血流的突然中断,10秒左右患者即可出现意识丧失,经及时救治可获存活,否则将发生生物学死亡,罕见自发逆转者。心脏骤停常是心脏性猝死的直接原因。

心脏性猝死(SCD)是指急性症状发作后1小时内发生的以意识骤然丧失为特征的,由心脏原因引起的自然死亡。心脏猝死是当前心血管病学中一项重要的研究课题。发达国家心脏猝死发生率很高。以美国为例,年心脏猝死45万例,相当于每日1200例,占各种自然死亡原因15%～20%。随着20年来各类心血管病发生比重的变化,冠心病病人增多,心脏猝死的发病率也会增加。

【病因与发病机制】

SCD者绝大多数有心脏结构异常,心脏结构异常是发生致命性心律失常的基础,常见以下四种改变:①冠心病是导致SCD最常见的心脏结构异常;②原发或继发性心室肌肥厚;③心肌病变(扩张、纤维化、浸润性病变、炎症等);④结构性心电异常。

功能性因素可影响心肌的电稳定性,常常是一些致命性心律失常的促发因素,包括:冠状动脉血流的暂时性改变(冠脉内血栓形成、冠脉痉挛导致急性缺血、缺血后再注等)、全身性因素(血流动力学因素、低氧血症、酸中毒、电解质紊乱等)、神经生理性因素、毒性作用(药物的致心律失常作用或心脏毒性反应等)等。

【病理生理】

心脏性猝死病理生理变化主要为致命性心律失常,最常见致死性快速心律失常(室颤和室速),其次是严重缓慢性心律失常和心室停顿。较少见的为无脉性电活动(PEA),是指心脏有持续性的电活动,但没有有效地机械收缩功能,常规方法不能测出血压和脉搏。

非心律失常性心脏性猝死所占比例较少,常由心脏破裂、心脏流入和流出道的急性阻塞、急性心脏压塞等导致。

【临床表现】

心脏性猝死的临床经过可分为四个时期,即前驱期、终末事件期、心脏骤停与生物学死亡。不同患者各期表现有明显差异。

前驱期:在猝死前数天至数月,有些患者可出现胸痛、气促、疲乏、心悸等非特异性症状。但亦可无前驱表现,瞬即发生心脏骤停。

终末事件期:是指心血管状态出现急剧变化到心脏骤停发生前的一段时间,自瞬间至持续1小时不等。心脏性猝死所定义的1小时,实质上是指终末事件期的时间在1小时内。由于猝死原因不同,终末事件期的临床表现也各异。典型的表现包括:严重胸痛,急性呼吸困难,突发心悸或眩晕等。若心脏骤停瞬间发生,事先无预兆,则绝大部分是心源性。在猝死前数小时或数分钟内常有心电活动的改变,其中以心率加快及室性异位搏动增加最为常见。因室颤猝死的患者,常先有室性心动过速。另有少部分患者以循环衰竭发病。

心脏骤停:意识完全丧失为该期的特征。如不立即抢救,一般在数分钟内进入死亡期。罕有自发逆转者。

心脏骤停的症状和体征依次出现如下:①心音消失。②脉搏扪不到、血压测不出。③意识突然丧失或伴有短暂抽搐。抽搐常为全身性,多发生于心脏停搏后 10 秒内,有时伴眼球偏斜。④呼吸断续,呈叹息样,以后即停止,多发生在心脏停搏后 20～30 秒内。⑤昏迷,多发生于心脏停搏 30 秒后。⑥瞳孔散大,多在心脏停搏后 30～60 秒出现。⑦由于尿道括约肌和肛门括约肌松弛,可出现二便失禁。但此期尚未到生物学死亡。如予及时恰当的心肺复苏,可以逆转。

生物学死亡:不论上述何种机制所致的心脏骤停,都标志着临床死亡。但从生物学观点来看,此时机体并未真正死亡。从心脏骤停至发生生物学死亡时间的长短取决于原发病的性质,以及心脏骤停至复苏开始的时间。心脏骤停发生后,大部分患者将在 4～6 分钟内开始发生不可逆脑损害,随后经数分钟过渡到生物学死亡。心脏骤停发生后立即实施心肺复苏和尽早除颤,是避免发生生物学死亡的关键。

【心脏骤停的处理】

抢救成功与否与心脏骤停至复苏开始的时间密切相关。2010 年美国心脏协会心肺复苏及心血管急救指南用 5 个环连成一个生存链来说明及时复苏的重要性,这个生存链包括:立即识别心脏骤停,激活急救系统;尽早实施 CPR,突出胸外按压;快速除颤,即如有指征尽快除颤;有效地高级生命支持;综合的心脏骤停后治疗。其中前 3 个环节称为基本生命支持,即初级心肺复苏。

(一)基本生命支持(BLS)

1.识别心脏骤停 当发现患者突然倒地,首选需判断是否由心脏骤停引起。心脏骤停的诊断标准:突发意识丧失、大动脉搏动消失、心音消失。

2.激活急救系统 在不延缓实施心肺复苏的同时,应设法(打电话或呼叫他人打电话)通知急救医疗系统。

3.恢复循环(C) 胸外按压可使整个胸腔内压改变而产生抽吸作用,改善全身血流量,恢复循环,有利于维持重要器官的血流灌注。胸外按压以剑突为定位标志,将食、中两指横放在剑突上方,手指上方的正中部位为按压区。按压应平稳、均匀,最大限度地减少中断。速率至少 100 次/分,按压幅度成人胸骨按下至少 5cm,保证胸廓完全回弹。胸外按压的并发症主要是肋骨或胸骨骨折、心包积血或填塞、气胸、血胸、肺挫伤等,应遵循正确的操作方法,尽量避免发生。

4.保持气道畅通(A) 迅速清除口腔黏液、分泌物、呕吐物,必要时用吸引器吸痰。发现假牙立即取下,检查和清除气道内异物。心脏骤停时,病人可发生舌后坠而阻塞呼吸道,可采取仰头举颏法开放气道,即术者一手置于病人前额用力加压使病人头后仰,另一手的食、中指抬起下颏,使下颏尖、耳垂与地面呈垂直,以畅通气道。

5.人工呼吸(B) 在保持气道通畅的同时,必须立即开始人工通气。人工呼吸的方法可以是口对口、口对鼻、口对面罩或人工气囊进行。口对口呼吸为一项有效而简易的人工通气方法,但只是临时性紧急措施,应马上争取气管内插管,以人工气囊挤压或人工呼吸机进行辅助呼吸与给氧。不管是单人复苏还是两人进行复苏,人工呼吸的频率都是每 30 次胸外按压给予 2 次人工呼吸。进行人工呼吸的原则是:术者一手的拇指、食指捏住患者鼻孔,吸一口气,用口唇把患者的口全罩住,然后缓慢吹气,每次吹气应持续 1s 以上,而且每次吹气应可见胸廓抬起。

(二)高级心肺复苏

高级心肺复苏即进一步生命支持(ALS)给予加强生命支持措施,但以上基本生命支持治疗并非立即停止,而是逐步向第二阶段过渡。主要措施包括气管插管、除颤、复律与起搏治疗、建立静脉通路和药物治疗。

1.通气与氧供 若患者自主呼吸没恢复,应尽早行气管插管,以纠正低氧血症。院外患者通常用简易球囊维持通气,医院内患者常用呼吸机,开始可给予纯氧,然后根据血气分析结果进行调整。

2.除颤、复律与起搏治疗　心脏骤停时最常见的心律失常是心室颤动,心脏骤停后电除颤开始的时间是心肺复苏成功最重要的决定因素。目前,自动体外除颤仪包括单相波和双相波两类除颤波形。若用双相波形电除颤,用150J能量即可有效终止室颤。在我国,大多用单相波形电除颤:首次200J,第2次200～300J,第3次360J。若连续3次除颤无效提示预后不良,应继续胸外按压和人工通气,并同时给予肾上腺素1mg静注,随之再用360J能量除颤1次。如仍未成功,肾上腺素可每3～5分钟重复1次,中间给予除颤。电除颤虽然列为高级复苏手段,但如有条件应越早进行越好,提倡在初级心肺复苏中即行电复律治疗。胸外按压可使心肌灌注有所增加,使除颤成功的可能性加大,停止胸外按压与开始除颤之间的时间越短,除颤成功率越高。因此,应尽可能缩短停止按压与开始除颤之间的时间。

3.迅速建立静脉通道　外周静脉通常选用肘前静脉或颈外静脉,给予急救药物。在静脉推注药物后再推注20ml液体,并将上肢抬高10～20秒,以加速药物进入中央循环。常用药物有:

(1)肾上腺素:是所有心脏骤停病人的首选药物。首次剂量1mg静注,观察无效后立即用5mg,可重复多次使用,每次间隔3～5min。

(2)异丙肾上腺素:15～20μg/min,静滴。适用于房室传导阻滞引起的缓慢性室性自主心律、阿-斯综合征及心室停顿。

(3)阿托品:0.5～2mg静注,适用于因缓慢性心律失常和室性停搏引起心脏骤停的病人。

(4)利多卡因:对室速和室颤尤其是急性心肌梗死病人仍为首选药物。按1mg/kg体重静注,2min后可重复此剂量,随后持续静滴,4mg/min。

(5)普鲁卡因胺和溴苄胺:静注或静滴,用于利多卡因或多次除颤均无效的顽固性室速或室颤,但不作为复苏时的第一线抗心律失常药。

(6)碳酸氢钠:不列为早期复苏的常规用药,即使在除颤、心脏按压和药物治疗后也要按照"宁少勿多,宁酸勿碱"的原则合理用药,可纠正代谢性酸中毒。

(7)呼吸兴奋剂:目的在于加强和完善自主呼吸功能。常用药物如洛贝林、尼可刹米等。

(8)升压药:维持稳定的血流动力学状态,常用药物有多巴胺或多巴酚丁胺。

(三)脑复苏

脑复苏是心肺复苏最后成败的关键。为防止脑组织永久性损害需采取以下措施:

1.头部降温　复苏后高代谢状态或其他原因引起的体温增高可导致脑组织氧供需关系的明显失衡,从而加重脑损伤。所以心脏骤停复苏后,应密切观察体温变化,积极采取降温退热措施,如冰帽、冰枕或加用冬眠药物,维持体温33～34℃为宜。

2.脱水　应用渗透性利尿剂配合降温处理,以减轻脑组织水肿和降低颅压,有助于大脑功能恢复。通常选用20%甘露醇(1～2g)、25%山梨醇(1～2g)快速静滴。联合使用呋塞米,首次20～40mg,必要时增加至100～200mg静注。

3.防止抽搐　①应用冬眠药物;②选用氢麦角碱0.6mg,异丙嗪50mg稀释于5%葡萄糖100ml中静滴;③地西泮10mg静注。

4.高压氧治疗　通过增加血氧含量及弥散,提高脑组织氧分压,改善脑缺氧,降低颅内压。有条件者应早期应用。

5.促进早期脑血流灌　抗凝以疏通微循环,用钙拮抗剂解除脑血管痉挛。

(四)复苏后处理

1.维持有效循环　心脏复跳后由于心脏收缩无力、缺氧、酸中毒、心律失常、电解质紊乱等因素可能造成病人血压较低,甚至处于休克状态,应给予及时处理。此时由于心脏仍处于电不稳定状态,应严格做好心电监测,以便及时发现心脏骤停的再次发生。

2.维持呼吸功能 继续吸氧;如自主呼吸尚未恢复,可继续用人工呼吸机;对呼吸功能进行监测,只要血气分析结果正常,即可认为病人呼吸功能正常;还要积极防治呼吸系统感染。

3.维持肾功能 应做好尿量、尿比重等指标的监测。避免使用对肾脏有损害的药物。一旦出现急性肾功能衰竭,应严格限制入水量,监测血电解质,防治高血钾,必要时可透析治疗。

4.控制血糖 患者复苏后,可能会出现高血糖或低血糖反应,因此需严密监测血糖,如血糖过高,可采用短效胰岛素将血糖控制在正常范围。

5.加强基础护理 严密观察病人的意识状态、生命体征,记录出入量,定期监测电解质水平及血气分析结果。保证病人摄入足够的热量和营养,每日热量供给不低于 8.38kJ(2000cal)。预防褥疮、呼吸系统感染和泌尿系统感染等并发症。

（郝庆莲）

第十四节 特殊诊疗技术与护理

一、先天性心脏病的介入治疗

外科手术是治疗先天性心脏病主要的治疗手段,由于近年来影像学和各种导管技术的发展,使得非手术的介入治疗在一定范围内取代了手术治疗,其并发症及死亡率明显低于手术治疗。主要是针对单一的缺损或狭窄型的病变,采用球囊扩张技术或封堵技术。

(一)经皮球囊肺动脉瓣成形术

经皮球囊肺动脉瓣成形术首例成功报道是在 1982 年,是较早应用的非手术介入性先天性心脏病的治疗措施,我国于 20 世纪 80 年代后期开始应用,目前已成为单纯肺动脉瓣狭窄的首选治疗方法。

1.适应证

(1)以单纯肺动脉瓣狭窄伴有狭窄后扩张病人效果最佳。

(2)狭窄的程度跨瓣压差≥40mmHg 为介入指征。

(3)肺动脉瓣狭窄经手术治疗后出现再狭窄病人亦可进行。

(4)为复杂性先天性心脏病的手术前缓解治疗、不能手术病人的姑息治疗。

2.禁忌证

(1)肺动脉瓣下狭窄即右室流出道漏斗部狭窄病人。

(2)肺动脉瓣上型狭窄瓣膜发育不良,无肺动脉狭窄后扩张病人。

3.并发症 并发症出现多与术者的操作技术水平有关。主要并发症是穿刺部位血管并发症、术中心律失常、三尖瓣受损和继发性肺动脉瓣关闭不全。

(二)经皮球囊主动脉瓣成形术

经皮球囊主动脉瓣成形术应用始于 1983 年,主要用于儿童与青少年主动脉瓣狭窄治疗。目前亦应用于初生婴儿的主动脉瓣狭窄,但操作上难度增大,并发症较多,远期疗效不理想。

1.适应证

(1)先天性主动脉瓣膜型狭窄有症状病人。

(2)跨主动脉压力差≥50mmHg 为介入指征。

(3)新生儿或婴幼儿严重瓣膜型狭窄,伴充血性心力衰竭患儿,可为缓解治疗,推迟外科手术时间。

(4)外科瓣膜切开术后再狭窄。

2.禁忌证

(1)先天性主动脉瓣狭窄伴有主动脉及瓣膜发育不良病人。

(2)合并中、重度主动脉瓣反流病人。

3.并发症

(1)术中可引起血流动力学障碍、心律失常,特别在婴幼儿死亡率高。

(2)股动脉损伤。

(3)主动脉瓣关闭不全或残余狭窄,发生率高达 45%。

(三)未闭动脉导管封堵术

经股动脉置入泡沫海绵塞封堵未闭动脉导管首次成功报道于 1969 年,开创了非手术治疗的先河,目前非开胸手术介入治疗已成为先天性动脉导管未闭治疗常规,现封堵器械有海绵栓、双伞面封堵、弹簧圈封堵,其中弹簧圈封堵法简便易行,并发症少,最具有应用前景。

1.适应证　绝大多数的先天性动脉导管未闭均可经介入封堵。

2.禁忌证　已形成右向左分流病人不宜行此治疗。

3.并发症

(1)封堵装置的脱落、异位栓塞。

(2)封堵后残留细小通道形成高速血流,破坏大量红细胞以致机械性溶血。

(3)穿刺血管并发症。

(4)心律失常。

并发症的发生与所用封堵器械不同有关,如用海绵塞法,有海绵栓易脱落的危险。双伞面封堵系统操作简便,不易脱落,但可有溶血并发症,严重者则需手术取出封堵伞并结扎处理。

(四)房间隔缺损封闭术

房间隔缺损是常见的先天性心脏病,以往治疗以外科手术修补最为安全、有效,但手术仍有一定的并发症和手术遗留的瘢痕等问题。1976 年有学者报道应用双伞堵塞器封闭房间隔缺损成功,但仍存在封闭不全,操作困难等问题。直到 20 世纪 90 年代以后,"纽扣"式补片装置出现,简化了操作,手术更为安全有效。

1.适应证

(1)符合以下条件的房间隔缺损病人,可经导管行介入封闭术:①房间隔缺损最大伸展<30mm。②缺损上下房间隔边缘≥4mm。③房间隔的整体直径应大于拟使用的补片直径。

(2)外科修补术后残留缺损。

2.禁忌证

(1)有右向左分流病人。

(2)多发性房间隔缺损。

(3)合并其他先天性心血管畸形。

3.并发症

(1)残余分流。

(2)异位栓塞,是严重并发症,多由于补片部分或全部脱落进入肺循环或体循环。

(3)血管并发症。

(4)感染。

(5)机械性溶血,但少见。

(五)室间隔缺损封闭术

室间隔缺损封闭处理原则与房间隔缺损相似,因在心室水平操作难度大,目前累积病例较少。

1.适应证

(1)肌部或部分膜部室间隔缺损。

(2)缺损口直径<10mm。

(3)缺损口中点距主动脉瓣的距离大于缺损直径2倍以上。

2.禁忌证

(1)不符合手术指征的单纯室间隔缺损为相对禁忌证。

(2)绝对禁忌证已存在右向左分流的病人。

3.并发症　与房间隔缺损介入封闭术相同。

(六)先天性心脏病的其他介入治疗术

对于不能或暂时不宜手术的先天性心脏病病人,为争取以后手术时机或姑息治疗,以减轻症状,可应用某些介入手段作为缓症处理。

1.经皮球囊动脉扩张殳支架植入术可应用于　①先天性主动脉缩窄。②肺动脉瓣远端单纯肺动脉主干或分支狭窄。③法洛四联症,外科手术无法纠治的肺动脉分支狭窄。

2.人工房间隔造口术可应用于　①新生儿或婴儿室间隔完整的严重青紫性心脏病。②二尖瓣严重狭窄、闭锁。③完全性肺静脉异位引流。

3.异常血管弹簧圈堵闭术可应用于　①肺动静脉瘘。②冠状动静脉瘘。③先天性心脏病姑息手术后出现的血管间异常通道。

(七)先天性心脏病的介入治疗护理措施

1.术前护理

(1)心理护理:向病人及家属介绍心导管介入治疗的意义、方法,手术的必要性和安全性,以解除病人及家属思想顾虑和紧张情绪。必要时手术前一天晚上可口服镇静药,保证睡眠。

(2)术前检查:帮助病人完成必要的检查,如出凝血时间、肝肾功能、超声心动图、胸片等。

(3)皮肤准备:会阴部及两侧腹股沟备皮。

(4)动脉检查:检查两侧足背动脉搏动情况并标记,便于术中、术后对照观察。

(5)物品准备:手术器械、药品及抢救物品和药品准备。

(6)过敏试验:青霉素和碘过敏试验。

(7)镇静:术前半小时给予苯巴比妥0.1g,肌内注射。

2.术后护理

(1)制动:对于采用静脉穿刺的病人,术侧肢体制动4~6h。对于采用动脉穿刺的病人,在穿刺针进入动脉处进行压迫,以左手示、中指压迫止血15~20min,确认无出血后,以弹力绷带加压包扎,用1kg沙袋压迫6h,术侧肢体制动12h。卧床期间做好病人生活护理。

(2)观察生命体征:持续监测生命体征,观察血压、心律、心率变化,注意有无心律失常发生,观察穿刺部位有无出血、血肿情况发生,一旦发生及时报告医师,协助处理。

(3)动脉搏动:观察足背动脉搏动情况,检查是否有减弱或消失,观察肢体皮肤颜色、温度、感觉与运动功能变化等,有异常情况要及时报告医师,协助完成进一步检查、处理。

(4)预防感染:常规应用抗生素预防感染,一般使用青霉素 320 万 U,2/d,静脉滴注,连续 3d。

二、冠状动脉粥样硬化性心脏病的介入诊断和治疗

(一)冠状动脉造影

心导管经股动脉、肱动脉或桡动脉送到主动脉根部,分别进入左、右冠状动脉口,推注少量造影剂,选择性冠状动脉造影,使左、右冠状动脉及其主要分支得到显影,并可进行电影摄影、快速连续摄片、磁带录像或光盘记录,可以发现狭窄性病变的部位并估计其狭窄程度。一般认为,管腔狭窄 70%~75%以上会严重影响供血,狭窄 50%~70%病人,也有一定意义。

评定冠脉狭窄的程度,用 TIMI 试验的分级指标:①0 级:无血流灌注,闭塞血管远端无血流。②Ⅰ级:造影剂部分通过,冠状动脉狭窄远端不能充盈完全。③Ⅱ级:冠状动脉狭窄远端显影慢,可完全充盈,造影剂消除也慢。④Ⅲ级:冠状动脉远端造影剂完全、迅速充盈和消除,如同正常血流。

1.适应证

(1)药物治疗中仍有心绞痛且症状较重病人。

(2)胸痛疑心绞痛而不能确诊病人。

(3)中、老年病人心脏增大、心力衰竭、心律失常、疑有冠心病未能确诊者。

(4)无症状但运动试验阳性的病人。

(5)原发性心脏骤停复苏病人。

(6)已确诊的冠心病,明确病变部位、程度及左心室功能情况。

2.禁忌证　目前没有绝对禁忌证,但有相对禁忌证:

(1)没有控制的严重室性心律失常。

(2)没有控制的充血性心力衰竭或急性左心衰竭。

(3)严重的电解质紊乱、洋地黄中毒。

(4)没有控制的高血压。

(5)急性脑卒中。

(6)严重肾功能不全。

(7)严重碘造影剂过敏。

(8)急性心肌炎。

(9)主动脉瓣心内膜炎。

(10)感染性疾病及未能控制的全身性疾病。

(11)活动性出血或严重出血倾向。

(12)48h 内仍口服抗凝药者。

(13)由于精神病、其他疾病致使病人不能配合。

3.并发症

(1)死亡。

(2)急性心肌梗死

(3)栓塞。

(4)动脉夹层。

（5）严重心律失常。

（6）急性肺动脉栓塞。

（7）穿刺局部并发症：出血；血肿；假性动脉瘤；动-静脉瘘。

（8）造影剂的反应。

4.术前、术后处理

（1）术前处理：掌握病人的临床资料，阅读心脏 X 线片，观察升主动脉根部的宽度；检查股动脉和足背动脉搏动情况；向病人做好解释工作。

做好术前检查如血尿常规检查、肝肾功能、出凝血时间和国际标准化比值（INR）、血糖、血电解质；备皮；做碘过敏试验；术前 8h 禁食；术前建立静脉通路；术前肌内注射地西泮 10mg 或苯海拉明 20mg。

（2）术后处理：经股动脉途径进行造影的病人，术后要用沙袋压迫 6h，卧床 24h；要观察穿刺局部有无出血、血肿，注意监测心率、血压、心电图变化；定时观察足背动脉搏动情况；要求病人多饮水同时观察尿量，尽快排出造影剂；酌情给予抗生素。

经桡动脉途径进行造影的病人，术后逐渐减压，观察穿刺局部有无出血、血肿、上肢肿胀情况。

（二）冠心病的介入治疗

冠心病的介入治疗属血管再通术的范畴，创伤性小。临床最早应用的是经皮冠状动脉腔内成形术，其后又发展了经冠状动脉内旋切术、旋磨术和激光成形术等，1987 年又开发了冠状动脉内支架置入术。这些技术统称为经皮冠状动脉介入治疗（PCI）。

目前经皮冠状动脉腔内成形术和支架置入术是治疗冠心病的重要手段。

1.适应证

（1）稳定型心绞痛经药物治疗后仍有症状，狭窄的血管供应中到大面积处于危险中的存活心肌病人。

（2）有心绞痛症状或无症状但有心肌缺血的客观证据，狭窄病变显著，病变血管供应中到大面积存活心肌的病人。

（3）介入治疗后管腔再狭窄心绞痛复发病人。

（4）急性心肌梗死时的 PCI 治疗参考相关内容。

（5）主动脉-冠状动脉旁路移植术后复发心绞痛的病人。

（6）不稳定型心绞痛治疗后，病情仍未能稳定，心绞痛发作时心电图 ST 段压低＞1mm、持续时间＞20min，或血肌钙蛋白升高的病人。

2.禁忌证

（1）心肌缺血缺乏客观证据者。

（2）心肌缺血合并高并发症率、高死亡率的危险因素者。

（3）适宜行冠脉搭桥术的左主干病变者。

（4）病变狭窄程度＜50％的病变者。

（5）仅有小面积缺血心肌者。

（6）根据病变形态预测成功率较低者。

（7）ST 段抬高急性心肌梗死发病 12h 以上的病人，血流动力学、心电稳定而且无症状者。

3.并发症

（1）冠状动脉痉挛。

（2）冠状动脉夹层。

(3)冠状动脉急性闭塞。

(4)冠状动脉慢血流或无再流。

(5)冠状动脉穿孔。

(6)全身系统并发症如造影剂肾病、栓塞、空气栓塞、脑出血、血小板减少症、中性粒细胞减少症等。

(7)穿刺部位出血、假性动脉瘤、动静脉瘘、血栓性闭塞、动脉穿孔或夹层。血管穿刺所致的出血可有局部血肿、腹膜后出血。

(三)经皮冠状动脉腔内成形术

经皮穿刺周围动脉将带球囊的导管送入冠状动脉到达狭窄部位,扩张球囊使狭窄管腔扩大,使血流畅通,是最常用的PCI。

1.作用机制　球囊扩张主要通过:①斑块被压回管壁;②斑块局部表面破裂;③偏心性斑块处的无病变血管壁伸展;三种机制使管腔扩大,内皮细胞会被剥脱,1周左右内皮细胞会再生,中膜平滑肌细胞增生并向内膜游移,使撕裂的斑块表面内膜得到修复。

2.术前、术后处理

(1)术前处理:术前5d停用口服抗凝药;做碘过敏试验;做交叉配血试验、备血;做血小板计数、出凝血时间、凝血酶原时间、肝肾功能、电解质等检查;禁食8h。术前晚饭后口服肠溶阿司匹林300mg和氯吡格雷75mg。

(2)术后处理:停用肝素4~6h后测ACT<150s,即可拔除动脉鞘管,局部压迫止血15~20min,无出血可用弹力绷带包扎,沙袋压迫4h。经桡动脉途径病人术后立即拔除动脉鞘管,局部加压包扎。严密监测24h心电图、血压等。继续口服阿司匹林300mg/d,3个月后改为100mg/d,继续服用地尔硫卓30~60mg,3/d或单硝酸异山梨酯20~40mg,2/d。

(四)冠状动脉内支架置入术

冠状动脉内支架置入术是用不锈钢或合金材料绕制或刻制成管状,管壁带有间隙、网状的支架,并将其置入冠状动脉内已经或未经经皮冠状动脉腔内成形术扩张的狭窄节段支撑血管壁,维持血流畅通,弥补经皮冠状动脉腔内成形术的不足,特别是减少术后再狭窄发生率的PCI。

目前支架分为裸支架和药物洗脱支架。药物洗脱支架是以支架作为载体,携带药物到达血管损害局部,并在一定时间内持续作用于支架置入部位,抑制血管壁的炎性反应和内膜过度增生,降低术后再狭窄。

1.作用机制　支架置入后内膜在1~8周被新生的内皮细胞覆盖,支架逐渐被包埋在增厚的动脉内膜之中,支架管壁下的中膜变薄和纤维化。支架置入满意的结果是所有支架的网状管壁完全紧贴血管壁,支架管腔均匀扩张,血流畅通。

2.术前、术后处理　术前、术后处理与经皮冠状动脉腔内成形术相同,应用置入药物洗脱支架病人,需术前6h内服用氯吡格雷负荷量300~600mg。术后用药宜加服氯吡格雷,首剂300mg,而后75mg/d,连用6~9个月,置入药物洗脱支架的病人要服用氯吡格雷1年。有文献报道,置入金属裸支架的病人口服氯吡格雷1年,心脏事件发生率降低。

(五)冠状动脉介入治疗护理措施

1.术前护理

(1)心理护理:向病人及家属介绍心导管介入治疗的意义、方法,手术的必要性和安全性,以解除病人及家属思想顾虑和紧张情绪。必要时手术前一天晚上可口服镇静药,保证睡眠。术前禁食、禁水8h,但不禁药。

(2)术前检查:帮助病人完成必要的检查,如出凝血时间、肝肾功能、超声心动图、胸片等。

（3）皮肤准备：会阴部及两侧腹股沟备皮。

（4）动脉检查：检查两侧足背动脉搏动情况并标记，便于术中、术后对照观察。

（5）物品准备：手术器械、药品及抢救物品和药品准备。

（6）过敏试验：青霉素和碘过敏试验。

（7）术前训练：术前需训练病人床上排泄动作。

（8）术前用药：做 PTCA 和支架置入术前 3～5d，遵医嘱给予口服抗血小板聚集药物，或紧急手术当日服用，停用抗凝药如低分子肝素。

2.术后护理

（1）制动与活动：一般术后 4h 拔除鞘管，若病情不稳定鞘管可保留到次日，以便紧急情况再造影用。拔除鞘管后，在穿刺针进入动脉处进行压迫，以左手示、中指压迫止血 15～20min，确认无出血后，以弹力绷带加压包扎，用 1kg 沙袋压迫 6h，术侧肢体制动 24h。

卧床期间做好病人生活护理，将呼叫器及常用物品放在病人容易拿取处，保证病人日常生活需要。

术侧肢体制动 24h 后，嘱病人逐渐增加活动量，动作缓慢，不要突然用力，1 周之内避免抬重物，防止伤口再次出血。1 周后可恢复正常日常生活和轻体力工作。

（2）心电监护：持续心电监测 24h，观察生命体征变化，观察血压、心律、心率变化，注意有无心律失常、心肌缺血、心肌梗死等情况发生，一旦发生及时报告医师，协助处理。术后即刻做十二导联心电图，与术前对比，有症状出现需再重复。

（3）动脉搏动：观察足背动脉搏动情况，检查是否有减弱或消失，观察肢体皮肤颜色、温度、感觉与运动功能变化，如疼痛、跛行等。观察穿刺部位有无出血、血肿情况发生，有异常情况要及时报告医师，协助完成进一步检查、处理。

（4）预防感染：常规应用抗生素预防感染，一般使用青霉素 320 万 U，2/d，静脉滴注，连续 3～5d。

（5）术后饮食：给予清淡、易消化饮食，避免食用易产气食物，避免过饱。鼓励病人多饮水，以便加速造影剂的排泄。

（6）症状观察与护理：

①心肌梗死：由于冠状动脉病变处有可能形成血栓导致冠状动脉急性闭塞，发生心肌梗死。因此术后要观察病人有无胸闷、胸痛症状，观察心电图有无心肌缺血的表现。

②腰痛、腹胀：多由术后平卧制动引起，首先安慰病人，讲明此症状的缘由，争取病人合作。另外，帮助病人适当活动另一侧肢体，适当按摩腰、背部，以减轻症状。为减轻腹胀，嘱病人避免过饱，避免食用易产气食物。

③尿潴留：尿潴留出现多因排便习惯改变所致。预防此症状的护理方法是：术前训练床上排尿。做好心理护理，使病人放松，解除思想顾虑。诱导排尿，如听流水声、冲洗会阴部、热敷或按摩膀胱等，必要时行导尿。

④低血压：此症状常易发生在拔鞘管后压迫止血时，引发迷走神经反射所致。常表现为血压下降、心率减慢、恶心、呕吐、出冷汗、面色苍白，甚至心跳停止。一旦发生立即报告医师，给予阿托品 1mg 静脉注射。也有少数病人由于硝酸甘油滴速过快所致。要严密观察病人血压变化和伴随症状，静点硝酸甘油时要严格掌握滴速并监测血压变化。

（7）用药护理

①造影剂反应：术前做好碘过敏试验。有少数病人应用造影剂后可出现皮疹、寒战等症状，甚至严重过敏反应或肾功能损害。一旦发生即刻报告医师，协助给予地塞米松治疗。

②抗凝治疗:肝素的常用剂量为500～1000U/h。使用是在拔除鞘管后1h,无出血,开始使用肝素12～24h,或术后4～6h,开始使用肝素到第2天,再经过3h后拔除鞘管。

应用肝素要保证剂量准确,配药要精确,使用微量泵控制药速度,严密注意注射泵的运转情况和速度,及时排除故障。

用药过程中,要观察病人有无出血倾向,如伤口渗血、牙龈及鼻出血、尿血、便血、呕血等情况。

③抗血小板聚集:遵医嘱给病人口服抑制血小板聚集药物,如肠溶阿司匹林、氯吡格雷或噻氯吡啶等,以防止血栓形成和栓塞。定期监测血小板、出凝血时间变化及血象变化,尤其应用噻氯吡啶时,要防止白细胞减少、粒细胞缺乏。

三、心律失常的介入治疗与护理

(一)心脏电复律、电除颤

心脏电复律目前已广泛应用,除颤仪器设备也越来越自动化。除了直流电同步和非同步体外电复律外,还开展了经静脉导管电极心脏内低能量电复律和置入埋藏式心脏复律除颤器等技术,成功挽救了成千上万的濒死病人。

当前电复律与电除颤的种类发展较迅速,自20世纪60年代早期应用交流电进行电除颤之后,因其副作用严重,很快被直流电除颤取代。直流电容器充电后,在非常短的时间内释放很高的电能,可设置与R波同步放电,反复电击对心肌损伤较轻,适于进行电复律。

电复律和电除颤体外或体内均可进行,体内电复律常用于心脏手术或急症开胸抢救的病人。电能常为20～30J,一般不超过70J。非手术情况下,大多采用体外经胸壁除颤电复律,方式有两种即同步电复律与非同步电除颤。①同步电复律主要用于不包括室颤在内的快速型心律失常。直流电同步电复律是除颤器设有同步装置,放电时电流正好与R波同步,电流刺激落在心室肌的绝对不应期,避免心室损伤及因放电导致室速或室颤。②直流电非同步电除颤主要用于室颤。室颤情况下已无心动周期,无QRS波,更无从避开心室易损期,应即刻放电。对于快速的室性心动过速、预激综合征合并快速房颤可用低电能非同步电除颤,因其均是宽大的QRS和T波,除颤仪在同步工作方式下无法识别QRS波,而不放电,则需用低电能非同步电除颤,以免延误病情。

近年来,国内外学者尝试经食管低能量同步直流电复律房颤取得初步成功。这种直流电同步电复律技术所需电能较小(20～60J),不需要麻醉,可避免皮肤烧伤,但还需对食管电极导管的设计和安置进行改进,它将成为一种有前途的处理快速心律失常的新方法。

经静脉电极导管心脏内电复律是在X线透视下将四极电极导管通过肘前或颈静脉插入右心,该导管可兼作起搏、程序刺激和电复律之用。所需电能通常较小,一般为2～6J,不必全麻,初始电击从低能量开始,然后逐渐增加电能。主要适用于心内电生理检查中发生的房颤。亦有报道用于室速、室颤,但经验尚不成熟。

植入式心脏复律除颤器(ICD):目前已取代了早期开胸置放心外膜除颤电极,ICD体积小,埋藏于胸大肌和胸小肌之间,甚至可埋藏于皮下囊袋中,具有起搏、低能电转复以及高能电除颤三种功能。

1.作用机制　电复律是将一定强度的电流通过心脏,使全部或大部分心肌在瞬间除极,而后心脏自律性最高的起搏点重新主导心脏节律,一般是窦房结。室颤时已无心动周期可在任何时间放电。电复律不同于电除颤,放电时需要和心电图R波同步,以避开心室的易损期,心室易损期位于T波顶峰前20～30ms(相当于心室的相对不应期),如果电复律时在心室的易损期放电可能导致心室颤动。

2.适应证　各种严重甚至危及生命的恶性心律失常,以及各种持续时间较长的快速型心律失常。对于任何快速型的心律失常,如导致血流动力学障碍或心绞痛发作加重,而且对药物不能起反应者,均应考虑电复律或电除颤。

(1)恶性室性心律失常

①室性心动过速:病人发生室性心动过速后,经药物治疗后不能纠正或血流动力学受到严重影响,如室性心动过速伴意识障碍、低血压、急性肺水肿者,应立即采用同步电复律。

②室颤:在室颤发生 3min 内有效电除颤,间隔时间越短,除颤成功率越高。对于顽固性室颤病人,必要时静脉推注利多卡因、普鲁卡因胶或溴苄铵等药物,若心室颤动波较纤细,可静脉推注肾上腺素,颤动波变大,易于转复。

(2)房颤:可考虑电转复条件有:①房颤病史<1 年者,既往窦性心率不低于 60/min。②房颤后心力衰竭或心绞痛不易控制者。③房颤并心室率较快,且药物控制不佳者。④原发病已得到控制,房颤仍存在者。⑤风心病瓣膜置换或修复后 3~6 个月以上,先心病修补术后 2~3 个月以上仍有房颤者。

(3)房扑:房扑是同步电复律的最佳适应证,成功率几乎达 100%,且所需电能较小。

(4)室上性心动过速:绝大多数室上性心动过速不需要首选电复律,但当药物不能纠正,而且因发作持续时间长使血流动力学受到影响,出现低血压等,应立即电复律。

3.禁忌证

(1)病情危急且不稳定、严重电解质紊乱和酸碱不平衡。

(2)房颤发生前心室率缓慢,疑诊病窦综合征或心室率可用药物控制,尤其是老年病人。

(3)洋地黄中毒引起的房颤。

(4)不能耐受预防复发的药物,如胺碘酮、普罗帕酮等。

4.体外电复律的操作方法

(1)病人准备

①解释工作:对室颤或伴严重血流动力学障碍的快速室性心动过速病人,需紧急进行心肺复苏,无须向家属详细交代,应立即电除颤。对于其他快速型心律失常病人应向病人及家属解释电复律过程中可能出现的并发症,电复律对病人的利弊关系,取得其合作。

②术前检查:择期电转复心律者应进行全面的体格检查及有关实验室检查,如电解质、肝、肾功能。进行抗凝治疗病人还应测定凝血酶原时间和活动度。

③禁食:复律前应禁食 6h。如服用洋地黄类药物,应在复律前停服 24~48h。

(2)设施准备:施行电复律的病房应较宽敞。备有除颤器、氧气、吸引器、抢救车、血压和心电监护设备等各种复苏设施。

(3)麻醉:除病人已处于麻醉状态或室颤时意识已经丧失无需麻醉外,均需快速、安全、有效的麻醉,这对于可能需要反复电击者尤为重要。目前最常使用的是静脉注射地西泮。

(4)操作技术要点

①病人安置:病人仰卧于绝缘床上,连接除颤器和心电图监测仪,选择一个 R 波高耸的导联进行示波观察。

②安放电极板:病人一旦进入理想的麻醉状态后,则充分暴露其前胸,并用导电糊涂抹或用盐水浸湿纱布包裹电极板,导电糊涂抹时不应太多或太少,能和皮肤达到紧密接触,没有空隙即可,将两个涂有导电糊或裹有湿盐水纱布的电极板分别置于右侧胸骨缘第 2、3 肋间,另一个电极板置于心尖部。两个电极板之间距离不要小于 10cm,电极板放置一定要贴紧皮肤,并有一定压力。

③电复律与电除颤的能量选择：电能高低的选择主要根据心律失常的类型和病情。

④放电要求：准备放电时，操作人员及其他人员不应再接触病人、病床及同病人相连接的仪器，以免发生触电。

⑤术后要求：电复律后应进行持续 24h 心电监测，严密观察病人的心率、心律、血压、呼吸和神志。

5.并发症　诱发各种心律失常，出现急性肺水肿，低血压，体循环栓塞和肺动脉栓塞，血清心肌酶增高，皮肤烧伤等。

6.护理措施

(1)心理护理：对于快速型心律失常病人应向病人及家属解释电复律意义、方法，手术的必要性、安全性和可能出现的并发症，对病人的利弊关系，以解除病人及家属思想顾虑和紧张情绪，取得其合作。必要时术前 1d 晚上可口服镇静药，保证睡眠。

(2)操作配合

①准备用物：除颤器、氧气、吸引器、心电血压监护仪、抢救车等。

②病人准备：协助完成各种实验室检查，注意有无缺氧、水电解质或酸碱不平衡的因素，必要时遵医嘱静注利多卡因、溴苄铵等药物，提高转复成功率和减少转复后复发。术前应禁食 6h，停服洋地黄类药物 24~48h。

③操作护理：协助病人仰卧于绝缘床上。连接心电监护仪。建立静脉通路，遵医嘱静脉注射地西泮 0.3~0.5mg/kg。放置电极板，电极板须用盐水纱布包裹或均匀涂上导电糊，并紧贴病人皮肤。电复律前要核查仪器上的"同步"功能是否处于开启状态。放电过程中医护人员注意身体的任何部位，不要直接接触铁床、病人及与其连接的仪器，以防电击意外。

(3)电复律后护理

①生命体征观察：要严密观察心律、心率、呼吸、血压，每半小时测量并记录 1 次直至平稳，并注意面色、神志、肢体活动情况。同时观察病人电解质、酸碱平衡情况和血氧情况，如有异常，及时报告医师处理，防止复发。

②皮肤护理：电击局部皮肤如有烧伤，应给予处理。

③用药护理：遵医嘱给予抗心律失常药物维持窦性心律，观察药物不良反应。

(二)心脏起搏治疗

心脏起搏技术是心律失常介入性治疗的重要方法之一，亦可用于临床心脏电生理研究和射频消融治疗。心脏起搏器是一种医用电子仪器，通过发放一定形式的电脉冲，刺激心脏，使其激动和收缩，以治疗由于某些心律失常所致的心脏传导功能障碍。

目前，起搏器的种类由原来以植入单腔 VVI 起搏器为主，逐渐向生理性起搏过渡，随着起搏器的功能逐渐完善，新型起搏器不断问世，使缓慢性心律失常疗效已近治愈目标。心脏起搏已从单纯治疗缓慢性心律失常，扩展到治疗快速性心律失常、心力衰竭等领域，对降低病死率，改善病人的生存质量起到了积极的作用。

近年来，起搏器的储存和分析诊断功能的完善，对心律失常的诊断、心脏电生理的研究起到积极作用。

随着起搏器工作方式或类型的不断增加，功能日趋复杂，了解和记忆起搏器代码的含义十分重要，为便于交流，目前通用 1987 年由北美心脏起搏电生理学会与英国心脏起搏和电生理学组专家委员会制定的 NASPE/BPEG 起搏器代码，即 NBG 代码。

临床中常根据电极导线植入的部位分为：①单腔起搏器：常见的有 VVI 起搏器，电极导线放置在右室心尖部。AAI 起搏器，电极导线放置在右心耳。根据心室率或心房率的需要进行适时的起搏。②双腔起搏器:植入的两支电极导线常分别放置在右心耳(心房)和右室心尖部(心室),呈房室顺序起搏。③三腔起搏器:目前主要分为左、右房＋右室三腔起搏器,应用于存在房间传导阻滞合并阵发房颤的病人,预防和治疗房颤。右房＋左、右室三腔心脏起搏,适用于某些扩张性心肌病、顽固心力衰竭,协调房室和(或)室间的活动,改善心功能。

1.作用机制 心脏起搏器是通过发放一定形式的电脉冲,刺激心脏,使其激动和收缩,模拟正常心脏节律以维持人体功能活动,起搏治疗的主要目的就是通过不同的起搏方式纠正心率和心律的异常,治疗由于某些心律失常所致的心脏传导功能障碍,提高病人的生存质量,减少病死率。

2.适应证

(1)植入永久性心脏起搏器的适应证

①伴有临床症状的完全或高度房室传导阻滞。

②束支一分支水平阻滞,间歇发生二度Ⅱ型房室传导阻滞并有症状病人。当 H-V 间期＞100ms,无症状者也是植入起搏器的适应证。

③窦房结功能障碍,心室率经常＜50/min,有临床症状者。

④病窦综合征或房室传导阻滞,间歇发生心室率＜40/min 或有长达 3s 的 R-R 间隔,虽无症状也应植入起搏器。

⑤颈动脉窦过敏引起的心率减慢,心率＜40/min 或 R-R 间隔长达 3s,伴有症状者。

⑥窦房结功能障碍和(或)房室传导阻滞的病人,必须采用减慢心率的药物治疗时,为了保证适当的心室率,应植入起搏器。

⑦房颤、长 Q-T 间期综合征的恶性室性心律失常。

⑧辅助治疗肥厚梗阻型心肌病、扩张型心肌病、顽固性心力衰竭、神经介导性晕厥等病症。

(2)临时心脏起搏的适应证

①急性心肌梗死、急性心肌炎、电解质紊乱、药物中毒、心脏外伤或手术后合并有症状的房室传导阻滞,严重窦性心动过缓,阿-斯综合征。

②某些室速的转复、心肺复苏的抢救需要。

③对药物治疗无效、不宜用药物或电复律的快速性心律失常。

④预防性或保护性起搏。

3.禁忌证

(1)急性心脏活动性病变,如心肌缺血、急性心肌炎。

(2)合并全身急性感染性疾病。

4.并发症

(1)术中并发症

①穿刺并发症:如血气胸、胸导管损伤、喉返神经、迷走神经损伤等。

②术中心律失常:如房扑、房颤、室性心动过速,极少情况下可出现室颤。

③心肌穿孔。

④出血:如锁骨下静脉穿刺部位出血、埋藏起搏器的囊袋内小动脉出血、导线插入头静脉结扎不妥出血等。

⑤导线插入处固定不良引起移位。

(2)术后并发症

①电极移位:是术后常见并发症之一。

②囊袋出血。

③术后起搏阈值升高:由于刺激电极应用,起搏阈值升高的情况较少见。

④膈神经刺激或腹肌刺激性收缩:多见于心房起搏,表现为随起搏频率出现呃逆或腹肌抽搐。

⑤感染:是术后最严重、常见的并发症,常处理困难、药物治疗效果不好。

⑥血栓:血栓形成是晚期并发症,静脉血栓形成最常见于腋静脉、锁骨下静脉、上腔静脉、无名静脉。

⑦皮肤压迫坏死。

⑧心室起搏导线张力过大影响三尖瓣的功能。

(3)与起搏器相关的并发症

①电池提前耗竭。

②导线绝缘不良和导线断裂。

③起搏器综合征:主要见于 VVI 起搏方式。

④起搏器介导的心动过速。

⑤脉冲发生器埋藏局部肌肉跳动:多见单极导线起搏。

⑥起搏器高输出引起的肌电干扰。

⑦起搏频率奔放:是最严重的并发症,可引发室颤。

5.护理措施

(1)心理护理:术前向病人及家属介绍置入心脏起搏器的意义、方法,手术的必要性和安全性,以解除病人及家属思想顾虑和紧张情绪。必要时手术前一天晚上可口服镇静药,保证睡眠。

(2)心电监护:术后可心电监护 24h,注意起搏频率和心率是否一致,监测起搏器工作情况。

(3)卧位与活动:术后 1～3d,取平卧位或半卧位,不要压迫植入侧。指导病人 6 周内限制体力活动,植入侧手臂、肩部应避免过度活动,避免剧烈咳嗽等动作,以防电极移位或脱落。电极移位是术后常见并发症,90% 发生在术后 1 周内,移位后症状明显加重,起搏器依赖者可出现头晕、黑矇、晕厥发作,心电图出现不感知和不起搏的现象,如有发生及时报告医师,行手术复位。

(4)预防感染

①预防感染至关重要:术后遵医嘱给予抗生素治疗,同时注意观察体温波动及伤口情况,观察有无红肿和渗出。

②处理囊袋出血:及时协助处理囊袋出血等并发症,当大量出血时应清创处理,少量出血可用粗针头抽吸积血,而后帮助病人卧床,并沙袋压迫 4～6h,同时应用抗生素预防感染。

③积极处理感染灶:起搏器术后感染分为囊袋感染、起搏器感染和感染性心内膜炎。当囊袋感染、起搏器感染时,协助抽出积血做细菌培养,并在囊袋内应用抗生素,必要时则要切开引流。一旦疑有感染性心内膜炎发生,要及早、多次做血细菌培养,静脉应用大量抗生素,退热后仍需用药 4～6 周。如无效,则需暂时拆除导线,同时大量应用抗生素,控制感染,必要时协助安装临时起搏器,感染控制后再置入永久起搏器。

(5)健康教育:做好病人的术后宣教。①如何观察起搏器工作情况和故障。②讲明定期复查的必要性。③告诉病人日常生活中要远离磁场。④要随身携带"心脏起搏器卡"等。

(三)导管射频消融治疗快速性心律失常

自 1989 年导管射频消融(RFCA)技术正式应用于人体,使数以万计的快速性心律失常病人得以根治。射频消融仪通过导管头端的电极释放射频电能,射频电能是一种低电压高频电能。在导管头端和局部心肌内膜之间电能转化为热能,达到 46～90℃温度后,使局部心肌细胞脱水、变性、坏死,损伤直径 7～8mm 深度 3～5min,心肌自律性和传导性能均发生改变,从而使心律失常得以根治。

1.适应证 据我国 RFCA 治疗快速性心律失常指南,RFCA 的明确适应证:①伴有阵发性房颤而且快速心室率的预激综合征。②房室折返性心动过速、房室结折返性心动过速、房速和无器质性心脏病证据的呈反复发作性室性心动过速,或合并有心动过速心肌病,或血流动力学不稳定者。③频繁发作、心室率不易控制的房扑。④窦速合并心动过速心肌病。⑤频繁发作和(或)症状重、应用药物,预防发作效果不佳的心肌梗死后的室速。

2.禁忌证 只有相对而言。①感染性疾病,如感染性心内膜炎、肺部感染、败血症等。②出血性疾病。③严重肝肾损害。④外周静脉血栓性静脉炎。

3.并发症 导管射频消融可能出现的并发症:二度或三度房室传导阻滞;心脏穿孔造成心脏压塞等。

4.护理措施

(1)术前护理

①心理护理:向病人及家属介绍射频消融治疗的意义、方法,手术的必要性和安全性,以解除病人及家属思想顾虑和紧张情绪。必要时手术前 1d 晚上可口服镇静药,保证睡眠。

②禁食:术前禁食、禁水 6h,停用所有抗心律失常药物至少 5 个半衰期。

③实验室检查:协助完成出凝血时间、血清肝肾功能检查和超声心动图检查。

(2)术后护理

①制动:对于采用静脉穿刺的病人,术侧肢体制动 4～6h。对于采用动脉穿刺的病人,在穿刺针进入动脉处进行压迫,以左手示、中指压迫止血 15～20min,确认无出血后,以弹力绷带加压包扎,用 1kg 沙袋压迫 6h,术侧肢体制动 12h。卧床期间做好病人生活护理。术后 3 个月内要避免剧烈活动。

②观察生命体征:观察血压、心律、心率变化,注意有无心律失常发生,如房室传导阻滞等。术后 3～5d,每天复查心电图。

③观察病情变化:观察穿刺局部有无出血、血肿、血栓栓塞等情况发生。观察有无血气胸、胸闷憋气等心脏压塞症状,一旦发生及时报告医师,协助处理。

④动脉搏动:对于采用动脉穿刺的病人,需观察足背动脉搏动情况,检查是否有减弱或消失,观察肢体皮肤颜色、温度、感觉与运动功能变化等,有异常情况要及时报告医师,协助完成进一步检查、处理。

⑤用药护理:遵医嘱服用抗血小板聚集药物,如阿司匹林,防止血栓形成。

四、心包穿刺及引流术

心包穿刺及引流术是采用穿刺针经皮穿刺,将心包内异常的积液抽吸或通过引流管引流出来,达到解除心脏压塞,挽救生命;减少心包积液,缓解症状;获取心包积液,用于诊断等目的,起到治疗和协助临床诊断的操作方法。

1.适应证

(1)心脏压塞。

(2)心包积液进行性增长或持续不缓解。

(3)心包内注入药物。

(4)原因不明的心包积液。

2.禁忌证

(1)绝对禁忌证:主动脉夹层。

(2)相对禁忌证:①病人不能配合。②存在凝血障碍、正在接受抗凝治疗或血小板计数<50000/mm³。③积液量少。④位于心脏后部或被分隔的心包积液。⑤无心胸外科后备支持。

3.心包穿刺及引流术操作方法

(1)病人术前准备

①做好解释工作:向病人及家属解释心包穿刺及引流术的意义、必要性、操作过程、安全性和可能的并发症,争取病人及家属的理解并配合,签署知情同意书。

②术前检查:病人术前进行心电图、X线、心脏超声检查,完成定位,做好标记。

③病人准备:择期操作者可禁食4～6h。建立静脉通道;操作时病人取坐位或半卧位。

(2)设备、器械准备

①设备。心电监测除颤仪、血压监测设备、心电图机、闭式引流装置或50ml注射器、抢救车及复苏设备。

②器械。穿刺包:包括无菌纱布、消毒碗、治疗巾、洞巾、穿刺针(18号斜面薄壁)、手术刀、血管钳、弯钳。引流物品:J形导丝、扩张管、引流管(常用中心静脉导管)、延长管、三通管、引流袋。缝合针线、持针器。无菌手套、消毒用具、标本送检的试管、培养瓶、无菌纱布、胶布。抢救药品、麻醉药品常用1%～2%利多卡因,2ml和5ml注射器。

(3)操作流程

①穿刺定位:一般在超声引导下定位、进行操作,选择进针方向是有大量心包积液,并无胸膜及肺组织覆盖处。常选择的两个途径。心尖途径:胸骨左缘第5肋间,心浊音界内1～2cm处进针,指向后内侧脊柱方向。需注意避开肋骨下缘,以免损伤肋间动脉。剑突下途径:选择剑突与左肋缘夹角处,肋缘下1.5cm处进针,穿刺针与皮肤成30°～40°,并针尖指向左肩。

②心包穿刺:应在血压、心电监测进行。穿刺部位消毒,铺无菌巾单,2ml注射器抽取1%～2%利多卡因,逐层浸润麻醉至心包。于穿刺点做1个2mm小切口,钝性分离皮下组织。使用5ml注射器接穿刺针,按预定途径和方向缓慢负压进针,如进针有落空感并抽出液体,表示针头已进入心包腔,停止进针。要避免病人肢体活动和大幅度呼吸,注意平稳进针,避免横向摆动,穿刺成功后及时固定针头。

③心包引流:取下穿刺针后注射器,经穿刺针送入J形导引钢丝至心包腔内,一般送入15～20cm快速撤出穿刺针,保留导引钢丝,沿导引钢丝送入中心静脉导管,送入15～20cm,固定静脉导管,缓慢撤出导引钢丝,导管尾端接注射器,检查回抽是否通畅,如心包积液抽取通畅,取下注射器,接三通连接管,将闭式引流装置或50ml注射器连接在三通上进行心包引流。缝合固定中心静脉导管,使用无菌纱布覆盖并包扎。

如应用50ml注射器抽取积液后,可在中心静脉导管内注入1～2ml肝素盐水,以防凝血堵塞导管。

(4)术后观察

①病情观察:继续心电、血压监测,观察病人心脏压塞症状是否缓解,观察颈静脉,进行心、肺查体。

②观察穿刺处局部:注意穿刺处有无渗液,渗液较多时应更换无菌纱布。记录心包积液引流量。

③防止并发症:术后常规行X线胸片,必要时复查心脏超声。留置导管时应给予抗生素预防感染。

4.并发症

(1)心脏穿孔或冠状动脉撕裂,引起心包积血或压塞加重。

(2)血管迷走反射。

(3)心律失常。

（4）脏器或组织损伤：导致气胸或血气胸、腹腔脏器损伤。

（5）急性肺水肿。

（6）气体栓塞。

5.护理措施

（1）术前护理：向病人讲清手术的意义、必要性和需要配合的注意事项，解除病人心理顾虑。必要时术前用镇静药，建立静脉通道，备静脉用阿托品，以备手术中发生迷走反射时使用。术前需行超声心动图检查，确定积液量和穿刺部位。择期操作者可禁食 4～6h。协助病人取坐位或半卧位。

（2）术中护理：术中嘱病人勿剧烈咳嗽或深呼吸；抽液过程中要注意随时加闭胶管，防止空气进入心包腔；抽液要缓慢，第一次抽液量不超过 200ml，若抽出液为鲜血时，应立即停止抽液，观察有无心脏压塞征象，准备好抢救物品和药品；记录抽出液体量、性状，按要求送化验；注意观察病人的反应，如有无面色苍白、头晕、脉搏、血压、心率、心电图的变化，有异常应及时协助医师处理。

（3）术后护理

①病情观察：严密观察血压、心电变化，观察心脏压塞症状是否有所缓解。观察体温波动，警惕感染发生，必要时遵医嘱给予抗生素。

②观察穿刺处局部：穿刺部位覆盖无菌纱布，用胶布固定，心包引流时做好引流管护理。注意穿刺处有无渗液，渗液较多时应更换无菌纱布。记录心包积液引流量。

（郝庆莲）

第四章　消化系统疾病的护理

第一节　概述

消化系统疾病是临床常见病,主要包括食管、胃、肠、肝、胆、胰等脏器的功能性和器质性病变,小肠疾病较为少见,腹膜、肠系膜和网膜疾病最少见。消化性溃疡、慢性乙型病毒性肝炎及肝炎后肝硬化是我国常见病,胃肠恶性肿瘤发病率也较高,胃癌和肝癌的病死率在恶性肿瘤病死率排名中分别位于第二位和第三位。影响消化系统疾病的主要相关因素包括外源性因素和内源性因素两种。不合理的饮食、药物刺激、心理应激因素及生物因素,如幽门螺旋杆菌感染是常见的外源性因素。内源性因素中遗传发病因素是胃肠病学目前研究的热点,肠道黏膜组织内的异常免疫应答在炎症性肠病患者肠道炎症发生过程中起重要作用。消化系统疾病病变可局限于消化系统或累及其他系统,其他系统或全身性疾病也可以引起消化系统疾病或症状。因此,消化专业的护士必须具备坚实的临床理论基础,要能着眼于患者的整体进行护理。

一、消化系统的结构和功能

1.食管　食管全长约25cm,有三个狭窄部,是食管癌的好发部位。食管壁由黏膜层、黏膜下层与肌层组成,无浆膜层,食管病变易扩散而延及纵隔,食管或邻近器官的病变也易使食管发生阻滞,引起吞咽困难。食管下段的静脉易充盈曲张,甚至破裂出血。

食管的主要功能是运送食物入胃,其次有防止呼吸时空气进入食管,以及阻止胃内容物逆流入食管的作用。

2.胃　胃分为贲门、胃底、胃体、胃窦部及幽门部,幽门口由幽门的括约肌组成,能有节律性让胃内容物进入十二指肠,并阻止十二指肠内容物返流入胃。胃壁分为黏膜、黏膜下层、肌层和浆膜层。胃黏膜的腺体有胃底腺、胃体腺和幽门腺,主要由主细胞、壁细胞、黏液细胞组成。

壁细胞可分泌盐酸和内因子。盐酸可杀灭部分细菌,能使胃蛋白酶原被激活而成为胃蛋白酶。盐酸分泌过多对胃十二指肠黏膜有侵袭作用,是消化性溃疡发病的决定性因素。内因子可协助维生素 B_{12} 的吸收,慢性萎缩性胃炎时内因子缺乏,可发生巨幼细胞贫血。主细胞可分泌胃蛋白酶原,在酸性环境下转化为胃蛋白酶,可使蛋白质消化分解为多肽被吸收。黏液细胞主要分泌碱性黏液,可形成黏液膜以保护胃黏膜免受胃酸的腐蚀。

此外,在幽门腺中还含有 G 细胞,是一种内分泌细胞,可分泌促胃液素。促胃液素能促进壁细胞分泌胃酸,促进主细胞分泌胃蛋白酶原。

胃的主要功能是容纳和消化食物。由食管进入胃内的食团,经胃内机械性消化和化学性消化后形成食糜,食糜借助胃的运动逐次被排入十二指肠。

3.小肠　小肠是消化道中最长的一段,从幽门到回盲部,包括十二指肠、空肠和回肠。十二指肠与空肠连接处被屈氏韧带固定,屈氏韧带是上下消化道的分界线。小肠为消化吸收的主要场所。淀粉、蛋白质、脂肪等必须先被消化分解为简单的物质,才能被肠壁吸收。消化作用大部分靠胰腺分泌的各种消化酶来完成,肠液中的各种消化酶,主要在空肠上段内完成。回肠有很大的储备功能,凡未被空肠完全吸收的养料,皆由回肠吸收。

4.大肠　大肠由盲肠(包括阑尾)、结肠和直肠三部分组成。大肠起自回肠,全程形似方框,围绕在空肠、回肠的周围。大肠的主要功能是进一步吸收水分和电解质,形成、贮存和排泄粪便。

5.肝胆　肝脏分为右叶和左叶,其基本结构单位为肝小叶。肝的血液供应有 1/4 来自肝动脉,3/4 来自门静脉。肝脏是人体最大的消化腺,主要具有以下功能:①物质代谢:糖、蛋白质、脂质、维生素的合成与代谢,都需要肝脏参与。肝脏还参与体内多种激素代谢。肝功能受损时对激素,如雌激素、胰岛素等的"灭活"功能常降低。②解毒作用:肝脏能使进入体内的各种有害物质如药物、毒药等进行生物转化,通过氧化、还原、水解,结合等方式进行解毒,保护机体正常功能。③生成胆汁:肝脏可以分泌胆汁,后者对脂类物质的消化和吸收及调节胆固醇代谢有重要作用。

胆道系统由肝细胞间的毛细胆管集合成胆小管,汇合成左右肝管,由肝门出肝后汇合成肝总管,肝总管与胆囊管合成胆总管,开口于十二指肠降部。胆管有排泄和运输胆汁的作用。胆囊则有浓缩胆汁和调节胆汁的作用。

6.胰腺　胰腺位于腹膜后上腹部深处,分胰头、颈、体、尾四部分。主胰管和胆总管可形成共同通道,在开口下段形成乏特氏壶腹。乏特氏壶腹在十二指肠开口处有 Oddi 括约肌,它能控制胆汁和胰液排入肠道。胰腺具有内外分泌双重作用。胰腺外分泌主要分泌胰液、电解质和各种胰酶,帮助消化淀粉、脂肪和蛋白质。胰腺中胰岛细胞是内分泌腺,胰岛中含有多种分泌细胞,其中 A 细胞分泌胰高血糖素,B 细胞分泌胰岛素,D 细胞分泌生长激素抑制素,胰腺还分泌胰多肽、胰抑素等多种激素,这些激素对维持正常的代谢功能有重要作用。

7.胃肠的神经内分泌调节　中枢神经系统可直接或间接影响消化系统的运动、分泌功能,并受自主神经-肠神经系统支配。精神因素可通过影响脑-肠轴(中枢神经系统、自主神经和肠神经系统通过神经体液免疫机制联系起来)引起胃肠功能紊乱。

8.胃肠道免疫结构与功能　胃肠道免疫有 2 道防线,即黏膜屏障(胃肠道黏膜表现的生理结构和黏膜内的免疫细胞构成)、肠系膜淋巴结及肝脏。肠道免疫功能紊乱可导致肠道炎症,如溃疡性结肠炎等。

二、消化系统疾病常见症状及护理

消化系统疾病症状和体征很多,有吞咽困难、嗳气、反酸、烧心感、食欲不振或畏食、便秘、恶心与呕吐、腹痛、腹泻、腹胀、呕血与便血、黄疸等。在此主要介绍恶心与呕吐、腹痛、腹泻。

(一)恶心、呕吐

恶心常为呕吐的前驱感觉,也可单独出现,表现上腹部特殊不适感,常伴有头晕、流涎、脉缓、血压降低等迷走神经兴奋症状。呕吐是指胃内容物或一部分小肠内容物通过食管逆流出口腔的反射动作。呕吐是消化系统疾病常见症状,呕吐可将有害物质从胃排出人体而起保护作用,但持久而剧烈的呕吐可引起水电解质紊乱和代谢性酸中毒、营养不良。呕吐分为中枢性呕吐与反射性呕吐。中枢性呕吐见于颅内压增高、前庭障碍、药物或化学毒物的影响、代谢障碍(尿毒症、酮症酸中毒)等;反射性呕吐多由于胃肠疾病和肝、胆、胰腺病变,也可由泌尿、心血管疾病引起。消化系统疾病引发的呕吐常伴有腹痛、腹泻或腹胀等,幽门梗阻时呕吐频繁、量多,呕吐物因在胃内潴留发酵而有酸馊味。

1.护理评估

(1)病史:询问患者恶心呕吐发生与持续的时间、频率与进食的关系;呕吐物的特点及呕吐物的性质、量;是否伴有发热、口干、头痛、眩晕、腹痛、腹泻等伴随症状;患者精神状态如何,有无疲乏、焦虑、抑郁及其程度。

(2)身体评估:评估患者全身状况,如生命体征、神志、营养状态、有无失水外貌。腹部体征:有无腹肌紧张、压痛、反跳痛及其部位、程度,肠鸣音是否正常,有无胃型及腹部振水音。

(3)相关检查:呕吐物毒物分析或病原学检查、血液生化检查水电解质及酸碱平衡。

2.护理诊断

(1)有体液不足的危险:与频繁、大量呕吐导致失水有关。

(2)有误吸的危险:与昏迷、呕吐物误吸入肺内有关。

(3)活动无耐力:与频繁呕吐导致失水、电解质丢失有关。

3.护理措施

(1)病情观察:观察并记录生命体征;呕吐的次数、量、呕吐物的性质、颜色和气味;入水量、进食量及尿量;皮肤黏膜弹性等失水表现。大量胃液丢失可发生代谢性碱中毒,患者呼吸可变浅慢;血容量不足易发生体位性低血压,患者在改变体位,如从卧位变换坐位时可出现心动过速、呼吸急促、血压下降。有明显失水貌患者可出现皮肤黏膜干燥、弹性差、眼眶凹陷、声音沙哑等。

(2)对症护理:

①一般护理:呕吐频繁剧烈者应卧床休息,呕吐时应协助患者坐起或侧卧位,使头偏向一侧,用容器接呕吐物。呕吐后及时给患者漱口,清理被污染的床褥、衣被。关心、安慰患者,以减轻紧张、烦躁的心理压力,当患者有恶心感想吐时,鼓励患者做深呼吸动作,有利于减轻呕吐症状。昏迷患者取侧卧位,使头偏向一侧,尽可能清除口腔呕吐物,避免呕吐物吸入气道出现窒息或继发肺部感染。使用棉签、纱布清洁口腔时,避免刺激咽腭弓,以防诱发呕吐。疑有肠梗阻者:应禁食禁水并行胃肠减压。

②补充水电解质:轻度呕吐可口服补液,少量多次饮用,饮食以清淡流质或半流质为主;呕吐剧烈不能进食或严重水电解质失衡者,应静脉补充水分和电解质。

③止吐治疗:在病因未明的情况下,不宜使用止吐药,应积极寻找病因,尽可能去除病因或针对病因治疗。如食物中毒、化学物质中毒等就要让患者尽量吐出有害物质;而癌症患者进行化疗时可预防性使用止吐药。病因明确且频繁呕吐的患者可指压内关、足三里等穴位,或遵医嘱给予甲氧氯普胺(胃复安)、多潘立酮(吗丁啉)等止吐药物。但妊娠呕吐不宜用止吐药,可采取改变食谱、静脉补液和用维生素 B6 等来缓解呕吐。

4.护理评价

(1)患者生命体征平稳,无失水、电解质酸碱失衡及低血容量休克等表现。

(2)患者呕吐减轻或消失,进食量逐步增加,营养状态改善,活动耐力增强。

(二)腹痛

消化系统的器官、组织发生功能性或器质性病变均可引起腹痛。腹痛可分为急性与慢性两类。急性腹痛常见于脏器急性炎症、脏器破裂、穿孔或空腔脏器扭转、梗阻。慢性腹痛可见于脏器慢性炎症、脏器包膜因肿瘤等受到牵张等。腹腔实质脏器病变腹痛多呈持续性,进行性加剧,空腔脏器病变多呈阵发性绞痛。腹痛的部位常为病变的所在,如胃痛位于中上腹部,肝胆疾患疼痛位于右上腹,急性阑尾炎疼痛常位于 McBurney 点,小肠绞痛位于脐周,结肠绞痛常位于下腹部。急性腹膜炎可表现为全腹疼痛并伴有压痛、反跳痛、腹肌紧张。腹痛是一种主观症状,容易引起患者情绪改变,如紧张、焦虑、恐惧等,剧烈的腹痛可影响患者的睡眠及饮食。

1.护理评估

(1)病史:询问患者腹痛的部位、性质、程度、有无放射痛及部位、诱发因素和缓解因素;伴随症状,如发热、恶心呕吐、腹胀、肛门停止排便排气等。对慢性腹痛应询问其日常生活及疼痛的周期性。老年患者特别注意询问起病情况、既往病史,以排除冠心病等心血管疾病。是否因疼痛而造成睡眠、饮食、排泄等发生改变,有无紧张、焦虑、恐惧等心理反应。

(2)身体评估:重点检查腹部体征:有无腹肌紧张、压痛、反跳痛及其部位、程度;肠鸣音是否正常;腹部是否扣及包块,有无胃型、肠型及逆向蠕动波。

(3)相关检查:常规血、尿、粪检查,腹部 B 超、X 线检查,必要时内镜、CT 检查或腹腔穿刺抽液检查。

2.护理诊断

(1)疼痛:腹痛与胃肠道炎症、溃疡、出血、梗阻或穿孔有关。

(2)潜在并发症:肠梗阻、穿孔、肠瘘。

(3)潜在并发症:肠出血、中毒性巨结肠。

(4)潜在并发症:上消化道出血、穿孔、幽门梗阻、癌变。

3.护理措施

(1)病情观察:密切观察腹痛的特征,即腹痛的部位、性质、程度、持续时间、诱发因素,有无放射痛及部位等,以协助医生明确诊断。警惕急腹症或休克的发生,若患者疼痛突然加剧,或呕血、黑便,或寒战高热,或全腹压痛、反跳痛、腹肌紧张等,均要立即通知医生,进行抢救。

(2)对症护理:

1)一般护理:急性起病,腹痛显著者应卧床休息,可取半卧位或弯腰屈膝侧卧位,以放松腹肌,减轻腹痛。保持环境安静舒适,遵医嘱选择禁食或流质、半流质饮食。怀疑急性胰腺炎或高位肠梗阻,且频繁呕吐及腹胀者,应及时鼻饲胃管进行胃肠减压。慢性腹痛患者适当安排休息和活动,避免诱发或加重腹痛的因素,如寒冷刺激、不当饮食等。

2)止痛治疗:

①药物止痛:急性发作腹痛者严禁随意使用镇痛药,以免掩盖症状,影响诊断。诊断明确的腹痛可根据病情需要、疼痛的性质及程度选择性给予药物止痛,用药后注意观察腹痛缓解情况,防止产生不良反应,如使用山莨菪碱(654-2)、阿托品可用于胃肠痉挛引起的腹痛,但有心率增快、口干、面色潮红、眩晕、视力模糊、排尿困难等副作用。有前列腺肥大、青光眼患者禁用。

②非药物止痛:此类措施是缓解慢性疼痛的主要方法,能减轻患者的紧张、焦虑感,提高其疼痛阈值和对疼痛的控制感。具体方法有行为疗法,如深呼吸,握紧拳头,打哈欠或分散注意力法;局部热敷疗法、针灸或指压止痛穴等。有焦虑抑郁等负性情绪者应做好心理疏导,以利于增强患者对疼痛的耐受力。

4.护理评价 急性腹痛患者症状减轻或消失,慢性腹痛患者能采用有效的应对措施预防或缓解疼痛。

(三)腹泻

腹泻是一种常见消化道症状,是指排便次数明显超过平日习惯的频率,粪质稀薄,水分增加,每日排便量超过 200g,或含未消化食物或脓血、黏液。腹泻常伴有腹痛、排便急迫感、肛门不适等症状。腹泻分急性和慢性两类,急性腹泻发病急骤,病程在 2～3 周内,短时间内机体丢失大量水分及电解质,可引起水电解质紊乱和代谢性酸中毒。慢性腹泻病程在 2 个月以上或间歇期在 2～4 周内复发性腹泻,长期慢性腹泻可导致营养不良、浮肿,肛周出现溃烂、疼痛。引起急性腹泻原因以肠道感染常见,慢性腹泻病因复杂,除肠道感染性疾病外,胃部疾病、肠道非感染性疾病、肠肿瘤、胰腺疾病、肝胆疾病等均可引起。肠道感染性疾病多导致渗出性腹泻,由于黏膜炎症、溃疡、浸润性病变致血浆、黏液脓血渗出,常伴有腹痛或粪便含有脓血、黏液。腹泻及全身症状、体征的严重程度取决于肠病变部位及受损程度。小肠泻粪便糊状或水样、次数多,伴脐周痛,便后腹痛不减;结肠泻粪便可含脓血、黏液,伴脐下痛,便后痛减。

1.护理评估

(1)病史:询问患者腹泻起病的急缓、发生的时间、间隔时间及病程的长短;排便的次数、量、气味、颜色,粪便中有无黏液、脓、血等;腹泻与饮食的关系,有无特殊用药史;伴随症状,如恶心、呕吐、腹痛、里急后重等。是否因腹泻频繁而造成睡眠、饮食等发生改变,有无紧张、焦虑、抑郁等心理反应。

(2)身体评估:全身情况:注意评估生命体征、神志、尿量、皮肤弹性等,慢性腹泻还应评估体重及营养状况。腹部体征:有无腹肌紧张、压痛、反跳痛及其部位、程度;肠鸣音是否正常;腹部是否扣及包块。肛周检查:皮肤有无红疹、溃烂。

(3)相关检查:血、粪常规检查,急性腹泻者检查水电解质及酸碱平衡、腹部 B 超、X 线检查,必要时直肠结肠内镜检查。

2.护理诊断

(1)体液不足:与频繁腹泻致脱水、血容量不足有关。

(2)营养失调:低于机体需要量,与长期腹泻、吸收障碍有关。

(3)活动无耐力:与大量或频繁腹泻致电解质失衡有关。

3.护理措施

(1)病情观察:密切观察并记录排便的次数、量、气味、颜色,粪便中有无黏液、脓、血等;有无恶心、呕吐、腹痛、里急后重等伴随症状;有无口干、皮肤干燥、眼窝凹陷及少尿等脱水情况;定时采集血标本观察血生化指标,注意有无肌肉无力、腹胀、肠鸣音减弱等低钾血症表现。

(2)对症护理:

①一般护理:急性腹泻者应卧床休息,慢性轻症患者可适当活动。避免精神紧张,注意腹部保暖,病因明确者可予热水袋热敷以缓解腹泻时伴随的腹痛症状。排便频繁者,可为患者提供床旁便器,及时更换被污染的衣物被褥。作好肛周皮肤清洁护理,手纸应柔软,擦拭动作轻柔,便后用肥皂与温水清洗肛门及周围皮肤,必要时给予凡士林或抗生素软膏涂擦以保护肛周皮肤。

②合理饮食:慢性腹泻者给予少渣或无渣、低脂、易消化的温热流质或半流质饮食,避免生冷、刺激性食物。急性腹泻根据病情和医嘱选择禁食或流质、半流质饮食。

③补充水分和电解质:按医嘱及时补充液体、电解质及营养物质以满足患者的生理需要量,恢复和维持血容量。口服补液为宜,但严重腹泻,伴禁食者宜静脉补充水分和电解质。老年人大量补液时注意根据血压和尿量及时调整输液速度和输液量,以免引发急性肺水肿。

④止泻治疗:腹泻可由多种疾病引起,用药应针对病因,不能盲目止泻。肠道细菌感染性腹泻使用抗生素一般可有效控制,肠道菌群紊乱引起的腹泻可选用微生态调节剂,如整肠生、培菲康。剧烈腹泻或长期慢性腹泻可适当应用止泻药。应用止泻药,如盐酸洛哌丁胺(易蒙停)时,注意观察患者排便情况,腹泻得到控制后应及时停药,以免引起便秘。收敛吸附剂思密达能吸附抗生素等药物,联合用药时,抗生素应在服思密达 1h 前服用。

4.护理评价

(1)患者生命体征平稳,无失水、电解质酸碱失衡及低血容量休克等表现。

(2)患者腹泻减轻或消失,能摄取足够的热量、水电解质和各种营养物质,营养状态改善,活动耐力增强。

(3)患者没有发生肛门周围皮肤的溃烂。

(王　琳)

第二节　胃炎

一、急性胃炎

急性胃炎是多种原因引起的急性胃黏膜炎症。临床常急性发病,可有明显上腹部症状,内镜检查可见胃黏膜充血、水肿、出血、糜烂、浅表溃疡等一过性的急性病变。急性胃炎主要包括:急性幽门螺杆菌感染引起的急性胃炎、除幽门螺杆菌之外的病原体感染及其毒素对胃黏膜损害引起的急性胃炎和急性糜烂出血性胃炎。后者是指由各种病因引起的、以胃黏膜多发性糜烂为特征的急性胃黏膜病变,常伴有胃黏膜出血和一过性浅溃疡形成。

(一)病因与发病机制

引起急性糜烂出血性胃炎的常见病因有以下几种。

1.药物　常见的有非甾体类抗炎药(NSAID)如阿司匹林、吲哚美辛等,某些抗肿瘤药、口服氯化钾及铁剂等。

2.应激　严重创伤、大面积烧伤、大手术、颅内病变、败血症及其他严重脏器病变或多器官功能衰竭等均可使机体处于应激状态而引起急性胃黏膜损害。

3.乙醇　由乙醇引起的急性胃炎有明确的过量饮酒史,乙醇有亲脂性和溶脂能力,高浓度乙醇可直接破坏胃黏膜屏障,引起上皮细胞损害、黏膜出血和糜烂。

(二)临床表现

1.症状　急性糜烂出血性胃炎通常以上消化道出血为主要表现,一般出血量较少,呈间歇性,可自止,但也可发生大出血引起呕血和(或)黑粪。部分 H.pylori 感染引起的急性胃炎病人可表现为一过性的上腹部症状。不洁食物所致者通常起病较急,在进食污染食物后数小时至 24h 发病,表现为上腹部不适、隐痛、食欲减退、恶心、呕吐等,伴发肠炎者有腹泻,常有发热。

2.体征　多无明显体征,个别病人可有上腹轻压痛。

(三)实验室检查

1.内镜检查　胃镜检查最具诊断价值,急性胃炎内镜下表现为胃黏膜局限性或弥漫性充血、水肿、糜烂、表面覆有黏液和炎性渗出物,以出血为主要表现者常可见黏膜散在的点、片状糜烂,黏膜表面有新鲜出血或黑色血痂。

2.粪便隐血检查　以出血为主要表现者,粪便隐血试验阳性。

(四)治疗要点

1.针对病因,积极治疗原发疾病。

2.祛除各种诱发因素。嗜酒者宜戒酒,如由非甾体类抗炎药引起,应立即终止服药并用抑制胃酸分泌药物来治疗,如患者必须长期使用这类药物,则宜同时服用抑制胃酸分泌药物。

3.对症治疗:可用甲氧氯普胺(胃复安)或多潘立酮(吗丁啉)止吐,用抗酸药或 H_2 受体拮抗药如西咪替丁、雷尼替丁或法莫替丁等以降低胃内酸度,减轻黏膜炎症。保护胃黏膜可用硫糖铝、胶体铋等。

(五)护理措施

1.基础护理

(1)休息:病情较重者应卧床休息,注意胃部保暖。急性大出血者绝对卧床休息。

(2)环境:保持环境安静、舒适,保证病人睡眠。

(3)饮食:以无渣、温凉半流或软饭为宜,提倡少量多餐,避免辛辣、生冷食物;有剧烈呕吐、呕血者禁食。

(4)心理护理:由于严重疾病引起出血者,尤其当出血量大、持续时间较长时,病人往往精神十分紧张、恐惧。护士应关心体贴病人,耐心加以解释,缓解病人紧张情绪,解除其恐惧心理,使病人积极配合治疗,促进身体早日康复。

2.疾病护理

(1)对症护理:观察腹痛的程度、性质及腹部体征的变化;呕吐物及大便的次数、量及性状;观察有无水电解质、酸碱平衡紊乱的表现等。有上消化道出血者更要注意出血量和性状、尿量等的观察。

(2)专科护理:遵医嘱用药,观察药物疗效及副作用。

3.健康指导

(1)注意饮食卫生,进食规律,避免过冷过热及不洁的食物。

(2)尽可能不用非甾体类抗炎药、激素等药物,如必须服用者,可同时服用抗酸药。

(3)嗜酒者劝告其戒酒。

(4)对腐蚀剂要严格管理,以免误服或被随意取用。

二、慢性胃炎

慢性胃炎系指不同病因引起的胃黏膜的慢性炎症或萎缩性病变,是一种十分常见的消化道疾病,占接受胃镜检查病人的 80%～90%,男性多于女性,随年龄增长发病率逐渐增高。根据病理组织学改变和病变在胃的分布部位,将慢性胃炎分为非萎缩性、萎缩性和特殊类型三大类。

(一)病因与发病机制

1.幽门螺杆菌(Hp)感染　目前认为 Hp 感染是慢性胃炎主要的病因。

2.饮食和环境因素　长期 H.pylori 感染增加了胃黏膜对环境因素损害的易感性;饮食中高盐和缺乏新鲜蔬菜及水果可导致胃黏膜萎缩、肠化生以及胃癌的发生。

3.自身免疫　胃体萎缩为主的慢性胃炎病人血清中常能检测出壁细胞抗体和内因子抗体,尤其是伴有恶性贫血的病人检出率相当高。

4.其他因素　机械性、温度性、化学性、放射性和生物性因子,如长期摄食粗糙性与刺激性食物、酗酒、咸食、长期服用非甾体类抗炎药或其他损伤胃黏膜的药物、鼻咽部存在慢性感染灶等。

(二)临床表现

1.症状　大多数慢性胃炎患者无任何症状。有症状者主要表现为非特异性的消化不良症状,如上腹部隐痛、进食后上腹部饱胀、食欲缺乏、反酸、嗳气、呕吐等。少数患者有呕血与黑粪,自身免疫胃炎可出现明显厌食和体重减轻,常伴贫血。

2.体征 本病多无明显体征,有时可有上腹部轻压痛,胃体胃炎严重时可有舌炎和贫血的相应体征。

(三)实验室检查

1.胃镜及胃黏膜活组织检查 是最可靠的确诊方法,并常规做幽门螺旋杆菌检查。

2.幽门螺杆菌检测 包括侵入性(如快速尿素酶测定、组织学检查等)和非侵入性(如^{13}C或^{14}C尿素呼气试验等)方法检测幽门螺杆菌。

(四)治疗要点

1.消除或削弱攻击因子

(1)根除 H.pylori 治疗:目前根除方案很多,但可归纳为以胶体铋剂为基础和以质子泵抑制药为基础的两大类。

(2)抑酸或抗酸治疗:适用于有胃黏膜糜烂或以胃灼热,反酸上腹饥饿痛等症状为主者,根据病情或症状严重程度,选用抗酸药。

(3)针对胆汁反流、服用非甾体类抗炎药等做相关治疗处理。

2.增强胃黏膜防御 适用于有胃黏膜糜烂出血或症状明显者,药物包括兼有杀菌作用的胶体铋,兼有抗酸和胆盐吸收的硫糖铝等。

3.动力促进剂 可加速胃排空,适用于上腹饱胀、早饱等症状为主者。

4.中医中药 辨证施治,可与西药联合应用。

5.其他 抗抑郁药、镇静药,适用于睡眠差、有精神因素者。

(五)护理措施

1.基础护理

(1)休息与体位:急性发作或症状明显时应卧床休息,以病人自觉舒适体位为宜。平时注意劳逸结合,生活有规律,避免晚睡晚起或过度劳累,保持心情愉快。

(2)饮食:注意饮食规律及饮食卫生,选择营养丰富易于消化的食物,少量多餐,不暴饮暴食。避免刺激性和粗糙食物,勿食过冷过热易产气的食物和饮料等。养成细嚼慢咽的习惯,使食物和唾液充分混合,以帮助消化。胃酸高时忌食浓汤、酸味或烟熏味重的食物,胃酸缺乏者可酌情食用酸性食物如山楂等。

(3)心理护理:因腹痛等症状加重或反复发作,病人往往表现出紧张、焦虑等心理,有些病人因担心自己所患胃炎会发展为胃癌而恐惧不安。护理人员应根据病人的心理状态,给以关心、安慰,耐心细致地讲授有关慢性胃炎的知识,指导病人规律的生活和正确的饮食,消除病人紧张心理,使病人认真对待疾病,积极配合治疗,安心养病。

2.疾病护理

(1)疼痛护理:上腹疼痛时可给予局部热敷与按摩或针灸合谷、足三里等穴位,也可用热水袋热敷胃部,以解除胃痉挛,减轻腹痛。

(2)用药护理:督促并指导病人及时准确服用各种灭菌药物及制酸剂等,以缓解症状。

3.健康指导

(1)劳逸结合,适当锻炼身体,保持情绪乐观,提高免疫功能和增强抗病能力。

(2)饮食规律,少食多餐,软食为主;应细嚼慢咽,忌暴饮暴食;避免刺激性食物,忌烟戒酒,少饮浓茶咖啡及进食辛辣、过热和粗糙食物;胃酸过低和有胆汁反流者,宜多吃瘦肉、禽肉、鱼、奶类等高蛋白低脂肪饮食。

(3)避免服用对胃有刺激性的药物(如水杨酸钠、吲哚美辛、保泰松和阿司匹林等)。

(4)嗜烟酒者病人与家属一起制定戒烟酒的计划并督促执行。

(5)经胃镜检查肠上皮化生和不典型增生者,应定期门诊随访,积极治疗。

(杨美英)

第三节　消化性溃疡

消化性溃疡(PU)主要是指发生在胃和十二指肠的慢性溃疡,即胃溃疡(GU)和十二指肠溃疡(DU),溃疡的形成与胃酸/胃蛋白酶的消化作用有关。

本病是常见病,临床上十二指肠溃疡比胃溃疡多见,男性多于女性。十二指肠溃疡好发于青壮年,胃溃疡发病年龄较十二指肠溃疡约迟10年。消化性溃疡是自限性疾病,但易复发。多数消化性溃疡患者具有典型临床特点,即慢性、周期性、节律性上腹痛。秋冬和冬春之交是本病的好发季节。

【病因与发病机制】

消化性溃疡的病因和发病机制较为复杂,迄今尚未完全阐明。概括起来,是胃、十二指肠局部黏膜损害因素(致溃疡因素)和黏膜保护因素(黏膜抵抗因素)之间失去平衡所致,这是溃疡发生的基本原理。

(一)损害因素

1.幽门螺杆菌(Hp)感染　Hp为消化性溃疡的一个重要发病原因。Hp感染导致消化性溃疡的确切机制未明,可能的机制是Hp感染改变了黏膜侵袭因素与防御因素之间的平衡。Hp凭借其毒力因子的作用,诱发局部炎症和免疫反应,损害局部黏膜的防御/修复机制。另一方面,Hp感染可增加促胃液素和胃酸的分泌,增强了侵袭因素。这两方面的协同作用造成了胃十二指肠黏膜损害和溃疡形成。故消除Hp可降低消化性溃疡复发率。

2.胃酸和胃蛋白酶　在损害因素中,胃酸-胃蛋白酶,尤其是胃酸的作用占主导地位。此外,胃蛋白酶的蛋白水解作用与胃酸的腐蚀作用一样,是引起消化性溃疡形成的组织损伤的组成部分。胃酸加胃蛋白酶更具有侵袭力。DU患者多存在胃酸分泌增高,因该类患者多为慢性胃窦炎,胃体黏膜未受损或轻微受损,仍保留旺盛的泌酸能力。

3.药物　NSAIDs是消化性溃疡的另一个常见病因,引起的溃疡以GU多见。NSAIDs除可直接损害胃黏膜外,更主要的是此类药物通过抑制环氧化酶(COX)而导致胃肠黏膜生理性前列腺素E合成不足,削弱前列腺素对胃及十二指肠的保护作用。NSAIDs所致的溃疡形成与药物的种类、剂量、用药持续时间具有相关性,高龄、同时服用抗凝血药或肾上腺糖皮质激素等因素可加重或促发NSAIDs所致的溃疡及其并发症发生的危险性。NSAIDs和幽门螺杆菌是引起消化性溃疡发病的两个独立因素,至于两者是否有协同作用则尚无定论。

4.饮食失调　粗糙和刺激性食物或饮料可引起黏膜的物理性和化学性损伤。不定时的饮食习惯会破坏胃酸分泌规律。饮料与烈酒除直接损伤黏膜外,还能促进胃酸分泌,咖啡也能刺激胃酸分泌。这些因素均可能与消化性溃疡的发生和复发有关。

5.精神因素　持久和过度精神紧张、情绪激动等精神因素可引起大脑皮质功能紊乱,使迷走神经兴奋和肾上腺皮质激素分泌增加,导致胃酸和胃蛋白酶分泌增多,促使溃疡形成。

6.吸烟　研究证明吸烟可增加GU和DU的发病率,同时可影响溃疡的愈合,但机制尚不很清楚。

(二)保护因素

1.胃黏液-黏膜屏障该屏障可以阻碍胃腔内H^+反弥散入黏膜。

2.黏膜的血液循环和上皮细胞的更新：胃、十二指肠黏膜的良好血液循环和上皮细胞强大的再生力，对黏膜的完整性起着重要作用。

3.前列腺素：前列腺素对黏膜细胞有保护作用，能促进黏膜的血液循环，促进胃黏膜细胞分泌黏液及 HCO_3^-，是增强黏膜上皮更新，维持黏膜完整性的一个重要因素。

（三）其他因素

1.遗传因素　研究发现，O 型血者比其他血型容易患 DU。家族中有患消化性溃疡倾向者，其亲属患病机会比没有家族倾向者高三倍。

2.全身疾病　慢性肾功能衰竭、类风湿性关节炎、肝硬化等疾病可能与消化性溃疡的发病有关。

在上述因素中，胃酸/胃蛋白酶在消化性溃疡发病中起决定性作用，因胃蛋白酶活性受到胃酸的制约，所以胃酸是溃疡形成的直接原因。但胃酸的这一损害作用一般只有在正常黏膜防御/修复功能遭受破坏时才能发生。GU 和 DU 的病因各有侧重，前者着重于保护因素的削弱，而后者则侧重于损害因素的增强。

十二指肠溃疡好发部位为十二指肠球部，发生在十二指肠降部的溃疡称为球后溃疡。胃溃疡的好发部位为胃角和胃窦小弯侧。与糜烂不同，溃疡的黏膜缺损超过黏膜肌层。一般为单个溃疡，2 个以上者称为多发性溃疡；溃疡形状多呈圆形或椭圆形，直径小于 10mm，GU 要比 DU 稍大，直径大于 2cm 的称为巨大溃疡。溃疡边缘光整、底部洁净，由肉芽组织构成，上面覆盖有灰白色或灰黄色纤维渗出物。活动期溃疡周围黏膜常有炎症水肿。溃疡浅者累及黏膜肌层，深者达肌层甚至浆膜层，溃破血管时引起出血，穿破浆膜层时引起穿孔。溃疡愈合时周围黏膜炎症、水肿消退，边缘上皮细胞增生覆盖溃疡面，其下的肉芽组织纤维转化，变为瘢痕，瘢痕收缩使周围黏膜皱襞向其集中。

【临床表现】

临床表现不一，少数可无症状，或以出血、穿孔等并发症为首发症状。典型的消化性溃疡有如下临床特点：①慢性过程，呈反复发作，病史可达数年至数十年；②周期性发作，发作与自发缓解相交替，反映了溃疡急性活动、逐渐愈合、形成瘢痕的病程周期。发作期可为数周或数月，缓解期亦长短不一，短者数周、长者数年，因患者的个体差异、溃疡的发展情况和治疗效果及自我护理措施而异。发作与下列诱因有关：季节（多在秋冬或冬春之交发病）、精神紧张、情绪波动、饮食不调或服用与发病有关的药物等，少数也可无明显诱因。③发作时上腹痛呈节律性，以 DU 更明显。

1.症状

（1）上腹痛：为本病的主要症状。多位于中上腹，可偏右或偏左。高位或前壁溃疡常向胸部放射，后壁溃疡则放射至脊柱旁的相应部位。性质多为灼痛，亦可为钝痛、胀痛、剧痛或饥饿样痛。一般为轻至中度持续性痛。可通过休息、进食、服制酸药物、以手按压疼痛部位、呕吐等方法而减轻或缓解。由于疼痛的发生与溃疡面接触胃酸和胃酸的酸度有关，而食物是引起胃液分泌的主要原因，因此，临床上疼痛常与饮食之间具有明显相关性，GU 与 DU 的疼痛各有特点。部分患者仅表现为无规律性的上腹隐痛不适。也可因并发症而发生疼痛性质及节律的改变。

（2）其他：可伴有反酸、嗳气、上腹胀、恶心、呕吐等，病人可因疼痛而减食或为止痛而多餐。也可有自主神经功能失调表现，如失眠、多汗、脉缓等。

2.体征　溃疡缓解期无明显体征，活动期上腹部可有局限性轻压痛，胃溃疡压痛多在剑突下或左上腹，十二指肠溃疡压痛常偏右上腹。少数患者于背部第 6～12 胸椎棘突附近有压痛点（称 Boas 征）。应当注意胃与十二指肠是空腔内脏，体表的定位不能完全确切反映病灶的解剖部位。

3.特殊类型的消化性溃疡

（1）复合溃疡：指胃和十二指肠同时发生的溃疡。DU 往往先于 GU 出现。幽门梗阻发生率较高。

（2）幽门管溃疡：幽门管溃疡与DU相似，胃酸分泌一般较高。幽门管溃疡腹痛的节律性不明显，对药物治疗反应较差，呕吐较多见，较易发生幽门梗阻、出血和穿孔等并发症。

（3）球后溃疡：指发生在十二指肠球部以下的溃疡，多发生在十二指肠乳头的近端。具有DU的临床特点，但午夜痛及背部放射痛多见，对药物治疗反应较差，较易并发出血。

（4）巨大溃疡：指直径大于2cm的溃疡。对药物治疗反应较差，愈合时间较慢，易发生慢性穿透或穿孔。胃的巨大溃疡注意与恶性溃疡鉴别。

（5）老年人消化性溃疡：近年老年人发生消化性溃疡的报道增多。多发生在胃，且多见于胃体部，胃溃疡直径常＞2.5cm。多发性溃疡和复合性溃疡在老年人均较常见。临床表现不典型，疼痛多无规律，食欲不振、恶心、呕吐、消瘦、贫血等症状突出，易误诊为胃癌。

（6）无症状性溃疡：约15％消化性溃疡患者可无症状，而以出血、穿孔等并发症为首发症状。可见于任何年龄，以老年人较多见；NSAIDs引起的溃疡近半数无症状。

4.并发症

（1）出血：出血是消化性溃疡最常见的并发症，也是上消化道大出血最常见的病因，约发生于15％～25％的患者，DU比GU易发生。溃疡基底部穿破血管为出血的主要原因。一般出血前腹痛加剧，出血后疼痛会有所缓解。出血量与被侵蚀的血管大小有关，轻者粪便隐血阳性或黑便，重者呕血，超过1000ml可引起周围循环衰竭。

（2）穿孔：溃疡病灶穿透浆膜层则并发穿孔，见于2％～10％病例，是消化性溃疡最严重的并发症。十二指肠溃疡比胃溃疡多见。临床上可分为：①急性穿孔：最常见，溃疡病灶多位于十二指肠前壁或胃前壁，又称游离性穿孔。穿孔后胃肠内容物渗入腹膜腔而引起急性弥漫性腹膜炎。临床上可突然出现剧烈腹痛，腹肌高度强直，并有全腹压痛和反跳痛，肠鸣音减弱或消失，肝浊音界缩小或消失。②亚急性穿孔：邻近后壁的穿孔或游离穿孔较小，只引起局限性腹膜炎，症状较急性穿孔轻而体征较局限。③慢性穿孔：溃疡穿透并与邻近器官、组织黏连，穿孔时胃肠内容物不流入腹腔，又称穿透性溃疡。这种穿透性溃疡改变了腹痛规律，变得顽固而持续，疼痛常放射至背部。老年人消化性溃疡穿孔，腹痛及腹膜刺激征不明显。

（3）幽门梗阻：主要是由DU或幽门管溃疡引起，约见于2％～4％的患者。溃疡急性发作时可因炎症水肿和幽门部痉挛而引起暂时性梗阻，可随炎症的好转而缓解，内科治疗有效，故称为功能性或内科性幽门梗阻。反之，由于溃疡愈合、瘢痕形成和瘢痕组织收缩或与周围组织黏连而阻塞幽门通道者，则属持久性，非经外科手术不能缓解，称为器质性或外科性幽门梗阻。幽门梗阻临床表现为：餐后上腹饱胀、上腹疼痛加重，伴有恶心、呕吐，大量呕吐后症状可以改善，呕吐物含发酵酸性宿食。严重呕吐可致失水和低氯低钾性碱中毒，发生营养不良和体重减轻。体检可见胃型和胃蠕动波，空腹时胃有振水音。进一步作胃镜或X线钡剂检查可确诊。

（4）癌变：DU癌变者罕见，GU癌变率在1％以下，对胃溃疡应提高警惕。长期慢性GU病史、年龄在45岁以上、经严格内科治疗6～8周疼痛无好转，出现进行性消瘦，粪便隐血试验持续阳性者，应怀疑癌变，需进一步检查和定期随访。

【辅助检查】

1.内镜和胃黏膜组织活检检查　　这是确诊消化性溃疡首选的检查方法。可直接观察溃疡部位、大小、性质、分期。胃的良、恶性溃疡鉴别必须由活组织检查来确定。胃镜下溃疡可分为活动期（A期）、愈合期（H期）和疤痕期（S期）。A期：溃疡灶周边炎症浸润，溃疡面白色苔。H期：溃疡周边炎症消失，黏膜新生，溃疡变浅变小。S期：溃疡灶内肉芽形成。

2.X线钡餐检查　　此检查适用于对胃镜检查有禁忌或不愿接受胃镜检查者。龛影是直接征象，对溃疡诊断有重要价值。

3.幽门螺杆菌检测　这是消化性溃疡的常规检查项目,有无幽门螺杆菌感染决定治疗方案的选择。检测方法分为侵入性和非侵入性两大类。侵入性需通过胃镜取胃黏膜活检,主要包括快速尿素酶试验、组织学检查和幽门螺杆菌培养。快速尿素酶试验是侵入性检查的首选方法。非侵入性主要有血清学检查及^{13}C或^{14}C尿素呼气试验,可作为根除治疗后复查的首选方法。

4.胃液分析和血清胃泌素测定　此检查一般仅在疑有胃泌素瘤时作鉴别诊断之用。

5.大便隐血试验　阳性提示溃疡处于活动期,一般经治疗 1～2 周内可转阴,如持续阳性,应考虑癌变。

【诊断要点】

根据慢性病程、周期性发作的节律性上腹疼痛病史,可作出初步诊断。确诊有赖胃镜检查。X 线钡餐检查发现龛影亦有确诊价值。

【治疗要点】

治疗的目的是消除病因、缓解症状、愈合溃疡、防止复发和防治并发症。

1.降低胃内酸度的药物　药物有 H_2 受体拮抗剂(H_2RA)、质子泵抑制剂(PPI)和碱性抗酸剂。H_2RA能阻止组胺与 H_2 受体结合,使壁细胞分泌胃酸减少。PPI 可使壁细胞胃酸分泌中的关键酶 H^+-K^+-ATP酶失活,从而阻滞壁细胞胞浆内 H^+ 转移至胃腔而抑制胃酸分泌,因此抑酸的作用比 H_2RA 更强且持久,对DU 的疗效优于 H_2RA。PPI 还是根除幽门螺杆菌治疗方案中最常用的基础药物。抗酸剂即氢氧化铝、铝碳酸镁等及其复方制剂,为碱性药物,具有中和胃酸的作用,可迅速缓解疼痛症状,目前多作为加强止痛的辅助治疗。溃疡的愈合与抑酸治疗的强度和时间成正比。

2.保护胃黏膜药物　此类药物有 3 类,即硫糖铝、胶体铋、前列腺素类。在酸性环境下,硫糖铝能与溃疡的蛋白质渗出物相结合,形成一层保护膜,促进溃疡的愈合;并能促进内源性前列腺素 E 的合成以及吸附表皮生长因子,使之在溃疡或炎症处聚集,有利于黏膜再生。用法是硫糖铝 1.0g,每日 3～4 次。枸橼酸铋钾(胶体次枸橼酸铋)除具有类似硫糖铝作用外,兼有较强抑制幽门螺杆菌作用,可作为根除幽门螺杆菌联合治疗方案的组分。用法是枸橼酸铋钾 120mg,每日 4 次。前列腺素类代表药物为米索前列醇,具有抑制胃酸分泌、增加胃十二指肠黏膜的黏液及碳酸氢盐分泌和增加黏膜血流等作用,主要用于 NSAIDs 溃疡的预防。

3.根除幽门螺杆菌治疗　凡有幽门螺杆菌感染的消化性溃疡,无论初发或复发、活动或静止、有无合并症,均应予以根除幽门螺杆菌治疗。目前推荐以 PPI 或胶体铋为基础加上两种抗生素的三联治疗方案。治疗后应常规复查幽门螺杆菌是否已被根除,复查应在根除幽门螺杆菌治疗结束至少 4 周后进行。

4.NSAIDs 溃疡的治疗及初始预防　对服用 NSAIDs 后出现的溃疡,如情况允许应立即停用 NSAIDs,予常规剂量常规疗程的 H_2RA 或 PPI 治疗;如病情不允许可换用对黏膜损伤少的 NSAIDs 如特异性 COX-2 抑制剂(如塞来昔布),选用 PPI 治疗。对初始使用 NSAIDs 的患者是否应常规给药预防溃疡的发生仍有争论。已明确的是,对于发生 NSAIDs 溃疡并发症的高危患者,如既往有溃疡病史、高龄、同时应用抗凝血药(包括低剂量的阿司匹林)或糖皮质激素者,应常规给予抗溃疡药物预防,目前认为 PPI 或米索前列醇预防效果较好。

5.手术治疗　对于大量出血经内科治疗无效;急性穿孔;瘢痕性幽门梗阻;胃溃疡癌变;严格内科治疗无效的顽固性溃疡者,可行外科手术治疗。

【主要护理诊断/问题】

1.疼痛　腹痛与胃酸刺激溃疡面或穿孔有关。

2.营养失调　低于机体需要量与疼痛导致摄入量减少,消化吸收障碍有关。

【护理措施】

1.病情观察　观察腹痛的部位、性质、程度、发作规律及与饮食、服药的关系,以判断是胃溃疡还是十二指肠溃疡,为疾病的治疗提供依据。剧烈腹痛要警惕穿孔及上消化道出血。注意观察大便颜色,及早发现黑便。

2.起居护理　生活要有规律,避免过度劳累和精神紧张。对溃疡活动期、大便隐血试验阳性者应嘱其卧床休息,以促进溃疡愈合。

3.饮食护理

(1)进餐方式:指导患者定时进餐,细嚼慢咽,避免暴饮暴食,以维持正常消化活动的节律。在溃疡活动期,以少量多餐为宜,每天进餐4～5次,避免餐间零食和睡前进餐,使胃酸分泌有规律。一旦症状控制,应尽快恢复正常的饮食规律。饮食不宜过饱,以免胃窦部过度扩张而增加促胃液素的分泌。

(2)食物结构:选择营养丰富,易消化的食物,补充足够的热量、蛋白质、维生素。除并发出血或症状较重外,一般无需规定特殊食谱。主食最好以面食为主或以软饭、米粥为主。蛋白质食物具有中和胃酸的作用,可以促进溃疡的愈合和修复,但牛奶中的钙含量高,吸收后刺激胃酸分泌,故不宜多饮,可在两餐间适量摄取脱脂牛奶。脂肪到达十二指肠时虽能刺激小肠分泌抑促胃液素而抑制胃酸分泌,但同时又可引起胃排空减慢,胃窦扩张,致胃酸分泌增加,故脂肪摄取应适量。

(3)食物禁忌:避免食用生、冷、硬、油炸、辛辣食物和粗纤维多的蔬菜及水果,忌食浓茶、咖啡。戒除烟酒嗜好。

4.用药护理　指导患者正确服药,注意服药时间、服药禁忌及药物副作用。

(1)碱性抗酸剂:饭后1小时服用,片剂嚼服,乳剂摇匀。避免与奶制品同时用,不宜与酸性食物及饮料同用。

(2)H_2受体拮抗剂:餐中或餐后即刻服用,也可一日剂量睡前服。若需同时服用抗酸剂,则两药应间隔1h以上。西咪替丁有乏力、皮疹、血清氨基转移酶升高、粒细胞减少、男性乳房发育等不良反应;雷尼替丁疗效优于西咪替丁,且不良反应少,无抗雄激素作用;法莫替丁疗效优于前两者,极少数人有头痛、头晕、腹泻和便秘不良反应。药物可随母乳排出,哺乳期应停止用药。

(3)质子泵抑制剂:每日晨餐前或空腹口服。奥美拉唑可引起头晕,特别是用药初期,应嘱患者用药期间避免开车等须高度集中注意力的工作。此外,奥美拉唑有延缓地西泮及苯妥英钠代谢和排泄的作用,联合应用时需谨慎。

(4)胃黏膜保护剂:餐前1小时与睡前服用,片剂要嚼碎。合并应用制酸药,须在硫糖铝服前半小时或服后1小时给予。不宜与多酶片同服。不良反应有便秘、口干、恶心等。

5.对症护理

(1)疼痛:疼痛较重时嘱患者卧床休息。详细了解疼痛的规律和程度,指导患者缓解疼痛的方法。如DU表现为空腹痛或午夜痛,指导患者在疼痛前或疼痛时进食碱性食物或服用碱性抗酸剂。轻度疼痛可采取局部热敷或压迫止痛。

(2)出血:当出现大出血时应嘱病人卧床休息,并立即配合医生进行抢救,给予紧急输血、补充血容量、吸氧、止血等处理。

(3)穿孔:若出现穿孔应早期发现病情,立即给予禁食、禁水、胃肠减压、静脉输液等处理,争取在穿孔后6～8小时内明确诊断,及早手术。

(4)幽门梗阻:如发生幽门梗阻,严重者应立即禁食,给予胃肠减压、静脉输液和补充电解质,以维持水、电解质及酸碱平衡,必要时可每晚睡前用3%盐水作胃灌洗,准确记录出入水量。完全性梗阻,需手术治疗时,应立即配合做好术前准备。

6.心理护理　不良的心理因素可诱发和加重病情,而消化性溃疡的患者因疼痛刺激或并发出血,易产生紧张、焦虑不良情绪,使胃黏膜保护因素减弱,损害因素增加,病情加重,故应为病人创造安静、舒适的环境,减少不良刺激;同时多与病人交谈,使病人了解本病的诱发因素、疾病过程和治疗效果,增强治疗信心,克服焦虑、紧张心理。

【健康教育】

1.帮助患者及家属了解本病的主要病因,诱发和加重溃疡病的相关因素,建立合理的饮食习惯和食物结构。

2.指导患者生活规律,劳逸结合,保持乐观情绪,避免精神过度紧张,注意季节转换对溃疡病的影响。

3.指导患者按医嘱正确服药,学会观察药效及不良反应。慎用或勿用致溃疡的药物,如阿司匹林、咖啡因、泼尼松、利血平等。

4.嘱患者按期复诊。平素注意观察上腹痛的节律性及大便颜色,若上腹疼痛节律发生变化或加剧,或出现黑便时,应及时就诊。

（王　琳）

第四节　胃癌

胃癌系源于上皮的恶性肿瘤,即胃腺癌。它是我国最常见的恶性肿瘤之一,居消化道肿瘤死亡原因的首位。胃癌是全球性疾病,在不同人种中,不同地区间和同一地区不同时期发病率都有较大差异。男性居多,男女之比约为 2∶1。发病以中老年居多,55～70 岁为高发年龄段。

【病因与发病机制】

胃癌的确切病因尚未阐明,但已认识到多种因素影响了胃黏膜上皮细胞的增殖与凋亡之间的动态平衡,即癌基因被激活,抑癌基因被抑制。

1.环境和饮食因素　某些环境因素,如火山岩地带、高泥碳土壤、水土含硝酸盐过多、微量元素比例失调或化学污染可直接或间接经饮食途径参与胃癌的发生。流行病学研究提示,多吃新鲜水果和蔬菜、乳品、蛋白质,可降低胃癌的发生。经常食用霉变食品、咸菜、腌制烟熏食品,以及过多摄入食盐,可增加发生胃癌的危险性。

2.幽门螺杆菌感染　胃癌可能是 Hp 长期感染与其他因素共同作用的结果,Hp 导致的慢性炎症有可能成为一种内源性致突变原;Hp 的某些代谢产物可能促进上皮细胞变异;Hp 还原亚硝酸盐,而 N-亚硝基化合物是公认的致癌物。

3.遗传因素　胃癌有明显的家族聚集倾向,家族发病率高于人群 2～3 倍。浸润型胃癌有更高的家族发病倾向,这提示致癌物质对有遗传易感者更易致癌。

4.癌前状态　分为癌前疾病和癌前病变,前者是指与胃癌相关的胃良性疾病,如慢性萎缩性胃炎、胃息肉、胃溃疡、残胃炎等有发生胃癌的危险性;后者是指较易转变为癌组织的病理学变化,如肠型化生、异型增生。

【临床表现】

根据胃癌的进程可分为早期胃癌和进展期胃癌。早期胃癌是指病灶局限且深度不超过黏膜下层的胃癌而不论有无局部淋巴结转移。进展期胃癌深度超过黏膜下层,已侵入肌层者称中期,侵及浆膜或浆膜外者称晚期胃癌。

1.早期胃癌　早期胃癌多无症状，或者仅有一些非特异性消化道症状，无明显体征。因此，仅凭临床表现，诊断早期胃癌十分困难。

2.进展期胃癌　随着病情的进展可出现由于胃癌引起的症状和体征。

（1）上腹痛：最早出现。腹痛可急可缓，开始仅为上腹饱胀不适，餐后更甚，继之有隐痛不适，偶呈节律性溃疡样疼痛，但这种疼痛不能被进食或服用制酸剂缓解。在上腹部可扪及肿块，有压痛，肿块多位于上腹偏右相当于胃窦处。

（2）食欲减退：此症状多伴随上腹痛症状发生，常很明显，表现为纳差、厌食、体重进行性减轻。胃壁受累时，患者常有早饱感及软弱无力。

（3）其他：贲门癌累及食管下段时可出现吞咽困难，溃疡型胃癌出血时可引起呕血或黑便，胃窦癌可引起幽门梗阻。胃癌转移至肝脏可引起肝区疼痛、黄疸和腹水；转移至肺及胸膜可发生咳嗽、胸痛、呼吸困难等或出现胸腔积液；肿瘤透入胰腺时可出现背部放射性疼痛。某些胃癌患者可以出现副癌综合征，包括反复发作的表浅性血栓静脉炎（trousseau 征）及黑棘皮症，皮肤褶皱处有过度色素沉着，尤其是双腋下；皮肌炎、膜性肾病、累及感觉和运动通路的神经肌肉病变等。胃癌的转移有 4 条途径，通常以淋巴转移和直接蔓延为主，在晚期也可经血行转移。此外，癌细胞可以直接种植于腹腔内。淋巴结转移是胃癌扩散的重要途径，而且发生较早，胃的淋巴系统与左锁骨上淋巴结相连接，转移到该处时特称 Virchow 淋巴结。

3.并发症　胃癌可出现大出血、贲门或幽门梗阻以及胃穿孔等主要并发症。

【辅助检查】

1.内镜检查　内镜检查结合黏膜活检，是目前最可靠的诊断手段。对早期胃癌，内镜检查更是最佳的诊断方法。

2.X 线钡餐检查　特别是气-钡双重对比造影技术对胃癌的诊断仍然有较大的价值。

3.血常规检查　缺铁性贫血较常见，系长期失血所致。

4.粪便隐血试验　常呈持续阳性，有辅助诊断意义。

5.肿瘤血清学检查　如血清癌胚抗原（CEA）可能出现异常，对诊断胃癌的意义不大，也不作为常规检查。但这些指标对于监测胃癌术后情况有一定价值。

【诊断要点】

胃癌的诊断主要依据内镜检查加活检以及 X 线钡餐。早期诊断是根治胃癌的前提。对下列情况应及早和定期内镜检查：①40 岁以上，特别是男性，近期出现消化不良、呕血或黑便者；②慢性萎缩性胃炎伴胃酸缺乏，有肠化或不典型增生者；③良性溃疡但胃酸缺乏者；④胃溃疡经正规治疗 2 个月无效，X 线钡餐提示溃疡增大者；⑤X 线发现大于 2cm 的胃息肉者，应进一步做内镜检查；⑥胃切除术后 10 年以上者。

【治疗要点】

1.手术治疗　外科手术切除加区域淋巴结清扫是目前治疗胃癌的唯一有可能根治的手段。手术效果取决于胃癌的分期、浸润的深度和扩散范围。早期胃癌首选手术，对那些无法通过手术治愈的患者，部分切除仍然是缓解症状最有效的手段。

2.内镜下治疗　早期胃癌可在内镜下行电凝切除或剥离切除术（EMR 或 EPMR）。如癌变累及到根部或表浅型癌肿侵袭到黏膜下层，需追加手术治疗。

3.化学治疗　化学治疗是胃癌综合性治疗的重要组成部分，主要作为手术的辅助治疗及晚期、复发患者的姑息治疗。化疗药物有氟尿嘧啶及氟尿嘧啶衍生物、丝裂霉素 C、阿霉素、顺铂、阿糖胞苷、依托泊苷、卡培他滨、奥沙利铂、伊立替康等。目前多采用联合化疗，联合化疗方案种类繁多，一般以氟尿嘧啶和丝裂霉素C为基本药,可以采取口服或静脉途径给药。

4.疼痛治疗　疼痛治疗的目的是不仅缓解疼痛,还要预防疼痛的发生(即持续地控制疼痛)。治疗疼痛有药物治疗和非药物治疗两大类。

5.其他治疗方法　体外实验提示,生长抑素类似物及COX-2抑制剂能抑制胃癌生长,但对人类治疗尚需进一步临床研究。支持、免疫治疗能够增强患者体质,提高免疫力。

【护理要点】

1.一般护理　早期胃癌经过治疗后可从事轻体力工作,但应避免劳累。中、晚期患者则多卧床静养,避免体力消耗。保持环境安静、舒适,减少不良刺激。长期卧床的患者,应鼓励其进行深呼吸和有效咳嗽,定时更换体位,以防止肺炎及肺不张。鼓励患者多进食,给予适合患者口味的高热量、高蛋白易消化饮食,可少量多餐。对有吞咽困难者及不能进食的中晚期患者,遵医嘱给予胃肠外营养,以维持机体营养平衡。

2.病情观察　胃癌疼痛时,应密切观察疼痛的部位、性质、程度,有无伴随恶心、呕吐、消化道出血,有无进行性加重的吞咽困难及幽门梗阻等表现。如有突发腹部剧痛及腹膜刺激征,应怀疑急性穿孔,须及时通知医生并协助做好相关检查或术前准备。

3.用药护理　近年来,新一代的化疗药物被用于胃癌患者,提高了胃癌的治疗水平。这些化疗药物除了具有细胞毒性药物的一般副作用(静脉炎、胃肠反应、骨髓抑制、脱发等)外,也具有各自特殊的毒性反应,护士应做好相应的护理,使药物的毒性副作用降至最低。

(1)神经毒性:奥沙利铂骨髓抑制轻微,不产生心脏毒性,没有肾损害及听力损害,但周围神经损害是奥沙利铂最常见的副作用。神经毒性以急性、短暂的症状较为常见,并可能出现可逆的累积性的感觉神经异常,主要表现为四肢麻木、刺痛感,有时可以出现口腔周围、上消化道及上呼吸道的痉挛及感觉障碍。冷刺激可激发或加重急性感觉障碍及感觉异常。护理:

①奥沙利铂必须用5％葡萄糖注射液溶解、稀释,禁用生理盐水、碱性制剂等一起使用,也不能用含铝的静脉注射器具,以免产生难溶物质及铂被铝氧化置换而增加其毒性。

②化疗前必须向患者详细告知奥沙利铂的神经毒性,以利于患者观察发现,及时告知医务人员。

③从用药之日起至用药周期结束,每天评估患者口周、肢端感觉及其他外周神经反应的程度及持续时间,做好记录,并及时反馈给医生。

④指导患者化疗期间不能接触冷刺激,应使用温水洗脸、漱口及避免进食冷饮等,天气寒冷时在注射肢体远端置热水袋,热水袋温度低于50℃,并加棉被,穿贴身松软保暖衣服,戴手套等。

⑤遵医嘱配合应用神经营养剂,如$VitB_1$、$VitB_6$或复合维生素B等。

⑥滴注奥沙利铂出现外渗禁止冷敷,以免诱发或加重毒副反应,可选用5％ GS 20ml＋地塞米松5mg＋2％普鲁卡因2ml局部封闭,疗效较好。

(2)腹泻:胃癌患者接受FOFIRI(伊立替康联合氟尿嘧啶)、XELIRI(伊立替康联合卡培他滨)方案治疗容易出现腹泻。腹泻分为急性腹泻和迟发性腹泻,多在化疗第一周期出现。护理:

①注药前嘱患者禁食2h,遵医嘱给予预防性药物,如阿托品等。

②一旦出现稀便即遵医嘱给予苯丁哌胺(易蒙停)抗腹泻治疗。

③指导患者进食少渣、无刺激性饮食,鼓励多饮水,每日3000ml以上。

(3)口腔黏膜炎:胃癌患者使用氟尿嘧啶时口腔黏膜损害发生率较高,护理如下:

①指导患者进食高蛋白、高热量、细软、温度适宜,不含辛辣刺激性的食物,戒烟酒。

②餐前、餐后及睡前及时漱口,清除食物残渣,宜用软毛牙刷及无刺激性牙膏刷牙,禁用牙签剔牙。

③出现口腔黏膜炎时及时用生理盐水250ml＋庆大霉素8万u与碳酸氢钠交替漱口;疼痛者可用庆大

霉素与 $VitB_{12}$ ＋0.5％普鲁卡因交替漱口；在溃疡面上涂以 0.5％金霉素甘油或锡类散等促进溃疡愈合。

（4）手足综合征：手足综合征（HFS）也叫肢端红斑，目前已被证明是卡培他滨的剂量限制性毒性所致，有较高的发病率。按照美国国立癌症研究所（NCI）的分级标准分为 3 度，Ⅰ度：轻微的皮肤改变或皮炎（如红斑、脱屑）或感觉异常（如麻木感、针刺感、烧灼感），但不影响日常活动；Ⅱ度：皮肤改变伴疼痛，轻度影响日常活动，皮肤表面完整；Ⅲ度：溃疡性皮炎或皮肤改变伴剧烈疼痛，严重影响日常生活，明显组织破坏（如脱屑、水疱、出血、水肿）。护理：

①做好关于化疗药物的健康宣教，促使患者自觉监测 HFS 症状和体征，减少 HFS 发生率和程度。

②告知患者用药期间避免日光照射，洗浴时水温不可过高。穿宽松的衣服和舒适、透气的鞋袜，以避免对皮肤产生不必要的压迫；坐或躺在松软的表面上且尽可能抬高腿部促进血液回流，减轻水肿。

③遵医嘱进行预防性治疗，口服大剂量 VitB6 预防治疗能减少 HFS 的发生。对于出现 HFS 的患者，给予大剂量 VitB6 治疗的同时保持患者皮肤湿润，可控制患者局部症状的加重。

4.对症护理

（1）疼痛。

（2）吞咽困难：贲门癌患者出现吞咽困难时应评估患者进食梗阻的程度，是否仅在进食干燥食物时有哽噎感，还是逐步加重，甚至发展到进半流食、饮水都有困难。指导患者饮食以温热食物为宜，避免进食冷食及辛辣刺激性食物，以免引起食道痉挛，发生恶心呕吐，疼痛等。当患者出现哽噎感时，不要强行吞咽，否则会刺激局部癌组织出血、扩散、转移和疼痛。在哽噎严重时应进流食或半流食，对于完全不能进食的贲门癌患者，应采取静脉输注高营养物质以维持机体代谢需要。

（3）幽门梗阻：禁食，进行胃肠减压，遵医嘱静脉补充液体和营养物质。

5.心理护理　护士应及时了解患者及家属的心理状态，并给予心理上的安慰和支持。适时提供疾病治疗及检查的信息，及时解答患者及家属所提出的疑问。帮助患者面对现实，调整情绪，以积极的态度应对疾病。对采取了保护性隐瞒病情措施的患者，应与医生沟通，统一内容回答病人的疑问。对晚期患者要充满爱心，给予人文关怀，使患者能较安详、无憾有尊严地离开人世。

6.健康教育

（1）宣传与胃癌发生的相关因素，指导群众注意饮食卫生，避免或减少摄入可能的致癌物质，如熏烤、腌制和霉变食物。提倡多食富含维生素 C 的新鲜蔬菜、瓜果。

（2）防治与胃癌有关的疾病，如慢性萎缩性胃炎、胃息肉、胃溃疡等，定期随访并做内镜检查，以便及时发现癌变。

（3）重视可疑征象，对下列情况应深入检查并定期复查：原因不明的上腹部不适、隐痛、食欲不振及进行性消瘦，特别是中年以上者；原因不明的呕血、黑便或大便潜血阳性者；原有长期胃病史，近期症状加重者；中年既往无胃病史，短期出现胃部症状者；多年前因胃良性疾病做胃大部切除手术，近年又出现消化道症状者。

（杨美英）

第五节　肠结核和结核性腹膜炎

一、肠结核

肠结核是由结核杆菌侵犯肠道引起的慢性特异性感染,大多数继发于肠外结核,原发疾病以肺结核最为多见。本病好发年龄为 20～40 岁,女性略多于男性。

(一)病因与发病机制

肠结核主要由人型结核杆菌引起,少数因饮用未经消毒的带菌牛奶或乳制品,感染牛型结核杆菌引起。

1.感染途径　肠结核侵犯肠道最主要的途径是经口感染。也可由血行播散引起,见于粟粒型肺结核。或由腹腔内结核病灶如女性生殖器结核直接蔓延引起。

2.结核病的发病　结核病发病是人体和结核杆菌相互作用的结果,只有当入侵的结核杆菌数量多、毒力大,并有人体免疫力低下、肠道局部抵抗力下降时才会发病。其病理类型由人体对结核杆菌的免疫力和过敏反应情况而定。

3.病变部位　肠结核病变部位主要位于回盲部,其他如升结肠,空肠,横结肠,降结肠,阑尾,十二指肠和乙状结肠等处也可发生,少数见于直肠,偶见于胃、食管。

(二)临床表现

1.症状

(1)腹痛:以右下腹多见,也可在右上腹或脐周疼痛,为回盲部病变引起的牵涉痛。疼痛性质一般为隐痛或钝痛,常在进餐时诱发。增生型肠结核或并发肠梗阻时,可有腹部绞痛、腹胀、肠型、肠鸣音亢进和蠕动波等。

(2)腹泻与便秘:腹泻是溃疡型肠结核的主要临床表现之一,每日排便 2～4 次,呈糊状便,不含黏液脓血,无里急后重。有时可出现腹泻和便秘相交替,系肠功能紊乱的表现,也可见于其他肠道器质性病变或肠易激综合征。增生型肠结核多以便秘为主要表现。

(3)全身症状和肠外结核表现:溃疡型肠结核常有结核毒血症,表现为午后低热或高热、盗汗、消瘦、乏力等。病程长者则出现贫血、营养不良、维生素缺乏等表现。此外,还可伴有肠外结核的表现。增生型肠结核全身症状较轻,通常不伴肠外结核。

2.体征　腹部肿块主要见于增生型肠结核。当溃疡型肠结核合并有局限性腹膜炎时,病变肠曲和周围组织粘连,或同时有肠系膜淋巴结结核时,也可出现腹部肿块,肿块常位于右下腹,较固定,质地中等,伴有轻或中度压痛。

3.并发症　晚期病人常并发肠梗阻、结核性腹膜炎;肠出血、肠穿孔较少见。

(三)实验室检查

1.血液检查　溃疡型肠结核可有中度贫血,无并发症的病人白细胞计数一般正常。血沉多明显加快,可作为随访中评估结核病活动程度的指标之一。

2.粪便检查　溃疡型肠结核多为糊状便,一般无黏液或脓血,镜检少量脓细胞和红细胞。

3.X 线检查　X 线胃肠钡剂造影或钡剂灌肠对肠结核的诊断具有重要意义。对并发肠梗阻者,只宜做钡剂灌肠检查,因钡剂检查可加重肠梗阻。

4.结肠镜检查　可观察全结肠和末端回肠,明确溃疡或肉芽肿的性状与范围,并可做黏膜活检,对本病诊断有重要价值。

5.其他　结核菌素试验强阳性有助于本病的诊断。

(四)治疗要点

1.抗结核药物治疗　是本病的关键性治疗,强调早期、联合、全程、规范治疗,以减少或避免并发症的发生。

2.对症治疗　腹痛病人酌情使用抗胆碱能药,摄入不足或腹泻严重者应补充液体,保持水电解质与酸碱平衡。不全性肠梗阻病人,需胃肠减压,以缓解梗阻近段肠曲的潴留。

3.手术治疗　对完全性肠梗阻、急性肠穿孔,或慢性肠穿孔引起肠瘘经内科治疗而未能闭合者;以及肠道大出血内科治疗无效者需采取手术治疗。

(五)护理措施

见"结核性腹膜炎"部分。

二、结核性腹膜炎

结核性腹膜炎是由于结核杆菌引起的慢性、弥漫性腹膜感染,本病可见于任何年龄,但以青壮年最多见,女性为多。

(一)病因与发病机制

1.致病菌　本病由结核杆菌引起。

2.感染途径　主要感染途径为腹腔内结核病灶的直接蔓延,肠系膜淋巴结结核、肠结核、盆腔结核等是常见的直接原发病灶。

3.病理类型　包括渗出型、粘连型和干酪型三种类型。前二型多见,有时二种或三种类型的病变可并存,称为混合型。

(二)临床表现

1.症状

(1)全身症状:结核毒血症常见,主要是发热和盗汗,低热和中等度热最多,高热伴毒血症明显者,主要见于渗出型和干酪型。后期有营养不良表现如消瘦、水肿、苍白、舌炎、口角炎、纤维素A缺乏症等。

(2)腹痛:早期腹痛不明显,以后出现持续性隐痛或钝痛,以脐周和下腹为主,有时可波及全腹。当并发不全性肠梗阻时,可有阵发性腹痛,偶可因腹腔内干酪样病灶溃破或肠结核急性穿孔而表现为急腹痛。

(3)腹水:病人常有腹胀感,由于结核毒血症或腹膜炎伴肠功能紊乱引起。腹水以少至中等量多见。

(4)腹泻:一般每日不超过3～4次,呈糊状便,与腹膜炎致肠功能紊乱、吸收不良、不全性肠梗阻、肠管内瘘等有关。有时腹泻与便秘交替。

2.体征

(1)腹壁柔韧感:是腹膜遭受轻度刺激或有慢性炎症的一种表现,是本病的临床特征。

(2)腹部肿块:多见于粘连型或干酪型,脐周多见。多由增厚的大网膜、肿大的肠系膜淋巴结、粘连成团的肠曲或干酪样坏死脓性物积聚而成。

(3)腹水量超过1000ml时可出现移动性浊音阳性。

3.并发症　以肠梗阻最常见,多发生于粘连型结核性腹膜炎。肠瘘一般多见于干酪型,有时有腹腔脓肿形成。

（三）实验室检查

1.血液检查　部分病人有轻度至中度贫血；白细胞计数多正常。血沉一般增快，病变好转时减慢。

2.结核菌素试验　强阳性对诊断有帮助，但在粟粒型肺结核或重症病人反而可呈阴性。

3.腹水检查　腹水为草黄色渗出液，少数呈淡血性，偶见乳糜样；常规检查提示比重一般大于1.016，蛋白含量大于$30g/L$，白细胞计数大于$500\times10^6/L$，以淋巴细胞为主。一般细菌培养结果为阴性，浓缩找结核菌及结核菌培养的阳性率均较低。

4.腹部B超　少量腹水须靠B超发现，并可为穿刺做定位。

5.X线检查　X线腹部平片有时可见到肠系膜淋巴结结核的钙化影，X线钡剂可见肠粘连、肠结核、腹水、肠瘘、肠腔外肿块等征象。

6.腹腔镜检查　适用于有游离腹水病人，可见腹膜、网膜、内脏表面有大量的灰白色结节，浆膜失去正常光泽，浑浊粗糙。取活检做病理检查有确诊价值，但在腹腔有广泛粘连者应禁忌腹腔镜检查。

（四）治疗要点

1.抗结核化学药物治疗　抗结核药的选择、用法、疗程详见"肺结核"，这里应强调全程规则治疗，联合用药及适当延长治疗疗程。有血行播散或严重结核毒血症状时，可加用糖皮质激素短期治疗。

2.手术治疗　并发肠梗阻、肠穿孔及肠瘘经内科治疗无效者需手术治疗。

（五）护理措施

1.基础护理

(1)休息：结核毒血症不明显的病人不必过多限制其活动，增加卧床休息的时间即可；而毒血症状严重者要卧床休息，有腹水时可取半卧位，待症状控制后逐渐增加其活动量。居住环境应避免潮湿、拥挤，以阳光充足空气新鲜的环境为宜。

(2)饮食：宜给予高热量、高蛋白、高维生素易消化的食物，腹泻严重者予以低脂低纤维饮食，腹胀者少食易发酵食物如豆制品。严重营养不良者可行静脉内高营养治疗，每周测体重，观察营养状况改善情况。

(3)心理护理：给予耐心解释和心理疏导，使病人树立治疗的信心，主动配合医师进行治疗，以促使疾病早日康复。

2.疾病护理

(1)对症护理：重点观察病人体温情况；腹痛的部位、性质、时间、与进餐的关系；腹泻的次数、粪便的性状、有无血液；腹部体征的变化等情况，以尽早发现和处理并发症。腹痛者可给予局部热敷或艾灸足三里，如出现剧烈腹痛应及时通知医师，以防止出现肠梗阻、肠穿孔等并发症。腹胀可用松节油热敷，涂油后盖一层干纱布，再用热敷垫盖在干纱布上，时常更换热敷垫，持续$20\sim30min$；腹胀严重而无外科情况者可行肛管排气。腹水较多者采用半卧位，配合医师做好腹腔穿刺放腹水的治疗。严重腹泻者注意肛周皮肤的清洁。

(2)专科护理：做好消毒隔离和预防工作。病人用过的餐具与物品应进行消毒处理，以免结核菌扩散、传播；对有开放性肺结核病人应采取隔离措施，并告知不可吞咽痰液；提倡用公筷进餐，牛奶应消毒灭菌。

3.健康指导

(1)向患者及家属说明抗结核药物治疗的知识，嘱遵医嘱按时服药，不可自行停药，必须规律服药、全程治疗直至疾病彻底治愈。发现药物的不良反应，应及时就医。

(2)保证休息与营养，居住条件以阳光充足、空气新鲜的环境为宜。伴开放肺结核者，对患者及家属进行有关消毒、隔离、生活安排等方面的知识教育。嘱患者应定期复查。

(3)早期诊断与积极治疗肺、肠、肠系膜淋巴结、输卵管等结核病是预防本病的重要措施。

（王　琳）

第六节　肝硬化

肝硬化是一种由不同病因长期、反复作用引起的肝脏慢性进行性弥漫性病变。病理特点为广泛的肝细胞变性坏死、再生结节形成、结缔组织增生,正常肝小叶结构破坏和假小叶形成,致使肝内血循环紊乱,加重肝细胞营养障碍。临床上以肝功能损害和门静脉高压为主要表现,并可出现多系统受累,晚期出现消化道出血、肝性脑病、继发感染等一系列严重并发症。

肝硬化是我国常见疾病和主要死亡病因之一,患者以青壮年男性多见,35～48 岁为发病高峰年龄,男女比例约为 3.6：1～8：1。据国外报道,肝硬化在总人口死因中位居第九,在 35～54 岁年龄组死因中位居第四;40～60 岁为发病高峰年龄,男女比例约为 2：1。

【病因与发病机制】

引起肝硬化的病因很多,目前在我国以慢性乙型肝炎为主,慢性丙型肝炎也占一定比例;欧、美国家则酒精性肝病居多;近年来,代谢综合征相关的非酒精性脂肪型肝炎(NASH)也逐渐成为肝硬化的重要病因。

1.肝炎病毒感染　　主要是乙型肝炎病毒感染,其次为丙型或乙型加丁型重叠感染,其发病机制主要与肝炎病毒所造成的免疫损伤有关,经过慢性肝炎,尤其是慢性活动性肝炎演变而来。

2.慢性酒精中毒　　长期大量饮酒者,乙醇及其中间代谢产物(乙醛)直接损害肝细胞、长期酗酒所致的营养失调等所致,称为酒精性肝硬化。

3.药物或化学毒物　　长期反复接触某些化学性毒物如磷、砷、四氯化碳等或长期服用某些药物如双醋酚丁、甲基多巴等,可引起中毒性肝炎,最终发展成为肝硬化。

4.血吸虫病感染　　反复或长期感染血吸虫的患者,由于虫卵及其毒性产物在肝脏汇管区的刺激,引起汇管区结缔组织增生所致,称为血吸虫病性肝硬化。

5.胆汁淤积　　持续性胆汁淤积于肝内胆管或肝外胆管时,高浓度的胆红素及胆汁酸对肝细胞的化学性损害,肝细胞发生变性坏死和结缔组织增生而导致肝硬化。

6.循环障碍　　慢性充血性心力衰竭、缩窄性心包炎以及肝静脉或下腔静脉回流障碍导致肝脏长期淤血,肝细胞因缺氧而发生变性坏死和结缔组织增生,导致肝硬化。

7.遗传和代谢性疾病　　由于遗传性或代谢性疾病,某些物质或代谢产物沉积于肝脏,造成肝损害,并导致肝硬化,如肝豆状核变性、血色病、半乳糖血症和 α_1-抗胰蛋白酶缺乏症、糖原累积症等。

8.其他　　造成肝硬化直接和间接的原因还有很多,如自身免疫性肝损害、缺血性肝病、营养不良等。少数患者病因不明,称为隐源性肝硬化。

【病理】

上述各种病因长期作用于肝脏,其导致肝硬化的病理改变过程基本一致,即导致广泛的肝细胞变性坏死、再生结节形成和弥漫性结缔组织增生、假小叶形成。这些病理变化逐步发展,造成肝内血管受压、扭曲、变形、闭塞,致使肝血管床变小,肝内动、静脉小分支、门静脉之间发生异常吻合形成短路,致使肝内血循环障碍,形成了门脉高压的病理解剖基础,同时导致肝细胞的营养代谢障碍,促使肝硬化病变的进一步发展和肝脏功能的不断降低。

【临床表现】

肝硬化往往起病缓慢,症状隐匿。在肝硬化初期,患者的临床表现取决于原发疾病;患者的年龄和性别比例也因原发病不同而异,乙型肝炎肝硬化、酒精性肝硬化所致的肝硬化以中年以后的男性多见,自身免疫性肝炎所致的肝硬化以青年和中年女性多见,原发性胆汁淤积性肝硬化以中年和老年女性多见,遗传性病因导致的肝硬化以青少年多见。临床上根据患者肝脏功能的代偿状况将肝硬化分为肝功能代偿期和肝功能失代偿期。

(一)代偿期

许多患者无任何不适症状,部分患者以乏力、食欲不振为主要症状,可伴有低热、恶心、厌油腻、腹胀、腹泻及上腹不适等症状。症状常与劳累有关,休息和治疗后可缓解。男性可有性欲减退,女性可有月经减少或过早闭经。患者多有体重减轻,肝脏可轻度肿大,质中等度硬,伴轻度压痛。脾脏亦可有轻、中度肿大。肝功能正常或轻度异常。

(二)失代偿期

失代偿期主要表现为肝功能减退和门静脉高压所致的症状和体征。肝功能减退主要表现为肝脏合成及代谢、排泄功能障碍;门脉高压主要表现食管-胃底静脉曲张及破裂出血;而肝性脑病、腹水及其相关并发症(自发性细菌性腹膜炎、肝肾综合征)等是由肝功能减退和门脉高压共同所导致。

1.肝功能减退的临床表现

(1)全身症状与体征:一般状况和营养状况均较差,消瘦、乏力、精神不振,可有不规则低热、面色灰暗黝黑(肝病面容)、皮肤干枯粗糙、浮肿、口腔炎症及溃疡、夜盲等症,部分患者出现与病情活动或感染有关的不规则发热症状。

(2)消化道症状:食欲不振是最常见的症状,甚至厌食,食后饱胀不适,有时伴恶心、呕吐、腹泻。症状的产生与胃肠道淤血肿胀、消化吸收障碍和肠道菌群失调等因素有关。患者可出现腹胀、腹痛、肝区隐痛。腹胀可能与低钾血症、胃肠积气、肝脾肿大和腹水有关。腹痛、肝区隐痛常与肝肿大累及包膜有关。脾肿大、脾周围炎可引起左上腹疼痛。若肝细胞有进行性或广泛性坏死时可出现黄疸。

(3)出血倾向和贫血:患者常可发生鼻衄、牙龈出血、皮肤紫癜和胃肠出血,女性出现月经过多等。症状的产生与肝脏合成凝血因子减少、纤溶酶增加、脾功能亢进和毛细血管脆性增加导致的凝血障碍有关。患者常出现不同程度的贫血,贫血症状与营养不良、肠道吸收障碍、消化道慢性失血及脾功能亢进有关。

(4)内分泌失调:由于肝功能减退,对雌激素、醛固酮和抗利尿激素的灭活减少,患者体内的雌激素和醛固酮、抗利尿激素的水平增高。雌激素水平的增高可通过负反馈作用,致雄激素和肾上腺糖皮质激素分泌减少。可出现下述症状或体征:

①肝掌和蜘蛛痣。

②男性患者有性欲减退、睾丸萎缩、乳房发育和女性阴毛分布等;女性出现月经失调、停经、不孕和乳房萎缩等,发生原因与雌、雄激素比例失调有关。

③糖耐量降低及糖尿病症状,发生原因与肝及外周靶细胞发生胰岛素抵抗有关。

④水肿及腹水,由于体内醛固酮、抗利尿激素的增多引起。

⑤皮肤色素沉着,好发于颜面部及其他暴露部位,与肾上腺皮质激素减少有关。

2.门静脉高压的表现 侧支循环的建立与开放,及腹水、脾大是门静脉高压的三大临床表现,尤其侧支循环的开放,对门静脉高压的诊断有特征性意义。

(1)腹水:是失代偿期最显著的表现。腹水出现前,患者常有腹胀,以进餐后明显。大量腹水时,患者腹部膨隆,皮肤紧绷发亮,并因膈肌上移,出现呼吸困难、心悸。部分患者可出现胸水。腹水形成的主要因素有:①门静脉高压:其一可导致腹腔脏器毛细血管床静水压增高,组织间液回流减少而漏入腹腔;其二导致肝静脉回流受阻,使肝淋巴液生成增多,超过胸导管引流的能力而渗入腹腔;②低蛋白血症:使血浆胶体渗透压降低,血管内液外渗至组织间隙;③内分泌失调所致的抗利尿激素增多引起钠水潴留;④有效循环量不足导致肾血流量减少,肾小球滤过率降低,排钠和排尿量减少。

(2)侧支循环的建立与开放:门静脉高压时,来自消化器官和脾脏的回心血受阻,使门、腔静脉交通支扩张、血流量增加,建立起侧支循环。临床上重要的侧支循环有:①食管和胃底静脉曲张;②腹壁静脉曲张;③痔静脉曲张,痔核形成。

(3)脾大:门静脉高压可致脾脏淤血性肿大,多为轻、中度肿大,部分可达脐下。后期可出现脾功能亢进,表现为红细胞、白细胞和血小板均减少。

3.肝脏情况　早期肝脏肿大,表面尚平滑,质中等度硬;晚期肝脏缩小,可呈结节状,表面不光滑,质地坚硬,一般无疼痛。但当肝细胞进行性坏死或并发炎症时可有压痛、叩击痛。

(三)并发症

1.上消化道出血　上消化道出血为最常见的并发症。多由于食管下段与胃底静脉曲张破裂导致,部分出血为并发急性胃黏膜糜烂或消化性溃疡导致。以发生突然、大量呕血、伴黑便为特征,常诱发肝性脑病,是出血性休克甚至急性死亡直接原因之一。

2.感染　因门腔静脉侧支循环开放以及低蛋白血症和白细胞减少导致的机体抵抗力下降,增加了细菌入侵繁殖的机会,常并发感染,如肺炎、胆道感染、大肠杆菌性败血症、自发性腹膜炎等。自发性腹膜炎是指腹腔内无脏器穿孔的急性腹膜细菌性感染。其主要原因是肠道内细菌异常繁殖并经肠壁进入腹腔,以及带菌的淋巴液漏入腹腔引起感染。致病菌多为大肠杆菌及副大肠杆菌,厌氧菌也是致病菌之一。一般起病较急,主要表现为腹痛、腹胀、发热、腹水迅速增长,出现腹膜刺激征,严重者发生感染性休克。

3.肝性脑病　这是晚期肝硬化最严重的并发症和最常见的死亡原因。

4.原发性肝癌　原发性肝癌大部分在肝硬化基础上发生。患者短期内肝脏迅速增大、持续性肝区疼痛、腹水多呈血性、不明原因的发热,应警惕癌变的可能,需做进一步检查。

5.肝肾综合征　由于大量腹水致有效循环血量减少,肾血管收缩、肾血流量减少、肾小球滤过量下降引起。表现为少尿、无尿、稀释性低钠血症,低尿钠和氮质血症等,肾脏本身无器质性改变,故又称为功能性肾衰竭。上消化道出血、休克、大量的腹水和强烈利尿、内毒素血症和电解质、酸碱平衡紊乱等与并发症的发生密切相关。

6.电解质和酸碱平衡紊乱　肝硬化患者在腹水出现前一般已存在,出现腹水后,电解质和酸碱平衡紊乱更为严重。常见的有:①低钠血症,与长期摄入不足、长期利尿和大量放腹水使钠丢失增多以及水钠潴留所致的稀释性低钠血症有关;②低钾血症与代谢性碱中毒,与进食少、呕吐、腹泻、长期使用利尿剂或葡萄糖制剂、继发性醛固酮分泌增多等有关。

【辅助检查】

(一)实验室检查

1.血、尿常规　失代偿期时可有不同程度贫血,脾功能亢进时全血细胞计数减少;尿内可有蛋白、红细胞;黄疸时尿中检测胆红素阳性,尿胆原增加。

2.肝功能检查　代偿期肝功能正常或轻度异常,失代偿期则多有异常。

(1)转氨酶:轻、中度增高,以丙氨酸氨基转移酶(ALT)显著,肝细胞广泛大量坏死时则可能有天门冬氨酸氨基转移酶(AST)升高,AST 活力大于 ALT。

(2)血清蛋白:血清总蛋白正常、降低或增高,血清白蛋白降低,球蛋白却增高,白蛋白/球蛋白(A/G)的比值降低或倒置。

(3)凝血酶原时间:有不同程度的延长。

(4)血清蛋白电泳:白蛋白减少,γ球蛋白增多。

3.免疫功能检查 血清 IgG、IgA、IgM 增高,以 IgG 最显著;病毒性肝炎患者的病毒标志物呈阳性反应。

4.腹水检查 一般应为漏出液,若患者发生癌变、自发性腹膜炎等并发症时,腹水性质可发生改变。

（二）其他辅助检查

1.影像检查 常用的影像学手段如 B 超、X 线、CT、核磁共振成像(MRI)等可以发现肝硬化和(或)门脉高压的征象。如肝包膜增厚、肝表面轮廓不规则、肝实质的回声不均匀增强或 CT 值增高或呈结节状,各肝叶比例改变,脾脏厚度增加及门静脉、脾静脉直径增宽等。食管静脉曲张时,食管 X 线吞钡检查可见食管下段虫蚀样或蚯蚓样充盈缺损,胃底静脉曲张时可见菊花样充盈缺损。

2.内镜检查 消化道内窥镜可直观静脉曲张的部位和程度,阳性率较 X 线检查高;并可在直视下对出血部位进行止血治疗。

3.肝组织病理学检查 在 B 超引导下采用自动穿刺针进行肝活检组织病理学检查,显示典型的肝硬化结节形成。肝活检可靠性及安全性很高,患者的痛苦也较小,但也有其局限性,如病变不均一有可能造成取样误差,且不可能对同一患者反复多次进行穿刺,因而不便于观察动态变化或治疗效果。

【诊断要点】

肝硬化诊断的"金标准"是肝活检组织病理学检查,并根据有病毒性肝炎、长期酗酒、血吸虫病或营养失调等病史,肝功能减退与门静脉高压症的临床表现,影像学肝质地坚硬,以及实验室肝功能试验异常等可以确诊。

【治疗要点】

对于肝硬化的治疗主要是病因治疗、一般对症支持治疗及预防和治疗各种并发症。最重要的是从整体观念出发,给患者制定一个系统的、规范的临床治疗方案及长期随访监测计划。

（一）病因治疗

对慢性乙型和丙型肝炎所致的肝硬化,如果病毒复制仍然活跃,可给予相应的抗病毒、降酶、退黄治疗;对于失代偿期的肝硬化患者应禁用干扰素等有可能加重肝功能损害的药物。对于酒精性肝硬化患者应立即严格戒酒。对于胆汁淤积性肝硬化应及早给予大剂量熊去氧胆酸治疗。对于自身免疫性肝炎所致的肝硬化若仍有疾病活动,应给予激素或激素加硫唑嘌呤治疗。只有去除或有效控制病因,才能有效延缓、阻断甚至逆转肝硬化的发展。

（二）一般治疗

包括休息、饮食、营养支持疗法,维持水、电解质和酸碱平衡,特别注意钾盐的补充;酌情应用氨基酸、血浆及白蛋白等。

（三）降低门静脉压力

常用心得安,应从小量开始,递增给药。用法:每次 10~20mg,每日 3 次或每次 40mg,每日 2 次。其他硝酸酯类,如消心痛,或钙通道阻滞剂也可选用。

（四）并发症的治疗

1.腹水治疗

(1)卧床休息、限制水钠摄入。常规限钠能使基础尿钠排出量相对较高的患者腹水消退。

(2)利尿剂的应用:大多数腹水患者需要加用利尿剂治疗,约 90% 的患者对限钠和利尿剂治疗有反应。主要使用安体舒通和速尿,二者有协同作用,可避免电解质紊乱和过度利尿。使用安体舒通和速尿的比例为 100mg:40mg。

(3)腹腔穿刺放液及补充血容量:大量腹水出现明显压迫症状时,可穿刺放液以减轻症状,同时按放腹水量每升补充白蛋白6~8g,以提高血浆胶体渗透压,可有效预防大量排放腹水造成的循环改变和肾脏损害。有证据表明在白蛋白的扩容配合下,每次放腹水大于5L是安全的,一次最大放液量可达15~20L。

(4)自身腹水浓缩回输:腹水浓缩回输是利用半透膜的有限通透性,让水和小分子物质通过,保留白蛋白等成分,通常可将腹水浓缩2~6倍,钠盐被大量清除。浓缩后的腹水经外周静脉回输至患者体内,可提高血浆白蛋白浓度和血浆胶体渗透压,增加有效血容量,改善肾功能,抑制醛固酮和抗利尿激素的分泌,减少外源性白蛋白和利尿剂的应用。但有感染的腹水禁止回输。

(5)手术置管介入方式:近年来,有证据证实通过体内置入支架或分流管,以使腹水生成减少和出路增加,是难治性腹水治疗的有效方法,如经颈静脉肝内门体分流术(TIPS)、腹腔静脉分流术(PVS)等。

2.上消化道出血的治疗 对已发生上消化道大出血者,按上消化道出血治疗原则采取综合措施进行治疗。

3.肝性脑病的治疗 对于已出现肝性脑病患者。

(五)手术治疗

如脾切除术、肝移植,是近年来治疗肝硬化的方法。

(六)中医中药

祖国医学对慢性肝病有独特的见解,认为肝硬化由湿热所致,肝气郁积,影响脾胃,致血行不畅、脉络阻塞,造成积聚或症瘕,后期则出现鼓胀,辨证多属肝郁脾虚或水积鼓胀型,前者可用柴胡疏肝汤(散)加减等;后者可用五苓散或五皮饮加减,在治法上除有中药汤饮外,还有一系列外治疗法,如穴位敷贴、中药灌肠等行之有效的方法。

【主要护理诊断/问题】

1.活动无耐力与肝功能减退、大量腹水有关。

2.营养失调低于机体需要量与肝功能减退、门静脉高压引起食欲减退、消化和吸收障碍有关。

3.体液过多与肝功能减退、门静脉高压引起钠水潴留有关。

4.焦虑与担心疾病预后、经济负担等有关。

5.有皮肤完整性受损的危险与营养不良、水肿、皮肤瘙痒、长期卧床有关。

6.潜在并发症:上消化道出血、肝性脑病、感染、肝肾综合征。

【护理措施】

1.休息与活动 肝功能代偿期患者可参加一般轻工作;肝功能失代偿期或有并发症者,须卧床休息,病室环境要安静、舒适;大量腹水患者可采取半卧位、坐位或取其自觉舒适的体位,使膈肌下降,以利于减轻呼吸困难;肢体水肿者,可抬高下肢,以利静脉回流,减轻水肿。并告知患者休息有利于保证肝、肾血流量,避免加重肝脏负担,促进肝功能的恢复;卧床休息时使用床栏,防止坠床。

2.病情观察

(1)密切观察患者精神、表情、行为、言语、体温、脉搏、呼吸、血压的变化以及有无扑翼样震颤、皮肤黏膜、胃肠道有无出血等,及时发现有无感染、出血征兆及肝性脑病先兆表现。

(2)观察患者的食欲、有无恶心呕吐、对饮食的爱好等;评估其营养状况,包括每日营养摄入量、体重、化验室检查的有关指标变化。

(3)观察腹水和皮下水肿的消长情况,准确记录出入液量、测量腹围及体重,在患者有进食量不足、呕吐、腹泻时,或遵医嘱使用利尿剂及放腹水后更应加强观察。

(4)及时送检各类标本,监测血常规、大便隐血、肝功能、电解质及血氨等的变化,尤其在使用利尿剂、抽腹水后和出现吐泻时应密切观察电解质的改变。

3.饮食护理 既保证饮食中的营养供给又必须遵守必要的饮食限制是改善肝功能、延缓肝硬化病情进展的基本措施。以高热量、高蛋白质、低脂、维生素、矿物质丰富而易消化的食物为原则,并根据病情变化及时调整,必要时遵医嘱给予静脉内营养补充。严禁饮酒。分述如下:

(1)总热量:充足的热量可减少对蛋白质的消耗,减轻肝脏负担,有利于组织蛋白的合成。肝硬化患者要有足够的热量,每日食物热量以 2500～2800 千卡较为适宜。按体重计,每日每千克体重约需热量 35～40 千卡。

(2)蛋白质:蛋白饮食对保护肝细胞、修复已损坏的肝细胞有重要意义,应适量供给,一般每日供给 100～120 克。血浆蛋白减少时,则需大量补充蛋白质,可供 1.5～2g/kg·d,有腹水或使用糖皮质激素治疗者可增至每天 2～3g/kg·d。但在肝功能严重受损或出现肝昏迷先兆症状时,则要严格限制进食蛋白量,控制在 30g/d 左右,以减轻肝脏负担和减少血中氨的浓度。蛋白质主要来源以豆制品、鸡蛋、牛奶、鱼、瘦肉、鸡肉等为主,尤其是豆制品,因其所含的蛋氨酸、芳香氨基酸和产氨氨基酸较少,且含可溶性纤维,可避免诱发肝性脑病或防止便秘。

(3)糖类:供应要充足,每日以 300～500 克为宜。充足的糖类可保证肝脏合成并贮存肝糖原,对防止毒素对肝细胞的损害是必要的。但是过多地进食糖类,不仅影响食欲,而且容易造成体内脂肪的积聚,诱发脂肪肝及动脉硬化等症,病人体重也会日渐增加,进一步加重肝脏的负担,导致肝功能日渐下降。

(4)脂肪:适量摄入可保证足够的总热量,也有助于增加患者的食欲,但不宜过多。肝硬化病人的肝脏胆汁合成及分泌均减少,使脂肪的消化和吸收受到严重影响。过多的脂肪在肝脏内沉积,不仅会诱发脂肪肝,而且会阻止肝糖原的合成,使肝功能进一步减退。一般来说,每日以 40～50 克为宜。禁用动物油,可采用少量植物油。

(5)维生素:维生素要全面而丰富。B族维生素对促进消化、保护肝脏和防止脂肪肝有重要生理作用。维生素 C 可促进新陈代谢并具有解毒功能。脂溶性维生素 A、D、E 对肝都有不同程度的保护作用。新鲜蔬菜和水果含有丰富维生素,如苹果、柑橘、柚子等,日常食用可保证维生素的摄取。

(6)矿物质:肝硬化病人体内多有锌和镁离子的缺乏,在日常饮食中应适量摄取含锌和镁丰富的饮食,如瘦猪肉、牛肉、羊肉、鱼类以及绿叶蔬菜或乳制品等。

(7)盐和水:有腹水者,应予少盐或无盐饮食,大量腹水时,钠盐的摄入量限制在 0.6～1.2g/d。水的摄入量限制在 1500ml/d 以内。如血清钠小于 130mmol/L,每日摄水量应控制在 1000ml 以下。若有稀释性低钠血症,血清钠小于 125mmol/L,摄水量应限制在 300～500ml/d(由于 1g 钠约潴留 200ml 水,故限制钠的摄入比水更为重要)。要教会患者如何安排每日摄入的食盐量,并向患者介绍各种食物的成分,例如含钠量高的食物有咸肉、咸鱼、酱菜、罐头食品及酱油、含钠味精等,应尽量减少食用;多食含钠较少的粮谷类、瓜茄类和水果等。

(8)少食多餐:肝硬化病人的消化能力降低,每次进食不宜过量,以免加重肝脏负担。要少食多餐,尤其是在出现腹水时,更要注意减少进食量,以免增加饱胀不适的感觉。食谱应多样化,讲究色美味香及软烂可口易消化,以增加病人的食欲。

(9)避免食物诱发上消化出血:有食管胃底静脉曲张者,应避免进食坚硬、粗糙的食物,以防止刺伤食道造成破裂出血。可指导患者进食菜泥、果泥、肉末、软饭、面食等,且进餐时应细嚼慢咽;服用片剂的药物应先磨成粉末再行服用。

4.对症护理

(1)上消化道出血。

(2)皮肤黏膜出血:①避免外力碰撞身体或肢体局部长时间束缚(如测血压、静脉穿刺扎止血带等),导致皮下出血;②做好口腔护理,保持口腔清洁和完整,避免感染和出血。指导患者选择合适的牙具,避免使用刷毛太硬的牙刷,切勿用牙签剔牙,以防牙龈损伤或出血;③有牙龈出血者,用软毛牙刷或含漱液清洁口腔;④避免用力擤鼻、挖鼻孔,鼻衄时,可以局部冰敷。

(3)腹水/水肿的皮肤护理:①选择宽松合适、柔软舒适的衣裤,以免衣物过紧影响肢体血液循环;②协助患者勤修剪指甲,告知勿搔抓皮肤以免破损感染;③每日温水擦身,动作宜轻柔,避免用力擦拭致破损或皮下出血,尤其是水肿部位。指导患者避免使用碱性香皂与沐浴液,并使用性质温和的护肤乳液,以减轻皮肤干燥及瘙痒症状;④长期卧床患者协助床上翻身,预防压疮的发生;⑤阴囊水肿明显时,可使用软垫或托带托起阴囊,以利于水肿消退和防止摩擦破损。

(4)腹腔穿刺放腹水护理:①协助医师准备穿刺用物及药品;②术前向患者说明穿刺的目的、注意事项,并测量体重、腹围、生命体征,嘱患者排空小便,以免误伤膀胱;③术中观察患者面色、脉搏、呼吸及有无不适反应;④术毕以无菌敷料覆盖穿刺部位,并以腹带加压收紧包扎,以免腹内压骤降致回心血量突然减少发生虚脱;⑤协助患者取侧卧位,以减轻穿刺点的表面张力,防止和(或)减轻溢液,术后至少卧床休息12小时;⑥及时送检腹水标本,记录抽出腹水的量、性质和颜色;⑦术后注意观察患者血压、脉搏、神志、尿量及不良反应;监测血电解质的变化;⑧观察穿刺部位敷料有无渗出,渗出液量及色,及时更换浸湿敷料、腹带。

5.用药护理　①指导患者正确的服药方法、时间及有可能出现的副作用,并观察服药后的效果,慎用安眠镇静剂。②使用利尿剂应注意:遵医嘱小剂量、间歇利尿;监测神志、体重、尿量及电解质,利尿治疗以每天减轻体重不超过0.5kg为宜,以免诱发肝性脑病、肝肾综合征;使用排钾利尿剂者应注意补钾;观察腹水,渐消退者可将利尿剂逐渐减量。③指导患者不可随意增减药量及擅自服用他药,以免加重肝功能损害。

6.心理护理　关心体贴患者,懂得去聆听其倾诉,了解其疾苦,排解其忧郁,消除其顾虑,以积极乐观的生活态度影响患者,增强患者战胜疾病,应对变化的信心、力量和能力。同时要让患者明白七情伤体的道理,自觉地克服不良情绪,而做到心境平和,气机调畅,提高机体的抗病力。

【健康教育】

1.向患者讲解与肝硬化预后的相关知识,使之掌握自我护理的方法,学会自我观察病情变化,要求患者及家属掌握各种并发症的诱因及其主要表现,出现异常及时就诊。

2.指导患者合理安排生活起居,注意休息,生活规律,保证充足的休息与睡眠;失代偿期更应多卧床休息,避免疲劳;指导患者学会自我观察大小便的色、质、量,学会自测并动态地观察体重、腹围、尿量;保持大便通畅,切忌怒责;便秘时可按医嘱服用乳果糖等调节排便;指导患者学会自我调摄,防止诸如上呼吸道、胃肠道、皮肤等各类感染。

3.指导患者根据病情制定合理的饮食计划和营养搭配,切实落实饮食计划。饮食宜丰富维生素、蛋白质,高热量,易消化;禁止饮酒。忌辛辣、粗糙、坚硬、肥厚、刺激性食物及浓茶、咖啡等。

4.指导患者了解常用的对肝脏有毒的药物,用药应遵医嘱,不能随意服用或更改剂量,以免加重肝脏损害,避免使用镇静安眠药。

5.指导患者保持平和心情,防止郁怒伤肝。

(王　琳)

第七节　原发性肝癌

原发性肝癌是我国常见的恶性肿瘤之一,分别占男、女性恶性肿瘤的第 3、第 4 位,高发于东南沿海地区,可发生于任何年龄组,以 40～49 岁男性多见。

【常见病因】

原发性肝癌的病因和发病机制迄今未明。根据流行病学调查和临床观察提示:可能与病毒性肝炎、肝硬化、黄曲霉素、亚硝胺类致癌物、水土因素等密切有关。至于寄生虫、营养、饮酒、遗传等与肝癌的关系尚未达成共识。

【临床表现】

早期缺乏特异性表现,多数病人在普查或体检时发现。晚期可有局部和全身症状。

1.临床症状　肝区疼痛、食欲缺乏、腹胀、恶心、呕吐或腹泻、持续性低热或不规则发热。早期病人消瘦,乏力不明显;晚期体重呈进行性下降,可伴有贫血、黄疸、腹水、出血、水肿等恶病质的表现。癌旁综合征的表现,如低血糖、红细胞增多症、高胆固醇血症及高钙血症。

2.体征　肝增大为中、晚期肝癌的主要临床体征。肝呈进行性肿大、质地较硬、表面高低不平、有明显结节或肿块。癌肿位于肝右叶顶部者,干浊音界上移,有时膈肌固定或活动受限,甚至出现胸腔积液。

【辅助检查】

1.定性检查　AFP、血清酶学。

2.定位检查　B超检查、放射性核素肝扫描、X线检查、CT 和 MRI 检查、经腹腔动脉或肝动脉造影、肝穿刺活组织检查、腹腔镜探查。

【治疗原则】

早期诊断、早期治疗,以手术治疗为主,辅以其他综合治疗。

1.手术治疗　是目前治疗肝癌最有效的方法。小肝癌的手术切除率高达 80% 以上,手术死亡率低于 2%,术后 5 年生存率为 60%～70%。

(1)肝切除术:主要术式有肝叶切除、半肝切除、肝三叶切除或局部肝切除等。应视病人全身情况,肝硬化程度,肿瘤大小、部位以及肝代偿功能而定。适应证:全身状况良好,心、肺、肾等重要脏器功能无严重障碍,肝功能代偿良好、转氨酶和凝血酶原时间基本正常;肿瘤局限于肝的一叶或半肝以内而无严重肝硬化;第 1、第 2 肝门及下腔静脉未受侵犯。禁忌证:有明显黄疸、腹水、下肢水肿、远处转移及全身衰竭等晚期症状者。

(2)不能切除肝癌的外科治疗:可视病情单独或联合应用肝动脉结扎或肝动脉栓塞、液氮冷冻、激光气化、微波热凝等方法,有一定疗效。肝动脉结扎或肝动脉栓塞术可使肿瘤缩小,部分病人可因此赢得二期手术切除的机会。

(3)根治性手术后复发肝癌的手术治疗:在病灶局限、病人尚能耐受手术的情况下,可再次施行手术治疗。

(4)肝移植:原发性肝癌是肝移植的指征之一,但因远期疗效不理想一般不考虑。

2.其他治疗　如肝动脉化疗栓塞术、超声介入治疗、放射治疗、导向治疗、免疫治疗、中草药治疗等。

【护理】

1.护理评估

(1)术前评估

①健康史及相关因素。是否居住于肝癌高发区,饮食和生活习惯,有无进食含黄曲霉素的食品、有无亚硝酸类致癌物的接触史等。家族中有无肝癌或其他肿瘤患者,既往有无肝炎、肝硬化、其他部位肿瘤病史或手术治疗史,有无其他系统伴随疾病。

②身体状况。a.局部:有无肝大、肝区压痛、上腹部肿块等。b.全身:有无消瘦、乏力、食欲缺乏及恶病质等;有无癌结节破裂出血、肝性脑病、上消化道出血及因长期卧床、抵抗力降低而并发的各种感染,如肺炎、败血症和压疮等。c.辅助检查:包括定性、定位诊断性检查及有关脏器功能的检查。

③一般情况:病人的年龄、性别、职业、婚姻状况、营养状况等,尤其注意与现患疾病相关的病史和药物应用情况及过敏史、手术史、家族史、遗传病史和女性病人生育史等。

④心理和社会支持状况:病人对拟采取的手术方式,疾病预后及手术前、后康复知识的了解和掌握程度,对手术过程、手术可能导致的并发症及疾病预后所产生的恐惧、焦虑、恐惧程度和心理承受能力;家属对本病及其治疗方法、预后及心理承受能力;家庭对病人手术、化疗、放疗等经济承受能力。

(2)术后评估

①康复情况:术后生命体征恢复状况,安置的腹腔引流管是否通畅,引流液的色、质、量,切口愈合情况等。

②肝功能状况:术后肝功能的恢复程度及有无肝功能衰竭等。

③心理和认知状况:病人及家属对肝癌手术前、后健康教育内容的掌握和出院前的心理状态。

④预后判断:根据病人的临床症状、特殊检查、实际手术情况的术后病理学检查结果,评估肝癌的预后。

2.护理要点及措施

(1)术前护理

①全面评估患者:包括健康史及其相关因素、身体状况、生命体征,以及神志、精神状态、行动能力等。

②注意观察病情的突然变化:在术前护理过程中,肝疾病可能发生多种危重并发症,如原发性肝癌破裂出血时,突然发生急性腹膜炎表现及内出血表现,部分病人可发生上消化道大出血、肝性脑病等。少数病人亦可因胆道出血而表现出上消化道出血症状。

③饮食营养护理:肝癌患者,应评估患者营养状况,鼓励其多摄入营养丰富、易消化的食物,改善病人的营养状况,以提高其对手术的耐受性。

④相关检查:协助患者做好术前相关检查工作,如影像学检查、心电图检查、胸部 X 线、血液检查、尿粪检查等。

⑤改善肝功能及全身营养状况:术前应注意休息并积极纠正营养不良、贫血、低蛋白血症及凝血功能障碍,采取有效保肝措施。

⑥防治感染:肝手术前 2 日使用抗生素,以预防手术前、后感染发生。对其他肝疾病合并感染时,要及时给予大量有效抗生素,合理安排给药时间,正确选择给药方法及途径,注意药物的不良反应,避免使用对肝有害的药物。

⑦做好术前准备:a.教会病人床上翻身、咳嗽的方法。b.告知病人戒烟戒酒,术前洗头淋浴、修剪指甲,预防感染。c.告知手术性质、切口部位、麻醉方法及麻醉前用药等。d.采取血标本,根据医嘱备血;药物试验阳性告知医生;术前称体重,并记录在体温单上。e.有效进行清洁肠道,术前 1 日中午遵医嘱给予口服泻

药,按说明饮水,必要时给予清洁灌肠,抑制其肠道内细菌,清除肠道内粪便,以减轻术后腹胀及血氨来源,防止肝性脑病等并发症发生。f.剃净手术区域皮肤毛发,注意勿剃破皮肤,备皮后用温水洗头、洗澡、更衣;腹腔镜手术患者注意清洁脐部污物,减少感染。g.准备好术后需要的各种物品,如一次性尿垫、痰杯等,术前1日晚22:00以后禁食、禁水,术晨取下义齿,贵重物品交由家属保管。h.嘱患者保持情绪稳定,避免过度紧张焦虑;术晨置胃管、遵医嘱术前用药、排空小便、测体温,如发热或女性病人月经来潮应报告医生。

⑧做好术前心理护理:肝癌的诊断,无论对病人还是家庭都是重大打击。护士通过与病人的交流和沟通,熟悉病人的病史,了解病人的情绪和心理的变化,鼓励其表达自己的想法和担忧。在病人悲痛时,尊重病人并表达同情和理解,帮助其正视现实,消除恐惧心理,增强应对能力,树立战胜疾病的信心,积极参与和配合治疗;劝导病人不要轻信秘方土方,以免延误治疗。对晚期病人给予情感上的支持,鼓励家属与病人共同面对疾病,互相扶持,使病人尽可能平静舒适地渡过生命的最后历程。

(2)术后护理

①严密观察患者生命体征的变化,包括体温、血压、脉搏、呼吸。观察并记录生命体征每4小时1次。保持患者呼吸道通畅,令其取平卧位,头偏向一侧,以防呕吐引起窒息,保持口腔清洁,舌后坠者可用舌钳拉出。

②体位与活动:为防止术后肝断面出血,一般不鼓励病人早期活动。术后24h内卧床休息,避免剧烈咳嗽。接受半肝以上切除者,间歇给氧3～4d,保证肝细胞供氧。

③术后出血是肝脏手术后最严重的并发症,应密切观察切口敷料有无渗血,观察病人有无头晕、脉搏加快、面色苍白、血压下降等失血症状,给予止血药,保持静脉通路,如出血严重须再次手术止血。

④鼓励病人深呼吸及咳嗽,帮助病人咯出气管内的分泌物,防止发生肺不张及肺部感染。

⑤心理护理:根据病人的社会背景、个性及不同手术类型,对每个病人提供个体化心理支持,并给予心理疏导和安慰,以增强其战胜疾病的信心。

⑥饮食与输液:术后禁食,同时输液支持,保持水、电解质及酸碱平衡。胃肠功能恢复后给予流食,以后酌情改半流食、普通饮食。以富含蛋白质、热量、维生素和膳食纤维为原则,鼓励家属按病人饮食习惯,提供其喜爱的色、香、味俱全的食物,以刺激食欲。创造舒适地进餐环境,避免呕吐物及大小便的不良刺激。

⑦引流管护理:肝叶和肝局部切除术后需放置双腔引流管。引流管应妥善固定,避免受压、扭曲和折叠,保持引流通畅;严格遵守无菌原则,每天更换引流瓶,并准确记录引流液的量、性质、颜色。若血性引流液呈持续性增加,应警惕腹腔内出血,及时通知医生,必要时完善术前准备行手术探查止血。常规放置胃管及尿管,妥善固定,保持通畅,每日记录并观察,3d更换引流袋。有T管引流者。肝叶切除术后肝周的引流管一般放置3～5d,渗液明显减少时应及时去除引流管。肝脓肿的引流,应待一般情况改善,体温及血常规正常,引流脓液稀薄且每日少于10ml,或经引流管造影见脓腔容积＜10ml时,拔除引流管。血性及脓性引流袋每日更换。

⑧疼痛护理:肝叶和肝局部切除术后疼痛剧烈者,应积极有效地镇痛。术后48h,若病情允许,可取半卧位,以降低切口张力。

⑨基础护理:a.患者术后清醒后,可改为半卧位,以利于切口引流及减轻腹压,减轻疼痛。b.患者卧床期间,应协助其保持床单位整洁和卧位舒适,定时翻身,按摩骨突处,防止发生压疮。c.满足患者生活上的合理需求,给予晨晚间护理。d.雾化吸入,每日3次;会阴冲洗,每日1次。e.术后活动:一般术后24～48h即可离床活动。

⑩体液平衡的护理:对肝功能不良伴腹水者,积极保肝治疗,严格控制水和钠盐的摄入量,准确记录

24h出入量,每天观察、记录体重及腹围变化等。

⑪继续给予保肝药物治疗:方法同术前护理,术后2周内适量输入血浆、人血白蛋白、支链氨基酸或少量多次输入新鲜血液,可促进肝功能恢复。由于病人肝功能不全,手术后可能出现因组织缺血、缺氧及手术麻醉刺激致肝性脑病。术后给氧,静脉给予水、电解质,必要时可给予谷氨酸钠,以防肝性脑病,如病人表现嗜睡、烦躁不安、少尿或无尿等情况,应及时报告医生。

⑫继续使用抗生素:防治肝创面、腹腔及胸部等各种术后感染。

⑬肝动脉插管化疗病人的护理:a.向病人解释肝动脉插管化疗的目的及注意事项。b.做好导管护理,妥善固定和维护导管。严格遵守无菌原则,每次换药前消毒导管,注药后用无菌纱布包扎,防止细菌沿导管发生逆行感染。为防止导管堵塞,注药后用肝素稀释液2~3ml冲洗导管。c.治疗期间病人可出现剧烈腹痛、恶心、呕吐、食欲缺乏及不同程度的血白细胞数减少,若症状严重,减少药量;白细胞计数$<4×10^9/L$,暂停化疗;若系胃、胆、胰、脾动脉栓塞而出现上消化道出血及胆囊坏死等并发症时,需密切观察患者生命体征和腹部体征,及时通知医生进行处理。

3.健康教育

(1)讲解饮食知识:嘱患者多食营养丰富、均衡和富含维生素的食物,以清淡、易消化为宜。伴有腹水、水肿者,应严格控制出、入水量,限制食盐摄入量,戒烟、酒。

(2)告知定期复查时间:术后化疗、放疗期间门诊随访,检查肝功能、血常规等,注意预防感染。术后初期每3个月复查1次,以后每6个月复查1次,至少连续复查5年。若有腹部不适、水肿、肝区肿胀、锁骨上淋巴结肿大、体重减轻、出血倾向、黄疸或疲倦等症状时,应随时复查。

(3)告知休息与运动:告知患者要保持良好的心理状态,在病情和体力允许的情况下适量活动,但切忌过量、过度活动。

(4)讲解预防肝性脑病:肝功能失代偿者,可适量应用缓泻药,保持排便通畅,以免因肠腔内氮吸收所致的血氨升高。

(杨美英)

第八节　肝性脑病

肝性脑病(HE),又称肝昏迷,是严重肝病引起的、以代谢紊乱为基础的中枢神经系统功能失调的综合征,以意识障碍、行为失常和昏迷为主要临床表现。

一、病因与发病机制

(一)病因

肝性脑病主要见于各型肝硬化(肝炎后肝硬化最多见),也可由门体分流手术引起。肝性脑病尤其是门体分流性脑病常有明显的诱因,常见的有上消化道出血、大量排钾利尿、放腹水、高蛋白饮食、感染、药物、便秘及其他(腹泻、外科手术、尿毒症、分娩等)。

(二)发病机制

肝性脑病的发病机制迄今未完全明了。一般认为产生肝性脑病的病理生理基础是肝细胞功能衰竭和门腔静脉之间有手术造成的或自然形成的侧支分流。来自肠道的许多毒性代谢产物,未被肝解毒和清除,经侧支进入体循环,透过血脑屏障而至脑部,引起大脑功能紊乱。肝性脑病时体内代谢紊乱是多方面的,脑病的发生可能是多种因素综合作用的结果,但含氮物质包括蛋白质、氨基酸、氨硫醇的代谢障碍和抑制性神经递质的积聚可能起主要作用。糖和水、电解质代谢紊乱以及缺氧可干扰大脑的能量代谢,从而加重脑病;脂肪代谢异常,特别是短链脂肪酸的增多也起重要作用;此外,慢性肝病患者大脑敏感性增加也是重要因素。

二、临床表现

一般根据意识障碍程度、神经系统表现和脑电图改变,将肝性脑病分为四期。

1.一期(前驱期)　轻度性格改变和行为失常,如欣快激动或淡漠少言,衣冠不整或随地便溺。病人应答尚准确,但有时吐词不清且较缓慢。可有扑翼(击)样震颤,也称肝震颤,即嘱患者两臂平伸,肘关节固定,手掌向背侧伸展,手指分开时,可见到手向外侧偏斜,掌指关节、腕关节,甚至肘与肩关节急促而不规则地扑击样抖动。脑电图多数正常。此期历时数日或数周,有时症状不明显,易被忽视。

2.二期(昏迷前期)　以意识错乱、睡眠障碍、行为失常为主。前一期症状加重,定向力和理解力均减退,对时、地、人的概念混乱,不能完成简单计算和智力构图(如搭积木)。可有言语不清,举止反常,多有睡眠时间倒错,昼睡夜醒,甚至有幻觉、恐惧、狂躁。此期患者有明显神经系统体征,如腱反射亢进、肌张力增高、巴宾斯基征阳性。有扑翼样震颤,脑电图有特征性异常。患者可出现不随意运动及运动失调。

3.三期(昏睡期)　以昏睡和精神错乱为主。各种神经体征持续存在或加重,患者大部分时间呈昏睡状态,但可唤醒,醒时可应答问话,但常有神志不清和幻觉。扑翼样震颤仍可引出,脑电图有异常表现,锥体束征常呈阳性。

4.四期(昏迷期)　神志完全丧失,不能唤醒。浅昏迷时,对疼痛刺激有反应,腱反射和肌张力仍亢进;由于患者不能合作,扑翼样震颤无法引出。深昏迷时,各种反射消失,肌张力降低,瞳孔散大,脑电图明显异常。

以上各期的分界不很清楚,前后期临床可有重叠。肝功能损害严重的肝性脑病常有明显黄疸、出血倾向和肝臭,易并发各种感染,肝肾综合征和脑水肿等情况,使临床表现更加复杂。

三、实验室检查

(一)血氨
慢性肝性脑病尤其是门体分流性脑病患者多有血氨增高。急性肝衰竭所致脑病的血氨多正常。

(二)脑电图检查
肝性脑病前驱期脑电图正常,昏迷前期到昏迷期,脑电图明显异常。典型的改变为节律变慢,出现每秒 $4 \sim 7$ 次的 θ 波和每秒 $1 \sim 3$ 次的 δ 波。

(三)诱发电位
诱发电位是体外可记录的电位,由各种外部刺激经感觉器传入大脑神经元网络后产生的同步放电反应,可用于亚临床或临床肝性脑病的诊断。

(四)简单智力测验
目前认为心理智能测验对于诊断早期肝性脑病包括亚临床脑病最有用。内容包括数数字、数字连接、简单计算、书写、构词、画图、搭积木、用火柴杆搭五角星等,其中以数字连接试验最常用,其结果容易计量,便于随访。

四、治疗要点

(一)消除诱因

尽量避免使用麻醉、止痛、安眠、镇静等类药物,可减量使用(常量的 1/2 或 1/3)地西泮、东莨菪碱,并减少给药次数,或用异丙嗪、氯苯那敏等抗组胺药代替。必须及时控制感染和上消化道出血,避免快速和大量的排钾利尿和放腹水。注意纠正水、电解质和酸碱平衡失调。

(二)减少肠内毒物的生成和吸收

1.饮食　限制蛋白质摄入量。

2.灌肠或导泻　保持大便通畅,清除肠内积食、积血或其他含氮物质以减少氨的生成和吸收。可用生理盐水或弱酸溶液(生理盐水 500ml 加食醋 50g)灌肠,或用 50％山梨醇 10～20ml 或 25％硫酸镁 40～60ml 导泻。

3.抑制肠菌生长　口服新霉素每日 4g,或先用氨苄西林、卡那霉素等,可抑制大肠埃希菌生长而减少氨的产生,同时用甲硝唑 0.2g,每日 4 次,可能收到更好效果。

4.乳果糖　是一种合成的双糖,口服后不被吸收,在结肠内细菌分解为乳酸和醋酸,使肠内呈酸性而减少氨的形成和吸收。在有肾功能损害或听觉障碍、忌用新霉素时,或需长期治疗者,乳果糖为首选药物。副作用有饱胀、腹痛、恶心、呕吐等。

(三)促进有毒物质的代谢与清除,纠正氨基酸代谢的紊乱

1.降氨药物

(1)谷氨酸钾或谷氨酸钠:其机制是与游离氨结合形成谷氨酰胺,从而降低血氨。每次用 4 支加入葡萄糖液中静脉滴注,每天 1～2 次。该药偏碱性,碱中毒时要慎用。根据电解质情况选钠盐或钾盐。本药静脉滴注过快可引起呕吐、流涎及面部潮红。

(2)精氨酸:可与氨合成尿素和鸟氨酸,从而降血氨。该药酸性,适用于碱中毒时,常用剂量为 10～20g 加入葡萄糖液中静滴,每天 1 次。

2.纠正氨基酸代谢的紊乱　静脉输注支链氨基酸混合液,每次用量 500～1000ml,提高支链氨基酸芳香族氨基酸比值,使之恢复到 3 左右。

3.纠正假性神经递质　左旋多巴,本品能通过血脑屏障变为多巴胺,进而形成去甲肾上腺素,恢复中枢神经系统的正常兴奋性递质,以恢复神志。一般每日 2～4g,分次口服或鼻饲,或以 200～500mg 加入葡萄糖液中静滴,疗效不肯定。

4.苯二氮受体拮抗药　氟马西尼是第一个特异性苯二氮(BZ)类药物的拮抗药,通过与中枢 BZ 受体结合,逆转其中枢药理作用。一般认为氟马西尼治疗肝性脑病具有作用快、时间短、治疗指数高的特点,无明显不良反应,只是部分患者在静脉注射后可引起轻微和短暂的恶心、呕吐,无明显的心肺后遗症。

(四)人工肝和肝移植

用活性炭、树脂等进行血液灌注或用聚丙烯腈进行透析,清除血氨和其他毒物,对急、慢性肝性脑病有一定疗效。原位肝移植为各种终末期肝病患者提供了新的治疗途径。

(五)其他对症治疗

1.纠正水、电解质和酸碱平衡失调　每日入液总量以不超过 2500ml 为宜。肝硬化腹水患者的入液量一般控制在尿量加 1000ml 内。

2.保护脑细胞功能　用冰帽降低颅内温度,以减少能量消耗,保护脑细胞功能。

3.保持呼吸道通畅　深昏迷者,应做气管切开排痰给氧。

4.防治脑水肿　积极利尿,20％甘露醇250ml静脉快滴或推注为目前较多采用的脱水治疗措施。50％葡萄糖静脉推注或口服50％甘油可作为辅助脱水方法。

5.防止出血与休克　有出血倾向者,可静脉滴注维生素 K₁ 或输鲜血,以纠正休克,缺氧和肾前性尿毒症。

五、护理措施

(一)基础护理

1.饮食护理

(1)热量:昏迷不能进食者可经鼻胃管供食,鼻饲液最好用25％的蔗糖或葡萄糖溶液。胃不能排空时应停鼻饲,改用深静脉插管滴注25％葡萄糖溶液维持营养。

(2)蛋白质

①开始数日内禁食蛋白质,避免氨基酸在肠道内分解产氨。

②神志清楚后可逐渐增加蛋白质饮食,每天20g,以后每隔3～5d增加10g/d,短期内不超过40～60g/d。

③以植物蛋白质为主,因植物蛋白质含蛋氨酸、芳香族氨基酸少,含支链氨基酸较多,且能增加粪氮排泄。此外,植物蛋白含非吸收性纤维,被肠菌酵解产酸有利于氨的排出,且有利通便,适合于肝性脑病。

(3)脂肪可延缓胃的排空宜少用。

(4)维生素:饮食中应有丰富维生素,尤其是维生素C、维生素B、维生素E、维生素K等。

2.加强心理护理和家属支持　重视患者及家属心理状态的改变,及时、耐心地向家属解释疾病的诱因及其转归,以取得家属的配合,促进患者的康复。对患者的不文明、不正常行为,采取体谅、宽容的态度,切忌嘲笑和绝望,态度和蔼镇定、动作轻快从容,以同情理解的态度和家属进行沟通得到家属的积极配合共同参与护理。

(二)疾病护理

1.病情观察　严密观察和记录患者的意识、性格、智能等方面的细微变化,如睡眠规律的改变,言语、性格,自我照顾能力,扑翼样震颤等,以便及时发现,及时处理以控制病情的发展。记录24h出入液量,每日总入量以不超过2500ml为宜。遵医嘱定期按需测定血电解质、血氨、尿素氮等,维持水电解质酸碱平衡。

2.对症护理　昏迷患者按昏迷常规进行护理,患者仰卧位,头偏向一侧,保持呼吸道通畅,防止舌后坠阻塞呼吸道,必要时吸氧。用床档保护患者,防止坠床。做好口腔、皮肤、呼吸道、泌尿道等的护理,以免发生压疮、吸入性肺炎和其他感染而加重肝性脑病。给患者做肢体的被动运动,防止静脉血栓形成和肌肉萎缩。必要时用冰帽降低颅内温度,以减少脑细胞消耗,保护脑细胞功能。

3.用药护理　注意观察药物的疗效与副作用。尿少时少用谷氨酸钾,明显腹水和水肿时慎用谷氨酸钠。精氨酸静滴速度不宜过快,以免产生流涎、面色潮红和呕吐等不良反应。长期服新霉素的患者中少数出现听力或肾功能减退,故服用新霉素不宜超过1个月。乳果糖应用中应注意有无饱胀、腹绞痛、恶心、呕吐等副作用。

(三)健康指导

1.疾病知识指导　帮助病人及家属了解病因及诱发因素,并加以避免。一旦有诱发因素存在,及时就诊。

2.饮食及生活指导　嘱病人养成良好的生活习惯,保持大便通畅。平时注意保暖,防止感冒。使病人能了解减少饮食中蛋白质的重要性,从而能自觉遵守。

3.用药指导　教育病人严格遵医嘱服药,以利尽早康复。

4.照顾者指导　指导家属学会观察病人的思维过程、性格行为、睡眠等方面的改变,确保及时发现及早治疗。

（王　琳）

第九节　急性胰腺炎

急性胰腺炎(AP)是胰腺腺泡受损后,胰酶在胰腺内被激活并溢出胰管,使胰腺甚至其邻近组织被消化,造成胰腺的水肿、坏死和出血。临床上主要表现为上腹剧痛,常伴有恶心、呕吐,甚至休克等,是临床上常见的急腹症之一。

【病因与发病机制】

在正常情况下,胰腺具有避免自身消化的生理性防御屏障,它合成的胰酶绝大部分是无活性的酶原,酶原颗粒与细胞质是隔离的,胰腺腺泡的胰管内含有胰蛋白酶抑制物质,灭活少量的有生物活性或提前激活的酶。当酶原进入十二指肠后才能被激活以消化食物。如果酶原在胰腺内被激活,则胰腺被自身所消化,并引起急性胰腺炎。造成酶原被激活的因素如下:

1.胆石症与胆道疾病　胆石症、胆道感染或胆道蛔虫等均可引起急性胰腺炎,其中胆石症在我国最为常见。急性胰腺炎与胆石关系密切,由于在解剖上 70%～80% 的胰管与胆总管汇合成共同通道开口于十二指肠壶腹部,一旦结石嵌顿在壶腹部,将会导致胰腺炎与上行胆管炎,即"共同通道学说"。目前除"共同通道"外,尚有其他机制,可归纳为:①梗阻:由于上述各种原因导致壶腹部狭窄或(和)Oddi 括约肌痉挛,胆道内压力超过胰管内压力(正常胰管内压高于胆管内压),造成胆汁逆流入胰管,引起急性胰腺炎;②Oddi 括约肌功能不全:胆石等移行中损伤胆总管、壶腹部或胆道炎症引起暂时性 Oddi 括约肌松弛,使富含肠激酶的十二指肠液反流入胰管,损伤胰管;③胆道炎症时细菌毒素、游离胆酸、非结合胆红素、溶血磷脂酰胆碱等,能通过胆胰间淋巴管交通支扩散到胰腺,激活胰酶,引起急性胰腺炎。

2.大量饮酒和暴饮暴食　酗酒、暴饮暴食可使胰腺分泌剧烈增加,并刺激 Oddi 括约肌痉挛和十二指肠乳头水肿,形成功能性胰管梗阻,使胰管内的压力骤增,引起胰腺泡及胰小管破裂,释出活性胰酶,产生自身消化作用而致病。长期酒癖者常有胰液内蛋白含量增高,易沉淀而形成蛋白栓,致胰液排出不畅。

3.胰管阻塞　胰管结石或蛔虫、胰管狭窄、肿瘤等均可引起胰管阻塞,当胰液分泌旺盛时胰管内压增高,使胰管小分支和胰腺泡破裂,胰液与消化酶渗入间质,引起急性胰腺炎。

4.其他　创伤和手术,特别是胰胆或胃手术、腹部钝挫伤;某些感染(如腮腺炎及伤寒等)、某些药物(如噻嗪类利尿药、肾上腺糖皮质激素等)、高血钙及高脂血症等,也是诱发急性胰腺炎的因素。动脉硬化、结节性动脉周围炎等致胰腺缺血可使胰腺抵抗力减弱,在其他因素损害下引发胰腺炎。此外,精神、免疫因素亦可诱发本病。5%～25% 的急性胰腺炎病因不明,称为特发性胰腺炎。

上述各种病因导致胰腺腺泡内酶原激活,可发生胰腺自身消化的连锁反应。各种消化酶原激活后,其中起主要作用的活化酶有磷脂酶 A_2、激肽释放酶或胰舒血管素、弹性蛋白酶和脂肪酶。磷脂酶 A_2 在少量胆酸参与下分解细胞膜的磷脂,产生溶血磷脂酰胆碱和溶血脑磷脂,其细胞毒作用引起胰实质凝固性坏死、脂肪组织坏死及溶血。激肽释放酶可使激肽酶原变为缓激肽和胰激肽,使血管舒张和通透性增加,引起水肿和休克。弹性蛋白酶可溶解血管弹性纤维,引起出血和血栓形成。脂肪酶参与胰腺及周围脂肪坏死和液化作用。上述消化酶共同作用,造成胰腺实质及邻近组织的病变,细胞的损伤和坏死又促使消化酶释出,形成恶性循环。胰腺组织损伤过程中产生大量炎性介质和细胞因子,如氧自由基、血小板活化因子、前列腺素、白细胞三烯等可通过血液循环和淋巴管途径,输送到全身,引起多脏器损害,成为急性胰腺炎的多种并发症和致死原因。

【分型】

急性胰腺炎的基本病理变化是水肿、出血和坏死,一般分为间质性(水肿型)和出血性(坏死型)。

1.急性间质性(水肿型)胰腺炎　表现为间质的水肿、充血和炎细胞浸润,胰腺本身及其周围可有少量脂肪坏死。本型约占急性胰腺炎的90%以上。病情较轻,临床恢复顺利。

2.急性出血性(坏死型)胰腺炎　腺泡及脂肪组织坏死,血管坏死,破裂出血,腹腔内可有血性渗出液。急性出血性胰腺炎少见,但病情重、预后差。

【临床表现】

急性胰腺炎可见于任何年龄,以青壮年为多,女性较男性发病率高。因病理变化的性质与程度不同,临床表现亦轻重不一。水肿型胰腺炎症状相对较轻,呈自限性经过;出血坏死型胰腺炎起病急骤,症状严重,变化迅速,常伴休克及多种并发症。

(一)症状

1.腹痛　腹痛为本病的主要表现和首发症状,见于90%以上病人,极少数年老体弱患者可无腹痛或者极轻微。急性腹痛,常在胆石症发作后不久,大量饮酒或暴饮暴食后发病。

部位:腹痛常位于中上腹。以胰头部炎症为主者,常在中上腹偏右;以胰体、胰尾炎症为主者,常在中上腹及左上腹部,并向腰背放射。

程度与性质:轻重不一,轻者上腹钝痛,能耐受;重者绞痛、钻痛或刀割痛,常呈持续性伴阵发性加剧。

持续时间:水肿型患者腹痛3～5天即缓解。出血坏死型病情重,腹痛持续时间较长。由于渗出液扩散,引起弥漫性腹膜炎,可全腹痛。

缓解方式:疼痛在弯腰屈膝位或上身前倾位时可减轻。不能为一般胃肠解痉药缓解,进食可加剧。

腹痛的机制主要是:①胰腺的急性水肿,炎症刺激和牵拉其包膜上的神经末梢;②胰腺的炎性渗出液和胰液外溢刺激腹膜和腹膜后组织;③胰腺炎症累及肠道,导致肠胀气和肠麻痹;④胰管阻塞或伴胆囊炎、胆石症引起疼痛。

2.恶心、呕吐及腹胀　起病即伴恶心、呕吐,常在进食后发生。呕吐物常为胃内容物,重者可吐出胆汁或咖啡渣样液体,呕吐后腹痛并不减轻。多同时有腹胀,出血坏死型者常腹胀显著,或有麻痹性肠梗阻。

3.发热　水肿型胰腺炎者可有中度发热(<38.5℃),少数为高热,一般持续3～5天。出血坏死型发热较高,且持续不退,特别是在胰腺炎或腹腔有继发感染时,常呈弛张高热。发热系胰腺炎症或坏死产物进入血液循环,作用于中枢神经系统体温调节中枢所致。

4.低血压及休克　出血坏死型胰腺炎常发生。在病初数小时内出现,提示胰腺有大片坏死,也可逐渐出现,或在有并发症时出现。休克的发生机理为:①血容量不足,因血液和血浆大量渗出,呕吐丢失体液和电解质引起;②胰舒血管素原被激活,血中缓激肽生成增多,可引起血管扩张、血管通透性增加,血压下降;③坏死的胰腺释放心肌抑制因子(MDF)使心肌收缩不良;④并发感染或胃肠道出血。

5.水、电解质及酸碱平衡紊乱　多有轻重不等的脱水,呕吐频繁者可有代谢性碱中毒。出血坏死型者尚有明显脱水与代谢性酸中毒,并常伴有血钾、血镁降低。因低钙血症引起手足搐搦者,为重症与预后不佳的征兆。部分伴血糖增高,偶可发生糖尿病酮症酸中毒或高渗性昏迷。

(二)体征

1.全身状况 水肿型者一般情况尚可,出血坏死型者因高热、剧烈腹痛、频繁恶心呕吐等表现为窘迫焦虑、表情痛苦、辗转不安、脉率过速、血压降低、呼吸加快。

2.水肿型者腹部体征 往往较轻,上腹有中度压痛,与主诉腹痛程度不相称。可有腹胀和肠鸣音减少,无腹肌紧张与反跳痛。

3.出血坏死型胰腺炎体征

(1)压痛、腹膜刺激征:患者上腹或全腹压痛明显,并有腹肌紧张,反跳痛,肠鸣音减弱或消失,可出现移动性浊音,并发脓肿时可扪及有明显压痛的腹块。伴麻痹性肠梗阻且有明显腹胀。

(2)皮下淤斑:少数患者因胰酶及坏死组织液穿过筋膜与肌层渗入腹壁下,可见两侧腹部皮肤呈灰紫色斑(Grey-Turner 征,即双侧或者单侧腰部皮肤出现蓝-绿-棕色大片不规则淤斑)或脐周皮肤青深(Cullen征,即脐周围或下腹壁皮肤发蓝为腹腔内大出血的征象)。

(3)黄疸:可于发病后 1～2 天出现,常为短暂性阻塞性黄疸,多在几天内消退。黄疸的发生主要是由于肿大的胰头部压迫胆总管所致。如黄疸持续不退并加深,则多由胆总管结石引起。起病后第 2 周出现黄疸,应考虑并发胰腺脓肿或假囊肿压迫胆总管或由于肝细胞损害所致。

(4)胸腹水:胰液渗入腹腔及肠系膜,或经腹膜后途径进入胸导管时,则产生腹膜炎与胸膜炎(左侧多见),胸腹水多呈血性和紫褐色,其中淀粉酶异常增高。

(5)手足搐搦:系脂肪组织坏死分解出的脂肪酸与钙结合成脂肪酸钙,导致血钙大量被消耗所致,也与胰腺炎时刺激甲状腺分泌降钙素有关。

(三)并发症

通常见于出血坏死型胰腺炎。

1.局部并发症

(1)胰腺脓肿:发生于急性胰腺炎胰腺周围的包裹性积脓。见于重症 AP 的后期,多在发病 2～3 周后。

(2)胰腺假性脓肿:为急性胰腺炎后形成的有纤维组织或肉芽囊壁包裹的胰液积聚。常在重症 AP 发病后 3～4 周出现。

2.全身并发症

(1)感染:重症 AP 因抵抗力下降,极易发生感染,感染可引起败血症。早期以革兰阴性杆菌为主,后期常为混合菌,严重病例因大量使用广谱抗生素可合并真菌感染。

(2)多器官功能衰竭:出血坏死型使多器官受累,常见的是急性肺功能衰竭,可有呼吸困难和发绀。还可发生肾功能衰竭、肝功能衰竭、心功能衰竭、胰性脑病、消化道出血、弥漫性血管内凝血等。

(3)慢性胰腺炎和糖尿病:恢复期患者因胰腺腺泡大量破坏及胰腺内外分泌功能不全,可导致慢性胰腺炎,表现为腹痛、消瘦、营养不良、腹泻或脂肪痢等。糖尿病与胰岛 B 细胞破坏,胰岛素分泌减少有关,发生率约 4%。

【辅助检查】

1.实验室检查

(1)淀粉酶测定:大多数急性胰腺炎病人血清淀粉酶在起病 6～8h 即开始升高,于 24h 达高峰,48～72h 后下降,5 日后恢复正常。发病初期检查,一般超过正常值的 3 倍可确诊。但应注意,病情的严重性与淀粉酶升高的程度并不一致。出血坏死性胰腺炎由于胰腺细胞广泛破坏,血清淀粉酶可能正常或低于正常。肾功能正常者尿淀粉酶在起病 12～14h 开始升高,1～2 周后恢复正常。所以若就诊较晚,血清淀粉酶测定正常,测定尿淀粉酶仍有意义。尿淀粉酶大于 1000 苏氏单位/L 具有诊断意义。有胸水或腹水的病例,取胸水或腹水检查淀粉酶,对后期病例有助于诊断。

(2)血清脂肪酶测定:血清脂肪酶升高常在起病 48～72h 后开始,持续时间较长,可达 1～2 周。因此,对后期病例血、尿淀粉酶已恢复正常者,脂肪酶测定有助于诊断。

(3)C 反应蛋白(CPR)测定:是组织损伤和炎症的非特异性标志物。在胰腺坏死时 CPR 可明显增高,有助于监测急性胰腺炎的严重性。

(4)其他检查:早期 WBC 升高,计数可达$(10～20)×10^9/L$,以中性粒细胞升高为主。血糖、血钙测定,可出现暂时性低钙血症(血钙<2.0mmol/L)和暂时性血糖增高。若血钙<1.5mmol/L 或持久性空腹血糖>10mmol/L,是脏器严重损害的表现,提示预后不良。血清正铁血白蛋白试验对急性出血坏死型胰腺炎早期诊断有帮助。

2.影像学检查 腹部 B 超检查常作为常规初筛检查。CT 鉴别轻症和重症胰腺炎,以及附近器官是否累及具有重要价值。早期腹部平片,有利于排除其他急腹症,特别是消化性溃疡合并穿孔。可发现胆结石及麻痹性肠梗阻、慢性复发性胰腺炎胰腺钙化灶。

【诊断要点】

有胆道疾病,酗酒、暴饮暴食等病史,根据典型的临床表现和相关检查,排除其他急腹症,常可作出诊断。区别轻症与重症胰腺炎十分重要,因两者的临床预后截然不同。有以下表现应当按重症胰腺炎处置:①临床症状:烦躁不安、四肢厥冷、皮肤呈斑点状等休克症状;②体征:腹肌强直、腹膜刺激征,Grey-Turner征或 Cullen 征;③实验室检查:血钙显著下降 2mmol/L 以下,血糖>11.2mmol/L(无糖尿病史),血尿淀粉酶突然下降;④腹腔诊断性穿刺有高淀粉酶活性的腹水。

【治疗要点】

急性胰腺炎治疗原则重点在于控制炎症发展,减少并发症发生,全身支持及对症治疗。

(一)轻症胰腺炎

以内科治疗为主。

1.减少胰腺分泌

(1)禁食、胃肠减压:禁食直到病人腹痛消失后开始进少量流质饮食。如病人伴有明显腹痛、恶心呕吐、腹胀时,进行胃肠减压。

(2)抑酸剂:可用 H_2 受体阻滞剂或质子泵抑制剂减少胃酸,以抑制胰腺分泌。兼有预防应激性溃疡的作用。

(3)生长抑素及其类似物:具有抑制胰液和胰酶分泌,抑制胰酶合成的作用,还可减轻 Oddi 括约肌痉挛。在 AP 早期应用,可迅速控制病情,使血尿淀粉酶快速下降并减少并发症,缩短病程。施他宁剂量为$250\mu g/h$;生长抑素的类似物奥曲肽为 $25～50\mu g/h$,持续静脉滴注,疗程 3～7 天。

2.止痛 剧烈疼痛可导致休克,因此镇痛对 AP 患者很重要。可用阿托品或 654-2 肌注,每日 2～3 次,但有肠麻痹或严重腹胀者不宜使用。疼痛剧烈者可同时加用哌替啶 50～100mg。不宜使用吗啡,以免引起 Oddi 括约肌痉挛,加重病情。0.1% 普鲁卡因静脉滴注也可使疼痛减轻。

3.抗感染治疗 由于我国 AP 发生常与胆道疾病有关,故临床上习惯应用,如怀疑合并感染,则必须应用。MAP 根据病情可酌情选用。SAP 常规给予抗生素控制感染,以喹诺酮类或亚胺培南为佳,可联合应用对厌氧菌有效的药物如甲硝唑。

4.维持水、电解质平衡 静脉补充液体及电解质(钾、钠、钙、镁等离子),维持有效血容量。

5.内镜下 Oddi 括约肌切开术(EST) 适用于胆源性胰腺炎合并胆道梗阻或胆道感染者。

6.中医中药 有一定疗效,可减轻腹胀。主要有柴胡、黄连、黄芩、大黄、枳实、厚朴、木香、芒硝、白芍等随症加减,煎剂灌肠。

(二)重症胰腺炎

必须采取综合措施,抢救性治疗。除上述治疗外还应采取一些措施:

1.监护　转入 ICU,针对器官功能衰竭及代谢紊乱采取相应措施。

2.抗休克　重症患者常有休克,应维持有效血容量,除积极补液补充电解质外,可给予白蛋白、鲜血或血浆代用品,如右旋糖酐。若循环衰竭症状不见好转或有心力衰竭,则可加用升压药物或强心剂。同时应注意弥散性血管内凝血的发生,及早给予治疗。

3.降低胰酶活性　抑胰酶药物只能对胰酶起消耗作用,对胰腺炎病程、预后无影响。仅用于 SAP 早期,疗效尚有待证实。

抑肽酶:抑制肠肽酶。用法:10 万～25 万 U,静滴,每日 2 次,1～2 周。

加贝酯:可强力抑制胰蛋白酶、弹力纤维酶、激肽、凝血酶原及补体活力,对 Oddi 括约肌有松弛作用。用法:100～300mg,静脉滴注,每日 1 次,2～3 日病情好转后,可逐渐减量。有恶心、皮疹、暂时性血压下降等副作用。

尿抑制素:能抑制多种酶,疗效高,可用于各种类型胰腺炎。用法:乌司他丁 20 万～50 万 U,加入 5% 葡萄糖液 500ml 中,静脉滴注 1～2h,每日 1～3 次。注意本药不能与其他抑肽酶同用。

4.营养支持　营养支持对重症胰腺炎患者尤为重要。早期一般采用全胃肠外营养(TPN),补充维生素、电解质、水及能量;如无肠梗阻,应尽早进行空肠插管,过渡到肠内营养(EN)。营养支持可增强肠道黏膜屏障,防止肠内细菌移位引起胰腺坏死合并感染。谷氨酰胺制剂有保护肠道黏膜屏障作用,可加用。

5.多器官受累的治疗　急性出血坏死型胰腺炎发生多器官受累,应针对病情特殊处理。如强心苷类抗心力衰竭,抗凝剂纠正血管内凝血。治疗成人呼吸窘迫综合征(ARDS)、急性肾功能衰竭等。

6.腹腔灌洗　此措施适用于出血坏死型胰腺炎伴腹腔内大量渗液者,或伴有急性肾功能衰竭者,灌洗可将腹腔内大量有毒性作用的酶、肽类连同渗液一起排出体外。

7.外科治疗　手术治疗适用于下列情况:①出血坏死型胰腺炎经内科治疗无效时;②胰腺炎并发脓肿、假性囊肿或肠麻痹坏死;③胰腺炎合并胆石症、胆囊炎者;④胰腺炎与其他急腹症如胃穿孔、肠梗阻等难以鉴别时。

【主要护理诊断/问题】

1.疼痛:腹痛与急性胰腺炎所致的胰腺组织水肿有关。

2.体温过高与胰腺的炎症过程有关。

3.潜在并发症:休克、急性腹膜炎、急性肾功能衰竭、急性呼吸窘迫综合征。

4.有体液不足的危险与禁食、呕吐、胰腺的急性出血有关。

5.恐惧与剧烈腹痛有关。

6.知识缺乏:缺乏预防疾病再复发的知识。

【护理措施】

1.休息与体位　嘱患者绝对卧床休息,可采取屈膝侧卧位,以减轻疼痛,如因剧痛在床上辗转不安者,加用床栏,防止坠床。给患者提供安静的环境,促进休息保证睡眠,以减轻胰腺负担和增加脏器血流量,增进组织修复和体力恢复,改善病情。

2.禁食及胃肠减压　目的是防止食物及胃液进入十二指肠,刺激胰腺分泌消化酶。向患者介绍本治疗的意义,以取得配合。为减轻不适及口腔干燥,应每天为病人做口腔护理。禁食期间禁饮水,口渴可含漱或用水湿润口唇。胃肠减压护理:①注意保持引流通畅,妥善固定,避免患者意外拔管;②观察和记录引流液的性质和量;③及时倾倒引流液和更换引流器。

3.用药护理　及时建立有效的静脉通路。遵医嘱给予解痉止痛、抑酸、减少胰液分泌、降低胰酶活性、抗感染、抗休克等治疗。及时补充因呕吐、禁食、发热所丢失的液体和电解质,维持有效血容量。禁食患者每天的液体入量常达 3000ml 以上,应保持输液通路的通畅,注意根据患者脱水程度、年龄及心肺功能调节输液速度,避免因大量输液引起急性肺水肿。使用加贝酯应注意可能发生的过敏反应。

4.病情观察　密切监测病人生命体征、神志与尿量变化,记录出入量,每日至少进行两次腹部检查,了解有无腹胀、腹肌紧张、压痛、反跳痛及程度和范围,检查有无黄疸、腹水、皮下淤斑及手足抽搐,以利于判断病情进展。动态观察血尿淀粉酶、电解质、白细胞计数、C 反应蛋白及血糖水平等以综合评估病情。观察用药前后患者腹痛有无减轻。若腹痛持续存在并伴高热,腹部触及包块,则应考虑并发胰腺脓肿;如腹痛剧烈、腹肌紧张、压痛、反跳痛明显,提示腹膜炎。及时观察有无上消化道出血、ARDS、急性肾功能衰竭、感染等并发症。

5.心理护理　本病因发病急,疼痛剧烈,病人往往紧张、恐惧,可向病人介绍疾病的有关知识及减轻腹痛的方法,如深呼吸、按摩背部、指压止痛穴,以减轻疼痛,消除恐惧。

6.饮食护理　腹痛和呕吐基本消失,血尿淀粉酶正常后,可进食少量无脂碳水化合物类流食,如米汤、藕粉等,1~2 天后如无不适,则改为半流质,以后逐渐过渡到低脂低蛋白普食,适量选用少量优质蛋白质,每日供 25g 左右,以利于胰腺的恢复。避免刺激性、产气和高蛋白、高脂饮食。

7.循环衰竭的护理　重症胰腺炎应特别注意神志、血压、尿量的变化。备好抢救用物及设备,如氧气装置、静脉切开包、简易呼吸器、气管插管/切开包等。当观察到患者神志改变、血压下降、尿量减少、皮肤黏膜苍白、冷汗等低血容量休克表现时,应立即通知医生并配合抢救:患者平卧,保暖,给予氧气吸入。尽快建立静脉通路,必要时静脉切开,按医嘱输注液体、血浆或全血,补充血容量。根据血压调整给药速度,必要时测定中心静脉压,以决定输液量和速度。如循环衰竭持续存在,按医嘱给予升压药。

8.腹腔灌洗的护理　保持腹腔双套管通畅,正确灌洗,操作按开、吸、停、关顺序进行。冲洗液可选用生理盐水加抗生素,滴速为 20~30 滴/min 为宜。应维持一定的负压,经常挤压导管以保持通畅。必要时用温盐水冲洗或更换内套管。观察记录引流液的量、性状,如呈血性,可能有继发出血;若引流液中出现胆汁、胰液或肠液,则怀疑有胆、胰、肠瘘。定期留取引流液标本,监测引流液内淀粉酶及细菌含量。引流管周围皮肤用凡士林纱布或涂氧化锌软膏保护。体温正常并稳定 10 天左右,白细胞计数正常,引流液少于每天 5ml,引流液内淀粉酶含量正常,可考虑拔管。拔管后伤口及时消毒,更换敷料,促进愈合。

9.健康教育　水肿型胰腺炎预后良好,但若病因不去除常可复发。出血坏死型胰腺炎病死率为 20%~30%,故积极预防诱因减少胰腺炎发生是非常重要的。因此应向患者及家属讲解本病主要诱发因素,帮助患者养成良好的生活方式,如避免酗酒、暴饮暴食,饮食应低脂、无刺激的食物等,以防本病复发。有胆道疾病、十二指肠疾病者应积极治疗,避免本病的发生。指导病人注意腹部体征,如有病情复发,随时就诊。

(程义莲)

第十节   胰腺癌

胰腺癌是消化系统较常见的恶性肿瘤,男性多于女性,发病年龄40～70岁。就胰腺癌的发生部位而言,仍以胰头部位最多见,约占70%,胰体次之,胰尾部更次之,有的胰头胰体胰尾部均有,属于弥散性病变或多中心性病变。

【常见病因】

胰腺癌的发病原因尚不清楚,已发现一些环境因素与胰腺癌的发生有关。其中已确定的首要危险因素为吸烟。香烟烟雾中的亚硝胺有致癌作用,烟草的有害成分经过胆管排泄,刺激胰管上皮,最终导致癌变。其他高危险因素还有糖尿病、胆石病、饮酒(包括啤酒)以及慢性胰腺炎等。进食高脂肪、高蛋白质饮食和精制的面粉食品,胃切除术后20年者,也是发生胰腺癌的危险因素。

【临床表现】

1.临床症状   腹痛、消瘦和乏力、发热、上腹部饱胀、恶心、呕吐、食欲缺乏、消化不良或腹泻。晚期癌肿侵及十二指肠可出现上消化道梗阻或消化道出血。

2.体征   黄疸、胆囊肿大、晚期胰腺癌者可出现上腹固定的肿块,腹水征阳性。

【辅助检查】

1.实验室检查:血清胆红素、血碱性磷酸酶值、尿胆红素、血淀粉酶测定,消化道癌相关抗原CA19-9被认为是诊断胰腺癌的指标。

2.B型超声、CT扫描、磁共振成像(MRI)、内镜逆行胰胆管造影(ERCP)、胃肠钡剂检查(GI)。

3.细胞学检查。

【治疗原则】

争取手术切除。不能切除者行姑息性手术,辅以放疗和化疗。

1.手术治疗   胰腺癌早期缺乏明显症状,大多数病例确诊时已是晚期,手术切除的机会少。外科治疗需要针对不同病期和肿瘤病灶局部侵犯的范围,采取不同的手术方式。

(1)根治性手术:典型的手术为胰十二指肠切除术,根据情况还可行保留幽门的胰十二指肠切除术,胰体尾部切除术及脾切除,全胰切除术。

(2)姑息性手术:对于不能切除或不能耐受手术的病人,可行内引流术,如胆管空肠或胆囊空肠吻合术,以解除胆道梗阻。伴有十二指肠梗阻者可行胃、空肠吻合,以保证消化道通畅。腹腔神经丛封闭可以减轻疼痛。

2.术前减黄   胰腺癌所致梗阻性黄疸并不需常规减黄。对出现黄疸时间较短,全身状况尚好,消化功能、凝血机制以及肾功能等尚在正常范围者,可不减黄而行一期胰十二指肠切除术。但若全身状态差、胆红素高于$342\mu mol/L$,粪胆原阴性,黄疸出现时间超过2周且越来越重并有先兆肾功能不全者应考虑减黄。具体方法有胆囊造口、PTCD、经十二指肠镜安放鼻胆引流管或胆肠引流管。

3.辅助治疗

(1)化疗:静脉化疗和介入化疗。

(2)放疗:可用于术前或术后,尤其是对不能切除的胰体、胰尾部癌,经照射后可缓解顽固性疼痛。

(3)免疫治疗:通过免疫治疗可以增加患者的抗癌能力,延长生存期。常用的药物有胸腺肽、IL-2、高聚金葡素、干扰素及肿瘤坏死因子等。

（4）基因治疗：又称分子靶向治疗，是将靶向基因载体直接注射或导入体内的肿瘤组织，进行局部性基因治疗，近年更采用联合基因治疗，以增强疗效，由于能针对肿瘤内特有的基因变异情况进行修复或促使肿瘤细胞死亡。

【护理】

1.护理评估

（1）术前评估

①健康史及相关因素，包括家族中有无胰腺系列癌症发病者，初步判断胰腺癌的发生时间，有无对生活质量的影响，发病特点。a.一般情况：病人的年龄、性别、职业、婚姻状况、营养状况等，尤其注意与现患疾病相关的病史和药物应用情况及过敏史、手术史、家族史、遗传病史和女性病人生育史等。b.发病特点：患者有无上腹部疼痛、疼痛程度、食欲缺乏及消瘦。c.相关因素：家族中有无胰腺癌发病者，患者是否吸烟、饮酒，是否有糖尿病、胆石症等疾病。

②身体状况。a.皮肤情况：有无皮肤及巩膜黄染，黄染程度，有无皮肤瘙痒症。b.大小便情况：有无小便深黄，大便色泽变淡，甚至呈陶土色。c.局部：肿块位置、大小、肿块有无触痛、活动度情况。d.全身：重要脏器功能状况，有无转移灶的表现及恶病质，黄疸出现的时间、程度；有无头晕、出冷汗、面色苍白、乏力、饥饿、震颤等低血糖症状。e.辅助检查：包括特殊检查及有关手术耐受性检查的结果。

③心理和社会支持情况：评估病人焦虑程度及造成其焦虑、恐惧的原因；鼓励病人说出不安的想法和感受。了解病人对疾病的认识及手术前、后护理配合知识的掌握程度，对胰腺肿瘤诊断及预后的心理反应。家属对本病的认识、心理反应，对病人的关心、支持程度及家庭经济承受能力。

（2）术后评估

①手术情况：麻醉方式和手术类型，范围、术中出血量、补液量及安置的引流管。

②身体情况：术后生命体征，伤口渗血、渗液情况，引流管是否通畅，引流液的颜色、性质、量。病人疼痛、睡眠情况。

③心理和认知情况：病人对疾病和术后各种不适的心理反应。病人及家属对术后康复过程及出院健康教育知识的掌握程度。

④并发症：有无出血、感染、胰瘘、胆瘘、血糖调节失控等并发症发生。

2.护理要点及措施

（1）术前护理

①全面评估患者：全面评估患者的一般情况，包括体温、脉搏、呼吸、血压、神志、行动能力、健康史、精神状态及身心状况。监测肝功能、凝血图、电解质等。

②观察腹部疼痛程度。

③心理护理：胰腺癌病人大多就诊晚，预后差。病人多处于40～60岁，家庭责任较重，很难接受诊断，常会出现否认、悲哀、畏惧和愤怒情绪，对治疗缺乏信心。应以同情、理解的态度对待病人。讲解与疾病和手术相关的知识；每次检查及护理前给予解释，帮助病人和家属进行心理调节，及时向病人列举同类手术后康复的病例，鼓励同类手术病人间互相访视，使之树立战胜疾病的信心；同时加强与家属及其社会支持系统的沟通和联系，尽量帮助解决病人的后顾之忧。教会病人减轻焦虑的方法。

④改善营养状态：了解患者喜欢的饮食及饮食习惯，记录进食量，并观察进食后消化情况，根据医嘱给予助消化药物，给予低脂饮食。通过提供高蛋白质、高糖类、低脂和丰富维生素的饮食，肠外营养液或输注入血白蛋白、氨基酸、新鲜血、血小板等，纠正低蛋白血症、贫血、凝血机制障碍等。有黄疸者，静脉补充维生素 K。

⑤术前减黄病人,做好引流管的护理,每日观察引流液的颜色并做好记录。对于有摄入障碍的病人,按医嘱合理安排补液,补充营养物质,纠正水、电解质、酸碱失衡等。

⑥控制血糖:对合并高血糖者,应调节胰岛素用量。对胰岛素瘤病人,应注意病人的神态和血糖的变化。若有低血糖表现,适当补充葡萄糖。

⑦控制感染:有胆道梗阻继发感染者,遵医嘱给予抗生素控制感染。

⑧皮肤护理:指导患者皮肤护理,每日用温水擦浴1～2次,擦浴后涂止痒剂。出现瘙痒时,可用手拍打,切忌用手抓;瘙痒部位尽量不用肥皂等清洁剂清洁。瘙痒难忍影响睡眠者,按医嘱予以镇静催眠药物,以减轻瘙痒。

⑨术前准备:a.根据医嘱做好术前准备,告知手术性质、切口部位、麻醉方法及麻醉前用药等。b.手术区域皮肤准备,注意勿剃破皮肤,备皮后洗头、洗澡、更衣。c.抗生素皮试、药物试验阳性告知医生。d.采取血标本,根据医嘱备血。e.有效进行清洁肠道,给患者口服泻药,术前1日中午嘱患者口服50％硫酸镁50ml,1h内饮温开水1000～1500ml;或者口服聚乙二醇电解质散246.6g,按说明书饮温开水。如果在晚19:00前大便尚未排干净,应于睡前进行清洁灌肠。f.准备好术后需要的各种物品,如一次性尿垫、痰杯等,术前晚22:00以后禁食、禁水,术晨取下义齿,贵重物品交由家属保管等。g.教会患者床上翻身、咳嗽的方法;戒烟、戒酒,术前洗头淋浴、修剪指甲,预防感染。h.手术前晨置胃管,术前用药,排空小便,测体温,如发热或女性病人月经来潮应报告医生。i.嘱患者保持情绪稳定,避免过度紧张焦虑。

（2）术后护理

①保持患者呼吸道通畅,令其取平卧位,头偏向一侧,以防呕吐引起窒息,保持口腔清洁,舌后坠者可用拉舌钳拉出。

②鼓励病人做深呼吸及咳嗽,帮助病人咳出气管内的分泌物,防止发生肺不张及肺部感染。

③预防休克发生:密切观察病情变化,定期监测生命体征,尤其是血压、脉搏的变化,并做好记录。伤口渗血及引流液,准确记录出入水量。静脉补充水和电解质,必要时输血,同时补充维生素K和维生素C,应用止血药,防止出血倾向。

④引流管的护理:术后患者留置切口引流管及尿管,活动、翻身时要避免引流管打折、受压、扭曲、脱出等。引流期间保持引流通畅,定时挤压引流管,避免因引流不畅而造成感染。术后引流液的观察是重点,每日观察并记录引流液的色、质和量。若为血性,为内出血可能,如在短时间内引流出大量血性液体,应警惕发生继发性大出血的可能,同时密切观察血压和脉搏的变化,发现异常及时报告医生给予处理。若含有胃肠液、胆汁或胰液,要考虑吻合口瘘、胆瘘或胰瘘的可能;若为浑浊或脓性液体,需考虑继发感染的可能,取液体做涂片检查和细菌培养。

⑤预防感染:由于手术范围大,创伤大,术后引流管多,机体营养差,抵抗力下降,麻醉因素使呼吸道分泌物增多等因素都可导致感染发生。各种治疗与护理都应严格遵循无菌操作规程,加强基础护理,保持呼吸道通畅,遵医嘱静脉加用广谱抗生素,麻醉清醒后取半卧位,鼓励患者有效咳嗽排痰,根据病情每2～3小时翻身1次,同时叩击背部,促进排痰,给予超声雾化吸入,持续低流量吸氧,评估双肺呼吸音。室内空气清新,每日通风2次,每次15～30min。及时监测体温、血常规。

⑥基础护理:a.患者术后清醒后,可改为半卧位,以利于切口引流及减轻腹压,减轻疼痛。b.防止皮肤发生压疮,患者卧床期间,应协助其保持床单位整洁和卧位舒适,定时翻身,按摩骨突处。c.满足患者生活上的合理需求。d.做好晨、晚间护理,口腔护理。e.雾化吸入每日3次。叩背、协助排痰,降低肺部感染的发生。会阴冲洗每日1次,必要时行膀胱冲洗。f.加强功能锻炼,术后加强床上活动,防止肺部感染及下肢静脉血栓。

⑦饮食护理:术后一般禁食 2～3d,静脉补充营养。待胃肠排气畅通后,才能拔除胃管,可以少量饮水,给予流食后再逐渐过渡到正常饮食。给予正确的饮食知识宣教,胰腺切除术后,胰外分泌功能严重减退,应根据胰腺功能给予消化酶制剂或止泻药。

⑧控制血糖:密切监测血糖变化,维持血糖平稳,控制在 8.4～11.2mmol/L。对合并高血糖者,应按医嘱调节胰岛素用量,控制血糖在适当水平。若有低血糖表现,适当补充葡萄糖。动态监测尿糖、酮体水平。

⑨做好心理护理,消除顾虑,对治疗进展表示认可,增强病人的治疗信心。

(3)常见并发症的观察和护理

①出血:多由于胰头切除涉及器官多、创伤重,术后应严密观察生命体征。观察患者有无切口出血、胆道出血、应激性溃疡出血等,观察胃管、T 管、腹腔引流管等引流液的量、颜色、性质,及时记录。若短时间引流管内出现较多新鲜血性液体,患者出现脉速、血压下降、面色苍白等休克症状,应及时报告医生进行处理。有出血倾向的,根据医嘱补充维生素 K 和维生素 C,防止出血。

②胰瘘:胰瘘多发生于术后 5～7d,是威胁患者生命的重要并发症之一。必须严密观察胰管引流情况,记录胰液的量、颜色、性质,并保持通畅,要注意置于胰腺断面处的引流管内有无清亮、无色的水样胰液渗出。病人可突发剧烈腹痛、持续腹胀、发热、腹腔引流液内淀粉酶增高,典型者可自伤口流出清亮液体,腐蚀周围皮肤,引起糜烂疼痛。必要时行负压吸引或双套管冲洗,按医嘱使用善宁、思他宁类减少胰液分泌的药。一旦发生,加强营养支持治疗,防治感染,局部皮肤涂以氧化锌软膏,用无菌纱布包扎,多数胰瘘可以自愈。

③胆瘘:胆瘘多发生于术后 2～9d。注意观察有无右上腹痛、发热、腹腔引流液呈黄绿色胆汁样液体、T 管引流量突然减少、腹壁伤口溢出胆汁样液体,有局限性弥漫性腹膜炎等表现,术后应保持 T 管引流通畅,记录胆汁量,发生异常及时联系医生处理。对胆瘘周围皮肤护理同胰瘘护理。

④胆道感染:多为逆行感染,若胃肠吻合口离胆道吻合口较近,进食后平卧时则易发生。表现为腹痛、发热,严重者可出现败血症。故进食后宜坐位 15～30min,以利于胃肠内容物引流。主要治疗为应用抗生素和利胆药物,防止便秘。

3.健康教育

(1)告知出院后饮食知识。要选择易消化、高营养、少刺激性、低脂肪的饮食,多吃新鲜水果和蔬菜。要避免暴饮、暴食,喝酒和高脂肪、辛辣刺激的饮食。就餐要有规律性,一日 3～5 餐,不要不停地吃零食,这样会引起胰腺不停地分泌胰液,加重胰腺功能的负担。手术后早期进无脂流食,可进米汤、果汁、菜汁、藕粉、蛋白水等。以后可进低脂半流食,每日 5～6 餐,烹调方法宜采用氽、清蒸、烩、煮等。禁止食用含脂肪多的食物,如肥肉、肉松、花生米、芝麻、核桃、油酥点心等。宜进食鱼、鸡蛋白、虾仁、鸡肉、豆腐、豆浆、新鲜蔬菜及水果等。

(2)讲明要注意劳逸结合,避免过度劳累,适当进行户外活动及轻度体育锻炼,以增强体质,防止感冒及其他并发症发生。

(3)保持心情舒畅和充足的睡眠,每晚持续睡眠应达到 6～8h。

(4)告知患者复查时间,要遵医嘱按时用药,定期复查,一般术后 2 年内每 3 个月复查 1 次。以后每 6个月复查 1 次;5 年后,一般可每年复查 1 次。定期复查的主要项目是腹部 B 超或 CT 检查,了解局部有无复发和转移病灶。若 B 超发现可疑病灶,性质不明确,可进一步做 CT 或 MRI 检查。

(5)说明定期检测血糖、尿糖的重要性,发生糖尿病时给予药物治疗,对于胰腺功能不足、消化功能差的患者,除应用胰酶替代剂外,同时给予高糖类、高蛋白质、低脂肪饮食,给予脂溶性维生素。

(6)告知 40 岁以上,短期内出现持续性上腹部疼痛,闷痛,食欲明显缺乏,消瘦者,应注意对胰腺做进一步检查。

（7）讲明放疗或化疗注意事项：放、化疗期间定期复查血常规，一旦出现骨髓抑制现象，应暂停放、化疗，放疗时注意保护局部皮肤。

（王　琳）

第十一节　上消化道出血

上消化道出血是指屈氏韧带以上的消化道，包括食管、胃、十二指肠等病变引起的出血。上消化道大量出血是指在数小时内失血量超过 1000ml 或占循环血容量的 20%，主要表现为呕血、黑粪，并伴有急性周围循环衰竭的表现。上消化道急性大量出血是临床常见的急症，如不及时抢救，可危及病人生命。

一、病因与发病机制

上消化道大量出血临床最常见的病因为消化性溃疡、食管胃底静脉曲张破裂、急性胃黏膜损害及胃癌。

1.上消化道疾病

（1）胃、十二指肠疾病：消化性溃疡为最常见，其次胃癌、急性胃炎、十二指肠炎等。

（2）食管疾病：可见食管炎、食管癌、食管损伤等。

2.门静脉高压引起食管、胃底静脉曲张破裂　肝硬化最常见。

3.上消化道邻近器官或组织疾病　如胆管或胆囊结石、癌瘤，胆道蛔虫病等，胰腺疾病累及十二指肠，如胰腺癌等。

4.全身性疾病　①血液病：可见于过敏性紫癜、白血病等。②应激相关胃黏膜损伤：指各种严重疾病引起的应激状态下产生的急性糜烂出血性胃炎乃至溃疡。见于脑血管意外、败血症、大手术后、烧伤、休克等患者。③其他：尿毒症、流行性出血热等。

二、临床表现

上消化道大量出血的临床表现主要取决于出血量及出血速度。

1.呕血与黑粪　是上消化道出血的特征性表现。出血部位在幽门以下者多只表现为黑粪，若出血量大且速度快，血液反流入胃，也可有呕血。在幽门以上者常兼有呕血与黑粪，但是在出血量小、出血速度慢者也常仅见黑粪。呕血多呈咖啡色，这与血液经胃酸作用形成正铁血红素有关。未经胃酸充分混合而呕出血液可为鲜红色或兼有血块。黑粪呈柏油样，是血红蛋白含的铁经肠内硫化物作用形成硫化铁所致。若出血量大，血液在肠内推进较快，粪便可呈暗红或鲜红色。

2.失血性周围循环衰竭　出血量较大，且速度快者，循环血容量可迅速减少，可出现一系列表现，如头晕、心悸、脉细数、血压下降（收缩压＜80mmHg），皮肤湿冷，烦躁或意识不清，少尿或无尿者应警惕并发急性肾衰。

3.氮质血症　上消化道大量出血后，大量血液蛋白在肠道被消化吸收，血尿素氮可暂时增高，称为肠源性氮质血症。一般在大出血后数小时血尿素氮开始上升，24～48h 可达高峰，3～4d 后方降至正常。若超过 3～4d 血尿素氮持续升高者,应注意可能上消化道继续出血或发生肾衰竭。

4.发热　在上消化道大量出血后,多数病人在 24h 内出现低热,一般不超过 38.5℃,可持续 3～5d。

5.血象变化　急性失血早期,血红蛋白常无变化,出血后体内组织液逐渐渗入血管内,使血液稀释,一般需 3～4h 以上才出现血红蛋白降低。出血后骨髓有明显代偿性增生,表现在出血 24h 内网织红细胞可增高,随着出血停止,网织细胞逐降至正常,若出血未止,网织红细胞可持续升高。白细胞计数也可暂时增高,止血后 2～3d 即恢复正常。

三、实验室检查

1.胃镜检查　为上消化道出血病因诊断首选检查方法。一般在上消化道出血后 24～48h 急诊行内镜检查,不仅可明确病因,同时可做紧急止血治疗。

2.血、便检查　测血红蛋白、白细胞及血小板计数、网织红细胞、肝功能、肾功能、血尿素氮、大便隐血试验等,有助于确定病因、了解出血程度及出血是否停止。

3.X 线钡剂造影　目前主张 X 线钡剂检查应在出血已停止及病情基本稳定数天后进行,不宜作为首选病因诊断检查方法。

4.选择性动脉造影　适用于内镜检查无阳性发现或病情严重不宜做内镜检查者。

四、治疗要点

上消化道大量出血病情严重者可危及生命,应进行紧急抢救,抗休克、补充血容量是首位治疗措施。

(一)一般抢救措施
卧床休息,保持呼吸道通畅,避免呕血时误吸血液引起窒息。活动性出血期间应禁食。

(二)积极补充血容量
立即开放静脉、取血配血,迅速补充血容量,输液开始宜快,可用生理盐水、林格液、右旋糖酐、706 代血浆,必要时及早输入全血,以恢复有效血容量,保持血红蛋白在 90～100g/L 为佳。输液量可依据中心静脉压进行调节,尤其对原有心脏病、病情严重或老年患者。肝硬化病人需输新鲜血,库血含氨多易诱发肝性脑病。

(三)止血措施
1.消化性溃疡及其他病因所致上消化道大量出血的止血措施

(1)抑制胃酸分泌药物:常用药物包括西咪替丁(甲氰咪胍)、雷尼替丁、法莫替丁等 H_2 受体阻断药和奥美拉唑(洛赛克)等质子泵抑制药。减少胃酸分泌,使 pH＞6.0 时血液凝血系统才能有效发挥作用。

(2)内镜治疗:包括激光、热探头、高频电灼、微波及注射疗法。

(3)手术治疗:由于不同病因可采用相应手术。

(4)介入治疗:对不能进行内镜治疗及不能耐受手术者,可选择肠系膜动脉造影找到出血灶同时行血管栓塞治疗。

2.食管胃底静脉曲张破裂大出血的止血措施

(1)药物止血:垂体后叶素(即血管加压素)为常用药物,临床一般使用剂量为 10U 加入 5％葡萄糖液 200ml 中,在 20min 内缓慢静脉滴注,每日不超过 3 次为宜。对冠心病者禁用。生长抑素近年来临床多用于食管胃底静脉曲张破裂出血。其具有减少内脏血流量,降低门静脉压力、减少侧支循环的作用,不伴全身血流动力学改变,副作用少,但价格较高。

(2)三腔气囊管压迫止血:适用于食管胃底静脉曲张破裂出血,此方法病人很痛苦,且易出现窒息、食管黏膜坏死等并发症,故不作为首选止血措施。

(3)内镜治疗:内镜直视下注射硬化剂,如无水乙醇、鱼肝油酸钠、高渗盐水等达曲张静脉部位,或用皮圈套扎曲张静脉,目前将内镜治疗作为食管胃底静脉曲张破裂出血的治疗的重要手段。

(4)手术治疗:上述治疗方法无效时可做急诊外科手术。

五、护理措施

(一)基础护理

1.卧床休息　大量出血病人应绝对卧床休息,可将下肢略抬高,以保证脑部供血。呕血时头偏一侧,避免误吸。

2.饮食护理　对急性大出血病人应禁食。对少量出血而无呕吐、无明显活动出血者,可遵医嘱给予温凉、清淡无刺激性流食,这对消化性溃疡患者常常采用,因进食可减少胃收缩运动并可中和胃酸,促进溃疡愈合。出血停止后改用营养丰富、易消化的半流食、软食,开始少量多餐,以后改为正常饮食。

3.心理护理　护理人员对于大量出血病人应给予陪伴,以增加病人安全感,及时消除血迹并向病人及家属解释检查、治疗的目的,使病人保持心情平静。

(二)疾病护理

1.密切观察病情

(1)观察内容:体温、脉搏、呼吸和血压;精神和意识状态;呕血、黑粪的量、性状、次数以及伴随症状;皮肤、指甲、肢端色泽、温暖与否,以及静脉充盈情况;记录 24h 出入量,尤其是尿量;原发病有关症状和体征的观察,及早发现并发症。

(2)出血量的估计

①根据呕血与黑粪的情况估计:粪便隐血试验阳性提示每日出血量>5~10ml;出现成形黑粪者,提示每日出血量在 50~100ml;胃内积血量达 250~300ml 可引起呕血。

②根据全身症状估计:出血后 15min 内无症状,提示出血量较少;一次出血量少于 400ml 时为血容量轻度减少,可由组织间液与脾脏贮存的血液所补充,一般不引起全身症状;出血量超过 400~500ml,可出现全身症状,如头晕、心悸、乏力等;若短时间内出血量超过全身血量的 20%(1000ml)时,可出现口渴、出冷汗、脉速、血压下降等周围循环衰竭的表现。

③动态观察血压、心率:若病人由平卧位改为坐位时出现血压下降(下降幅度大于 15~20ml)、心率加快(上升幅度大于 10/min),则提示血容量明显不足,是紧急输血的指征。若收缩压低于 80mmHg,心率大于 120/min,往往提示已进入休克状态,需积极抢救。

(3)继续出血或再出血的征象

①反复呕血和(或)黑粪次数增多,粪质稀薄,甚至呕血转为鲜红色、黑粪变成暗红色,伴肠鸣音亢进。

②虽经输血、补液,临床观察或中心静脉压监护发现周围循环衰竭未能改善。

③红细胞计数、血红蛋白测定与血细胞比容继续下降,网织红细胞计数持续增加。

④无脱水或肾功能不全依据而氮质血症持续升高超过 3~4d 者或再次升高。

2.输液、输血及药物护理　迅速建立静脉通道,立即配血。配合医师迅速、准确地实施补充血容量、给予各种止血药物等。输液开始时宜快,定时观察输液、输血滴注速度,避免引起急性肺水肿。遵医嘱给予止血药,依病因不同予以垂体后叶素、西咪替丁等。

3.应用气囊压迫止血,三(四)腔管的护理　插管前应配合医师做好准备工作,解释操作的过程及目的,如何配合等,使其减轻恐惧心理,更好地配合。仔细检查三(四)腔管,确保管腔通畅,气囊无漏气,然后抽尽囊内气体备用。

留置三(四)腔管期间:①应定时测气囊内压力,是否达止血要求。②当胃囊充气不足或破裂时,食管囊可向上移动,阻塞喉部可引起窒息,一旦发生应立即通知医师进行紧急处理。③定时抽吸食管引流管、胃管,观察出血是否停止,并记录引流液的性状、颜色及量。④放置三(四)腔管24h后应放气数分钟再注气加压,以免黏膜受压过久。⑤保持插管侧鼻腔的清洁湿润,每日向鼻腔内滴3次液状石蜡。

出血停止后,放出囊内气体,继续观察24h,未再出血可考虑拔管。拔管前口服液状石蜡20~30ml,抽尽囊内气体,以缓慢、轻巧的动作拔管。气囊压迫一般以3~4d为限,继续出血者可适当延长。

(三)健康指导

1.解释上消化道出血的原因及诱因。

2.饮食知识:溃疡病应定时进餐,避免过饥、过饱;避免粗糙食物;避免刺激性食物,如醋、辣椒、蒜、浓茶等;避免食用过冷、过热食物。肝硬化不可进食粗糙、坚硬带刺食物,以营养丰富软食为主。

3.戒酒、戒烟,避免劳累、精神紧张,保持乐观情绪。

4.溃疡病避免服用阿司匹林、吲哚美辛、激素类药物等,肝硬化禁用损害肝脏的药物。

5.坚持遵医嘱服药治疗溃疡病或肝硬化。定期门诊复查,如发现呕血、黑粪时立即到医院就诊。

(杨美英)

第五章　肾内科疾病的护理

第一节　概述

　　泌尿系统的疾病既可以由身体其他系统病变引起，又可以影响其他系统甚至全身。其主要表现既可在泌尿系统本身，如排尿或尿的改变、肿块、疼痛等，亦可表现在其他方面，如高血压、水肿、贫血等。泌尿系统疾病的性质，多数和其他系统疾病类似，包括先天性畸形、感染、免疫机制、遗传、损伤、肿瘤等；但又有其特有的疾病，如肾小球肾炎、尿石症、肾功能衰竭等。泌尿系统各器官都可发生疾病，并可波及整个系统，人们普遍存有一些恐慌心理，有的则过多考虑隐私保护，使治疗上一直存在种种认识和行为上的偏差。因此，在泌尿科临床中，护士必须时刻联系病人全身状况和心理状态来考虑问题，维护患者健康。

一、泌尿系统的结构和功能

　　泌尿系统由肾、输尿管、膀胱及尿道组成，其主要功能是生成并排泄尿液。肾脏是人体的重要器官，它的基本功能是生成尿液，借以清除体内代谢产物及某些废物、毒物，同时经重吸收功能保留水分及其他有用物质，以调节水、电解质平衡及维护酸碱平衡。肾脏同时还有内分泌功能。肾脏的这些功能，保证了机体内环境的稳定，使新陈代谢得以正常进行。

【肾脏的结构与功能】

　　1.肾脏结构　肾脏属于腹膜外实质性器官，位于腹膜后间隙内脊柱的两侧，左右各一，形似蚕豆。右肾上邻肝脏，所以略低于左肾。以肾门为准，则左肾门约平第1腰椎，右肾门平第2腰椎，距中线5cm。以髂嵴作为标志，距左肾下极为6cm，距右肾下极为5.5cm。肾脏的位置可随呼吸及体位而轻度改变。临床上常将竖脊肌外侧缘与第12肋之间的部位，称为肾区（肋腰点），当肾有病变时，触压或叩击该区，常有压痛或震痛。

　　肾脏外观为致密结缔组织构成的外膜，其外侧缘隆凸，内侧缘中部凹陷，称肾门，是肾盂、血管、神经、淋巴管出入的门户。肾实质冠状切面分为皮质和髓质两部分；肾皮质位于外层，由肾小体及部分肾小管构成，部分皮质伸展至髓质锥体间，成为肾柱。肾髓质，位于内层，主要由小管结构组成。肾髓质包含8~18个肾锥体，肾锥体的基底朝向皮质，尖端钝圆，朝向肾窦，称肾乳头。每个肾乳头顶端有许多小孔，称乳头孔，肾实质产生尿液由此流入肾小盏，2~3个肾小盏合成一个肾大盏，肾大盏集合形成漏斗状的肾盂，肾盂出肾门后，逐渐变细形成下行的输尿管。

　　肾单位为组成肾脏结构和功能的基本单位，是生成尿液的主要场所。每个肾约有100万个肾单位，每个肾单位由肾小体和肾小管构成。肾小体由肾小球和肾小囊组成。

肾小球：为肾小体的起始部分,包括入球小动脉、毛细血管丛、出球小动脉及系膜组织。入球小动脉入肾小囊后分支成毛细血管网,在肾小体内卷绕而成球状,构成血管球,然后再汇合成出球小动脉。肾小球毛细血管网间的支撑成分,称为系膜区,由系膜细胞和基质组成,有调节肾小球内血流、修复系膜基质及肾小球基底膜和清除异物及代谢产物的作用。系膜细胞异常增多、系膜基质增厚及免疫球蛋白沉积是某些肾小球疾病的病理基础。肾小囊包绕肾小球,囊壁内侧为脏层,外层为壁层,内、外两层间的腔隙称肾小囊腔,与近曲小管相通。

肾小管：是细长迂回的上皮性管道,分为近端小管、细段、远端小管,其中近、远端小管又有曲部和直部之分;近端小管的直部、细段与远端小管的直部连成"u"字形,称为髓襻或 Henel 襻。远端小管最后汇入集合管。

肾小球旁器：是肾小管与肾小体血管极相接触部位的一个具有内分泌功能的特殊结构。位于入球小动脉、出球小动脉及远端肾小管之间的区域,由球旁细胞、致密斑、球外系膜细胞和极周细胞组成。球旁细胞有分泌肾素的功能。致密斑为离子感受器,可以感受尿液内的钠离子浓度,进而调节肾素的分泌。球外系膜细胞有吞噬功能,细胞内的肌丝收缩可调节肾小球的滤过面积,在一些刺激下,球外系膜细胞可以转化为具有肾素颗粒的细胞。极周细胞位于肾小囊壁层细胞与脏层上皮细胞的移行处,可能分泌一种促进肾小管对钠离子重吸收的物质,通过肾小囊进入肾小管。

2.肾脏功能

(1)肾小球滤过功能：肾小球通过滤过膜生成原尿。滤过膜从内到外分别为内皮细胞层、基膜层和上皮细胞层。由于这三层细胞都分布有大小不等的滤孔、带有电荷,构成机械屏障和电荷屏障。血液经滤过膜过滤后,滤液入肾小球囊。在正常情况下,血液中绝大部分蛋白质不能滤过而保留于血液中,仅小分子物质如尿素、葡萄糖、电解质及某些小分子蛋白能滤过。单位时间内两肾生成滤液的量称为肾小球滤过率(GFR),正常成人为 125ml/min 左右。肾小球滤过率与肾血浆流量的比值称为滤过分数。每分钟肾血浆流量约 660ml,故滤过分数为 $125/660×100\%≈19\%$。肾小球滤过率和滤过分数是衡量肾功能的指标。影响肾小球滤过率的因素有:有效滤过压、肾小球血浆流量、滤过膜通透性和滤过面积的改变。

(2)肾小管功能：

①重吸收和分泌功能：原尿中的水、葡萄糖、氨基酸、蛋白质、磷酸盐、重碳酸盐、钠(60%～70%)、钾等绝大部分由近曲小管重吸收进入血液循环。不被吸收的毒物、药物和代谢产物随尿液排出体外。近曲小管功能障碍可导致肾性糖尿、氨基酸尿、钠水潴留和肾小管性酸中毒等。远曲小管在醛固酮的作用下,能分泌 H^+、K^+ 和 NH_3,并与原尿中的 Na^+ 进行交换,在调节电解质和酸碱平衡方面起重要作用。远曲小管功能障碍可导致钠、钾代谢障碍和酸碱平衡失调。

②浓缩与稀释功能：肾脏的远曲小管和集合管在抗利尿激素的作用下,完成对尿的浓缩和稀释,反映了肾脏对水的调节能力。所谓尿的浓缩与稀释是根据尿渗透压与血浆渗透压比较而言。排出尿的渗透压比血浆渗透压高,称为高渗尿,表明尿被浓缩;尿渗透压比血浆渗透压低,称为低渗尿,表明尿被稀释;尿渗透压与血浆渗透压相等,则为等渗尿。当肾衰竭时,肾脏对水的调节功能障碍,人体可发生水潴留或脱水。

(3)内分泌功能：

①肾素、激肽释放酶、前列腺素：为血管活性激素,作用于肾脏本身,主要通过调节肾脏的血流动力学和水、盐的代谢,来调节血压。肾素通过肾素-血管紧张素-醛固酮系统,引起血管收缩、减少肾脏血流量;促进水钠潴留,增加血容量,使血压升高。前列腺素和激肽释放酶的作用则相反,可促使小动脉扩张,促进水钠的排泄,使血压降低。

②促红细胞生成素(EPO)：非血管活性激素。刺激骨髓造血和原红细胞的分化成熟。肾实质破坏致

EPO 生成减少,可导致肾性贫血。

③Ⅰα羟化酶:非血管活性激素。可使 25-羟维生素 D_3 转化为有活性的 1,25-$(OH)_2D_3$,即活化维生素 D_3。后者可促进小肠黏膜对钙的重吸收,促进骨钙的沉积和释放,促进肾小管对钙、磷的重吸收,从而调节钙磷代谢。肾实质发生严重损害时,可导致肾性骨营养不良症。

肾脏还是许多内分泌激素的降解场所,如胰岛素、胃肠激素等。当肾功能不全时这些激素半衰期明显延长,从而引起代谢紊乱。肾脏也是某些肾外激素的靶器官,如甲状旁腺素、降钙素等,可影响及调节肾脏功能。

【输尿管】

输尿管是一对细长的管道,上接肾盂,经腹膜后腰椎两侧下行到盆腔开口于膀胱。女性输尿管则越过子宫颈外侧至膀胱。输尿管的功能是输送尿液。输尿管有三个狭窄:第一狭窄在输尿管起始处;第二狭窄为跨越小骨盆入口处;第三狭窄在穿入膀胱壁处。这些狭窄是结石、血块及坏死组织容易停留的部位,可造成嵌顿,产生输尿管绞痛和排尿障碍。输尿管膀胱连接处有一种特殊结构,即瓦耳代尔鞘,它能有效地防止膀胱内尿液返流到输尿管。

【膀胱】

膀胱为锥体形囊状肌性器官,其功能是贮存尿液。成年人膀胱位于骨盆内,容量为 300～500ml 尿液。膀胱下部与尿道相通。膀胱与尿道的交界处有括约肌,可以控制尿液的排出。

【尿道】

尿道是从膀胱通向体外的管道。女性尿道粗而短,长约 5cm,起于尿道内口,经阴道前方,开口于阴道前庭,与肛门和阴道毗邻,因此易受细菌污染。男性尿道细长,长约 18cm,兼有排尿和排精功能。男性尿道全程有三个狭窄,分别在尿道内口、膜部和尿道外口。临床上向尿道插入器械或导尿管时,以通过尿道膜部狭窄处最困难,操作时应注意防止损伤尿道。尿道狭窄处亦为尿道结石易嵌顿处。男性尿道全长有两个弯曲,呈"S"形,第一个弯曲在尿道膜部,称为耻骨下弯曲,凹向前上方。此弯曲位置固定,不能改变。第二个弯曲部位在耻骨前弯曲,凹向后下,在阴茎根与体之间,将阴茎上提时,此弯曲可消失变直。临床上利用这个特点,把阴茎上提,整个尿道只有一个凹向上的弯曲,以便器械或导尿管顺利插入膀胱。

二、泌尿系统疾病常见症状及护理

泌尿系统疾病常见症状包括肾性水肿、肾性高血压、尿异常、尿路刺激征、肾区痛等。在此重点讨论肾性水肿护理。

(一)肾性水肿

肾性水肿是由肾脏疾病引起的水肿,分为肾炎性水肿和肾病性水肿两大类。肾性水肿是肾脏疾病最常见的症状。发病机制为:①肾小球率过滤下降,水钠滤过减少,而肾小管重吸收功能正常,即球-管失衡,导致水钠潴留,多见于急慢性肾炎,为肾炎性水肿。②大量蛋白尿引起低蛋白血症,血浆胶体渗透压下降,致血液中水分转移入组织间隙;继而有效血容量下降,导致肾灌注压降低,刺激肾素分泌,肾素-血管紧张素-醛固酮系统活性增加,使醛固酮释放和抗利尿激素分泌增加,肾重吸收钠、水增多,导致水钠潴留。此为肾病性水肿,常见于肾病综合征。

临床表现:肾性水肿多开始于皮下组织疏松处,如眼睑、头皮、外阴等,晨起时水肿及颜面及腰骶部明显,下午以双下肢明显,严重时可出现胸腔积液、腹腔积液等。肾病性水肿因大量蛋白质的丢失,水肿部位凹陷较肾炎性水肿更为明显。肾性水肿多伴有血压增高、蛋白尿和血尿等改变。

1.护理评估

(1)病史:询问患者水肿发生与持续的时间、特点和程度;有无明显诱因,如劳累、上呼吸道感染或皮肤感染、摄盐量、饮水量等;有无伴随症状如尿液混浊有泡沫或肉眼血尿、少尿、呼吸困难、心悸、乏力等。治疗及用药情况,包括药物种类、剂量、用法、疗程、用药后水肿有无消退等。既往有无高血压病、糖尿病、系统性红斑狼疮、过敏性紫癜等病史。心理反应:患者有无因水肿引起的焦虑、抑郁及其程度。

(2)身体评估:评估患者精神状况、生命体征尤其是血压、尿量、体重变化;全身皮肤水肿的评估,即水肿的部位和程度;肺部有无啰音或胸腔积液体征,有无腹水体征。

(3)相关检查:尿常规、血清电解质、肾功能及肾脏影像学检查,如 B 超等。

2.护理诊断

(1)体液过多:与肾脏调节机制失调导致水钠潴留和尿内丢失大量蛋白有关。

(2)有感染的危险:与血浆蛋白丢失、使用免疫抑制剂导致机体抵抗力下降及卫生习惯不良有关。

3.护理措施

(1)一般护理:保持病室环境清洁,定期做好病房空气消毒,保持适宜的温度及湿度。休息能减少体内代谢废物的产生,减轻肾脏负担;促进肾脏血流增加,有利于利尿。安排患者合理休息。轻度水肿患者限制活动量,卧床休息与活动可交替进行。严重水肿的患者,应卧床休息,大量胸腹腔积液而导致呼吸困难而取半卧位时,应抬高床头 $15°\sim30°$。

(2)病情观察:

1)观察体液的动态变化,严格记录 24h 液体出入量。入量包括饮水量、输液量及输血量、食物所含水量等。出量包括尿量、呕吐物、引流液、粪便、透析的超滤液量。一切摄入量和排出量要随时准确记录。为了准确记录口服液体量,可把量杯或测过容量的容器固定使用,以便于记录。凡固体食物应记录其单位数目,如馒头两个,饼干 4 块等,通过查表记含水量。对尿失禁的患者,应给予接尿措施或留置导尿管以求得准确数。

2)观察生命体征及静脉充盈的情况,注意水肿的消长,定期测量并记录患者的体重和腹围。一般 2次/周,重者每日早晚或隔日一次。

3)注意有无出现水中毒或稀释性低钠血症的症状,如:头痛、嗜睡、意识障碍、共济失调等。注意有无呼吸困难和肺水肿的症状和体征。观察有无呼吸道、泌尿道感染及皮肤有无破损、流水、发红、溃烂等。

3)饮食护理:肾病性质不同,饮食的要求各有侧重。但不论哪种肾病,只要有水肿,均应限制水钠摄入。蛋白质因其在体内代谢后产生含氮废物,可增加肾脏负担,肾病患者应谨慎摄入。

A.限制水钠:按病情,即水肿程度、血压及尿量情况决定钠盐的摄入。①轻度水肿、高血压病人,尿量>1000ml/d,不必过度限制水,以"宁少勿多"为原则。给予低盐饮食,氯化钠小于 3g/d,禁食咸肉、咸菜等腌制食品。烹饪时可用酱油(5ml 酱油相当于 1g 食盐)调味;②水肿严重、明显高血压,少尿者应无盐饮食,限制水,以"量出为入"为原则。进水量=前一天尿量+500ml,烹饪时可用糖、醋调味。③对于慢性肾衰早期,由于浓缩功能降低,若过分限制水分,可使尿素氮增高,同时肾小管重吸收水、钠障碍,所以应适当给水、钠,但必须掌握;对于长期限制钠盐的肾衰患者,为防止稀释性低钠血症,尤其是在夏天要适当补钠,但不可多补给水分。

B.蛋白质摄入:按肾功能决定蛋白质的摄入量。如水肿主要因低蛋白血症引起,在无氮质血症时,可给予正常量的蛋白质摄入(1g/kg・d),60%以上为优质蛋白;对于有氮质血症的水肿病人,应限制蛋白质的摄入,给予优质低蛋白饮食。慢性肾衰竭的病人,可根据肾小球滤过率(GFR)来调节蛋白质的摄入量。低蛋白质饮食的患者需提供足够的热量,每日热量摄入不低于 126kJ/(kg・d),以免引起负氮平衡,同时注意补充各种维生素。

C.饮食禁忌：忌生冷、海鲜、辛辣刺激性食物。尿毒症高血钾者忌高钾食物，如香蕉、柑橘、土豆、紫菜、黑木耳等；血尿酸高者尤其忌食动物内脏、鱼虾蟹类、啤酒、菇类等。

(4)用药护理：遵医嘱使用利尿剂和降压药,注意观察药物的疗效,有无不良反应出现。静脉输液时必须控制点滴速度和入液总量,以免发生心力衰竭和脑水肿。尿量增多时注意预防低血钾的发生。应用抗菌药物时,注意观察疗效和不良反应。避免使用加重肾功能损害的药物。

(5)皮肤保护：做好基础护理,保持床铺舒适整洁、无褶皱,被褥及衣裤干净柔软、宽松。做好口腔护理及皮肤清洁,防止皮肤黏膜损伤及感染。协助患者定时用温水擦浴或淋浴,勤换内衣裤,饭前饭后漱口。体弱者协助其变换体位,用软垫支撑受压部位,适当予以按摩,防止压疮发生。男性病人有阴囊水肿时可用拖带托起阴囊。进行各种穿刺、进针时宜尽量推开皮下水分,拔针后用无菌棉球按压直至液体无外渗为止。不要在同一部位反复穿刺。

(6)预防交叉感染：控制探访次数,对有上呼吸道感染者严禁探视,嘱病人不要随便与其他病人相互走动,尽量避免去人多的地方,必要时戴口罩。女性病人特别注意会阴部清洁,定期冲洗。护理人员严格无菌技术操作,戴口罩与病人接触。

4.护理评价

(1)患者能自觉遵从饮食护理,水肿程度减轻或消失。

(2)患者能认识到感染的危险因素,积极配合采取预防措施,住院期间无感染发生。

(二)肾性高血压

肾病疾病引起的高血压称为肾性高血压,是继发性高血压病中常见的原因之一。肾血管病变所致(肾血管性高血压)约占高血压总数的 5％～10％,主要由肾动脉狭窄或堵塞所致。肾实质病变所致(肾实质性高血压)主要由急慢性肾炎等肾实质性疾病引起,是肾性高血压的常见原因。其发病机制为：①各种原因导致水钠潴留,使血容量增加,引起容量依赖性高血压。限制水钠或利尿可改善高血压。②肾素分泌增多,肾内减压物质,如激肽释放酶、前列腺素分泌减少等,引起肾素依赖性高血压。应用血管紧张素转换酶抑制剂和钙阻断剂可使血压下降。肾性高血压具有高血压病的一般症状,可出现头痛、头晕、耳鸣、视力模糊、抽搐、甚至心力衰竭和高血压脑病等。高血压的程度与肾脏疾病的程度及预后关系密切,高血压发生或加重是导致肾功能损害重要因素,应给予积极治疗。

(三)尿异常

1.尿量异常

(1)少尿或无尿：正常人每日尿量为 1000～2000mL 左右。尿量＜400mL/d 为少尿;＜100mL/d 者,称为无尿。引起少尿或者无尿的原因有：肾前性,如血容量不足等;肾实质性,如急性、慢性肾衰;肾后性,如尿路梗阻等。

(2)多尿：尿量多于 2500mL/d,称为多尿,常见于慢性肾炎,糖尿病所致的肾小管功能不全及急性肾功衰的多尿期等。夜尿尿量超过白天尿量或夜间 12h 尿量持续大于 750mL,称为夜尿增多,其尿比重常＜1.018,常是肾浓缩功能减退的早期表现。

2.尿质异常

(1)蛋白尿：指尿蛋白持续大于 150mg/d,蛋白尿定性为阳性。若在 150～500mg/d,为微量蛋白尿。如果尿蛋白含量≥3.5g/24h,则称为大量蛋白尿。微量蛋白尿提示肾脏早期病变,积极治疗有可能逆转或延缓病情。产生病理性蛋白尿的原因有肾小球性、肾小管性和溢出性,以肾小球性蛋白尿居多。临床上由体位、运动、寒冷、发热等原因引起的蛋白尿,称为功能性蛋白尿,其持续时间较短,尿蛋白程度较轻,一般小于 1g/d,诱因去除后很快消失。

(2)血尿:分为肉眼血尿和镜下血尿两种。新鲜尿离心沉淀每高倍镜视野(HP)红细胞大于 3 个,或 1h 红细胞计数大于 10 万,或 12h 计数大于 50 万者为镜下血尿。尿外观呈血样或者洗肉水样或者有血凝块者称为肉眼血尿。引起血尿的大体原因可分为 3 类:①泌尿系统疾病;②尿路邻近器官疾病,如阑尾炎、盆腔炎、结肠或直肠憩室炎症等;③全身疾病,如血液系统疾病、感染性疾病、心血管疾病、结缔组织疾病及药物作用等。

(3)管型尿:管型尿指 12h 尿沉渣计数管型大于 5000 个,或者镜检时发现大量其他管型者,常见的管型有透明管型、颗粒管型、红细胞管型、白细胞管型、蜡样管型等。红细胞管型常见于急性肾小球肾炎、急性肾盂肾炎或急性肾功能衰竭。白细胞管型是诊断肾盂肾炎及间质性肾炎的重要证据。蜡样管型多见于慢性功能肾衰竭。

(4)白细胞尿、脓尿、菌尿:新鲜离心尿沉渣检查时,白细胞大于 5 个每高倍镜视野或者 1h 尿白细胞计数大于 40 万,或者 12h 计数大于 100 万者称为白细胞尿。因蜕变的白细胞成为脓细胞,故又称脓尿。白细胞尿、脓尿多见于泌尿系统感染。菌尿是指中段尿培养标本涂片检查,若每高倍镜视野均可见细菌或者培养菌落计数大于 l05/ml,可诊断为泌尿系统感染。

(四)膀胱刺激征

膀胱受到炎症或者理化因素的刺激时出现尿频、尿急、尿痛、下腹坠痛、排尿不畅等症状称为膀胱刺激征或尿道刺激征。常见病因有泌尿系统感染、结石、肿瘤及前列腺病变等。

正常成人白天排尿 3~5 次,夜间 0~1 次,每次尿量约 200~400ml。如单位时间内排尿次数频繁,而每次尿量不多,称为尿频。尿频因饮水过多、精神紧张或气温过低所致为生理性;如由泌尿生殖系统疾病引起为病理性。尿急是指一有尿意即需立即排尿的感觉。尿急时常伴有尿频,但尿频不一定伴有尿急。若排尿时感到会阴部、膀胱区有挛缩样疼痛或于排尿口烧灼感,则为尿痛。

1.护理评估

(1)病史:询问患者排尿情况,即每日排尿次数、尿量、尿色,有无尿急、尿痛等;出现症状的时间;有无明显诱因,如劳累、尿路器械检查、不洁性生活史或大量饮水、情绪紧张等;有无伴随症状如发热、腰痛等。治疗及用药情况,包括药物种类、剂量、用法、疗程、用药后膀胱刺激征有无减轻等。既往有无尿路感染、尿路结石、前列腺疾病、盆腔疾病或结核病等病史。心理反应:患者有无因尿频、尿急、尿痛引起的焦虑、内疚及其程度。

(2)身体评估:评估患者精神状况、生命体征,注意有无体温升高;肾区有无压痛及叩击痛,各输尿管压痛点有无压痛,耻骨上膀胱区有无不适,尿道外口有无红肿、渗出等。

(3)相关检查:尿常规或中段尿培养、12h 艾迪氏计数、肾功能及肾脏输尿管影像学检查,如 B 超、X 线等。

2.护理诊断 排尿异常:与尿路受炎症和理化刺激有关。

3.护理措施

(1)一般护理:急性期应注意休息,高热者卧床休息。可取侧卧或下肢屈曲,以放松腹肌,减轻耻骨上膀胱区不适感。保持病房环境清洁,温度和湿度适宜。病情恢复后要避免劳累,经常参加体育运动,以增加机体的抵抗力。

(2)饮食护理:给予清淡、易消化营养饮食,特别指导患者多饮水,饮水量应在每日 2500ml 以上,使白天至少 2~3h 排尿一次,夜晚则 1~2 次,冲洗尿路,减少细菌在尿路停留的时间,从而减轻膀胱刺激征。

(3)保持会阴部清洁:注意卫生,每次排尿后及时清洗会阴,保持局部干燥。勤换内裤,内裤应柔软、宽松、透气好,以减少局部机械性刺激。若尿道口有红肿,可遵医嘱予以高锰酸钾液或碳酸氢钠液坐浴。

(4)病情观察:观察排尿次数、量和每次间隔时间,尿频与尿急、尿痛的原因,有无发热、肾区疼痛、血尿、脓尿等。

(5)对症处理:如果出现肾区或膀胱区疼痛时,可指导患者热敷或按摩疼痛的部位,以缓解疼痛。另外也可以指导病人多做一些自己感兴趣的事情,如听音乐、看电视等,以分散患者注意力。高热时采用物理降温,必要时遵医嘱予以退热药,并观察记录降温效果。出汗时及时清洁身体,更换衣物,防止受凉感冒而加重病情。

(6)用药护理:遵医嘱使用抗生素时,并注意观察其治疗反应及有无副作用出现。

4.护理评价　患者尿频、尿急、尿痛减轻或消失,排尿恢复正常。

(郭艳梅)

第二节　肾小球肾炎

一、急性肾小球肾炎

急性肾小球肾炎(AGN)简称急性肾炎,是一组以急性肾炎综合征为主要临床表现的疾病。其特点为起病急,可出现血尿、蛋白尿、水肿和高血压,并可伴有一过性氮质血症。多见于链球菌感染后,其他细菌、病毒及寄生虫感染亦可引起。

(一)病因和发病机制

本病常因β溶血性链球菌"致炎菌株"感染所致,常见于上呼吸道感染(多为扁桃体炎)、猩红热、皮肤感染(多为脓疱疮)等感染后。感染的严重程度与急性肾炎的发生和病情轻重并不完全一致。本病主要是由感染所诱发的免疫反应异常。链球菌的致病抗原主要为细胞的胞膜及胞质,免疫反应后可通过循环免疫复合物沉积于肾小球致病,或种植于肾小球的抗原与循环中的特异抗体相结合形成原位免疫复合物而致病。肾小球内的免疫复合物激活补体,导致肾小球内皮及系膜细胞增生,并可吸引中性粒细胞及单核细胞浸润,导致肾病变。病变类型为毛细血管内增生性肾小球肾炎,光镜下通常为弥漫性肾小球病变,以内皮细胞及系膜细胞增生为主要表现,急性期可伴有中性粒细胞和单核细胞浸润。病变严重时,增生和浸润的细胞可压迫毛细血管襻使管腔狭窄或闭塞。肾小管病变多不明显,但肾间质可有水肿及灶状炎性细胞浸润。免疫病理检查可见IgG及C3呈粗颗粒状沿毛细血管壁和(或)系膜区沉积。电镜检查可见肾小球上皮细胞下有致密物呈"驼峰状"沉积。

(二)临床表现

儿童、青少年多见,男性多于女性。通常于前驱感染后1~3周(平均10d左右)起病。起病急,病情轻重不一,典型者呈急性肾炎综合征表现,重者可发生急性肾衰竭。大多数预后良好,常可在数月内自愈。本病的典型临床表现如下情况。

1.全身症状　腰酸、疲乏、精神不振、畏食、恶心等,常常是急性肾炎病人的非特异性症状。5%~10%的病人有腰部钝痛,可能是由于肾包膜张力增高所致。

2.水肿　80%以上病人出现水肿,以晨起眼睑水肿伴双下肢轻度凹陷性水肿为主,少数水肿严重可波及全身。

3.高血压　约 80％病人出现一过性轻、中度高血压,常与水-钠潴留相关,利尿后血压可逐渐恢复正常。

4.血尿和蛋白尿　几乎全部病人均有肾小球源性血尿,约 30％病人可有肉眼血尿,常为起病首发症状和病人就诊原因。可伴有轻、中度蛋白尿,少数病人(<20％病人)可呈肾病综合征范围的大量蛋白尿。尿沉渣除红细胞外,早期尚可见白细胞和上皮细胞稍增多,并可有颗粒管型和红细胞管型等。

5.肾功能异常　病人起病早期可因肾小球滤过率下降、钠水潴留而尿量减少(常在 400～700ml/d),少数病人甚至少尿(<400ml/d)。肾功能可一过性受损,表现为轻度氮质血症。多于 1～2 周后尿量渐增,肾功能于利尿后数日可逐渐恢复正常。仅有极少数病人可表现为急性肾衰竭,易与急进性肾炎相混淆。

6.常见并发症

(1)急性心力衰竭:由于肾小球滤过率降低,水、钠排出减少,但肾小管再吸收仍相对增加,导致水、钠滞留于体内;同时,肾缺血肾素分泌可能增加,产生继发性醛固酮增多,加重钠的滞留,因而血浆容量扩大,常发生于急性肾小球肾炎起病后的第 1～2 周内。起病缓急、轻重不一。一般病人表现为少尿,水肿加重,逐渐出现咳嗽、气急,并出现呼吸困难,不能平卧。

(2)高血压脑病:发生于急性肾小球肾炎病程的早期,一般在第 1～2 周,平均在第 5 天,起病较急,发生抽搐,血压急剧增高,头痛、恶心、呕吐,并有不同程度的意识改变,出现嗜睡、烦躁、昏迷等。有些病人还有视觉障碍,包括暂时性黑矇。

(3)急性肾衰竭:重者每日血尿素氮上升 10mg/dl,每日血肌酐增加 0.5mg/dl,血肌酐可大于 3.5mg/dl,出现急性肾衰竭。

(三)辅助检查

1.尿液检查　常有蛋白尿(1～3g/d),都有镜下血尿,红细胞呈多形性、多样性,有时可见红细胞管型、颗粒管型及肾小管上皮细胞。

2.血常规　病人轻度贫血,可能与血液稀释有关。

3.肾功能检查　血尿素氮及肌酐可有一过性升高,一般经利尿数日后,氮质血症可恢复正常。肾小球滤过功能一过性受损,肾滤过分数下降,为急性肾炎的典型改变。肾小管功能受累较轻,尿比重多正常。

4.其他

(1)血清抗链球菌溶血素“O”滴度升高,常在链球菌感染后 1～3 周开始升高,在第 3～5 周达到高峰,以后滴定度逐渐下降。抗“O”的升高对本病无诊断意义,它仅说明病人有过链球菌感染,提示急性肾小球肾炎可能与链球菌感染有关。

(2)血清补体测定:起病初期血清 C3 及总补体下降,8 周渐恢复正常,对诊断本病意义很大。

(3)尿纤维蛋白降解产物:测定尿纤维蛋白降解产物浓度增多,可提示肾小球肾炎的活动性和严重性,对疗效观察和预后判断也有一定参考意义。

(四)治疗要点

本病治疗以休息、饮食、控制感染及对症治疗为主。急性肾衰竭病例应予透析。本病为自限性疾病,不宜应用糖皮质激素及细胞毒性药物。

1.休息　急性期应卧床休息,待肉眼血尿消失、水肿消退及血压恢复正常后逐步增加活动量。

2.饮食　急性期应予低盐(3g/d 以下)饮食。肾功能正常者不需限制蛋白质入量,氮质血症时应限制蛋白质摄入,并以优质动物蛋白为主。明显少尿者应限制液体入量。

3.治疗感染灶　因急性肾炎常有链球菌感染,病初注射青霉素 2 周,反复发作的慢性扁桃体炎,待病情稳定后[尿蛋白少于(+),尿沉渣红细胞少于 10 个/HP]可考虑做扁桃体摘除,术前、术后 2 周需注射青霉素。

4.对症治疗　包括利尿消肿、降血压,预防心脑并发症的发生。休息、低盐和利尿后高血压控制仍不满意时,可加用降压药物。

5.透析治疗　少数发生急性肾衰竭而有透析指征时,应及时给予透析治疗以帮助病人度过急性期。由于本病具有自愈倾向,肾功能多可逐渐恢复,一般不需要长期维持透析。

(五)护理措施

【基础护理】

1.休息与活动　急性期水肿明显、血压高、尿少、血尿时必须卧床休息 1~2 周,减轻心脏负荷,改善肾血流量。有高血压和心力衰竭者,则要绝对卧床休息,待水肿消退、血压正常、血尿消失后可在室内轻度活动,可户外散步,但要避免剧烈运动;儿童病后 2~3 个月尿液检查每高倍视野红细胞 10 个以下,血沉正常方可上学,但要避免体育活动;若上学后血尿加重还必须休学,以防病情反复变成慢性肾炎;随着尿内红细胞逐步减少,Addis 计数恢复正常后可恢复正常活动。

2.饮食护理　给予高糖、高维生素、适量蛋白质和脂肪的低盐饮食。急性期水肿明显、血压高、尿少、血尿时,应限制盐及水分摄入,食盐量不超过 2g/d,每日的水分摄入量为前 1d 出水量加 500ml,每日摄入蛋白量为 0.8~1.0g/kg,以优质蛋白为主,如乳类、蛋类、鱼类,同时可给予冬瓜排骨汤、赤小豆薏米粥、海带等以利水消肿。在尿量增加、水肿消退、血压正常后,逐渐由低盐饮食过渡到普通饮食,同时可食猪腰子、山药、红枣以滋补脾肾。

3.皮肤、口腔护理　保持口腔、皮肤清洁,注意个人卫生,督促病人勤换衣、勤洗澡。病人应定时翻身,保护受压皮肤的完整性。

4.心理护理　起病较急,血尿、水肿明显时病人思想负担大,医护人员应了解病人的思想及生活情况,及时给予安慰和理解,鼓励病人说出内心的感受,树立战胜疾病的信心。

【疾病护理】

1.观察病情　密切观察病人生命体征的变化,尤其是血压的变化,观察病人有无头痛、呕吐、眼花等症状。观察尿量、尿色,每周测体重 2 次;水肿严重者,每天测体重 1 次,观察水肿的变化程度。准确记录 24h 出入量。观察有无烦躁不安、呼吸困难、心率增快、不能平卧、肺底湿啰音、肝脏增大等。必要时病人半卧位给予吸氧。

2.用药护理　因病人需要抗生素治疗,在治疗过程中密切观察药物的疗效和不良反应,告知病人及家属,以便发现问题及时处理。遵医嘱给予利尿药,长期使用利尿药可出现电解质紊乱如低钾、低氯血症。呋塞米等强效利尿药有耳毒性,表现为耳鸣、眩晕、听力丧失,一般是暂时性的,也可发生永久性耳聋,应避免与链霉素等氨基糖苷类抗生素同时使用。

【健康指导】

1.环境　注意保暖,防止受冻、受湿。在人流集中的场所,特别注意呼吸道感染,做好隔离工作。

2.饮食指导　指导病人进食高糖、高维生素、适量蛋白质和脂肪的低盐饮食。

3.避免诱因　有慢性扁桃体炎病人应做扁桃体切除,上呼吸道感染易发季节注意预防。

4.加强锻炼,增强体质。

5.定期门诊随访,直到完全康复。

二、慢性肾小球肾炎

慢性肾小球肾炎(CGN)简称慢性肾炎,是一组以血尿、蛋白尿、高血压和水肿为临床表现的肾小球疾病。起病隐匿,程度轻重不一,病程冗长,病情迁延,可有不同程度的肾功能减退,最终将发展为慢性肾衰竭的肾小球疾病。

(一)病因和发病机制

绝大多数慢性肾炎病人的病因尚不清楚,仅有少数慢性肾炎是由急性肾炎发展所致(直接迁延或临床痊愈若干年后再现)。慢性肾炎多为免疫介导炎症。导致病程慢性化的机制除免疫因素外,非免疫非炎症因素占有重要作用。病理变化一般分为:①增生性,系膜增生性肾小球肾炎(包括 IgA 和非 IgA 系膜增生性肾小球肾炎)、系膜毛细血管性肾小球肾炎、膜性肾病及局灶节段性肾小球硬化。②硬化性,包括局灶性或弥散性肾小球硬化。病变进展至后期,所有上述不同类型病理变化均可转化为程度不等的肾小球硬化,相应肾单位的肾小管萎缩、肾间质纤维化。疾病晚期肾脏体积缩小、肾皮质变薄,病理类型均可转化为硬化性肾小球肾炎。

(二)临床表现

大多数病例隐匿起病,病程冗长,病情多缓慢进展。由于不同病理类型,临床表现不一致,多数病例以水肿为首现症状,轻重不一。轻者仅面部及下肢微肿,重者可出现肾病综合征。有的病例则以高血压为首现症状而发现为慢性肾小球肾炎。亦可表现为无症状蛋白尿及血尿,或仅出现多尿及夜尿。或在整个病程无明显体力减退,直至出现严重贫血或尿毒症为首发症状,一般根据临床表现不同,分为以下五个亚型。

1.普通型　较为常见,病程迁延,病情相对稳定,多表现为轻度至中度的水肿、高血压和肾功能损害。尿蛋白(＋)~(＋＋＋),离心尿红细胞＞10 个/HP 和管型尿等。病理改变以系膜增殖局灶节段系膜增殖性和膜增殖、肾小球肾炎为多见。

2.肾病型　除具有普通型的表现外,主要表现为肾病综合征,24h 尿蛋白定量＞3.5g,血清白蛋白低于30g/L,水肿一般较重和伴有或不伴有高脂血症。病理分型以微小病变、膜性、膜增殖、局灶性肾小球硬化等为多见。

3.高血压型　除上述普通型表现外,以持续性中等度血压增高为主要表现,特别是舒张压持续增高,常伴有眼底视网膜动脉细窄、纤曲和动、静脉交叉压迫现象,少数可有絮状渗出物和(或)出血。病理以局灶节段肾小球硬化和弥漫性增殖为多见,或晚期不能定型或多有肾小球硬化表现。

4.混合型　临床上既有肾病型表现又有高血压型表现,同时多伴有不同程度肾功能减退征象。病理改变可为局灶节段肾小球硬化和晚期弥漫性增殖性肾小球肾炎等。

5.急性发作型　在病情相对稳定或持续进展过程中,由于细菌或病毒等感染或过劳等因素,经较短的潜伏期(多为 1~5d),而出现类似急性肾炎的临床表现,经治疗和休息后可恢复至原先稳定水平或病情恶化,逐渐发生尿毒症;或是反复发作多次后,肾功能急剧减退出现尿毒症一系列临床表现。病理改变以弥漫性增殖、肾小球硬化基础上出现新月体和(或)明显间质性肾炎。

(三)实验室检查

1.尿液检查　早期可表现为程度不等的蛋白尿和(或)血尿,可有红细胞管型、部分病人出现大量蛋白尿。

2.血液检查　早期血常规检查多正常或轻度贫血,晚期红细胞计数和血红蛋白明显下降。血 BUN、血肌酐增高。

3.肾功能检查　晚期血肌酐和血尿素氮增高,内生肌酐清除率明显下降。

4.超声检查　早期肾大小正常,晚期可出现对称性缩小,结构紊乱、皮质变薄。

(四)治疗要点

1.一般治疗　防止呼吸道感染,切忌劳累,勿使用对肾有毒性作用的药物。有明显高血压、水肿者或短期内有肾功能减退者,应卧床休息,并限制食盐的摄入量至2～3g。对尿中丢失蛋白质较多,肾功能尚可者,宜补充生物效价高的动物蛋白,如鸡蛋、牛奶、鱼类和瘦肉等,已有肾功能减退者(内生肌酐清除率在30ml/min左右),应适量限制蛋白质在30g左右,必要时加口服适量必需氨基酸。

2.激素、免疫抑制药治疗 一般不主张积极应用,但病人肾功能正常或仅轻度受损,肾体积正常,病理类型较轻(如轻度系膜增生性肾炎、早期膜性肾病等),尿蛋白较多,如无禁忌者可试用,无效者逐步撤去。

3.控制高血压 慢性肾炎氮质血症和肾实质性高血压常提示预后不良,持续或重度肾性高血压又可加重氮质血症。常用药物为卡托普利每次12.5～25mg,每日2～3次;或贝那普利(洛汀新)每日1～2次,每次10mg,或依那普利10mg,每日1次。或西那普利2.5～5mg,每日1次,贝那普利、西那普利与依那普利为长效ACEI,若未能控制高血压可加用氨氯地平(络活喜)5～10mg,每日1～2次。

4.对氮质血症处理

(1)短期内出现氮质血症或第1次出现,或在近期有进行性升高者均应卧床休息、限制过多活动。

(2)饮食与营养:对无明显水肿和高血压者不必限制水分和钠盐摄入,适当增加水分以增加尿量十分重要。对轻、中度氮质血症病人不限制蛋白质摄入,以维持体内正氮平衡,特别是每日丢失蛋白质量较多的病人更应重视。对大量蛋白尿伴轻度氮质血症时可增加植物蛋白如大豆等。重度氮质血症或近期内进行性氮质血症者适当限制蛋白质摄入。

(3)关于尿量与尿渗透浓度:一般慢性肾炎氮质血症病人尿渗透浓度常在400mOsm/L或以下,若每日尿量仅1L,则不足排出含氮溶质,故应要求尿量在1.5L或以上,适当饮水或喝淡茶可达到此目的,必要时可间断服用利尿药。

5.抗凝治疗 肾功能常有不同程度的改善,对顽固性或难治性肾静脉血栓形成者,经肾动、静脉插管技术注射尿激酶20万U治疗肾静脉血栓形成取得良好疗效。

6.高尿酸血症的处理 少数慢性肾炎氮质血症病人合并高尿酸血症。血尿酸增高与内生肌酐清除率降低并不呈比例,说明高尿酸血症不是氮质血症的结果,使用别嘌醇降低血尿酸可改善肾功能,但剂量宜小,用药时间要短,减药要快。不宜用增加尿酸排泄的药物。

(五)护理措施

【基础护理】

1.休息与活动 指导病人加强休息,强调休息的重要性以取得合作。

2.饮食护理 给予高维生素、适量蛋白质、低磷、低盐饮食。对于氮质血症的病人,应限制蛋白摄入,一般为0.5～0.8g/(kg·d)高血压病人应限制钠的摄入。水肿时应限制水分的摄入。

3.心理护理 此病缓慢进展,病程较长,预后差,应指导病人注意避免长期精神紧张、焦虑、抑郁等。

【疾病护理】

1.观察病情 病情观察记录24h液体出入量,监测尿量变化;定期量病人体重,观察水肿的消长情况;监测病人生命体征,尤其是血压,观察有无左心衰和高血压脑病的表现;密切观察实验室检查结果,包括:尿常规、肾小球、滤过率、血尿素氮、血肌酐、血浆蛋白、血清电解质等。

2.用药护理 观察肾上腺素激素的作用效果和副作用,观察免疫抑制药用后的不良反应。使用利尿药时,观察药物疗效及不良反应。长期使用利尿药应监测血清电解质和酸碱平衡情况,有无低血钾、低血钠、低氯性碱中毒。长期服用降压药者,嘱病人不可擅自改变药物剂量或停药。

【健康指导】

1.饮食指导 鼓励病人进食高维生素、优质低蛋白质、低磷、低盐饮食。少尿时限制含钾食物。

2.日常活动 指导病人生活规律,心情愉悦,避免劳累、受凉、感冒,注意休息。防止呼吸道感染。注意个人卫生,预防泌尿道感染。

3.用药指导　指导病人避免使用对肾功能有害的药物;介绍各类降压药的疗效,不良反应和使用时注意事项。

4.自我病情监测、指导　慢性肾炎病程长,需定期随访疾病的进展,包括:肾功能、血压、水肿等的变化。

5.定期门诊随访

（郭艳梅）

第三节　尿路感染

尿路感染(UTI)简称尿感,是指各种病原微生物在尿路中生长、繁殖而引起的尿路感染性疾病。根据感染发生部位不同,尿路感染可分为上尿路感染和下尿路感染,前者指肾盂肾炎,后者主要指膀胱炎。伴有尿路功能和结构异常的尿路感染称为复杂性尿感。

【病因】

革兰氏阴性杆菌为尿路感染最常见致病菌,以大肠埃希菌(俗称大肠杆菌)最为多见,占 80%～90%;其次为变形杆菌、克雷伯杆菌。

【发病机制】

(一)感染途径

上行感染是最常见的感染途径。病原菌经尿道上行至膀胱,甚至输尿管、肾盂引起的感染称为上行感染,约占尿路感染的 95%。血行感染和淋巴管感染少见。

(二)机体的防御功能

正常情况下,尿流的通畅性使进入膀胱的细菌很快被清除,是否发生尿路感染除与细菌的数量、毒力有关外,还取决于机体的防御功能。

(三)易感因素

1.尿路梗阻　如结石、肿瘤、前列腺增生等导致尿液积聚,细菌不易被冲洗清除,在局部大量繁殖,这是最主要的易感因素,因此及时解除梗阻非常重要。

2.机体抵抗力降低　如糖尿病或长期应用糖皮质激素的病人等。

3.性别和性活动　女性因尿道短直而宽,括约肌收缩力弱,尿道口与肛门、阴道相近,女性经期、妊娠期、绝经期因内分泌等因素改变而更易发病。前列腺增生导致的尿路梗阻是中老年男性尿路感染的一个重要因素。

4.医源性因素　如外伤、手术、导尿导致黏膜损伤,使细菌进入深部组织而发病。据文献报道,即使严格消毒,单次导尿后,尿感的发生率为 1%～2%;留置导尿管 1 天,感染率约 50%,超过 3 天者,感染发生率可达 90% 以上。

5.泌尿系统结构异常　肾发育不良、肾盂及输尿管畸形、肾移植、多囊肾等,也是尿路感染的易感因素。

【临床表现】

(一)膀胱交

约占尿路感染的 60%。主要表现:尿频、尿急、尿痛、伴有耻骨弓上不适,部分病人可有肉眼血尿。一般无全身感染的表现,少数病人出现腰痛、发热,但体温常不超过 38.0℃。尿液外观浑浊,可见脓尿或血尿。

（二）肾盂肾炎

1.急性肾盂肾炎

（1）全身表现起病急，常有寒战、高热（体温可达 39℃以上）、全身不适、疲乏无力、食欲减退、恶心呕吐、甚至腹痛或腹泻、血白细胞数升高等。血培养可能阳性。

（2）肾脏和尿路局部表现可有或无尿频、尿急、尿痛，常伴腰痛、肾区叩击痛，肋脊角有压痛。

（3）尿液外观浑浊，可见脓尿或血尿。

（4）并发症可有肾乳头坏死、肾脓肿、败血症等。

2.慢性肾盂肾炎　临床表现多不典型，病程长，迁延不愈，反复发作。部分病人仅有低热乏力，多次尿细菌培养阳性，称为无症状性菌尿。

【实验室和其他检查】

1.尿常规　尿液混浊，白细胞＞5 个/HP。若见白细胞（或脓细胞）管型，对肾盂肾炎有诊断价值。

2.血常规　血白细胞数升高，中性粒细胞增多。血沉可增快。

3.尿细菌定量培养　临床常用清洁中段尿做细菌培养、菌落计数、尿细菌定量培养的临床意义为：菌落计数$\geq 10^5$/ml，称为真性菌尿，可确诊尿路感染；10^4/ml～10^5/ml 为可疑阳性，需复查；如＜10^4/ml 则可能是污染。

4.肾功能检查　慢性肾盂肾炎可有肾小管肾小球功能异常，表现为夜尿多、内生肌酐清除率下降等。

5.影像学检查　根据 B 超、X 线腹部平片、静脉肾盂造影（IVP）、逆行性肾盂造影等，可及时发现有无尿路结石、梗阻、返流、畸形等导致复杂性尿感的因素；了解肾盂肾盏有无变形、狭窄，肾脏有无变小，有助于诊断慢性肾盂肾炎。

【治疗要点】

（一）膀胱炎

1.单剂量（STS 单剂）　一次顿服较大剂量的抗生素。常用如复方新诺明（SMZ＋TMP）5～6 片，碳酸氢钠（SB）1.0g，简称 STS 单剂。或 1 次顿服氧氟沙星 0.4g，或阿莫西林 3.0g 顿服。

2.短程疗法　服药 3 天，优先选择，减少复发。可选用磺胺类、喹诺酮类、半合成青霉素或头孢类等抗生素。

停用抗生素 7 天后复诊，如果阴性，提示急性膀胱炎治愈；若为阳性，需继续 2 周抗生素治疗。

（二）急性肾盂肾炎

对首次发生的主要选用针对革兰氏阴性杆菌的抗生素。选用的抗生素在治疗 48～72 小时后无效时，按药敏结果更改抗生素。疗程一般为 2 周，或用药至症状完全消失，尿检阴性后再继续用药 3～5 天。疗程结束后，每周复查尿常规及细菌培养，共 2～3 次，6 周后再复查一次，若仍为阴性者即可认为临床治愈。若尿菌阳性，应再用抗菌药继续治疗 4～6 周。常用药物有喹诺酮类、头孢菌素类、半合成青霉素类等。服用碳酸氢钠片可以碱化尿液，减轻膀胱刺激征。

（三）慢性肾盂肾炎

治疗关键是积极寻找并去除易感因素。急性发作时，治疗同急性肾盂肾炎。

【常用护理诊断/问题】

1.疼痛　与急性肾盂肾炎症致肾被膜牵拉有关。

2.体温过高　与感染有关。

3.排尿异常　与膀胱炎症刺激有关。

4.知识缺乏　缺乏有关尿路感染防治知识。

【护理措施】

1.一般护理

(1)休息:急性发作期的第 1 周应卧床休息,慢性肾盂肾炎病人一般不宜从事重体力活动。

(2)饮食及饮水指导:进食清淡并含丰富营养的食物,补充多种维生素。多饮水,勤排尿,一般每天饮水量要在 2500ml 以上,注意水量均匀分布于全体。督促病人每 2 小时排尿 1 次,以冲洗细菌和炎症物质,减少炎症对膀胱和尿道的刺激。

2.疼痛的护理　减轻疼痛的方法为卧床休息,采用屈曲位,尽量不要站立或坐位,因为站立时肾脏受到牵拉,会加重疼痛。或进行局部按摩、热敷;或根据病人兴趣爱好,选择一定活动转移注意力。

3.高热护理　对高热病人给予物理降温,可采用冰敷、乙醇擦浴、冰水灌肠等,必要时按医嘱给予降温药物,并观察和记录降温的效果。

4.清洁中段尿培养标本的采集

(1)留取标本前用肥皂水清洗外阴,不宜使用消毒剂。

(2)宜在使用抗生素药物前或停药后 5 天收集标本,不宜多饮水,并保证尿液在膀胱内停留 6～8 小时,以提高阳性率。

(3)指导病人留取中间一段尿置于无菌容器内,于 1 小时内送检,以防杂菌生长。

5.严格无菌操作　为病人做导尿或其他侵入性操作时,严格无菌操作;留置导致病人,做好留置导尿管的护理。

【健康指导】

告知病人多饮水、勤排尿是最有效的预防方法。养成良好的卫生习惯,保持会阴部清洁及健康性生活等,女性特别注意月经期、妊娠期和产褥期的会阴清洁。如果与性生活有关,可在性生活后排尿,并口服一次常用量抗生素。膀胱-输尿管返流者,可二次排尿,即每次排尿数分钟后再排尿一次。

叮嘱病人按时复查尿常规和尿细菌学培养,不可自行停药,避免发展成为慢性。反复发生尿量感染者,必须查明原因,排除尿路梗阻因素。半年内发生 2 次以上者,可用长期低剂量抑菌治疗,即每晚临睡前排尿后服用复方新诺明 1～2 片或氧氟沙星 200mg,每 7～10 天更换药物一次,连用半年。

(郭艳梅)

第四节　肾病综合征

肾病综合征(NS)是指各种肾疾病表现出的一组综合征,不是一独立的疾病,而是多种肾疾病的共同表现。肾病综合征典型表现为大量蛋白尿、低蛋白血症、高度水肿、高脂血症。

一、病因与发病机制

肾病综合征可由多种肾小球疾病引起,分为原发性和继发性两类。原发性肾病综合征是指肾小球与肾本身的肾小球肾病。继发性肾病综合征是指继发于全身性疾病或先天遗传性疾病,常见于感染性疾病、自身免疫性疾病、过敏性紫癜、代谢性疾病、肿瘤、先天遗传性疾病如 Alport 综合征等。病理类型有很多种,其中儿童及少年以微小病变型较多见,中年以膜型肾病、系膜增生性病变多见,局灶性硬性肾病、膜性增生性肾炎也可呈肾病综合征表现。肾病综合征常见的几种病理类型:

1.微小病变 光镜下肾小球基本正常,偶见上皮细胞肿胀,轻微的系膜细胞增生,免疫荧光无阳性发现,偶可见微量免疫球蛋白和补体C3的沉积。电镜下足突广泛融合消失,伴上皮细胞空泡变性,微绒毛形成,无电子致密物沉积,是小儿肾病综合征最常见的病理类型。

2.系膜增生性肾炎 弥漫性肾小球系膜细胞增生伴基质增多为本病特征性改变。光镜下肾小球系膜细胞增殖,每个系膜区系膜细胞在3个以上,系膜基质增多,重度病变系膜基质扩张压迫局部毛细血管襻,导致管腔狭窄,小动脉透明变性,部分可发展为局灶节段性肾小球硬化,可出现间质炎性细胞浸润及纤维化,肾小管萎缩,肾血管一般正常。

3.局灶节段性肾小球硬化 特征为局灶损害,影响少数肾小球(局灶)及肾小球的局部(节段),起始于近髓质的肾小球受累,轻者仅累及数个毛细血管襻区,重者波及大部分肾小球。病变呈均匀一致的无细胞或细胞极少的透明变性物质,严重见球囊粘连。另一种为局灶性全肾小球硬化,受累肾单位的肾小管上皮细胞常萎缩,周围基质见细胞浸润,纤维化。

4.膜增殖性肾炎 也称系膜毛细血管性肾炎,病理改变以系膜细胞增殖,毛细血管襻增厚及基膜的双轨征为主要特点,弥漫性系膜细胞增殖,增殖的系膜基质插入内皮与基膜之间,基膜出现双轨征改变。

5.膜性肾病 光镜下可见毛细血管壁增厚,肾小球基膜外上皮细胞下免疫复合物沉积,基膜上有多个细小钉突,而肾小球细胞增殖不明显,晚期病变加重,可发展成硬化及透明样变,近曲小管上皮细胞出现空泡变性。

6.IgA肾病 系膜区显著IgA沉积,WHO将IgA肾病组织学表现分5级:Ⅰ级轻度损害;Ⅱ级微小病变伴少量节段性增殖;Ⅲ级局灶节段性肾小球肾炎;Ⅳ级弥漫性系膜损害伴增殖和硬化;Ⅴ级弥漫硬化性肾小球肾炎。

二、临床表现

1.大量蛋白尿 在正常生理情况下,肾小球滤过膜具有分子屏障及电荷屏障作用,当这些屏障作用受损时,致使原尿中蛋白含量增多,当其增多明显超过近曲小管回吸收量时,形成大量蛋白尿。在此基础上,增加肾小球内压力及导致高灌注、高滤过的因素(如高血压、高蛋白饮食或大量输注血浆蛋白)均可加重尿蛋白的排出。

2.低蛋白血症 大量白蛋白从尿中丢失,促进白蛋白肝代偿性合成增加,同时由于近端肾小管摄取滤过蛋白增多,也使肾小管分解蛋白增加。当肝白蛋白合成增加不足以克服丢失和分解时,则出现低白蛋白血症。此外,因胃肠道黏膜水肿导致饮食减退、蛋白质摄入不足,吸收不良或丢失,也是加重低白蛋白血症的原因。除血浆白蛋白减少外,血浆的某些免疫球蛋白(如IgG)和补体成分、抗凝及纤溶因子、金属结合蛋白及内分泌素结合蛋白也可减少,尤其是肾小球病理损伤严重,大量蛋白尿,和非选择性蛋白尿时更为显著。病人易产生感染、高凝、微量元素缺乏、内分泌紊乱和免疫功能低下等并发症。

3.水肿 低白蛋白血症、血浆胶体渗透压下降,使水分从血管腔内进入组织间隙,是造成水肿的基本原因。近年的研究表明,约50%病人血容量正常或增加,血浆肾素水平正常或下降,提示某些原发于肾内钠、水潴留因素在导致水肿发生机制中起一定作用。

4.高脂血症 高胆固醇和(或)高三酰甘油血症、脂蛋白浓度增加,常与低蛋白血症并存。其发生机制与肝脏合成脂蛋白增加和脂蛋白分解减弱相关,目前认为后者可能是高脂血症更为重要的原因。

5.并发症

(1)感染:是常见的并发症,与蛋白质营养不良、免疫功能紊乱及应用糖皮质激素治疗有关。病人可出现全身各系统的感染,常见感染部位顺序为呼吸道、泌尿道、皮肤。感染是导致肾病综合征复发和疗效不佳的主要原因之一。

(2)血栓、栓塞:由于血液浓缩及高脂血症造成血液黏稠度增加,此外,因某些蛋白质从尿中丢失及肝代偿性合成蛋白增加,引起机体凝血、抗凝和纤溶系统失衡;加之血小板功能亢进、应用利尿药和糖皮质激素等均进一步加重高凝状态。因此,肾病综合征容易发生血栓、栓塞,其中以肾静脉血栓最为常见。

(3)急性肾衰竭:肾病综合征病人可因有效血容量不足而致肾血流量下降,诱发肾前性氮质血症。经扩容、利尿后可得到恢复。少数病例可出现急性肾衰竭,尤以微小病变型肾病者居多,发生多无明显诱因,表现为少尿甚或无尿,扩容利尿无效。即上述变化形成肾小管腔内高压,引起肾小球滤过率骤然减少,又可诱发肾小管上皮细胞损伤、坏死,从而导致急性肾衰竭。

(4)其他:长期低蛋白血症可导致营养不良、小儿生长发育迟缓;免疫球蛋白减少造成机体免疫力低下、易致感染;金属结合蛋白丢失可使微量元素(铁、铜、锌等)缺乏;内分泌素结合蛋白不足可诱发内分泌紊乱(如低 R 综合征等);药物结合蛋白减少可能影响某些药物的药代动力学(使血浆游离药物浓度增加、排泄加速),影响药物疗效。高脂血症增加血液黏稠度,促进血栓、栓塞并发症的发生,还将增加心血管系统并发症,并可促进肾小球硬化和肾小管-间质病变的发生,促进肾脏病变的慢性进展。

三、实验室检查

1.尿常规检查　尿蛋白定性多为(＋＋＋～＋＋＋＋),24h 尿蛋白定量＞3.5g,尿中可检查到免疫球蛋白、补体 C3 等。可有透明管型和颗粒管型,肾炎性肾病者可有红细胞。

2.血生化测定　表现为低蛋白血症(血清白蛋白＜30g/L,婴儿＜25g/L),白蛋白与球蛋白比例倒置,血清蛋白电泳显示球蛋白增高;血胆固醇显著增高(儿童＞5.7mmol/L,婴儿＞5.1mmol/L)。

3.肾功能测定　少尿期可有暂时性轻度氮质血症,单纯性肾病肾功能多正常,如果存在不同程度的肾功能不全,出现血肌酐和尿素氮的升高,则提示肾炎性肾病。

4.血清补体测定　有助于区别单纯性肾病与肾炎性肾病,前者血清补体正常,后者则常有不同程度的低补体血症,C3 持续降低。

5.血清及尿蛋白电泳　通过检测尿中 IgG 成分反映尿蛋白的选择性,同时可鉴别假性大量蛋白尿和轻链蛋白尿。如果尿中 γ 球蛋白与白蛋白的比值小于 0.1,则为选择性蛋白尿(提示为单纯型肾病),大于 0.5 为非选择性蛋白尿(提示为肾炎型肾病)。

6.血清免疫学检查　检测抗核抗体,抗双链 DNA 抗体,抗 Sm 抗体,抗 RNP 抗体,抗组蛋白抗体,乙肝病毒标志物以及类风湿因子,循环免疫复合物等,以区别原发性与继发性肾病综合征。

7.凝血、纤溶有关蛋白的检测　如血纤维蛋白原及第 V,Ⅶ,Ⅷ 及 X 因子,抗凝血酶Ⅲ,尿纤维蛋白降解产物(FDP)等的检测可反映机体的凝血状态,为是否采取抗凝治疗提供依据。

8.尿酶测定　测定尿溶菌酶,N-乙酰-β-氨基葡萄糖苷酶(NAG)等有助于判断是否同时存在肾小管-间质损害。

9.B 超等影像学检查　双肾正常或缩小。

10.经皮肾穿刺活体组织检查　对诊断为肾炎型肾病或糖皮质激素治疗效果不好的病儿应及时行肾穿刺活检,进一步明确病理类型,以指导治疗方案的制订。

四、治疗要点

肾病综合征是肾内科的常见疾患,常用以肾上腺皮质激素为主的综合治疗,原则为控制水肿,维持水、电解质平衡,预防和控制感染及并发症,合理使用肾上腺皮质激素,对复发性肾病或对激素耐药者应配合使用免疫抑制药。治疗不仅以消除尿蛋白为目的,同时还应重视保护肾功能。

(一)一般治疗

见本节护理措施部分。

(二)对症治疗

1.利尿消肿　①噻嗪类利尿药:主要作用于髓襻升支厚壁段和远曲小管前段,常用氢氯噻嗪 25mg,3/d,口服,长期服用应防止低钾,低钠血症。②潴钾利尿药:主要作用于远曲小管后段,适用于有低钾血症的病人,单独使用时利尿作用不显著,可与噻嗪类利尿药合用,常用氨苯蝶啶 50mg,3/d,或醛固酮拮抗药螺内酯 20mg,3/d,长期服用须防止高钾血症,对肾功能不全病人应慎用。③襻利尿药:主要作用于髓襻升支,常用呋塞米(速尿)20～120mg/d,或布美他尼(丁尿胺)1～5mg/d(同等剂量时作用较呋塞米强 40 倍),分次口服或静脉注射。④渗透性利尿药可使组织中水分回吸收入血,减少水,钠的重吸收而利尿,常用不含钠的右旋糖酐 40(低分子右旋糖酐)或羟乙基淀粉(706 代血浆,分子量均为 2.5 万～4.5 万 Da),250～500ml 静脉滴注,隔天 1 次,随后加用襻利尿药可增强利尿效果,但对少尿(尿量<400ml/d)病人应慎用此类药物。⑤提高血浆胶体渗透压:血浆或人血白蛋白等静脉滴注,并立即静脉滴注呋塞米 60～120mg(加于葡萄糖溶液中缓慢静脉滴注 1h),能获得良好的利尿效果。

2.抑制免疫与炎症反应

(1)糖皮质激素(简称激素):①起始足量,②缓慢减药,③长期维持。常用方案一般为泼尼松 1mg/(kg·d),口服 8 周,必要时可延长至 12 周,足量治疗后每 1～2 周减原用量的 10%,当减至 20mg/d 左右时症状易反复,应更加缓慢减量;最后以最小有效剂量(10mg/d)作为维持量,再服半年至 1 年或更长。激素的用法可采用全天量 1 次顿服,或在维持用药期间 2 天量隔天 1 次性顿服,以减轻激素的不良反应。水肿严重、有肝功能损害或泼尼松疗效不佳时,可更换为泼尼松龙(等剂量)口服或静脉滴注。

(2)细胞毒药物:国内外最常用的细胞毒药物是环磷酰胺(CTX),在体内被肝细胞微粒体羟化,产生有烷化作用的代谢产物而具有较强的免疫抑制作用,应用剂量为每天每千克体重 2mg,分 1～2 次口服;或 200mg 加入生理盐水注射液 20ml 内,隔天静脉注射,累计量达 6～8g 后停药。主要不良反应为骨髓抑制及中毒性肝损害,并可出现性腺抑制(尤其男性)、脱发、胃肠道反应及出血性膀胱炎,近来也有报道环磷酰胺(CTX)静脉疗法治疗容易复发的肾病综合征,与口服作用相似,但副作用相对较小。

(3)环孢素:能选择性抑制 T 辅助细胞及 T 细胞毒效应细胞,已作为二线药物用于治疗激素及细胞毒药物无效的难治性肾病综合征,常用量为 5mg/(kg·d),分 2 次口服,服药期间须监测并维持其血浓度谷值为 100～200ng/ml,服药 2～3 个月后缓慢减量,共服半年左右,主要不良反应为肝肾毒性,并可致高血压,高尿酸血症,多毛及牙龈增生等,该药价格昂贵,有较多不良反应及停药后易复发,使其应用受到限制。

3.非特异性降低尿蛋白

(1)ACEI 或 ARB:肾功能正常者,常可选用组织亲和性较好的 ACEI-贝那普利(洛汀新)10～20mg/d;肾功能减退者可选用双通道的 ACEI-福辛普利(蒙诺)10～20mg/d,缬沙坦或氯沙坦等 ARB 药物也可选用。

(2)降脂治疗:由于肾病综合征常合并高脂血症,增加血浆黏度和红细胞变性,机体处于高凝状态,导致肾小球血流动力学的改变;脂代谢紊乱,肾内脂肪酸结构发生改变,导致肾内缩血管活性物质释放增加,肾小球内压升高,尿蛋白增加;高胆固醇和高 LDL 血症,氧化 LDL 清除降解减少,一方面促进单核和(或)巨噬细胞释放炎症细胞生长因子,另外还可能影响内皮细胞功能,导致肾小球毛细血管通透性增加,尿蛋白增多,因而降脂治疗可降低蛋白尿。

4.抗凝血药及抗血小板聚集药　肝素或低分子肝素治疗肾病综合征,一方面可以降低病人的血浆黏度和红细胞变性,改善高凝倾向和肾小球血流动力学异常;另一方面可增加肾脏 GBM 的阴电荷屏障,减少尿蛋白的漏出。

五、护理措施

(一)基础护理

1.休息与活动　重症病人应卧床休息,高度水肿而致胸闷憋气者,可取半卧位,下肢水肿者适当抬高患肢,水肿减轻后可适当活动,防止肢体血栓形成。病情逐渐稳定后,可逐渐增加活动量,以利于减少并发症的发生。对于高血压的病人,应限制活动量。

2.饮食护理　给予高热量、高维生素、优质蛋白质、低磷、低盐饮食。宜进清淡、易消化食物,每天摄取食盐 1~2g,禁用腌制食品,少用味精及食碱,发病的早期、极期,应给予较高的优质蛋白摄入,每天 1~1.5g/kg有助于缓解低蛋白血症及所致的并发症。对于慢性非极期肾病综合征,应适当限制蛋白摄入量,每天 0.8~1.0g/kg,能量供给每天以 30~35kcal/kg 体重为宜。严重高脂血症病人应当限制脂类的摄入量,采用少油低胆固醇饮食,同时注意补充铜、铁、锌等微量元素,在激素应用过程中,适当补充维生素及钙剂。

3.心理护理　本病病程较长,极易复发,病人多有焦虑、恐惧等。我们要针对不同病人的心理状态,多与其交谈,因势利导,消除病人的顾虑,使其正确认识和对待疾病,使病人保持良好心态,以达到调畅情志,增加气机功能,利于疾病的康复。

(二)疾病护理

1.观察病情　观察病人的生命体征、体重、尿量、水肿情况。观察病人有无出现皮肤感染、咳嗽、咳痰、肺部湿啰音、尿路刺激征、腹膜刺激征等。观察生化营养指标、电解质情况、尿蛋白定性定量、出凝血指标等。准确记录 24h 出入量。

2.用药的护理　使用药物时注意观察疗效和副作用。降压药使用时避免降压作用过快、过猛,一般较多使用 ACEI 制剂,利尿药使用前可先使用一些胶体,比如血浆、白蛋白提高血浆胶体渗透压来达到理想的利尿效果,同时注意电解质平衡。使用抗凝药时注意病人有无出血倾向;病因治疗包括各类免疫抑制药的使用。其中最常用的糖皮质激素、各类细胞毒性药物。严密观察副作用比如高血糖、高血压、消化道溃疡、骨质疏松,CTX 使用后应注意观察尿色,多喝水防止出血性膀胱炎。

3.皮肤、口腔护理　长期卧床者定时翻身叩背,按摩受压处,保持皮肤清洁、干燥,避免损伤。尽量避免针刺,肌注时进针要深,拔针后要按压局部,防止药液外溢。指导病人养成良好习惯,饭前、后漱口,防止口腔感染。

(三)健康指导

1.环境　保持居室空气清洁、新鲜、舒适,保持合适的湿度、温度,不到人群密集的场所。

2.心理疏导　应保持乐观开朗,对疾病治疗的信心。

3.注意休息避免受凉、感冒、劳累和剧烈活动。

4.饮食指导　鼓励病人进食高热量、高维生素、适量优质蛋白质和脂肪的低盐饮食。

5.遵医嘱用药　遵医嘱按时服药,不得擅自减药或停药。

6.自我监测　学会每天用浓缩晨尿自测尿蛋白,此为疾病活动的可靠指标。教导病人如出现疲乏无力、腹胀、呼吸深长、胸闷气急、恶心呕吐等及时就诊。

7.定期门诊随访,密切监测肾功能的变化。

(郭艳梅)

第五节　急性肾衰竭

急性肾衰竭(ARF)是由各种原因引起的肾功能在短时期内(数小时至几周)急剧、进行性减退而引起的临床综合征。主要表现为少尿或无尿、氮质血症、高钾血症和代谢酸中毒。

一、病因和分类

ARF有广义和狭义之分,广义的ARF可分为肾前性、肾性和肾后性三类。狭义的ARF是指急性肾小管坏死(ATN)。肾前性ARF常见病因包括血容量减少、有效动脉血容量减少和肾内血流动力学改变等。肾后性ARF的特征是急性尿路梗阻,梗阻可发生在尿路从肾盂到尿道的任一水平。肾性ARF有肾实质损伤,常见的是肾缺血或肾毒性物质(包括外源性毒素,如生物毒素、化学毒素、抗菌药物、造影剂等和内源性毒素,如血红蛋白、肌红蛋白等)损伤肾小管上皮细胞(如ATN)。在这一类中包括肾小球病、血管病和小管间质病导致的。

二、发病机制

1.肾小管阻塞学说　毒物、毒素等可直接损害肾小管上皮细胞,其病变均匀分布,以近端小管为主。坏死的肾小管上皮细胞及脱落上皮细胞和微绒毛碎屑、细胞管型或血红蛋白、肌红蛋白等阻塞肾小管,导致阻塞部近端小管腔内压升高,继使肾小球囊内压力升高,当后者压力与胶体渗透压之和接近或等于肾小球毛细管内压时,遂引起肾小球滤过停止。

2.肾血流动力学改变　肾缺血既可通过血管作用使入球小动脉细胞内钙离子增加,从而对血管收缩刺激和肾自主神经刺激敏感性增加,导致肾自主调节功能损害、血管舒缩功能紊乱和内皮损伤,也可产生炎症反应。血管内皮损伤和炎症反应均可引起血管收缩因子产生过多,而血管舒张因子,主要为一氧化氮(NO)、前列腺素合成减少。这些变化可进一步引起血流动力学异常,包括肾血浆流量下降,肾内血流重新分布表现为肾皮质血流量减少,肾髓质充血等,这些均可引起GFR下降。

3.返漏学说　指肾小管上皮损伤后坏死、脱落,肾小管壁出现缺损和剥脱区,小管管腔可与肾间质直接相通,致使小管腔中原尿液反流扩散到肾间质,引起肾间质水肿,压迫肾单位,加重肾缺血,使GFR更降低。

4.弥散性血管内凝血　败血症、严重感染、流行性出血热、休克、产后出血、胰腺炎和烧伤等原因引起ATN,常有弥漫性微血管损害。

三、临床表现

急性肾小管坏死是 ARF 最常见的类型。临床表现在原发病、急性肾功能引起的代谢紊乱和并发症三方面。急性肾衰竭根据临床表现和病程的共同规律,一般分为少尿期、多尿期和恢复期三个阶段。

1.少尿或无尿期 一般持续 5～7d,有时可达 10～14d。

(1)尿量减少:尿量骤减或逐渐减少,每天尿量持续少于 400ml 者称为少尿,少于 50ml 者称为无尿。

(2)进行性氮质血症:由于肾小球滤过率降低引起少尿或无尿,致使排出氮质和其他代谢废物减少,血浆肌酐和尿素氮升高,其升高速度与体内蛋白分解状态有关。

(3)水、电解质紊乱和酸碱平衡失调

①水过多:见于水分控制不严格,摄入量或补液量过多,出水量如呕吐、出汗、伤口渗透量等估计不准确以及液量补充时忽略计算内生水。随少尿期延长,易发生水过多,表现为稀释性低钠血症、软组织水肿、体重增加、高血压、急性心力衰竭和脑水肿等。

②高钾血症:ATN 少尿期由于尿液排钾减少,若同时体内存在高分解状态,如挤压伤时肌肉坏死、血肿和感染等,热量摄入不足所致体内蛋白分解、释放出钾离子,酸中毒时细胞内钾转移至细胞外,有时可在几小时内发生严重高钾血症,高钾血症可无特征性临床表现,或出现恶心、呕吐、四肢麻木等感觉异常、心率减慢,严重者出现神经系统症状,如恐惧、烦躁、意识淡漠,直到后期出现窦室或房室传导阻滞、窦性静止、室内传导阻滞甚至心室颤动。

③代谢性酸中毒:急性肾衰竭时,由于酸性代谢产物排出减少,肾小管泌酸能力和保存碳酸氢钠能力下降等,致使每天血浆碳酸氢根浓度有不同程度下降。高分解状态时降低更多更快。

④其他:高镁、高磷、低钙、低钠、低氯血症等。

(4)心血管系统表现

①高血压:除肾缺血时神经体液因素作用促使收缩血管的活性物质分泌增多因素外,水过多引起容量负荷过多可加重高血压。

②急性肺水肿和心力衰竭:是少尿期常见死亡原因。它主要为体液潴留引起,但高血压、严重感染、心律失常和酸中毒等均为影响因素,是严重型 ATN 的常见死因。

③心律失常:除高钾血症引起窦房结暂停、窦性静止、窦室传导阻滞、不同程度房室传导阻滞和束支传导阻滞、室性心动过速、心室颤动外,尚可因病毒感染和洋地黄应用等而引起室性期前收缩和阵发性心房颤动等异位心律发生。

④心包炎:年发生率为 18%,采取早期透析后降至 1%。多表现为心包摩擦音和胸痛,罕见大量心包积液。

⑤消化系统表现:是 ATN 最早期表现。常见症状为食欲缺乏、恶心、呕吐、腹胀、呃逆或腹泻等。上消化道出血是常见的晚期并发症。

⑥神经系统表现:轻型病人可无神经系统症状;部分病人早期表现疲倦、精神较差。若早期出现意识淡漠、嗜睡或烦躁不安甚至昏迷,提示病情严重,不宜拖延透析时间。

⑦血液系统表现:ATN 早期罕见贫血,其程度与原发病因、病程长短、有无出血并发症等密切有关。严重创伤、大手术后失血、溶血性贫血因素、严重感染和急症 ATN 等情况,贫血可较严重。若临床上有出血倾向、血小板减少、消耗性低凝血症及纤维蛋白溶解征象,已不属早期 DIC。

2.多尿期 每天尿量达 2.5L 称多尿。ATN 利尿早期常见尿量逐渐增多,如在少尿或无尿后 24h 内尿量出现增多并超过 400ml 时,可认为是多尿期的开始。多尿期大约持续 2 周时间,每天尿量可成倍增加,利尿期第 3~5 天可达 1000ml,随后每天尿量可达 3~5L;进行性尿量增多是肾功能开始恢复的一个标志,但多尿期的开始阶段尿毒症的症状并不改善,甚至会更严重,且 GFR 仍在 10ml/min 或以下;当尿素氮开始下降时,病情才逐渐好转。多尿期早期仍可发生高钾血症,持续多尿可发生低钾血症、失水和低钠血症。此外,此期仍易发生感染、心血管并发症和上消化道出血等。

3.恢复期　当血尿素氮和肌酐明显下降时,尿量逐渐恢复正常。除少数外,肾小球滤过功能多在 3~6 个月恢复正常。但部分病例肾小管浓缩功能不全可持续 1 年以上。若肾功能持久不恢复,可能提示肾遗留有永久性损害。

四、实验室检查

1.血液检查　可有轻度贫血、血肌酐和尿素氮进行性上升,血肌酐每日平均增加 $\geqslant 44.2 \mu mol/L$,血清钾浓度升高,常大于 5.5mmol/L。血 pH 常低于 7.35。碳酸氢根离子浓度多低于 20mmol/L。血清钠浓度正常或偏低。血钙降低,血磷升高。

2.尿液检查　尿蛋白多为 ±~++,常以小分子蛋白为主。尿沉渣检查可见肾小管上皮细胞、上皮细胞管型和颗粒管型及少许红、白细胞等;尿比重降低且较固定,多在 1.015 以下,因肾小管重吸收功能损害,尿液不能浓缩所致;尿渗透浓度低于 350mmol/L,尿与血渗透浓度之比低于 1.1;尿钠含量增高,多在 20~60mmol/L 肾衰指数和滤过钠分数常大于 1。

3.影像学检查　影像学检查包括 B 超、肾区腹部平片、CT、尿路造影、放射性核素扫描等,有时常需配合膀胱镜、逆行肾盂造影或静脉肾盂造影等检查结果来判断。

4.肾活检　是重要的诊断手段。在排除了肾前性及肾后性原因后,没有明确致病原因(肾缺血或肾毒素)的肾性 ARF 都有肾活检指征。活检结果可确定包括急性肾小球肾炎、系统性血管炎、急进性肾炎及急性过敏性间质性肾炎等肾疾病。

五、治疗

1.少尿期的治疗重点为调节水、电解质酸碱平衡,控制氮质潴留,给予足够营养和治疗原发病

(1)预防及治疗基础病因:主要采取纠正全身循环血流动力学障碍,以及避免应用和处理各种外源性或内源性肾毒性物质两大类措施。

(2)营养疗法:口服补充营养成分,对于不能口服的病人,可采用鼻饲和胃肠道外营养疗法。

(3)控制水、钠摄入:应按照"量出为入"的原则补充入液量。在有透析支持的情况下,可适当放宽入液量。

(4)高钾血症的处理:最有效方法为血液透析或腹膜透析。血钾轻度升高(5.2~6.0mmol/L)仅需密切随访,严格限制含钾药物和食物的摄入,并使用阳离子交换树脂。当血钾超过 6.5mmol/L,心电图表现为 QRS 波增宽等明显的变化时,则需马上采取紧急措施。具体包括:①在心电图监护下,予 10% 葡萄糖酸钙 10~20ml 稀释,静脉慢推注;②5% 碳酸氢钠静脉滴注,尤其适用于伴有酸中毒的病人;③静脉注射 50% 葡萄糖水加普通胰岛素;④乳酸钠静脉注射;⑤透析疗法,适用于以上措施无效和伴有高分解代谢的急性肾衰竭病人,后者尤以血液透析治疗为宜。还有积极控制感染,消除病灶及坏死组织等措施。

(5)低钠血症的处理:一般仅需控制水分摄入即可。如出现定向力障碍、抽搐、昏迷等水中毒症状,则

需予高渗盐水滴注或透析治疗。

(6)代谢性酸中毒的处理:非高分解代谢的少尿早期,补充足够热量,减少体内组织分解,代酸并不严重。高分解代谢型往往酸中毒发生早,程度严重。可根据情况选用5%碳酸氢钠治疗,对于顽固性酸中毒病人,宜立即进行透析治疗。

(7)低钙血症、高磷血症的处理:出现症状性低钙血症,可临时予静脉补钙。中重度高磷血症可给予氢氧化铝凝胶。

(8)心力衰竭的治疗:以扩血管药物应用为主,尤以扩张静脉、减轻前负荷的药物为佳。透析疗法应尽早施行。

(9)贫血和出血的处理:中重度贫血治疗以输血为主。急性肾衰竭时消化道大量出血的治疗原则和一般消化道大量出血的处理原则相似,可参考上消化道出血的处理。

(10)感染的预防和治疗:权衡利弊选用抗生素,要密切观察临床表现。

(11)透析疗法:保守疗法无效,出现下列情况者,应进行透析治疗①急性肺水肿;②高钾血症,血钾在6.5mmol/L以上;③血尿素氮21.4mmol/L以上或血肌酐442μmol/L以上;④高分解代谢状态,血肌酐每日升高超过176.8μmol/L或血尿素氮每日超过8.9mmol/L,血钾每日上升1mmol/L以上;⑤无明显高分解代谢,但无尿2d以上或少尿4d以上;⑥酸中毒,二氧化碳结合力低于13mmol/L,pH<7.25;⑦少尿2d以上,伴有下列情况任何一项者:体液潴留,如眼结膜水肿、心音呈奔马律、中心静脉压增高;尿毒症症状,如持续呕吐、烦躁、嗜睡;高血钾,血钾>6.0mmol/L,心电图有高钾改变。

2.多尿期的治疗　治疗重点为维持水、电解质和酸碱平衡,控制氮质血症,治疗原发病和防治各种并发症,可适当增加蛋白质摄入,并逐渐减少透析次数直至停止透析。

3.恢复期的治疗　一般无需特殊处理,定期随访肾功能,避免使用肾毒性药物。对从肾脏排泄的药物应根据内生肌酐清除率进行调整,以防其不良反应。

六、护理措施

(一)基础护理

1.环境　病室应定时开窗通风、保持空气新鲜、安静,温度、湿度适宜。尽量将病人安置在单人房间,做好病室的消毒,做好保护性隔离,预防感染和感冒。

2.休息与睡眠　病人绝对卧床休息,可减少代谢产物的形成。注意保暖,及时更换衣服,保持皮肤清洁、干燥。

3.饮食护理　ARF早期给补充热量以糖为主,蛋白质给予高生物效价的优质蛋白,早期限制在0.5g/(kg·d),并适量补充必需氨基酸,限制钾、钠、镁、磷的摄入,如不宜吃香蕉、桃子、菠菜、油菜、蘑菇、木耳、花生等,优质蛋白限制在0.5~0.75g/(kg·d)。

4.心理护理　本病起病较急,症状多,因此思想负担大,注意做好保护性医疗,以鼓励为主,安慰病人,解除其顾虑和恐惧心理。如需做腹膜透析和血液透析时,跟病人讲清治疗的意义和注意事项,使之积极配合。

(二)疾病护理

1.观察病情　密切观察病人的神志、生命体征、脑水肿、尿量、尿常规、肾功能、注意电解质如钠、钾、磷、血感染的先驱症状,观察有无出血倾向(如鼻腔、口腔、皮肤黏膜),注意观察血电解质如钾、钠、钙、磷、pH的变化情况,观察有无头晕、乏力、心悸、胸闷、气促等高血压、急性左心衰征象;有无出现水中毒或稀释性低钠血症的症状,如头痛、嗜睡、意识障碍、共济失调、昏迷、抽搐等。严格控制出入量,量出为入,宁少毋多。应准确记录出入量。掌握水电解质平衡。

2.用药护理　正确遵医嘱使用药物,尤其是利尿药,并观察治疗疗效及副作用。严格控制输液速度,有条件监测中心静脉压。

3.皮肤、口腔护理　卧床者定时翻身叩背,防止压疮和肺部感染的发生。由于病人病情较重、卧床时间较长,协助做好口腔护理、保持口腔清洁、舒适。养成良好习惯,饭前、后漱口,防止压疮和口腔感染。

(三)健康指导

1.环境　指导病人做好保护性隔离,预防感染和感冒。

2.饮食指导　指导少尿期应严格控制水、钠的摄入量、保证机体代谢需要;恢复期要营养,供给高热量、高维生素、优质低蛋白饮食,并适当锻炼。

3.避免诱因　注意劳逸结合,坚持体育运动,增强机体的抵抗力。

4.心理疏导　应保持精神愉悦,乐观开朗。

5.日常活动　指导病人饮食有节,讲究卫生,做好口腔护理,保持皮肤清洁,避免外邪侵袭。

6.定期门诊随访　指导病人遵医嘱用药,定期复查,发现疲倦、嗜睡、呼吸异常等,及时就诊。

(王　英)

第六节　慢性肾衰竭

慢性肾衰竭(CRF)又称慢性肾功能不全,是指各种原因造成的慢性进行性肾实质损害,肾单位逐渐硬化,数量减少,肾功能缓慢进行性减退,最终出现代谢产物潴留,水、电解质及酸碱平衡失调,全身各系统受累为主要表现的临床综合征,也称为尿毒症。

一、病因

1.各型原发性肾小球肾炎　膜增殖性肾炎、急进性肾炎、膜性肾炎、局灶性肾小球硬化症等如果得不到积极有效的治疗,最终导致尿毒症。

2.继发于全身性疾病　如高血压及动脉硬化、系统性红斑狼疮、过敏性紫癜肾炎、糖尿病、痛风等,可引发尿毒症。

3.慢性肾脏感染性疾患　如慢性肾盂肾炎,也可导致尿毒症。

4.慢性尿路梗阻　如肾结石、双侧输尿管结石、尿路狭窄、前列腺肥大、肿瘤等,也是尿毒症的病因之一。

5.先天性肾脏疾患　如多囊肾、遗传性肾炎及各种先天性肾小管功能障碍等,也可引起尿毒症。

6.其他原因　如服用肾毒性药物,以及盲目减肥等均有可能引发尿毒症。

二、发病机制

本病的发病机制未完全明了,有以下主要学说。

1.慢性肾衰竭进行性恶化的发病机制

(1)肾小球高滤过学说:CRF 时残余肾单位肾小球出现高灌注和高滤过状态是导致肾小球硬化和残余肾单位进一步丧失的重要原因之一。由于高滤过的存在,可促进系膜细胞增殖和基质增加,导致微动脉瘤的形成。

(2)肾单位高代谢:CRF 时残余肾单位肾小管高代谢状况,是肾小管萎缩、间质纤维化和肾单位进行性损害的重要原因之一。

(3)肾组织上皮细胞表型转化的作用:在某些生长因子或炎症因子的诱导下,肾小管上皮细胞、肾小球上皮细胞、肾间质成纤细胞均可转变为肌成纤维细胞,在肾间质纤维化、局灶节段性或球性肾小球硬化过程中起重要作用。

(4)某些细胞因子(生长因子)的作用:白细胞介素-Ⅰ、单个核细胞趋化蛋白-Ⅰ、血管紧张素Ⅱ、内皮素-Ⅰ等均参与肾小球和小管间质的损伤过程,并在促进细胞外基质增多中起重要作用。

(5)其他:在多种慢性肾病动物模型中,均发现肾脏固有细胞凋亡增多与肾小球硬化、小管萎缩、间质纤维化有密切关系,提示细胞凋亡可能在 CRF 进展中起某种作用。此外,近年发现,醛固酮过多也参与肾小球硬化和间质纤维化的过程。

2.尿毒症的发生机制　目前一般认为,尿毒症的症状及体内各系统损害的原因,主要与尿毒症毒素的毒性作用有关,同时也与多种体液因子或营养素的缺乏有关。尿毒症毒素是由于绝大部分肾实质破坏,因而不能排泄多种代谢废物和不能降解某些内分泌激素,致使其积蓄在体内起毒性作用,引起某些尿毒症症状。尿毒症分为三阶段。①肾功不全代偿期 GFR>50ml/min,血肌酐<178μmol/L,血尿素氮<9mmol/L;②肾功不全失代偿期:GFR>25ml/min,血肌酐>178μmol/L,血尿素氮>9mmol/L;③肾功衰竭期:GFR<25ml/min,血肌酐>445μmol/L,血尿素氮>20mmol/L。

三、临床表现

1.水、电解质和酸碱平衡失调

(1)钠、水平衡失调:常有钠、水潴留,而发生水肿、高血压和心力衰竭。

(2)钾的平衡失调:大多数患者的血钾正常,一直到尿毒症时才会发生高钾血症。

(3)酸中毒慢肾衰时,代谢产物如磷酸、硫酸等酸性物质因肾的排泄障碍而潴留,肾小管分泌氢离子的功能缺陷和小管制造 NH_3 的能力差,因而造成血阴离子间隙增加,而血 HCO_3 浓度下降,这就是尿毒症酸中毒的特征。如二氧化碳结合力<13.5mmol/L,则可有较明显症状,如呼吸深长、食欲缺乏、呕吐、虚弱无力,严重者可昏迷、心力衰竭和(或)血压下降。酸中毒是最常见死因之一。

(4)钙和磷的平衡失调:血钙常降低,很少引起症状。

(5)高镁血症当 GFR<20ml/min 时,常有轻度高镁血症,患者常无任何症状,仍不宜使用含镁的药物。透析是最佳解决方法。

(6)高磷血症:防止血磷升高有利于防止甲状旁腺功能亢进。

2.各系统症状体征

(1)心血管和肺症状:心、肺病变水钠潴留、肾缺血、肾素分泌增加引起的高血压长期作用于心可引起心力衰竭。血液内尿素过高渗入心包和胸膜可引起纤维素性心包炎和纤维素性胸膜炎,听诊时可听到心包和胸膜摩擦音。心力衰竭可引起肺水肿。血尿素从呼吸道排出可引起呼吸道炎症,有时沿肺泡壁可有透明膜形成;肺毛细血管通透性增加,肺泡腔内有大量纤维蛋白及单核细胞渗出,很少中性粒细胞,称为尿毒症性肺炎。

(2)血液系统表现:造血系统主要改变为贫血和出血。贫血原因:①严重肾组织损害时促红细胞生成素产生不足。②体内蓄积的代谢产物,有些如酚及其衍生物可抑制骨髓的造血功能。另一些毒物如胍及其衍生物可缩短红细胞生存期,加速红细胞破坏并可引起溶血。③转铁蛋白从尿中丧失过多,造成体内铁的运输障碍。

尿毒症病人常有出血倾向,表现为牙龈出血、鼻出血、消化道出血等。出血的原因:①毒性物质抑制骨髓,血小板生成减少;②有些病人血小板数量并不减少,却有出血倾向;这可能是由于血液内胍类毒性物质造成血小板功能障碍,使血小板凝聚力减弱和释放血小板第Ⅲ因子的作用降低所致。

(3)神经、肌肉系统症状:疲乏、失眠、注意力不集中是慢性肾衰的早期症状之一,其后会出现性格改变、抑郁、记忆力减退、判断错误,并可有神经肌肉兴奋性增加,尿毒症时常有精神异常、对外界反应淡漠、谵妄、惊厥、幻觉、昏迷等。

(4)胃肠道症状:最早最常见症状。消化系统体内堆积的尿素排入消化道,在肠内经细菌尿素酶的作用形成氨,可刺激胃肠黏膜引起纤维素性炎症,甚至形成溃疡和出血。病变范围广,从口腔、食管直至直肠都可受累。以尿毒性食管炎、胃炎和结肠炎较为常见。病人常有恶心、呕吐、腹痛、腹泻、便血等症状。

(5)皮肤症状:皮肤瘙痒是常见症状,尿毒症病人皮肤常呈灰黄色并有瘙痒,皮肤的颜色与贫血和尿色素在皮肤内积聚有关。体内蓄积的尿素可通过汗腺排出,在皮肤表面形成结晶状粉末称为尿素霜,常见于面部、鼻、颊等处。瘙痒的原因不清楚,可能与尿素对神经末梢的刺激有关。

(6)肾性骨营养不良症:包括纤维性骨炎、肾性骨软化症、骨质疏松症和肾性骨硬化症。

(7)内分泌失调在感染时,可发生肾上腺功能不全。慢性肾衰竭的血浆肾素可正常或升高,血浆 $1,25-(OH)_2D_3$ 则降低,血浆红细胞生成素降低。性功能障碍,患儿性成熟延迟。

(8)易于并发感染:尿毒症常见的感染是肺部和尿路感染。

(9)代谢失调及其他:①体温过低基础代谢率常下降,患者体温常低于正常人约1℃;②糖类代谢异常,慢肾衰时原有的糖尿病胰岛素量会减少,因胰岛素降解减少;③高尿酸血症,其升高速度比肌酐和尿素氮慢;④脂代谢异常。

四、实验室检查

1.血常规检查 可有红细胞计数降低、血红蛋白浓度下降、白细胞计数可升高或降低。

2.肾功能检查 内生肌酐清除率降低,血肌酐和尿素氮进行性上升。

3.血生化检查 血浆蛋白降低,总蛋白在 60g/L,血清钾、钠浓度随病情变化。血钙降低,血磷升高。

4.尿液检查 夜尿增多,尿渗透压下降。尿沉渣检查可见红、白细胞、颗粒管型等。

5.影像学检查 影像学检查包括 B 超、肾区腹部平片、CT 示双肾缩小。

五、预防与治疗

1.治疗基础疾病和使肾衰竭恶化的因素,及时诊断治疗慢性肾衰竭基本疾病,是处理肾衰竭的关键

2.延缓慢性肾衰竭的发展

(1)饮食治疗。①限制蛋白饮食,减少饮食中蛋白质含量能使血尿素氮(BUN)水平下降,尿毒症症状减轻。还有利于降低血磷和减轻酸中毒。一般根据 GFR 具体调整蛋白摄入量。②高热量摄入。摄入足

量的糖类和脂肪。

(2)必需氨基酸的应用。

(3)控制全身性和(或)肾小球内高压力首选ACE抑制药和血管紧张素Ⅱ受体拮抗药。

(4)其他高脂血症的治疗与一般高血脂者相同,高尿酸血症通常不需治疗。

(5)中医药疗法。

3.并发症的治疗

(1)水、电解质失调

①钠、水平衡失调没有水肿的患者,不需禁盐,有水肿者,应限制盐和水的摄入。如水肿较重,可试用呋塞米,但必须在肾尚能对利尿药发生反应时应用。已透析者,应加强超滤。如水肿伴有稀释性低钠血症,则需严格限制水的摄入,如果钠、水平衡失调而造成严重情况,对常规的治疗方法无效时,应紧急进行透析治疗。

②高钾血症判断诱发因素,如血钾仅中度升高,应首先治疗引起高血钾的原因和限制从饮食摄入钾。如果高钾血症>6.5mmol/L,出现心电图高钾表现,甚至肌无力,必须紧急处理。

③代谢性酸中毒。如酸中毒不严重,低钠饮食情况不可口服碳酸氢钠。二氧化碳结合力低于13.5mmol/L,尤其伴有昏迷或深大呼吸时,应静脉补碱。

④钙磷平衡失调应于慢性肾衰竭的早期防治高磷血症,积极使用肠道磷结合药,宜经常监测血清磷、钙水平。

(2)心血管和肺并发症

①慢性肾衰竭患者的高血压多数是容量依赖性,患者宜减少水盐摄入。

②尿毒症心包炎应积极透析,着重防止心脏压塞。如出现心脏压塞征象时,紧急做心包穿刺或心包切开引流。

③心力衰竭其治疗方法与一般心力衰竭的治疗相同,要强调清除钠、水潴留,使用较大剂量呋塞米,必要时做透析超滤。可使用洋地黄类药物。

④尿毒症肺炎可用透析疗法。

(3)血液系统并发症维持性慢性透析,能改善慢性肾衰竭的贫血。在没有条件使用EPO者,如果血红蛋白小于60g/L,则应予小量多次输血,证实有缺铁者应补铁剂,充分补铁后,再使用EPO。

红细胞生成素治疗肾衰竭贫血,其疗效显著。

(4)肾性骨营养不良症:骨化三醇的使用指征是肾性骨营养不良症,对骨软化症疗效颇佳,在治疗中,要密切监测血磷和血钙。

(5)感染抗生素的选择和应用的原则,与一般感染相同。若抗生素是经由肾排泄的,可给予1次负荷剂量后,按GFR下降的情况调整其剂量。在疗效相近的情况下,应选用肾毒性最小的药物。金霉素、呋喃妥因等不宜应用。

(6)神经精神和肌肉系统症状充分地透析可改善神经精神和肌肉系统症状。成功的肾移植后,周围神经病变可显著改善。骨化三醇和加强补充营养可改善部分患者肌病的病状,使用EPO可能对肌病有效。

(7)其他。①糖尿病肾衰竭患者随着GFR不断下降,必须相应调整胰岛素用量;②皮肤瘙痒:外用乳化油剂,口服抗组胺药,控制磷的摄入及强化透析,甲状旁腺次全切除术有时对顽固性皮肤瘙痒症有效。

4.药物的使用　　根据药物代谢与排泄途径,内生肌酐清除率等因素,决定药物使用的剂量。

5.追踪随访　　定期随访以便对病情发展进行监测,应至少每3个月就诊1次。

6.透析疗法　　慢肾衰竭当血肌酐高于$707\mu mol/L$,且患者开始出现尿毒症症状时,应透析治疗。

（1）血液透析：先做动静脉内瘘。

（2）腹膜透析特别适用于儿童、心血管情况不稳定的老年人、DM 患者或做动静脉内瘘有困难者。腹腔感染为最主要并发症。

7.肾移植可望重新恢复肾功能,但术后长期应用免疫抑制药物

8.尿毒症的替代治疗　当慢性肾衰竭患者 GFR 6～10ml/min 并有明显尿毒症临床表现.经治疗不能缓解时,则应进行透析治疗。对糖尿病肾病,可适当提前（GFR10～15ml/min）安排透析。血液透析（简称血透）和腹膜透析（简称腹透）的疗效相近,但各有其优缺点,在临床应用上可互为补充。但透析疗法仅可部分替代.肾的排泄功能（对小分子溶质的清除仅相当于正常肾的 10％～15％）,不能代替其内分泌和代谢功能。患者通常应先做一个时期透析,待病情稳定并符合有关条件后,可考虑进行肾移植术。

（1）血液透析：血透前 3～4 周,应预先给患者做动静脉内瘘（位置一般在前臂）,以形成血流通道,便于穿刺。血透治疗一般每周做 3 次,每次 4～6h。在开始血液透析 4～8 周,尿毒症症状逐渐好转;如能长期坚持合理的透析,不少患者能存活 15～20 年以上。但透析治疗间断地清除溶质的方式使血容量、溶质浓度的波动较大,不符合生理状态,甚至产生一些不良反应。

（2）腹膜透析持续性不卧床腹膜透析疗法（CAPD）：设备简单,易于操作,安全有效,可在患者家中自行操作。每日将透析液输入腹腔,并交换 4 次（6h 1 次）,每次约 2L。CAPD 是持续地进行透析,对尿毒症毒素持续地被清除,血容量不会出现明显波动,故患者也感觉较舒服。CAPD 在保存残存肾功能方面优于血透,费用也较血透低。CAPD 的装置和操作近年已有很大的改进,例如使用 Y 型管道,腹膜炎等并发症已大为减少。CAPD 尤其适用于老人、心血管功能不稳定者、糖尿病患者、小儿患者或做动静脉内瘘有困难者。

（3）肾移植：成功的肾移植会恢复正常的肾功能（包括内分泌和代谢功能）,可使患者几乎完全康复。肾移植需长期使用免疫抑制药,以防排斥反应,常用的药物为糖皮质激素、环孢素（或他克莫司）、硫唑嘌呤（或麦考酚吗乙酯）等。由于移植后长期使用免疫抑制药,故并发感染者增加,恶性肿瘤的患病率也有增高。

六、护理措施

（一）基础护理

1.环境　做好病室的消毒。病室应定时开窗通风、保持空气新鲜、流通,安全,安静,温度、湿度适宜。做好保护性隔离,预防感染和感冒。

2.休息与睡眠　重症病人应卧床休息,可减少代谢产物的形成。注意保暖,及时更换衣服,保持皮肤清洁、干燥。

3.饮食护理　少量多餐,应摄入高热量、高维生素、高钙、低磷和优质低蛋白饮食,适当限制钠盐和钾盐,蛋白质不可过多,以减轻肾脏负担,对长期热量不足的病人,需经胃肠外补充热量。

4.生活指导　保持皮肤清洁,注意个人卫生,督促病人勤换衣、勤洗澡。保持口腔、会阴部清洁,避免到公共场所。

5.心理护理　绝大多数病人有多年的慢性肾脏病史,病情迁延不愈,症状日益加重,大部分存在抑郁与恐惧心理,耐心解释疾病有关知识,使他们正确对待疾病,积极参与治疗护理,争取延缓病程进展。做腹膜透析和血液透析时,跟病人讲清治疗的意义和注意事项,使之积极配合。

（二）疾病护理

1.观察病情　绝大多数病人有多年的慢性肾病史,密切观察病人的意识状态,贫血及尿毒症面容、有无血压增高、水肿、呼出气体有无尿味,皮肤是否干燥并有抓痕,有无恶心、呕吐、腹泻、呼吸困难、呼吸的频率和深度、心率是否规律,有无心包摩擦音,皮肤黏膜是否有瘀斑等。注意观察血、电解质,如钾、钠、钙、磷、pH 的变化情况,有无出现水中毒或稀释性低钠血症的症状,严格控制出入量,量出为入,宁少毋多。应准确记录出入量。掌握水电解质平衡。

2.用药的护理　正确遵医嘱使用药物,尤其是利尿药,并观察治疗疗效及副作用。严格控制输液速度,有条件监测中心静脉压。

3.对症护理

（1）消化系统:口腔护理,饭后漱口,观察呕吐物及粪便颜色。

（2）贫血严重者,起坐、上下床动作宜缓慢,防止皮肤黏膜受损。

（3）神经系统:如有头痛、失眠、躁动,应安置在光线较暗的病室,保持安静,注意安全,使用镇静药须防止蓄积中毒。

（4）心血管系统:严格观察血压、心律、神志变化及降压药物的不良反应,发生有颅内压增高及心功能不全时应及时告知医师,做必要处理。

（5）呼吸系统:观察患者有无咳嗽、胸闷等表现,若出现深大呼吸伴嗜睡,提示代谢性酸中毒,应及时处理。

（6）皮肤护理:因尿素霜沉积对皮肤的刺激,故应勤用温水擦洗,保持皮肤清洁,忌用肥皂和乙醇,勤换衣裤被单。对严重水肿者,经常更换卧姿,预防压疮。

（三）健康指导

1.环境　室内空气新鲜、流通,安全、安静,温度、湿度适宜。

2.饮食指导　高热量、高维生素、高钙、低磷和优质低蛋白饮食,高血压、水肿及尿量少者应限盐,如行透析治疗,适当增加蛋白质摄入,每日尿量少于 500ml 时,应避免高钾食物及饮料。

3.避免诱因　注意劳逸结合,坚持体育运动,增强机体的抵抗力。

4.遵医嘱用药　避免使用肾毒性较大的药物,如氨基糖苷类抗生素。

5.心理疏导　指导病人正确对待疾病,积极配合治疗,延缓疾病的发展。

6.日常活动　讲究卫生,做好口腔护理,保持皮肤清洁,注意保暖,避免外邪侵袭。准确记录每日体重、血压、尿量。

7.保护血管　慢性肾衰竭的病人应注意保护和计划地使用血管,尽量保留前臂、肘部等部位的血管,以备透析治疗。已行透析治疗的病人,血液透析者应注意保护好动静脉瘘管,腹膜透析者保护好腹膜透析管道。

8.定期门诊随访,定期复查肾功能、电解质,发现不适及时就诊。

（郭艳梅）

第七节　透析疗法的护理

透析疗法是血液净化疗法的一种。血液净化疗法是把病人的血液引入体外,并通过一种净化设备除去其中某些致病物质(包括内源性或外源性的毒物),净化血液的一种治疗方法。常用的透析方法有血液透析和腹膜透析。透析疗法只能部分替代肾脏的排泄功能,不能替代肾脏的内分泌功能。

一、血液透析

血液透析(HD,简称血透)也称人工肾,是目前最常用、最重要的血液净化方法之一,将病人血液与透析液同时引入透析装置的透析器,主要利用透析器中半透膜的弥散对流作用来清除血液中的毒物,利用半透膜两侧压力差产生的超滤作用去除体内过多的水分,纠正体内电解质紊乱,维持酸碱平衡。

【适应证与禁忌证】

1.适应证

(1)急性肾衰:主张早期频繁透析,其指征为血尿素氮>28.6mmol/L,血肌酐≥442μmol/L,血清钾≥6.0mmol/L,血压高于基础血压30mmHg,体重进行性增长超过2~3kg,有急性左心衰、肺水肿的先兆,二氧化碳结合力<15mmol/L,少尿4天以上或无尿超过48小时以上。

(2)慢性肾衰:慢性肾衰到尿毒症晚期,需长期接受透析治疗。内生肌酐清除率Ccr≤10ml/min、Scr≥707umol/L者,常规治疗无效的心力衰竭或尿毒症心包炎者,明显神经系统症状者,尿毒症者需施行大手术者,重度高血钾、严重代谢性酸中毒等,应立即进行透析治疗。

(3)急性药物或毒物中毒:若毒物的分子量小,不与蛋白质结合或亲和力小,如巴比妥类、眠尔通、甲醇、奎宁等所致的急性中毒,可用透析快速清除,且透析争取在8~16小时内进行。

2.禁忌证　无绝对禁忌证,相对禁忌证有低血压、休克、心肌梗死、心力衰竭、心律失常、严重出血或感染、恶性肿瘤晚期等,均不宜做血液透析。

【透析设备】

包括透析器、透析机、透析供水系统、透析液、透析管道和透析针。透析器是病人血液与透析液之间的物质交换处,最常用的为中空纤维型透析器,中空纤维为人工合成半透膜,空芯腔内供血液流过,外为透析液。血液透析机可控制透析液流量及温度、血流量、脱水量等,具有体外循环的各种监护报警系统。透析液可分为醋酸盐和碳酸氢盐,其成分与人体细胞外液成分相似,主要有钠、钾、钙、镁4种阳离子,氯和碱基两种阴离子,大多透析液有葡萄糖。透析用水为反渗水,无离子、无有机物、无菌,用于稀释浓缩透析液。

【操作前准备】

(一)血液通路

1.建立血液通路　进行血液透析的必要条件是建立血管通路,血液通路是血液从人体内引出,进入管道和透析器,再回到人体内的通路,是维持血透病人的生命线。分为:

(1)暂时性血管通路:用于紧急透析、内瘘未形成时。主要有动-静脉外瘘和中心静脉插管。动-静脉外瘘是将前臂的桡动脉和头静脉分别插管,在皮肤外将两者用硅胶管连接成"U"字型,形成动、静脉体外分流,但易脱落、出血、发生感染和血栓,现已少用。中心静脉插管是目前使用最频繁的临时血管通路,置入中心静脉(颈内静脉、锁骨下静脉、股静脉)插管后可立即使用。

(2)永久性血管通路:主要有动-静脉内瘘,是最常用的永久性血管通路,外科手术将动脉与静脉直接吻合(常是将桡动脉与头静脉吻合)后,动脉中血流进入静脉血管,使吻合口附近静脉管壁动脉化,慢慢膨大鼓起,可用作动脉血管穿刺。动-静脉内瘘需要术后2周后才能使用,如保护得当,可以长期使用。

2.肝素的应用　血液透析中需用肝素抗凝。

常规肝素化:适用无出血倾向、无心包炎的病人。首次剂量为15~20mg,以后每小时10mg。

边缘肝素化:适用于有轻中度出血倾向、有心包炎的病人。首次剂量为6~8mg,以后每小时5mg。

局部肝素化:适用于有严重出血倾向的病人。仅在透析器动脉端用肝素持续注入,而在透析器静脉端用鱼精蛋白中和肝素。

无肝素化:适用于高危出血病人。

【透析的剂量及次数】

根据病人肾功能、尿量及心功能等情况而定。一般每周2~3次,每次3~5小时;透析开始时,血流速度慢,为50ml/min,然后逐渐增快,15分钟左右达到200ml/min。

【护理措施】

1.透析前

(1)在开始血液透析治疗前,护士应详细了解病人病情及有关化验检查,如是否有透析指征;根据不同病情选择不同的透析器、透析液及不同的透析方式。

(2)做好透析准备工作:①准备物品和急救药品:准备透析用物,透析用药有生理盐水、肝素、5%碳酸氢钠等,急救用药除一般急救药品外,还有降压药,其他有10%葡萄糖酸钙、高渗葡萄糖注射液、地塞米松以及透析液等。护士治疗前应核对A、B浓缩透析液浓度、有效期,检查A、B透析液连接。②开机自检:检查透析机电源线连接是否正常,打开机器电源总开关,按照要求进行机器自检。③安装血液透析器和管路。④密闭式预冲:用生理盐水先排净透析管路和透析器血室(膜内)气体。生理盐水流向为动脉端→透析器→静脉端,不得逆向预冲。⑤遵医嘱调节各种参数。

2.透析中 ①协助病人采取坐位或平卧位。②穿刺血管时,严格无菌操作。采用阶梯式、纽扣式等方法,以合适的角度穿刺血管。先穿刺静脉,再穿刺动脉,以动脉端穿刺点距动静脉内瘘口3cm以上,动、静脉穿刺点的距离10cm以上为宜,固定穿刺针。根据医嘱推注首剂量肝素。③建立体外循环后,立即测量病人的血压、脉搏并记录。过程中密切监测病人血压、脉搏、体温、意识变化。④密切注意有无并发症发生。常见的并发症有低血压(恶心、呕吐、胸闷等)、失衡综合征(头痛、呕吐、抽搐、昏迷等)、致热源反应(寒战、高热)、出血(牙龈出血、消化道出血、颅内出血)等。

3.透析后 ①用弹力绷带或胶布加压包扎动、静脉穿刺部位10~20分钟后,检查动、静脉穿刺针部位无出血或渗血后松开包扎带。②透析结束时测量生命体征及体重等,留血标本做生化检查,了解透析疗效。嘱病人平卧10~20分钟,生命体征平稳,穿刺部位无出血,听诊内瘘杂音良好后可离开。③透析后8小时内避免在穿刺部位进行静脉穿刺、侵入性检查、手术、测血压等,严禁热敷,以免引起局部出血。④约定下次透析时间。⑤消毒器械。⑥告知病人饮食中增加蛋白质摄入为1.1~1.2g/(kg·d);严格限制入水量,量出为入,透析间期体重增长不宜超过2.5kg。

二、腹膜透析

腹膜透析(PD)简称腹透,是利用腹膜作为半透膜,向病人腹腔内输入透析液,利用透析液的高渗透压产生渗透作用,将血液中的代谢产物、毒物和多余的水分扩散到透析液中而排出体外的透析方法。常用持续性非卧床腹膜透析(CAPD),优点是设备简单、操作容易、安全有效、血液动力学改变不大、对病人的生活影响较小。

【适应证及禁忌证】

1.适应证 同血液透析的适应证。

2.禁忌证 腹膜炎、腹膜广泛粘连、腹部大手术后腹膜有缺陷等。

【护理措施】

(一)腹膜透析前

1.腹膜透析置管 腹膜透析管多采用永久性Tenckhoff管,管上有两个涤纶套,一个涤纶套位于腹膜外,一个接近皮下隧道的皮肤出口处;起固定管道作用,可阻止细菌进入腹腔。置管部位可选正中部位,选脐与耻骨联合连线的 1/3 处。腹透透析管应送入膀胱直肠凹陷内。外科术后常规换药,告诉病人衣服宜宽大,内衣要选择柔软、无刺激性的衣料,避免外管被牵拉和打折,外管一旦滑脱不能再送入腹腔。观察管路出口处局部皮肤有无渗血、渗液、红肿等;每天换敷料 1 次,如有潮湿随时更换。

2.腹膜透析用品准备　腹膜透析用品包括双联系统透析液、碘伏帽、蓝夹子和腹膜透析管外连接短管(可用 3～6 个月,消毒后更换)。除此外还需要体重秤、血压计、专用秤(用来称食物和透出液)、底部有图案的盆或桶(用来盛放废液袋并用来鉴别透析液是否浑浊)。

3.环境准备　选择干净、干燥、避风的环境。应保持清洁,每天开窗通风 2～3 次,每次 30 分钟。透析前,屋内应禁止有人出入,务必关上窗户、电扇、空调,减少空气中的细菌流动。

4.操作者准备　操作者严格用七步洗手法洗手,戴口罩,减少腹膜炎发生几率。

(二)腹膜透析中

1.检查　检查透析液有效期、浓度、是否漏液、有无浑浊、外包装是否完好,干加温至 37℃。

2.连接　取出透析短管,拉开接口拉环,分离碘伏帽,迅速连接双联系统和短管;连接时应将短管向下,旋拧双联系统管路至与短管完全密合。

3.引流　放低引流袋,开放短管旋钮,引流腹内液体,同时观察引流液颜色、是否浑浊。完毕后关闭管路。

4.注入　打开透析短管开关,使透析液进入腹腔。

5.分离　检查碘伏帽包装上的有效期,挤压包装袋看是否漏气,打开外包装并保持其处于无菌状态。将短管与双联系统分离,短管朝下,旋拧碘伏帽至完全密合。注意:双联系统接头及连接短管接头、碘伏帽内部必须保持严格无菌,不能碰触,若碰及必须丢弃。

6.记录　观察透出液的性质,用专用称测量透出液的量,记录在透析记录本上;记录血压和体重。

7.整理用物　将废透析液排入排污管道。

(三)腹膜透析后

1.密切病情观察　透析结束后严密观察伤口有无渗出液、出血、红肿现象。

2.常见并发症的观察及护理

(1)引流不畅或腹膜透析管堵塞:较常见,其原因有腹膜透析管移位、漂浮、扭曲、受压,纤维块、血块、大网膜堵塞、包裹腹膜透析管,透析后肠粘连等。护理:①改变体位;②排空膀胱;③使用导泻剂或灌肠促使肠蠕动;④将肝素和尿激酶加透析液或生理盐水腹膜透析管内快速注入并保留,可促使纤维块溶解;⑤可在 X 光透视下观察透析管位置,若移位,调整透析管的位置;⑥上述方法无效时可再次手术置管。

(2)腹膜炎:是主要并发症,大部分细菌感染来自透析管道皮肤出口处及透析管接头处,主要是革兰氏阳性球菌,其次是革兰氏阴性球菌。表现为腹痛、寒战、发热、腹部压痛、反跳痛、透析液浑浊、细菌培养阳性等。护理:采用透析液 1000ml 连续冲洗 3～5 次、暂时改作 IPD(间歇性腹膜透析)、使用腹膜透析液内加抗生素、全身应用抗生素等方法。若抗感染治疗 2～4 周后无效,应拔除透析管。

(3)腹痛:透析液酸碱度、温度不当,透析管位置不当,渗透压过高,灌注或流出透析液过快,压力过大,腹膜炎等因素均可引起。注意掌握透析液温度及进出速度,降低透析液。

(4)其他并发症:如腹膜透析超滤过多可致脱水、血压下降。引流不畅可致水过多、高渗血症、低血钾高血糖、腹腔出血、透析液外漏、腹膜透析管滑脱。慢性并发症有肠粘连、腹膜后硬化等。

(郭艳梅)

第六章　血液系统疾病的护理

第一节　概述

一、血液及造血系统的结构与生理功能

血液病系指原发于(如白血病)和主要累及血液(如缺铁性贫血)、造血器官的疾病。血液病的种类较多,包括各类红细胞疾病、粒细胞疾病、单核细胞和巨噬细胞疾病、淋巴细胞和浆细胞疾病、造血干细胞疾病、脾功能亢进、出血性及血栓性疾病。其共同点为外周血中的细胞和血浆成分的病理性改变,机体免疫功能低下及出、凝血机制的功能紊乱,还可出现骨髓、脾、淋巴结等造血组织和器官的结构及其功能异常。

(一)血液及造血系统结构

血液系统由血液和造血器官组成。胚胎早期主要造血器官为肝、脾;胚胎后期及出生后,骨髓成为主要的造血器官。出生后的主要造血器官是骨髓、胸腺、脾及淋巴结。

骨髓:骨髓是人体最主要的造血器官,有红骨髓和黄骨髓之分,红骨髓为造血组织,黄骨髓为脂肪组织。婴幼儿时,所有骨髓均为红骨髓,造血功能活跃;到 20 岁左右,红骨髓仅限于长骨(肱骨、股骨)的骺端、扁骨、不规则骨内。

造血干细胞:造血干细胞(HSC)是一种多能干细胞,是各种血液细胞与免疫细胞的起始细胞。胚胎成形后进入胎肝造血期,HSC 主要分布在胎肝。脐带血、胎盘血是胎儿期外周血的一部分,也含有 HSC。出生后,骨髓成为主要的造血器官,造血干细胞作为一种成体干细胞,主要保留在骨髓。外周血仅含少量 HSC。

淋巴系统:淋巴系统由中枢淋巴器官与周围淋巴器官组成。中枢淋巴器官包括胸腺和骨髓,周围淋巴器官包括淋巴结、脾、扁桃体及沿消化道和呼吸道分布的淋巴组织。作用是参与细胞免疫和体液免疫。

单核-巨噬细胞系统:骨髓内的原、幼单核细胞分化成熟为血液中的单核细胞;血中的单核细胞游走到组织成为巨噬细胞,又称组织细胞。其是血液系统的一部分,也是免疫系统的一部分。

血液的组成:血液由血液中的细胞成分和血浆组成。其中血浆占血液容积的 55%,为一种淡黄色的透明液体;血细胞占血液容积的 45%,血细胞包括红细胞、白细胞及血小板。

红细胞中血红蛋白能结合与输送 O_2 和 CO_2;中性粒细胞和单核细胞具有吞噬作用,对机体起重要防御作用;淋巴细胞参与免疫功能。血小板对机体止血和凝血过程起着重要作用。

(二)血液病的分类

血液及造血系统疾病是指原发或主要累及血液、造血器官的疾病。血液病常表现为血细胞数量和质

量的改变及出凝血机制的障碍,具体分类见表 6-1。

表 6-1　血液病的分类及常见疾病

分类	常见疾病
①红细胞疾病	如各类贫血和红细胞增多症等
②粒细胞疾病	粒细胞缺乏症、白血病、淋巴瘤、骨髓瘤
③单核细胞和巨噬细胞疾病	炎症性组织细胞增多症、恶性组织细胞疾病等
④淋巴细胞和浆细胞疾病	各类淋巴瘤、急慢性淋巴细胞白血病、多发性骨髓瘤等
⑤造血干细胞疾病	再生障碍性贫血、阵发性睡眠性血红蛋白尿、骨髓增生异常综合征、骨髓增殖性疾病以及急性非淋巴细胞白血病等
⑥脾功能亢进	
⑦出血性疾病	原发性血小板减少性紫癜、血小板无力症、血友病、播散性血管内凝血、过敏性紫癜

二、血液系统疾病常见症状和护理

(一)出血倾向

出血倾向是指止血和凝血机能障碍而引起自发性出血或轻微创伤后出血不止的一种症状。

【病因和分类】

出血倾向是血液病的常见表现,主要原因有:

1.血管壁的功能异常　如过敏性紫癜、遗传性出血性毛细血管扩张症。

2.血小板异常　血小板减少,如特发性血小板减少性紫癜、再生障碍性贫血等;血小板增多,如原发性血小板增多症、血小板功能缺陷如先天性血小板无力症及继发于尿毒症等。

3.凝血因子减少或缺乏　如血友病、慢性肝脏疾病等。

【护理评估要点】

1.出血特点　询问出血部位,是皮肤黏膜出血还是内脏出血;询问有无同一部位反复出血。一般认为,皮肤和黏膜有出血点、紫癜等多为血管、血小板异常,深部血肿、关节出血提示可能与凝血障碍等有关。出血为急性还是慢性、局限还是广泛,自发性还是与手术、创伤、药物有关。

2.既往疾病史和生活史　应详细询问病人既往是否有再生障碍性贫血、血小板减少性紫癜、白血病、肝硬化等病史及家族成员的健康情况;了解工作环境,了解有无对骨髓造血功能损害因素,如放射性物质、化学毒物污染等接触史。

3.心理状况　了解是否存在焦虑、抑郁、恐惧,了解病人及家属对疾病的了解程度,了解家庭支持力量及经济状况。

4.身体检查　评估出血的部位与体征,注意评估出血的部位。轻度出血可表现为皮肤黏膜、齿龈、鼻黏膜的出血,表现为出血点(直径≤2cm)、紫癜(直径为 3～5cm)、瘀斑(直径>5cm)或血肿;也可见关节腔、内脏出血(便血、呕血、血尿、阴道出血等);严重者可有颅内出血,表现为剧烈头痛、呕吐、视力模糊等。

5.了解辅助检查　通过实验室检查,如出血时间(BT)、毛细血管脆性试验、血小板计数、凝血时间(CT)、活化部分凝血活酶时间(APTT)、凝血酶原时间(PT)凝血酶时间(TT)等,了解出血的原因,筛选是否为血管异常、血小板异常及凝血异常。

【常用护理诊断/问题】

1.有皮肤完整性受损的危险　与血小板减少、血管壁异常导致的出血倾向有关。

2.组织完整性受损　与血小板减少、凝血因子缺乏导致的出血有关。

3.恐惧　与出血量大或反复出血有关。

4.潜在并发症　脑出血、眼底出血。

【护理措施】

1.密切监测病情　监测意识、视力、头痛、血便、血尿、呕吐物颜色、皮肤黏膜出血的变化,监测血压、脉搏、心率的变化,及时发现新的出血、重症出血及其先兆,注意意识状态的改变。如有突然视力模糊、呼吸急促、喷射性呕吐甚至昏迷,提示有颅内出血的可能。观察有关检查的结果,如血红蛋白浓度、红细胞数、血小板计数、出凝血时间等的变化。

2.饮食和活动　预防出血引起的营养不足,应给予高热量、高蛋白、高维生素、少渣的饮食。大量出血时应禁食。进餐前后可用冷的苏打水含漱。保持排便通畅。便秘者可使用开塞露或缓泻剂促进排便。限制活动,多休息,血小板低于 $50 \times 10^9/L$ 时,要限制活动;血小板低于 $20 \times 10^9/L$ 时,绝对卧床休息。

3.避免出血诱因　避免吞咽干硬的食物,避免剧烈活动,避免用力咳嗽、排便、屏气,避免情绪激动,避免跌倒、碰撞等。

4.出血的护理

(1)皮肤出血的护理:定期检查皮肤出血部位的范围。剪短指甲,避免搔抓皮肤。定期用刺激性小的肥皂擦洗、沐浴,保持皮肤的清洁;擦洗时不可用力,以防皮肤出血。肢体皮肤或深层组织出血时可抬高肢体,以减少出血。深部组织血肿时也可应用局部压迫的方法,促进止血。尽量少用注射药物,必须用药时,在注射的前后需用消毒棉球充分压迫止血。

(2)鼻出血的护理:少量出血时,用消毒棉球或 1:1000 肾上腺素棉球填塞鼻腔止血和局部冷敷,使用冰袋放在前额部,使血管收缩促进止血。若出血不止,请医生用油纱条做后鼻孔填塞术,压迫出血部位,术后保持鼻腔黏膜湿润,每日 2 次用无菌液体石蜡油滴入。3 天后取出油纱条,若仍有出血,需更换油纱条再填塞。嘱病人不要用手挖鼻痂,可用液体石蜡滴鼻,防止鼻黏膜干裂出血。

(3)口腔、齿龈出血的护理:保持口腔清洁,定时用苏打液、洗必泰、生理盐水漱口液漱口。齿龈有渗血时,局部用肾上腺素棉片或明胶海绵贴敷止血,也可局部涂抹三七粉、云南白药。平时不可用牙签剔牙,少吃坚硬食物。

(4)颅内出血:观察病人有无头痛、呕吐、意识障碍等脑出血先兆。一旦发生,立刻将病人的头偏向一侧,避免呕吐物逆流引起窒息,保持呼吸道通畅;开放静脉,按医嘱快速静推甘露醇等药物;密切观察病人意识状况、瞳孔大小、脉搏、呼吸、心率及节律变化,预防脑疝发生。

5.用药护理　护理人员应熟悉常用止血药物(如安络血、维生素 K、止血敏、6-氨基己酸等)的作用原理、剂型、剂量、使用方法、注意事项及不良反应等。谨慎使用抗血小板聚集的药物,如阿司匹林、噻氯匹定、奥扎格雷等。

6.输血及血制品的护理　遵医嘱输入血液制品时,输注前应严格进行查对,输注后注意观察有无输血反应及过敏反应的发生。

(二)继发感染

继发感染是指血液病病人由于成熟白细胞量及质下降,使机体免疫力降低,或因进食不佳导致营养不良使机体抵抗力下降等,易致病原体侵袭而引起感染,是血液病病人的常见死亡原因之一。

【病因】

主要由白血病、淋巴瘤、粒细胞缺乏症、严重贫血、多发性骨髓瘤等引起,常见的病原体是细菌、病毒和真菌。

【护理评估要点】

1.继发感染表现特点　询问病人除发热外的伴随情况,判断可能的感染部位。如发热伴咽痛、咳嗽、咳痰,可能发生了咽峡炎、扁桃体炎、肺炎;发热伴尿频、尿急、尿痛、血尿、腰痛,可能发生了泌尿道感染;发热伴肛周感染,表现为局部红肿、疼痛、出血等。

2.健康史　了解病人既往的健康状况,如是否有白血病、严重贫血、再生障碍性贫血等病史,有无应用化疗药物等情况。

3.心理状况　了解是否存在焦虑、恐惧,了解病人及家属对疾病的了解程度,了解家庭支持力量及经济状况。

4.身体检查　监测体温变化,了解发热程度;评估伴随症状,明确感染部位。

5.了解辅助检查　血、尿、便常规检查,骨髓象,X线胸片,血培养,痰培养,尿液培养等。

【常用护理诊断/问题】

1.有感染的危险　与正常粒细胞减少、免疫功能下降有关。

2.体温过高　与病原体感染有关。

【护理措施】

1.加强预防　向病人及家属解释发生感染的危险因素、易感染的部位及防护措施,如尽量少去公共场所,注意皮肤、口腔、泌尿生殖道和肛周的卫生,对居住环境常通风换气、空气消毒。限制探视人员。在病情允许的情况下,锻炼身体,增强免疫力,防止感染的发生。

2.加强营养　鼓励病人进食高蛋白、高热量、富含维生素的食物,饮食应清洁、新鲜、易消化,合理地补充营养,增加机体的抵抗力。如高热的病人,应少食多餐,多饮水,出汗多时注意补充含盐饮料,必要时遵医嘱静脉补液,以保证入量,发热时每日的液体量应在 3000ml 左右。

3.病情观察　注意监测生命体征、意识状态变化,早期发现感染性休克;了解相关检查的结果,记录出入量。

4.降温护理　体温在 38.5℃ 以上时,可采用物理降温。对经物理降温无效者,按医嘱给予药物降温,药物用量不宜过大,以免引起大量出汗、血压下降甚至虚脱,尤其对年老体弱者更应注意。

5.相关检查及用药的护理　及时配合做好各项检查如痰培养、血培养等,检查前向病人说明检查的目的及标本采集的方法。按医嘱应用药物,了解药物的副作用,出现不良反应时及时向医生汇报。

（三）骨关节疼痛

常见于恶性血液病,如白血病、多发性骨髓瘤和淋巴瘤等。主要与肿瘤细胞过度增生或局部浸润,导致骨髓压力增高、局部瘤块形成及压迫、骨质疏松或溶骨性破坏、病理性骨折等有关。可表现为局部或全身性骨关节疼痛以及压痛或叩击痛,发生骨折者可出现畸形等临床表现。临床上大多数多发性骨髓瘤的病人均以骨痛为首发症状。

（王　英）

第二节　缺铁性贫血

缺铁性贫血(IDA)是体内用来合成血红蛋白的储存铁缺乏,使血红素合成减少而形成的一种小细胞低色素性贫血,是最常见的一种贫血,各年龄组均可发生,以育龄妇女和婴幼儿更多见。

铁来自:①正常人每天从食物中吸收的铁为 1.0～1.5mg;②内源性铁主要来自衰老和破坏的红细胞,每天制造红细胞所需铁 20～25mg。

动物食物铁吸收率高,植物食物较低。食物中铁以三价氧化高铁为主,必须在酸性环境中或有还原剂如维生素 C 存在下还原成二价铁才便于吸收。十二指肠和空肠上段肠黏膜是吸收铁的主要部位。铁的吸收量由体内储备铁情况调节。

铁的转运借助于转铁蛋白。进入血流的亚铁大部分被氧化成高铁,与血浆转铁蛋白(β_1 球蛋白)结合成血清铁,运送到全身各组织中。血浆中转铁蛋白能与铁结合的总量称为总铁结合力,未被结合的转铁蛋白与铁结合的量称为未饱和铁结合力。正常成年人体内含铁量男性为 50～55mg/kg,女性为 35～40mg/kg。血红蛋白铁占 67%,肌红蛋白铁占 3.5%,储存铁约 29.2%,其余为组织铁、含铁酶。

铁有两种储存形式:铁蛋白和含铁血黄素。前者能溶于水,主要在细胞浆中;后者不溶于水,是变性的铁蛋白。体内铁主要储存在肝、脾、骨髓等处。铁主要由胆汁或经粪便排出,尿液、出汗、皮肤细胞代谢亦排出少量铁。正常男性每天排铁 0.5～1.0mg,女性每天 1.0～1.5mg。

一、病因和发病机制

1.摄入不足而需要量增加　主要见于小儿生长发育期和哺乳期妇女。

2.丢失过多　多种原因引起慢性失血是最常见原因,主要见于月经过多、反复鼻出血、消化道出血、痔出血、血红蛋白尿。

3.吸收不良　胃大部切除及胃空肠吻合术后、萎缩性胃炎、真性胃酸缺乏症、慢性腹泻等均可影响铁的吸收;咖啡、浓茶以及某些药物如制酸剂、四环素等易与食物中的铁结合而影响铁的吸收。

铁元素在体内参与抗体血红蛋白,肌红蛋白及某些酶的合成,缺铁可导致:①贫血。②肌肉收缩力下降。③含铁酶活性下降,影响细胞能量代谢,小儿神经及智力发育迟缓。④上皮细胞蛋白质胶化变性,皮肤粗糙、黏膜慢性炎症、胃酸分泌障碍等。

二、临床表现

1.贫血的表现　皮肤黏膜苍白及组织脏器缺氧的症状。

2.含铁酶活性降低的表现

(1)舌炎与口角炎:约 25% 病人合并舌炎与口角炎,称为 Paferson-Killy 综合征。

(2)胃酸缺乏:缺铁可导致胃酸缺乏,胃酸缺乏又加重缺铁。

(3)吞咽困难:白种人和黑人妇女发生率高。

(4)皮肤干燥、粗糙,毛发脱落,无光泽,指甲变脆、变薄,反甲等。神经系统损害儿童多见,以手足麻木为主。儿童行为易异常,如异食癖。

(5)巨噬细胞功能下降,感染率增加。

三、实验室检查

1.血象　是典型的小细胞低色素性贫血。

2.骨髓象　骨髓涂片有核细胞增生活跃或明显活跃,铁染色反映体内储存铁情况,缺铁性贫血常表现骨髓细胞外含铁血黄素消失,铁粒幼红细胞减少或消失。

3.铁代谢检测

(1)血清铁蛋白(SF):能准确反映体内储存铁的多少,是诊断 IDA 最敏感的指标之一。IDA 时 SF<$12\mu g/L$。

(2)血清铁(SI):IDA 时 SI<$60\mu g/L$。

(3)总铁结合力(TIBC):IDA 时 TIBC 增高;慢性病贫血、再障、白血病时 TIBC 降低。

(4)转铁蛋白饱和度(TS):TS=SI/TIBC×100%,IDA 时 TS<15%。

四、治疗要点

1.病因治疗是根治缺铁性贫血的关键。

2.铁剂治疗首选口服铁剂,常用的有硫酸亚铁、富马酸亚铁(富血铁)、多糖铁复合物(力蜚能)、琥珀酸亚铁(速力菲)等。治疗有效 1 周左右网织红细胞开始升高,10d 左右达高峰,2 周左右血红蛋白开始升高,1~2 个月恢复正常。为进一步补足储存铁,仍需继续服铁剂 3~6 个月。口服铁剂胃肠道反应严重而无法耐受、消化道疾病导致铁剂吸收障碍,病情要求迅速纠正贫血(妊娠晚期、急性大出血、手术前)的病人可选用注射铁治疗。常用药物有科莫非、右旋糖酐铁,深部肌内注射或稀释后静滴。注射右旋糖酐铁有导致过敏性休克的可能,所以首次应用必须做过敏试验。

五、护理要点

1.饮食护理　保持均衡饮食,避免偏食或挑零食,养成良好的进食习惯;鼓励病人多吃含铁丰富且吸收率较高的食物(如动物肉类、肝脏、血、蛋黄、海带与黑木耳等);多吃富含维生素 C 的食物或加服维生素 C 可增加食物中铁的吸收;牛奶会改变胃内酸性环境,而且牛奶中含磷较高,影响铁的吸收,浓茶与咖啡中的鞣酸可与食物铁结合而妨碍食物中铁的吸收,因此富含铁的食物不宜与牛奶、浓茶、咖啡同服。

2.铁剂治疗的护理

(1)口服铁剂的不良反应有恶心、呕吐、胃部不适和排黑粪等。所以应饭后或餐中服用,从小剂量开始。

(2)应避免同时服用抗酸药以及 H_2 受体拮抗药。

(3)应避免铁剂与牛奶、茶、咖啡同服,可服用维生素 C、乳酸或稀盐酸等酸药物或食物。

(4)口服液体铁剂须使用吸管,避免牙染黑。

(5)注射铁制的不良反应主要有局部肿痛、硬结形成,皮肤发黑和过敏反应(脸色潮红、头痛、肌肉关节痛和荨麻疹,严重者过敏性休克)。

(6)注射铁剂治疗首次用药须用 0.5ml 试验剂量,进行深部肌内注射,同时备用肾上腺素,做好急救准备。若 1h 后无过敏反应,可按常规剂量治疗。

（7）注射铁剂治疗的其他注意事项：经常更换注射部位；不在皮肤暴露部位注射；抽取药液后，更换注射针头；采用"Z"形注射法或留空气注射法。

3.高危人群食物铁或口服铁剂的预防性补充　婴幼儿及时添加辅食如蛋黄、肝泥、肉末和菜泥等；青少年补充含铁丰富的食物，避免挑食或偏食；妊娠期妇女每天可口服铁元素10～20mg。

（程义莲）

第三节　巨幼细胞性贫血

叶酸和（或）维生素 B_{12} 缺乏导致细胞核脱氧核糖核酸（DNA）合成障碍所致的贫血称巨幼细胞贫血（MA）。贫血特点为大细胞性贫血。

【病因和发病机制】

（一）叶酸代谢及缺乏的原因

叶酸属 B 族维生素，富含于新鲜水果、蔬菜、动物肝肾中。食物中的叶酸经长时间烹煮，可损失50%～90%。叶酸主要在十二指肠及近端空肠吸收。每日需从食物中摄入叶酸 $200\mu g$。人体内叶酸储存量为5～20mg，近1/2在肝。成人叶酸贮存量可供机体使用1～4月。如果饮食中缺乏叶酸，或当机体对叶酸的需求增加时，则容易发生 MA。

（二）维生素 B_{12} 代谢及缺乏的原因

维生素 B_{12} 主要来源于动物肝、肾、肉、鱼、蛋及乳品类食品，蔬菜中含量很少。但因体内贮存的维生素 B_{12} 可供机体使用3～6年，因此单纯因摄入不足引起的贫血很少见。维生素 B_{12} 主要在回肠末端被吸收，吸收障碍是导致缺乏的最常见的原因，主要见于胃大部切除等导致的内因子（胃肠道黏膜上皮细胞产生）缺乏，因内因子可保护维生素 B_{12} 不受胃肠道分泌液破坏。因病人出现抗内因子抗体导致的 MA 称为恶性贫血。

（三）发病机制

叶酸和维生素 B_{12} 缺乏，导致 DNA 合成障碍，DNA 复制延迟。因 RNA 合成所受影响不大，细胞内 RNA/DNA 比值增大，造成细胞体积增大，胞核发育滞后于胞浆，形成巨幼变。骨髓中红系、粒系和巨核系细胞均可发生巨幼变，分化成熟异常，在骨髓中过早死亡，导致无效造血和全血细胞减少。DNA 合成障碍也累及黏膜上皮组织，影响口腔和胃肠道功能。

维生素 B_{12} 缺乏还可导致神经髓鞘及神经细胞合成障碍，导致出现明显的神经症状。

【临床表现】

（一）血液系统表现

起病缓慢，常有面色苍白、乏力、耐力下降、头昏、心悸等贫血症状。重者全血细胞减少，反复感染和出血。少数病人可出现轻度黄疸。

（二）消化系统表现

口腔黏膜、舌乳头萎缩，舌面呈"牛肉样舌"，可伴舌痛。胃肠道黏膜萎缩可引起食欲不振、恶心、腹胀、腹泻或便秘。

（三）神经系统表现和精神症状

维生素 B_{12} 可出现较严重的神经系统症状，如对称性远端肢体麻木、深感觉障碍如振动感和运动感消失，共济失调或步态不稳等。重者可有大小便失禁。叶酸缺乏者有易怒、妄想等精神症状。

【实验室检查】

1.血象 大细胞正常色素性贫血。重者全血细胞减少。

2.骨髓象 增生活跃或明显活跃,红系增生显著,胞体大,核大,胞浆较胞核成熟,呈"核幼浆老"。

3.维生素 B_{12}、叶酸测定 血清维生素 B_{12} 缺乏,低于 74nmol/L(100ng/ml)。血清叶酸缺乏,低于 6.8nmol/L(3ng/ml)。

4.其他 胃酸降低,恶性贫血时内因子抗体阳性。

【诊断要点】

根据营养及用药史,巨幼细胞性贫血的症状体征,实验室检查为大细胞正常色素性贫血,维生素 B_{12}、叶酸测定等,可作出诊断。若无条件测血清维生素 B_{12} 和叶酸水平,可予诊断性治疗,叶酸或维生素 B_{12} 治疗一周左右网织红细胞上升者,应考虑叶酸或维生素 B_{12} 缺乏。

【治疗要点】

1.去除病因 这是巨幼细胞性贫血有效治疗或根治的关键,应针对不同原因采取相应的措施,如改变不合理的饮食结构或烹调方式、彻底治疗原发病、药物应用引起者停药等。

2.补充叶酸和(或)维生素 B_{12}

(1)叶酸:口服给药 5～10mg,每日 3 次,至血象完全恢复正常。若无原发病,不需维持治疗;如同时有维生素 B_{12} 缺乏,则需同时注射维生素 B_{12},否则可加重神经系统损伤。

(2)维生素 B_{12} 缺乏:肌注维生素 B_{12},每次 $500\mu g$,每周 2 次;无维生素 B_{12} 吸收障碍者可口服维生素 B_{12} 片剂 $500\mu g$,每日 1 次;若有神经系统表现,治疗维持半年到 1 年;恶性贫血病人,治疗维持终生。

【常用护理诊断/问题】

1.活动无耐力 与贫血引起组织缺氧有关。

2.营养失调,低于机体需要量 与叶酸、维生素 B_{12} 摄入不足、吸收不良以及需要量增加有关。

【护理措施】

1.适当休息 充分的休息可减少氧的消耗,活动量以病人不感到疲劳、不加重病情为度,待病情好转后逐渐增加活动量。

2.饮食指导 进食含叶酸、维生素 B_{12} 食物,改变不良习惯,改善烹调技术,增进食欲。

3.症状护理 口腔炎、舌炎者保持口腔清洁。四肢麻木、无力者注意肢体保暖,避免烫伤,行走时需有人陪同,避免受伤。

4.用药护理 遵医嘱正确用药,并注意药物疗效及不良反应的观察与预防。肌注维生素 B_{12} 偶有过敏,一旦过敏立即停药,并进行抗过敏治疗。药物疗效:用药后 1～2 天,病人食欲好转;2～4 天,网织红细胞增加,血红蛋白升高;治疗 1～2 月后,血象、骨髓象正常。严重贫血病人补充叶酸、维生素 B_{12} 后,血钾可大量进入新生成的红细胞内,导致血钾下降,要注意补钾。

【健康指导】

1.疾病知识教育:纠正偏食及不良烹调习惯,提高病人及家属对疾病的认识、对治疗及护理的依从性,积极主动参与疾病的治疗与康复。

2.对高危人群可予适当干预措施,如对婴幼儿及时添加辅食,青少年和妊娠妇女多补充新鲜蔬菜;亦可口服小剂量叶酸或维生素 B_{12} 预防。

3.应用干扰核苷酸合成药物治疗的病人,应同时补充叶酸和维生素 B_{12}。

4.自我监测病情与并发症的预防:教会病人自我监测病情,包括贫血的一般症状、神经精神症状以及皮肤黏膜情况。贫血症状明显时要注意卧床休息,以免心脏负担过重而诱发心衰;症状纠正后可逐步增加活动量,但应保证休息和充足睡眠。预防损伤与感染。

(孙春芳)

第四节　再生障碍性贫血

再生障碍性贫血简称再障,是由于骨髓造血组织显著减少,造血功能衰竭所引起的一种贫血,以全血细胞减少为特征,临床上常表现为贫血、出血、感染,以青少年发病为多,男性多于女性,男女比例为 2.6~4 : 1。

再生障碍性贫血可分为先天性和获得性两大类:先天性罕见,主要为 Fanconi 贫血;获得性再生障碍性贫血又分为原发性和继发性两型。按临床表现、血象和骨髓象可分为急性和慢性两型。国外按严重度划分为重型和轻型;我国将急性型称重型再障Ⅰ型,慢性再障后期病情恶化加重称重型再障Ⅱ型。

一、病因与发病机制

(一)已知的致病因

1.药物与化学毒物　根据对骨髓的抑制作用分为两类:一类为剂量依赖性,只要机体接触到足够的剂量,任何人均可发生骨髓抑制,如苯、杀虫剂、抗肿瘤药物等;而另一类则与机体的超敏性有关,存在个体差异,如氯霉素、保泰松、磺胺类等。

2.电离辐射　长期解除 X 射线,γ 射线及其他放射性物质,可阻碍 DNA 的复制,因而可损伤造血干细胞,抑制造血功能。

3.病毒感染　风疹病毒、EB 病毒、流感病毒以及肝炎病毒均可引起再障。病毒颗粒的核苷酸可整合于造血干细胞的 DNA 结构中,干扰其复制,抑制骨髓造血功能。

4.遗传因素　大量研究资料证实,具有某些 HLA-Ⅱ型抗原的再障病人对免疫抑制药治疗的反应较好,部分病人对氯霉素及其病毒具有易感性,说明再障发病可能与遗传因素有关。

(二)再障的发病机制因存在个体差异,可能存在三种机制

1.造血干细胞受损　各种致病因素直接造成骨髓干细胞的 DNA 结构受损,自身复制障碍,干细胞数量明显减少,导致造血功能衰竭。有研究发现,再障病人的造血干细胞在长期骨髓培养体系的正常基质上无法增殖或增殖能力明显降低。应用单克隆抗体检测骨髓单个核细胞,发现具有多向分化潜能的细胞明显减少。因此这类病人需通过造血干细胞移植以恢复其造血功能。

2.免疫功能异常　T 淋巴细胞数量与功能异常及其所导致的相关细胞因子分泌失调与再障,特别是重型再障发病密切。异常的 T 淋巴细胞可通过免疫介导反应直接抑制骨髓细胞的生长,其所分泌的细胞因子可抑制造血干细胞祖细胞的造血。这部分病人应用抗胸腺球蛋白,环孢素 A 等免疫抑制药治疗有效。

3.造血微环境缺失　造血微环境是指造血干细胞增殖和分化所依赖的骨髓基质细胞、神经基质的微血管系统。造血微环境不但可以调节造血干细胞的增殖和分化,而且还为其提供营养和黏附的场所。研究发现部分再障病人的骨髓基质细胞分泌的造血调控因子与正常人有差异,而且认为是造血微环境异常时再障病人骨髓移植失败或效果不良的重要原因。

二、临床表现

主要表现为贫血、出血和感染,一般无肝、脾、淋巴结肿大(表 6-2)。

表 6-2　急、慢性再障临床表现及实验室检查

	急性再障	慢性再障
起病	急,进展快	缓,进展慢
首发症状	感染出血	贫血为主,偶有出血
感染	重,持续高热突出,且难以控制;败血症常见,为主要死因	轻,持续高热少见,败血症少见
出血	严重,常发生内脏出血	轻,皮肤、黏膜多见
感染	严重,常发生肺炎和败血症	轻,以上呼吸道为主
血象(×10⁹/L)	中性粒细胞计数<0.5	中性粒细胞计数>0.5
	血小板计数<20	血小板计数>20
	网织红细胞绝对值<15	网织红细胞绝对数>15
骨髓象	多部位增生极度减低,造成血细胞极度减少,非造血细胞增多	骨髓灶性造血,增生程度不一,增长灶内主要为幼红细胞,且主要系晚幼红细胞
预后	不良,不积极治疗多于6~12个月死亡	病程长,预后较好,少数死亡

三、实验室检查

1.血象　全血白细胞减少为其血象特点,淋巴细胞比例相对增高,网织红细胞绝对值降低。

2.骨髓象　为确诊再障的主要依据。重型再障骨髓涂片肉眼观察有较多脂肪滴,镜下骨髓增生低下或极度低下,粒、红细胞均明显减少,常无巨核细胞,淋巴细胞及非造血细胞比例明显增多;普通型再障:骨髓增生减低或呈灶性增生,三系减少或正常,巨核细胞明显减少。

四、治疗要点

1.支持疗法

(1)避免再次接触可能对骨髓造血功能有损害的药物或毒物。

(2)适当休息,预防和控制感染、止血与输血等。

2.促进骨髓造血

(1)雄激素:为目前非重型再障的常用药。雄激素作用的靶细胞为造血干细胞,可促进造血干细胞的增殖与分化,只有残存的干细胞达到一定的数量时方能发挥刺激造血作用。残存的干细胞数量越多,效果越好,如造血干细胞已经枯竭,其失去了最终的靶细胞,也就失去了刺激造血的意义。常用丙酸睾酮50~100mg肌注,每天或隔日1次,疗程至少4个月;口服有司坦唑醇(康力龙)、十一酸睾酮、达那唑等。有效者2~3个月网织红细胞开始上升,随后红细胞及血红蛋白逐渐上升。

(2)造血细胞因子:主要用于重症再障。单用无效,多作为辅助性用药,在免疫抑制治疗时或之后应用,有促进恢复骨髓的作用。常用制剂有粒细胞集落刺激因子、粒-吞噬细胞集落刺激因子,促红细胞生成激素和白细胞介素-3。疗程以3个月以上为宜。

3.造血干细胞移植　主要用于重型再障。最佳移植对象是年龄<40岁,未接受输血,未发生感染者。

4.免疫抑制药　用于重症再障治疗。常用制剂为环孢素A,5~10mg/(kg·d),口服,疗程3个月以

上。其他药物有抗胸腺细胞球蛋白(ATG)及抗淋巴细胞球蛋白(ALG)、甲泼尼龙、环磷酰胺及人体丙种球蛋白等。

五、护理措施

1.出血的预防和护理　为避免增加出血的危险或加重出血,应做好出血病人的休息与饮食,注意观察出血的发生部位、发展或消退情况,及时发现新的出血,重症出血及其先兆。

2.感染的预防和护理　密切观察病人体温,一旦出现发热,提示有感染存在,应寻找常见感染灶相关的症状或体征,如咽痛、咳嗽、咳痰、尿路感染、肛周疼痛等;秋冬季要注意保暖,防止受凉;限制探视人数及次数,严格无菌操作;粒细胞绝对值≤$0.5×10^9$/L者,应保护性隔离。

3.病情观察　密切观察生命体征、神智、瞳孔,发现头痛、恶心、视物模糊、意识障碍等颅内出血征兆时,立即配合医师抢救。置病人于平卧位,给予头部置冰帽或冰袋。高流量吸氧等;血小板<$20×10^9$/L,警惕颅内出血可能,应卧床休息,限制头部剧烈活动。

4.严重贫血病人输血时注意输入速度宜慢

5.用药护理　丙酸睾酮为油剂,不易吸收,局部注射常可形成硬块,甚至发生无菌性坏死。故需采取深部、缓慢、分层肌注,注意注射部位的轮换,发现有硬结可局部理疗处理;该药的副作用有痤疮,喉音嘶哑,须毛增多,女性闭经、水肿等。

6.健康指导

(1)生活指导:充足的睡眠和休息可减少机体的耗氧量;适当的活动可调节身心状况,提高病人的活动耐受力;饮食以加强营养,增进食欲,减少消化道黏膜的刺激及防治病从口入。

(2)疾病知识介绍:简介疾病可能的原因,临床表现及目前的主要诊疗方法。指导病人避免接触损害骨髓造血功能的药物、物质等。

(3)用药指导:详细介绍所用药物的名称、用量、用法、疗程和不良反应,在医师指导下按时、按量、按疗程用药,不可自行更改或停用相关药物。

(4)随访指导:定期复查血象,如有贫血加重,出血现象或感染征象应及时就医。

六、预后

再障的预后取决于临床类型,病人的年龄,治疗时是否及时有效。重型再障预后差,常在1年内死亡,多死于颅内出血,严重感染和败血症;慢性再障预后相对较好,经积极治疗大部分病人病情可缓解,部分病人病情迁延不愈,甚至转变为重型再障。

(程义莲)

第五节　出血性疾病

出血性疾病是指由于先天或获得性原因导致患者止血、凝血及纤维蛋白溶解等机制的缺陷或异常而引起的一类以自发性出血或轻度损伤后过度出血或出血不止为特征的疾病。

一、概述

【正常止血、凝血、抗凝与纤维蛋白溶解机制】

小血管损伤后血液将从血管流出，正常情况下，数分钟后出血将自行停止，称为生理止血。生理止血与血管因素、血小板因素和凝血因素均有密切关系。

血液离开血管数分钟后，血液就由流动的溶胶状态变成不能流动的胶冻状凝块，这一过程称为血液凝固或血凝。在凝血过程中，血浆中的纤维蛋白原转变为不溶的血纤维。血纤维交织成网，将很多血细胞网罗在内，形成血凝块。

血浆内具备了发生凝血的各种物质，所以将血液抽出放置于玻璃管内即可凝血。血浆内又有防止血液凝固的物质，称为抗凝物质。血液在血管内能保持流动，除其他原因外，抗凝物质起了重要的作用。血管内还存在一些物质可使血纤维再分解，这些物质构成纤维蛋白溶解系统（简称纤溶系统）。

在生理止血中，血凝、抗凝与纤维蛋白溶解相互配合，既有效地防止了失血，又保持了血管内血流畅通。

机体的止、凝血功能的正常发挥，是包括健全的血管、血小板数目与功能正常、凝血因子数目及其活性正常，以及运作良好的纤维蛋白溶解系统等多种因素相互协调与联合作用的结果。

【出血性疾病分类】

出血性疾病分类如下：

1.血管因素所致出血性疾病

（1）先天性或遗传性血管壁或结缔组织结构异常引起的出血性疾病，如遗传性毛细血管扩张症，血管壁仅由一层内皮细胞组成。

（2）获得性血管壁结构受损：又称血管性紫癜，可由以下因素引起：

①免疫因素：如过敏性紫癜。

②感染因素：细菌、病毒感染。

③化学因素：药物性血管性紫癜（磺胺，青霉素、链霉素等）。

④代谢因素：坏血病、类固醇紫癜、老年紫癜、糖尿病紫癜。

⑤机械因素：反应性紫癜。

⑥原因不明：单纯紫癜、特发色素性紫癜。

2.血小板因素所致出血性疾病

（1）血小板量异常

①血小板生成减少，如骨髓受抑制；

②血小板破坏或消耗过多，前者如原发性血小板减少性紫癜；后者如 DIC；

③原发性出血性血小板增多症。

（2）血小板功能缺陷致出血性疾病

①遗传性或先天性：往往只有血小板的某一功能缺陷：如巨大血小板综合征，缺乏血小板膜糖蛋白Ⅰ，引起血小板黏附功能障碍。血小板无力症，缺乏血小板膜糖蛋白Ⅱb/Ⅲa，引起血小板聚集功能障碍。贮存池病，致密颗粒缺乏，引起血小板释放功能障碍。

②获得性：往往是血小板多种功能障碍，见于尿毒症、骨髓增生综合征、异常球蛋白血症，肝病及药物影响等。

3.凝血因子异常所致出血性疾病

(1)遗传性凝血因子异常:血友病,血管性假血友病,其他凝血因子(XII、V、VII、V、II、XIII)缺乏,低(无)纤维蛋白原血症,凝血因子结构异常。

(2)获得性凝血因子减少:见于肝病、维生素 K 缺乏、急性白血病、淋巴病、结缔组织病等。

4.纤维蛋白溶解过度所致出血性疾病

(1)原发性纤维蛋白溶解。

(2)继发性纤维蛋白溶解。

5.循环抗凝物质所致出血性疾病　大多为获得性,如抗凝血因子 VIII、IX;肝素样抗凝物质,见于肝病、SLE 等;狼疮抗凝物质,见于 SLE。

【诊断要点】

按照先常见病、后少见病及罕见病、先易后难、先普通后特殊的原则,逐层深入进行程序性诊断。①确定是否属出血性疾病范畴;②大致区分是血管、血小板异常,或为凝血障碍或其他疾病;③判断是数量异常或质量缺陷;④通过病史、家系调查及某些特殊检查,初步确定为先天性、遗传性或获得性;⑤如为先天或遗传性疾病,应进行基因及其他分子生物学检测,以确定其病因的准确性质及发病机制。

二、特发性血小板减少性紫癜

特发性血小板减少性紫癜(ITP),又称自身免疫性血小板减少性紫癜,是一组免疫介导的血小板过度破坏所致的出血性疾病。其特点是自发性的广泛皮肤、黏膜或内脏出血;血小板数量减少及生存时间缩短;骨髓内巨核细胞数正常或增多,伴发育成熟障碍;患者血清或血小板表面存在血小板膜糖蛋白特异性自身抗体。

ITP 是最为常见的血小板减少性紫癜。发病率为 5~10/10 万人口,65 岁以上老年发病率有升高趋势。临床可分为急性型和慢性型。

【病因与发病机制】

ITP 的病因迄今未明。与发病相关的因素如下:

1.感染　细菌或病毒感染与 ITP 的发病有密切关系,特别是急性 ITP 与多种病毒感染密切相关,约80%的患者在发病前 2 周左右常有上呼吸道感染史。慢性 ITP 患者,常因感染而致病情加重。

2.免疫因素　免疫因素可能是 ITP 发病的重要原因。将 ITP 患者血浆输给健康受试者可造成后者一过性血小板减少。50%~70%的 ITP 患者血浆和血小板表面可检测到血小板膜糖蛋白特异性自身抗体(PAIg),大多数为 PAIgG。目前认为自身抗体致敏的血小板被单核-巨噬细胞系统过度吞噬破坏是 ITP 发病的主要机制。抗体不仅导致血小板破坏同时也影响巨核细胞成熟,使血小板生成受损。

3.肝、脾因素　正常血小板平均寿命为 7~11 天,患者发病期间血小板寿命明显缩短(仅 1~3 天),急性型更短。被抗体结合的血小板主要在脾脏破坏,其次是肝脏。体外培养证实脾也是血小板相关抗体产生的主要部位。病人做脾脏切除后多数血小板计数上升,血小板抗体有所下降,表明脾脏在发病机理中可能起一定作用。

4.其他因素　慢性型多见于育龄女性,妊娠期有时复发,表明雌激素参与 TIP 的发病。可能是由于雌激素抑制血小板生成及刺激单核,巨噬细胞对抗体结合血小板的清除能力所致。毛细血管脆性增高可加重出血。此外,ITP 曾在单精合子的双胞胎和几个家族中发现,同时还发现在同一家族中有自身抗体产生的倾向,因此,TIP 的发生可能受基因调控,即与遗传因素有关。

【临床表现】

1.急性型　半数以上发生于儿童。男女发病率相近。病程多为自限性，一般 4～6 周,痊愈后很少复发。

(1)起病方式:多数患者发病前 1～2 周有上呼吸道等感染史,特别是病毒感染史,因此冬春季发病最多。起病急骤,部分患者可有畏寒、寒战、发热。

(2)出血:

①皮肤、黏膜出血:突发广泛而严重的皮肤黏膜淤点、紫癜,严重者可致皮肤大片淤斑、血肿。皮肤淤点多为全身性,以下肢多见,分布均匀。黏膜出血多见于鼻、牙龈、口腔,口腔可有血疱。损伤及注射部位可渗血不止或形成大小不等的淤斑。

②内脏出血:当血小板低于 $20\times10^9/L$ 时,可出现内脏出血,如消化道出血或泌尿道出血。颅内出血可危及生命,是本病致死的主要原因。如患者头痛、呕吐、伴急性意识障碍时应警惕颅内出血可能。

③其他:出血量过大,可出现程度不等的贫血、血压降低甚至失血性休克。

2.慢性型　主要见于青年女性。发病率为同年龄段男性的 3～4 倍。常反复发作,很少自然缓解者,经治疗后能达长期缓解者仅 10%～15%。

(1)起病方式:起病隐匿、缓慢,多在常规查血时偶然发现。

(2)出血:多数较轻而局限,但易反复发生,每次发作持续数周或数月,患者除出血症状外全身情况良好。出血程度与血小板计数有关。皮肤淤点、紫癜、淤斑尤以四肢远端多见,外伤后止血不易,但一般不出现皮下血肿。黏膜出血以鼻及齿龈为多见,口腔血疱见于严重血小板减少。严重内脏出血较少见,但女性月经过多较常见,在部分患者可为唯一的临床症状。患者病情可因感染等而骤然加重,出现广泛、严重的皮肤黏膜及内脏出血。

(3)其他:长期月经过多可出现失血性贫血。病程半年以上者,部分可出现轻度脾肿大。

【辅助检查】

1.血液检查　①血小板计数减少,急性型常低于 $20\times10^9/L$,慢性型常在 $(30～80)\times10^9/L$;血小板平均体积偏大。②贫血与失血量成比例,通常是正细胞正色素性贫血。③白细胞计数多正常,急性型常有嗜酸性粒细胞及淋巴细胞增多。

2.骨髓象　①急性型骨髓巨核细胞数量轻度增加或正常,慢性型骨髓象中巨核细胞显著增加;②巨核细胞发育成熟障碍,急性型者尤为明显,表现为巨核细胞体积变小,胞浆内颗粒减少,幼稚巨核细胞增加;③有血小板形成的巨核细胞显著减少(<30%);④红系及粒、单核系正常。

3.血小板相关抗体测定　80%患者血小板相关抗体(PAIg)及血小板相关补体(PAC3)阳性。

4.其他　90%以上的患者血小板生存时间明显缩短。止凝血功能异常,如出血时间延长,血块收缩不良,束臂试验阳性。少数可发现自身免疫性溶血的证据(Evans综合征)。

【诊断要点】

根据:①广泛出血累及皮肤、黏膜及内脏;②多次检验血小板计数减少;③脾不大;④骨髓巨核细胞增多或正常,有成熟障碍;⑤泼尼松或脾切除治疗有效;⑥排除其他继发性血小板减少症如再生障碍性贫血、脾功能亢进、白血病、SLE、药物性免疫性血小板减少等。即可做出诊断。

【治疗要点】

1.一般治疗　出血严重者应注意休息。血小板低于 $20\times10^9/L$ 者,应严格卧床,避免外伤。止血药的应用及局部止血。

2.糖皮质激素　一般情况下为首选治疗,近期有效率约为 80%。

(1)作用机制:①减少自身抗体生成及减轻抗原抗体反应;②抑制单核,巨噬细胞系统对血小板的破坏;③改善毛细血管通透性;④刺激骨髓造血及血小板向外周血的释放。

(2)剂量与用法:常用泼尼松 1mg/(kg·d),分次或顿服,病情严重者用等效量地塞米松或甲泼尼龙静脉滴注,好转后改口服。待血小板升至正常或接近正常后,逐步减量(每周减 5mg),最后以 5~10mg/d 维持治疗,持续 3~6 个月。多数患者用药数天后出血停止,1 周内血小板开始上升。国外学者多认为,ITP 患者如无明显出血倾向,血小板计数$>30\times10^9$/L 者,可不予治疗。

3.脾切除　脾切除可减少血小板抗体的产生,消除血小板破坏的主要场所,是本病的有效治疗方法之一。

(1)适应证:①正规糖皮质激素治疗无效,病程迁延 3~6 个月;②糖皮质激素维持量需大于 30mg/d;③有糖皮质激素使用禁忌证;④51Cr 扫描脾区放射指数增高。

(2)禁忌证:①年龄小于 2 岁;②妊娠期;③因其他疾病不能耐受手术。

脾切除治疗的有效率为 70%~90%,无效者对糖皮质激素的需要量亦可减少。

4.免疫抑制剂治疗　此种治疗不宜作为首选。

(1)适应证:①糖皮质激素或脾切疗效不佳者;②有使用糖皮质激素或脾切禁忌证;③与糖皮质激素合用以提高疗效及减少糖皮质激素的用量。

(2)主要药物:

①长春新碱:为最常用者。除具免疫抑制作用外,还可能有促进血小板生成及释放的作用。每次 1mg,每周一次,静脉注射,4~6 周为一疗程。

②环磷酰胺:50~100mg/d,口服,3~6 周为一疗程,出现疗效后渐减量,维持 4~6 周,或 400~600mg/d 静脉注射,每 3~4 周一次。

③硫唑嘌呤:100~200mg/d,口服,3~6 周为一疗程,随后以 25~50mg/d 维持 8~12 周。可致粒细胞缺乏,宜注意。

④环孢素:主要用于难治性 ITP 的治疗。250~500mg/d,口服,维持量 50~100mg/d,可持续半年以上。

⑤霉酚酸酯(MMF,骁悉):难治性 ITP 可试用,0.5~1.0/d,口服,要注意粒细胞减少的副作用。

⑥利妥昔单克隆抗体:抗 CD20 的人鼠嵌合抗体,375mg/m2 静注,可有效清除体内 B 淋巴细胞,减少自身抗体生成,有人认为可替代脾切除。

5.其他

(1)达那唑:为合成的雄性激素,300~600mg/d,口服,与糖皮质激素有协同作用。作用机制与免疫调节及抗雌激素有关。

(2)氨肽素:为动物脏器中提取的活性物质,有助于血细胞增殖、分化、成熟与释放。1g/d,分次口服。有报道其有效率可达 40%。

6.急症的处理　适用于:①血小板低于 20×10^9/L 者;②出血严重、广泛者;③疑有或已发生颅内出血者;④近期将实施手术或分娩者。

(1)血小板输注:成人按 10~20 单位/次给予,根据病情可重复使用(从 200ml 循环血中单采所得的血小板为 1 单位血小板)。有条件的地方尽量使用单采血小板。

(2)静脉注射免疫球蛋白:0.4g/kg,静脉滴注,4~5 日为一疗程。1 个月后可重复。作用机制与单核巨噬细胞 Fc 受体封闭、抗体中和及免疫调节等有关。

(3)大剂量甲泼尼龙:可通过抑制单核-巨噬细胞系统而发挥治疗作用。1g/d,静脉注射,3~5 次为一疗程。

(4)血浆置换:可清除血浆中血小板抗体。3～5日内连续置换3次以上,每次置换3000ml血浆,也有一定的疗效。

【护理要点】

1.病情观察　注意观察出血部位和出血量、生命体征及神志变化、监测血小板、出血时间等,及早发现病情变化和及时处理。血小板计数若<20×10^9/L,警惕颅内出血征象。

2.休息与活动　血小板计数在30×10^9～40×10^9/L以上者,如出血不重,可适当活动,避免外伤;血小板在30×10^9～40×10^9/L以下者,即使出血不严重也应减少活动,出血严重者应卧床休息,保持心情平静。血小板在20×10^9/L以下者应绝对卧床休息,并尽量减少头部摆动。

3.饮食护理　根据病情可选用含高蛋白、高维生素、少渣流食、半流食或普食。可进肉、蛋、禽、蔬菜水果、绿豆汤、莲子粥等;忌用发物如鱼、虾、蟹、腥味之食物。避免进食粗硬食物及油炸或有刺激的食物,以免易形成口腔血疱乃至诱发消化道出血。多食含维生素C、P的食物。有消化道出血时,更应注意饮食调节,要根据情况给予禁食,或进流食或冷流食,出血情况好转,方可逐步改为少渣半流、软饭、普食等。同时要禁酒。

4.预防和避免加重出血　如有口腔黏膜与牙龈出血,应加强口腔护理,预防口腔感染,定时以复方硼酸溶液漱口。如齿龈及舌体出现血疱,小血疱一般无须处理,大的影响进食的血疱,可用无菌空针抽吸积血,局部以纱布卷加压至出血停止。

避免造成身体损伤的一切因素,如剪短指甲,防止抓伤皮肤。禁用牙签剔牙或用硬毛牙刷刷牙,避免扑打、拳击等。衣着应宽松,避免皮肤受压或刺激而致出血。

预防颅内出血:血小板低于20×10^9/L的病人要绝对卧床休息,通便,剧烈咳嗽者及时镇咳和使用抗生素以免引起颅内高压。

5.用药护理　向患者说明药物的不良反应和指导自我观察,说明在减量、停药后可以逐渐消失,以免病人担忧。如服用糖皮质激素5～6周时易出现库欣综合征,指导患者饭后服药,注意观察粪便颜色,加强个人卫生,防治各种感染。同时定期监测血压、血糖、白细胞计数。长春新碱可致病人骨髓造血功能抑制、末梢神经炎。环磷酰胺可致出血性膀胱炎等,指导患者多饮水,注意观察有无手足感觉异常和尿液颜色变化。大剂量免疫球蛋白静脉滴注可有恶心、头痛、出汗、肌肉痉挛、发热等副作用等。

6.输血及成分输血的护理　输血前认真核对,控制输注速度,严重贫血者输入速度应低于每小时1ml/kg。血小板取回后应尽快输入,每袋血小板要在20分钟内输完。新鲜血浆于采集后6小时输完。

7.心理护理　向病人及家属讲述本病为慢性病,易反复发作的慢性过程,使其了解疾病的特点,通过避免诱因可减少发作,以缓解病人的焦虑,增强治病信心。增强护患沟通,建立良好的护患关系。

8.健康教育

(1)慢性病人适当活动,预防各种外伤;血小板在50×10^9/L以下时,不要做强体力活动。向病人及家属介绍本病的防治知识,对于儿童病人则需进一步向家长说明。以便家长帮助监督。保持情绪稳定、积极配合治疗,注意保暖、预防感染。

(2)避免使用可能引起血小板减少或抑制其功能的药物,如阿司匹林、潘生丁、消炎痛、保泰松、右旋糖酐等。

(3)教会病人进行自我监测,如观察皮肤黏膜的淤斑、淤点有无增加,有无尿、便异常,有无颅内出血的表现,发现以上异常应及时就医。定期门诊复查血小板计数、血糖等。

三、过敏性紫癜

过敏性紫癜又称亨-舒综合征(HSP),为一种常见的毛细血管变态反应性疾病,可能与自身免疫损伤有关。临床特点除紫癜外,常有血管神经性水肿、荨麻疹、腹痛、关节炎、肾炎等症状。根据体征分为单纯型(紫癜型)、腹型(Schonlein型)、关节型(Henoch型)、肾型及混合型。本病多见于儿童和青少年,平均年龄为5岁,男性发病略多于女性,春、秋季发病较多。本病多为自限性,轻症7~10天痊愈;重者病程可长达数周及数月,甚至一年以上。绝大部分患者预后良好,发生肾衰者或颅内出血者预后不良。

【病因】

因机体对某些致敏物质产生变态反应,导致毛细血管脆性及通透性增加,血液外渗,产生紫癜、黏膜及某些器官出血。致敏因素甚多,难以确定。与本病发生密切相关的主要有:

1.感染　感染为最常见的原因。

(1)细菌:主要为β溶血性链球菌。可有急性扁桃体炎和上呼吸道感染。

(2)病毒:多见于发疹性病毒感染,如麻疹、水痘、风疹等。

(3)其他:寄生虫感染以蛔虫感染居多。

2.食物　人体对异体蛋白过敏所致。如鱼、虾、蟹、蛋、鸡、牛奶等。

3.药物

(1)抗生素类:青霉素(包括半合成青霉素如氨苄青霉素等)及头孢菌素类抗生素等。

(2)解热镇痛药:水杨酸类、保泰松、吲哚美辛及奎宁类等。

(3)其他药物:磺胺类、阿托品、异烟肼及噻嗪类利尿药等。

4.其他　花粉、尘埃、菌苗或疫苗接种、虫咬、受凉及寒冷刺激等。

【发病机制】

目前认为HSP是免疫因素介导的一种全身血管炎症。发病机制主要有两种:

1.速发型变态反应　以小分子致敏原作为半抗原与人体内某些蛋白质结合构成抗原,刺激机体产生抗体(主要为IgE),此类抗体吸附于血管及其周围的肥大细胞,当上述半抗原再度进入体内时,即与肥大细胞上的抗体结合产生免疫反应,致肥大细胞释放出组胺及慢反应物质(SRS-A)。这类物质引起小动脉及毛细血管扩张,血管通透性增加。

2.抗原-抗体复合物反应　以蛋白质及其他大分子致敏原作为抗原,刺激人体产生抗体(主要为IgG,也有IgM、IgA),后者与抗原结合成抗原抗体复合物,这类可溶性、小分子的复合物可刺激嗜碱粒细胞释放组胺及5-羟色胺,也可沉积于血管内膜及肾小球的基底膜上激活补体,导致中性粒细胞游走、趋化及一系列炎症介质的释放,引起血管炎症反应及组织损伤。

【临床表现】

多数患者发病前1~3周有全身不适、低热、乏力及上呼吸道感染等前驱症状,随之出现典型临床表现。

1.单纯型(紫癜型)　单纯型为最常见的类型。主要表现为皮肤紫癜,局限于四肢,尤其是下肢大关节附近及臀部,躯干及面部极少累及。初起皮肤有痒感,出现荨麻疹、血管神经性水肿及多形性红斑。紫癜常成批反复发生、对称分布。紫癜大小不等,初呈深红色,按之不褪色,可融合成片形成淤斑,数日内渐变成紫色、黄褐色、淡黄色,经7~14日逐渐消退。严重的紫癜可融合成大疱,发生中心性出血性皮肤坏死伴溃疡形成。

2.腹型　腹痛常见,多呈绞痛,剧烈难以忍受,是由血液外渗入肠壁所致。部位多变且不固定,以脐及右下腹痛明显,亦可遍及全腹,但腹部体征轻微,一般无腹肌紧张,压痛较轻且无固定压痛点,可伴有恶心、呕吐、腹泻与黑便。因肠道蠕动增强、肠壁水肿可导致肠套叠,多见于儿童。偶可发生肠穿孔。如不伴有皮肤紫癜,常易误诊为"急腹症"。腹部症状、体征多与皮肤紫癜同时出现,偶可发生于紫癜之前。

3.关节型　除皮肤紫癜外,因关节部位血管受累出现关节肿胀、疼痛、压痛及功能障碍等表现。多发生于膝、踝、肘、腕等大关节,呈游走性、反复性发作,经数日而愈,不遗留关节畸形。

4.肾型　病情最为严重,主要表现为急性肾炎综合征,发生率12%～40%。在皮肤紫癜的基础上,因肾小球毛细血管祥炎症反应而出现血尿、蛋白尿及管型尿,偶见水肿、高血压及急性肾衰竭等表现。肾损害多发生于紫癜出现后1周,亦可延迟出现。多在3～4周内恢复,少数病例因反复发作而演变为慢性肾炎或肾病综合征。

5.混合型　皮肤紫癜合并上述两种以上临床表现。

6.其他　少数本病患者还可因病变累及眼部、脑及脑膜血管而出现视神经萎缩、虹膜炎、视网膜出血及水肿,及中枢神经系统相关症状、体征。

【辅助检查】

1.毛细血管脆性试验　半数以上阳性,毛细血管镜可见毛细血管扩张、扭曲及渗出性炎症反应。

2.血小板计数、功能及凝血相关检查　除BT可能延长外,其他均为正常。

3.尿常规及肾功能检查　肾型或混合型可有血尿、蛋白尿、管型尿,程度不等的肾功能受损,如血尿素氮升高、内生肌酐清除率下降等。

【诊断要点】

典型病例诊断并不困难,有:①发病前1～3周有低热、咽痛、全身乏力或上呼吸道感染史;②四肢出现对称性分布、分批出现的紫癜,以下肢和臀部为主;③在紫癜出现前后,可伴腹痛、便血、关节肿痛及血尿、水肿等;④血小板计数、功能及凝血相关检查正常,即可诊断本病。但不典型病例尚需排除其他原因所致的血管炎及紫癜,排除阑尾炎等急腹症、其他原因所致的关节及肾损害。

【治疗要点】

无特效疗法,急性期应卧床休息,寻找致敏因素并祛除。对可疑的食物或药物,应禁用;控制感染,清除局部病灶(如扁桃体炎等),驱除肠道寄生虫等。

1.一般治疗

(1)抗组胺药:疗效不确定。可选用盐酸异丙嗪(非那根)、氯苯那敏(扑尔敏)、阿司咪唑(息斯敏)、去氯羟嗪(克敏嗪)及静脉注射钙剂等。

(2)止血药:选用降低毛细血管通透性和脆性的药物,以达到减少渗血的作用,如维生素C、曲克芦丁(维生素 P_4)、卡巴克络(安络血)等。维生素C以大剂量(5～10g/d)静脉注射疗效较好,持续用药5～7日。

2.糖皮质激素　抑制抗原抗体反应、降低血管通透性、减轻炎症渗出,对腹型和关节型效佳,但不能防止复发,对肾型疗效不明显,单纯皮肤紫癜者可不用。一般用泼尼松30mg/d,顿服或分次口服,至紫癜消失后逐渐停药。重症者可静脉用氢化可的松100～200mg/d,或地塞米松5～15mg/d,症状减轻后改为口服,总疗程不超过30天。

3.对症治疗　腹痛较重者可给予阿托品或山莨菪碱(654-2)口服或皮下注射;关节痛可酌情用止痛药;呕吐严重者可用止吐药;伴发呕血、血便者,可用奥美拉唑等治疗。出血量多,引起贫血者可输血。

4.免疫抑制剂和抗凝治疗　上述治疗效果不佳或近期内反复发作,尤其是合并肾损害的病例,可酌情使用免疫抑制剂如环磷酰胺等。免疫抑制剂也可与激素合用。急进型肾炎、肾病综合征病例除用激素、免疫抑制剂外,还可加用抗凝治疗,如肝素钠静脉滴注或低分子肝素皮下注射。

5.其他　中医中药:以凉血、解毒、活血化瘀为主,适用于慢性反复发作或肾型患者。

【护理要点】

1.一般护理　急性期卧床休息,以免活动加剧出血。避免情绪波动及精神刺激,解释本病的病因及治疗方法,消除患者及家属紧张恐惧心理。防止昆虫叮咬。注意保暖,防止感冒。

2.皮肤护理　应保持皮肤清洁,皮疹有痒感时防擦伤或抓伤,如有破溃及时处理,防止出血和感染。穿柔软、透气性好宽松的棉质内衣,并经常换洗。保持床单位清洁、干燥、避免使用碱性肥皂等过敏原。进行注射治疗时,应避开紫癜部位,防止出血、感染。

3.饮食护理　勿食用致敏性食物,暂时给予无动物蛋白的流质或半流质饮食为主,腹型者食物特别注意无渣。多食富含维生素 C、K 和含铁的食物。忌食辛辣刺激食品,要注意避免进食粗糙、坚硬和对胃肠道有机械性刺激的食物,以免加重胃肠出血。肾型紫癜患儿,应予低盐饮食,限制水量。消化道出血者量多时暂禁食,静脉补充营养。

4.监测病情

(1)紫癜型:观察紫癜的形状、数量、分布及消退情况,有无反复出现。

(2)腹型:腹痛者禁止腹部热敷以防肠出血。观察有无腹痛、便血等情况,及时留取呕吐物或大便进行潜血检查,同时注意腹部体征并及时报告和处理。注意有无腹膜刺激征、局部包块及肠鸣音的变化,过敏性紫癜患儿腹痛伴局部扪及腊肠样包块、右下腹空虚感时应警惕肠套叠。若肠鸣音活跃或亢进,多提示肠道渗出增加或有出血,要注意观察患儿面色、脉搏、血压的变化。

(3)关节型:观察关节红肿热痛情况及关节活动度。关节痛患者要注意局部关节的制动和保暖,可给予冷敷止痛,但禁止热敷。必要时可遵医嘱给予止痛药。

(4)肾型:观察尿色,尿量,定时做尿常规检查,若有血尿和蛋白尿,提示紫癜性肾炎,按急性肾炎护理。

5.健康教育　本病常可自愈,但可复发,首次发作严重者,复发率高。一般病程为 4 周,肾型病程最长,长者可达 4～5 年以上,死亡率低于 5%。健康宣教时特别注意如下几点:

(1)向患者及家属说明本病为过敏性疾病,解释引发该疾病的致敏因素及避免再次接触的重要性。

(2)患病后避免复发措施:①加强营养,增强体质,从而增强机体抵抗力,预防上呼吸道感染。②因食物因素发病者,应终身禁食该类食物。避免过敏性食物,如海鲜、蚕豆、芒果、荔枝和榴莲等。避免花粉接触,尽量穿棉质衣服。③养成良好的卫生习惯,避免寄生虫感染。④患紫癜后一年内避免接种疫苗。有关节受累或肾脏损害者应注意休息,避免劳累,短时间内不要参加体育课。

(3)自我病情监测:一旦发现皮肤淤点或紫癜,有阵发性腹绞痛、关节痛或尿量减少、血尿、泡沫尿、水肿者,提示可能复发或加重,应及时就医。该病肾脏损伤的危险期在发病后的前 2～3 个月,患者出院后仍需追踪尿检 3～6 个月,在发病后的前 2～3 个月内每 1～2 星期检查一次尿常规,危险期过后可以间隔长一点,以便早期发现肾损害。

四、血友病

血友病是一组因遗传性凝血活酶生成障碍引起的出血性疾病,包括血友病 A、血友病 B 及遗传性 FXI 缺乏症,其中以血友病 A 最为常见。血友病以阳性家族史、幼年发病、自发或轻度外伤后出血不止、血肿形成及关节出血为特征。血友病的社会人群发病率为 5～10/10 万,婴儿发生率约 1/5000。血友病 A、B 及遗传性 FIX 缺乏的比较发病率为 16∶3∶1。我国的血友病中,血友病 A 约占 80%,血友病 B 约占 15%,

遗传性 FIX 缺乏症则极少见。

【病因与发病机制】

血友病 A 又称遗传性抗血友病球蛋白缺乏症或 FⅧ:C 缺乏症。FⅧ由两部分组成:即 FⅧ凝血活性部分(FⅧ:C)和 vWD 因子(vWF)。两者以复合物形式存在于血浆中。前者被激活后参与 FX 的内源性激活;后者作为一种黏附分子参与血小板与受损血管内皮的黏附,并有稳定及保护 FⅧ:C 的作用。

FⅧ:C 基因位于 X 染色体长臂末端(Xq28),当其因遗传或突变而出现缺陷时,人体不能合成足量的 FⅧ:C,导致内源性途径凝血障碍及出血倾向的发生。

血友病 B 又称遗传性 FIX 缺乏症。FIX 为一种单链糖蛋白,被 Ⅺa 等激活后参与内源性 FX 的激活。FIX 基因位于 X 染色体长臂末端(Xq26-q)。遗传或突变使之缺陷时,不能合成足够量的 FIX,造成内源性途径凝血障碍及出血倾向。

遗传性 FⅪ 缺乏症又称 Rosenthal 综合征。

血友病 A、B 均属 X 连锁隐性遗传性疾病,其遗传规律是女性传递,男性发病。遗传性 FⅪ 缺乏症为常染色体隐性遗传性疾病,双亲都可遗传,子女均能发病。

【临床表现】

1.出血　出血的轻重与血友病类型及相关因子缺乏程度有关。血友病 A 出血较重,血友病 B 则较轻。按血浆 FⅧ:C 的活性,可将血友病 A 分为 3 型:①重型:FⅧ:C 活性低于健康人的 1%;②中型:FⅧ:C 活性相当于健康人的 1%~5%;③轻型:FⅧ:C 活性相当于健康人的 5%~25%。

血友病的出血多为自发性或轻度外伤、小手术后(如拔牙、扁桃体切除)出血不止,且具备下列特征:①生来俱有,伴随终身,但罕有出生时脐带出血;②常表现为软组织或深部肌肉内血肿;③负重关节如膝、踝关节等反复出血甚为突出,最终可致关节肿胀、僵硬、畸形,可伴骨质疏松、关节骨化及相应肌肉萎缩(血友病关节)。

重症患者可发生呕血、咯血,甚至颅内出血。但皮肤紫癜罕见。

2.血肿压迫症状及体征　血肿压迫周围神经可致局部疼痛、麻木及肌肉萎缩;压迫血管可致相应供血部位缺血性坏死或淤血、水肿;口腔底部、咽后壁、喉及颈部出血可致呼吸困难甚至窒息;压迫输尿管致排尿障碍。

【辅助检查】

1.筛选试验　CT 正常或延长,APTT 延长、凝血酶原消耗不良及简易凝血活酶生成试验(STGT)异常,有助于血友病 A 的诊断及分型。

2.确诊试验　通过凝血活酶生成试验(TGT)及纠正试验,可确定 3 种血友病的诊断与鉴别诊断。

3.特殊检查　临床上,上述检测已可满足血友病的诊断要求,但对某些特殊病例或鉴定携带者,尚需进行下列特殊实验室检测:

(1)FⅧ:C、FⅪ抗原及活性测定,该项检查主要用于血友病 A 疾病严重度的判断。

(2)vWF 抗原(vWFAg)测定

(3)基因诊断。

【诊断要点】

诊断参考标准如下:

1.血友病 A

(1)临床表现:①男性患者,有或无家族史,有家族史者符合 X 连锁隐性遗传规律;②关节、肌肉、深部组织出血,可呈自发性,或发生于轻度损伤、小型手术后,易引起血肿及关节畸形。

(2)实验室检查:①CT 正常或延长;②APTT 多数延长,PCT、STGT 多数异常;③TGT 异常,并能被钡吸附正常血浆纠正;④FⅧ:C 水平明显低下;⑤vWFAg 正常,FⅧ:C/vWFAg 比值降低。

2.血友病 B

(1)临床表现:基本同血友病 A,但程度较轻。

(2)实验室检查:①APTT 延长,PCT 缩短;②TGT 延长,不能被钡吸附正常血浆纠正;③FⅨ抗原及活性明显减低。

3.遗传性因子ⅩⅠ缺乏症　本病国内极少见,诊断标准从略。

4.携带者及胎儿产前诊断　采用 FⅧ:C、FⅨ定量检测、PCR 及基因芯片技术等,可对携带者及胎儿作出诊断,以利优生优育。

【治疗要点】

1.一般治疗　止血处理见血液病总论。

2.替代疗法　目前血友病的治疗仍以替代疗法为主,即补充缺失的凝血因子,它是防治血友病出血最重要的措施。主要制剂有新鲜冷冻血浆(含所有的凝血因子)、冷沉淀物(主要含 FⅧ、xⅢ、vWF 及纤维蛋白原等,但 FⅧ浓度较血浆高 5~10 倍)、凝血酶原复合物(含 FX、Ⅸ、Ⅶ、Ⅱ)、FⅧ浓缩制剂,或基因重组的纯化 FⅧ等。

凝血因子的补充一般可采取下列公式计算:

首次输入 FⅧ:c(或 FⅨ)剂量(IU)=体重(kg)×所需提高的活性水平(%)÷2

重组人活化因子Ⅶ(rFⅦa)可用于防治产生了 FⅧ或 FⅨ抗体的血友病患者的出血,但有增加血栓形成的副作用。常用剂量是 $90\mu g/kg$,每 2~3h 静脉注射,直至出血停止。

3.药物治疗　去氨加压素(DDAVP)高剂量静脉或皮下注射可用于控制或预防某些疾病在小手术时的出血或药物诱发的出血。达那唑对轻、中型者疗效较好,其作用机制不明。糖皮质激素适用于反复接受 FⅧ:c 输注治疗而疗效渐差的患者。抗纤溶药物通过保护已形成的纤维蛋白凝块不被溶解而发挥止血作用。

4.外科治疗　有关节出血者应在替代治疗的同时,进行固定及理疗等处理。对反复关节出血而致关节强直及畸形的患者,可在补充足量 FⅧ:c 或 FⅨ的前提下,行关节成型或人工关节置换术。

5.基因疗法　将决定 FⅧ:C、FⅨ及 FⅩⅠ合成的正常基因,通过载体以直接或间接方式转导入患者体内的方法,以纠正血友病的基因缺陷,生成足够的 FⅧ:C、FⅨ或 FⅩⅠ。

6.预防　由于本病目前尚无根治方法,因此预防更为重要。建立遗传咨询,严格婚前检查,加强产前诊断,是减少血友病发生的重要方法。

【护理要点】

1.病情观察

(1)观察有无自发性或轻微受伤后出血现象,如皮下大片淤斑、肢体肿胀、皮肤出血、关节腔出血等。

(2)观察有无深部组织血肿压迫重要器官,如呼吸困难、腹痛、排尿困难等。

(3)密切观察生命体征及神志变化,及早发现内脏及颅内出血。

(4)反复出血者,观察有无关节疼痛、活动受限;关节有无纤维强直、畸形等功能丧失的表现

(5)观察实验室检查结果,如凝血时间、部分凝血活酶生成试验及纠正试验等。

2.止血护理

(1)局部压迫止血:如皮下出血可行加压包扎止血并用冰袋冷敷,限制其活动;关节出血时,应卧床,用夹板固定肢体,放于功能位置,限制运动,可局部冷敷和用弹力绷带缠扎。关节出血停止,肿痛消失后,可

作适当的关节活动,以防长时间关节固定造成畸形和僵硬。对因反复出血已致慢性关节损害者,需指导其进行康复锻炼。咽喉部出血或血肿形成者,为避免血肿压迫呼吸道而窒息,应协助患者取侧卧位或把头偏向一侧,必要时用吸引器将血吸出,并做好气管插管或气管切开准备。

(2)遵医嘱尽快输注所缺乏的凝血因子。

3.输注凝血因子及输血的护理

(1)按输血常规操作。输注冷冻血浆或冷沉淀物者,输注前应将其置于 37℃温水(水浴箱)中解冻融化,并根据病人情况以可耐受的速度快速输入。凝血酶原复合物制剂,应按说明要求稀释后输注,滴速每分钟不超过 10ml。

(2)少数患者输注凝血因子时有发热、寒颤、头痛等不良反应,需在输注时密切观察。发现不良反应可酌情减慢输注速度。如遇严重不良反应者,需停止输注,制品及输液器保留。

4.贫血护理 根据贫血的程度制定患者的活动量;合理安排饮食;必要时输血。

5.心理护理 对长久反复出血影响生活质量的患者应做好耐心劝慰,并指导其预防出血的方法,积极配合治疗和护理。为病人提供有关国家血友病社会团体的信息,鼓励病人参加,通过病人间互通信息,相互支持来共同应对疾病给病人带来的困难和烦恼。

6.健康教育

(1)向患者及家属说明血友病为遗传性疾病,需终身治疗,并应预防出血的发生。病人外出远行时,最好携带填写明确血友病的病历卡,以备万一出血可及时处理。

(2)做好预防出血的宣教工作:①对活动性出血的患者,应限制其活动范围和活动强度。一般血友病患者,应避免剧烈或易致损伤的活动、运动及工作,减少出血的危险。平日活动量要适中,在行走、慢跑、手持重物等活动时间均不可过长。②注意口腔卫生,防止龋齿发生,以免拔牙导致出血。③避免各种手术,必要手术时应先补充凝血因子,纠正凝血时间直至伤口愈合。④尽可能采用口服给药,避免或减少肌内注射,必须注射时采用细针头,并延长压迫止血时间。⑤禁服影响血小板功能的药物:如阿司匹林、保太松、消炎痛、潘生丁等。活血化瘀的中草药亦应避免。

(3)自我病情监测:教会病人及家属观察出血症状及止血措施,如碰撞后出血皮下深组织血肿或关节腔出血表现、外伤后伤口渗血情况等。一旦发生出血,常规止血效果不好或出现严重出血,应及时就医。

(4)家庭治疗指导:血友病患者的家庭治疗在国外已广泛应用。除有抗 FⅧ:C 抗体、病情不稳定、小于 3 岁的患儿外,均可安排家庭治疗。血友病患者及其家属应接受有关疾病的病理、生理、诊断及治疗知识的教育,家庭治疗最初应在专业医师的指导下进行。除传授注射技术外,还包括血液病学、矫形外科、精神、心理学以及艾滋病、病毒性肝炎的预防知识等。

(5)婚育指导:病人结婚前应去血友病遗传咨询门诊,血友病病人最好不要与血友病携带者婚配,以减少本病的遗传。血友病携带者妊娠早期作遗传学检查,可了解胎儿是否患血友病,从而决定是否终止妊娠。

五、弥散性血管内凝血

弥散性血管内凝血(DIC)是在严重原发病基础上,由于凝血系统被激活,导致全身微血栓形成,凝血因子和血小板大量被消耗,并继发纤溶亢进,引起全身出血、栓塞及微循环衰竭的一种临床综合征。DIC 不是一个独立的疾病,而是继发于严重疾病的病理状态。大多数 DIC 起病急骤,病情复杂,发展迅速,预后凶险,如不及时识别处理,常危及生命。

【病因】

造成 DIC 的病因很多。大致可分为两大类：

1.血管内皮广泛损伤

(1)感染：感染是最常见的致病因素。各种严重的细菌感染(如金黄色葡萄球菌、革兰氏阴性杆菌、中毒性菌痢、伤寒等)均可引起 DIC。细菌本身及其毒素均可损伤血管内皮细胞，使血管胶原纤维暴露，激活因子Ⅻ，从而激活内源性凝血系统。因子Ⅻ又能引起继发性纤维蛋白溶解。病毒感染(如流行性出血热、重症乙型脑炎等)、原虫、螺旋体、立克次及真菌感染也可引起 DIC，其发病的机理与细菌感染大致相似。

(2)抗原-抗体复合物的形成：各种免疫反应及免疫性疾病能损伤血管内皮细胞，激活补体，也能引起血小板聚集及释放反应，激活凝血机制，如系统性红斑狼疮、移植物排斥反应或其他免疫性疾病。

(3)其他：如中暑、酸中毒、休克或持续性低血压、缺氧等均可损伤血管壁内皮细胞。

2.大量促凝物质进入血液循环

(1)恶性肿瘤：肿瘤细胞含有的组织凝血活性物质，激活外源性凝血系统，产生大量凝血酶而促发凝血。肿瘤细胞中的蛋白酶类物质也可以激活凝血因子，起促凝作用。化疗及放疗杀灭肿瘤细胞释出其中促凝物质，DIC 更容易发生。多种造血系统肿瘤，以急性早幼粒白血病、淋巴瘤为主；其他实体瘤尤其是肺癌、前列腺癌、胰腺癌、肝癌，且广泛转移者更易诱发 DIC。

(2)病理产科：见于羊水栓塞、感染性流产、死胎滞留、重症妊娠高血压综合征、子宫破裂、胎盘早剥、前置胎盘等病例，由于羊水、胎盘等释放的组织因子大量进入血循环，激活外源性凝血系统，诱发 DIC。

(3)其他：如严重烧伤、广泛性外科手术、挤压综合征、急性血管内溶血、毒蛇咬伤等均可由受损的组织中释放出大量组织因子进入血液，促发凝血。

【发病机制】

正常机体内凝血与抗凝系统保持着动态平衡，DIC 的发生是由于体内凝血超过抗凝能力，从而导致全身微血管内凝血。以上各种病因激活内外源性凝血系统，产生大量凝血酶，使血液呈高凝状态，发生广泛的微血栓，造成微循环障碍、红细胞机械性损伤及溶血；当微循环内发生凝血时，大量血小板和凝血因子被消耗，从而使高凝状态转变为低凝状态；体内的继发性纤维蛋白溶解产生大量纤溶酶，除使纤维蛋白溶解外，还可水解其他凝血因子，故造成严重出血。

研究表明，由炎症等导致的单核细胞、血管内皮 TF 过度表达及释放，某些病态细胞(如恶性肿瘤细胞)及受损伤组织 TF 的异常表达及释放，是 DIC 最重要的始动机制。凝血酶与纤溶酶的形成是 DIC 发生过程中导致血管内微血栓、凝血因子减少及纤溶亢进的两个关键机制。炎症和凝血系统相互作用，炎症因子加重凝血异常，而凝血异常又可加剧炎症反应，形成恶性循环。感染时蛋白 C 系统严重受损，蛋白 C 水平降低且激活受抑，使活化蛋白 C(APC)水平降低，导致抗凝系统活性降低，加剧了 DIC 发病过程。

下列因素可促进 DIC 的发生：①单核-巨噬系统受抑，见于重症肝炎、大剂量使用糖皮质激素等；②纤溶系统活性降低；③高凝状态，如妊娠等；④其他因素如缺氧、酸中毒、脱水、休克等。

【病理生理】

1.微血栓形成　微血栓形成是 DIC 的基本和特异性病理变化。其发生部位广泛，以肺、心、脑、肝、肾最为多见，并引起相应功能的障碍，乃至衰竭。主要为纤维蛋白血栓及纤维蛋白-血小板血栓。

2.凝血功能异常　凝血功能异常是 DIC 最常见的病理变化。可分为三个阶段：①高凝期：为 DIC 的早期改变。②消耗性低凝期：出血倾向，PT 显著延长，血小板及多种凝血因子水平低下。此期持续时间较长，常构成 DIC 的主要临床特点及实验检测异常。③继发性纤溶亢进期：多出现在 DIC 后期，但亦可在凝血激活的同时，甚至成为某些 DIC 的主要病理过程。

3.微循环衰竭　微循环衰竭与 DIC 互为诱因,是 DIC 最常见的后果。毛细血管微血栓形成、血容量减少、血管舒缩功能失调、心功能受损等因素造成微循环衰竭。

4.微血管病性溶血　微血栓形成造成红细胞机械性损伤及溶血。缺氧、酸中毒使红细胞变形能力降低;败血症及内毒素等使白细胞趋化反应增强,产生大量自由基,使红细胞代谢和结构发生改变,加剧溶血。

【临床表现】

DIC 的临床表现可因原发病、DIC 类型、分期不同而有较大差异。常见有四大临床表现即出血、休克、栓塞和溶血。

1.出血　出血是 DIC 最突出的表现和初发症状,发生率为 84%～95%。特点为自发性、多发性、持续性出血,部位可遍及全身,多见于皮肤、黏膜、伤口及穿刺部位,表现为多部位的淤点或淤斑,伤口或穿刺部位渗血不止;其次为某些内脏出血,如咯血、呕血、尿血、便血、阴道出血,严重者可发生颅内出血。

2.休克或微循环衰竭　休克或微循环衰竭是诊断 DIC 的主要依据之一,发生率为 30%～80%。其特点为:①突然发生一过性或持续性血压下降。②早期即出现肾、肺、大脑等器官功能不全,表现为肢体湿冷、少尿、呼吸困难、发绀及神志改变等。③休克程度与出血量常不成比例。④顽固性休克,是 DIC 病情严重、预后不良的征兆。

3.微血管栓塞　微血管栓塞分布广泛,是引起多脏器功能衰竭的重要因素,发生率为 40%～70%。可为浅层栓塞,多见于眼睑、四肢、胸背及会阴部,黏膜损伤易发生于口腔、消化道、肛门等部位。表现为皮肤发绀,进而发生灶性坏死,斑块状坏死或溃疡形成。栓塞也常发生于深部器官,多见于肾、肺、脑等脏器,可表现为急性肾功能衰竭,呼吸衰竭,意识障碍,颅内高压综合征等。虽然出血是 DIC 患者最典型的临床表现,但器官功能衰竭在临床上却更为常见。

4.微血管病性溶血　微血管病性溶血约见于 25% 的患者。可表现为进行性贫血,贫血程度与出血量不成比例,偶见皮肤、巩膜黄染。DIC 早期溶血较轻,不易察觉,后期易于在外周血发现各种具特殊形态的红细胞畸形。外周血破碎红细胞数大于 2% 对 DIC 有辅助诊断意义。

【诊断要点】

存在易引起 DIC 的基础疾病,如感染、恶性肿瘤、病理产科、大型手术及创伤等。有下列两项以上临床表现:①多发性出血倾向;②不易用原发病解释的微循环衰竭或休克;③多发性微血管栓塞的症状、体征,如皮肤、皮下、黏膜栓塞性坏死及早期出现的肺、肾、脑等脏器功能衰竭;④抗凝治疗有效。实验室检查:①有消耗性凝血障碍(血小板及血浆凝血因子 I 减少并进行性下降);②纤溶亢进检查 3P 试验阳性或血浆 FDP＞20mg/L。一般可作出诊断。

【治疗要点】

1.消除诱因及治疗基础疾病　如控制感染,治疗肿瘤、产科问题及外伤;纠正缺氧、缺血及酸中毒等。

2.抗凝治疗　肝素抗凝治疗是终止 DIC 病理过程、减轻器官损伤,重建凝血-抗凝平衡的重要措施。一般认为,DIC 的抗凝治疗应在处理基础疾病的前提下,与凝血因子补充同步进行。

肝素使用指征:①DIC 早期(高凝期);②血小板及凝血因子呈进行性下降,微血管栓塞表现(如器官功能衰竭)明显之患者;③消耗性低凝期但病因短期内不能祛除者,在补充凝血因子情况下使用。下列情况应慎用肝素:①手术后或损伤创面未经良好止血者;②近期有大咯血之结核病或有大量出血之活动性消化性溃疡;③蛇毒所致 DIC;④DIC 晚期,患者有多种凝血因子缺乏及明显纤溶亢进。

肝素监护最常用者为 APTT,正常值为(40±5)秒,肝素治疗使其延长 60%～100% 为最佳剂量。如用凝血时间(CT)作为肝素使用的血液学监测指标,不宜超过 30 分钟。肝素过量可用鱼精蛋白中和,鱼精蛋白 1mg 可中和肝素 100U。

其他抗凝治疗包括抗凝血酶 AT-Ⅲ、重组人活化蛋白 C(APC)等药物。

3.抗血小板聚集药物　适用于轻型 DIC 或高度怀疑 DIC 而未能肯定诊断者。可选用噻氯匹定、双嘧达莫(潘生丁)、阿司匹林分次口服,复方丹参注射液或低分子右旋糖酐静脉滴注。

4.补充血小板及凝血因子　适用于有明显血小板或凝血因子减少证据和已进行病因及抗凝治疗,DIC 未能得到良好控制者。适当输新鲜全血、新鲜冷冻血浆、纤维蛋白原、血小板悬液、FⅧ及凝血酶原复合物,可补充消耗的凝血因子,改善出血倾向。

5.纤溶抑制药物　一般宜与抗凝剂同时应用。适用于 DIC 的基础病因及诱发因素已经去除或控制,并有明显纤溶亢进的临床及实验证据或 DIC 晚期,继发性纤溶亢进已成为迟发性出血主要原因的患者。常用药物有 6-氨基己酸、氨甲苯酸等。

6.溶栓疗法　主要用于 DIC 后期、脏器功能衰竭明显及经上述治疗无效者。可试用尿激酶或 t-PA。

7.其他治疗　糖皮质激素不作常规应用,但下列情况可予以考虑:①基础疾病需糖皮质激素治疗者;②感染-中毒休克并 DIC 已经有效抗感染治疗者;③并发肾上腺皮质功能不全者。山莨菪碱有助于改善微循环及纠正休克,DIC 早、中期可应用。

【护理要点】

1.一般护理　患者卧床休息,保持安静,根据病情采取合适体位,给予氧气吸入。必要时禁食、留置导尿管。对急性型 DIC 神志清楚者,做好解释,以消除恐惧心理,配合治疗。

2.用药护理

(1)迅速建立两条静脉通路,以保证抢救药物的应用和液体补充。注意维持静脉通路的通畅。

(2)遵医嘱正确配制和应用有关药物,尤其是抗凝药的应用。肝素过量而致出血,可采用鱼精蛋白静注中和肝素。

3.病情观察

(1)定时测量生命体征,观察意识状态、皮肤、黏膜出血范围及有无内脏或颅内出血,记录出入量,做好重症护理记录。

(2)持续、多部位的出血或渗血是 DIC 的重要特征,出血加重常提示病情进展或恶化。及时发现休克或重要器官功能衰竭,观察有无皮肤黏膜和重要器官栓塞的症状和体征,以便紧急抢救。

(3)实验室检查指标的监测是 DIC 救治的重要环节,护士应正确及时采集和送检各种标本,关注检查结果,及时报告医生。使用肝素时应密切观察出血减轻或加重,定期测凝血时间或凝血酶原时间,或活化部分凝血酶原时间,以指导用药。

（王　英）

第六节　白血病

白血病是一类起源于造血干细胞的克隆性恶性疾病,其克隆的白血病细胞失去进一步分化成熟的能力,而滞留在细胞发育的不同阶段,在骨髓和其他造血组织中异常增生,并广泛浸润其他组织和器官,而正常造血功能受抑制。临床上以进行性贫血,持续发热或反复感染,出血和组织浸润等为表现,外周血中以出现幼稚细胞为特征。国内白血病发病率为 2.76/10 万,急性白血病比慢性白血病发病率高(约 5.5:1),在恶性肿瘤死亡中,白血病居第 6 位(男性)和第 8 位(女性),在儿童及 35 岁以下成人则居第一位。

一、病因与发病机制

1.病毒　已证实成人 T 淋巴细胞白血病(ATL)是由人类 T 淋巴细胞病毒Ⅰ型(HTLV-Ⅰ)所引起。该病毒是一种 C 型反转录 RNA 病毒,具有传染性,可通过哺乳、性生活及输血而传播。目前已能从 ATL 患者的恶性 T 细胞分离出该病毒,并从患者血清中均可发现 HTLV-Ⅰ抗体。

2.射线　电离辐射有致白血病作用,且与剂量呈正相关,包括 α 射线、γ 射线及电离辐射。短期内接受大剂量,尤其是对年轻人具有更大危险性。日本广岛、长崎发生原子弹爆炸后,受严重辐射地区的发病率是未受辐射地区的 17～30 倍。电离辐射可使骨髓抑制和机体免疫受损,染色体发生断裂和重组,染色体上 DNA 断裂。

3.化学因素　苯的致白血病作用已经肯定,接触含苯的黏合剂的制鞋工人发病率高于正常人群 3～20 倍。亚乙胺类的衍生物乙双吗啉可致细胞微核及染色体畸变。抗肿瘤药如氮芥、环磷酰胺、丙卡巴肼、依托泊苷等都有致白血病作用。氯霉素、保泰松、磺胺类等药物抑制骨髓,可诱发白血病。

4.遗传因素　家族性白血病约占白血病的 7/1000,如果一人发生白血病,另一人的发病机会为 20%。一些常染色体隐性遗传疾病如 B100m 综合征、Fanconi 贫血均易发生白血病。21-三体综合征患儿由于 21 号染色体 3 体改变,其白血病发病率达 50/10 万,比正常人群高 20 倍。

5.其他血液病　骨髓增生异常综合征、淋巴瘤、多发性骨髓瘤等都可能发展为白血病。

正常造血白细胞恶性转变的机制尚未完全阐明。但大量研究,特别是分子生物计数在血液学中的广泛应用,已证实上述因素导致染色体异常在肿瘤发生机制中占重要作用。原癌基因的变异和基因异常表达可导致细胞无节制的生长,另外抑癌基因失活,也是肿瘤发生发展的重要环节。

二、分类

1.按病程和白血病细胞的成熟度分类

(1)急性白血病:起病快,进展快,病程短,仅为数月。细胞分化停滞在较早阶段,骨髓和外周血中以原始和早期幼稚细胞为主。

(2)慢性白血病:起病缓,进展慢,病程长,可达数年。细胞分化留在较慢阶段。骨髓和外周血中多为较成熟幼稚细胞核成熟细胞。

2.按白细胞计数分类:多数病人白细胞增高,超过 $10×10^9/L$,称为白细胞增多性白血病;若超过 $100×10^9/L$,称为高白细胞性白血病;部分病人白细胞计数在正常水平或减少,称为白细胞不增多性白血病。

(一)急性白血病

急性白血病是造血干细胞克隆性恶性疾病,骨髓中异常的原始细胞(白血病细胞)丧失分化、成熟的能力并异常增生,浸润各种组织、器官,正常造血受抑制。临床表现有贫血、出血、脾肝及淋巴结肿大和继发感染等。

1.分类　急性白血病分为急性淋巴细胞白血病(急淋白血病)及急性非淋巴细胞白血病(急非淋白血病)两大类。这类又分多种亚型。

急性非淋巴细胞白血病分为 M_0～M_7 等亚型。

M_0 急性髓细胞白血病微分化型

M_1 急性粒细胞白血病未分化型

M_2　急性粒细胞白血病部分分化型

M_3　急性早幼粒细胞白血病

M_4　急性粒-单核细胞白血病

M_5　急性单核细胞白血病

M_6　急性红白血病

M_7　急性巨核细胞白血病

急性淋巴细胞白血病,共分 3 型如下:

L_1:原始和幼淋巴细胞以小细胞(直径≤$12\mu m$)为主

L_2:原始和幼淋巴细胞以大细胞(直径>$12\mu m$)为主

L_3:原始和幼淋巴细胞以大细胞为主,大小较一致,细胞内有明显空泡,胞质嗜碱性。

2.临床表现

(1)贫血:常为首先症状,呈进行性加重。贫血的原因主要是骨髓中的白细胞极度增生,白细胞增殖受干扰而抑制,造成红细胞生成减少。部分病人存在红细胞寿命及出血等原因。

(2)发热:发热时急性白血病最常见的症状,体温可达 39～40℃ 或以上时,可伴畏寒、出汗。大多数发热是由继发感染引起,但白血病本身也能引起发热,即肿瘤性发热。

继发感染是导致白血病病人死亡最常见原因之一。感染的原因是抗体免疫功能下降,包括正常白细胞增殖受抑,粒细胞减少,细胞免疫功能低下等。此外,当患者应用化疗药物及糖皮质激素促使机体免疫功能进一步下降,更易感染,严重时可发生败血症。最常见的致病菌是革兰阴性杆菌,如肺炎克雷伯杆菌、铜绿假单胞菌、大肠埃希菌和产气杆菌等;长期化疗,糖皮质激素和大量广谱抗生素的应用,易继发二重感染。感染可发生机体任何部位,以口腔黏膜、牙龈、咽喉部最常见,其次是呼吸道和肛周皮肤等。

(3)出血:出血的原因主要是血小板减少,其次为白血病细胞浸润,凝血因子减少,血小板功能异常、感染等。出血可见于全身各部位,多表现皮肤瘀点、瘀斑、鼻出血、月经过多等。发生颅内出血往往后果严重,也是白血病常见的致死原因。

(4)器官和组织浸润的表现

①骨和关节:胸骨下段局部压痛,提示髓腔内白血病细胞过多增生。骨骼和关节疼痛是白血病常见的症状,尤以儿童多见。急性粒细胞白血病病人由于骨膜受累,可在眼眶、肋骨及其他扁平骨的骨面形成粒细胞肉瘤(绿色瘤),以眼眶部位最常见,可引起眼球突出、复视或失明。

②肝、脾和淋巴结:急性白血病可有轻、中度肝、脾大,主要与白血病细胞浸润及新陈代谢增高有关。淋巴结肿大多见于急淋。除非慢粒白血病急性变,巨脾罕见。

③中枢神经系统白血病(CNSL):由于化疗药物难以通过血脑屏障,隐藏在中枢神经系统的白血病细胞不能被有效杀死,因而引起 CNSL。CNSL 可发生在疾病的各个时期,但多数发生在疾病缓解期,出现脑膜或中枢神经系统症状,表现为头痛,呕吐,视盘水肿,视物模糊,颈项强直,重者抽搐、昏迷,但不发热,脑脊液压力增高。

④口腔和皮肤:皮肤浸润表现为弥漫性丘疹、结节性红斑等;牙龈可增生、肿胀。

⑤睾丸:睾丸受浸润表现为无痛性肿大,多为一侧性。睾丸白血病多见于急淋化疗缓解后的幼儿和青年。

3.实验室检查

(1)血象:外周血白细胞计数高低不一,大多数患者白细胞数增多在(10～50)×10^9/L,少数<5×10^9/L 或>100×10^9/L,白细胞数过高或过低者预后较差。血涂片可见原始和(或)幼稚细胞,一般达 30%～90%。

非白血病性白血病则很难找到原始细胞。病人常有不同程度的正常细胞性贫血,可找到幼红细胞;半数以上病人血小板<60×10^9/L。

(2)骨髓象:是急性白血病的必查项目和确诊的主要依据。多数病例骨髓象显示有核细胞增生明显活跃或极度活跃,以有关系列的原始细胞和(或)幼稚细胞为主。当较成熟中间阶段粒细胞缺如,并残留少量成熟粒细胞时,即形成所谓"裂孔"现象。若原始细胞占全部骨髓有核细胞的30%以上,可做出急性白血病的诊断。此外,正常的巨核细胞核幼红细胞减少。Auer 小体仅见于急非淋,有助于鉴别急淋与急非淋白血病。

(3)细胞化学:通过过氧化酶,糖原 PAS 反应,非特异性酯酶,中性粒细胞碱性磷酸酶的测定可鉴别急淋白血病,急粒白血病和急性单核细胞白血病。

(4)免疫学检查:采用特意的单克隆抗体,可将急淋与非急淋,T 细胞和 B 细胞急淋白血病加以区别。

(5)染色体和基因检查:白血病常伴有特异的染色体和基因改变。如 M_3 白血病,其 15 号染色体上有早幼粒白血病基因,17 号染色体上有维 A 酸受体基因。这是 M_3 发病及用维 A 酸治疗有效的分子基础。

(6)血液生化检查:化疗期间,血清尿酸浓度增高。CNSL 时,脑脊液压力升高,脑脊液中可见白细胞计数升高,涂片可见白血病细胞。

4.治疗要点　随着化疗水平提高,新的抗白血病药物的出现,支持治疗的改善,化疗使成人急淋与非急淋的完全缓解(CR)率分别达到 72%～77% 和 60%～85%。骨髓移植的开展 15 年存活率可达 45%～70%。

(1)一般治疗

①防治感染:应加强基础护理,强调口咽、肛门周围和饮食的清洁卫生。继发感染可选用氨基糖苷类及 β-内酰胺类药物或氧氟沙星等联合应用。无效可改用第三代头孢菌素,或其他强有力的广谱抗生素。并发真菌感染,可用氟康唑或两性霉素 B 等。如病毒感染可用阿昔洛韦或干扰素 α。

②控制出血:补充血小板是较有效的措施,使周围血小板数维持在 30×10^9/L 左右,同时可选用安络血、酚磺乙胺等止血药。如出血系 DIC 引起,应给予适当的抗凝治疗。

③纠正贫血:严重贫血可输入红细胞悬液或全血,改善病人明显缺氧症状。争取白血病缓解是纠正贫血最有效的方法。

④高尿酸血症处理:血尿酸≥420mg/L 时,给予别嘌醇 100mg,每日 3 次,以抑制尿酸生成。口服碳酸氢钠碱化尿液;补充液体以保持足够的尿量。

(2)化学治疗:是目前治疗白血病最重要的方法。

①化学治疗的策略:化疗的目的是杀灭白血病细胞,达到完全缓解(CR)并延长生存期。所谓 CR,即白血病的症状和体征消失;血象:Hb≥100g/L(男)或 90g/L(妇女及儿童),中性粒细胞绝对值≥1.5×10^9/L,血小板≥100×10^9/L,外周血白细胞分类无白血病细胞;骨髓象;原粒细胞+早幼粒细胞≤5%,红细胞及巨核细胞系列正常。所以急性白血病化疗总体采用诱导缓解治疗和缓解后强化维持治疗两个阶段。

诱导缓解:通过联合化疗,迅速、大量地杀灭白血病细胞,恢复机体正常造血,使病人尽可能在较短的时间内获得完全缓解(CR)。

缓解后强化维持:急性白血病未治疗时体内白血病细胞估计为 10^{10}～10^{13} 个,经诱导缓解治疗达到 CR 后体内仍有相当于 10^8～10^9 个白血病细胞,所以必须实施强化巩固治疗,以进一步杀灭残存、隐蔽的白血病细胞,防止复发,延长缓解期和无病生存期。

②化疗药物:药物的组成遵循的原则是作用于细胞周期不同阶段的药物;各药物间有相互协同作用;各药物副作用不重叠,减少对重要脏器的损伤。

③联合化疗方案：方案的选择，剂量的确定，用药天数等，应结合病人的整体情况，如白血病类型、骨髓增生情况、病人年龄、身体状况等综合考虑。

（3）中枢神经系统白血病防治：常选用甲氨蝶呤 10mg，鞘内注射，同时加用地塞米松 5～10mg，每周 2 次，共 3 周。也可选用阿糖胞苷 30～50mg/m² 靶内注射。

（4）造血干细胞移植：目前主张移植时机的年龄在 45 岁以下的急性白血病在第一次完全缓解时进行。

（5）细胞因子治疗：粒细胞集落刺激因子（G-CSF）和粒-单集落刺激因子（GM-CSF）与化疗同时应用或化疗后应用，可减轻化疗所致的粒细胞缺乏，缩短粒细胞恢复时间，提高病人对化疗的耐受性。

5.护理措施

（1）休息与饮食

①贫血，感染，出血或化疗期间应注意休息，缓解期和化疗间歇期坚持每天适当活动。散步、打太极拳，饮食起居规律，保证充足休息、睡眠和营养。活动后应注意观察心率、心律、呼吸变化，如有异常，应卧床休息。脾脏大明显者，可争取左侧卧位以减轻不适，避免弯腰和碰撞腹部，防止脾破裂。骨、关节疼痛者保持卧位舒适，白天可通过与病人交谈、读书、听音乐等分散其注意力，晚间可适当应用止痛药，保证病人休息，减少体力消耗。

②饮食指导：给予高热量，富含维生素，适量纤维素，清淡，易消化饮食。避开化疗前后 1～2h 进餐，鼓励病人多饮水，每天饮水量在 2000ml 以上，以预防尿酸性肾病。

（2）病情观察：注意生命体征的变化，观察并记录体温变化及热型，有无感染，皮肤黏膜淤血或出血点，有无头痛、恶心、呕吐、颈强直、意识障碍等颅内出血表现，注意浅表淋巴结，肝脾的大小，有无骨、关节疼痛。注意了解血象和骨髓象的检查结果。

（3）预防感染：注意保暖，避免受凉，讲究个人卫生，少去人群拥挤的地方；在化疗诱导缓解期间病人很容易发生感染，当成熟粒细胞绝对值≤0.5×10⁹/L 时，发生感染的可能性更大，应做好保护性隔离。若无层流室应置病人于单人病房，定时对病房进行空气和地面消毒，谢绝探视避免交叉感染，同时加强口腔、皮肤及肛周护理。一旦有感染征象，协助医师做好各项检查和遵医嘱给予抗感染治疗。

（4）口腔护理：指导病人在进餐前后，睡前应漱口。一般情况可选生理盐水、朵贝尔液；疑为口腔厌氧菌感染可选 1%～3% 过氧化氢溶液；真菌感染可选 1%～4% 碳酸氢钠溶液、2.5% 真菌素溶液、1∶2000 氯己定溶液或口泰溶液。每次含漱时间 15～20min，每天 3 次。

（5）用药护理

①静脉炎及组织坏死预防与护理：某些化疗药物如阿霉素、柔红霉素、长春新碱等都具有较强局部刺激，多次注射可引起疼痛和静脉炎，严重者可出现血管闭锁，若药液外渗可引起周围组织坏死。

合理选用静脉：反复多次化疗者，最好采用中心静脉或深静脉留置导管供注射用。使用浅表静脉则选择有弹性且直的大血管。

避免药液外渗：化疗前，先用生理盐水冲管，静注时要边抽回血边注药，以保证药液无外渗；若有数种药物时，先用刺激性强的药物；药物输完后给予生理盐水 10～20ml 冲洗后拔针。

化疗药物外渗的处理：输注时疑有化疗药物外渗应立即停止输注，边回抽边退针；局部用生理盐水加地塞米松多处皮下注射；亦可遵医嘱选用相应的拮抗药，如硫代硫酸钠拮抗氮芥、丝裂霉素、放线菌素 D 等，8.4% 碳酸氢钠可用于拮抗阿霉素、长春新碱等。

静脉炎处理：局部血管禁止静注，患处勿受压。使用喜疗妥等药物外敷，鼓励病人多做肢体活动，以促进血液循环。

②胃肠道反应的护理：大多数化疗药物均可引起恶心、呕吐、食欲缺乏等不良反应，反应程度和持续时

间与药物种类及剂量有关,同时也与病人的个体差异有关。若用致吐作用较强的药时,使用前 30min 可给予止吐药物,必要时 6～8h 重复给药。化疗期间要保证病人休息,避免噪声及异味等不良刺激。若反应严重,呕吐频繁,应注意观察有无水、电解质紊乱。

③骨髓抑制的护理:多数化疗药具有抑制骨髓作用,一般化疗后 7～14d 血象可降至最低点,恢复时间为之后 5～10d,并逐渐恢复。故从化疗开始至结束后 2 周应加强预防出血和感染的护理,定期复查血象,化疗结束后再行骨髓穿刺,以便了解骨髓抑制情况及评价的疗效,并根据病情给予对症支持治疗。

④肝、肾功能损害的护理:甲氨蝶呤、巯嘌呤、左旋门冬酰胺酶对肝功能有损害作用,故用药期间应观察病人有无黄疸,定期监测肝功能。环磷酰胺可引起血尿,输注期间应保证输液量,并鼓励病人多饮水,每天补水在 4000ml,以稀释尿中药物浓度,防止出血性膀胱炎。遵医嘱口服别嘌醇,以抑制尿酸的合成。观察小便的颜色和量,一旦发生血尿,应停止使用,同时检查肾功能。

⑤心脏毒性护理:如阿霉素、柔红霉素、三尖杉酯碱等药可引起心肌及心脏传导损害,使用前应检查心电图及心功能。对于老年或有心脏疾患的病人,注意调整药物剂量和种类,并要缓慢注入药物,必要时给予心电监护。

⑥其他:甲氨蝶呤可引起口腔黏膜溃疡;长春新碱可引起末梢神经炎而出现手足麻木,停药后可消失,个别可引起自主神经功能紊乱,出现腹胀、便秘及肠麻痹甚至肠梗阻,应注意观察及时处理。某些药物可引起脱发,要加强心理护理,一般脱发后 1～2 个月可再生。

(6)健康指导

①疾病预防:避免接触能对骨髓造血系统有损害的理化因素。

②生活指导:饮食、休息和活动的安排。

③用药指导:说明急性白血病用药的方案和可能的不良反应。

④预防感染和出血。

⑤心理调适指导。

(二)慢性白血病

慢性白血病分慢性粒细胞白血病、慢性淋巴细胞白血病、慢性单核细胞白血病 3 型,我国以慢性单核细胞白血病多见。

1.慢性粒细胞白血病　病程缓慢,持续性外周白细胞增多,脾大,好发于中年。早期常无自觉症状。常于体检时发现白细胞数增高或脾大而被确诊。

(1)临床表现:病程缓慢可经历慢性期、加速期和急变期。

①慢性期:早期无症状,随病情发展出现乏力、低热、多汗或盗汗、体重减轻等代谢亢进的表现。巨脾为本期最突出的表现,初诊时可达脐平面,甚至盆腔;脾质硬,常有明显切迹,表面光滑,无压痛。如发生脾梗死可突发局部剧烈疼痛和明显压痛。大多数病人有胸骨中下段压痛。半数左右病人可:有肝脏中度肿大,浅表淋巴结多无肿大。病程一般 1～4 年。

②加速期:发病后 1～4 年约 80% 慢粒白血病病人可进入加速期,主要表现为不明原因高热,体重下降,虚弱,脾脏迅速肿大,骨、关节痛以及逐渐出现的贫血、出血。白血病细胞对原来有效的药物产生耐药。

③急变期:加速期从几个月到 1～2 年即进入急变期,多数为急粒变,20%～30% 为淋变。

(2)实验室检查

①外周血象可见各阶段的中性粒细胞,以中幼、晚幼和杆状粒细胞为主,常高于 $20 \times 10^9/L$,晚期最高可达 $100 \times 10^9/L$。嗜酸性粒细胞和嗜碱性粒细胞增多,血小板降低和贫血是病情恶化的征象。

②骨髓象:增生明显或极度活跃。以粒细胞为主,其中中性中幼、晚幼和杆状粒细胞明显增多;原粒细

胞<10%。巨核细胞正常或增多,随病情进展而减少。

③染色体检查 PH^1 染色体,t(q;22)(q34;q11)是慢性白血病的特征性标志。

(3)治疗

①化学治疗:羟基脲是治疗慢粒的首选药,为 S 期特异性药物,抑制 DNA 合成。作用快,但持续时间短。3g/d,1d 3 次口服,待白细胞数降至 $20×10^9$/L 左右,剂量减半;降至 $10×10^9$/L 时小剂量(0.5~1.0g/d)维持。白消安是系烷化剂类药物,杀伤或抑制造血干细胞。初始剂量为 4~6mg/d 口服,待白细胞降至 $20×10^9$/L 时减量,稳定后改小剂量维持,使白细胞数维持在 $7×10^9$/L。用药过量会造成严重骨髓抑制,且恢复较慢。靛玉红为我国独创,从中药提取的药品。150~300mg/d。分 3 次口服。用药 20~40d 白细胞数下降,约 2 个月降至正常水平。干扰素 α 初始剂量 300 万 U/d,皮下或肌内注射,每周 2~3 次,以后逐渐增至 600 万~900 万 U/d,持续用 1~2 年。与羟基脲或小剂量阿糖胞苷合用可提高疗效。伊马替尼(格列卫)近年临床应用较多,疗效可达 95%~98%。

②骨髓移植:在慢性期缓解后尽早进行。

③慢粒白血病急性变的治疗:基本同急性白血病治疗。

④其他:白细胞淤滞可使用白细胞分离机,单采清除过高的白细胞;化疗时应加用别嘌醇,碱化尿液并保持尿量在 1500ml 以上,预防高尿酸血症。

2.慢性淋巴细胞白血病

(1)临床表现:本病多发生在老年人,90%的患者在 50 岁以上。起病缓慢,约 25%患者在查体或其他疾病就医时方被确诊。随病情进展可出现乏力、消瘦、低热、盗汗及贫血等症状。淋巴结浸润遍及全身,初始多见颈部、腋下、腹股沟处淋巴结肿大。多数有轻至中度脾大。晚期血小板减少,贫血明显。因免疫功能低下,容易发生反复感染。

(2)实验室检查

①血象:持续性淋巴细胞增多。白细胞数>$10×10^9$/L,淋巴细胞占 50%以上,以形态成熟的小淋巴细胞为主。

②骨髓象:有核增生活跃,淋巴细胞>40%,以成熟淋巴细胞为主。

③免疫学检查:淋巴细胞具有单克隆性,免疫分型本病 95%以上为 B 细胞来源。60%患者有低丙种球蛋白血症。

(3)治疗

①化疗治疗:常用药物为氟达拉滨和苯丁酸氮芥。前者效果较好,常用剂量为 25~30mg/(m^2·d),连续静滴 5d,每 4 周重复 1 次。其他嘌呤类药物有喷司他丁、克拉屈滨,烷化剂有环磷酰胺。

②放射治疗:用于淋巴结肿大有压迫症状或化疗后淋巴结、脾缩小不满意者。

③其他治疗:α 干扰素、单克隆抗体、骨髓移植。

3.慢性白血病的护理措施

(1)缓解疼痛

①脾胀痛:将病人安置于安静、舒适的环境中,尽量卧床休息,减少活动,并取左侧卧位,以减轻不适感。尽量避免弯腰和碰撞腹部,避免脾破裂。遵医嘱协助病人做脾放射治疗,以减轻脾胀痛。鼓励病人少量多次进餐、进水以减轻腹胀。

②病情监测:每日测量脾的大小、质地、有无压痛并做好记录。密切监测有无脾栓塞或脾破裂的发生,主要表现为突感脾区疼痛、发热、多汗以致休克,脾区有明显触痛拒按、可闻及摩擦音,脾脏可进行性肿大,甚至产生血性腹水。

（2）预防尿酸性肾病

①供给充足的水分：鼓励病人多饮水，每日饮水量 3000ml 以上，以利于尿酸和化疗药降解产物的稀释和排泄，并减少对泌尿系统的化学刺激。

②病情监测：化疗期间定期检查血和尿中尿酸的含量以及沉渣检查、白细胞计数等。记录 24h 出入量，注意观察有无腰痛或血尿发生。

③合理用药：遵医嘱口服别嘌醇，以抑制尿酸的形成。在化疗给药前、后的一段时间里遵医嘱给予利尿药，可及时稀释排泄的降解药物。注射药液后多饮水、勤排尿，有助于降解产物的排出。

（3）化疗药物毒性不良反应护理：白消安的不良反应主要是骨髓抑制、血小板或全血细胞减少及皮肤色素沉着、阳萎、停经等。用药前应向病人说明，用药期间经常要复查血象，不断调整剂量。靛玉红主要不良反应有腹泻、腹痛、便血等，使用时要慎重，注意观察病人大便的性状，干扰素不良反应有发热、恶心、食欲缺乏、血小板减少及肝功能异常，应定期检查血象和肝功能。

（王　英）

第七节　淋巴瘤

淋巴瘤是最早发现的血液系统恶性肿瘤之一。起源于淋巴结和淋巴组织，是免疫系统的恶性肿瘤。按组织病理学改变，淋巴瘤可分为霍奇金淋巴瘤（HL）和非霍奇金淋巴瘤（NHL）。男性发病率明显高于女性。

【病因和发病机制】

不完全清楚，其中病毒学说颇受重视。EB 病毒可能是 Burkitt 淋巴瘤的病因。一种人类 T 淋巴细胞病毒 I 型（HTLV-I），被证明是成人 T 细胞/淋巴瘤的病因。另一种逆转录病毒 HTLV-II 近来被认为与 T 细胞皮肤淋巴瘤（蕈样肉芽肿）的发病有关。Kaposi 肉瘤病毒也被认为是原发于体腔的淋巴瘤的病因。

其他可能原因有：幽门螺杆菌抗原的存在与胃黏膜相关性淋巴样组织结外边缘区淋巴瘤（胃 MALT 淋巴瘤）的发病有密切的关系，免疫功能低下可能也与淋巴瘤的发病有关。

【临床表现】

无痛性、进行性的淋巴结肿大或局部肿块是淋巴瘤共同的临床表现，具有以下两个特点。一是全身性：淋巴结和淋巴组织遍布全身且与单核-巨噬细胞系统、血液系统相互沟通，故淋巴瘤可发生在身体的任何部位。其中淋巴结、扁桃体、脾及骨髓是最易受到累及的部位。此外，常伴全身症状如发热、消瘦、盗汗，最后出现恶病质。二是多样性：当淋巴瘤浸润血液和骨髓时可形成淋巴细胞白血病，如浸润皮肤时则表现为蕈样肉芽肿或红皮病等。

（一）霍奇金淋巴瘤

多见于青年，儿童少见。首发症状常是无痛性颈部或锁骨上淋巴结进行性肿大（占 60%～80%），其次为腋下淋巴结肿大。肿大的淋巴结可以活动，也可互相粘连，融合成块，触诊有软骨样感觉。发热、盗汗、瘙痒及消瘦等全身症状较多见。可有局部及全身皮肤瘙痒，多见于年轻女性。瘙痒可为 HL 的唯一全身症状。

（二）非霍奇金淋巴瘤

以无痛性颈和锁骨上淋巴结进行性肿大为首发表现者较 HL 少。NHL 对各器官的压迫和浸润较 HL 多见，常以高热或各器官、系统症状为主要临床表现。咽淋巴环病变，临床有吞咽困难、鼻塞、鼻出血及颌下淋巴结肿大。胸部以肺门及纵隔受累最多,半数有肺部浸润或胸腔积液,可致咳嗽、胸闷、气促、肺不张及上腔静脉压迫综合征等。累及胃肠道的部位以回肠为多,其次为胃,结肠很少受累。临床表现有腹痛、腹泻和腹部肿块,症状可类似消化性溃疡、肠结核或脂肪泻等,常因肠梗阻或大量出血施行手术而确诊。肝大,黄疸仅见于较后期的病例。腹膜后淋巴结肿大可压迫输尿管,引起肾盂积水。肾损害主要为肾肿大、高血压、肾功能不全及肾病综合征。中枢神经系统病主要变累及脑膜及脊髓。硬膜外肿块可导致脊髓压迫症。骨骼损害以胸椎及腰椎最常见,表现为骨痛、腰椎或胸椎破坏、脊髓压迫症等。约20%的NHL病人在晚期累及骨髓,发展成急性淋巴细胞白血病。皮肤受累表现为肿块、皮下结节、浸润性斑块、溃疡等。

【实验室检查和特殊检查】

1.血液和骨髓检查　HL常有轻或中度贫血,部分病人嗜酸性粒细胞升高。骨髓被广泛浸润或发生脾功能亢进时,血细胞减少。骨髓涂片找到R-S细胞是HL骨髓浸润的依据,活检可提高阳性率。

NHL白细胞数多正常,伴有淋巴细胞绝对和相对增多。一部分病人的骨髓涂片中可找到淋巴瘤细胞。晚期并发急性淋巴细胞白血病时,可呈现白血病样血象和骨髓象。

2.其他检查　浅表淋巴结的检查:通过B超检查和放射性核素显像,可以发现体检时触诊的遗漏。CT检查对纵隔与肺,腹腔、盆腔淋巴结可列为首选。病理学检查是诊断淋巴瘤的基本方法,选取较大的淋巴结或依靠B超、CT引导细针穿刺深部淋巴结涂片有助确诊。

【诊断要点】

对进行性、无痛性淋巴结肿大者,应做淋巴结穿刺病理检查。根据组织病理学检查结果,作出淋巴瘤的诊断和分类分型诊断。根据组织病理学作出淋巴瘤的诊断和分类分型诊断后,还需根据淋巴瘤的分布范围分期。

表6-3　Ann Arbor临床分期方案

分期	病变累及部位
Ⅰ期	仅限于1个淋巴结区(Ⅰ)或单个结外器官局部受累(Ⅰ$_E$)
Ⅱ期	病变累及横膈同侧两个或更多的淋巴结区(Ⅱ),或病变局限侵犯淋巴结以外器官及横膈同侧1个以上淋巴结区(Ⅱ$_E$)
Ⅲ期	横膈上下均有淋巴结病变(Ⅲ)。可伴脾累及(Ⅲ$_S$)、结外器官局限受累(Ⅲ$_E$),或脾与局限性结外器官受累(Ⅲ$_{S_E}$)
Ⅳ期	1个或多个结外器官受到广泛性或播散性侵犯,伴或不伴淋巴结肿大。肝或骨髓只要受到累及均属Ⅳ期

累及的部位可采用下列记录符号:E,结外;X,直径10cm以上的巨块;M,骨髓;S,脾;H,肝;O,骨骼;D,皮肤;P,胸膜;L,肺。

每一个临床分期按全身症状的有无分为A、B二组。无症状者为A,有症状者为B。全身症状包括3个方面:发热38℃以上,连续3天以上,且无感染原因;6个月内体重减轻10%以上;盗汗,即入睡后出汗。

【治疗要点】

以化疗为主的化、放疗结合的综合治疗。

1.放射治疗　用^{60}Co或直线加速器照射病变部位。适用于Ⅰ、Ⅱ期病例,HD疗效好,早期常可达根治目的。NHL对放疗敏感但易复发。Ⅲ、Ⅳ期以化疗为主,可选择性放疗。

2.化疗　目前多采用联合化疗,争取首次治疗获得完全缓解,有利于病人长期存活。HD常用MOPP(氮芥、长春新碱、甲基苄肼、泼尼松)方案,一般可获良好疗效。对MOPP耐药者可用ABVD(阿霉素、博来霉素、长春花碱、甲氮咪胺)方案,也可获缓解。

对 NHL 按病理分类及恶性程度选择化疗方案,基本化疗方案为 COP(环磷酰胺、长春新碱、泼尼松)或 CHOP(环磷酰胺、阿霉素、长春新碱、泼尼松)。对恶性程度高者可分别在化疗方案中加入博来霉素、甲氨蝶呤,其对病人缓解率及生存率均有提高。

3.其他　干扰素有抗增殖效应,正在试用之中;目前国内外研究试用自身骨髓移植,已获得一定疗效。脾功能亢进者有切脾指征,可行切脾术以提高血象。

【常用的护理诊断及问题】

1.体温过高　与机体成熟粒细胞减少导致抵抗力降低、合并感染有关。

2.有感染的危险　与淋巴瘤致机体抵抗力低下有关。

3.营养失调,低于机体需要量　与高热机体消耗大,恶心、呕吐、食欲不振,不能及时补充营养有关。

【护理措施】

1.一般护理　注意休息;给予高热量、高蛋白、高维生素饮食,食物以柔软、容易咀嚼、易消化为原则;关爱病人,给予心理支持;定期进行病室空气和地面消毒,严格无菌操作,预防感染。

2.放疗护理

(1)皮肤反应:是化疗后最主要的不良反应,有皮肤改变(局部红肿、脱屑和溃疡等)、疼痛、发痒、烧灼感等,在开始放疗后的 1~4 周出现,可持续到化疗后的 2~4 周。需要保持皮肤清洁,不搔抓皮肤。不涂抹刺激性的化妆品或消毒药水,避免阳光直接照射,减少刺激,穿着柔软衣物。

(2)预防骨髓抑制:定期监测血白细胞计数,若 $<3\times10^9/L$,通知医生。

【健康指导】

做好解释工作,告知病人随着医学技术的发展,淋巴瘤的治疗已取得了很大进步,HL 已成为化疗可治愈的肿瘤之一,使病人对治疗充满信心,安心配合治疗护理,消除病人对放疗的恐惧。遵医嘱坚持治疗,定期复查。

(孙春芳)

第八节　造血干细胞移植的护理

造血干细胞移植(HSCT)是指对病人进行全身照射、化疗和免疫抑制预处理后,将正常供体或自体的造血干细胞经血管输注给病人,使之重建正常的造血和免疫功能。造血干细胞具有自我复制和不断分化为成熟的血细胞的功能。正常情况下干细胞有丝分裂后大约一半子细胞仍保持造血干细胞的全部特征,这种能力一直可以保持到正常健康机体生命的终了。而另一半造血干细胞的子细胞约经 12 次分裂,分化为各系造血组织细胞。造血干细胞移植就是移植供体具有高度自我复制和进一步分化为各系组织细胞的造血干细胞在受体存活并发挥功能。

一、适应证

1.急性白血病　疗效高于普通化疗。疗效取决于:①时机选择,异体造血干细胞移植最好在第一次缓解(CR1)或复发早期。②疾病本身的性质,急淋(ALL)移植后效果差于其他白血病。③移植物抗宿主病(GVHD)发生与否及严重程度,一方面 GVHD 有抗白血病作用,降低白血病复发率;另一方面 GVHD 导致一定的移植相关死亡。④患者年龄及一般情况:年龄越大骨髓移植后各种并发症尤其是 GVHD 可能性越大。一般 55 岁以上不建议做造血干细胞移植。

2.慢性粒细胞性白血病(CML)　异体造血干细胞移植是目前能根治 CML 唯一方法。移植时机以慢性期疗效最佳。

3.恶性淋巴病　对某些难治性、复发病例或具有高危复发倾向的淋巴瘤,可行异体造血干细胞移植。对化疗敏感的淋巴瘤患者缓解期自体干细胞移植可作为首选治疗。

4.多发性骨髓瘤(MM)　患者可在缓解期接受异体造血干细胞移植,但移植不能使 MM 所致的骨质损害恢复正常。

5.慢性淋巴细胞性白血病(CLL)　移植能使 50％以上 CLL 患者进入完全缓解期。

6.非肿瘤性疾病　①重症再生障碍性贫血(SAA):年龄小,效果好;移植前接受输血少,移植后 3 年无病生存(DFS)率高。②先天免疫缺失病如重症联合免疫缺陷病,Wiskott-Aldrich 综合征等。③地中海贫血、镰形红细胞贫血、骨髓纤维化、阵发性睡眠性血红蛋白尿等。

二、种类

1.造血干细胞取自的供体分为异体 HSCT 和自体 HSCT。异体 HSCT 又分为异基因移植和同基因移植。后者指遗传基因完全相同的同卵孪生间的移植。

2.按造血干细胞采集部位分为骨髓移植(BMT)、外周血干细胞移植(PBSCT)和脐血移植(CBT)。

三、移植过程

1.供者的选择　为了使健康正常造血干细胞在受体内植活,必须选择适当的供者,主要是人类组织相干性抗原(HLA)相配者。HLA 是一种人的异种异体抗原,系个体性标记,从双亲向子代遗传通过单体型进行。因此父母子女之间的 HLA 一半相同,兄弟姐妹间约 1/4 机会相同或不同。因此首选具有血缘关系的同胞的健康供体。从骨髓库中获取的无血缘关系的供体为候选。自体造血干细胞移植的供者是患者本人,一般不存在 HAL 差异而引起的排斥反应。

2.骨髓的采集与保存　一般在手术室全(或硬膜外)麻醉下进行,在髂骨、胸骨等多部位侧孔的穿刺针抽吸骨髓液,1 次总共可抽取 800～1000ml 骨髓血,使总细胞数≥$3×10^8$/kg,期间给病人回输事先采集的自体血和乳酸盐林格液与胶体渗液等量混合液,人体的骨髓总量约 3kg,以上采集的骨髓中所含骨髓细胞不足 10ml,因此对健康供者无影响。

3.病人预处理　造血干细胞移植前,患者须接受 1 个疗程的超大剂量的化疗,这种治疗称预处理。预处理的目的是:

(1)清除体内恶性细胞或骨髓中异常细胞群的同时为正常干细胞的植入准备环境。

(2)抑制或摧毁体内的免疫细胞使植入的造血干细胞不受排斥。

预处理方案主要是大剂量化疗和放疗或同时使用免疫抑制药。病人预处理时置入锁骨下静脉插管,这是造血干细胞移植前各项输注性治疗得以顺利进行的重要前提和保证。

4.造血干细胞的输注

(1)骨髓输注:①异体骨髓输注。病人预处理后采集供者的骨髓,若供受者 ABO 血型相合时即可输入;若 ABO 血型不合需清除骨髓中红细胞后方可输入。②自体骨髓回输。骨髓在预处理前采集,加保护液放入 4℃冰箱内液态保存,一般于 72h 内待预处理后,提前取出于室温下放置 0.5～1h,再回输病人。

(2)外周造血干细胞输注。①自体回输:回输前 15~20min 应用抗过敏药,冷冻保存的造血干细胞需在床旁以 38.5~40℃恒温水迅速复温融化后立即回输。②异体输注:病人预处理后,再采集后立即输注给受者。

(3)脐带血造血干细胞输注:量较少,一般为 100ml,采用手推注或微量泵推注。

5.展望 造血干细胞移植为多种血液恶性疾病的治疗打开了新的篇章,为白血病等血液恶性肿瘤的治疗带来了根本的变化。随着对移植的病理生理认识的深入,免疫耐受、移植物抗宿主病(GVHD)等的研究,预计未来几年异基因造血干细胞移植将有重大的进展,如非骨髓性造血干细胞移植技术和 HLA 单倍型相合造血干细胞移植技术的应用。

四、护理

1.心理护理 通过护士的态度、言语、行为,用解释、暗示、安慰、劝导等方法去影响患者在造血干细胞移植期间的感受和认识,从而改变患者不良的心理状态和行为。应选择恰当的时机和方式,使患者心理处于最佳状态,而取得最好的效果。如患者进入层流病房后处于相对封闭的环境,进行有针对性的心理护理;骨髓移植后排斥阶段(6~35d)患者日渐加重的疲乏虚弱无力及各种并发症,产生大幅度的心理波动,针对患者心理变化做好心理疏导和心理支持;造血干细胞移植术后恢复的初级阶段,血象恢复阶段以及出院前期都应有的放矢施以心理影响,调动患者机体内潜在的积极因素达到促进康复的作用。

2.饮食护理 ①移植前准备阶段:给予高热量、高蛋白、高维生素、低脂饮食。可选择牛奶、鸡蛋、鱼、虾、蟹、鸡、动物内脏、牛肉、瘦肉、豆腐、各种深绿色蔬菜、核桃、花生、红枣等食物,鼓励多进餐,注意荤素搭配。②手术、放疗时造血干细胞回输阶段:易消化的半流食或少渣饮食,少量多餐,注意补充各种维生素和微量元素,禁食牛奶、蔗糖及易产生发酵的食物如土豆、红薯、萝卜等。③造血干细胞移植 2 周后:此时移植的干细胞已逐渐植活,开始重建造血功能,需大量的蛋白质、铁、铜、叶酸、维生素等营养物质,饮食中必须进行补充,并及时评估患者营养状态的变化。④各期饮食均需确保无菌饮食。每顿饭菜都须进行微波炉消毒灭菌,送到层流无菌室后,稍凉即食,所剩食物一般退出,不得留用。水果需削皮切成小块后,经微波炉消毒后食用。

3.造血干细胞输注的护理 输注前选择合适的输液器,所用输液量不能有过滤网。检查输液器有无接触不牢、漏液等。准备好地塞米松等抗过敏药物,准确记录细胞数。

(1)自体骨髓造血干细胞回输:①建立静脉通道,选择 8~9 号大针头,输入管道较平时尽可能缩短。②输髓前后,静滴高效广谱抗生素。备好抢救用品。③输入前给予生理盐水及地塞米松 5mg 静滴。④保证快速安全输入,不得有漏液、渗出、脱针等疏漏;回输时轻轻将血瓶旋转摇匀,输入中间及结束时,再摇匀,留 1ml 标本查细胞数。⑤注意观察患者面色、血压、呼吸、心率的变化。

(2)异体骨髓造血干细胞输注:①检查输液器是否通畅,输髓前后静滴高效广谱抗生素,环孢素 A。②骨髓液一经取回,不宜在室温下放量过久,应尽快输入,每瓶骨髓术前挂 30min。③为防过敏反应,输注前可滴注地塞米松 5mg。④输注开始速度宜慢,观察 15min,无反应,再调节滴数。一般 30min 内将 300~500ml 骨髓输完。⑤每小时检查 1 次患者的心率、血压、呼吸、体温,每 30min 观察 1 次有无早期肺水肿征兆。

(3)自体外周造血干细胞回输:回输过程中需同时静滴 5%碳酸氢钠和生理盐水、呋塞米和甘露醇,以维持足够的尿量,以防白红蛋白尿。

(4)异体外周造血干细胞输注:输注前先将造血干细胞 50~100ml 加生理盐水稀释剂 200ml,余与自体外周造血干细胞回输同。

（5）脐带血造血干细胞输注：注意回输过程中易出现漏液现象，并根据病人心率变化，随时调整推注速度。

4.常见并发症的防治及护理

（1）感染的预防与护理：感染是 HSCT 最常见的并发症之一，可发生任何部位，病原体可包括各种细菌、真菌与病毒。移植早期（移植后第 1 个月），多以单纯疱疹病毒、细菌和真菌感染多见；移植中期以巨细胞病毒和卡氏肺囊虫为多；移植后期（移植 3 个月后）要注意带状疱疹、水痘等病毒感染。

（2）出血的预防与护理：预处理后血小板极度减少是导致病人出血的主要原因。因此要每天监测血小板计数，观察有无出血倾向，必要时遵医嘱输注经 25GY 照射后或白细胞过滤后的浓缩血小板。

（3）移植物抗宿主病（GVHD）的防治与护理：GVHD 是异基因 HSCT 的主要并发症和死亡原因之一。一般在移植后 100d 或 3 个月内发生，发生越早，病情越重。发生于 100d 以上者为慢性。急性 GVHD 时主要受累器官是皮肤、肠、肝。表现为突发广泛性斑丘疹；持续性厌食、腹泻、黄疸、肝功能异常等。慢性 GVHD 常发生自身免疫反应，以致多种器官及组织受到损害，产生相应的多种临床表现。护理中要注意：①实施保护性隔离，严格无菌操作；②严密观察生命体征，注意皮肤、口腔、肝脏和胃肠道受损及变化情况；③遵医嘱正确应用各种治疗药物，配合做好各种救治工作。

5.化疗药物不良反应的预防和护理

（1）化疗所致恶性呕吐的防治：①睡眠中给药。睡眠中胃酸分泌减少，胃肠蠕动减慢，可减慢呕吐的发生。②减轻胃充盈度，在最不易恶心的清晨，嘱病人进平常半量的食物，2h 后化疗，结果与饱食相比症状明显减轻。③预防性给药，凡出现急性呕吐或中等程度恶心的患者，应提前预防性给予止吐药。④静脉滴注化疗药比静脉注射化疗药呕吐发生率低，且对血管刺激性较后者也小。

（2）主要并发症为肝静脉闭塞病（HVOD），是由于移植前超大剂量化疗药物的应用引起的。化疗损伤肝细胞和血管内皮细胞，部分凝血物质性质发生改变，导致肝静脉受阻，发生血管内淤积，渗出，腹水形成。因此在化疗期间应定期检查肝功能，移植 1 周内应密切观察患者是否有肝压胀痛、黄疸、腹水、体重增加等。对 HVOD 患者应住层流病房，实行全环境保护性隔离，严格消毒及无菌操作，做好口腔黏膜、鼻黏膜、肛周黏膜的护理，防止感染；腹水患者取舒适半卧位，防止和避免腹压再增加的因素，如咳嗽、打喷嚏、便秘等。做好皮肤护理，观察腹水消长情况，必要时腹腔穿刺放腹水。

6.提高造血干细胞移植后病人的生存质量

（1）关心造血干细胞移植后患者的身心状况。特别是移植后的第 1 年应帮助患者调整心理，避免其心理失衡。

（2）加强观察造血干细胞移植后可能出现的各脏器损害，并配合医师及时治疗。

（3）做好术后第 1 年的陪护工作，细心照料患者的饮食起居，尤其在饮食上应加强营养，不食生冷不洁食物；坚持每天洗澡，保持皮肤黏膜清洁；按时休息，保证充足的睡眠；按时服药；逐渐培养患者的生活自理能力。

（4）加强术后随访巡诊，尽量避免因感染、疲劳因素诱发的各种并发症，也应尽量避免影响身体恢复，影响生活质量的各种生活事件。

（程义莲）

第七章 内分泌代谢性疾病的护理

第一节 常见症状和体征的护理

一、身体外形的改变

1.护理评估

(1)病史:评估引起身体外形改变的原因及发生时间,有无伴随症状,治疗及用药情况。是否导致病人心理障碍,有无焦虑、自卑、抑郁、自我形象紊乱等。

(2)身体评估:包括体形、毛发、面容、皮肤变化的特征,有无突眼,甲状腺是否肿大,其大小是否对称,质地及表面有无结节,有无压痛和震颤,听诊有无血管杂音。病人的全身情况,如生命体征、营养状况有无异常等。

2.护理措施

(1)身体外形改变评价:观察病人外形的改变,如肥胖、消瘦、满月脸、水牛背,躯体和面部毛发增多,皮肤黏膜色泽改变以及身材高大或矮小等。

(2)提供心理支持:①评估病人对其身体变化的感觉及认知,尊重病人。鼓励和协助病人表达与其感觉、思考和看待自我的方式有关的感受。②关注病人自卑、焦虑、抑郁等与身心相关的问题,给病人提供有关疾病的资料和患有相同疾病并已治疗成功的病人资料,使其明确治疗效果及病情转归,消除紧张情绪,树立自信心。

(3)提供修饰技巧:指导病人改善自身形象,如甲亢突眼的病人外出可戴有色眼镜,以保护眼睛免受刺激;肥胖病人可穿着合体的衣着,恰当的修饰可以增加心理舒适和美感。

(4)促进病人社会交往:鼓励病人加入社区中的支持团体。教育家属和周围人群勿歧视病人,避免伤害其自尊。注意病人的行为举止,预防自杀行为的发生。

二、性功能异常

1.护理评估

(1)病史:评估病人性功能异常的发生过程、主要症状、性欲改变情况,女病人的月经及生育史,有无不育、早产、流产、死胎、巨大儿等,男病人有无阳痿。评估性功能异常对病人心理的影响,有无焦虑、抑郁、自卑等。

（2）身体评估：有无皮肤干燥、粗糙、毛发脱落、稀疏或增多；女性闭经溢乳，男性乳房发育；外生殖器的发育是否正常，有无畸形。

（3）实验室及其他检查：测定性激素水平有无变化。

2.护理措施

（1）评估性功能障碍的形态：提供隐蔽舒适的环境和恰当的时间，鼓励病人描述目前的性功能、性活动与性生活形态，使病人可开放讨论其问题。

（2）专业指导：①护士要接受病人讨论性问题所呈现的焦虑，对病人表示尊重。支持病人，询问使其烦恼的有关性爱或性功能方面的问题，给病人讲解所患疾病及用药治疗对性功能的影响，使病人积极配合治疗。②提供可能的信息咨询服务。③鼓励病人与配偶交流彼此的感受，并一起参加性健康教育及阅读有关性教育的材料。④女性病人若有性交疼痛，可建议使用润滑剂。

三、进食或营养异常

营养状态是根据皮肤、毛发、皮下脂肪、肌肉的发育情况综合判断的。多种内分泌代谢性疾病可有进食或营养异常，表现为食欲亢进或减退、营养不良或肥胖。如糖尿病多有口渴多饮、饥饿多食；甲状腺功能亢进病人食欲亢进，体重减轻；肥胖症病人体内脂肪过多积聚而超重。

四、疲乏

疲乏，是主观上一种疲乏无力的不适感觉，为一种无法抵御的持续的精力衰竭感，以及体力和脑力的下降，是内分泌代谢性疾病常见伴随症状。如甲状腺功能亢进时常疲乏无力伴体重减轻；原发性醛固酮增多症时常有周期性肌群软弱；肾小管酸中毒时的全身疼痛、肌肉无力；甲状腺功能减退症、Cushing 综合征、肥胖症病人也可出现体力减退。

五、排泄功能异常

排泄是把在人体氧化分解的有机物残渣和废物排出人体。内分泌系统功能改变常可影响排泄形态，如多尿是糖尿病的典型症状之一；多汗，排便次数增多常排松软便可见于甲状腺功能亢进症；便秘则多见于甲状腺功能减退症病人。

六、疼痛

疼痛是个体经受或叙述有严重不适和不舒服的感觉。痛风病人由于尿酸盐结晶形成、沉积使受累关节剧痛，常于午夜惊醒。骨质疏松症者由于骨质流失严重而致全身骨骼酸痛，尤以腰背部为甚。

（王桂侠）

第二节　糖尿病

糖尿病(DM)是由于胰岛素分泌缺陷和(或)胰岛素作用缺陷导致糖、蛋白质、脂肪代谢异常,表现以慢性高血糖为特征的代谢疾病群。典型病例可出现多尿、多饮、多食、消瘦等表现,即"三多一少"症状,可并发眼、肾、神经、心脏、血管等组织的慢性进行性病变。病情严重或应激时可发生急性代谢紊乱,如酮症酸中毒、高渗性昏迷等。

糖尿病患病率正随着人民生活水平的提高、人口老化、生活方式的改变而迅速增加。根据国际糖尿病联盟统计,2000年全球有糖尿病患者1.51亿,预计到2030年将升至5亿人。2007年至2008年,中华医学会糖尿病学分会(CDS)在全国14个省市进行了糖尿病的流行病学调查,估计我国20岁以上的成年人糖尿病患病率为9.7%,成人糖尿病患者总数达9240万。由于人口基数大,我国可能已成为糖尿病患病人数最多的国家。糖尿病对社会和经济带来沉重的负担,使患者的生活质量降低,成为严重威胁人类健康的世界性公共卫生问题。

【分类】

1999年,WHO公布了糖尿病新的分类法,即1型糖尿病、2型糖尿病、妊娠糖尿病和其他特殊类型糖尿病。

1.1型糖尿病　1型糖尿病是一种自体免疫疾病,常常在35岁以前发病,占糖尿病的10%以下。感染(尤其是病毒感染)、毒物等因素诱发机体产生异常自身体液和细胞免疫应答,导致胰岛β细胞损伤,胰岛素分泌减少,多数患者体内可检出抗胰岛β细胞抗体。因胰岛素分泌缺乏,本型病人依赖外源性胰岛素补充以维持生命。

2.2型糖尿病　2型糖尿病也叫成人发病型糖尿病,多在35~40岁之后发病,占糖尿病患者90%以上。2型糖尿病病人体内产生胰岛素的能力并非完全丧失,有的患者体内胰岛素甚至产生过多,但胰岛素的作用效果却不佳,因此患者体内的胰岛素处于一种相对缺乏的状态。该型可仅用口服降糖药物来控制血糖,或口服药联合外源性胰岛素治疗。

3.妊娠糖尿病(GDM)　确定妊娠后,若发现有各种程度的糖耐量减低或明显的糖尿病,不论是否需用胰岛素或仅使用饮食治疗,也不论分娩后这一情况是否持续,均可认为是妊娠糖尿病。妊娠糖尿病的发生率为1‰~6.6‰。

4.特殊类型糖尿病　如线粒体耦联因子(CF)相关性糖尿病、新生儿糖尿病、青少年发病的成年型糖尿病(MODY)、成人迟发性自身免疫性糖尿病(LADA)等。

【病因与发病机制】

糖尿病的病因和发病机制较为复杂,至今尚未完全明了。目前认为糖尿病是由多种原因引起,与遗传因素、环境因素和自身免疫有关。

1.1型糖尿病　1型糖尿病主要是以遗传性易感人群为背景的、由病毒感染所致的胰岛β细胞自身免疫反应,引起β细胞破坏和功能损害,导致胰岛素分泌绝对不足。

2.2型糖尿病　2型糖尿病与遗传因素和环境因素的关系更为密切,发病机制与胰岛素抵抗和胰岛素分泌缺陷有关。环境因素包括老龄化、现代社会西方生活方式(体力活动减少、高热量方便食物和可口可乐摄入过多等)、肥胖、精神刺激、多次妊娠和分娩等。2型糖尿病有些病人的基础胰岛素分泌正常,空腹时肝糖输出不增加,故空腹血糖正常或轻度升高,但在进餐后出现高血糖。另一些病人进餐后胰岛素分泌持续增加,分泌高峰延迟,餐后 3～5h 血浆胰岛素水平呈现不适当的升高,引起反应性低血糖,并可成为这些病人的首发症状。

【病理生理】

糖尿病时胰岛素分泌和(或)胰岛素作用缺陷致胰岛素绝对或相对不足,引起一系列的代谢紊乱。

1.碳水化合物代谢　糖尿病时,葡萄糖在肝、肌肉和脂肪组织的利用减少以及肝糖输出增多是发生高血糖的主要原因。

2.脂肪代谢　由于胰岛素不足,脂肪组织摄取葡萄糖及从血浆清除甘油三酯的能力下降,脂肪合成代谢减弱,脂蛋白脂酶活性低下,血浆中游离脂肪酸和甘油三酯浓度增高。这些改变增高了心血管病的危险性。在胰岛素极度缺乏时,储存脂肪的动员和分解加速,血游离脂肪酸浓度进一步增高。肝细胞摄取脂肪酸后,经 β 氧化生成乙酰辅酶 A,合成乙酰乙酸,乙酰乙酸进而转化为丙酮和 β 羟丁酸,三者统称酮体。当酮体生成超过组织利用和排泄能力时,大量酮体堆积形成酮症,进一步可发展至酮症酸中毒。

3.蛋白质代谢　肝脏、肌肉等组织摄取氨基酸减少,蛋白质合成代谢减弱、分解代谢加速,导致负氮平衡,病人乏力、消瘦、组织修复和抵抗力降低,儿童生长发育障碍和延迟。

【临床表现】

1 型糖尿病多发生于青少年,起病急,症状明显且重,可以酮症酸中毒为首发。2 型糖尿病多见于 40 岁以上成人或老年人,多为肥胖体型,起病缓慢,症状较轻。

1.代谢紊乱症候群　典型表现为"三多一少",即多尿、多饮、多食和体重减轻。

(1)多尿:血糖升高后,不能被充分利用,随肾小球滤出而不能完全被肾小管重吸收,以致形成渗透性利尿,出现多尿。血糖越高,排出的尿糖越多,尿量也越多。

(2)多饮:因多尿失水,刺激口渴中枢,出现烦渴多饮,饮水量和饮水次数都增多,以此补充水分。排尿越多,饮水也越多,形成正比关系。

(3)多食:由于葡萄糖不能被机体充分利用而随尿排出,患者常感饥饿,导致食欲亢进、易饥多食。

(4)消瘦:外周组织对葡萄糖利用障碍,使脂肪和蛋白质分解加速以补充能量,加之失水,病人体重明显减轻、形体消瘦,以致疲乏无力,精神不振。

2.急性并发症

(1)糖尿病酮症酸中毒(DKA):是糖尿病最常见的急性并发症之一,因体内胰岛素严重缺乏引起的高血糖、高血酮、代谢性酸中毒的一组临床综合征。最常发生于 1 型糖尿病患者,原因多是由于中断胰岛素治疗或胰岛素用量不足。2 型糖尿病患者在某些诱因下亦可发生。常见诱因有:①感染,以呼吸道、泌尿道、胃肠道感染最常见;②饮食不当,摄入过多的甜食、脂肪或过度限制碳水化合物;③应激、创伤、手术、精神刺激、妊娠和分娩等。④其他:某些药物如糖皮质激素的应用,某些疾病如库欣病、肢端肥大症、胰升糖素瘤等。

产生机制:在糖尿病病情加重时,脂肪分解加速,大量脂肪酸经在肝脏氧化产生大量乙酰乙酸、β-羟丁酸和丙酮,三者统称为酮体。如酮体超过组织的氧化利用则血酮体升高,称酮血症,尿中出现酮体,称酮尿症,临床统称为酮症。当代谢紊乱加剧时,血酮体浓度超过体内酸碱平衡调节能力时,血 pH 值下降,导致酮症酸中毒,发生昏迷。

临床表现:DKA 早期常无明显表现,随着血酮酸的积聚,逐渐出现一系列症状。早期表现为原有糖尿病症状加重或首次出现,如极度烦渴、尿多、乏力、疲劳等。进入酸中毒失代偿期后病情迅速恶化,出现食欲减退、恶心、呕吐或腹痛(易误诊为急腹症),伴有头痛、烦躁、呼吸深大、呼气中有烂苹果味(丙酮味)、面颊潮红、口唇樱红。后期出现严重脱水,表现为尿量减少、皮肤黏膜干燥无弹性、眼球下陷、声音嘶哑、脉搏细数、血压下降、四肢厥冷,最终意识模糊以至昏迷。脱水加之厌食、恶心、呕吐使电解质摄入减少,引起电解质代谢紊乱,如低钾血症。但由于血液浓缩、肾功能减退时钾潴留以及酸中毒钾从细胞内转移到细胞外,因此血钾浓度可正常甚或增高,掩盖体内严重缺钾。

(2)高渗性非酮症糖尿病昏迷(HNDC):简称高渗性昏迷,是糖尿病一种较少见的严重急性并发症。多见于老年 2 型糖尿病患者。约 2/3 患者于发病前无糖尿病史或症状轻微,可因:应激和感染;心肾功能衰竭;严重呕吐、大面积烧伤、禁食、腹泻;高糖摄入和输入等引起。其临床特征为严重的高血糖、高血钠、脱水、血浆渗透压升高而无明显的酮症酸中毒表现。脱水可继发性醛固酮分泌增多加重高血钠,使血浆渗透压增高,脑细胞脱水,从而导致本症突出的神经精神症状,表现为嗜睡、幻觉、定向障碍、昏迷等。由于极度高血糖和高血浆渗透压,血液浓缩,黏稠度增高,易并发动静脉血栓形成,尤以脑血栓为严重,导致较高的病死率。

(3)低血糖反应:成年人空腹血糖浓度低于 2.8mmol/L 称为低血糖,由低血糖导致的昏迷称低血糖昏迷。常见于糖尿病患者节食过度或突然加大运动量,注射胰岛素剂量过大,口服降糖药使用不当(盲目加量或未按时进餐)等情况下,及糖尿病肾病病人肾功能恶化时,胰岛素排泄延缓,但未及时减少胰岛素用量等。低血糖反应也是某些 2 型糖尿病人的最初症状,这类患者多为餐后低血糖,由于进餐后胰岛素的释放慢于血糖水平的升高,因此当血液中的胰岛素浓度达到高峰时,血糖水平已开始下降,从而发生低血糖反应。临床表现为饥饿乏力,头昏头痛,冷汗淋漓,心慌气短,心动过速,恶心呕吐,视物模糊,周身发抖,甚至精神错乱,行为异常,嗜睡昏迷,四肢抽搐乃至死亡。部分老人和糖尿病神经病变者会在没有任何不适的情况下,突然意识消失,这是一种非常危险的低血糖,又称为未察觉低血糖。低血糖可发于白天,也可发于夜间。夜间处于睡眠状态的低血糖发作可使病人从梦中惊醒,伴有冷汗淋漓,烦躁不安,心动过速。

(4)感染:常出现皮肤疖、痈等化脓性感染,重者可引起败血症或脓毒血症;皮肤真菌感染(足癣、体癣、甲癣)很常见,若发生化脓性感染可导致严重后果。泌尿生殖系统感染也较常见,女性患者常见真菌性阴道炎以及肾盂肾炎、膀胱炎等,常反复发作。糖尿病合并肺结核的发病率高,病变多呈渗出干酪样坏死,易形成空洞,扩展播散较快。

(5)乳酸性酸中毒(LA):LA 是一种较少见而严重的糖尿病急性并发症,一旦发生,病死率可高达 50% 以上,尤其血乳酸＞25mmol/L,病死率高达 80%。乳酸是糖酵解的中间代谢产物,葡萄糖在无氧条件下分解成为乳酸。为维持体内平衡,可由肝脏的糖原异生作用和肾脏的排泄加以清除,但当肝肾功能障碍时则易发生乳酸堆积而致酸中毒。主要见于服用双胍类药物的老年糖尿病合并慢性心、肺疾病或肝肾功能障碍患者,因感染、脱水、血容量减少、饥饿等所诱发。临床起病较急,轻症:可仅有疲乏无力、恶心、食欲降低、头昏、困倦、呼吸稍深快。中至重度:可有恶心、呕吐、头痛、头昏、全身酸软、口属发绀、深大呼吸(不伴酮味)、血压和体温下降、脉弱、心率快,可有脱水表现,意识障碍、四肢反射减弱、肌张力下降、瞳孔扩大、深度昏迷或出现休克。本病症状与体征可无特异性,轻症临床表现可不明显,常被原发或诱发疾病的症状所掩盖,容易误诊或漏诊。

3.慢性并发症　慢性并发症是糖尿病防治的重点和难点。

(1)大血管病变:与非糖尿病患病人群比较,糖尿病患者群中动脉粥样硬化的患病率较高,发病年龄较轻,病情进展较快,是 2 型糖尿病患者主要死亡原因。以累及心、脑、肾等生命器官和危害严重为特点,引起冠心病、高血压、缺血性或出血性脑血管病、肾动脉硬化、肢体动脉硬化。肢体动脉硬化可有下肢疼痛、感觉异常、间歇性跛行,严重时可致肢端坏疽。

(2)微血管病变:主要表现在视网膜、肾、神经、心肌组织,以糖尿病肾病和视网膜病变为重要,二者常并行。

①糖尿病肾病:肾小球硬化症是主要的糖尿病微血管病变之一,常见于糖尿病病史超过 10 年者,是 1 型糖尿病患者的主要死因。典型表现为蛋白尿、水肿和高血压,晚期出现氮质血症,最终发生肾功能衰竭。

②糖尿病性视网膜病变:是成年人失明的主要原因之一。在 2 型糖尿病患者中有 20%～40%出现视网膜病变,约 8%患者可出现严重视力丧失,常见于病史超过 10 年的糖尿病患者。病变早期为非增殖性视网膜病变,表现为视网膜出血、渗出等,发展至后期则属增殖性视网膜病变,表现为新生血管形成,机化物增生,以至出现视网膜剥离,导致失明。其他眼部并发症还可见视网膜黄斑病、白内障、青光眼、屈光改变、虹膜睫状体病变等。

4.神经病变　神经病变是有糖尿病病史 10 年内最常见的并发症。在年龄超过 40 岁及吸烟、血糖控制差者更常见。以多发性周围神经病变最多见,首先表现为对称性肢端感觉异常,呈袜子或手套状分布,伴瘙痒、麻木、针刺、灼热或如踏棉垫感,有时伴痛觉过敏;随后有肢体隐痛、酸痛、刺痛或烧灼样痛,夜间及寒冷季节加重。后期运动神经受累,出现肌张力减弱、肌力减弱,以至肌萎缩和瘫痪。自主神经病变也较常见,表现有瞳孔缩小且不规则、光反射消失、排汗异常、胃肠功能失调、直立性低血压、尿失禁、尿潴留等。

5.糖尿病足　糖尿病足是指因糖尿病血管病变和(或)神经病变及感染等因素,导致糖尿病患者足或下肢组织破坏的一种病变。是糖尿病患者截肢、致残的主要原因。糖尿病足的症状和体征因病程和病变严重程度而不同。轻者只有脚部微痛、皮肤表面溃疡;中度者可以出现较深的穿透性溃疡合并软组织炎;严重者在溃疡同时合并软组织脓肿、骨组织病变,脚趾、脚跟或前脚背局限性坏疽,甚至可以出现全脚坏疽。常见诱因有趾间或足部皮肤瘙痒而搔抓皮肤;溃破、水泡破裂、烫伤;修脚损伤、碰撞伤及新鞋磨伤;吸烟等。由于神经营养不良及外伤,还可引起营养不良性关节炎(Charcot 关节),受累关节有广泛性骨质破坏和畸形。

【辅助检查】

1.尿糖测定　尿糖阳性为诊断糖尿病的重要线索,但尿糖阴性不能排除糖尿病可能,因尿糖值还与肾糖阈的高低有关。在监测血糖条件不足时,每日 4 次尿糖定性检查:3 餐前、晚上(9～10 时)和 24 小时尿糖定量可作为判断疗效的指标。

2.血糖测定　血糖测定是诊断糖尿病的主要依据,也是判断糖尿病病情和控制情况的主要指标。常用指标有空腹血糖(FPG)和餐后 2h 血糖(2hPG)。诊断糖尿病时常用静脉血浆测定,治疗过程中随访血糖控制程度时可用便携式血糖仪进行毛细血管全血测定。

3.葡萄糖耐量试验　当血糖高于正常范围而又未达到诊断糖尿病标准时,需进行口服葡萄糖耐量试验(OGTT)。测定空腹及开始饮葡萄糖水后 1h、2h 静脉血浆葡萄糖水平。对于胃切除术后、胃空肠吻合术后或吸收不良综合征者,可行静脉葡萄糖耐量试验。

4.糖化血红蛋白 A1(HbA1c)和糖化血浆白蛋白测定　糖化血红蛋白是由血红蛋白与葡萄糖非酶化结合而成的,与血糖浓度呈正相关。因红细胞寿命约 120 天,故该指标可反映取血前 8～12 周内血糖的总水平,作为糖尿病总体控制情况的监测指标之一。目前已将 HbA1c 检查作为糖尿病疗效判断,调整治疗的金指标,正常值为 3.8%～6.5%。血浆白蛋白也可与葡萄糖非酶化结合形成果糖胺,正常值为 1.7～2.8mmol/L,可反映糖尿病患者近 2～3 周内血糖总的水平,亦为糖尿病患者近期病情监测的指标。

5.其他　未获控制的糖尿病者可有血甘油三酯、胆固醇升高,而高密度脂蛋白常降低;合并糖尿病肾脏病变时,可有肾功能改变;合并酮症酸中毒时,血、尿酮体升高,pH 值在 7.35 以下,CO_2 结合力可降至 13.5～9.0mmol/L,血糖可达 16.7～33.3mmol/L;合并高渗性糖尿病昏迷时,血浆渗透压可达 330～460mmol/L,血钠达 155mmol/L,血糖可达 33.3mmol/L 以上。为了解糖尿病患者胰岛 β 细胞功能,尚可进行胰岛素释放试验及 C 肽测定。

【诊断要点】

目前我国采用 WHO(1999 年)糖尿病诊断标准,诊断应以静脉血浆葡萄糖值为标准。

(1)糖尿病诊断标准:①糖尿病症状,加随机血糖(指不考虑上次用餐时间,一天中任意血糖水平)≥11.1mmol/L;或 FPG≥7.0mmol/L,空腹定义为至少 8h 内无热量摄入;或 OGTT 2 小时血浆葡萄糖≥11.1mmol/L。②无糖尿病症状者,需另日重复检查以明确诊断。2010 年 ADA 指南已将 HbA1c≥6.5% 作为糖尿病诊断标准之一。但 HbA1c<6.5% 也不能排除糖尿病,需进一步行糖耐量检查。

(2)WHO 规定的糖尿病性低血糖症的诊断标准:①具有低血糖的症状;②血糖≤2.8mmol/L;③服糖(即碳水化合物)后可使症状迅速缓解。

【治疗要点】

强调早期治疗、长期治疗、综合治疗、治疗措施个体化的原则,其目标在于纠正代谢紊乱,消除症状,防止或延缓并发症的发生,维持良好健康和劳动能力,保障儿童生长发育,延长寿命,降低病死率,提高生活质量。国际糖尿病联盟提出糖尿病现代治疗的 5 个要点:饮食控制、运动疗法、血糖监测、药物治疗和糖尿病教育。

1.糖尿病教育　教育已成为本病治疗的重要环节,也是其治疗成败的关键。教育患者认识糖尿病的危害及防治措施,并积极主动配合治疗,使血糖达标。

2.饮食治疗　饮食治疗是糖尿病基础治疗之一,需严格和长期坚持。

3.体育锻炼　体育锻炼亦为糖尿病基础治疗之一,尤其对于 2 型肥胖的糖尿病患者更重要。运动有利于减轻体重,提高胰岛素敏感性,改善血糖,减少降糖药物的用量。

4.自我监测血糖(SMBG)　这是近 10 年来糖尿病患者管理方法的主要进展之一。经常检查血糖水平,为调整药物剂量提供依据。还需每 2~3 个月复查 HbA1c,了解糖尿病病情程度,以便及时调整治疗方案。每年 1~2 次全面复查,了解血脂水平,心、肾、神经、眼底情况,以便尽早发现一些并发症,给予相应的治疗。

5.药物治疗

(1)口服降糖药物:糖尿病患者经基础治疗(饮食调整、体育锻炼)2 周后血糖未达标者,可予以药物治疗。

1)作用机制:

①磺酰脲类:是临床最为主要的降血糖药。除了都具有刺激胰岛 β 细胞分泌胰岛素的作用以外,某些药物还可增加周围组织对胰岛素的敏感性,抑制肝糖原的产生和输出,加强外周组织对葡萄糖摄取利用,适用于 2 型糖尿病有胰岛素分泌,空腹血糖高,体重正常或较轻者。本类药物起效慢,故一般在餐前半小时服用。此类药物主要不良反应为低血糖,在老年人,或治疗初期使用剂量过大或剂量增加太快时,较易发生,以格列本脲发生率最高。格列本脲除强烈与胰岛 β 细胞膜上的磺酰脲受体结合外还渗入到细胞内与胰岛素分泌颗粒结合,使胰岛素持久分泌,易致严重的低血糖。偶见肝功能损害、白细胞减少、皮疹等,一旦出现应立即停药。长期使用刺激胰岛分泌可引起高胰岛素血症,并有使体重增加的倾向。

②非磺脲类:属于超短效药物,主要是模拟生理胰岛素第一时相分泌,用于控制餐后高血糖,餐时服用,在每次进餐前即刻口服,不进餐不服药。适用于 2 型糖尿病有胰岛素分泌,空腹血糖正常而餐后血糖增高者。不良反应有头痛、头昏,低血糖反应较磺脲类少。

③双胍类:本类药物主要是抑制肝糖原的分解,并增加胰岛素在外周组织(如肌肉)的敏感性。单独使用本类药物不会引起低血糖,但可引起胃肠系统的不适感而减少食欲,故可降低体重。为肥胖的 2 型糖尿病患者首选药物。食物不影响药物活性和代谢,可于餐前、餐后或睡前口服。大剂量服用此类药物,可引

起消化道反应,如口干、口苦、金属味、恶心、呕吐、腹泻等。因本类药促进无氧糖酵,产生乳酸,如有肝、肾功能不全或缺氧情况时,可诱发乳酸性酸中毒。

④葡萄糖苷酶抑制剂:本类药物可抑制小肠的 α-糖苷酶,导致食物中碳水化合物不能在此段肠腔全部分解成单个葡萄糖,从而延缓葡萄糖的肠道吸收、降低餐后高血糖。适用于空腹血糖正常而餐后血糖明显升高的 2 型糖尿病。本类药物应餐时服用,与第一口主食嚼碎同服。不良反应有腹胀、产气增多、腹泻等,随用药时间延长,此类症状可好转或消失。单用不引起低血糖,与其他降糖药合用可增加疗效,但亦增加低血糖发生机会。

⑤胰岛素增敏剂:作用机制为提高靶组织对胰岛素作用的敏感性,减轻胰岛素抵抗。用于 2 型糖尿病有胰岛素抵抗者。本类药物服用每日 1 次,时间固定,单独使用本类药物不会引起低血糖。主要不良应是水肿,有心力衰竭倾向或肝病者不用或慎用。

2)用药原则:在详细了解病史基础上,可联合用药,以达到疗效互补,而药量和副作用最小。降糖药中的任何两种均可联合应用,但同类降糖药不可合用,任何一类口服药均可与胰岛素联用。用药个体化,从小剂量开始,非肥胖者首选胰岛素促泌剂,肥胖者宜选用不增加体重、不刺激胰岛素分泌的药物,肥胖且伴有胰岛素抵抗者可用胰岛素增敏剂。

(2)胰岛素:适用于 1 型糖尿病;糖尿病酮症酸中毒;高渗性昏迷;糖尿病合并重症感染、消耗疾病、各种慢性并发症急性发病时以及外科手术前后、妊娠和分娩;2 型糖尿病患者经饮食、口服药物治疗控制不佳者。

1)胰岛素的种类:

①按来源不同分类:动物胰岛素(从猪和牛的胰腺中提取)、半合成人胰岛素、生物合成人胰岛素(现阶段临床最常使用的胰岛素)。

②按药效时间长短分类:分为超短效、短效、速效、中效和长效四种。

③胰岛素治疗方案与模式:临床胰岛素治疗方案多采取模拟生理性胰岛素分泌的模式,包括基础胰岛素和餐时胰岛素两部分的补充。方案的选择应高度个体化,按照血糖达标为驱动的阶梯治疗方案,尽早控制血糖平稳达标。见表 7-1。

表 7-1 胰岛素治疗方案与模式

治疗方案	模式
强化治疗方案 (每天 3~4 次注射)	速/短效胰岛素三餐前注射＋中/长效胰岛素睡前注射,每天注射 4 次
	速/短效胰岛素三餐前注射,每天注射 3 次
	早餐前和晚餐前注射速/短效胰岛素＋午餐前口服降糖药＋睡前注射中/长效胰岛素,每天注射 3 次
	早餐前注射预混胰岛素＋晚餐前注射速/短效胰岛素＋睡前注射中/长效胰岛素,每天注射 3 次
非强化治疗方案 (每天 1~2 次注射)	BIDO 治疗方案:睡前注射中/长效胰岛素＋白天日服降糖药
	早餐前预混胰岛素＋晚餐前预混胰岛素
	早餐前速/短效胰岛素＋晚餐前速/短效胰岛素
	早餐前速/短效胰岛素＋睡前中/长效胰岛素
	早餐前中效胰岛素＋睡前中/长效胰岛素

④胰岛素给药剂量:起始剂量:从小剂量开始,0.25IU/(kg·d),全天约 12~20IU。1 型糖尿病每超过目标血糖 2.8mmol/L 左右需增加 1IU 速/短效胰岛素。2 型糖尿病:每超过目标血糖 1.7mmol/L 左右需

增加 1IU 速/短效胰岛素。每隔 1～2 天调整剂量。全天 24 小时 6 次指血血糖平均值＞12mmol/L,总剂量应增加 10%;血糖平均值＜6mmol/L,总剂量宜降低 10%。注射胰岛素 2 小时后的指血血糖＜4mmol/L 者,相应的餐前胰岛素注射量也应减少 10%。

(3)各型糖尿病治疗方案的选择

1)1 型糖尿病:首选胰岛素强化治疗方案。强化治疗方案是模拟胰岛素生理分泌的治疗方案,是最易控制血糖达标的方案,良好的血糖控制有助于减少并发症的发生。

2)2 型糖尿病:非肥胖 2 型糖尿病患者:经 2～4 周饮食运动治疗后,若 FPG≥7.0mmol/L 和(或)餐后 2 小时血糖≥10mmol/L,则应开始口服药物治疗。肥胖 2 型糖尿病患者:仅餐后血糖增高,建议饮食及运动,若体重减轻或不变,血糖达标,则无需药物治疗;若体重不变,血糖未达标,则加强饮食及运动治疗并加用二甲双胍或糖苷酶抑制剂。在新诊断的 2 型糖尿病患者,如有明显的高血糖症状和/或血糖及 HbA1c 水平明显升高,一开始即考虑胰岛素治疗,加或不加其他药物。

6.胰腺移植和胰岛细胞移植 主要用于 1 型糖尿病患者,可解除对胰岛素的依赖,提高生活质量。但两者均因技术等方面的原因未能普及。

【主要护理诊断/问题】

1.营养失调:低于机体需要量与胰岛素分泌缺陷和(或)作用缺陷所致糖、蛋白质、脂肪代谢紊乱有关。

2.有感染的危险与糖尿病所致血糖升高、营养不良、微循环障碍等有关。

3.潜在并发症:糖尿病酮症酸中毒、高渗性非酮症昏迷、感染、低血糖反应等。

4.知识缺乏:缺乏糖尿病治疗及自我保健知识。

【护理措施】

1.饮食护理 首先让患者了解饮食治疗的目的和意义,以及具体实施的步骤,使之能够积极配合并长期坚持。

(1)控制总热量:是糖尿病饮食治疗的首要原则。摄入的热量能够维持正常体重或略低于理想体重为宜。每周应定期测量体重,超重/肥胖者减少体重的目标是在 3～6 个月期间体重减轻 5%～10%;消瘦者应通过均衡的膳食营养计划恢复并长期维持理想体重。根据患者年龄、性别、身高、体重查表或计算出理想体重,[理想体重(kg):身高(cm)－105(若年龄＞40 岁,则该数字为 100)],参照理想体重和活动强度计算每日所需总热量。肥胖者必须减少热能摄入,消瘦者可适当增加热量达到增加体重。儿童、孕妇、乳母、营养不良和患慢性消耗性疾病者可酌情增加热量。

(2)合理分配热量

①碳水化合物:摄入适量。目前主张不要过严地控制碳水化合物,糖类应占总热能的 50%～60%,每日进食量可在 250～300 克,肥胖应在 150～200 克。谷类是日常生活中热能的主要来源,每 50 克的米或白面供给碳水化合物约 38 克。提倡用粗制米、面和一定量杂粮,如燕麦片、莜麦粉、荞麦粉、窝头、绿豆、白芸豆等。忌食葡萄糖、蔗糖、蜜糖及其制品,如糖果、甜点、冰激凌及含糖饮料等。

②蛋白质:摄入充足。蛋白质约占总热量的 12%～15%,成人每日每公斤理想体重 0.8～1.2g,动物蛋白质应占 1/3 以上,食用瘦肉、鱼、鸡、鸡蛋、牛奶、豆类等。儿童、孕妇、乳母、营养不良和伴消耗性疾病时,蛋白质宜增至每公斤理想体重 1.5～2.0g;若伴糖尿病肾病应限制在每公斤理想体重 0.6～0.8g,应限制植物蛋白的食用。

③脂肪:限制摄入量。脂肪约占总热量的＜30%或更低。应限制含饱和脂肪酸的脂肪如牛油、羊油、猪油、奶油等动物性脂肪,可用植物油如豆油、花生油、芝麻油、菜籽油等含多不饱和脂肪酸的油脂,但椰子油除外。花生、核桃、榛子、松子仁等脂肪含量也不低,也要适当控制。少食动物内脏、鱼子、蛋黄等含胆固

醇高的食物。

④膳食纤维:摄入适量。每日饮食中纤维素含量不少于40g,因纤维素可延缓糖和脂肪吸收,增加饱腹感,减少食量和降糖降脂作用。提倡食用绿叶蔬菜、麦麸、豆类、整谷、含糖分低的水果等。但是含纤维素食物也不能吃多,否则不容易消化。

⑤维生素和无机盐:凡是病情控制不好的患者,易并发感染或酮症酸中毒,要注意补充维生素和无机盐,尤其是维生素B族,以改善神经症状。粗粮、干豆类、蛋、动物内脏和绿叶蔬菜含维生素B族较多。新鲜蔬菜含维生素C较多,应注意补充。每日食盐要在6克以下,防止高血压的发生。

⑥戒烟限酒:饮酒可干扰血糖控制和饮食治疗计划的执行,吸烟可导致血管收缩,不利于糖尿病患者血液循环。

⑦适时补水:糖尿病患者除了避免含糖饮料外,每天要补充适量的水分。无心肾合并症的糖尿病患者每天饮水量至少1500~2000ml。中老年及长期血糖升高的患者,口渴中枢已不敏感,因而口渴症状常不明显,但体内脱水现象仍然存在。喝水有利于体内代谢毒物的排泄,有预防糖尿病酮症酸中毒的作用。另外,喝水可改善血液循环,对老年患者可预防脑血栓的发生。

(3)规律进餐:将热量换算成重量,根据生活习惯、病情和药物治疗的需要制定食谱,规律进餐。三餐热量分配一般为1/5、2/5、2/5或1/3、1/3、1/3,也可按4餐分配为1/7、2/7、2/7、2/7。提倡少食多餐,以减轻餐后胰岛负担,也可避免餐后高血糖及药物高峰时出现低血糖。两餐之间饥饿时,可吃些蔬菜如黄瓜充饥或采用加餐的办法,加餐的量应是从正餐中减去的,而不是额外增加的量。

2.体育锻炼 适于2型糖尿病肥胖者和血糖在11.1~16.7mmol/L以下者,以及1型糖尿病稳定期患者。根据年龄、性别、体力、病情及有无并发症等不同条件,进行有规律的运动,循序渐进,并长期坚持。

(1)运动方式:应选择有氧运动方式,如散步、慢跑、骑自行车、健身操、游泳、太极拳等,根据年龄、性别、身体状况及个人喜好选择。

(2)运动强度:运动时最大(心)脉率应达到=(170－年龄)×(50%~70%),且不感到疲劳为宜,若出现呼吸费力、胸闷、头晕、大汗等应立即停止。每次运动至少150分钟,每周至少3次,无体力锻炼的时间不能连续超过2天。对无禁忌证的2型糖尿病患者鼓励每周进行至少2次耐力运动。

(3)运动注意事项:①运动要避开恶劣天气,随身携带甜食和糖尿病卡以应急需;②以早餐或晚餐后半小时至1小时为运动最佳时间,以免发生低血糖;③若在运动中出现饥饿感、心慌、头晕及四肢无力或颤抖等,表明发生了低血糖,应立即停止运动,并进甜食,一般休息15分钟左右即可缓解,否则即送医院治疗;④血糖>14mmol/L,血酮增高,有应激情况,严重的心脑血管病变、眼底或肾脏病变及1型糖尿病病情不稳定者,应避免运动或减少运动量,以免诱发DKA或心绞痛、心肌梗死、心律失常或眼底出血等。

3.用药护理

(1)口服药物:

1)药物治疗应建立在控制饮食及适量运动的基础上,告知患者遵医嘱按时按剂量服药,不可随意增减,定时定量进餐,并适当运动锻炼。

2)向患者讲述有关药物的不良反应,嘱其一旦发现,应及时向医护人员报告。同时注意监测肝、肾功能。

3)监测用药后血糖、糖化血红蛋白的变化,以便及时调整治疗方案。

4)注意降糖药与其他药物的相互作用,如水杨酸盐、心得安、磺胺、胍乙啶、利血平、可乐定等,能增强磺酰脲类药物的降糖作用,故在服用时应及时调整药物剂量,并严密监测血糖。异博定、硝苯吡啶、噻嗪类利尿药、速尿、利福平、苯巴比妥及口服避孕药,可以减弱磺脲类的降糖作用,故服用降糖药时应尽量避免同时使用。

(2)胰岛素：

1)使用胰岛素注意事项：①注射时间准确：一般中长效胰岛素注射时间与进餐关系可不严格要求，餐前餐后注射均可。但短效制剂在进餐前半小时注射，必须强调与进餐配合，超短效制剂必须在餐前10分钟注射。因为进餐时间正是药物开始发挥作用的时间，不配合可能有发生低血糖危险。②注射剂量准确：胰岛素剂型众多，特别注意每毫升的含量，以免发生剂量过大或不足，应使用胰岛素专用注射器准确抽吸。现有胰岛素笔更方便、剂量更精确。当需混合使用长、短效胰岛素时，应先抽短效，再抽长效，然后轻轻摇匀，不可反向操作，以免长效胰岛素混入短效胰岛素中，影响胰岛素的疗效。③注射部位的选择与轮换：胰岛素注射部位通常选择上臂前外侧、大腿内侧、臀部及腹部进行皮下注射。腹部是优选部位，因为腹部的皮下脂肪较厚，可减少注射至肌肉层的危险，捏起腹部皮肤最容易，同时又是吸收胰岛素最快的部位。一般在肚脐两侧旁开3～4指的距离外注射。推药后应停留5～10秒再拔针，以免药液外溢。为避免皮下组织萎缩或增厚，影响吸收，应有计划、有标记地逐一轮换注射部位，同一部位各注射点间距不小于1指宽（2cm）。多次注射需选择不同部位，二周内同一部位不应注射两次。④正确储存：胰岛素为蛋白质类激素，不可冰冻，未开封的胰岛素可以放置于2～8℃温度的冰箱保鲜层中保存。正在使用的胰岛素可以保存在室温环境下，但应避免受热及日光照射。若短效制剂出现不澄清或中、长呈块状，则不能使用。

2)胰岛素泵治疗：内生胰岛功能明显缺乏时，"胰岛素替代疗法"可采用持续性皮下胰岛素输注（CSII），使用短效或速效胰岛素，根据血糖变化规律个体化设定基础输注量（持续或分段）和餐前剂量（冲击量）。但价格昂贵，限制其推广。

3)观察胰岛素疗效和不良反应：

①胰岛素不良反应：a.低血糖反应：最常发生，危险性较大。主要与用量过大、进食不规律、运动过多有关。低血糖表现为出汗、颤抖、心悸、软弱无力、面色苍白、四肢冰冷感、头晕、烦躁、甚至昏迷。b.过敏反应：局部注射部位可发生红肿、瘙痒、皮疹、血管神经性水肿，甚至发生过敏性休克。c.脂肪营养不良：较为少见，在注射部位出现红肿、发热、皮下有小结、皮下脂肪萎缩或增生等。

②护理：定期监测血糖、糖化血红蛋白的变化，以及时调整胰岛素剂量。告知患者使用胰岛素的常见不良反应，预防低血糖的发生，应注意胰岛素注射时间和进食时间相配合。低血糖反应的处理：急查血糖，并迅速补充15g含糖食物，如糖果1～2粒、面包1～2片、饼干5～6块、甜果汁或糖水半杯、1汤匙蜂蜜、饭、粉、面一小碗，一般15分钟左右好转。10～15分钟后，若症状还未消失可再吃一次。静脉推注50%葡萄糖40～60ml是低血糖抢救最常用和有效的方法，神志不清者症状可迅速缓解。必要时可注射胰高血糖素。

4.预防感染

(1)向患者讲解糖尿病易合并感染的原因以及感染可能带来的不良后果，使其能够注意保持皮肤、呼吸道、口腔、会阴部及足部等的清洁，避免发生感染。一旦发现感染症状，应及时就医，不可自行处理。

(2)足部护理：

1)评估危险因素：①足溃疡史；②缺血并神经性血管病变症状，如运动引起的腓肠肌疼痛；神经病变体征：足发热、皮肤不出汗、肌肉萎缩、鹰爪样趾、压力点的皮肤增厚或胼胝形成，但足背动脉搏动和血液充盈良好；缺血性周围血管病变：足发凉、皮肤苍白或紫绀，足背动脉搏动减弱或消失；③足畸形；④其他危险因素：视力下降、关节炎、鞋袜不合适等；⑤个人因素：老年人、经济条件差、独居、拒绝治疗和护理等。

2)预防足部外伤：①不要赤足或穿拖鞋行走，以防刺伤或踢伤。②冬天谨防烫伤或冻伤足部。③每日检查鞋内有无异物和里衬平整，不穿新皮鞋，以免磨破足部皮肤。袜子平软、清洁、透气性好，以棉袜为佳，勤换鞋袜,避免足部受压。趾甲不要剪得太短,应与脚趾齐。有鸡眼或胼胝时,要找皮肤科医师治疗,不要自行处理。

3)保持足部清洁:每日用温水(<40℃)洗脚,每次不宜超过10分钟,脚趾缝间要洗干净,用柔软而吸湿性强的毛巾擦干;如足部皮肤干燥,适当涂抹润肤膏。

4)促进足部血液循环:①注意足部保暖,避免暴露于寒冷或潮湿境中;②每天进行适度的小腿和足部运动,如甩腿、提脚跟、坐下起立动作等;③经常按摩足部,方法是从趾尖开始向上至膝关节按摩,早、中、晚各1次,每次10分钟。

5)足部检查:①每天检查:了解足部有无感觉减退、麻木、刺痛、水肿等;观察足部皮肤颜色、温度及足背动脉搏动情况;检查趾甲、趾间、足背、足底,观察是否有水泡、裂口、擦伤及胼胝、鸡眼、足癣等,是否发生红肿、青紫、水疱、溃疡或坏死等。若发现异常及时就医。②定期做足部的感觉测试,主要有痛觉、温度觉、触觉和压力觉等。

6)控制血糖、戒烟:发生足部溃疡的危险性及其发展均与血糖控制不佳关系密切,应从早期指导患者控制和监测血糖,同时说服患者戒烟,防止吸烟刺激血管,加重供血不足。

7)糖尿病足的处理:有溃疡者及时局部用药,难以治愈的溃疡可用生物制剂、生长因子等;血管病变者用活血化瘀、扩血管疗法,改善微循环;有水肿、溃疡不易愈合者,可用利尿剂、ACEI等;有坏疽者,必要时行截肢治疗。

5.并发症护理

(1)DKA:密切观察病情变化,一旦发现原有糖尿病症状加重,并伴有酸中毒和脱水症状,应立即通知医生处理并配合抢救。救治原则为迅速扩容,以增加尿量促进酮体排泄,纠正高血糖,防止低钾血症。

1)补液:静脉补液对重症DKA尤为重要,不但有利于脱水的纠正,且有助于血糖的下降和酮体的消除。①补液总量:一般按病人体重(kg)的10%估算,成人DKA一般补水4~6L。②补液速度:按先快后慢为原则。原则上前4h输入总失水量的1/3~1/2,在前12h内输入量4000ml左右,达输液总量的2/3。其余部分于24~28h内补足。③补液种类:开始以生理盐水为主,若开始输液时血糖不是严重升高或治疗后血糖下降至13.9mmol/L后,应输入5%葡萄糖或糖盐水,以利消除酮症。④对老年、心血管疾患患者,输液注意不宜太多、太快,以免发生肺水肿。

2)胰岛素降血糖:①小剂量胰岛素疗法,输注胰岛素0.1U/(kg·h),能有效降低血糖,避免脑水肿、低血糖、低血钾等副作用。②当血糖降至13.9mmol/L时,改生理盐水为5%葡萄糖液(按每3~4g葡萄糖加1U胰岛素计算)。③尿酮转阴后,可恢复平时皮下注射胰岛素的治疗。④用药过程中要严密监测血糖,血酮、尿酮。避免血糖下降过快、过低,引发脑水肿。

3)纠正酸中毒及补钾:①慎补碱:DKA经输液和胰岛素治疗后,酮体水平下降,酸中毒可自行纠正,一般不必补碱。补碱指征为血pH<7.1,HCO_3^-<5mmol/L。应采用等渗碳酸氢钠溶液,补碱不宜过多过快。②补钾:应根据血钾和尿量补钾。治疗前血钾低于正常,立即开始补钾,头2~4h通过静脉输液每小时补钾约13~20mmol/L;血钾正常、尿量>40ml/h,也立即开始补钾;血钾正常,尿量<30ml/h,暂缓补钾,待尿量增加后再开始补钾;血钾高于正常,暂缓补钾。治疗过程中定时检测血钾和尿量,调整补钾量和速度。

4)治疗诱因和并发症:积极控制严重感染,防治休克、心力衰竭、心律失常、肾功能、脑水肿等严重并发症。

(2)高渗性非酮症糖尿病昏迷:抢救治疗大致与DKA相近,应积极补液(必要时考虑输注0.45%氯化钠低渗溶液)、胰岛素使用、参考每小时尿量补钾,并治疗诱因和并发症。

【健康教育】

1.患者的糖尿病知识教育　糖尿病为一慢性疾病,需进行终生治疗,其预后取决于血糖控制情况以及各并发症的控制情况。1型糖尿病患者约40%死于糖尿病肾病,而2型糖尿病患者大多死于心脑血管疾病。患者及其家属应当掌握糖尿病的治疗要求,学会监测血糖、尿糖,并坚持长期在医护人员的指导下接受治疗。对患者的健康教育内容应包括:①掌握饮食治疗原则,严格按要求进食;②身体条件允许情况下,坚持体育锻炼,严格按要求活动;③掌握各类口服药物和胰岛素的作用、使用要点、不良反应及应急措施;④学会自我监测血糖、尿糖水平,并使之达标。每2~3个月复查HbA1c,每年进行1~2次全面复查,重点了解血脂水平,心、肾、神经功能、眼底情况,以早期发现大血管、微血管并发症,并早期给予相应盼治疗;⑤保持生活规律、情绪稳定、戒烟限酒、讲究个人卫生,预防各种感染,避免各种应激事件,以避免糖尿病各种急性发症的发生。

2.在无症状患者中进行糖尿病筛查　在无症状的成人,如超重或肥胖(BMI≥25kg/m²)并有一个以上其他糖尿病危险因素,应该从任何年龄开始筛查糖尿病并评估将来糖尿病的风险。对没有这些危险因素的人群,应从45岁开始筛查。如果检查结果正常,至少每3年复查一次。为筛查糖尿病或评估未来糖尿病的风险,HbA1c、FPG或OGTT均可使用。对于那些已经明确未来糖尿病风险增加的人群,应该进一步评估并治疗其他心血管疾病(CVD)危险因素。

3.改变生活方式　在有2型糖尿病风险的个体,预防措施重点应强调生活方式的改变,包括适度的减轻体重(体重的7%)和规律的体力活动(每周150分钟),饮食控制如减少热量摄入、低脂饮食,限制含糖饮料,能够减少发生2型糖尿病的风险。

(王桂侠)

第三节　单纯性甲状腺肿

单纯性甲状腺肿是不伴有甲状腺功能异常的甲状腺肿大的疾病,可分为地方性甲状腺肿和散发性甲状腺肿两种。地方性甲状腺肿是一种多见于世界各地的地方性多发病,后者散发于全国各地。

【病因和发病机制】

1.碘的缺乏　其为引起地方性甲状腺肿的最主要病因。碘是合成甲状腺激素的主要原料,碘不足,导致甲状腺激素合成不足,反馈引起垂体分泌过量的TSH,刺激甲状腺生长。流行地区的土壤、饮水、蔬菜、粮食中含碘量均较非流行区低。碘化食盐可以预防甲状腺肿大。

2.甲状腺激素(TH)的需要量增加　青春期、妊娠期、哺乳期、寒冷、感染、创伤和精神刺激时,由于机体对TH的需要量增多,可诱发或加重甲状腺肿,为生理性甲状腺肿。

3.甲状腺激素合成、分泌的障碍　某些物质因含有硫脲类致甲状腺肿物质或含有某些阻抑TH合成的物质,引起甲状腺肿。常见的致甲状腺肿食物有卷心菜、萝卜、坚果或含氟过多的饮水等,药物如硫脲类、磺胺类、对氨水杨酸、保泰松、硫氰酸盐、秋水仙碱、锂盐、钴盐及高氯酸盐等,它们可以抑制碘离子的浓集或使碘离子有机化,大量碘化物可抑制TH的合成和释放,从而引起甲状腺肿。另外,高碘、某些遗传缺陷致TH合成障碍及Tg基因突变等,均可影响甲状腺激素的合成障碍。

【临床表现】

1.甲状腺肿大　最常见的症状。甲状腺常呈轻度或中度弥漫性肿大(表7-2),质地较软,无压痛。晚期逐渐发展成巨大甲状腺肿,并可有大小不等的结节,呈结节性甲状腺肿。部分成年人多结节性甲状腺肿病人可发生自主性甲状腺功能亢进。

表 7-2　甲状腺肿的分度

分度	表现
Ⅰ度	外观没有肿大,但触诊能及
Ⅱ度	既能看到,又能触及,但肿大没有超过胸锁乳突肌外缘
Ⅲ度	肿大超过胸锁乳突肌外缘

2.压迫症状　较少见。随着甲状腺的肿大,可出现对邻近组织器官的压迫症状,如气管受压可出现堵塞感、咳嗽及呼吸困难,食管受压可造成吞咽困难,喉返神经受压会导致声音嘶哑、刺激性干咳。胸骨后甲状腺肿可使头部、颈部、上肢静脉回流受阻,表现为面部青紫、浮肿、颈部与胸部浅表静脉扩张。

3.生长发育障碍　出生、居住于缺碘地区的呆小病患儿,包括部分儿童及青少年,可发生严重生长发育及智力障碍。

【实验室和其他检查】

1.甲状腺功能检查　血清 T_3、T_4、TSH 水平大多正常。

2.甲状腺摄[131]I 率及 T_3 抑制试验　摄[131]I 率增高但无高峰前移,可被 T_3 所抑制。当甲状腺结节有自主功能时,可不被 T_3 抑制。

3.甲状腺 B 超　它是确定甲状腺肿的主要方法。可见弥漫性甲状腺肿,常呈均匀分布。

【诊断要点】

诊断的主要依据是病人有甲状腺肿大而甲状腺功能基本正常。地方性甲状腺肿地区的流行病史有助于本病的诊断。

【治疗要点】

1.对因治疗　缺碘所致者,可采用碘化食盐防治;青春期甲状腺肿多自行消退,无需处理;因致甲状腺肿的物质引起者,在停用后甲状腺肿一般可消失。

2.甲状腺激素治疗　尤其是无明显原因的单纯性甲状腺肿病人,服用甲状腺制剂,补充内源性甲状腺激素不足,可抑制 TSH 分泌,使肿大的甲状腺缩小。

3.手术治疗　一般不宜手术,但有压迫症状、药物治疗无改善或疑有甲状腺癌时,可行甲状腺次全切除术,术后予 TH 长期替代治疗。

【常用护理诊断/问题】

1.自我形象紊乱　与甲状腺肿大致颈部增粗有关。

2.潜在并发症　呼吸困难、吞咽困难、声音嘶哑等。

3.知识缺乏　缺乏地方性甲状腺肿的防治知识。

【护理措施】

1.病情观察　观察甲状腺肿大的程度、质地、有无结节和压痛及颈部增粗的情况、有无甲状腺亢进的表现等。

2.饮食护理　对缺碘者指导摄取含碘高的食物,如海带、紫菜等,避免摄入抑制甲状腺激素合成的食物和药物。

3.用药护理　观察使用碘剂及甲状腺制剂的疗效和副作用。使用甲状腺制剂时,特别是老年人,应从小剂量开始,以免诱发和加重冠心病;使用中监测血清 TSH 水平。

4.心理护理　与病人沟通交流,消除其紧张情绪,鼓励病人表达自己的心理感受,争取家属的心理支持,并告知病人,身体外形的改变通过积极治疗也可逐渐恢复,提高病人自信心,消除其自卑心理。

【健康指导】

1.向病人及家属解释单纯性甲状腺肿的基本知识。

2.告知病人如何从饮食和药物方面避免致甲状腺肿物质的摄入,并使用碘化食盐以预防单纯性甲状腺肿发生。

3.如发生甲状腺肿大,应到医院就诊,不宜盲目自行用药。

(王桂侠)

第四节 甲状腺功能亢进

甲状腺功能亢进症(简称甲亢)是指由多种病因导致体内甲状腺激素(TH)分泌过多,引起以神经、循环、消化等系统兴奋性增高和代谢亢进为主要表现的一组疾病的总称。因此,甲亢是一种临床综合征。甲亢的病因较复杂(表 7-3),但以 Graves 病(GD)最多见,下面予以重点阐述。

表 7-3 甲亢的病因分类

甲状腺性甲亢	
弥漫性毒性甲状腺肿	
多结节性毒性甲状腺肿	HCG 相关性甲亢(绒毛膜癌、葡萄胎、侵蚀性葡萄胎、多胎妊娠
毒性甲状腺腺瘤	等)
自主性高功能甲状腺结节	卵巢甲状腺肿伴甲亢
多发性自身免疫性内分泌综合征伴甲亢	医源性甲亢
滤泡状甲状腺癌	暂时性甲亢
新生儿甲亢	亚急性甲状腺炎
母亲患甲亢所致	亚急性肉芽肿性甲状腺炎
遗传性毒性甲状腺增生症/遗传性毒性甲状腺肿	亚急性淋巴细胞性甲状腺炎(产后甲状腺炎、α-干扰素、锂盐
碘甲亢	等)
垂体型甲亢	亚急性损伤性甲状腺炎(手术、活检、药物等)
垂体 TSH 瘤	亚急性放射性甲状腺炎
垂体型 TH 不敏感综合征	慢性淋巴细胞性甲状腺炎(桥本甲状腺炎、萎缩性甲状腺炎)
伴瘤综合征性或 HCG 相关性甲亢	
恶性肿瘤(肺、胃、肠、胰、绒毛膜等)伴甲亢	

Graves 病

Graves 病(GD)亦称弥漫性毒性甲状腺肿、Basedow 病、Parry 病,是甲状腺功能亢进症的最常见病因,占全部甲亢的 $80\%\sim85\%$。多见于女性,男女之比 $1:4\sim1:6$,高发年龄为 $20\sim50$ 岁。起病一般较缓慢,少数可在精神创伤和感染等应激后急性起病,或因妊娠而诱发本病。

【病因与发病机制】

目前本病的病因虽尚未完全阐明,但公认 GD 是一种伴 TH 分泌增多的自身免疫性甲状腺疾病。

　　GD 的体液免疫研究较为深入。GD 患者的血清中存在针对甲状腺细胞 TSH 受体的特异性自身抗体，称为 TSH 受体抗体(TRAb)。TSH 和 TRAb 均可以与 TSH 受体结合，并通过腺苷酸环化酶-cAMP 和(或)磷脂酰肌醇-Ca^{2+} 信号传导途径产生 TSH 的生物学效应，即甲状腺细胞增生、甲状腺激素合成及分泌增加。

　　TRAb 分为三种类型，即 TSH 受体刺激性抗体(TSAb)、TSH 刺激阻断性抗体(TSBAb)和甲状腺生长免疫球蛋白(TGI)，它们与 TSH 受体结合的具体部位可能不同。TSAb 与 TSH 受体结合产生类似 TSH 的生物效应是 GD 的直接致病原因，95% 未经治疗的 GD 患者 TSAb 阳性，母体的 TSAb 也可以通过胎盘，导致胎儿或新生儿发生甲状腺功能亢进。TSBAb 与 TSH 受体结合则阻断 TSH 与受体的结合，抑制甲状腺增生和甲状腺激素产生。GD 患者可有刺激性和阻断性两种抗体并存，其甲状腺功能的结果取决于何种抗体占优势，临床上 GD 患者自发性发生甲状腺功能减退与血清 TSBAb 的出现有关。TGI 与甲状腺 TSH 受体结合后，仅促进甲状腺细胞肿大，不促进 TH 的合成和释放。少数 GD 患者虽有明显的高代谢症候群，但甲状腺肿大甚轻微，可能是体内的 TSAb 占优势所致。除 TRAb 外，50%～90% 的 GD 患者也存在其他针对甲状腺的自身抗体，如甲状腺过氧化物酶抗体(TPOAb)、甲状腺球蛋白抗体(TgAb)等，其病理生理作用尚不清楚。

　　产生 TRAb 的机制尚未完全阐明。目前认为有易感基因(特异 HLA Ⅱ 类抗原基因)人群的甲状腺细胞，在受到一些触发因子(如碘摄入过量、病毒或耶尔辛肠炎菌等感染、糖皮质激素治疗的撤药或应激、分娩、精神压力、锂盐和干扰素-α 应用等)的刺激下，甲状腺细胞表面特异的 HLA Ⅱ 类分子递呈 TSH 受体片段给 T 淋巴细胞，促使 B 淋巴细胞在免疫耐受缺陷时形成 TRAb。在不同人种的患者中检出的 HLA 抗原的频率不尽相同。如白种人与 HLA-DR3 或 HLA-B8、B46 相关，日本人与 HLA-Bw3、Dw12 相关，中国人则与 HLA-Bw46、B5 相关。

　　GD 的细胞免疫研究近年来进展很快。辅助性 T 细胞(Th)根据其分泌细胞因子的不同，分类为 Ⅰ 型辅助性 T 细胞(Th1)和 Ⅱ 型辅助性 T 细胞(Th2)，Th1 细胞导致细胞免疫反应，Th2 细胞导致体液免疫反应。一种观点认为 GD 是 Th2 型疾病，即由抗体介导的免疫反应致病；但是来自 Graves 眼病眶后组织的 T 细胞却主要产生白介素-2(IL-2)、干扰素-γ(IFN-γ)和肿瘤坏死因子 α(TNF-α)，属于 Th1 型疾病，即由细胞免疫损伤致病。

【临床表现】

1.甲状腺毒症表现

(1)高代谢综合征：由于 TH 分泌过多和交感神经兴奋性增高，促进物质代谢，加速氧化，使产热、散热明显增多，病人常有疲乏无力、怕热多汗、皮肤潮湿、体重下降、低热(危象时可有高热)等表现；TH 促进肠道糖吸收，加速糖的氧化利用和肝糖原的分解，可致糖耐量异常或使糖尿病加重；TH 促进脂肪分解与氧化、胆固醇合成、转化及排出均加速，常致血中总胆固醇降低；蛋白质代谢加速致负氮平衡、体重下降、尿肌酸排出增多；骨骼代谢和骨胶原更新加速，尿钙磷、羟脯氨酸等排出量增高。

(2)精神神经系统：多言好动、焦虑烦躁、紧张不安、失眠、记忆力减退、思想不集中、多疑等，有时出现幻觉，甚至亚躁狂症，但也有寡言、抑郁者。伸舌和双手平举向前伸出时可见细微震颤。腱反射活跃，反射恢复时间缩短。

(3)心血管系统：心悸、气短、稍事活动即可明显加剧，合并甲状腺功能亢进性心脏病(简称甲亢性心脏病)时，可出现心律失常、心脏增大和心力衰竭。以心房颤动等房性心律失常多见，偶见房室传导阻滞。

(4)消化系统：稀便、排便次数增加。甲状腺激素对肝脏也有直接毒性作用，重者可有肝大、肝功能异常，偶有黄疸。

（5）肌肉骨骼系统：主要是甲亢性周期性瘫痪（TPP），多见于青年男性，常在剧烈运动、高碳水化合物饮食、注射胰岛素等情况下诱发，主要累及下肢，伴有低血钾。少数患者发生甲亢性肌病，肌无力多累及近心端的肩胛和骨盆带肌群。

（6）造血系统：周围血液中白细胞总数偏低，淋巴细胞及单核细胞增多。血小板寿命较短，可伴发血小板减少性紫癜。由于消耗增加、营养不良和铁的利用障碍偶可引起贫血。

（7）生殖系统：女性患者常有月经减少，周期延长，甚至闭经，但部分患者仍能妊娠、生育。男性多有阳痿，偶有乳房发育。

2.甲状腺肿　多数病人以甲状腺肿大为主诉，呈弥漫性对称性肿大，质软，吞咽时上下移动。少数患者的甲状腺肿大不对称或肿大不明显。肿大程度与甲亢病情轻重无明显关系。甲状腺上下极可触及震颤，闻及血管杂音，为本病重要的体征。

3.眼征　甲亢时引起的眼部改变大致可分为浸润性突眼和非浸润性突眼两种类型。非浸润性突眼又称良性突眼，占大多数。一般为对称性，有时一侧突眼先于另一侧。主要因交感神经兴奋眼外肌群和提上睑肌张力增高所致，主要改变为眼睑及眼外部的表现，球后组织改变不大。常见的眼征有：①眼裂增宽（Darymple 征），少瞬和凝视（Stellwag 征）；②眼球内侧聚合不能或欠佳（Mobius 征）；③眼向下看时，上眼睑挛缩，在眼下视时不能跟随眼球下落（vonGraefe 征）；④眼上视时，额部皮肤不能皱起（Joffroy 征）。

浸润性突眼又称恶性突眼，较少见，病情较严重。也可见于甲状腺功能亢进症状不明显或无高代谢症的患者中，主要由于眼外肌和球后组织体积增加、淋巴细胞浸润和水肿所致。患者有明显的自觉症状，常见畏光、流泪、复视、视力减退、眼部肿痛、刺痛、异物感等。检查可发现视野缩小，斜视，眼球活动减少甚至固定。眼球明显突出，突眼度一般在 18mm 以上，两侧多不对称。由于眼球明显突出，眼睛不能闭合，结膜、角膜外露而引起充血、水肿，角膜溃疡等。重者可出现全眼球炎，甚至失明。

【特殊的临床表现和类型】

1.甲状腺危象　甲状腺危象又称甲亢危象，为甲亢患者可危及生命的严重表现，发病原因可能与循环内 FT_3 水平增高、心脏和神经系统的儿茶酚胺激素受体数目增加、敏感性增强有关。本征的主要诱因包括感染、应激（如精神刺激、过度劳累、高温、饥饿、心力衰竭、脑血管意外、分娩及妊娠毒血症等）、不适当地停用碘剂及甲状腺手术前准备不充分等。早期为患者原有的甲亢症状加重，伴中等发热，体重锐减，恶心，呕吐；典型的甲亢危象临床表现为高热（39℃以上）、心动过速（140～240 次/分）、伴心房颤动或心房扑动、烦躁不安、呼吸急促、大汗淋漓、厌食、恶心、呕吐、腹泻等，严重者出现虚脱、休克、嗜睡、谵妄、昏迷，部分患者有心力衰竭、肺水肿，偶有黄疸。

2.甲状腺功能亢进性心脏病　甲亢伴明显心律失常、心脏扩大和心力衰竭者称为甲亢性心脏病，以老年甲亢和病史较久未能良好控制者多见。其特点为甲亢完全控制后心脏功能可完全恢复正常。

3.淡漠型甲状腺功能亢进症　此症多见于老年患者。起病隐匿，无明显高代谢综合征、甲状腺肿及眼征。主要表现为抑郁淡漠、明显消瘦、乏力、嗜睡；有时仅有腹泻、厌食等消化系统症状；或仅表现为心血管症状，如原因不明的心房颤动。临床中患者常因明显消瘦而被误诊为恶性肿瘤，因心房颤动被误诊为冠心病，所以老年人不明原因的突然消瘦、新发生心房颤动时应考虑本病。

4.妊娠期甲状腺功能亢进症　主要有两种情况：①妊娠合并甲亢：妊娠期甲亢的病人高代谢症群表现较一般孕妇明显，伴有眼征、弥漫性甲状腺肿、甲状腺区震颤或血管杂音。血清 FT_3、FT_4 升高，TSH<0.5mU/L，血清 TSAb 阳性。本病与妊娠可相互影响，对妊娠的不利影响为早产、流产、妊娠毒血症及死胎等；而妊娠可加重甲亢病人的心血管负担。②HCG 相关性甲亢：由于大量 HCG 或 HCG 类似物刺激 TSH 受体而出现甲亢，血清 FT_3、FT_4 升高，TSH 降低或不可测出，血清 TSAb 和其他甲状腺自身抗体阴性，但

血 HCG 显著升高。HCG 相关性甲亢往往随血 HCG 浓度的变化而消长,属一过性,中止妊娠或分娩后消失。

5.三碘甲状腺原氨酸(T_3)型和甲状腺素(T_4)型甲状腺毒症　仅有血清 T_3 增高的甲状腺毒症称为 T_3 型甲状腺毒症。临床表现与寻常型相同,但一般较轻。可见于弥漫性、结节性或混合性甲状腺肿患者的早期、治疗中或治疗后复发期。实验室检查发现血清 TT_3 与 FT_3 均增高,而 TT_4、FT_4 正常,TSH 水平减低,^{131}I 摄取率增高。

仅有血清 T_4 增高的甲状腺毒症称为 T_4 型甲状腺毒症。其临床表现与典型的甲亢相同,可发生于碘甲亢、Graves 病、毒性结节性甲状腺肿或亚急性甲状腺炎,多见于一般情况较差的中老年,如严重感染、手术、营养不良等患者。T_4 型甲状腺毒症以血清 TT_4、FT_4 增高,TT_3、FT_3 正常或减低为特征。

6.亚临床甲状腺功能亢进症　本症需在排除其他能够抑制 TSH 水平的疾病的前提下,依赖实验室检查结果才能诊断,其特点是血清 FT_3、FT_4 正常,但 TSH 低于正常。本症可能是 GD 早期、GD 经手术或放射碘治疗后、高功能腺瘤、多结节性甲状腺肿、各种甲状腺炎恢复期的暂时性临床现象;但也可持续存在,并成为甲亢(包括 GD)的一种特殊临床类型,少数可发展为临床型甲亢。

7.局限性黏液性水肿　此症与浸润性突眼同属于自身免疫病,约 5% 的 GD 患者伴发本症。多见于小腿胫前下 1/3 部位,也见于手足背及头面部,患处常呈对称性,大小不等,稍高出皮面,增厚、变粗,和正常皮肤分界清晰。一般无自觉症状,偶有瘙痒、微痛和色素沉着,时间较长者因摩擦皮损处可有毛发生长。

8.Graves 眼病　25%～50% 的 GD 患者伴有不同程度的眼病。在所有眼病中,约 5% 的患者仅有浸润性突眼而临床无甲亢表现,称为甲状腺功能正常型 Graves 眼病(EGO)。EGO 患者的实验室检查可能存在亚临床型甲亢和甲状腺自身抗体的异常。诊断 EGO 应注意排除眼部的其他疾病。

【辅助检查】

1.血清甲状腺激素(TH)测定

(1)血清总甲状腺素(TT_4)测定:代表血中结合 T_4 及游离 T_4 的总和。在患者无甲状腺激素结合球蛋白(TBG)异常的情况下,TT_4 的增高提示甲亢。

(2)血清总三碘甲状腺原氨酸(TT_3):代表血中结合 T_3 及游离 T_3 的总和。患者 TBG 正常时,TT_3 的增高提示甲亢。如疑及 TBG 异常,必要时可同时测定游离 T_4、T_3。

(3)血清游离 T_4(FT_4)和游离 T_3(FT_3):结果不受 TBG 的影响,较 TT_3、TT_4 的结果更准确地反映甲状腺的功能状态。甲亢患者结果明显高于正常高限。

2.血清超敏促甲状腺激素(S-TSH)　TSH 是由腺垂体分泌的调节甲状腺的激素,一般放免法不能测出正常值的下限,以超敏的 IRMA 法可测出 Graves 病患者的 TSH 水平低于正常。

3.抗甲状腺球蛋白抗体(TGAb)和抗甲状腺过氧化物酶抗体(TPOAb)　在本病中,TGAb 和 TPOAb 均可阳性,但其滴度不如桥本甲状腺炎高。

4.甲状腺摄^{131}I率　本法是诊断甲亢的传统方法,目前已被激素测定技术所取代。甲亢时^{131}I摄取率表现为总摄取量增高,摄取高峰前移。本方法现在主要用于甲状腺毒症病因的鉴别:甲状腺功能亢进类型的甲状腺毒症^{131}I摄取率增高;非甲状腺功能亢进类型的甲状腺毒症^{131}I摄取率减低。

5.促甲状腺激素释放激素(TRH)兴奋试验　TRH $400\mu g$ 静脉注射,分别于注射前、注射后 15、30、60、90、120 分钟采血,测定血清 TSH。正常人 TSH 水平较注射前升高 3～5 倍,高峰出现在 30 分钟,并且持续 2～3 小时。甲亢时,血清 T_3、T_4 增高,反馈抑制垂体 TSH 释放,故 TSH 不受 TRH 兴奋。

6.三碘甲状腺原氨酸(T_3)抑制试验　此试验主要用于:①单纯性甲状腺肿与甲亢的鉴别诊断,甲亢病人在试验中甲状腺^{131}I摄取率不能被抑制;②有的学者曾经提出本试验可作为抗甲状腺药物治疗甲亢的停药指标。伴有冠心病、甲亢性心脏病或严重甲亢患者禁用此试验,以免诱发心律失常、心绞痛和甲状腺危象。

7.超声检查 采用彩色多普勒超声检查,可见患者甲状腺腺体呈弥漫性或局灶性回声减低,在回声减低处,血流信号明显增加,彩色多普勒血流显像(CDFI)呈"火海征"。甲状腺上动脉和腺体内动脉流速明显加快、阻力减低。

8.眼部电子计算机 X 线体层显像(CT)和磁共振显像(MRI) 眼部 CT 和 MRI 可以排除其他原因所致的突眼,测量突眼的程度,评估眼外肌受累的情况。

【诊断要点】

典型病例经详细询问病史,依靠临床表现即可诊断。不典型病例,尤其是小儿、老年人或伴有其他疾病的轻型甲亢或亚临床型甲亢病例易被误诊或漏诊,有赖于甲状腺功能检查和其他必要的特殊检查方可确诊。

【治疗要点】

目前尚无有效的针对病因和发病机制的根治方案,对症治疗主要是控制高代谢症状,促进器官特异性自身免疫的消退。常用的治疗方法有三种:抗甲状腺药物(ATD)、放射性碘和手术治疗,尤其以前两者更为常用。

1.抗甲状腺药物治疗

(1)适应证:①病情轻、中度病人;②甲状腺轻、中度肿大;③年龄<20 岁;④孕妇、高龄或其他严重疾病不适宜手术者;⑤甲状腺次全切除后复发又不适合放射性碘治疗的病人;⑥手术前准备;⑦放射性碘治疗前后的辅助治疗。

(2)常用药物:常用的 ATD 分为硫脲类和咪唑类两类,硫脲类包括甲硫氧嘧啶(MTU)及丙硫氧嘧啶(PTU)等;咪唑类包括甲硫咪唑(MMI,他巴唑)和卡比马唑(CMZ,甲亢平)等,比较常用的是 PTU 和 MMI。其作用机制是抑制甲状腺内过氧化酶系,抑制碘离子转化为新生态碘或活性碘,从而抑制 TH 的合成。PTU 血浆半衰期为 60 分钟,具有在外周组织抑制 T_4 转换为 T_3 的独特作用,所以发挥作用较 MMI 迅速,控制甲亢症状快,但是必须保证 6～8 小时给药一次;MMI 血浆半衰期为 4～6 小时,在甲状腺内停留时间长,可以每天单次使用。

(3)不良反应:①粒细胞减少:ATD 可以引起白细胞减少,发生率约为 10% 左右,严重者可发生粒细胞缺乏症。主要发生在治疗开始后的 2～3 个月内,外周血白细胞低于 $3×10^9/L$ 或中性粒细胞低于 $1.5×10^9/L$ 时应当停药。②皮疹:发生率约为 2%～3%。一般的皮疹可以加用抗组胺药物,皮疹严重时应及时停药,以免发生剥脱性皮炎。③胆汁淤积性黄疸、中毒性肝炎、急性关节痛、血管神经性水肿等不良反应较为少见,如发生则需立即停药。

2.放射性碘(RAI)治疗 其机制是^{131}I 被甲状腺摄取后释放出 β 射线,破坏甲状腺滤泡上皮而减少 TH 分泌。β 射线在组织内的射程仅有 2mm,不会累及毗邻组织。

(1)适应证:①中度甲亢;②年龄 25 岁以上;③经 ATD 治疗无效或对 ATD 过敏;④合并心、肝、肾等疾病不宜手术或不愿手术者。

(2)禁忌证:①妊娠、哺乳期妇女;②年龄 25 岁以下者不作为首选;③严重心、肝、肾衰竭或活动性肺结核;④甲状腺极度肿大并有压迫症状;⑤重症浸润性突眼;⑥甲状腺危象;⑦外周血白细胞低于 $3×10^9/L$ 或中性粒细胞低于 $1.5×10^9/L$。

(3)并发症:①甲状腺功能减退:甲减发生的原因与电离辐射损伤和继发性自身免疫损伤有关。RAI 引起的甲减分为一过性和永久性两类,后者要给予甲状腺激素终身替代治疗;②放射性甲状腺炎:见于治疗后7~10天,个别可诱发甲状腺危象;③有时可加重浸润性突眼。

3.手术治疗

(1)适应证:①中、重度甲亢,长期服药无效,或停药后复发,或不能坚持服药者;②甲状腺肿大显著,有压迫症状;③胸骨后甲状腺肿伴甲亢者;④结节性甲状腺肿伴甲亢。

(2)禁忌证:①较重或发展较快的浸润性突眼;②合并较重心、肝、肾、肺疾病,全身状况差不能耐受手术者;③妊娠前3月和第6个月以后。

(3)手术方式:通常为甲状腺次全切除术,两侧各留下2~3g甲状腺组织。主要并发症是甲状旁腺损伤导致甲状旁腺功能减退和喉返神经损伤,发生率为1%~2%。术后甲亢复发率在10%左右。

4.甲状腺危象的治疗　去除诱因和防治基础疾病是预防危象发生的关键。尤其要注意积极防治感染和做好充分的术前准备。一旦发生需积极抢救。

(1)抑制TH合成:首选PTU600mg口服或经胃管注入,以后每6小时给予250mg口服,待症状缓解后减至一般治疗剂量。

(2)抑制TH释放:服PTU 1小时后再加用复方碘口服溶液5滴,每8小时一次,或碘化钠1.0g加入10%葡萄糖盐水溶液中静滴24小时,以后视病情逐渐减量,一般使用3~7日。如果对碘剂过敏,可改用碳酸锂0.5~1.0g/d,分3次口服,连服数日。

(3)降低周围组织对TH的反应:普萘洛尔有抑制外周组织T_4转换为T_3的作用,如无哮喘或心功能不全,应加用普萘洛尔20~40mg,每6~8小时口服一次,或1mg稀释后静脉缓慢注射,视需要可间歇给3~5次;氢化可的松50~100mg加入5%~10%葡萄糖溶液静滴,每6~8小时一次,氢化可的松除抑制T_4转换为T_3、阻滞TH释放、降低周围组织对TH的反应外,还可增强机体的应激能力。

(4)降低血TH浓度:在上述常规治疗效果不满意时,可选用血液透析、腹膜透析或血浆置换等措施迅速降低血TH浓度。

(5)其他:①降温:可采用物理降温,药物降温时不宜用水杨酸类退热剂,因此类药均可使血中游离甲状腺激素浓度升高且与甲状腺激素有协同作用。严重者可用人工冬眠(哌替啶100mg、氯丙嗪和异丙嗪各50mg混合后静脉持续泵入)。②镇静:视个体反应每2~4小时交替使用下列镇静药1次,如地西泮(安定)、巴比妥及异丙嗪(非那根)等。如使用镇静药后病人由兴奋烦躁转为安静说明镇静药物用量较合适。③支持及对症处理:如给氧、补充能量及大量维生素尤其是B族、纠正水和电解质的紊乱及心力衰竭等。

5.浸润性突眼的治疗

(1)高枕卧位,限制食盐摄入,适量给予利尿剂,以减轻球后水肿。

(2)1%甲基纤维素或0.5%氢化可的松滴眼,睡眠时使用抗生素眼膏,必要时加盖眼罩预防角膜损伤。

(3)免疫抑制剂:泼尼松60~100mg/d,分3次口服,持续2~4周,以后的4~12周中逐渐减量。严重病例可应用甲基泼尼松龙0.5~1.0g加入生理盐水中静滴,隔日一次,连用2~3次后,继以大剂量泼尼松口服4周左右,待病情缓解后逐渐减至维持量。也可以试用环磷酰胺等其他免疫抑制剂。

(4)严重突眼、暴露性角膜炎或压迫性视神经病变者,可行眼眶减压手术或球后放射治疗,以减轻眶内和球后浸润。

(5)控制甲亢首选ATD治疗,因手术和^{131}I治疗可能加重浸润性突眼。

(6)可合用L-T_4 50~100mg/d以调整下丘脑-垂体-甲状腺轴的功能,预防甲状腺功能低下加重突眼。

6.妊娠期甲状腺功能亢进症的治疗

(1)ATD治疗:因PTU不宜通过胎盘,故为首选。用最小有效剂量(如每日100~300mg,分2~3次口服)控制甲亢症状后,尽快减至维持量,维持甲状腺功能(宜用血清FT_3、FT_4作观测指标)在稍高于正常水平,避免治疗过度导致的母体和胎儿甲状腺功能减退或胎儿甲状腺肿。

(2)手术治疗:发生在妊娠初期的甲亢,经 PTU 治疗控制甲亢症状后,可选择在妊娠中期(即妊娠第 4～6 个月)做甲状腺次全切除,因妊娠早期或晚期手术易出现流产或早产。

(3)禁用 RAI 治疗,因 10 周以后胎儿甲状腺可浓集^{131}I 而引起胎儿甲状腺肿和甲减。

(4)普萘洛尔增加子宫活动和延迟子宫颈扩张,故在妊娠时宜慎用。

(5)由于 ATD 可从乳汁分泌,产后如需继续服药,一般不宜哺乳。如必须哺乳,应选用 PTU,且用量不宜过大。

7.甲状腺功能亢进性心脏病的治疗

(1)首选放射碘治疗,在行放射碘治疗时应先以抗甲状腺药物治疗,耗竭腺体内储存激素,可减少心脏病的恶化。

(2)采用限制钠盐、利尿剂和洋地黄等。

(3)普萘洛尔具有迅速减慢心率、缩小脉压、减少心排血量的作用,对于控制心房颤动的心室率有明显的效果,但对有心力衰竭的患者应在严密监测下使用。

【主要护理诊断/问题】

1.营养失调:低于机体需要量与代谢率增高导致代谢需求大于摄入有关。

2.活动无耐力与蛋白分解增快,肌肉萎缩无力;低钾麻痹;甲亢性心脏病致心功能下降有关。

3.有组织完整性受损的危险与浸润性突眼有关,闭合不全易出现角膜干燥、溃疡,瞬目受限易受外伤。

4.潜在并发症:甲状腺危象。

5.焦虑或恐惧与交感神经兴奋有关。

6.知识缺乏:缺少药物知识及疾病常识。

7.体液不足:与多汗、呕吐、腹泻有关。

8.性功能障碍与内分泌紊乱有关。

9.身体意象紊乱与突眼、甲状腺肿大有关。

【护理措施】

1.营养失调

(1)饮食护理:应给予高热量、高蛋白、高维生素和矿物质丰富的饮食。主食应足量,可以增加奶类、蛋类、瘦肉类等优质蛋白以纠正体内的负氮平衡,多摄取新鲜蔬菜和水果。给予充足的水分,每天饮水 2000～3000ml 以补充出汗、腹泻、呼吸加快等丢失的水分,但对并发心脏病患者应避免大量饮水,以防因血容量增加而诱发水肿和心力衰竭。减少食物中粗纤维的摄入,以减少排便的次数。禁止摄入刺激性的食物及饮料,如浓茶、咖啡等,以免引起病人精神兴奋。避免进食含碘丰富的食物。

(2)体重监测:定期测量体重,评估病人体重的变化。

2.活动无耐力

(1)休息:病情重,有心力衰竭或严重感染者应严格卧床休息,给予生活护理,加强巡视。病情轻者,可下床活动,以不感疲劳为宜。

(2)环境:保持环境安静,避免嘈杂。甲亢病人因怕热多汗,应安排通风良好的环境,夏天使用空调;保持室温凉爽而恒定。

(3)生活护理:协助病人完成日常的生活护理,如洗漱、进餐、如厕等,减少患者活动量,增加休息时间,缓解疲劳。

3.有组织完整性受损的危险

(1)眼部护理:经常以眼药水湿润眼睛,避免过度干燥。睡前涂抗生素眼膏,眼睑不能闭合者用无菌纱布或眼罩覆盖双眼。睡觉或休息时,抬高头部,使眶内液回流减少,减轻球后水肿。外出戴深色眼镜,减少光线、灰尘和异物的侵害。指导病人当眼睛有异物感、刺痛或流泪时,勿用手直接揉眼睛。

(2)用药护理:限制钠盐摄入,必要时遵医嘱适量使用利尿剂,以减轻组织充血、水肿。

(3)病情观察:定期眼科角膜检查以防角膜溃疡造成失明。

4.潜在并发症　甲状腺危象

(1)避免诱因:指导病人了解加重甲亢的有关因素,尤其是精神愉快与身心疾病的关系,避免一切诱发甲亢危象的因素,如感染、劳累、自行停药、精神创伤,以及未经准备或准备不充分而手术等。

(2)病情监测:注意体温、血压、脉搏、呼吸、心率的改变,观察神志、精神状态、腹泻、呕吐、脱水的改善情况。

(3)紧急处理配合:

①保持环境的安静、舒适,绝对卧床休息,呼吸困难或发绀者给予半卧位,立即吸氧(2～4L/min),迅速建立静脉通路。

②及时准确按医嘱使用 PTU、复方碘溶液、普萘洛尔、氢化可的松等药物。使用丙硫氧嘧啶及碘剂时注意观察病情变化,严格掌握碘剂的剂量,并观察过敏或中毒反应。准备好抢救物品,如镇静剂、血管活性药物、强心剂等。

③密切观察病情变化,定期测量生命体征,准确记录 24h 出入量,观察神志的变化。

④加强精神心理护理,解除病人精神紧张,体贴病人,建立良好的护患关系,给予情绪支持。

(4)对症护理:高热病人应迅速降温(降低室内温度、头敷冰帽、大血管处放置冰袋和人工冬眠等);对谵妄、躁动者注意安全护理,使用床栏,防止坠床;昏迷者加强皮肤、口腔护理,定时翻身,防止压疮、吸入性肺炎的发生。

5.焦虑或恐惧

(1)心理护理:保持病室环境安静和轻松的气氛,限制探视人员和时间,提醒家属避免提供兴奋、刺激的消息,以减少病人的精神症状。尽可能有计划地集中进行治疗与护理,以免过多打扰病人。鼓励病人表达内心感受,说话要平心静气,理解和同情病人,建立互信关系。指导病人学习应对焦虑的技巧,如深呼吸、转移注意力、看电视、听音乐等。耐心细致地解释病情,提高病人对疾病的认知水平,让病人及其家属理解其情绪、性格的改变是暂时的,可因治疗而得到改善。

(2)病情观察:随时注意病人情绪变化,避免过度激动,必要时遵医嘱使用镇静剂。

6.健康教育

(1)疾病知识指导:教导病人有关甲亢的疾病知识和眼睛的保护方法,教会自我护理。鼓励病人保持身心愉快,维持足够的睡眠,避免精神刺激或过度劳累,建立和谐的人际关系和良好的社会支持系统。指导病人注意加强自我保护,上衣领宜宽松,避免压迫甲状腺,严禁用手挤压甲状腺,以免 TH 分泌过多而加重病情。对有生育需要的女性病人,应告知其妊娠可加重甲亢,宜治愈后再妊娠。

(2)用药指导:指导病人坚持遵医嘱按剂量、按疗程服药,不可随意减量或停药,并密切观察药物的不良反应,及时处理。服用抗甲状腺药物的开始 3 个月,每周查血常规 1 次,每隔 1～2 个月做甲状腺功能测定,同时定期检查甲状腺大小、基础代谢率和体重。若出现高热、恶心、呕吐、不明原因腹泻、突眼加重等,警惕甲状腺危象可能,及时就诊。对妊娠期甲亢病人,应指导其避免各种对母体和胎儿造成影响的因素,宜选用抗甲状腺药物治疗,禁用[131]I治疗,慎用普萘洛尔。产后如需继续服药,则不宜哺乳。

(王桂侠)

第五节　甲状腺功能减退

甲状腺功能减退症(简称甲减)是多种原因导致甲状腺激素分泌不足或反应不足引起的一组内分泌疾病。其病理特征是黏多糖等在组织和皮肤中堆积,严重者表现为黏液性水肿。患病率约 1% ,女性较多见。该病按年龄分为:呆小病,起病于胎儿或新生儿者;幼年型甲减,起病于儿童者;成年型甲减。

【病因及发病机制】

1.甲状腺性甲减　此型最多见,约占 90% 以上,由甲状腺本身的疾病所致。其中以慢性淋巴细胞性甲状腺炎引起的免疫性炎症最多见,其他可见于放射治疗、手术治疗后,严重缺碘或过度摄碘、某些抑制甲状腺摄碘的物质(含单价阴离子如 SCN-等)及遗传因素等。

2.中枢性甲减　因下丘脑肿瘤、炎症等病变引起 TRH 分泌不足,导致 TSH 及 TH 分泌功能低下而引起继发性甲减;或因垂体肿瘤、手术、放疗和产后垂体缺血坏死等病变致 TSH 不足,引起垂体性甲减。

3.甲状腺激素外周作用障碍所致的甲减　主要原因为周围组织甲状腺激素受体减少或有缺陷、循环中有甲状腺激素抗体或外周 T_4 向 T_3 转化减少等。

【临床表现】

甲减起病隐匿,病程较长,很多病人缺乏特异性症状和体征,主要表现以代谢率减低和交感神经兴奋性下降为主。由于甲状腺激素缺乏可影响全身各个系统,因此甲减时全身各系统均有改变。甲状腺本身可以萎缩或肿大,部分原发性甲减病人如未得到及时治疗,可出现垂体增大,治疗后可恢复。

1.皮肤　皮肤干燥,真皮黏多糖浸润,体液潴留。重者可出现黏液性水肿。

2.消化系统　代谢减低,体重增加。味觉差,胃黏膜萎缩,胃酸分泌减少。1/3 胃壁细胞抗体阳性,恶性贫血约占 10% 。胃肠蠕动减弱,便秘。

3.心血管系统　心肌收缩力下降,心输出量下降,活动耐量减低。重者可出现心力衰竭、心包积液。

4.呼吸系统　低通气,睡眠呼吸暂停。

5.血液系统　正细胞、正色素性贫血,红细胞压积下降。

6.神经系统　表情淡漠,反射时延长。

7.生殖系统　生育力、性欲下降。妇女月经紊乱或月经量多。

8.其他内分泌系统　甲减-原发性肾上腺功能低下(Schmidt 综合征)、垂体性甲减。

9.其他表现　各种中间代谢低下,酶清除减少,胆固醇、甘油三酯、低密度脂蛋白、肌酶等浓度增高。如合并糖尿病,则糖尿病病情相对减轻,胰岛素和口服降糖药用量减少。

【实验室和其他检查】

1.一般检查　血常规可见轻度贫血,胆固醇、甘油三酯、尿酸、CPK、LDH 水平可有不同程度的升高。

2.甲状腺功能检查　原发性甲减病人 T_3 、T_4 降低,TSH 水平升高。亚临床甲减仅有 TSH 增高,T_4 和 FT_4 正常。

3.甲状腺球蛋白抗体(TgAb)和过氧化酶抗体(TPOAb)　检测它们是确定原发甲减病因的重要指标,在桥本甲状腺炎中甲状腺自身抗体明显升高。

4.TRH 兴奋试验　对鉴别原发性甲减与垂体性甲减有意义。原发性甲减病人 TRH 兴奋后,TSH 进一步升高,而垂体性甲减 TSH 反应低下。

5.甲状腺摄碘率测定　明显低于正常,常为低平曲线。目前对甲减诊断意义不大。

【诊断要点】

根据临床表现和体征,典型病例诊断不难。但早期不典型病例常易误诊为贫血、特发性水肿、慢性肾炎等,此时应检查甲状腺功能。亚临床甲减可表现为 TSH 升高,而 T_3、T_4 正常,临床上并无特殊表现。

【治疗要点】

1.对症治疗　对有些病因,如能及早预防,可减少发病。

2.替代治疗　无论何种甲减,均需 TH 替代,永久性者需终身服用。目前应用较多的 TH,一般首选左甲状腺素($L-T_4$),替代宜从小量开始,每 2～3 个月增加剂量一次,直至达到最好效果。用药期间宜检测甲状腺功能,以血 TSH 稳定在正常范围为佳。

3.甲减危象的治疗　即刻补充 TH,一般多选用 $L-T_4$ 静脉注射;使用糖皮质激素,针对应激反应,可选用氢化可的松;其他对症、支持治疗。

【常用护理诊断/问题】

1.自我形象紊乱　与甲减引起黏液性水肿面容有关。

2.排便异常,便秘　与甲减时肠蠕动减慢等因素有关。

3.体温过低　与基础代谢减慢有关。

4.有皮肤完整性受损的危险　与皮肤组织粗糙脆弱及四肢水肿有关。

5.潜在并发症　黏液性水肿昏迷。

【护理措施】

1.一般护理　注意休息,轻病人可适当活动,重者应卧床休息。昏迷病人应注意安全,防止坠床及压疮。给予高热量、高蛋白、高维生素、低盐饮食,对严重水肿者给予无盐饮食,忌食爆炒、煎、炸、烘烤类食物,忌食辛辣温燥等刺激性食物。鼓励病人进食多纤维素食物,适度运动,养成有规律排便的习惯。

2.病情观察　严密观察体温、脉搏、呼吸、血压、心率的变化。多数病人脉缓而弱,呼吸浅慢,血压偏低。当用甲状腺制剂时,对发病时间长的老年病人或心脏已受累者,尤需注意。应保持呼吸通畅,呕吐物和喉头痰液要及时用吸痰器吸出,吸痰时动作要轻柔,注意勿损伤气管黏膜。如果病人出现脉速、呼吸急促及心区痛或压迫感,应立即吸氧并行心脏监护,协同医生做好紧急处理。

3.用药护理　遵医嘱服药。无论何型甲减病人,都要遵医嘱终生服药,一般应从小剂量开始,每日 15mg,每隔 1～2 周增加 15～30mg,直至临床症状改善后,即以此剂量作为维持量而服用终生。每年定期检测总三碘甲状腺原氨酸、总甲状腺素、游离三碘甲状腺原氨酸、游离甲状腺素、促甲状腺素,注意补充营养,纠正贫血,严格控制镇静药和麻醉药。

4.预防并发症　病房及居室应经常开窗通风,定时消毒及灭菌。做好口腔护理,清醒病人每日用冷开水、生理盐水、3%双氧水或复方硼酸溶液清洗口腔 2 次;昏迷病人常张口呼吸,可用两层湿纱布盖于口鼻部,以便吸入的空气得到湿润,避免呼吸道干燥。对于卧床病人,要加强皮肤护理,预防压疮,每 2 小时翻身 1 次;如有排泄物,床褥应及时更换,并保持床单的清洁、干净、平整。同时配合医生积极寻找促发昏迷的诱因,采取有效措施,纠正昏迷。

【健康指导】

1.指导病人学习本病的基本知识。

2.告知病人使疾病加重的常见诱发因素,避免受寒、感染、精神紧张等,慎用镇静药、中枢性止痛药及麻醉药等,以免诱发黏液性水肿昏迷。

3.指导病人正确的用药方法,解释终生用药的必要性,不能随意增减药物剂量或停药。

4.病人出现不适时,应及时就诊,并指导病人定期到医院复查。

(王桂侠)

第六节　腺垂体功能减退症

腺垂体功能减退症指腺垂体激素分泌减少或缺乏所致的综合征群,可以是单种激素减少或缺乏,或多种促激素同时缺乏。

一、病因

1.先天遗传性　腺垂体激素合成障碍可有基因遗传缺陷,如垂体先天发育缺陷、胼胝体及前联合发生异常、漏斗部缺失;转录因子突变可见于特发性垂体单一或多激素缺乏症患者。

2.垂体瘤　为成人最常见原因,腺瘤可分为功能性和无功能性。

3.下丘脑病变　如肿瘤、炎症、浸润性病变、肉芽肿(如结节病)等,可直接破坏下丘脑神经内分泌细胞,使释放激素分泌减少。

4.垂体缺血性坏死　围生期因某种原因引起大出血、休克、血栓形成,使腺垂体大部缺血坏死,临床称为希恩综合征。糖尿病血管病变使垂体供血障碍也可导致垂体缺血性坏死。

5.蝶鞍区手术、放疗和创伤　因放疗或手术损伤正常垂体组织损伤,引起腺垂体功能减退。

6.感染和炎症　如巨细胞病毒、艾滋病、结核杆菌、真菌等感染引起的脑炎、脑膜炎、流行性出血热、梅毒或疟疾等,损伤下丘脑和垂体。

7.其他　糖皮质激素长期治疗、垂体卒中、空泡蝶鞍、海绵窦处颈内动脉瘤等。

二、临床表现

据估计,约50%以上腺垂体组织破坏后才有症状。促性腺激素、GH和PRL缺乏为最早表现;TSH缺乏次之;然后可伴有ACTH缺乏。

1.性腺功能减退　女性有产后大出血、休克、昏迷病史,产后无乳、月经不再来潮、性欲减退、不育、阴道分泌物减少、外阴子宫和阴道萎缩、阴道炎、性交痛、毛发脱落,尤以阴毛、腋毛为甚。成年男子性欲减退、阳萎、睾丸松软缩小、胡须稀少,无男性气质、肌力减弱、皮脂分泌减少,骨质疏松。

2.甲状腺功能减退　病人易疲劳、怕冷、体重增加、记忆力减退、反应迟钝、嗜睡、精神抑郁、便秘、月经不调、肌肉痉挛等。体检可见表情淡漠,面色苍白,皮肤干燥发凉、粗糙脱屑,颜面、眼睑和手皮肤水肿,声音嘶哑,毛发稀疏、眉毛外1/3脱落。由于高胡萝卜素血症,手脚皮肤呈姜黄色。

3.肾上腺皮质功能减退　全身皮肤色素加深,暴露处、摩擦处、乳晕、瘢痕等处尤为明显,黏膜色素沉着见于齿龈、舌部、颊黏膜等处,系垂体ACTH、黑素细胞刺激素(MSH)分泌增多所致。所不同的是本病由于缺乏黑素细胞刺激素,故有皮肤色素减退,面色苍白,乳晕色素浅淡,而原发性慢性肾上腺功能减退症则皮肤色素加深。

4.垂体危象　在全垂体功能减退症基础上,各种应激如感染、败血症、腹泻、呕吐、失水、饥饿、寒冷、急性心肌梗死、脑血管意外、手术,外伤、麻醉及使用镇静药、安眠药、降糖药等均可诱发垂体危象。临床呈现:①高热型(>40℃);②低温型(<30℃);③低血糖型;④低血压、循环虚脱型;⑤水中毒型;⑥混合型。各种类型可伴有相应的症状,突出表现为消化系统、循环系统和神经精神方面的症状,诸如高热、循环衰竭、休克、恶心、呕吐、头痛、神志不清、谵妄、抽搐、昏迷等严重垂危状态。

三、实验室检查

1.性腺功能测定　女性有血雌二醇水平降低,没有排卵及基础体温改变,阴道涂片未见雌激素作用的周期性改变;男性见血睾酮水平降低或正常低值,精液检查精子数量减少,形态改变,活动度差,精液量少。

2.肾上腺皮质功能　24h尿17-羟皮质类固醇及游离皮质醇排量减少,血浆皮质醇浓度降低,但节律正常,葡萄糖耐量试验示血糖低平曲线。

3.甲状腺功能测定　血清 TT_4、FT_4 降低,TT_3、FT_3 可正常或降低。

4.腺垂体分泌激素　如 FSH、LH、TSH、ACTH、GH、PRL 均减少低于正常。

5.垂体储备功能测定　可做 TRH、PRL、LRH 兴奋试验,垂体功能减退者无增加,延迟上升者可能为下丘脑病变。

6.影像学检查　可用 X 线、CT、MRI 了解病变部位、大小、性状及其对邻近组织的侵犯程度。

四、治疗要点

1.病因治疗　肿瘤患者可通过手术、放疗和化疗等措施,对于鞍区占位性病变,首先必须解除压迫及破坏作用,减轻和缓解颅内高压症状,提高生活质量。对于出血、休克而引起缺血性垂体坏死,关键在于预防,加强产妇围生期的监护,及时纠正产科病理状态。

2.激素替代治疗　腺垂体功能减退症采用相应靶腺激素替代治疗能取得满意的效果,如改善精神和体力活动,改善全身代谢及性功能,防治骨质疏松,但需要长期,甚至终身维持治疗。治疗过程中应先补给糖皮质激素,然后再补充甲状腺激素,以防肾上腺危象的发生。对于老年人、冠心病、骨密度低的患者,甲状腺激素宜从小剂量开始,并缓慢递增剂量为原则。一般不必补充盐皮质激素。除儿童垂体性侏儒症外,一般不必应用人 GH。GH 可使骨骼肌肉生长,减少体内脂肪量,但应防止肿瘤生长。

3.垂体危象处理

(1)首先给予静脉推注 50% 葡萄糖液 40～60ml 以抢救低血糖,继而补充 10% 葡萄糖盐水,每 500～1000ml 中加入氢化可的松 50～100mg 静脉滴注,以解除急性肾上腺功能减退危象。

(2)有循环衰竭者按休克原则治疗,有感染败血症者应积极抗感染治疗,有水中毒者主要应加强利尿,可给予泼尼松或氢化可的松。

(3)低温与甲状腺功能减退有关,可给予小剂量甲状腺激素,并用保暖毯逐渐加温。禁用或慎用麻醉药、镇静药、催眠药或降糖药等。

(4)高热者,用物理降温法,并及时祛除诱因,慎用药物降温。

五、护理措施

(一)基础护理

1.饮食护理　本病病人均消瘦,体质差,部分病人合并贫血,故应注意加强营养,鼓励病人进食鱼汤、牛奶、橙汁等高热量、高蛋白、高维生素易消化清淡饮食,少量多餐,尽可能多进食以补充营养的不足,增强机体免疫力,同时注意饮食卫生,避免胃肠道感染。

2.生活指导　保持皮肤清洁,注意个人卫生,督促病人勤换衣、勤洗澡。保持口腔清洁,避免到人多拥挤的公共场所,怕冷的病人注意保暖.足部可放置 50℃ 的热水袋,外用毛巾包裹防止烫伤。鼓励病人活动,减少皮肤感染和皮肤完整性受损的机会;告知病人要注意休息,避免劳累、情绪激动以及各种刺激诱发垂体危象,夜间睡眠差者忌用镇静药,为提高病人的睡眠质量,鼓励病人白天适量活动,晚上睡前用热水泡脚,保持夜间房间的安静,努力为病人休息创造一个良好的环境,保障病人不靠药物入眠。

3.心理护理　病人在患此病后,阴毛、腋毛及眉毛脱落,头发稀疏伴性功能低下,故长期心情抑郁,思想负担重,羞于与人交谈,对疾病存在恐惧心理和悲观情绪,同时认为自己给家人、医院及社会造成麻烦和经济负担。医护人员应了解病人的思想及生活情况,及时给予安慰和理解,鼓励病人说出内心的感受,树立战胜疾病的信心;护士注意与病人交流的方式、方法及语言技巧,充分利用暗示因素来影响病人的心境;加强语言的解释性、礼貌性。

(二)疾病护理

1.观察病情　监测生命体征变化,观察精神、神志、语言状态、体重、乏力等,准确记录出入量。

2.用药的护理　因病人需要长期激素替代治疗,在治疗过程中,除密切观察药物的疗效和不良反应外,还应告知病人药物不良反应的症状,同时注意精神状态的观察,精神紊乱可能与激素水平低下对脑的直接或间接作用,如低血压、低血糖、电解质紊乱等综合因素有关。常规量激素替代下发生精神障碍的可能原因是靶腺激素长期严重缺乏,高级神经系统已产生一定适应,病人对外源激素异常敏感。用药同时密切观察病人的意识情绪变化,告知病人家属激素的不良反应及注意事项,以便发现问题及时处理,防止消极行为的发生,忌用镇静药、麻醉药,慎用降糖药。

3.皮肤的护理　患者应定时翻身,保护受压皮肤的完整性,必要时给予受压部位热敷或按摩。给患者用水时,水温较正常人稍低,室温保持在 20~28℃。

(三)健康指导

1.环境　要安静、舒适、温度、湿度适宜。注意保暖。

2.饮食护理　鼓励患者进食高热量、高蛋白、高维生素饮食,少食多餐。

3.用药指导　告诉病人坚持终身服药的重要性和必要性以及随意停药或变更药物剂量的危害。护士应向患者及其家属详细讲明本病的性质以及药物的用法、用量、副作用。

4.避免诱因　如遇应激情况如感冒、手术等应及时与内分泌科医师联系,及时调整肾上腺皮质激素的用量,尽量少用镇静药物以及降血糖药物。

5.随身携带病人识别卡,注明姓名、年龄、联系地址,标明疾病名称,以便病人发生病情变化时及时得到救治。

6.定期门诊随访。

(王桂侠)

第七节　皮质醇增多症

皮质醇增多症又称库欣综合征是由各种原因引起的肾上腺皮质分泌过多的糖皮质激素,尤其是皮质醇的增多导致,临床表现为向心性肥胖、多血质、紫纹、痤疮、高血压、糖尿病倾向、骨质疏松等。可见于任何年龄,成人多见,女性高于男性,男女之比为 1:2~4,年龄以 20~40 岁居多,约占 2/3。

一、病因

1.垂体瘤或下丘脑-垂体功能紊乱导致腺垂体分泌过量 ACTH,从而引起双侧肾上腺皮质增生,分泌过量的皮质醇,称库欣病,占皮质醇增多症的 70% 左右。

2.主分泌皮质醇能力,不受垂体分泌的 ACTH 控制。

3.非 ACTH 依赖性的肾上腺结节或腺瘤样增生:近年来有人注意到少数库欣综合征患者双侧肾上腺呈结节或腺瘤样增生,且并非由 ACTH 过多所致。

4.异位 ACTH 综合征:异位 ACTH 综合征是由垂体以外的肿瘤产生 ACTH 刺激肾上腺皮质增生,从而分泌过量的皮质醇所导致。最多见的是肺癌(约占 50%),其次为胸腺癌和胰腺癌(约各占 10%),其他还有起源于神经嵴组织的肿瘤、甲状腺髓样癌、胃肠道恶性肿瘤等。

二、临床表现

1.向心性肥胖、满月脸、多血质、面圆而呈暗红色,胸、腹、颈、背部脂肪甚厚。至疾病后期,因肌肉消耗,四肢显得相对瘦小。多血质与皮肤菲薄、微血管易透见,有时与红细胞数、血红蛋白增多有关(皮质醇刺激骨髓)。

2.全身及神经系统肌无力,下蹲后起立困难。常有不同程度的精神、情绪变化,如情绪不稳定、烦躁、失眠,严重者精神变态,个别可发生类偏狂。

3.皮肤表现:皮肤薄,微血管脆性增加,轻微损伤即可引起瘀斑。下腹两侧、大腿外侧等处出现紫纹,手、脚、指(趾)甲、肛周常出现真菌感染。异位 ACTH 综合征者及较重 Cushing 病患者皮肤色素沉着加深。

4.心血管表现:高血压常见,与肾素-血管紧张素系统激活,对血管活性物质加压反应增强、血管舒张系统受抑制及皮质醇可作用于盐皮质激素受体等因素有关。同时,常伴有动脉硬化和肾小球动脉硬化。长期高血压可并发左心室肥大、心力衰竭和脑血管意外。由于凝血功能异常、脂代谢紊乱,易发生动静脉血栓,使心血管并发症发生率增加。

5.对感染抵抗力减弱:长期皮质醇分泌增多使免疫功能减弱,肺部感染多见;化脓性细菌感染不容易局限化,可发展成蜂窝织炎、菌血症、感染中毒症。患者在感染后,炎症反应往往不显著,发热不高,易于漏诊而造成严重后果。

6.性功能障碍:女性患者由于肾上腺雄激素产生过多以及皮质醇对垂体促性腺激素的抑制作用,大多出现月经减少、不规则或停经;痤疮常见;明显男性化(乳房萎缩、生须、喉结增大、阴蒂肥大)者少见,如出现,要警惕肾上腺皮质癌。男性患者性欲可减退,阴茎缩小,睾丸变软,此与大量皮质醇抑制垂体促性腺激素有关。

7.代谢障碍:大量皮质醇促进肝糖原异生,并有拮抗胰岛素的作用,减少外周组织对葡萄糖的利用,肝葡萄糖输出增加,引起糖耐量减低,部分患者出现类固醇性糖尿病。明显的低血钾性碱中毒主要见于肾上腺皮质癌和异位 ACTH 综合征。低血钾使患者乏力加重,引起肾浓缩功能障碍。部分患者因潴钠而有水肿。病程较久者出现骨质疏松,脊椎可发生压缩畸形,身材变矮,有时呈佝偻、骨折。儿童患者生长发育受抑制。

三、实验室检查

(一)血和尿中肾上腺皮质激素及其代谢产物的测定

1.血浆总皮质醇测定　血浆皮质醇增高是确定本症的基本依据,血浆皮质醇增高且昼夜节律消失,即病人早晨血浆总皮质醇浓度高于正常,而晚上不明显低于早上。正常参考值范围:清晨醒后 1h 的最高值可达 275~550nmol/L,下午(4 时)85~275nmol/L,夜间睡眠后 1h 降至最低值,即<14nmol/L。

2.24h 尿游离皮质醇(UFC)测定　可反映肾上腺皮质激素总的日分泌量,皮质醇增多症时,其值升高。正常参考值范围为 55~250nmol/L。

3.24h 尿 17-羟皮质类固醇(17-OHCS)测定　正常参考值范围为 22~82μmol/L。

4.血浆基础 ACTH 测定　明显增高,超过 55pmol/L,常介于 88~440pmol/L(正常人低于 18pmol/L),而继发性肾上腺皮质功能减退者,ACTH 浓度降低。

(二)下丘脑-垂体-肾上腺皮质轴功能的动态试验

1.小剂量地塞米松抑制试验　每 6h 口服地塞米松 0.5mg,或每 8h 服 0.75mg,连服 2d,正常反应为服药第 2 天 17-OHCS 低于 4m/24h 或 UCF<20μg/24h。第 2 天尿 17-羟皮质类固醇被抑制到对照值的 50% 以下,或游离皮质醇抑制在 55nmol/24h 以下,可排除本病。本法是筛选和诊断本病的快速和可靠的试验。

2.大剂量地塞米松抑制试验　它们是病因鉴别诊断的最主要手段,可靠性约 80%。方法:口服地塞米松 2mg,每 6h 1 次连续服 8 次。以服药第 2 天的 17-OHCS 或 UFC 下降达到对照日的 50% 以下为可被抑制的标准。一般 80%~90% 垂体性的皮质醇症可以被抑制。80% 的肾上腺皮质肿瘤或异位 ACTH 综合征的患者不被抑制。

3.ACTH 兴奋试验　垂体性 Cushing 病和异位 ACTH 综合征者常有反应,原发性肾上腺皮质肿瘤者多数无反应。

4.胰岛素诱发低血糖试验　本试验利用低血糖刺激兴奋下丘脑-垂体-肾上腺轴,了解该轴整体的功能。皮质醇症患者,不论是何种病因,低血糖后血浆皮质醇无显著上升。

5.CRH 兴奋试验　静注 CRH 100μg 后,在数小时内测血浆 ACTH 和皮质醇,如 ACTH 峰值比基础值增 50% 以上,皮质醇峰值比基础值增 25% 以上,为有反应的指标。正常人和垂体性皮质醇症者有反应,而肾上腺皮质腺瘤或癌无反应;异位 ACTH 综合征多数无反应,少数有反应;异位 CRH 综合征者有反应。

6.甲吡酮试验　甲吡酮是皮质醇生物合成最后一步 11β-羟化酶抑制药。垂体性皮质醇症患者对甲吡酮的反应比正常人更明显,用药后 ACTH、11-脱氧皮质醇均增高,但皮质醇减少。肾上腺皮质肿瘤和异位 ACTH 综合征患者的皮质醇合成减少,但血 ACTH 水平不应增高,血 11-脱氧皮质醇水平的上升不如垂体性皮质醇症明显。甲吡酮试验可弥补地塞米松抑制试验的不足,相互配合可提高诊断率。

(三)影像学检查

X 线摄片、CT 或 MRI 检查显示病变部位的影像学改变。

四、治疗要点

应根据不同的病因做相应的治疗,所以正确的病因诊断是治疗成功的先决条件。

1.垂体性皮质醇症　经鼻经蝶窦垂体微腺瘤摘除术为近年治疗本病的首选方法,治愈率达 80% 以上,术后复发率在 10% 以下。此法手术创伤小,并发症少,可最大限度地保留垂体的分泌功能。

2.肾上腺皮质肿瘤　本症是皮质醇症中治疗效果最好的一种,一般诊断明确者,多采取 11 肋间或 12 肋腰部切口单纯肿瘤切除。

3.异位 ACTH 综合征　应以治疗原发肿瘤为主,视具体病情安排手术、放疗或化疗。对体积小、恶性度低、定位明确的异位 ACTH 分泌瘤,手术治疗是首选方法,切除后可获痊愈。双侧肾上腺全切或一侧全切,一侧大部分切除在下列情况下可列入适应证:①异位 ACTH 综合征诊断明确,但未找到原发肿瘤;②无法切除异位 ACTH 分泌瘤,高皮质醇血症依然存在;③患者情况尚能接受肾上腺手术。手术目的是解除高皮质醇血症对患者生命的威胁。

4.药物治疗　药物治疗也是皮质醇症治疗的一个重要方法,但只是一种辅助治疗,用于术前准备或其他疗效不佳时。常有两类药物,一类皮质醇生物合成抑制药如米托坦、氨鲁米特(氨基导眠能)、甲吡酮、酮康唑;另一类直接作用于下丘脑-垂体水平如赛庚啶、溴隐亭等。

五、护理措施

(一)基础护理

1.休息与体位　合理的休息可避免加重水肿。平卧时可适当抬高双下肢,有利于静脉回流。

2.饮食护理　宜给予高蛋白、高维生素、高钾、低糖类、低脂、低钠、低热量的食物,预防和控制水肿,鼓励病人食用香蕉、南瓜、柑橘类等含钾高的食物。

3.心理护理　找出病人不良心态之症结,及时对症疏导,使其情绪稳定,愉快接受治疗。

4.其他　每周测量身高、体重,预防脊柱突发性压缩性骨折。

(二)疾病护理

1.预防感染

(1)皮肤护理:①注意个人卫生,便后洗手。鼓励病人勤洗澡,勤换衣服,勤剪指甲,保持皮肤清洁、完整,以防皮肤化脓感染。②指导病人选择质地柔软、宽松的衣裤,避免使用松紧带和各种束带。③护理操作时应严格无菌技术。④如有外伤或皮肤感染时,不可任意用药,应由医师处理。

(2)呼吸道、口鼻腔护理:①保持呼吸道通畅,避免与呼吸道感染者接触,如肺炎、感冒、肺结核等;②指导病人保持口腔清洁,做到睡前、晨起后刷牙,饭后漱口;③重症病人,护士应每日给予特殊口腔护理,防治口腔疾病。

(3)泌尿系统护理:应注意会阴部的干燥、清洁,勤换内衣,女病人经期应增加清洗的次数。如有尿潴留尽量避免插入导尿管以免感染,可采用人工诱导排尿、膀胱区热敷或按摩等方法,以上方法无效时,应在严格无菌操作下行导尿术。

2.病情观察:观察精神症状与防止发生事故。患者烦躁不安、异常兴奋或抑郁状态时,要注意严加看护,防止坠床,用床档或用约束带保护患者,不宜在患者身边放置危险品,避免刺激性言行,应耐心仔细,多关心照顾。

3.肾上腺癌化疗的患者观察有无恶心、呕吐、嗜睡、运动失调和记忆减退。

4.每周测量身高、体重,预防脊柱突发性压缩性骨折。

5.正确无误做好各项试验,及时送验。

六、健康指导

1.疾病知识宣教：指导患者在日常生活中，要注意预防感染，皮肤保持清洁，防止外伤，骨折。

2.饮食指导：指导患者正确地摄取营养平衡的饮食，给予低钠、高钾、高蛋白的食物。

3.遵医嘱服用药，不擅自减药或停药。

4.定期门诊随访。

（王桂侠）

第八节　原发性慢性肾上腺皮质功能减退症

慢性肾上腺皮质功能减退症分为原发性和继发性两大类。原发性又称为艾迪生病，是由于自身免疫、结核等原因，破坏 90% 以上的肾上腺，而引起皮质激素分泌不足所致的疾病。本症常参与自身免疫性多内分泌腺病综合征的组成。继发性则为垂体分泌促肾上腺皮质激素（ACTH）不足所致。

一、病因

1.肾上腺结核为常见病因，常先有或同时有其他部位结核病灶如肺、肾、肠等。肾上腺被上皮样肉芽肿及干酪样坏死病变所替代，继而出现纤维化病变，肾上腺钙化常见。

2.自身免疫性肾上腺炎：两侧肾上腺皮质被毁，呈纤维化，伴淋巴细胞、浆细胞、单核细胞浸润，髓质一般不受毁坏。

3.其他较少见病因：恶性肿瘤转移、淋巴瘤、白血病浸润、淀粉样变性、双侧肾上腺切除、放射治疗破坏、肾上腺酶系抑制药如美替拉酮、氨鲁米特、酮康唑或细胞毒药物如米托坦的长期应用、血管栓塞等。

二、临床表现

1.软弱无力　为早期主要症状，乏力程度与病情轻重呈正比。严重时可达到无力翻身或伸手取物。也可见严重的肌肉痉挛，特别是腿部。这些肌肉病变可能与神经-肌肉终板处钠和钾平衡失调有关。

2.体重减轻　由于皮质醇缺乏引起胃肠道功能紊乱如食欲缺乏、恶心呕吐、腹胀腹泻，脂肪储存减少及肌肉消耗等因素可导致体重减轻，进行性较大幅度减轻预示肾上腺皮质危象可能。

3.色素沉着　由于皮质醇缺乏以后对垂体 ACTH、黑素细胞刺激素（MSH）、促脂素（LPH）的反馈抑制作用减弱，使这些激素分泌增多，且 ACTH 及 LPH 又分别包含 α-MSH 与 β-MSH 结构，故皮肤、黏膜处色素沉着，摩擦处、掌纹、乳晕、瘢痕等处尤为明显，色素沉着是鉴别原发性和继发性肾上腺皮质功能减退的主要依据之一，色素突然加深可能预示病情恶化。

4.心血管症状　由于对儿茶酚胺的升压反应减弱，导致血压降低，以直立性低血压最为常见。X 线示心影缩小，心电图示低电压，P-R 与 Q-T 间期延长。患者常有头晕、眼花、直立性昏厥。

5.低血糖　患者对内、外源性胰岛素的敏感性增高，在饥饿、胃肠道功能紊乱、感染等情况下容易发生低血糖。

6.神经系统症状　如淡漠、嗜睡甚至精神障碍。

7.感染、外伤等各种应激的抵抗力降低，易诱发肾上腺危象。对麻醉药、安眠镇静药及降血糖药物等均极为敏感，少量即可引起昏迷。

8.性功能紊乱　男女患者都可有性功能减退，女性肾上腺源雄激素对维持性毛及性欲有关，因此女性腋毛、阴毛稀少或脱落，月经失调或闭经，性欲减退。如系自身免疫性病因，还可能有卵巢、睾丸功能过早衰竭。

9.肾上腺危象　危象为本病急骤加重的表现。常发生于感染、创伤、手术、分娩、过劳、大量出汗、呕吐、腹泻、失水或突然中断肾上腺皮质激素治疗等应激情况下。表现为恶心、呕吐、腹痛或腹泻、严重脱水、血压降低、心率快、脉细弱、精神失常、常有高热、低血糖症、低钠血症，血钾可低可高。如不及时抢救，可发展至休克、昏迷、死亡。

三、实验室检查

1.血常规检查　常有正细胞正色素性贫血，少数患者合并有恶性贫血。白细胞分类示中性粒细胞减少，淋巴细胞相对增多，嗜酸性粒细胞明显增多。

2.血液生化　可有低血钠、高血钾。脱水严重时低血钠可不明显，高血钾一般不重，如甚明显需考虑肾功能不全或其他原因。少数患者可有轻度或中度高血钙（糖皮质激素有促进肾、肠排钙作用），如有低血钙和高血磷则提示同时合并有甲状旁腺功能减退症。脱水明显时有氮质血症，可有空腹低血糖，糖耐量试验示低平曲线。

3.激素检查

(1)基础血、尿皮质醇、尿17-羟皮质类固醇测定常降低，但也可接近正常。

(2)ACTH兴奋试验：静脉滴注ACTH 25mg，维持8h，观察尿17-羟皮质类固醇和(或)皮质醇变化，正常人在兴奋第1天较对照日增加1~2倍，第2天增加1.5~2.5倍。快速法适用于病情较危急，需立即确诊，补充糖皮质激素的患者。在静注人工合成ACTH(1~24)25mg前及后30min测血浆皮质醇，正常人血浆皮质醇增加276~552nmol/L。对于病情较严重，疑有肾上腺皮质功能不全者，同时用静注(或静滴)地塞米松及ACTH，在注入ACTH前、后测血浆皮质醇，如此既可进行诊断检查，又可同时开始治疗。

(3)血浆基础ACTH测定：明显增高，超过55pmol/L，常介于88~440pmol/L（正常人低于18pmol/L），而继发性肾上腺皮质功能减退者，ACTH浓度降低。

4.影像学检查　X线摄片、CT或MRI检查于结核病患者可示肾上腺增大及钙化阴影。其他感染、出血、转移性病变在CT扫描时也示肾上腺增大，而自身免疫病所致者肾上腺不增大。

四、治疗要点

(一)替代治疗

1.糖皮质激素替代治疗　根据身高、体重、性别、年龄、体力劳动强度等，确定一合适的基础量。宜模仿激素分泌昼夜节律，在清晨睡醒时服全日量的2/3，下午4时前服余下1/3。于一般成人，每日剂量开始时氢化可的松20~30mg或可的松25~37.5mg，以后可逐渐减量，氢化可的松15~20mg或相应量可的松。在有发热等并发症时适当加量。

2.钠盐及盐皮质激素　食盐的摄入量应充分，每日至少8~10g，如有大量出汗、腹泻时应酌情加食盐摄入量,大部分患者在服用氢化可的松和充分摄盐下即可获满意效果。有的患者仍感头晕、乏力、血压偏低,则需加用盐皮质激素,可每日上午 8 时 1 次口服 0.05～0.1mg。如有水肿、高血压、低血钾酌情减量。

(二)病因治疗

如有活动性结核者,应积极给予抗结核治疗。补充替代剂量的肾上腺皮质激素并不影响对结核病的控制。如病因为自身免疫病者,则应检查是否有其他腺体功能减退,如存在,则需做相应治疗。

(三)肾上腺危象治疗

为内科急症,应积极抢救。①补充液体:典型的危象患者液体损失量约达细胞外液的 1/5,故于初治的第 1～2 天应迅速补充生理盐水每日 2000～3000ml。对于以糖皮质激素缺乏为主、脱水不甚严重者补盐水量适当减少。补充葡萄糖液以避免低血糖。②糖皮质激素:立即静注氢化可的松或琥珀酸氢化可的松 100mg,使血皮质醇浓度达到正常人在发生严重应激时的水平。以后每 6h 加入补液中静滴 100mg,第 2～3 天可减至每日 300mg,分次静滴。如病情好转,继续减至每日 200mg,继而 100mg。呕吐停止,可进食者,可改为口服。③积极治疗感染及其他诱因。

(四)外科手术或其他应激时治疗

在发生严重应激时,应每天给予氢化可的松总量约 300mg。大多数外科手术应激为时短暂,故可在数日内逐步减量,直到维持量。较轻的短暂应激,每日给予氢化可的松 100mg 即可,以后按情况递减。

五、护理措施

(一)基础护理

1.活动与休息　患者应适当休息,避免劳累,预防呼吸道、胃肠道或泌尿系统感染。鼓励患者进行适当的运动,如散步、慢跑等。指导病人在下床活动,改变体位时,动作宜缓慢,防止发生直立性低血压。

2.饮食护理　饮食以多维生素、高蛋白、高钠、高热量为主。多吃水果、新鲜蔬菜。鼓励病人摄取水分每天在 3000ml 以上,避免进食含钾高的食物以免加重高血钾,诱发心律失常。指导病人摄入含盐饮料,特别是大量出汗后更要注意补充盐分。

3.心理护理　告诉病人本病可以用替代疗法达到较好的效果,树立病人配合治疗的信心。

4.记录 24h 出入量。

(二)专科护理

1.观察病情　监测生命体征变化,观察精神、神志、语言状态、体重、乏力、动作、皮肤情况等。

2.用药护理　要求病人按医嘱准时正确服药,切勿随便停药或减量,服药过程中如发现病人有异常反应要及时向医师报告。如病人有活动性结核应注意采取隔离措施。

3.皮肤的护理　告知病人皮肤黑是由于病变所致,皮肤的颜色会随着病情的控制而减退。适当使用增白的化妆品。给予正面的引导,鼓励病人表达对皮肤颜色改变的感受。

4.肾上腺危象的护理　对发生肾上腺危象的病人,要让其绝对卧床休息,按医嘱迅速、及时、准确地进行静脉穿刺并保证静脉通道的畅通,正确加入各种药品,并准备好各种抢救品。积极与医师配合,主动及时观察测定患者血压、脉搏、呼吸等生命体征的变化,记好出入量及护理记录。按时正确抽血及留取各种标本送检。鼓励患者饮水并补充盐分,昏迷病人及脱水严重病人可插胃管进行胃肠道补液,并按昏迷常规护理。在用大剂量氢化可的松治疗过程中,应注意观察病人有无面部及全身皮肤发红,以及有无激素所致的精神症状等出现。

（三）健康教育

1.用药指导：告诉病人终身坚持服药的重要性和必要性以及随意停药或变更药物剂量的危害。

2.加强自我保护：外出时避免阳光直射,遮阳帽以遮挡太阳对皮肤的辐射。

3.自我观察：教会患者自我观察,如有不适尽早就医。

4.随身携带病人识别卡,以便病人发生病情变化时及时得到救治。

5.定期门诊随访。

（王桂侠）

第九节　尿崩症

尿崩症(DI)是指精氨酸加压素（AVP）,又称抗利尿激素（ADH）严重缺乏或部分缺乏（称中枢性尿崩症）,或肾对 AVP 不敏感（肾性尿崩症）,致肾小管重吸收水的功能障碍,从而引起多尿、烦渴、多饮与低比重尿和低渗尿为特征的一组综合征。本节着重介绍中枢性尿崩症。

一、病因

1.特发性尿崩症　约占 30%,目前病因不清楚,可能与自身免疫有关。部分患者尸解时发现下丘脑视上核与室旁核神经细胞明显减少或几乎消失,这种退行性病变的原因未明,近年有报道患者血中存在下丘脑室旁核神经核团抗体。

2.继发性尿崩症　约占 so%,患者为下丘脑神经垂体部位的肿瘤,如颅咽管瘤、松果体瘤、第三脑室肿瘤、转移性肿瘤、白斑病等所引起。10%由头部创伤所致。此外,少数中枢性尿崩症由脑部感染性疾病（脑膜炎、结核、梅毒）、朗格汉斯细胞组织增生症或其他肉芽肿病变、血管病变等影响该部位时均可引起尿崩症。

3.遗传性尿崩症　少数中枢性尿崩症有家族史,呈常染色体显性遗传。

二、临床表现

1.垂体性尿崩症可见于任何年龄,以青壮年多见.起病缓慢,少数骤然发病。

2.多饮和多尿为本病的主要症状,夜尿增多,尿量比较固定,一般 4L/d 以上,最多不超过 18L/d,但也有报道达 40L/d 者。尿比重小于 1.006。

3.口渴常严重,渴觉中枢正常者入水量与出水量大致相等。一般尿崩症者喜冷饮,如饮水不受限制,仅影响睡眠,引起体力软弱。智力体格发育接近正常。烦渴、多尿在劳累、感染、月经周期和妊娠期可以加重。遗传性尿崩症幼年起病,因渴觉中枢发育不全可引起脱水热及高钠血症,肿瘤及颅脑外伤手术累及渴觉中枢时除定位症状外,也可出现高钠血症。一旦尿崩症合并垂体前叶功能不全时尿崩症症状反而会减轻,糖皮质激素替代治疗后症状再现或加重。

4.继发性尿崩症除上述表现外,尚有原发病的症状与体征。

三、实验室检查

1.禁水-加压素试验　方法:禁水时间视患者多尿程度而定,一般 6～16h 不等,禁水期间每 2h 排尿 1 次,测尿量、尿比重或渗透压,当尿渗透压达到高峰平顶,即连续 2 次尿渗透压差<300mOsm/(kg·H_2O),而继续禁水尿渗透压不再增加时,抽血测血浆渗透压,然后皮下注射加压素 5U,注射后 1h 和 2h 测尿渗透压。对比注射前后的尿渗透压。结果:正常人禁水后尿量明显减少,尿比重超过 1.020,尿渗透压超过 800mOsm/(kg·H_2O)。尿崩症患者禁水后尿量仍多,尿比重一般不超过 1.010,尿渗透压持续低于血浆渗透压比值<1.5。

2.血浆精氨酸加压素测定(放射免疫法)　正常人血浆 AVP(随意饮水)为 2.3～7.4pmol/L,禁水后可明显升高。但本病患者则不能达正常水平,禁水后也不增加或增加不多。

3.影像学检查　中枢性尿崩症的病因诊断确定之后,必须尽可能明确病因。应进行蝶鞍摄片、视野检查,必要时做 CT 或 MRI 等检查以明确或除外有无垂体或附近的肿瘤。

四、治疗要点

(一)激素替代疗法

1.去氨加压素(1-脱氨-8-右旋精氨酸加压素,DDAVP)为人工合成的加压素类似物,其抗利尿作用强,而无加压作用,不良反应少,为目前治疗尿崩症的药物。

2.鞣酸加压素注射液 5U/ml,首次 0.1～0.2ml 肌内注射,以后观察每日尿量,以了解药物奏效程度及作用持续时间,从而调整剂量及间隔时间,一般注射 0.2～0.5ml,效果可维持 3～4d,具体剂量因人而异,用时应摇匀。长期应用 2 年左右因产生抗体而减效。慎防用量过大引起水中毒。

3.垂体后叶素水剂,作用仅能维持 3～6h,每日须多次注射,长期应用不便。主要用于脑损伤或手术时出现的尿崩症,每次 5～10U,皮下注射。

(二)其他抗利尿药物

1.氢氯噻嗪　每次 25mg,每日 2～3 次,可使尿量减少一半。其作用机制可能是由于尿中排钠增加,体内缺钠,肾近曲小管重吸收增加,到达远曲小管原尿减少,因而尿量减少,对肾源性尿崩症也有效。长期服用氢氯噻嗪可能引起低钾,高尿酸血症等,应适当补充钾盐。

2.卡马西平　能刺激 AVP 分泌,使尿量减少,每次 0.2g,每日 2～3 次。其作用不及氯磺丙脲。

3.氯磺丙脲　刺激 AVP 释放并增强 AVP 对肾小管的作用。服药后可使尿量减少,尿渗透压增高,每日剂量不超过 0.2g,早晨 1 次日服。本药可引起严重低血糖,也可引起水中毒,应加以注意。

(三)病因治疗

继发性尿崩症尽量治疗其原发病。

五、护理措施

(一)基础护理

1.休息与活动　提供安静舒适的环境,有利于患者休息。适当活动以劳累为前提。

2.准确记录出入量　出入量的多少对于判断病情严重程度和观察药物疗效,有非常重要的参考价值。

每次饮水尽量使用有刻度的水杯,如用普通水杯,也应事先量好水杯可装多少毫升,以后固定使用此水杯,不可随意更换;每次尿量应用有刻度的器具量好,不可大约估计。

3.饮食护理　鼓励病人进食鱼汤、牛奶、橙汁等高热量、高蛋白、高维生素易消化清淡饮食,少食多餐。

4.皮肤护理　尿崩症患者皮肤干燥、抵抗力下降,故对卧床的患者应特别注意皮肤的护理并保持床单位的清洁干燥。

5.心理护理　医护人员应了解病人的思想及生活情况,及时给予安慰和理解,鼓励病人说出内心的感受,树立战胜疾病的信心;护士注意与病人交流的方式、方法及语言技巧,充分利用暗示因素来影响病人的心境;加强语言的解释性、礼貌性。在充分的饮水供应和适当的抗利尿治疗下,可以维持基本正常的生活,对寿命影响不大,妊娠和生育也能安全度过,从而增强了该患者战胜疾病的信心。

(二)疾病护理

1.病情观察　监测生命体征、出入量等正确记录,并观察尿色、尿比重等及电解质、血渗透压情况,以了解病情变化。

2.用药护理　药物治疗及检查时,应注意观察疗效及副作用。指导患者正确使用药物。如使用加压素,应慎防用量过大引起水中毒;长期服用氢氯噻嗪的病人注意观察有无低钾、高尿酸血症等;口服氯磺丙脲的患者注意观察血糖及有无水中毒现象;复查血生化及尿比重。

3.及时补充丢失的液体　尿崩症患者极易发生脱水、虚脱和低血容量性休克(对于其他方面已恢复健康的尿崩症患者,如能根据需要进食和饮水,不需任何治疗也可维持适当的水平衡),因此应特别注意补充液体,以保持出入量的平衡。

(三)健康指导

1.环境　要安静、舒适、温度、湿度适宜。注意保暖。

2.疾病知识教育　向患者及其家属介绍尿崩症基本知识及治疗方法。告知患者准确监测液体平衡的重要性,包括每日称体重,同一时间穿同样的衣服,准确记录出入水量。

3.皮肤护理　勿抓挠皮肤,勿撕扯皮屑,以预防感染。每次清洁皮肤后适量涂保湿润肤露。

4.避免诱因　预防感染,适当活动。

5.用药指导　准确遵医嘱用药,不得自行停药。使用加压素针剂治疗时,使用前必须充分摇匀,并深部肌内注射,慎防用量过大引起水中毒。

6.门诊定期随访。

(王桂侠)

第十节　痛风

痛风是嘌呤代谢障碍引起的代谢性疾病,发病有明显的异质性,除高尿酸血症外可表现为急性关节炎、痛风石、慢性关节炎、关节畸形、慢性间质性肾炎和尿酸性尿路结石等。临床上分为原发性和继发性两大类,其中以原发性痛风占绝大多数。痛风在任何年龄都可以发生,但最常见的是40岁以上的中年男性。脑力劳动者,体胖者发病率较高。

【病因与发病机制】

原发性痛风多由先天性嘌呤代谢异常引起,常与肥胖、糖类脂类代谢紊乱、高血压、动脉硬化和冠心病等聚集发生。继发性痛风则由某些系统性疾病或者药物引起。由于嘌呤生物合成代谢增加,尿酸产生过多或因尿酸排泄不良而致血中尿酸升高,尿酸盐结晶沉积在关节滑膜、滑囊、软骨及其他组织中引起反复发作性炎症反应。

【临床表现】

多见于中老年男性、绝经期后妇女。5%～25%病人有痛风家族史。发病前常有漫长的高尿酸血症病史。

1.无症状期　此期仅有血尿酸持续性或波动性增高,并未出现痛风的临床症状。高尿酸血症常伴有肥胖、原发性高血压、高脂血症、2型糖尿病、高凝血症、高胰岛素血症为特征的代谢综合征。

2.急性关节炎期　此期为痛风的首发症状,是尿酸盐结晶、沉积引起的炎症反应。精神紧张、过度疲劳、进食高嘌呤饮食、关节损伤、手术、感染等为常见诱因。多数患者在半夜突感关节剧痛而惊醒,伴以发热,体温可达38～39℃,倦怠、厌食、头痛等全身症状。早期表现为单关节炎,以第一跖趾及拇趾关节为多见,其次为踝、手、腕、膝、肘及足部其他关节。若病情反复发作,则可发展为多关节炎。受累关节红、肿、热、痛及活动受限,大关节受累时常有渗液。一般历时1～2天或数周自然缓解。关节炎消退,活动完全恢复。局部皮肤由红肿转为棕红色而逐渐完全消去。有时可出现脱屑和瘙痒,为本病特有的症状。间歇期可数月或数年,有的患者终身仅发生1次,但多数患者在1年内复发,每年发作1次或发作数次。

3.痛风石及慢性关节炎期　痛风石是痛风的特征性损害,是尿酸盐结晶的产物。除中枢神经系统外,几乎所有组织中均可形成痛风石。以关节内及关节附近与耳轮常见。呈黄白色大小不一的隆起,小的如芝麻,大的如鸡蛋,可肉眼观察到或手感觉到。初起质软,随着纤维增多逐渐变硬如石。严重时痛风石处皮肤发亮、菲薄,容易经皮破溃排出白色尿酸盐结晶,瘘管不易愈合。由于尿液pH呈酸性,尿酸易形成晶体,并聚集成结石,可导致阻塞性泌尿系疾病,如肾结石,诱发肾绞痛。痛风石在关节附近的骨骼中侵入骨质,可造成骨骼畸形,或使骨质遭受损毁。微小的晶体可以诱发痛风性关节炎的发作,还可造成关节软骨和骨质破坏,周围组织纤维化,导致慢性关节肿痛、僵直和畸形,甚至骨折。

4.肾脏病变

(1)痛风性肾病:起病隐匿,早期仅有间歇性蛋白尿,随着病情的发展而呈持续性,伴有肾浓缩功能受损时夜尿增多,晚期可发生肾功能不全,表现水肿、高血压、血尿素氮和肌酐升高。少数表现为急性肾功能衰竭,出现少尿或无尿,最初24h尿酸排出增加。

(2)尿酸性肾石病:有10%～25%的痛风患者肾有尿酸结石,呈泥沙样,常无症状,结石较大者可发生肾绞痛、血尿。当肾结石引起梗阻时导致肾积水、肾盂肾炎、肾积脓或肾周围炎,感染可加速结石的增长和肾实质损害。

【辅助检查】

1.实验室检查　急性发作期绝大多数病人血尿酸含量升高。白细胞增高,血沉增快,缓解期间可以正常。在无嘌呤饮食及未服影响尿酸排泄药物的情况下,尿尿酸大于750mg/24h,提示尿酸产生过多。

2.滑囊液或痛风结节内容物检查　急性关节炎发作时行关节腔穿刺,抽取滑囊液,在旋光显微镜下,可见白细胞内或细胞外可见双折光细针状尿酸钠结晶。痛风石穿刺可见尿酸盐结晶。

3.X线检查　骨关节为痛风患者常见的受累部位。X线摄片检查可示软骨缘邻近关节的骨质有不整齐的穿凿样圆形缺损。

【诊断要点】

中老年男性,常有家族史及代谢综合征表现,在诱因的基础上,突然出现半夜典型关节炎发作,或尿酸性结石肾绞痛发作,要考虑痛风。检测血液中含有尿酸的浓度可进一步明确诊断。反复发作的急性关节炎,诊断困难者用秋水仙碱诊断性治疗,关节症状迅速缓解,具有特征性诊断价值。

【治疗要点】

目前尚无有效方法根治原发性痛风。治疗原则:迅速终止急性关节炎发作;控制高尿酸血症防止尿酸盐沉积;防止尿酸结石和肾功能损害。

1.一般治疗　包括采用低嘌呤低脂肪饮食、多饮水、戒除烟酒,坚持适当的体育锻炼、控制体重,避免肥胖、定期检查等。

2.药物治疗

(1)降低高尿酸血症:

①尿酸排泄剂:此类药物的作用机制为抑制肾小管对尿酸的再吸收,增加尿酸从尿液中排出,从而减少血中尿酸的浓度。适用于肾功能良好者。常用药物有丙磺舒、苯溴马隆。

②抑制尿酸生成药:通过抑制黄嘌呤氧化酶,使尿酸的生成减少。适用于尿酸生成过多或不适合使用尿酸排泄剂者。常用药物为别嘌呤醇。其与尿酸排泄剂联用效果更好。

③碱性药物:常用药物为碳酸氢钠。该药可碱化尿液,使尿酸不易在尿中积聚形成结晶。但长期大量服用可致代谢性碱中毒,并因钠负荷过高引起水肿。

(2)急性痛风性关节炎期药物治疗:

①秋水仙碱:是治疗急性痛风性关节炎的特效药。通过抑制中性粒细胞、单核细胞释放炎症因子,同时抑制炎症细胞的变形和趋化,从而缓解炎症。可口服或静脉用药。90%患者口服秋水仙碱后48h内疼痛缓解。

②非甾体类抗炎药:有消炎镇痛作用。常用药物有吲哚美辛、双氯芬酸、布洛芬等。

③糖皮质激素:上述药物治疗无效,或不能使用时,可考虑选用糖皮质激素短程治疗。

【护理要点】

1.急性痛风性关节炎发作期的护理

(1)休息与体位:病人疼痛剧烈,应让病人卧床休息,抬高患肢,关节制动,并可利用护架预防被褥对疼痛关节造成压迫,减轻疼痛。在急性期未消失前,患部不可负重,以减少病情加重的机会。

(2)局部护理:已发炎的关节处,局部会红、肿、热、痛,应保持局部的休息,并予以冰敷或25%硫酸镁湿敷,以消除关节的肿胀和疼痛。痛风石严重时,可导致局部皮肤破溃,注意保持局部清洁,防止感染发生。

(3)用药护理:遵医嘱立即给予秋水仙碱治疗。用药过程中注意观察有无胃肠反应。若初次口服即出现恶心、呕吐、厌食、腹胀和水样腹泻,可采取静脉给药。在静脉用药时应缓慢推注(5~10分钟),防止药物外渗,造成组织坏死。

(4)心理护理:为患者提供安静的环境,尽可能向患者讲解通风的有关知识,减轻其焦虑、烦躁、紧张等应激情绪。

(5)饮食护理:严格限制含嘌呤高的食物,如动物内脏、鱼虾类、蛤蟹等海味、肉类、豌豆等。可选用以牛奶、鸡蛋为膳食中主要的优质蛋白质来源,以精白面、米为热量的主要来源。选含嘌呤低的蔬菜和水果,限制脂肪量。禁饮酒,鼓励多饮水。

(6)病情观察:观察关节疼痛的部位、性质、间隔时间,有无午夜剧痛而惊醒等。观察受累关节有无红肿热痛和功能障碍。定时测量体温,了解有无发热。观察痛风石的体征,了解结石的部位及有无破溃。监测血、尿尿酸的变化。观察尿路结石的征象,如有血尿或一侧腰部短暂性剧烈疼痛时,应及时向医师报告。

2.健康教育

(1)疾病知识宣教:向病人讲解通风的相关知识,嘱病人按时服药,定期随访。积极治疗糖尿病、肥胖症高血压等疾病。避免服用诱发高尿酸血症的药物,如利尿剂、阿司匹林、抗结核药物等。

（2）避免诱发因素：痛风间歇性期应避免一些诱发痛风发作的因素，如高嘌呤饮食、饥饿、喝酒、精神压力、寒冷，或受伤、急剧减重等。应告知病人建立良好的生活方式，要劳逸结合，保证睡眠，生活规律，情绪乐观。

（3）饮食指导：限制嘌呤类食物的摄取，以减少外源性的核蛋白，降低血清尿酸水平，对于防止或减轻痛风急性发作，减轻尿酸盐在体内的沉积，预防尿酸结石形成具有重要意义。为患者制定膳食治疗卡，将病人经常食用的食物种类列入卡内，供病人参考。应鼓励病人选食蔬菜和水果等碱性食物，既能促进排出尿酸又能供给丰富的维生素和无机盐，以利于痛风的恢复。如蔬菜、马铃薯、甘薯、奶类、柑橘等。饮食宜清淡、易消化，忌辛辣刺激性食物，禁饮酒。限制总热量的摄入，以维持理想体重，避免体重增加。可根据病人理想体重，按休息状态计算，通常不超过每日 105～126kJ(25～30kcal)/kg 体重。脂肪的限量要长期坚持。

（王桂侠）

第十一节　肥胖症

肥胖症指体内脂肪堆积过多和（或）分布异常、体重增加，是包括遗传和环境因素在内的多种因素相互作用所引起的慢性代谢性疾病。

一、病因

病因未明，被认为是包括遗传和环境因素在内的多种因素相互作用的结果。

1.遗传因素　肥胖症有家族聚集倾向，但遗传基础未明，也不能排除共同饮食、活动习惯的影响。某些人类肥胖症以遗传因素在发病上占主要地位，近来又发现了数种单基因突变引起的人类肥胖症，分别是瘦素基因（OB）、瘦素受体基因、阿片-促黑素细胞皮质素原（POMC）基因、激素原转换酶-1（PC-1）基因、黑皮素受体4（MC4R）基因和过氧化物酶体增殖物激活受体7（PPAR-7）基因突变肥胖症。

2.环境因素　主要是饮食和体力活动。坐位生活方式、体育运动少、体力活动不足使能量消耗减少；饮食习惯不良，如进食多、喜甜食或油腻食物使摄入能量增多。饮食结构也有一定影响，在超生理所需热量的热卡食物中，脂肪比糖类更易引起脂肪积聚。文化因素则通过饮食习惯和生活方式而影响肥胖症的发生。此外，胎儿期母体营养不良、蛋白质缺乏，或出生时低体重婴儿，在成年期饮食结构发生变化时，也容易发生肥胖症。

3.中枢神经系统　可调节食欲及营养物质的消化和吸收。

4.内分泌代谢疾病。

5.其他因素　如棕色脂肪组织功能异常等。

二、临床表现

1.一般表现　体重超过标准10%～20%，一般没有自觉症状。而由于水肿致体重增加者，增加10%即有脸部肿胀、两手握拳困难、两下肢沉重感等自觉症状。体重超过标准30%以上表现出一系列临床症状。中、重度肥胖者上楼时感觉气促，体力劳动易疲劳，怕热多汗，呼吸短促，下肢轻重不等的水肿。有的患者日常生活如弯腰提鞋穿袜均感困难,特别是饱餐后,腹部鼓胀,不能弯腰前屈。负重关节易出现退行性变,可有酸痛。脊柱长期负荷过重,可发生增生性脊椎骨关节炎,表现为腰痛及腿痛。皮肤可有紫纹,分布于臀部外侧、大腿内侧及下腹部,较皮质醇增多症的紫纹细小,呈淡红色。由于多汗,皮肤出现褶皱糜烂、皮炎及皮癣。随着肥胖加重,行动困难,动则气短、乏力。长时期取坐卧位不动,甚至嗜睡酣眠,更促使肥胖发展。

2.内分泌代谢紊乱　　空腹及餐后高胰岛素血症,基值可达 30mU/L,餐后可达 300mU/L,比正常人约高出 1 倍。由于肥大的细胞对胰岛素不敏感,患者糖耐量常减低。总脂、胆固醇、三酰甘油及游离脂肪酸常增高,呈高脂血症与高脂蛋白血症,此为诱发糖尿病动脉粥样硬化、冠心病、胆石症等的基础。血浆氨基酸及葡萄糖均有增高倾向,形成刺激胰岛 B 细胞的恶性循环,使肥胖加重。甲状腺功能一般正常,如进食过多时 T_3 可高,反 T_2 可偏低,基础代谢率偏低。血中皮质醇及 24h 尿 17-羟可增高,但昼夜节律正常及地塞米松抑制试验正常。饥饿时或低血糖症中生长激素分泌减少,促进脂肪分解作用减弱。女性患者可有闭经、不育及男性化。男性可有阳痿。

3.消化系统表现　　食欲持续旺盛,善饥多食,多便秘、腹胀,好吃零食、糖果、糕点及甜食;部分患者不及时进食可有心悸、出汗及手颤。伴胆石症者,可有慢性消化不良、胆绞痛。肝脂肪变性时肝大。

4.匹克威克综合征(肺心综合征)　　这是严重肥胖症的一个临床综合征。由于腹腔和胸壁脂肪组织太多,影响呼吸运动,肺部通气不良,换气受限,导致二氧化碳潴留,血二氧化碳结合率超过正常范围,呈呼吸性酸中毒;血二氧化碳分压升高,动脉血氧饱和度下降,氧分压下降,出现发绀,红细胞增多;同时静脉回流淤滞,静脉压升高,颈静脉怒张,肝大,肺动脉高压,右心负荷加重;由于脂肪组织大量增加,血总循环量随之增加,心排血量和心搏出量加大,加重左心负荷,出现高搏出量心衰,构成匹克威克综合征。病人表现为呼吸困难,不能平卧,间歇或潮式呼吸,脉搏快速,可有发绀、水肿、神志不清、嗜睡、昏睡等。

5.高血压　　肥胖者患高血压的概率要比非肥胖者高。肥胖者常伴有心排血量和血容量增加,但在血压正常的肥胖者,周围血管阻力降低,而有高血压的肥胖者周围血管阻力正常或升高。高血压为肥胖症高死亡率的重要因素。

6.冠心病　　肥胖者发生冠心病远高于非肥胖者。其原因有:体重超过标准,引起心脏负担加重和高血压;肥胖者多喜欢吃油腻食物,进食过多的饱和脂肪酸,促进动脉粥样硬化形成;高三酰甘油血症、高胆固醇血症及高脂蛋白血症,使血液黏度增加,血凝固性增加,易发生动脉粥样硬化、微循环障碍及冠状动脉栓塞;体力活动减少,冠状动脉侧支循环削弱或不足。同时肥胖时体重负担增加,也是促进冠心病产生心衰的原因之一。

7.糖尿病　　肥胖症患者发生 2 型糖尿病的发病率 4 倍于非肥胖成人。肥胖常为糖尿病早期表现,中年以上发病的 2 型糖尿病者有 40%～60% 起病时和早期有多食和肥胖。

糖尿病的发病率与肥胖成正比,肥胖的糖尿病者起病前摄食过多,刺激 B 细胞过度而失代偿时发生糖尿病。肥胖者脂肪组织对胰岛素较不敏感,糖进入肥大的脂肪细胞膜时需较多胰岛素,于是脂肪越多者,对胰岛素要求越多,使 B 细胞负担过重终至衰竭,出现糖尿病。一般肥胖症初期空腹血糖正常,糖耐量试验在服糖后 3～4h 有时出现低血糖反应,因迟发性高胰岛素血症所致。随病情进展糖耐量逐渐下降,餐后 2h 血糖高于正常,然后空腹血糖升高,终于出现糖尿病。当体重恢复正常时,糖耐量可恢复正常。

8.胆囊炎、胆石症及脂肪肝　　由于肥胖、消化功能及肝功能紊乱,高热量饮食、油腻食物及脂类代谢紊乱,使胆固醇过多达饱和状态,而发生胆结石,主要为胆固醇结石。其发生率较正常体重者高 1 倍。胆石症可发生胆绞痛,继发感染时出现急性或慢性胆囊炎。有 68%～94% 的肥胖症病人,其肝脏有脂肪变性,过半数肝细胞有脂肪浸润者占 25%～35%。肥胖者的肝脏脂肪酸和三酰甘油浓度均比正常者高。

9.感染　肥胖者对感染的抵抗力降低,易发生呼吸系统感染。肺炎发生率较高。皮肤褶皱处易磨损引起皮炎,皮肤疖肿、泌尿系及消化系感染发生率也高。有报道阑尾炎发生率为正常人 2 倍。在急性感染、严重创伤、外科手术以及麻醉情况下,肥胖者应激反应差,往往病情险恶,耐受手术及麻醉能力低,术后恢复慢,并发症及死亡率增加。

三、实验室检查

肥胖症的评估包括测量身体肥胖程度、体脂总量和脂肪分布,其中后者对预测心血管疾病危险性更为准确。常用测量方法:

1.体重指数(BMI)　测量身体肥胖程度,BMI＝(kg)/(m²)。BMI 是诊断肥胖症最重要的指标。2003年《中国成人超重和肥胖症预防控制指南(试用)》以 BMI 值≥24 为超重,≥28 为肥胖;男性腰围≥85cm 和女性腰围≥80cm 为腹型肥胖。

2.理想体重(IBW)　可测量身体肥胖程度,但主要用于计算饮食中热量和各种营养素供应量。IBW(kg)＝身高(cm)－105 或 IBW(kg)＝[身高(cm)－100]×0.9(男性)或 0.85(女性)。

3.腰围(WC)　WHO 建议男性 WC＞94cm;女性 WC＞80cm 时为肥胖。

4.腰臀比(WHR)　反映脂肪分布。受试者站立位,双足分开 25～30cm,使体重均匀分配。腰围测量髂前上棘和第 12 肋下缘连线的中点水平,臀围测量环绕臀部的骨盆最突出点的周径。目前认为测定腰围更为简单可靠,是诊断腹部脂肪积聚最重要的临床指标。

5.CT 或 MRI　计算皮下脂肪厚度或内脏脂肪量,是评估体内脂肪分布最准确的方法,但不作为常规检查。

6.其他　身体密度测量法、生物电阻抗测定法等。

四、治疗要点

治疗的两个主要环节是减少热量摄取及增加热量消耗。强调以行为、饮食、运动为主的综合治疗,必要时辅以药物或手术治疗。继发性肥胖症应针对病因进行治疗。各种并发症及伴随病应给予相应处理。

结合患者实际情况制定合理减肥目标极为重要,一般认为,肥胖患者体重减轻 5%～10%,就能明显改善各种与肥胖相关的心血管病危险因素以及并发症。

1.行为治疗　通过宣传教育使患者及其家属对肥胖症及其危害性有正确认识从而配合治疗,采取健康的生活方式,改变饮食和运动习惯,自觉地长期坚持,是治疗肥胖症最重要的步骤。

2.饮食治疗　控制总进食量,采用低热卡、低脂肪饮食。对肥胖患者应制订能为之接受、长期坚持下去的个体化饮食方案,使体重逐渐减轻到适当水平,再继续维持。只有当摄入的能量低于生理需要量、达到一定程度负平衡,才能把贮存的脂肪动员出来消耗掉。一般所谓低热量饮食指每天 62～83kJ(15～20kcal)/kg IBW,极低热量饮食指每天＜62kJ(15kcal)/kg IBW。减重极少需要极低热量饮食,而且极低热量饮食不能超过 12 周。饮食的合理构成极为重要,须采用混合的平衡饮食,糖类、蛋白质和脂肪提供能量的比例,分别占总热量的 60%～65%、15%～20% 和 25% 左右,含有适量优质蛋白质、复杂糖类(例如谷类)、足够新鲜蔬菜(400～500g/d)和水果(100～200g/d)、适量维生素和微量营养素。避免油煎食品、方便食品、快餐、巧克力和零食等,少吃甜食,少吃盐。适当增加膳食纤维、非吸收食物及无热量液体以满足饱腹感。

3.体力活动和体育运动　与饮食治疗相结合,并长期坚持,可以预防肥胖或使肥胖患者体重减轻。必须进行教育并给予指导,运动方式和运动量应适合患者具体情况,注意循序渐进,有心血管并发症和肺功能不好的患者必须更为慎重。尽量创造多活动的机会、减少静坐时间,鼓励多步行。

4.药物治疗　饮食和运动治疗的主要问题是难以长期坚持,中断后往往体重迅速回升,因此也倾向于对严重肥胖患者应用药物减轻体重,然后继续维持。但长期用药可能产生药物副作用及耐药性,因而选择药物治疗的适应证必须十分慎重,根据患者个体情况衡量可能得到的益处和潜在危险做出决定。目前对减重药物治疗的益处和风险的相对关系尚未做出最后评价。减重药物应在医师指导下应用。

减重药物主要有以下几类:①食欲抑制药:作用于中枢神经系统,主要通过下丘脑调节摄食的神经递质如儿茶酚胺、血清素能通路等发挥作用。包括拟儿茶酚胺类制剂,如苯丁胺等;拟血清素制剂,如氟西汀;以及复合拟儿茶酚胺和拟血清素制剂,如西布曲明。②代谢增强剂:肾上腺素受体激动药可增强生热作用、增加能量消耗,其效应仍在研究和评价之中;甲状腺素和生长激素已不主张应用。③减少肠道脂肪吸收的药物:主要为脂肪酶抑制药奥利司他。目前获准临床应用的只有奥利司他和西布曲明,且尚需长期追踪及临床评估。

(1)奥利司他:非中枢性作用减重药,是胃肠道胰脂肪酶、胃脂肪酶抑制药,减慢胃肠道中食物脂肪水解过程,减少对脂肪的吸收,促进能量负平衡从而达到减重效果。配合平衡的低热量饮食,能使脂肪吸收减少30%,体重降低5%~10%,并能改善血脂谱、减轻胰岛素抵抗等。治疗早期可见轻度消化系统副作用如肠胃胀气、大便次数增多和脂肪便等。需关注是否影响脂溶性维生素吸收等。推荐剂量为120mg,每天3次,餐前服。

(2)西布曲明:中枢性作用减重药。特异性抑制中枢对去甲肾上腺素和5-羟色胺二者的再摄取,减少摄食;产热作用可能与其间接刺激中枢交感传出神经、激活肾上腺素能受体有关。可能引起不同程度口干、失眠、乏力、便秘、月经紊乱、心率增快和血压增高等副作用。老年人及糖尿病患者慎用。高血压、冠心病、充血性心力衰竭、心律不齐或卒中患者不能用。血压偏高者应先有效降压后方使用。推荐剂量为每天10~30mg。

新近开发的利莫那班为选择性 CB1 受体拮抗药,作用于中枢神经系统抑制食欲,作用于脂肪组织诱导FFA 氧化,可有效减轻体重,尚未发现明显副作用。

5.外科治疗　可选择使用吸脂术、切脂术和各种减少食物吸收的手术,如空肠回肠分流术、胃气囊术、小胃手术或垂直结扎胃成形术等。手术有一定效果,部分患者获得长期疗效,术前并发症不同程度地得到改善或治愈。但手术可能并发吸收不良、贫血、管道狭窄等,有一定危险,仅用于重度肥胖、减重失败而又有严重并发症,这些并发症有可能通过体重减轻而改善者。术前要对患者全身情况做出充分估计,特别是糖尿病、高血压和心肺功能等,给予相应监测和处理。

五、护理措施

(一)基础护理

1.心理护理　根据不同年龄、性别、肥胖程度和情绪状态与病人进行有针对性的交谈,探讨引起肥胖原因,给予恰当的分析、解释和指导,明确减肥的重要性,与病人一起制订合理的减肥计划,使病人能积极、主动、自觉地坚持和执行减肥计划,积极配合检查和治疗。针对病人因肥胖引起的消极心理,指导病人利用服饰进行外表修饰,完善自我形象。

2.饮食护理　治疗肥胖有效的方法是少食多动,多饮水,避免高热量饮食,重度肥胖者以低糖、低脂、低盐、高纤维素、适量蛋白质为宜，并注意改变饮食习惯，如限定只在家中餐桌进食，使用小容量的餐具，每次进食前先饮水 250ml。按计划定量进食，养成细嚼慢咽的进食方式。①饮食中蛋白质保持每日每千克体重 1g，并有足够的维生素和其他营养素。②有剧烈饥饿感时可给低热量的蔬菜，如芹菜、冬瓜、黄瓜、南瓜、卷心菜等，以增加饱腹感，减少糖分的吸收。③避免进食甜食、油煎食品、方便食品、快餐、零食、巧克力等，改变边看电视边吃饭的习惯。④病人体重下降幅度以每周 0.5～1.0kg 为宜。⑤注意观察有无因热量过低引起的衰弱、抑郁、脱发，甚至心律失常的发生。

3.运动疗法指导　鼓励病人积极参加体力活动，每周至少 3～4 次，每次至少 30min。选择适合病人的有大肌肉群参与的有氧运动方式，运动量要逐渐增加，避免用力过度过猛，并注意循序渐进、长期坚持，否则体重不易下降或下降后又复上升。

（二）疾病护理

用药护理　经饮食调整、运动锻炼未能奏效时，遵医嘱指导病人短期应用减肥药或针灸治疗。目前对肥胖症患者采用药物疗法效果虽不佳，但仍能起到一定作用。因此，指导合理用药也是一个辅助疗法，常用的药物有食欲抑制药及代谢亢进剂两类。易引起心悸、激动、失眠等副作用，对伴有心脏疾病者须慎用。

（三）健康教育

1.指导病人合理安排饮食　一日三餐要有主食、肉、禽、鱼、牛奶、水果等，减少热量供应，严格控制进餐时间，三餐外不加零食，热量安排为早餐 25％、中餐 40％、晚餐 30％～35％。多维饮食，素菜要保持新鲜。

2.坚持体育锻炼　体育锻炼是预防肥胖的有效手段，可以改善心脏功能，促进心脏侧支循环的形成和发生，增强呼吸系统的抵抗力。

3.心理康复训练　理解肥胖者，鼓励他们战胜疾病的信心，克服恐惧心理。

4.行为减肥疗法　行为疗法又称"行为矫正疗法"，是运用条件反射的原理，通过错误行为的矫正达到减肥的方法。

5.康复技术指导　运动减肥指导制定适合个体的运动处方，运动前先做 5～10min 热身运动，运动 1h 之后再做 5～10min 放松运动。运动方式有：快速步行、慢跑、功率自行车、步行仪等（2/d）。

（王桂侠）

第十二节　常用诊疗技术护理

一、快速血糖仪全血测定

【目的】

监测血糖。

【适应证】

服用口服降糖药的患者；实行胰岛素强化治疗的患者；全部用胰岛素治疗的患者；不稳定糖尿病患者；反复出现低血糖和酮症的患者；妊娠糖尿病的患者；肥胖患者。

【血糖监测的时间】

每天监测 4 次：三餐前，睡前

每天监测 7 次：三餐前,三餐后 2h,睡前,必要时下半夜还要再测 1 次。

【不同时间段监测血糖的意义】

1.空腹血糖　主要反映在基础状态下(最后一次进食后 8~10 小时)没有饮食负荷时的血糖水平,是糖尿病诊断的重要依据。

2.餐后 2h 血糖　反映胰岛 β 细胞储备功能的重要指标,即进食后食物刺激 β 细胞分泌胰岛素的能力。测餐后 2h 的血糖能发现可能存在的餐后高血糖,能较好地反映进食与使用降糖药是否合适。

3.睡前血糖　反映胰岛 β 细胞对进食晚餐后高血糖的控制能力。是指导夜间用药或注射胰岛素剂量的依据。

4.随机血糖　可以了解机体在特殊情况下对血糖的影响,如进餐的多少,饮酒,劳累,生病,情绪变化,月经期等。

【监测血糖的频率】

1.刚刚被诊断为糖尿病,接受胰岛素治疗或正在使用胰岛素泵的患者,每天监测 4~7 次。

2.1 型糖尿病患者空腹血糖＞12mmol/L 每天监测 4~7 次。

3.2 型糖尿病患者空腹血糖＞16.2mmol/L 每天监测 4 次。

4.反复出现低血糖,妊娠或打算妊娠时,调整胰岛素的用量时,要及时监测血糖。

【血糖仪操作步骤】

1.操作前准备:先用温水清洁双手,准备好血糖仪、试纸、采血笔、采血针、75％酒精、棉签等物品。

2.打开电源,调校血糖仪编码。血糖仪的编码调节方式分为以下三种:

(1)手动输入试纸校正码:如利舒坦血糖仪、强生血糖仪;

(2)用密码芯片插入机器自动记录试纸校正码:如罗氏活力型血糖仪、艾因坦血糖仪。

(3)免调码,无需手动或插入芯片,仪器自动识别:如拜耳拜安捷2、艾科乐舒型血糖仪。

3.插入试纸:将试纸取出,迅速将瓶盖盖回,将试纸插入仪器。

4.消毒手指、晾干手指:测试前手指的皮肤准备推荐用温水和皂液清洗手指,或用酒精棉签消毒,两种方法都可以。

5.采血、吸血:安装采血针,调节采血笔至合适的深度,将采血笔笔端放在手指侧面,按下中间钮,轻轻压出一滴圆弧形指血。将足量指血血滴靠进试纸吸血区(试纸测试孔)就会直接吸进。

6.显示结果:试纸吸血之后,就会呈现倒计时,显示测试结果。从 5 秒到 30 秒不等。

7.关机:目前主流的血糖仪拔出试纸自动关机,一部分早期产品还需要关闭电源键。关机可减少电池消耗和机器损耗。

【注意事项】

1.血糖仪质量控制:定期应用标准试纸条进行测试,以确定仪器是否正常运行及结果是否在标明的范围内。勿在血糖仪附近使用手机或其他产生电磁干扰的设备。

2.试纸质量控制:血糖仪必须配合使用同一品牌的试纸,不能混用。试纸注意保存,放在干燥、避光的地方。手部潮湿或是脏污时,请勿接触试纸条。要使用的试纸取出后,请立刻盖紧罐盖。试纸应注意在有效期内使用。血糖试纸每批次可能有区别,换用前需要把新试纸的条形码数字输入仪器,以免影响测试结果。

3.手指一定要在干燥状态下取血,也就是说温水和皂液清洗后要晾干手指,酒精消毒后要等酒精完全挥发后再用采血笔刺破手指,保证测量的准确。不宜采用含碘消毒剂(如碘伏、碘酒)消毒,因为碘会与试纸上的测试剂产生化学反应,影响测试准确性。

4.采血量必须足以完全覆盖试纸测试区。取血时发现血液量少不能挤手指,否则会混入组织液,干扰血糖浓度。为保证采血量足够,之前手可以在温水中泡一下,再下垂 30 秒。另外,扎的时候把针按一下再弹出,以免扎得太浅。

5.一般建议取血点在手指偏侧面,这里的神经分布较手指正中少,痛感较轻。但也不要太接近指甲边缘,这样不易消毒,不好挤血。取血点可在十个手指轮换选取,多数选取除大拇指外的其余八指。取血前可用温水洗手,垂手臂,可使手指血管充盈,容易采血。采血笔刺破手指后,应从指跟向指端(采血点)方向轻用力挤血,不要用大力挤血,否则挤出的血浆,组织液占了较大比例,影响准确性。

二、口服葡萄糖耐量实验

口服葡萄糖耐量试验(OGTT)是指给病人口服 75g 葡萄糖,然后测其血糖变化,观察病人适应葡萄糖的能力,正常人口服葡萄糖后,迅速由胃肠道吸收入血,30～60 分钟时血糖值达高峰,但一般不超过 8.9mmol/L(160mg/dL)。这是由于血糖升高迅速刺激胰岛素分泌增加,使血糖迅速下降,2 小时血糖接近正常,3 小时恢复空腹正常水平。而糖尿病患者则不同,始终为高峰值,持续时间过长。

【临床意义】

用于空腹或餐后血糖高于正常而达不到诊断标准的糖尿病病人,可尽早发现轻型糖尿病病人。

【方法】

试验当日将 75 克葡萄糖粉(小儿按 1.75 克/千克体重计算,总量不超过 75 克)溶于 250～300 毫升温开水中,早晨 7 点空腹(服糖前 0 分钟)抽静脉血查血糖,同时留尿查尿糖后,在 3～5 分钟内饮完糖水,从饮第一口糖水开始计时,于 30 分钟、60 分钟、120 分钟和 180 分钟分别抽静脉血查血糖和留尿查尿糖(每次留尿前 30 分钟应排尿一次并弃去),有条件者可在各时点同时抽血查血浆胰岛素或 C 肽。

【注意事项】

1.试验前 3 天保证规律饮食,每天进食碳水化合物的量不少于 150 克。

2.试验前有正常的体力活动至少三天,但应避免剧烈体力活动、精神刺激;试验前应避开脑梗塞、心肌梗死、外伤、手术等各种应激状态至少 2 周以上。

3.试验应在空腹状态下进行,空腹时间 10～16 小时,试验前一天晚上 9 点以后不应再进食,但可以饮水。因血糖有昼夜节律变化,试验应在早 7～9 点钟进行。

4.停用能够影响血糖的各种药物如糖皮质激素、避孕药、噻嗪类利尿剂等至少 1 周以上。试验过程中禁止吸烟。

5.若血糖测定不能立即进行,血标本应放在含有氟化钠的试管中,每 ml 全血可用氟化钠 6mg。离心分离血浆,血浆可冰冻待测。

6.空腹血糖≥7.0mmol/L,临床已诊断糖尿病,则不再作 OGTT。

【正常的血糖水平】

空腹不超过 6.0mmol/L,服 75g 葡萄糖 0.5、1.5 小时都不超过 11.1mmol/L,2 小时不超过7.8mmol/L。

【葡萄糖耐量减低】

应具备以下三条,即:

1.空腹血糖<7.0mmol/L。

2.OGTT 中服糖 2 小时血糖≥7.8mmol/L,低于 11.1mmol/L。

3.OGTT 中,服糖后 0.5、1、1.5 小时三点中至少有一点血糖≥11.1mmol/L。

三、动态血糖监测系统（CGMS）

动态血糖监测系统（CGMS）是糖尿病监测领域的新突破,俗称"血糖 Holter",可全面了解患者全天血糖波动情况和趋势,发现未知的高血糖和低血糖,调整和优化治疗方案,也可作为糖尿病各种科研的有力工具。

【组成】

由血糖记录器、电缆、探头、助针器、信息提取器和分析软件等组件构成。

【工作原理】

仪器探头连续监测组织间液葡萄糖浓度,通过电缆将电信号传输到血糖记录器中,每 10 秒接收 1 个血糖信号,每 5 分钟记录一个平均值,每天记录 288 个血糖值。再利用信息提取器将记录器中的数据下载到电脑中生成各种血糖图谱。

【CGMS 监测时间】

1～3 天。

【监测范围】

CGMS 接收的血糖取值范围为 2.2～22mmol/L。

【适应证】

CGMS 可用于各种类型的糖尿病患者,特别是以下情况：

1.难治性或脆性糖尿病患者。

2.经常出现低血糖的患者,尤其要关注有无症状低血糖和夜间低血糖的患者。

3.经常发生酮症酸中毒的患者。

4.有黎明现象的患者。

5.有隐匿性高血糖的患者。

6.需要评价或改变糖尿病治疗方案的患者。

【操作流程】

1.医生下监测医嘱,完成医患沟通（病人在监测期间不需改变生活状态）,取得患者同意,签署知情同意书。

2.护士植入动态血糖探头,并进行初始化。

3.监测期间护士需进行以下操作：每日至少 4 次指血输入、大事件的录入、报警的处理、察看局部皮肤状况、检查探头信号。

4.监测结束后：护士需收回患者日记,下载数据并出血糖报告。医生查看报告,根据掌握的信息,修改治疗方案。

【实施过程】

1.物品准备　血糖记录器、电缆、皮包、腰带夹；备用电缆、备用 AAA 电池；探头、醇类制剂（用于插入部位）、无菌透明敷料（用于固定探头,如 IV3000）、废物容器、消毒液：9％漂白液或 70％异丙醇（用于擦拭设备,进行消毒）、血糖记录器记录表（用于跟踪探头编号、血糖记录器编号、清洗记录、更换电池日期）、患者监测日记、患者血糖仪和备件。

2.血糖记录器的准备　检查探头温度指示"点"和有效期；将血糖记录器序号和探头批号记录在 CGMS

系统记录表上;清洁血糖记录器及其附件;检查最近一个月是否更换了电池;连接腰带夹;将血糖记录器放在皮包内,并打开血糖记录器;检查血糖记录器上的日期和时间;清除血糖的历史记录;输入患者识别号(选用);确认电缆与血糖记录器固定连接。

3.患者的教育　为患者提供监测日记;讨论佩戴 CGMS 系统的目的;确认患者的血糖仪的准确度及测试技术;描述血糖测试的要求;描述血糖记录器上的按钮,并练习滚动显示屏;练习在血糖记录器中输入血糖数据;描述事件代码程序并练习在血糖记录器中输入事件的代码(如果学会有困难,可选用);讨论详细记录的必要性;对报警和相关信息,以及清除报警的过程进行描述;讨论在日常生活过程中对电缆、血糖记录器和探头进行保护。

4.使用部位的准备与探头的插入　选择插入部位,准备探头,插入探头,连接电缆,并确认探头的连接(探头电流 10～200),固定探头。

5.初始化操作　开始进行初始化,必要时,锁定设置显示屏;向患者解释需用 60 分钟才能完成初始化操作,在初始化过程中不得按任何按钮;60 分钟以后输入血糖读数,开始血糖绘图。

6.取下传感器　监测期结束时,先除去外固定胶布,分开传感器和数据仪;垂直拔出传感器,弃入利器盒;检查传感器电极是否完整和传感器所处位置的皮肤,记录观察结果。

【佩戴 CGMS 期间的注意事项】

1.监测期间保持日常生活,不必减少食量和加大运动量。如携带过程中出现痛感,视患者感受而定,一般一段时间后会自行消失,如不缓解应重新更换部位安装。

2.帮助患者掌握仪器的保养方法,出现问题及时与医生或护士沟通。遇到任何形式的报警,均应寻找原因消除报警,保证监测。开始 10 分钟后每 10 秒钟报警是数据记录卡故障,可打开记录仪调整数据卡,必要时更换一个新数据卡。6 小时以后每 3 分钟报警是传感器电流异常故障,需要取下传感器及记录仪,交医生处理。

3.患者洗澡时可带上专用的淋浴袋进行淋浴,但忌盆浴或把仪器泡水中。避免大量出汗、淋雨、浸水、强电磁场和强烈撞击。

4.记录每次进食开始的时间,锻炼开始的时间,服药或注射胰岛素的时间和剂量。

5.24h 内向血糖记录仪内输入至少 4 个指端血糖值,分布在 24h 的不同时间,两次校正血糖值时间不超过 12h,否则将导致监测中断。

6.测量并记录参比血糖记录采集时间的误差应不大于 2 分钟。否则要重新测试后再输入新的测试值。

四、TRH 兴奋实验

TRH 兴奋试验是利用促甲状腺激素释放激素(TRH)具有兴奋腺垂体(垂体前叶)合成分泌 TSH 的作用,给受试者外源性 TRH 后,连续取血观察血清中 TSH 浓度的变化,了解垂体对 TRH 的反应能力,用于评价下丘脑-垂体-甲状腺轴的调节功能。

【临床意义】

1.甲减的鉴别诊断　测定静脉注射 TRH 后血清 TSH 浓度变化,可协助鉴别甲减系原发于甲状腺,或继发于下丘脑或垂体疾患。

(1)原发性甲减:此类患者下丘脑和垂体均正常,病变主要在甲状腺,故 TRH 兴奋试验呈过高反应,基础血清 TSH 水平即增高,静脉注射 TRH 后 TSH 显著增高。

(2)继发于垂体病变的甲减:由于病变在垂体,所以基础 TSH 水平低,注射 TRH 后,TSH 水平无变化。

（3）继发于下丘脑的甲减：由于病变在下丘脑，所以基础 TSH 水平低，注射 TRH 后，垂体合成 TSH 的细胞兴奋，血 TSH 水平有所升高。

2.甲亢辅助诊断　弥漫性毒性甲状腺肿时血清 T_4 和 T_3 浓度增高，通过直接负反馈，在垂体前叶阻断 TRH 的作用，因此静注 TRH 后血清 TSH 无增高（无反应），若 TSH 升高（提示有反应）则可排除此种甲亢存在。

3.垂体 TSH 储备功能的鉴定　垂体瘤、席汉氏综合征、肢端肥大症后期等垂体引起的 TSH 分泌不足，TSH 血清水平低，TRH 兴奋试验反应差，可反映 TSH 分泌物的储备功能差。

【方法】

1.经典静脉给药法　受试者空腹，休息 30min，取 TRH 制剂 300μg 用 2ml 生理盐水稀释后缓慢静脉注射，并于注射前及注射后 15min、30min、60min 及 90min（或 120min）分别取静脉血 1ml，测定血清 TSH 浓度，以时间为横坐标，TSH 浓度为纵坐标，绘制 TSH 的反应曲线。

2.静脉给药两次采血法　其方法与经典法相同，只是减少采血次数，于注射 TRH 前和注射后 15 或 30min 两次采血，测定其 TSH 浓度。

3.喷鼻给药两次采血法　受试者取端坐位，头后仰，用 1ml 生理盐水将 TRH 1.2mg 稀释后，用喷雾器轮流喷入双侧鼻内，2min 内喷完，并避免流入食管内或鼻腔外。于喷鼻前和喷鼻后 30min 分别采血测 TSH 浓度。

【注意事项】

1.试验前停用雌激素、茶碱、抗甲状腺药物、皮质醇、甲状腺制剂、左旋多巴等药物一个月左右。

2.在甲状腺功能减退的患者，如果怀疑为继发性，则应采用多次取血法，因两次取血法不能反映峰值的延迟表现。

3.副作用观察：TRH 兴奋试验副作用较轻微，仅 1/3 左右受试后有轻度恶心、面部潮红、尿急等，多在 2 分钟内消失，未见严重反应者。

【参考值】

正常人静脉注射 TRH，20～30 分钟后，血清 TSH 水平较注射前增加 29.5±12.2mu/L，达峰值水平。峰时 15～30 分钟。注射 TRH 2～4 小时后，血清 TSH 水平恢复至基础水平。

（王桂侠）

第八章　神经内科疾病的护理

第一节　短暂性脑缺血发作

短暂性脑缺血发作(TIA)是指颅内血管病变引起的一过性或短暂性、局灶性或可逆性神经功能障碍。症状一般持续10~15min,多在1h内恢复,最长不超过24h,可反复发作,不遗留神经功能缺损的症状和体征。TIA发作好发于老年人,男性多于女性。临床研究结果表明:症状持续3h以上的TIA病人有影像学及病理学改变,故目前对TIA发作时间的限定尚存争议。伴有大脑半球症状的TIA和伴有颈动脉狭窄的病人,70%预后不佳,2年内发生脑卒中的概率是40%。一般椎-基底动脉系统TIA发生脑梗死的较少,年轻的TIA病人发生脑卒中的危险较低,单眼视觉症状的病人预后较好。

一、病因与发病机制

主要的病因是动脉粥样硬化、动脉狭窄、心脏病、血液成分改变及血流动力学变化等。

(一)微栓子形成

微栓子主要来源于动脉粥样硬化的不稳定斑块或附壁血栓的破碎脱落、瓣膜性或非瓣膜性心源性栓子及胆固醇结晶等。微栓子阻塞小动脉常导致其供血区域脑组织缺血,当栓子破碎或溶解移向远端时,血流恢复,症状缓解。此型TIA的临床症状多变,发作频度不高,数周或数月发作1次,每次发作持续时间较长,可达数十分钟至2h。

(二)血流动力学改变

基本病因可能是由各种原因(如动脉硬化和动脉炎等)所致的颈内动脉系统或椎-基底动脉系统的动脉严重狭窄,在此基础上血压急剧波动导致原来靠侧支循环维持的脑区发生一过性缺血。此型TIA的临床症状比较刻板,发作频度较高,每天或每周可有数次发作,每次发作持续时间多不超过10min。

(三)其他因素

如锁骨下动脉盗血综合征,某些血液系统疾病,如真性红细胞增多症、血小板增多、各种原因所致的严重贫血和高凝状态等。

二、临床表现

TIA症状取决于受累血管的分布。

（一）颈动脉系统 TIA

常表现为单眼或大脑半球症状。视觉症状表现为一过性黑矇、雾视、视野中有黑点等；大脑半球症状多为一侧面部或肢体的无力或麻木。一过性单眼盲是颈内动脉分支眼动脉缺血的特征性症状，优势半球缺血时可有失语。

（二）椎-基底动脉系统 TIA

通常表现为眩晕、头晕、构音障碍、发作性跌倒、共济失调、复视、眼球震颤、交叉性运动或感觉障碍、偏盲或双侧视力障碍。一侧脑神经麻痹，对侧肢体瘫痪或感觉障碍为椎-基底动脉系统 TIA 的典型表现。

三、实验室检查

CT 或 MRI 检查大多正常，部分病例（发作时间＞60min）于弥散加权 MRI 可见片状缺血灶。CTA、MRA 及 DSA 检查可见血管狭窄、动脉粥样硬化斑。TCD 检测可发现颅内动脉狭窄，并可进行血流状况评估和微栓子监测。血常规和生化检查也是必要的，神经心理学检查可能发现轻微的脑功能损害。

四、治疗要点

（一）病因治疗

确诊 TIA 后应针对病因进行积极治疗，如控制血压，治疗心律失常、心肌病变，稳定心脏功能，治疗脑动脉炎，纠正血液成分异常等。

（二）药物治疗

1.抗血小板聚集剂　可能减少微栓子的发生，对预防复发有一定疗效。常用药物有：阿司匹林 75～150mg/d；双嘧达莫，每次 25～50mg，3/d；噻氯匹定、氯吡格雷和奥扎格雷。

2.抗凝治疗　对伴有房颤、频繁发作的 TIA，或发作持续时间长，每次发作症状逐渐加重，同时又无明显的抗凝治疗禁忌者（无出血倾向、无严重高血压、无肝肾疾病、无溃疡病等），可及早进行抗凝治疗。首选肝素 100mg 加入生理盐水 500ml 中静滴，20～30/min；根据凝血活酶时间（APTT）调整肝素剂量，维持治疗前 APTT 值的 1.5～2.5 倍为完全抗凝标准，5d 后可改口服华法林或低分子肝素钠腹壁皮下注射。

3.钙通道阻滞药　钙通道阻滞药可扩张血管，阻止脑血管痉挛，如尼莫地平 20～40mg/d。

4.中医药治疗　常用川芎、丹参、红花等药物。

5.外科手术和血管内介入治疗　经血管造影确定 TIA 是由颈部大动脉病变如动脉硬化斑块引起明显狭窄或闭塞者，为了消除微栓塞，改善脑血流量，建立侧支循环，可考虑外科手术和血管内介入治疗（一般颈动脉狭窄＞70%，病人有与狭窄相关的神经系统症状，可考虑颈动脉内膜切除术或血管内介入治疗）。

五、护理措施

（一）基础护理

1.发作时卧床休息，枕头不宜过高，以 15°～20° 为宜。

2.指导病人转头或仰头时动作缓慢，幅度不宜过大，避免因颈部活动过度或过急而导致发作。

3.指导病人合理休息与运动，采取适当防护措施预防跌倒或坠床。

4.必要时协助如厕、沐浴，外出活动时有专人陪伴。

（二）疾病护理

1.频繁发作的病人观察和记录每次发作的持续时间、间隔时间和伴随症状,观察病人肢体无力或麻木是否减轻或加重,有无头痛、头晕或其他脑功能受损的表现,警惕完全性缺血性脑卒中的发生。

2.注意观察药物的作用和不良反应,肝素抗凝治疗时应密切观察有无出血倾向;使用阿司匹林、氯吡格雷或奥扎格雷等抗血小板聚集剂治疗时,应注意观察有无食欲缺乏、皮疹或白细胞减少等不良反应。

（三）健康指导

1.帮助病人和家属了解脑血管病的病因、危害、主要危险因素、早期症状、就诊时机以及治疗与预后的关系。指导掌握本病的防治措施和自我护理方法。

2.帮助寻找和去除自身的危险因素,主动采取措施,改变不健康的生活方式。

3.定期体检,了解心功能、血糖、血压和血脂水平;积极治疗高血压、动脉硬化、心脏病、糖尿病、高脂血症和肥胖症。

4.选择低盐、低脂、充足蛋白质和丰富维生素的饮食,限制钠盐(<6g/d)和动物性脂肪的摄入;戒烟、限酒;控制食物热量,保持理想体重。

5.保持良好的心态和稳定的情绪,多参加有益身心的社交活动。

（王　英）

第二节　脑出血

脑出血系指原发性非外伤性脑实质出血,占急性脑血管病的 20%～30%。年发病率 60～80/10 万人口,急性期病死率为 30%～40%,是急性脑血管病变中死亡率最高的。

一、病因及发病机制

1.高血压并发细、小动脉硬化　是脑出血最常见原因。细小动脉变性增厚、玻璃样变以及微小动脉瘤形成等病理变化是其脑出血的病理基础。

2.颅内动脉瘤　主要是先天性动脉瘤。动脉瘤经血流旋涡和血压的冲击,常使其顶端增大、破裂。

3.脑血管畸形　因血管壁发育异常,常较易出血。

4.其他　脑动脉炎、脑底异常血管网症、血液病、抗凝及溶栓治疗等。

二、临床表现

起病突然,病情发展迅速,大多数在情绪紧张、兴奋、活动、排便、用力时发病,数分钟至数小时内病情发展至高峰。主要表现为:头痛、呕吐、偏瘫、失语、意识障碍、大小便失禁等,血压常明显升高。由于出血部位和出血量不同,临床表现各异,分述如下。

1.壳核出血　最常见,占脑出血的 50%～60%。因出血最常累及内囊而表现"三偏征":偏瘫、偏身感觉障碍、偏盲。优势半球出血可有失语。出血量少(<30ml)时,临床症状轻,预后较好;出血量较大(>30ml)时,临床症状重,可出现意识障碍和占位效应,严重者可引起脑疝、甚至死亡。

2.丘脑出血　约占脑出血的 20%。病人常出现丘脑性感觉障碍(对侧偏身深浅感觉减退、感觉过敏或自发性疼痛)、丘脑性失语(言语缓慢而不清、重复语言、发音困难等)、丘脑性痴呆(记忆力和计算力减退、情感障碍等)和眼球运动障碍(眼球向上注视麻痹等)。出血侵及内囊可出现对侧肢体瘫痪,多为下肢重于上肢。

　　3.脑干出血　约占脑出血的10%,绝大多数为脑桥出血。常表现为突然发病,剧烈头痛、眩晕、复视、呕吐、一侧面部麻木等。出血常先从一侧开始,表现为交叉性瘫痪,头和眼转向非出血侧,呈"凝视瘫肢"状。出血量大时多迅速波及两侧,出现双侧面部和肢体瘫痪,双侧病理反射阳性。由于交感神经纤维受损,双侧瞳孔极度缩小,但对光反射存在。严重者由于出血破坏了联系丘脑下部调节体温的纤维出现中枢性高热、呼吸不规则,病情常迅速恶化,多数在24~48h死亡。

　　4.小脑出血　约占脑出血的10%。常开始为一侧枕部的疼痛、眩晕、呕吐、病侧肢体共济失调,可有脑神经麻痹、眼球震颤、双眼向病变对侧同向凝视,可有肢体瘫痪。

　　5.脑叶出血　占脑出血的5%~10%。以顶叶出血多见,依次为颞叶、枕叶、额叶,40%为跨叶出血。

　　(1)顶叶出血:偏瘫较轻,而偏身感觉障碍较重;对侧下象限盲;优势半球出血可出现混合性失语。

　　(2)颞叶出血:对侧中枢性面舌瘫;对肢体瘫痪以上肢为主;对侧上象限盲;优势半球出血可出现感觉性失语或混合性失语;可有颞叶癫痫、幻嗅、幻视。

　　(3)枕叶出血:对侧同向性偏盲,可有一过性黑矇和视物变形;多无肢体瘫痪。

　　(4)额叶出血:前额痛、呕吐、痫性发作、对侧偏瘫、精神障碍,优势半球出血表现运动性失语。

　　6.脑室出血　占脑出血的3%~5%。表现为突然头痛、呕吐,立即昏迷或昏迷加深;双侧瞳孔缩小,四肢肌张力增高,病理反射阳性,早期出现去大脑强直,脑膜刺激征阳性;常出现丘脑下部受损的症状和体征,如应激性溃疡、消化道出血、中枢性高热、血糖增高、尿崩症等。如出血量少,仅部分脑室出血,表现酷似蛛网膜下腔出血,病人意识清楚或仅有轻度障碍,预后良好。

三、实验室检查

　　1.CT检查　临床疑诊脑出血是首选CT检查。可明确诊断出血的部位、范围、出血量及是否破入脑室。CT动态观察可发现进展型脑出血。

　　2.MRI检查　可发现CT不能辨认的脑干或小脑小量出血。

　　3.DSA检查　可清晰显示异常血管、破裂的血管和部位。

　　4.腰椎穿刺检查　多为血性脑脊液、压力常增高。已明确诊断的重症脑出血病人,不宜行腰穿检查,以免诱发脑疝。

　　5.血液检查　血常规、生化检查,有白细胞计数增高、血尿素氮和血糖升高。

　　6.其他　心电图、X线。

四、治疗要点

　　脑出血急性期的主要治疗原则是:控制脑水肿、防止再出血、维持生命功能和防治并发症。

　　1.控制脑水肿　脑出血后,由于脑实质内突然出现了血肿的占位效应,引起脑室受压,中线结构移位,颅内压急剧增高,可出现脑疝,危及生命。因此,控制脑水肿,降低颅内压是脑出血急性期处理的一个重要环节。根据病情,遵医嘱可选用甘露醇、甘油果糖、呋塞米、白蛋白等治疗。

　　2.调控血压　由于脑出血后颅内压升高,为保证脑组织供血的代偿性反应,急性期血压常升高,当颅内压下降时血压也会随之下降,故急性期一般不应用降压药。当收缩压超过 200mmHg 或舒张压超过 110mmHg 可适当使用温和的降压药如硫酸镁等。急性期后血压持续过高时可系统地应用降压药。

3.止血药和凝血药　仅用于并发消化道出血或有凝血障碍时,常用药物有 6-氨基己酸、氨甲环酸、酚磺乙胺、立止血等。

4.防治消化道出血　常用奥美拉唑、西咪替丁等药物,对预防和控制应激性溃疡导致的消化道出血有较好的效果。

5.手术治疗　手术宜在发病后 6～24h 进行。如大脑半球出血量在 30ml 以上或小脑出血量在 10ml 以上,可考虑开颅手术清除血肿或小脑减压术;出血破入脑室可行脑室穿刺引流;脑叶出血也可行颅骨钻孔微创颅内血肿清除术。

6.对症治疗　吸氧、吸痰、保持呼吸道通畅、预防感染,维持水、电解质、酸碱平衡等。

7.早期康复治疗　脑出血病情稳定后宜尽早进行康复治疗。包括:肢体康复、语言康复、吞咽功能康复、心理康复等。有条件者应由专业的康复治疗师进行康复治疗,可有效降低病死率和致残率,改善病人的预后,提高生活质量,缩短住院时间和减少医疗费用,有利于出院后的管理和社区治疗与康复。

五、护理措施

(一)基础护理

1.休息与体位　急性期绝对卧床休息 2～4 周,抬高床头 15°～30°,以减轻脑水肿.

2.环境与安全　保持环境安静、安全,严格限制探视,避免各种刺激,各项治疗护理应集中进行。有条件者可单人房间。有谵妄、躁动病人,应加保护性床栏,必要时约束带适当约束。

3.生活护理　①做好口腔清洁,每天协助口腔护理 2～3 次。②做好皮肤护理,预防压疮,每天床上擦浴 1～2 次;每 2～3h 协助更换体位 1 次,注意在发病后 24～48h 变换体位时应尽量减少头部的摆动幅度,以防加重出血;保持床单元整洁、干燥,有条件者可使用气垫床或自动减压床。③协助床上大小便,尿失禁者做好接尿处理。④有肢体瘫痪者,协助做好良肢位的摆放,并指导和协助肢体进行主、被动运动,预防关节僵硬和肢体挛缩畸形。

4.饮食护理　出血量少、意识清醒的病人,给予高蛋白、高维生素的清淡饮食。昏迷或有吞咽障碍者,遵医嘱予留置胃管鼻饲流食。

5.心理护理　对意识清楚的病人,讲解疾病有关知识,消除其不良心理,避免情绪激动及过度紧张,注意保持情绪稳定。

(二)疾病护理

1.对症护理　主要是颅内压增高,及早发现脑疝先兆与急救处理。

(1)评估有无脑疝的先兆表现:严密观察病人意识、瞳孔变化、定时测量生命体征,注意病人有无剧烈头痛、喷射性呕吐、烦躁不安、血压增高、脉搏减慢、呼吸不规则、一侧瞳孔散大、意识障碍加重等脑疝的先兆表现,一旦出现,应立即报告医师。

(2)急救处理:①立即建立静脉通路,遵医嘱给予快速脱水、降颅内压药物,如 20% 甘露醇 250ml 在 15～30min 滴完。②保持呼吸道通畅,及时清除呕吐物和口鼻腔分泌物,防止舌后坠和窒息。③氧气吸入。④心电监护,监测生命体征、血氧饱和度变化。⑤备好气管插管、气管切开、呼吸机、抢救药物和脑室穿刺引流包等。

(3)用药观察:使用脱水降颅内压药物时,注意监测尿量和电解质的变化,防止低钾血症和肾功能受损。

2.并发症的护理　脑出血常见的并发症有肺部及泌尿系统感染、上消化道出血、中枢性高热、电解质紊乱、下肢深静脉血栓形成、癫痫发作等,最常见的并发症是上消化道出血,主要是因为病变导致下丘脑功能紊乱,继而引起胃肠黏膜血流量减少,胃、十二指肠黏膜出血性糜烂、点状出血和急性溃疡所致。

(1)病情监测:①注意观察病人有无呃逆、上腹部饱胀不适、胃痛、呕血、便血、尿量减少等症状和体征。②留置胃管鼻饲的病人,注意回抽胃液,观察胃液的颜色,如发现为血色或咖啡色应立即汇报医师。③观察有无黑粪,并及时留取标本检测大便隐血试验。④如发现病人出现呕血、或从胃管内抽出咖啡色胃液,解柏油样大便,同时伴有面色苍白、口唇发绀、呼吸急促、皮肤湿冷、烦躁不安、血压下降、尿少等,应考虑上消化道出血和出血性休克,要立即报告医师,积极止血、抗休克处理。

(2)饮食护理:遵医嘱禁食,或给予清淡、易消化、无刺激性、营养丰富的流质饮食,注意少量多餐和温度适宜,防止损伤胃黏膜。

(3)用药护理:遵医嘱给予保护胃黏膜和止血药物,如奥美拉唑、立止血、氢氧化铝凝胶等,注意观察用药后的反应。

(三)健康指导

1.避免诱因　应避免各种使血压骤然升高的各种因素,指导病人应注意:①保持情绪稳定和心态平衡,避免过分喜悦、愤怒、焦虑、恐惧、悲伤等不良心理和惊吓等刺激;②建立健康的生活方式,保证充足睡眠;③适当运动,避免体力或脑力的过度劳累和突然用力过猛;④养成定时排便的习惯,保持大便通畅,避免用力排便;⑤戒烟酒;⑥预防呼吸道感染,避免用力屏气、咳嗽和打喷嚏;天气变化时注意保暖。

2.控制高血压　遵医嘱正确服用降压药,定时监测血压,维持血压稳定,减少血压波动对血管的损害。

(程义莲)

第三节　脑梗死

脑梗死是指由于脑供血障碍引起脑缺血、缺氧,导致组织坏死产生的软化灶。临床上最常见的脑梗死有脑血栓形成和脑栓塞。

一、脑血栓形成

脑血栓形成是脑血管疾病中最常见的一种。颅内外供应脑部的动脉血管壁发生病理改变,使血管腔变狭窄,或在此基础上形成血栓,最终完成闭塞,脑组织缺血、缺氧、坏死、软化,并表现出相应的神经症状和体征,称为脑血栓形成。

【病因和发病机制】

最常见的病因为脑动脉粥样硬化。高血压、高血脂和糖尿病会加速动脉粥样硬化。少见的病因有各种动脉炎、先天性血管狭窄、血高凝状态等。

动脉粥样硬化好发于大血管的分叉处或弯曲处,一旦动脉内膜损害破裂或形成溃疡,当血压下降、血流缓慢(睡眠、失水、心力衰竭、心律失常等)时,血小板及纤维素等黏附、聚集、沉着形成血栓。血栓逐渐增大,使动脉管腔狭窄甚至完全闭塞。受累血管供应区的脑组织则缺血、水肿软化、坏死。任何血管均可发生血栓形成,但以颈内动脉、大脑中动脉为多见,基底动脉和椎动脉分支次之。

【临床表现】

1.高危人群　本病好发于中年以后,多见于 50～60 岁以上患有动脉粥样硬化者,多伴有高血压、冠心病或糖尿病。

2.前驱症状　病前可有头昏、头痛前驱症状,约有 1/4 的病人病前曾有 TIA 史。

3.发病时状况　常在睡眠或安静休息时发病。

4.病情严重度　病人通常意识清楚,生命体征一般无明显改变,少见颅压高。

5.神经系统表现特点　神经系统体征视脑血管闭塞的部位及梗死的范围而定。

(1)颈内动脉血栓形成:三偏征(病变对侧偏瘫、偏身感觉障碍和对侧同向偏盲)、失语(优势半球受累)等。

(2)椎-基底动脉血栓形成:多有眩晕、恶心、呕吐、眼球震颤、交叉瘫、复视、共济失调、吞咽及发音困难等。

【实验室及其他检查】

1.头颅CT检查　最重要。发病 24 小时内多正常,24 小时以后梗死区出现低密度灶。对脑干及小脑的梗死灶显示不清。

2.MRI　可在发病数小时确定病灶,对脑干、小脑病灶显示清。

3.经颅多普勒(TCD)　测定局部血流量。

4.数字减影血管造影(DSA)　可显示血栓形成部位、程度。

5.其他危险因素检测　血及尿一般检查,血糖、血脂、血流变、心电图等检查。

【诊断要点】

包括:高龄病人;有动脉硬化等病史;病前有 TIA;在安静休息时发病;症状逐渐加重,无明显意识障碍,有相应的脑动脉供血区的脑功能缺失体征。CT 或 MRI 检查有助诊断。

【治疗要点】

目前治疗脑卒中最有效的方法为卒中单元,其次为早期溶栓、抗血小板和抗凝治疗等。

(一)卒中单元

主要是指有一个专门治疗卒中的小组,包括神经科医师、康复科医师、心脏科医师、心理医生、护师及护工等,共同研究治疗护理方案,并建立卒中病房。

(二)早期溶栓治疗

1.时间　根据缺血半暗带,在脑缺血后 3～6 小时可通过再灌注,逆转缺血损伤区。这段时间称为再灌注治疗窗。如果病人 CT 出现梗死灶,则不适宜溶栓治疗。

2.常用的溶栓药　均属于纤维蛋白溶酶原激活剂。常用的有尿激酶、链激酶、重组组织型纤溶酶原激活剂(rt-PA)等。rt-PA 特异性强,可激活新鲜血栓中的纤维蛋白溶酶原,若能在发病后 3 小时内用药,则效果更为理想。

(三)抗凝治疗

对临床表现为进展型脑梗死病人,可选择应用抗凝治疗。对出血梗死或有高血压者均禁用。

(四)调整血压

使血压维持在比病人病前稍高的水平,除非血压过高,一般急性期不使用降压药。对血压低者可加强补液或给予适量药物以升高血压。

(五)抗脑水肿、降低颅内压

大面积脑梗时如果出现颅压高,需立即降颅压。常用的药物为 20%甘露醇、10%复方甘油、地塞米松等。

(六)改善微循环

低分子右旋糖酐可降低血液黏度并有抗血小板聚集作用,从而改善微循环。

(七)血管扩张剂

亚急性期(发病2～4周)可使用,如尼莫地平、尼卡地平、盐酸氟桂利嗪(西比灵)等。

(八)高压氧治疗

提高血氧供应。

(九)其他治疗

脑代谢活化剂:胞二磷胆碱、脑复康、依达拉奉等。中药治疗:一般采用可用丹参、川芎、银杏达莫等。

【常用护理诊断/问题】

1.躯体活动障碍 与偏瘫或平衡能力降低有关。

2.吞咽障碍 与意识障碍或延髓麻痹有关。

3.语言沟通障碍 与大脑语言中枢功能受损有关。

4.有废用综合征的危险 与肢体瘫痪且未及时进行有效康复训练有关。

5.有皮肤完整性受损的危险 与长期卧床导致局部皮肤组织受压过久有关。

6.便秘 与长期卧床有关。

【护理措施】

1.病情观察 密切观察生命体征、瞳孔及意识等变化。

2.生活护理 给予低盐、低脂饮食,如有吞咽困难、饮水呛咳时,可给予糊状流质或半流质食物,小口慢慢喂食,必要时给予鼻饲流质。对有糖尿病者予以糖尿病饮食。协助病人完成生活护理,如穿衣、洗漱、沐浴、入厕等,保持皮肤清洁、干燥,及时更换衣服、床单。将病人的用物放在易拿取的地方,恢复期尽力要求病人完成生活自理活动。

3.用药护理 使用低分子右旋糖酐时,可有过敏反应如发热、皮疹等,应注意观察。用溶栓、抗凝药物时,严格注意药物剂量,观察有无出血倾向。用甘露醇时观察疗效和副作用,如头痛、呕吐是否减轻,是否有静脉炎发生,是否有眼窝凹陷、皮肤干燥等脱水表现。用血管扩张剂时,观察病人是否出现低血压。

4.对症护理 对瘫痪病人应每2～3小时翻身一次,保持肢体于良肢位,翻身时做一些主动或被动活动锻炼,按照从翻身一起坐一站立一行走的顺序循序渐进增加肢体活动量。指导失语病人简单而有效的交流技巧,加强其语言功能训练。具体见运动和感觉障碍病人护理内容。

5.心理护理 偏瘫常常使病人产生自卑、消极的心理。因偏瘫失语、生活不能自理,病人可变得性情急躁,甚至发脾气,这样常常会使血压升高、病情加重。护士应主动关心病人,教会病人简单的哑语,从思想上开导病人。嘱家属要给予病人物质和精神上的支持,鼓励或组织病友之间交流养身经验,树立病人战胜疾病的信心。

【健康指导】

1.极治疗原发病,如高血压、高脂血症、糖尿病等。尤其是重视对TIA的处理。

2.生活方式指导,参见TIA。

3.老年人临睡前适当增加饮水量,防止血液浓缩诱发血栓形成;晨间睡醒时不要急于起床,最好安静10分钟后缓缓起床,以防体位性低血压致脑血栓形成。

二、脑栓塞

由于各种栓子(血流中异常的固体、液体、气体)沿血液循环进入脑动脉,造成血流中断而引起相应供血区的脑功能障碍,称为脑栓塞。

【病因及发病机制】

1.心源性栓子　最常见,占95%。常见于房颤、风湿性心瓣膜病、心梗附壁血栓等。另外,心脏黏液瘤、细菌性心内膜炎、二尖瓣脱垂等均可发生。在发生脑栓塞的病人中,约一半以上为风湿性心脏病二尖瓣狭窄合并心房颤动。

2.非心源性栓子　如主动脉弓及其发出的大血管的动脉粥样硬化斑块和附壁血栓的脱落、肺部感染性脓栓、癌性栓子、寄生虫虫卵栓子、脂肪栓子、气体栓子等。

【临床表现】

1.脑栓塞的发病年龄:风湿性心脏病、先心病以中青年居多,冠心病及大动脉病变以老年人为主。

2.起病急骤,多无明显诱因,常在数秒钟或很短的时间内症状发展到高峰,是脑血管疾病中发展最快的。

3.症状轻重决定于栓塞部位、大小及侧支循环的建立。重者昏迷抽搐。神经症状取决于栓塞血管所支配的供血区的神经功能,常见的有偏瘫、偏身感觉障碍、对侧同向性偏盲、失语等。

4.可有风湿性心脏病等原发病的体征和其他部位栓塞征。

【实验室及其他检查】

1.头颅CT及MRI检查。

2.其他检查　脑栓塞强调病因的检查。需要做超声心动图以明确是否存在心脏瓣膜、心内膜、心肌病变。24小时动态心电图发现冠心病及心律失常,颈部血管超声发现粥样硬化斑块等。怀疑癌栓,要做胸片、B超等。怀疑亚急性心内膜炎,要查血象、血沉、做血培养等。

【诊断要点】

急骤发病,一过性意识障碍,伴有心脏病,特别是年轻人。结合CT、MRI可诊断。

【治疗要点】

脑栓塞治疗包括脑部病变及引起栓塞的原发病两方面。

1.脑部病变的治疗与脑血栓形成相同。禁忌溶栓治疗。

2.原发病的治疗在于根除栓子来源,防止脑栓塞复发。防治心脏病等各种原发病是预防脑栓塞发生的一个重要环节。由于心源性脑栓塞的充血性梗死区极易出血,故抗凝治疗必须慎用。

(孙春芳)

第四节　蛛网膜下腔出血

蛛网膜下腔出血是指脑表面血管破裂,血液进入蛛网膜下腔,或脑实质出血血液穿破脑组织进入脑室及蛛网膜下腔而言。蛛网膜下腔出血临床上发病急骤,以剧烈头痛为初始表现。各个年龄组均有发病,半数病人有不同程度的意识障碍。

【临床表现】

1.绝大多数都有情绪激动、过度疲劳、排便用力、咳嗽、饮酒等诱因。

2.主要的临床表现为突发的剧烈头痛、呕吐、面色苍白、全身冷汗、意识障碍等。少数病人可出现精神症状、头昏、眩晕、颈背及下肢疼痛等。

3.查体可见最具特征性的颈项强直等脑膜刺激征,少数病人可见偏瘫、偏盲、失语等。

4.腰椎穿刺可见均匀一致的血性脑脊液。

【评估要点】

1.一般情况　观察生命体征有无异常,询问病人既往史,了解有无颅内动脉瘤、脑血管畸形和高血压、动脉粥样硬化病史,有无血液病、糖尿病、冠心病、颅内肿瘤、脑炎、抗凝治疗史、过敏史及家族史等。评估病人的心理状态,了解有无恐惧、紧张、焦虑及绝望的心理以及对疾病的认识。

2.专科情况

(1)询问起病缓急及起病时的情况,了解有无明显诱因和前驱症状。

(2)了解起病时的症状特征。是否突然剧烈头痛、呕吐;有无面色苍白、全身冷汗;有无眩晕、抽搐、颈背或下肢疼痛;有无意识或精神障碍。

(3)检查病人的意识状态,观察神志是否清楚,瞳孔是否正大等圆。有无烦躁不安、定向力障碍等精神症状。

(4)脑膜刺激征是否阳性;有无肢体功能障碍和失语;有无眼睑下垂等一侧动眼神经麻痹的表现。

(5)有无发热、多汗、皮肤黏膜充血、腹痛、血压波动等下丘脑受损的症状。

3.实验室及其他检查

(1)腰椎穿刺检查脑脊液压力是否增高,外观是否为均匀血性,镜检有无大量红细胞。

(2)CT检查脑沟、脑池及蛛网膜下腔有无高密度影。

(3)脑血管造影或DSA,对脑血管畸形和动脉瘤明确显示。

【护理诊断/问题】

1.疼痛　与脑水肿、颅内高压、出血刺激脑膜或继发性脑血管痉挛有关。

2.昏迷及意识障碍　与蛛网膜下腔出血后的脑血管痉挛、脑水肿、脑代谢障碍等有关。

3.发热　与感染或体温调节中枢障碍、吸收热等有关。

4.自理能力缺陷　与意识障碍、偏瘫或医源性限制(绝对卧床)有关。

5.便秘　与蛛网膜下腔出血绝对卧床休息、不习惯床上排便、进食量减少、肠蠕动缓慢有关。

6.再出血危险　与动脉瘤或动静脉畸形,随时有再出血可能有关。

7.潜在肺部感染　与长期卧床呼吸道分泌物排出不畅有关。

8.潜在并发症　脑疝。

【护理措施】

1.颅内高压、头痛的护理　绝对卧床休息,一般为4～6周,床头抬高15°～20°,有利于颅内静脉回流,并保持病室安静。遵医嘱给予降颅内压,如20%甘露醇125ml快速静滴,必要时给予镇静止痛药,如口服安定等。同时,静滴时要合理使用和保护静脉,因病人输液时间长,静脉穿刺时应有计划地从四肢远端到近心端,并观察药物有无外渗。

2.昏迷及意识障碍的护理　对昏迷期病人加用床档,防止坠床;对躁动不安者,可用镇静剂,以免病情加重。

3.密切观察生命体征　注意意识及瞳孔的变化,有否头痛加剧,如有异常及时汇报医生。1周内血压应保持在 20.0～21.3/12.0～13.3kPa(150～160/90～100mmHg)为宜,不宜过低,以防引起脑供血不足、低血容量而诱发脑梗死。

4.高热病人的护理　每 4h 测量体温、脉搏、呼吸 1 次。一般中度发热无感染征象者可能为吸收热,只要密切观察不需特殊处理。若体温过高,应及时采取物理降温,在头部体表大血管处放置冰袋,用 50％酒精和温水擦浴,必要时采用冬眠疗法。注意液体及能量的补充,成人每天至少在 2000ml 左右。同时加强皮肤及口腔的护理,大量出汗者,应及时更换床单及衣裤,避免受凉;每日用生理盐水棉球做口腔护理 2～3 次,口唇干燥者涂液状石蜡。

5.防止压疮发生　昏迷状态并伴有肢体瘫痪,应及时做好皮肤清洁护理。每 2h 翻身 1 次,使用气垫床、防压疮贴膜,促进局部血液循环,保持床单位干燥、清洁、平整。

6.保持大小便通畅　昏迷病人出现反射性尿失禁时,使用接尿器或留置尿管,保持尿路通畅和外阴部清洁,每日行膀胱冲洗 2 次,避免尿路感染及排尿困难。为保持大便通畅,可给予缓泻剂,如番泻叶 2g 分次冲泡口服,必要时用开塞露或肥皂水灌肠,以大便呈糊状较好。蛛网膜下腔出血保持大便通畅,以免因排便过度用力引起再度出血或脑疝形成。

7.饮食护理　加强营养,避免食用生、冷、硬食物,应食质软、易消化、营养丰富的食物。对昏迷病人给予鼻饲流质食物。

8.防止并发症的发生　保持呼吸道通畅,及时清除呼吸道分泌物或呕吐物,拍背、咳痰。对昏迷病人及时吸痰及氧气吸入,不仅能预防肺部感染,还可改善或纠正脑缺氧,减轻脑水肿。

9.心理护理　耐心了解病人的心理活动,做好病人的思想工作,解除心理障碍,满足病人的各种生活需求。给病人多讲与疾病相关的知识。在治疗操作、生活护理、基础护理上千方百计为病人排忧解难,对不同性格的病人采取与其相适应的心理护理,使其树立战胜疾病的信心。

10.恢复期的护理　根据病人的自理能力制定自理活动计划。帮助偏瘫病人进行肢体被动性活动,应循序渐进,鼓励病人独立完成自理活动。对有语言障碍的病人,护理人员态度要和蔼可亲,借助手势和口型与病人沟通,进行语言功能训练。

【健康教育】

1.入院教育

(1)指导病人和家属正确对待病情,支持与配合治疗护理计划。

(2)告知病人头痛的原因与颅压高、血液刺激脑膜或脑血管痉挛有关,随着出血停止、血肿吸收,头痛会逐渐缓解,以消除病人紧张、恐惧心理,增强战胜疾病的信心。

2.住院指导

(1)告知病人绝对卧床休息、保持环境安静,尽量减少探视以防再出血的意义。

(2)指导病人避免精神紧张、情绪波动、用力排便、屏气、剧烈咳嗽及血压过高等诱发因素。

3.出院指导

(1)保持情绪稳定,合理安排休息与活动量,避免过度激动、剧烈活动、重体力劳动等一切不良刺激,避免再次出血。

(2)给予高蛋白、富含维生素的饮食,多吃水果蔬菜,养成良好的排便习惯。

(3)告知本病治疗与预后的有关知识,指导病人配合检查,明确病因和尽早手术,解除顾虑。

(4)女患者 1～2 年内避免妊娠和分娩。

(5)按医嘱定期门诊复诊。

(孙春芳)

第五节　帕金森病

帕金森病(PD),又称震颤麻痹,是一种中老年常见的神经系统变性疾病,以黑质多巴胺能神经元变性缺失和路易小体形成为病理特性,以静止性震颤、运动迟缓、肌强直和姿势步态异常为临床特征。本病起病缓慢,逐渐进展。男性稍多于女性。65岁以上的老年人群患病率为2%。目前,我国帕金森病患者人数已超过200万。高血压脑动脉硬化、脑炎、外伤、中毒、基底核附近肿瘤以及吩噻嗪类药物等所产生的震颤、强直等症状,称为帕金森综合征。

一、病因

本病的病因未明,目前认为PD非单因素引起,可能为多因素共同参与所致,可能与下列因素有关:

1.年龄老化　本病40岁以前极少发病,主要发生于50岁以上的中老年人,60岁以上发病明显增多,提示年龄老化与发病有关。实际上,只有当黑质多巴胺能神经元数目减少50%以上,纹状体多巴胺递质含量减少80%以上,临床才会出现帕金森病的运动障碍症状。正常神经系统老化并不会达到这一水平,故年龄老化只是帕金森病发病的一个促发因素。

2.环境因素　流行病学调查显示,长期接触环境中与吡啶类衍生物1-甲基-4-苯基-1,2,3,6-四氢吡啶(MPTP)分子结构类似的杀虫剂、除草剂或某些工业化学品等可能是PD发病的危险因素。MPTP本身并无毒性,但在脑内经B型单胺氧化酶(MAO-B)的作用转变成有毒性的甲基-苯基-吡啶离子(MPP^+),后者被多巴胺转运载体选择性摄入黑质多巴胺能神经元内,抑制线粒体呼吸链复合物Ⅰ型的活性,抑制细胞的能量代谢,从而导致细胞死亡。故PD的发病与工业、农业毒素有关。

3.遗传因素　本病在一些家族中呈聚集现象,有报道10%左右的PD患者有家族史,包括常染色体显性遗传或常染色体隐性遗传。目前分子遗传学的研究证明导致PD发病的重要致病基因有:PARK1、PARK2、PARK5、PARK7等。

二、发病机制

1.神经递质的平衡受到破坏。多巴胺和乙酰胆碱是纹状体内两种重要的神经递质,功能互相拮抗,维持二者之间的平衡对于基底节环路活动起着重要的调节作用。脑内多巴胺递质主要是黑质-纹状体通路。帕金森病时由于黑质多巴胺能神经元变性、缺失,纹状体多巴胺含量显著降低(超过80%),造成乙酰胆碱系统功能相对亢进,导致肌张力增高、运动减少等临床表现。

2.导致黑质多巴胺能神经元变性死亡的确切发病机制目前尚不完全清楚,但已知氧化应激、线粒体功能缺陷、蛋白错误折叠和聚集、胶质细胞增生和炎性反应等在黑质多巴胺能神经元变性死亡中起着重要作用。

三、临床表现

1.静止性震颤　常为本病的首发症状。多自一侧上肢远端开始,表现为规律性手指屈曲和拇指对掌运动,类似"搓丸样"动作。具有静止时明显、精神紧张时加重,做随意动作时减轻,睡眠时消失等特征。震颤可逐渐扩展至四肢,但上肢通常比下肢明显,下颌、口、唇、舌及头部受累较晚。少数患者无震颤,尤其是发病年龄在70岁以上者。

2.肌强直　本病肌强直系锥体外系性肌张力增高,即伸肌和屈肌的张力同时增高。当腕、肘关节被动运动时,检查者感受到的阻力增高是均匀一致的,称为"铅管样肌强直"。如患者合并有震颤,则在伸屈肢体时可感到在均匀阻力上出现断续的停顿,如同齿轮转动一样,称为"齿轮样肌强直"。另外,有一种具有早期诊断价值的体征称为"路标现象",即嘱患者将双肘关节立于桌面上,使前臂和桌面呈垂直位置,双臂及腕部肌肉放松,正常人腕关节和前臂成90°角,而PD患者由于腕部肌肉强直而使腕关节呈伸直位置,很像铁路上竖立的路标。

3.运动迟缓　患者可表现多种动作的减慢、随意运动减少,尤其以开始动作时为明显。如坐下时不能起立,起床、翻身、解系纽扣或鞋带、穿鞋、穿衣、洗脸、刷牙等日常活动均发生困难。有书写时字越写越小的倾向,称为"写字过小征"。面部表情肌少动,表现为面部无表情、不眨眼、双眼凝视,称为"面具脸"。

4.姿势步态异常　由于颈肌、躯干肌强直而使患者站立时呈特殊屈曲体态,表现头前倾、躯干俯屈、肘关节屈曲、腕关节伸直、前臂内收、髋、膝关节略弯曲等。步态异常最为突出,表现为走路拖步,迈步时身体前倾,行走时步距缩短,上肢协同摆动的联合动作较少或消失。"慌张步态"是帕金森患者特有的体征,表现为行走时起步困难,一迈步时即以极小的步伐前冲,越走越快,不能立刻停下脚步。

5.其他症状　①口、咽和腭肌运动障碍表现为:讲话缓慢、语调低、吐字不清、流涎和吞咽困难等;②自主神经紊乱表现为:顽固性便秘、夜间大量出汗、直立性低血压;③精神症状表现为:抑郁症、幻觉、思维迟钝等;④疾病晚期可出现智力衰退现象。

四、实验室检查

1.生化检测　采用高效液相色谱(HPLC)可检测到脑脊液和尿中高香草酸(HVA)含量降低。

2.基因诊断　采用DNA印记技术、PCR、DNA序列分析等可能发现基因突变。

3.功能显像诊断　采用PET或SPECT进行特定的放射性核素检测,可显示脑内多巴胺转运体(DAT)功能显著降低,多巴胺递质合成减少以及D2型多巴胺受体活性早期超敏、晚期低敏等,对早期诊断、鉴别诊断及监测病情有一定价值。

五、治疗要点

(一)药物治疗

目前,药物治疗是PD最主要的治疗方法。通过维持纹状体内的乙酰胆碱和多巴胺两种神经递质的平衡,使临床症状得以改善。患者需长期或终身服药,遵循从小剂量开始,缓慢递增的原则,尽量以较小的剂量取得较满意的疗效。

1.抗胆碱药　对震颤和肌强直有效,对运动迟缓疗效较差。适用震颤突出且年龄较轻的患者。常用药物有:苯海索(安坦)、甲磺酸苯扎托品等。合并有青光眼和前列腺肥大者禁用。

2.金刚烷胺　能促进神经末梢释放多巴胺,并阻止其再吸收。能改善震颤、肌强直、运动迟缓等症状,适用于轻症患者,可单独使用,但维持时间短,常与左旋多巴等药合用。癫痫患者慎用。

3.多巴胺替代治疗　可补充黑质纹状体内多巴胺的不足,是PD最重要的治疗方法。由于多巴胺不能透过血-脑屏障,常用左旋多巴替代治疗,可增强疗效和减少外周反应,主要复方左旋多巴制剂药物有:美多巴(由左旋多巴 200mg 和苄丝肼 50mg 组成)及息宁(由左旋多巴 200mg 和卡比多巴 20mg 组成)。

4.多巴胺受体激动剂　通过直接刺激突触后膜多巴胺受体而发挥作用,已逐渐成为治疗 PD 的另一大类重要药物。主要药物有:溴隐亭、吡贝地尔(泰舒达)、普拉克索等。

5.单胺氧化酶 B(MAO-B)抑制药　可阻止多巴胺降解,增加脑内多巴胺含量。主要药物有:司来吉米。精神病患者慎用,不宜与氟西汀合用。

6.儿茶酚-氧位-甲基转移酶抑制药(COMTI)　通过抑制左旋多巴在外周代谢,维持左旋多巴血浆浓度的稳定,加速通过血-脑屏障,增加脑内纹状体多巴胺的含量。该药单独使用无效,需与美多巴或息宁等合用方可增强疗效,减少症状波动反应。主要药物有:托卡朋(答是美)和恩托卡朋(柯丹)。

(二)外科治疗

适用于药物治疗无效或不良反应严重患者。手术治疗可改善症状,但术后仍需继续服药,故不能作为首选治疗方法。目前开展的手术有:苍白球毁损术、丘脑毁损术、脑深部电刺激术等。

(三)细胞移植治疗及基因治疗

目前尚处在动物实验阶段,是在探索中具有广阔前景的治疗方法。

(四)康复治疗

对改善 PD 症状有一定作用,通过进行语言、进食、肢体运动等训练和指导,改善患者生活质量,减少并发症发生。

六、护理措施

(一)基础护理

1.皮肤护理　①预防压疮:注意保持床铺清洁、平整、干燥,协助翻身,避免长时间坐位;②促进舒适:出汗多患者,穿柔软、宽松的棉布衣裤,协助勤换衣服、被褥,勤洗澡。

2.提供生活方便　①注意床的高度适中,方便患者上下床,两边有床栏保护;②呼叫器、茶杯、纸巾、便器、手杖等放于患者伸手可触及处,方便取用;③室内或走道配备扶手等辅助设施。

3.饮食护理　给予高热量、高维生素、高纤维素、低盐、低脂、适量优质蛋白质的易消化饮食。

4.心理护理　PD 患者常常有自卑、焦虑、忧郁、恐惧甚至绝望心理。①应细心观察患者的心理反应,鼓励患者表达并注意倾听其心理感受;②与患者讨论身体健康状况改变所造成的影响,及时给予正确的信息和引导;③鼓励患者尽量维持过去的兴趣和爱好,帮助培养和寻找新的简单易做的嗜好;④鼓励患者多与人交往并指导家属关心体贴患者,以创造良好的亲情和人际关系氛围。

(二)疾病护理

1.对症护理

(1)运动护理:目的在于防止和推迟关节僵直和肢体挛缩,克服运动障碍的不良影响。①尽量参与各种形式的活动,如散步、太极拳等,注意保持身体和各关节的活动强度和最大活动范围。②有目的、有计划地锻炼,鼓励患者自主活动及做力所能及的事情,尽可能减少对他人的依赖,如患者起坐有困难,应每天做完一般运动后反复练习起坐动作。③注意头颈部直立姿势,预防畸形。④有起步困难和步行时突然僵住不动者,指导其思想放松,目视前方,双臂自然摆动,脚抬高,足跟先着地,家属不要强行拖曳;感到脚沾地时,可先向后退一步,再往前走,比直接向前容易。⑤过度震颤者,可坐在有扶手的椅子上,手抓住椅臂,控制震颤。⑥有显著运动障碍而卧床不起者,应帮助患者采取舒适体位,被动活动,按摩四肢肌肉,注意动作轻柔,避免造成疼痛和骨折。

(2)安全护理:①防烫伤和烧伤,如对上肢震颤未能控制、日常生活动作笨拙的患者,应避免患者自行使用液化气和自行从开水瓶倒水,让患者使用带有大把手且不易打碎的不锈钢饭碗、水杯和汤勺等;②防自伤、自杀、走失、伤人等意外发生,如患者有幻觉、错觉、忧郁、欣快等精神症状或意识模糊、智能障碍,应专人陪护;严格交接班制度,禁止患者自行使用锐利器械和危险品;按时服药,送服到口等。

2.并发症护理　PD 常需要长期或终身服药,做好用药指导及护理可有效预防并发症发生。

(1)根据患者的年龄、症状类型、严重程度、就业情况、药物价格和经济承受能力等选择药物。

(2)注意药物疗效观察。服药过程中要仔细观察震颤、肌强直和其他运动功能、语言功能的改善程度、观察患者起坐的速度、步行的姿势,讲话的音调与流利程度、写字、梳头、扣纽扣、系鞋带以及进食动作,以确定药物疗效。

(3)药物不良反应的观察及处理

①胃肠道反应:如服用复方多巴制剂、多巴胺受体激动药等常可出现食欲减退、恶心、呕吐、腹痛、便秘等不适。在吃药前吃一点面包、饼干等面食或者服用多潘立酮对抗,可有效缓解胃肠道反应。

②体位性低血压:抗 PD 药物几乎都能导致体位性低血压。注意起床或由坐位起立时动作缓慢,遵医嘱减少服药剂量或改用影响血压较小的药物。

③精神、神经系统症状:多数抗 PD 药物可出现兴奋、失眠、幻觉、错觉、妄想等不良反应,应注意观察,做好安全护理并遵医嘱对症处理、调整药物剂量或种类。

④开-关现象:是长期服用复方左旋多巴制剂后出现的副作用。指患者突然出现症状加重,全身僵硬,寸步难行,但未进行任何治疗,症状数分钟后又突然消失的现象。此现象可在患者日常生活的任何时间和状态下发生,与服药时间和剂量无关。可能是由多巴胺受体的功能失调引起。在每天保持总药量不变的前提下,通过减少每次剂量、增加服药次数或适当加用多巴胺受体激动剂,减少左旋多巴用量,可以减少该现象发生。

⑤剂末现象:又称疗效减退。指每次服药后作用时间逐渐缩短,表现为症状有规律性的波动,即刚服药后不久症状最轻,几小时后症状逐渐加重,直到下一顿药服下后症状才又减轻。与有效血药浓度有关,可以预知,增加每天总剂量并增加服用次数可以预防。

⑥异动症:是长期左旋多巴治疗中常见的副作用。表现舞蹈症或手足徐动样不自主运动,如肢体的舞动、躯干的摇摆、下颌的运动、做各种姿势和痉挛样活动等。一般在服药后 1~2h 或清晨服药前出现。减少左旋多巴单次剂量或睡前服用多巴胺受体激动剂可缓解症状。

(三)健康指导

1.预防便秘　应指导患者多食含纤维素多、新鲜的蔬菜、水果,多喝水,指导腹部按摩,促进肠蠕动,每日养成定时排便的习惯以促进排便。如有顽固性便秘,可遵医嘱使用果导、番泻叶等缓泻剂或给予开塞露塞肛、灌肠、人工排便等。

2.服药指导　①左旋多巴:一般每天三餐前 1h 的空腹状态下服用,可以保证药物充分的吸收,并发挥最大效果。每天服药的时间应该相对固定,要尽量避免忽早忽晚,甚至漏服、多服的不规则用药方式。美多巴和息宁两种药物不能同时服用,以避免左旋多巴过量。避免在每次吃药前,进食高蛋白食物,如牛奶、豆浆、鱼类、肉类,更不能用牛奶、豆浆替代开水服药(蛋白质在肠道内分解成氨基酸,妨碍左旋多巴的吸收,影响疗效)。可以在服药起药物疗效后,适当补充蛋白质食物。②金刚烷胺:不能与酒同时服用;对于失眠者,建议早、中各服 1 片,尽量避免晚上睡前服用,以免影响睡眠。③单胺氧化酶 B 型(MAO-B)抑制药:早、中餐后服用可避免恶心和失眠。④儿茶酚-氧位-甲基转移酶抑制药:部分患者尿液可变成深黄色或橙色,与药物的代谢产物本身颜色有关,对健康无害。⑤抗胆碱药:槟榔是拟胆碱能食物,可降低该药疗效,应避免食用。

3.照顾者指导　①应关心体贴患者,协助进食、服药和日常生活的照顾;②督促患者遵医嘱正确服药,防止错服和漏服,细心观察,积极预防并发症和及时识别病情变化,及时就诊;③患者外出有专人陪伴,如患者有精神、智能障碍,可在患者衣服口袋放置写有患者姓名、住址、联系电话的"安全卡片",或佩带手腕识别牌、以防走失。

(孙春芳)

第六节　癫痫

癫痫是一组由已知或未知病因所引起,脑部神经元高度同步化,且常具自限性的异常放电所导致的综合征。以反复、发作性、短暂性、刻板性的中枢神经系统功能失常为特征。由于异常放电神经元的位置不同,放电扩展的范围不同,病人的发作可表现为感觉、运动、意识、精神、行为、自主神经功能障碍或兼有之。每次发作称为痫性发作诊断癫痫至少需要一次痫性发作,反复出现的痫性发作方可诊断癫痫。仅有一次痫性发作不诊断为癫痫。癫痫是神经系统疾病中仅次于脑血管病的第二大类疾病,致残率高、病程长,严重威胁患者身心健康。

【病因与发病机制】

1.病因

(1)原发性癫痫:主要是由遗传因素所致,可为单基因或多基因遗传,药物疗效较好。家系调查结果显示,原发性癫痫近亲中患病率为 2%～6%,明显高于一般人群的 0.5%～1%。

(2)继发性癫痫:病因比较复杂,主要是由各种原因的脑损伤所致,如脑先天性疾病、颅脑外伤(如新生儿或婴儿期癫痫常见的病因为颅脑外伤)、脑部感染(如各种脑炎、脑膜炎等)、脑血管病、颅内肿瘤、脑部变性病等脑部疾病;脑缺氧(如窒息、休克、急性大出血、一氧化碳中毒等)、儿童期的发热惊厥、药物中毒、内科疾病的神经系统并发症(尿毒症、阿-斯综合征、肝性脑病等)等全身性疾病。

2.影响发作的因素

(1)年龄:多种原发性癫痫的起病时间与年龄有密切关系。如儿童失神癫痫多在 6～7 岁时起病。

(2)内分泌:少数患者仅在月经期或妊娠早期发作。

(3)睡眠:如婴儿痉挛症多在醒后和睡前发作。有些癫痫在睡眠中发作。

(4)缺睡、疲劳、饥饿、便秘、饮酒、闪光、感情冲动和一过性代谢紊乱等都能诱发发作。过度换气对失神发作、过度饮水对 GTCS 以及闪光、音乐、阅读、下棋等对肌阵挛发作均有诱发作用。

3.发病机制　痫性发作的机制尚未完全阐明。而所有各种痫性发作均因脑部神经元过度放电而引起。人体休息时,一个大脑皮质锥体细胞的放电频率一般保持在 1～10 次/秒之间,而在癫痫病灶中,一组病态神经元的放电频率可高达每秒数百次。痫灶细胞群高频重复放电,使其轴突所直接联系的神经元产生较大的突触后电位,从而产生连续传播,直至抑制作用(包括痫性周围抑制性神经细胞的活动,胶质细胞对兴奋性物质的回收,以及病灶外抑制机构的参与)使发作终止。由于传播途径及范围不同而引起各种形式发作。

【癫痫分类】

癫痫具多种发作形式,1981 年国际抗癫痫联盟根据临床和脑电图特点制定了癫痫发作的分类,归纳如表 8-1。

表 8-1   国际抗癫痫联盟(1981 年)痫性发作分类

1	部分性发作:局部开始
	单纯性:无意识障碍,可分运动、体感或特殊感觉、自主神经和精神症状
	复杂性:有意识障碍
	继发泛化:由部分起始扩展为 CTCS
2	全面性发作:双侧对称性发作,有意识障碍,包括失神、肌阵挛、强直、强直-阵挛、阵挛、失张力发作
3	不能分类的癫痫发作

【临床表现】

癫痫的临床表现极为多样,但均具有突发性、短暂性、刻板性、反复发作的特征。可分为痫性发作和癫痫症两个方面,痫性发作是癫痫的特征性临床表现,而癫痫症是指有一种或数种发作类型且反复发作者。

1.部分性发作   为痫性发作最常见的类型,发作起始症状和脑电图特点均提示起于一侧脑结构。发作不伴有意识障碍,则为单纯部分性发作;如伴有意识障碍,发作后不能回忆,称为复杂部分性发作。

(1)单纯部分性发作:可分为以下四型:

①部分性运动性发作:部分运动性发作的局部肢体抽搐,大多见于一侧口角、眼睑、手指或足趾,也可涉及整个一侧面部或一个肢体的远端。如果发作自一处开始后,按大脑皮质运动区的分布顺序缓慢移动,例如自一侧拇指沿手指、腕部、肘部、肩部扩展,称为 Jackson 癫痫。可发作后遗留暂时性局部肢体无力或轻偏瘫,称 Todd 瘫痪。

②部分感觉(体觉和特殊感觉)性发作:体觉性发作常为肢体的麻木感和针刺感。多数发生在口角、舌部、手指或足趾,病灶在中央后回体感觉区,偶有缓慢扩散为感觉性 Jackson 癫痫。特殊感觉性发作包括:视觉性(如闪光或黑矇等)、听觉性(嗡嗡声等)、嗅觉性(幻嗅等)和眩晕性发作,可为复杂部分性发作或全面强直.阵挛发作的先兆。

③自主神经性发作:出现苍白、面部及全身潮红、多汗、立毛、瞳孔散大、呕吐、腹鸣、烦渴和欲排尿感等。发作年龄以青少年为主,很少单独出现,易扩散出现意识障碍,成为复杂部分性发作一部分。

④精神性发作:表现为记忆扭曲(如似曾相识、旧事如新、快速回顾往事),情感异常(如无名恐惧、抑郁和不适当愉快感),幻觉或错觉(如视物变大、或者变小、听声变强或变弱、感觉本人肢体变化),言语困难和强制性思维等。精神性发作虽可单独出现,但常为复杂部分性发作的先兆,也可继发全面性强直-阵挛发作。

(2)复杂部分性发作:因其多由颞叶病变引起,故又有颞叶癫痫之称。起病年龄在各型癫痫中较晚,多在 20 岁左右首次发病。主要特征有意识障碍,以及在感觉运动障碍的基础上形成较为复杂的症状,如有错觉、幻觉、自动症等,故也称为精神运动性发作。自动症是多种类型的癫痫发作所共有的特征,指在癫痫发作过程中或发作后处于意识朦胧状态时出现的不自主、无意识的简单或复杂动作,如咂嘴、咀嚼、点头、双手摸索、自言自语、不自主哭笑、游走、奔跑等,清醒后不能回忆。

2.全面性发作

(1)失神发作:多见于儿童和少年期,无先兆和局部症状,发作和停止均突然。临床特点为患者意识短暂丧失,当时正在进行的活动中断,呼之不应,两眼瞪视不动,手中持物可坠落或正在进食时食物就停放在嘴边,事后立即清醒,继续原先之活动,对发作无记忆。整个过程持续约 3~15 秒突然消失,一日可发作数次至数百次不等。

(2)肌阵挛发作:也是儿童及青少年期较为多见,常在清晨醒来后不久发作较多。发作时表现为身体某个部位突然,快速,有力地抽动,主要由于这些部位肌肉突然收缩所引起。病人可表现为突然点头,弯腰或后仰,也可表现整个身体突然后倾或倒向一侧,当发作摔倒时,两手不会去扶地。一般发作前没有先兆,有的因突然低头,以致前额或下颌部常常碰伤。抽动前后意识不丧失,跌倒后能很快站起来。有时在一次肌阵挛发作后,数秒钟或数分钟后再有发作,连续数次。有的患者一天可发作多达几十次。

(3)阵挛性发作:仅见于婴幼儿,以发作时意识丧失伴全身肌肉重复阵发抽动而没有强直为特征,持续数秒或数分钟。

(4)强直性发作:多见于弥漫性脑损害儿童,睡眠中发作较多。表现为全身或部分肌肉持续的强直性收缩,不伴阵挛期。患者头、眼和肢体固定某一位置,躯干呈角弓反张,伴短暂意识丧失,以及面部青紫、呼吸暂停和瞳孔散大等,如发作时处于站立位可剧烈摔倒。发作持续数秒至数十秒。

(5)失张力发作:是由于双侧部分或者全身肌肉张力突然丧失,导致不能维持原有的姿势,出现猝倒、肢体下坠等表现,发作时间相对短,持续数秒至10余秒多见,发作持续时间短者多不伴有明显的意识障碍。

(6)全面性强直-阵挛发作(GTCS):也称大发作,是最常见的发作类型之一,意识丧失、全身强直后出现阵挛是此型发作的主要临床特征。其发作过程可分为三期:

①强直期:突发意识丧失,跌倒,全身骨骼肌强直性收缩、头后仰、上睑抬起、眼球上窜、喉肌痉挛,发出叫声。口部先强张,后突闭,可咬破舌尖。颈部和躯干先屈曲后反张,上肢先上举后旋再转为内收前旋,下肢自屈曲转为强烈伸直。常持续10~20秒后转入阵挛期。

②阵挛期:此期全身肌肉交替性收缩和松弛,呈一张一弛交替性抽动,由肢端延及全身。阵挛频率逐渐减慢,松弛期逐渐延长,持续约1~3分钟,最后一次强烈痉挛后抽搐突然停止,进入惊厥后期。

以上两期,都出现心率增快,血压升高,汗、唾液和支气管分泌物增多,呈泡沫从口流出;瞳孔散大,瞳孔对光反射及深浅反射消失;病理征出现以及呼吸暂停致口唇、皮肤紫绀。

③惊厥后期或昏睡期:阵挛期后,尚有短暂的强直痉挛,患者可仍处于昏迷状态,全身肌肉松弛,括约肌松弛造成大小便失禁。呼吸首先恢复、心率、血压、瞳孔等恢复正常,意识逐渐恢复。自发作开始至意识恢复为5~10分钟。醒后觉头痛、疲乏、全身酸痛,对抽搐过程全无记忆。一些患者意识障碍减轻后进入昏睡,少数在完全清醒前有自动症或有暴怒、惊恐等情感反应。

3.癫痫持续状态　此状态是指癫痫连续发作之间意识未完全恢复又频繁再发,或发作持续30min以上不自行停止。若不及时治疗,可因高热、循环衰竭或神经元兴奋毒性损伤导致不可逆的脑损伤,致残率和病死率很高,是神经科常见急诊之一。任何类型癫痫均可出现癫痫持续状态,但临床通常指全面性强直-阵挛发作持续状态。突然停用抗癫痫药物或全身严重感染是引起癫痫持续状态的重要原因。

【辅助检查】

1.脑电图　EEG对本病诊断有重要参考价值。除个别部分性和精神运动性发作者,发作时一般均可见特异性脑电图改变,如棘波、尖波、棘-慢波等。脑电图检查正常而临床表现典型的患者不能否定癫痫之诊断,反之仅有1~2次不正常脑电图记录而无癫痫的临床表现,也不能作为癫痫的依据。

2.病因检查　有关检查,如头颅磁共振(MRI)、CT、血糖、血钙、脑脊液检查等,以进一步查明病因。

【诊断要点】

癫痫的诊断主要依靠详细询问病史和发作时的情况,脑电图检查供参考。诊断原则应首先确定是否为癫痫,其次是结合各种相关检查判断癫痫的类型及病因。

【治疗要点】

1.发作时急救治疗　见护理要点。

2.抗癫痫治疗　目前癫痫的治疗包括药物治疗、手术治疗、神经调控治疗等。

(1)抗癫痫药物:使用指征:癫痫的诊断一旦确立,应及时应用抗癫痫药物控制发作。但是对首次发作、发作有诱发因素或发作稀少者,可酌情考虑。

药物治疗原则:

①从单一药物开始,直到达到有效或最大耐受量。

②单药治疗失败后,可联合用药,一般不超过3种。尽量将作用机制不同、很少或没有药物间相互作用的药物配伍。

③规律服药,不随意换药。确需换药时,应在逐渐减少原用药物的剂量同时,逐渐增加新用药的剂量,防止诱发发作。

④坚持长期治疗,不应轻易停药。经药物治疗,控制发作2~3年,脑电图随访痫性活动消失者可以开始停药。但不能突然停药,应首先从复合治疗转为单一药物治疗,单一药物的剂量逐步减少。千万不能服药后控制发作半年就自行停药。间断、不规则服药不利于癫痫控制,且易发生癫痫持续状态。传统的抗癫痫药物见表8-2。

表 8-2　传统的抗癫痫药

药物	适应证	作用机制
苯妥英钠	大发作首选,对精神运动性发作次之,对局限性发作也有较好疗效,但对小发作无效甚至恶化	抑制了 Na^+ 内流,从而使细胞静息电位负值增大,加大与阈电位的距离,提高了脑细胞的兴奋阈,稳定膜电位,从而阻止了病灶放电的扩散。
卡马西平	对精神运动性发作最有效,对大发作、局限性发作也有效。	与苯妥英钠相似
苯巴比妥	控制大发作首选;对小发作和精神运动性发作的疗效差。	抑制大脑皮层运动区,提高惊厥阈,直接抑制病灶放电,又能限制放电扩散,使大发作脑电恢复正常。
扑米酮	对大发作、精神运动性发作及局限性发作都有较好疗效,但不如苯妥英钠。	在体内转化为苯巴比妥和苯乙基丙二酰胺(PE-MA),机制同上
丙戊酸钠	广谱药,对所有类型的癫痫都有效。为小发作的首选药。	不抑制癫痫病灶放电,而是阻止异常放电的扩散。
乙琥胺	为失神小发作首选。但能加重大发作,并有大发作者应合用苯巴比妥或苯妥英钠。	提高发作阈值或通过增强中枢抑制性递质(CA-BA)作用直接或间接地增加脑内氯化物电导,从而增加细胞抑制。
苯琥胺	似乙琥胺,用于失神小发作和精神运动性发作。	与乙琥胺相似

抗癫痫新药,如拉莫三嗪、左乙拉西坦、托吡酯、奥卡西平等,不仅临床疗效肯定,而且副作用小,患者容易耐受。

(2)手术治疗:药物难治性癫痫,且癫痫源区定位明确,病灶单一而局限者可考虑外科手术治疗。

(3)神经调控治疗:是一项新的神经电生理技术,在国外神经调控治疗癫痫已经成为最有发展前景的治疗方法。目前包括:重复经颅磁刺激术(rTMS);中枢神经系统电刺激(脑深部电刺激术、癫痫灶皮层刺激术等);周围神经刺激(迷走神经刺激术)。

3.癫痫持续状态的治疗　在保持呼吸道通畅、给氧、监护等的同时,从速给予足量、有效制止发作的药物是治疗的关键。

(1)控制抽搐:①安定(地西泮)首选,静脉缓慢注射,成人10~20mg,每隔30分钟可重复应用,24小时总量不超过 100～200mg。大剂量安定可抑制呼吸或血压下降。②还可选用其他药物,如苯妥英钠、异戊巴比妥钠、水合氯醛等。

(2)防治并发症:脑水肿时采用甘露醇快速静滴;高热时物理降温;纠正酸中毒,维持水电解质平衡。

(3)维持治疗:抽搐停止后,肌注苯巴比妥钠 0.2g,8～12 小时一次,清醒后可用口服抗癫痫药,并进一步检查病因。

4.病因治疗　对查明病因者应积极进行病因治疗,如脑寄生虫病、低血糖、低血钙等代谢紊乱的治疗应针对病因。

【护理要点】

1.发作时紧急护理

(1)癫痫大发作开始,应立即扶病人侧卧防止摔倒、碰伤。

(2)解开其衣领、胸罩、衣扣、腰带,保持呼吸道通畅。

(3)取头低侧卧位,下颌稍向前,头偏向一侧,使唾液和呕吐物尽量流出口外。

(4)防止舌咬伤,若患者嘴处于张口状态则尽快地将压舌板、纱布、手帕等小布卷置于患者口腔的一侧上下白齿之间。

(5)抽搐时,不要用力按压病人肢体,以免造成骨折或扭伤。

(6)发作过后患者昏睡不醒,尽可能减少搬动,让病人适当休息,可给予吸氧。少数患者抽搐停止,意识恢复的过程中有短时的兴奋躁动,应加强保护,防止自伤或他伤。

(7)已摔倒在地的病人,应检查有无外伤,如有外伤,应根据具体情况进行处理。

(8)为预防再次发作,可遵医嘱选用安定,苯巴比妥钠等药物。

2.癫痫持续状态的护理

(1)患者绝对卧床,床旁要加有保护套的床挡。保持环境安静,避免强光刺激。床旁备用通气设施,如氧气、压舌板、口咽通气道、面罩、吸痰器、气管插管用物及呼吸机。

(2)开放静脉输液通路:尽快建立静脉通路,按医嘱给予强有力的抗惊厥物,终止癫痫持续状态。

(3)维持生命功能,预防和控制并发症:癫痫持续状态的护理应特别注意处理脑水肿、酸中毒、呼吸循环衰竭及高热等。

(4)做好发作护理:扶持患者侧卧,头偏向一侧以防误吸,发作后吸痰,大小便失禁更换衣服床单。

(5)严密观察病情:持续生命体征监护(呼吸、心率、血压、血氧、体温)。记录发作情况,包括意识、生命体征、瞳孔、头眼偏向、四肢姿势、发作起始部位、持续时间、发作间隔等;发作后立即评估定向力、言语、有无 Todd 瘫痪及有无外伤、大小便失禁等。协助医生寻找病人发生癫痫持续状态的可能原因,如突然停药、换药、饮酒、感染、妊娠等。

3.药物护理

(1)对患者讲明药物治疗的原则,讲解药物的副作用。在整个治疗期间,除定期体检外,每月复查血象,每季做生化检查。

(2)各种抗癫痫药物都有副作用。苯妥英钠常有牙龈增厚、毛发增多、性腺增生、皮疹、中性粒细胞减少和眼球震颤、小脑共济失调等毒性反应,轻者可以坚持服药,严重者应停药。卡马西平有中性粒细胞减少,骨髓抑制之副作用。丙戊酸钠、苯巴比妥、扑米酮等均有不同程度的肝损害。

4.健康教育　预防癫痫发作复发,应主要注意以下几方面:

(1)生活规律:按时休息,保证充足睡眠,避免熬夜、疲劳等。避免长时间看电视、打游戏机等。

(2)饮食有节:饮食规律,避免过饥过饱。多食蔬菜水果。避免咖啡、可乐、辛辣等兴奋性饮料及食物,戒烟、戒酒。

（3）按时、规律服药。避免服用含有咖啡因、麻黄碱的药物。青霉素类或沙星类药物有时也可诱发发作。用药时注意不良反应，如皮疹、皮炎等，定期查血、尿及肝功能。

（4）禁止进行带有危险的活动，如攀高、游泳、驾驶及锅炉或高压电机作业等。

（5）注意调节情绪：消除患者精神上的负担，不要因自卑感而孤独离群。不良情绪会诱发癫痫，当患者身心压力很大时，对病情的稳定非常不利。

（6）婚育指导：①最好不要找癫痫患者，或者是先天性疾病的患者作配偶。否则，子女受遗传因素影响较大，癫痫发病率明显增高。②已婚女性癫痫患者应病情得到较好控制时再考虑生育。在发作频繁、病情较重时，不宜考虑生育问题，以免胎儿发育不全或引起畸胎。③正在服用抗癫痫药物的妇女不宜哺乳。

（7）发作时自救：有先兆发作的患者应及时告知家属或周围人，有条件及时间可将患者扶至床上，来不及者可顺势使其躺倒，防止意识突然丧失而跌伤，迅速移开周围硬物、锐器，减少发作时对身体的伤害。迅速松开患者衣领，使其头转向一侧，以利于分泌物及呕吐物从口腔排出，防止流入气管引起呛咳/窒息。不要向患者口中塞任何东西，不要灌药，防止窒息。不要去掐患者的人中，这样对患者毫无益处。不要在患者抽搐期间强制性按压患者四肢，过分用力可造成骨折和肌肉拉伤，增加患者的痛苦。癫痫发作一般在5分钟之内都可以自行缓解。如果连续发作或频繁发作时应迅速把患者送往医院。

（孙春芳）

第七节　阿尔茨海默病

阿尔茨海默病（AD），又叫老年性痴呆，是一种中枢神经系统变性病，起病隐袭，病程呈慢性进行性，主要表现为渐进性记忆障碍、认知功能障碍、人格改变及语言障碍等神经精神症状，严重影响社交、职业与生活功能。

本病最早由德国医生 AloisAlzheimer 于 1906 年描述，是老年期痴呆最常见的一种类型。其患病率随年龄增高而增高，65 岁以上的老年人，AD 的年发病率约为 1%，年龄每增加 5 岁，AD 患病率约增加 1 倍。本病常散发，女性多于男性，女性患者的病程常较男性患者长。随着人口的老龄化，AD 的发病率逐年上升，严重危害老年人的身心健康和生活质量，已成为严重的社会问题，引起各国政府和医学界的普遍关注。

【疾病分型】

1.本病根据起病年龄和临床表现可分为　①老年前期型：起病<65 岁，病情进展迅速，较早出现失语、失写、失用等症状；②老年型：起病>65 岁，病情进展缓慢，以记忆障碍为主要临床表现；③非典型或混合型：临床表现不能归结于上述两型者；④其他或待分类的阿尔茨海默病。

2.根据家族史可分为　①散发性阿尔茨海默病（SAD），较常见。②家族性阿尔茨海默病（FAD），约占AD 患者的 1%。

【病因与发病机制】

AD 的病因及发病机制十分复杂，目前尚未阐明。研究认为，其发病可能与遗传因素和环境因素有关。

1.病因

（1）遗传因素：痴呆阳性家族史是 AD 公认的危险因素，提示遗传因素在 AD 的病因中起重要作用。流行病学研究显示，AD 患者的一级亲属有极大的患病危险性，是一般人的 4.3 倍，呈常染色体显性遗传及多基因遗传，具有遗传异质性。目前已发现至少 4 种基因突变与 AD 有关，即：淀粉样蛋白前体（APP）基因、早老素 1 基因(PS-1)、早老素 2 基因(PS-2)和载脂蛋白(apoE)基因,分别位于 21、14、1、19 号染色体。前三者已被确认为家族性 AD 的致病基因,apoE 基因与散发性 AD 相关。

(2)环境因素:文化程度低、吸烟、脑外伤、重金属接触史等可增加患病风险。据报道 AD 发病前 35 年内脑外伤史占 15%～20%;饮水铝含量与痴呆死亡率显著正相关,且 AD 患者脑组织中铝水平较高,并发现铝可导致脑组织神经原纤维缠结(NFTs)和老年斑(SP)形成。而长期用雌激素、非甾体抗炎药可能有保护作用。

2.发病机制

(1)B 淀粉样蛋白级联学说:该学说认为 AD 患者可能是由于淀粉样蛋白前体基因和早老素基因等的突变,导致 Aβ 异常分泌和产生过多,在脑组织内沉积,对周围的突触和神经元具有毒性作用,可破坏突触膜,最终引起神经细胞死亡。Ap 沉积导致 AD 的其他病理变化,是 AD 发病的核心环节。减少 Ap 的形成,抑制 Ap 的沉积,是预防和治疗 AD 的根本途径。

(2)神经递质功能缺陷:AD 患者具有胆碱能系统缺陷,表现为脑内胆碱乙酰转移酶减少,导致乙酰胆碱(ACh)合成、储存和释放减少,进而引起以记忆和识别功能障碍为主要症状的一系列临床表现。在阿尔茨海默病的发病机制中,此学说是目前较为公认的阿尔茨海默病的发病机制。这也是目前阿尔茨海默病治疗获得有限疗效的重要基础。除胆碱能不足外,AD 患者还存在去甲肾上腺素能缺陷,这可能与 AD 患者的情感症状有关。

(3)兴奋性氨基酸毒性学说:兴奋性氨基酸,尤其是谷氨酸(Glu)的兴奋性神经毒性作用越来越受到关注。谷氨酸及谷氨酸受体参与了神经元的兴奋性突触传递,调节多种形式的学习和记忆过程等。谷氨酸是中枢神经系统的主要兴奋性神经递质,具有重要生理功能,如大量释放可以造成组织损伤。现有研究提示,AD 脑内谷氨酸功能亢进,造成神经元损伤,从而产生认知功能缺陷。

(4)Tau 蛋白学说:微管系统是神经细胞的骨架成分,参与多种细胞功能。微管是由微管蛋白和微管相关蛋白组成,Tau 蛋白是一种含量最高的微管相关蛋白。在 AD 患者脑内,Tau 蛋白异常过度磷酸化,并聚集成双螺旋丝形式,与微管蛋白的结合力降低,失去了促进微管形成和维持微管稳定的作用。异常磷酸化 Tau 蛋白的病理性沉积,导致了神经原纤维缠结(NFTs)的形成,而 NFTs 可作为大脑早老化的标志。AD 患者较正常老年人脑内 NFTs 数目更多、分布更广。NFTs 随 AD 发展而增多,并与临床痴呆的程度相关。

(5)其他:也有报道认为其他因素如炎症和免疫功能异常、自由基和氧化应激作用、胰岛素相关糖代谢异常、钙稳态失调、脂质代谢异常等与 AD 的发生有关,但这些病理生理机制尚待进一步阐明。

【病理】

病理解剖可见大脑半球皮质弥漫性萎缩,重量较正常大脑轻 20% 以上,或<1000g。脑回变窄,脑沟增宽,以颞、顶和前额叶最明显。枕叶、运动和感觉皮质受累较少。脑室扩大,尤以侧脑室颞角明显。海马萎缩明显。

AD 的组织学病理改变包括:①老年斑(SP);②神经原纤维缠结(NFTs);③神经元丢失伴胶质细胞增生;④神经元颗粒空泡变性;⑤淀粉样蛋白血管病。前三条为是 AD 特征性的三大病理改变。

【临床表现】

AD 一般在老年前期和老年期起病,起病隐袭,早期不易被发现,病情逐渐进展。核心症状为 ABC 三部分,即:日常生活能力降低,精神行为异常,认知能力下降。

1.认知能力下降

(1)记忆障碍或遗忘:是 AD 的核心症状或首发症,患者对其记忆障碍缺乏自知力。早期以近记忆力受损为主,远记忆力受损相对较轻,表现为对刚发生的事、刚说过的话不能记忆,忘记熟悉的人名,而对年代久远的事情记忆相对清楚。早期常被忽略,被认为是老年人爱忘事,此时对日常生活虽有影响但不严重。随着病情的加重,近事记忆障碍加重,远事记忆逐渐受损。严重者近事记忆、远事记忆均严重障碍,显著影响患者的社会生活功能。

(2)认知障碍:是 AD 的特征性表现,与记忆障碍同步,随病情进展逐渐表现明显。

①语言功能障碍:AD 患者语言功能逐渐受损,出现找词困难、语义障碍、表现词不达意或赘述。随着病情的进展可出现各种类型的失语。至痴呆晚期患者可以表现为言语不能或缄默状态。

②视空间功能受损:可早期出现,表现为严重定向力障碍,如在熟悉的环境中迷路或不认家门,不会看街路地图,不能区别左、右或泊车;在房间里找不到自己的床等。

③失认及失用:可出现视失认和面容失认,不能认识亲人和熟人的面孔,也可出现自我认识受损,产生镜子征,患者对着镜子里自己的影子说话。可出现意向性失用,每天晨起仍可自行刷牙,但不能按指令做刷牙动作;以及观念性失用,不能正确地完成连续复杂的运用动作,如叼纸烟、划火柴和点烟等。

④计算力障碍:常弄错物品的价格、算错账或付错钱,不能平衡银行账户,最后连最简单的计算也不能完成。

2.精神症状和行为障碍　精神症状和行为障碍(BPSD),包括抑郁、焦虑不安、幻觉、妄想和失眠等心理症状;踱步、攻击行为、无目的徘徊、坐立不安、行为举止不得体、尖叫等行为症状。多数痴呆患者在疾病发展过程中都会出现,发生为 70%～90%,影响患者与照料者生活质量,容易成为痴呆患者住院的主要原因。

3.日常生活能力降低　AD 患者日常生活能力的逐渐下降,表现为完成日常生活和工作越来越困难,吃饭、穿衣、上厕所也需要帮助,简单的财务问题也不能处理,日常生活需要他人照顾,最后完全不能自理。

【临床分期】

通常患者从轻度至重度进展需要 8～10 年。AD 的临床过程大致可分为三个阶段。

1.轻度痴呆期　以近事记忆障碍为主,学习能力下降,语言能力受损。不能独立进行购物、经济事务等。基本生活尚能自理。可见抑郁、焦虑、多疑和淡漠等情感症状。

2.中度痴呆期　表现为远近记忆严重受损。语言功能明显损害,理解能力下降,可见失语、失用和失认。生活需要帮助,可见大、小便失禁。此期患者精神行为症状较突出,以激惹、幻觉、妄想和攻击行为为主。

3.重度痴呆期　严重记忆力丧失,仅存片段的记忆;日常生活不能自理,大小便失禁,呈现缄默、肢体僵直。查体可见锥体束征阳性,有强握、摸索和吸吮等原始反射。最终昏迷,一般死于感染等并发症。

【辅助检查】

1.神经心理学测验　包括认知功能评估、日常生活能力评估、行为和精神症状(BPSD)的评估。常用量表如简易精神量表(MMSE)、日常生活能力评估(ADL)量表、阿尔茨海默病行为病理评定量表(BEHAVE-AD)、神经精神症状问卷(NPI)和 Cohen-Mansfield 激越问卷(CMAI)等。

2.神经影像学检查　头 CT 和 MRI 检查,可显示脑皮质萎缩明显,特别是海马及内侧颞叶,支持 AD 的临床诊断。正电子扫描(PET)和单光子发射计算机断层扫描(SPECT)可提高痴呆诊断可信度。18F-脱氧核糖葡萄糖正电子扫描(18FDG-PET)可显示颞顶和上颞/后颞区、后扣带回皮质和楔前叶葡萄糖代谢降低,揭示 AD 的特异性异常改变,适用于 AD 与其他痴呆的鉴别诊断。

3.脑电图和脑脊液检查　脑电图、脑脊液 β 淀粉样蛋白、Tau 蛋白检测,可用于 AD 的鉴别诊断。

4.基因检测　可为诊断提供参考。淀粉样蛋白前体蛋白基因(APP)、早老素 1、2 基因(PS1、PS2)突变在家族性早发型 AD 中占 50%。载脂蛋白 ApoE4 基因检测可作为散发性 AD 的参考依据。

5.血液学检查　如血常规、血糖、血电解质等,主要用于发现存在的伴随疾病或并发症、发现潜在的危险因素、排除其他病因所致痴呆。

【诊断要点】

阿尔茨海默病的临床诊断是根据患者及家属提供的详细病史、神经科查体和神经心理功能检查而作出,应进行其他检查包括血液学、CT 和 MRI 等检查排除痴呆的其他病因。临床诊断的准确性可达 85%～90%。最后确诊依赖于病理性检查。美国国立神经病语言障碍卒中研究所和 AD 及相关疾病协会(NINCDS-ADRDA)诊断标准见表 8-3。

表 8-3　lNINCDS-ADRDA 很可能 AD 的标准

诊断标准	1.痴呆:临床检查和认知量表测查确定有痴呆。
	2.两个或两个以上认知功能缺损,且进行性恶化。
	3.无意识障碍。
	4.40～90 岁起病,多见于 65 岁以后。
	5.排除其他引起进行性记忆和认知功能损害的系统性疾病和脑部疾病。
支持标准	1.特殊性认知功能如言语(失语症)、运动技能(失用症)、知觉(失认症)的进行性损害。
	2.日常生活功能损害或行为方式的改变。
	3.家庭中有类似疾病史,特别是有神经病理学或实验室证据者。
	4.实验室检查腰穿压力正常;脑电图正常或无特殊性的改变如慢波增加;CT 或 MRI 证实有脑萎缩,且随诊检查有进行性加重。
排除标准	1.突然起病或卒中样发作。
	2.早期有局灶性神经系统体征,如偏瘫、感觉丧失、视野缺损、共济失调。
	3.起病或疾病早期有癫痫发作或步态异常。

2011 年美国国家衰老研究所(NIA)和阿尔茨海默病学会(AA)发布了阿尔茨海默病最新诊断标准,简称为 NIA-AA 诊断标准。新标准保留了"NINCDS-ADRDA 标准"很可能 AD 的大体框架,吸收了过去的临床应用经验,其最大亮点是将 AD 视为一个包括轻度认知损害(MCI)在内的连续的疾病过程,并将生物标志纳入到 AD 痴呆的诊断标准中。本诊断旨在早期识别、诊断和干预,推进了 AD 型痴呆-AD 型 MCI-临床前期 AD 的研究转向。

【治疗要点】

由于 AD 的病因和发病机制尚不明确,目前没有特效方法逆转和阻止病情进展。但早期进行对症治疗,包括药物治疗改善认知功能、改善精神症状、心理社会治疗和良好的护理,对延缓患者生活质量减退十分重要。

1.促认知药物

(1)胆碱酯酶抑制剂:胆碱酯酶抑制剂是目前唯一得到验证的能够改善 AD 患者症状的药物。该类药物通过抑制胆碱酯酶而抑制乙酰胆碱降解并提高活性,改善神经递质的传递功能。常用药物有多奈哌齐、利斯的明、加兰他敏等。石杉碱甲是中草药中分离得到的石杉碱类生物碱,是一种天然的胆碱酯酶抑制剂,在我国已经在临床使用,但其疗效有待进一步证实。胆碱酯酶抑制剂一般耐受良好,但常见胃肠道不良反应如恶心、腹泻和呕吐,有时可能会导致部分患者停药。

(2)谷氨酸受体拮抗剂:盐酸美金刚是 N-甲基-天冬氨酸(NMDA)受体激动剂,目前也已批准用于 AD。其药物机制尚未完全清楚,可能与其非竞争性地激动 NMDA 受体,从而保护胆碱能神经元免受兴奋性氨基酸毒性破坏有关。可用于中晚期 AD 患者。该药的不良反应较少,与胆碱酯酶抑制剂联合用药可能比单独应用胆碱酯酶抑制剂更有效,但还需进一步研究证实。

2.行为和精神症状(BPSD)的治疗

(1)非药物干预:应优先考虑。如教育、锻炼、芳香治疗、感觉刺激、个性化音乐等,症状可能会在短时间内自然消失。

(2)药物干预:难以控制的精神病性症状和激越,予以抗精神病药物可以减少精神行为症状,如利培酮对激越攻击性精神症状已证实有效。但抗精神病药物都有较严重的不良反应,包括增加脑卒中危险、增加病死率、运动障碍及认知障碍,用药需谨慎。

3.心理社会治疗　心理治疗是对药物治疗的补充。应鼓励早期患者参加各种社会活动和日常生活活动,尽量维持其生活自理能力,以延缓衰退速度,但应注意对有精神、认知功能、视空间功能障碍、行动困难的患者提供必要的照顾.以防意外。患者如外出活动无人陪同时需要随身携带身份证明或联系方式,以防走失。鼓励家庭和社会对患者多予照顾和帮助,进行康复治疗和训练。

【护理要点】

1.心理护理　尽量为AD患者提供一个舒适、安宁的疗养环境。要尊重患者、充满宽容并给予爱心,对患者的精神症状和性格变化应理解,用诚恳的态度对待患者。多与患者进行言语交流,引导患者表达自己的想法,疏导情绪。在患者焦虑不安时尽量用语言安慰、疏导,帮助他们消除孤独感、失落感。尽量满足病人的合理要求,若有些要求不能满足时应耐心解释,避免使用伤害其感情或自尊心的语言和行为,如"痴"、"傻"、"呆"等词,造成其情绪低落,甚至发生攻击性行为,伤人毁物。

2.认知功能康复　患者的智能下降、记忆力减退、反应迟钝,常常犯错。针对这些,应抓住一切与患者接触的机会,不失时机地说一些简单的字、词、句等让患者重复,鼓励老年人勤用脑,多思考,读书看报听新闻,多做手指运动,勤写记录,逐渐提高痴呆老人的记忆能力,恢复其智力水平。

3.运动疗法　老年性痴呆患者学习新知识困难,同时伴有失用、失认,不能进行复杂的运动,因此早期即以简单的日常习惯或过去习惯的活动项目,明确顺序一项一项地反复进行,并予适当的指导和帮助,以增强运动感,改善脑功能。

4.患者的照料　中晚期病人对环境、方向的定向力差。要协助患者在熟悉的环境中生活自理,如洗漱、进餐、行走等。不能让病人单独外出,防止走失或跌伤。药物、热水应放好、放稳,防止误服、烫伤。铁器、锐器等物品保管好,防止误伤和伤人。卧床不起的病人应做好基础护理,保证营养摄入,预防压疮、泌尿系感染和肺部感染发生。

5.健康教育　因为AD的病因尚未阐明,主要应减少危险因素的影响,对易感人群进行监测。①向特定人群普及本病的疾病知识,减少危险因素的影响。AD的危险因素中,有些因素是无法改变的(如年龄、性别和基因型),有些是可以改变的,包括铝中毒、吸烟、文化修养、血管性危险因素(高血压、糖尿病、心房颤动、肥胖)和头部外伤,而保护因素包括使用降压药、非甾体类抗炎药、他汀类药物、激素替代治疗、高等教育、节食、锻炼及参与社会益智活动。②对疑有此病和确定此病的老年人,定期做此方面的检查,并给予积极的治疗。③虽然AD患者的认知功能减退,但仍应尽量鼓励患者参与社会日常活动,包括脑力和体力活动。尤其是早期患者,尽可能多的活动可维持和保留其能力。如演奏乐器、跳舞、打牌、打字和绘画等,都有助于病人的生活更有乐趣,并有可能延缓疾病的进展。④为照料者提供咨询和支持,如提供有关AD疾病的科学知识,治疗策略,以提高其照料患者的能力。

(郭　聪)

第八节　周围神经疾病

一、三叉神经痛

三叉神经痛早在 1672 年就有描述,由于长期对疾病病因和发病机理不了解,所以被称为原发性三叉神经痛。而由脑干肿瘤、延髓空洞症等引起的、有明确病因的称症状性(继发性)三叉神经痛。随着诊断技术的进步,目前认为多数原发性三叉神经痛是由血管压迫三叉神经根致神经脱髓鞘所致,只是由于血管细、病变小,难以发现。

【临床表现】

本病多发生中老年人,多数在 40 岁以上,女性略多于男性;多为一侧发作;以突发性疼痛为主要发作特点。

1.疼痛的性质和特点　突发(无先兆,如闪电)、剧烈(电击、针刺、刀割、撕裂、烧灼样)、短暂(不超过 2 分钟),发作间期完全正常。神经系统检查多无阳性体征。

2.疼痛的部位　以二、三支多见,三支同时受累少见。以面颊部、上下颌或舌疼痛最明显。重症病人常因疼痛难忍而以手掌用力按擦面部,企图减轻疼痛,常造成患侧面部粗糙。

3.疼痛有"触发点"　口角、鼻翼、颊部和舌等处最敏感,轻触即可诱发,故有"触发点"或"扳机点"之称。严重者洗脸、刷牙、说话、咀嚼都可诱发,以致其不敢做这些动作。

原发性三叉神经痛者起始时发作次数较少,间歇期长,随病程进展而发作逐渐频繁,间歇期缩短,甚至终日疼痛不止。本病可缓解,但极少自愈。继发性三叉神经痛者,常伴有其他脑神经和脑干受损的症状和体征。

【诊断要点】

根据疼痛发作的典型症状,排除其他引起面部疼痛的疾病(牙痛、偏头痛等)即可诊断。

【治疗要点】

以止痛为目的,首选药物治疗或辅以针刺治疗,无效时可用神经阻滞疗法或手术治疗。

(一)药物治疗

卡马西平为三叉神经痛的首选药物,开始为 0.1g,每日 2 次,以后每隔 1 日增加 0.1g,直至 0.6g,一天 3 次,以此维持 1 周,若疼痛不缓解,可增加到 0.8g/d。其可使 2/3 的病人疼痛缓解。苯妥英钠是二线用药,有效率 25%。剂量最大为 0.6g/d,疼痛不缓解时应停药。若剂量再增加,只会增加副作用,很少能缓解疼痛。

(二)其他治疗

药物治疗无效者可行三叉神经周围支无水乙醇封闭、射频热凝治疗以及三叉神经微血管减压术或三叉神经感觉根切断术。

【常用护理诊断/问题】

1.疼痛　与三叉神经损害有关。

2.焦虑　与疼痛反复发作有关。

【护理措施】

1.减少刺激和诱发因素 与病人讨论疼痛的诱发和缓解因素,指导病人避免诱发因素。

2.用药指导 指导病人按正确剂量服药,不随意增加或减少药量,观察药物副作用,如孕妇忌用卡马西平,有头晕、嗜睡、恶心、走路不稳等副作用,偶可发生皮疹、白细胞减少、共济失调、肝损害等,严重者需停药。

3.疼痛护理 疼痛时鼓励病人通过转移注意力、放松精神紧张等方法减轻疼痛。

4.心理支持 介绍药物治疗及其他的治疗方法,帮助病人增加治疗的信心,一旦药物治疗没有效果,可尝试其他的治疗方法。

【健康指导】

护士应帮助病人及家属掌握本病有关治疗和训练方法。洗脸、刷牙时动作要轻柔,应吃软食,禁吃较硬的食物,以免诱发。遵医嘱合理用药,识别药物不良反应。不要随意更换药物或停药。服用卡马西平时每2个月应检查1次肝功能和血象,发现眩晕、行走不稳及皮疹时及时就医。

二、特发性面神经麻痹

特发性面神经麻痹或称 Bell 麻痹、面神经炎,是面神经管内急性非化脓性炎症引起的面神经及神经鞘水肿引起的面神经麻痹。男女发病率相等,可发生于任何年龄、任何季节。

【病因及发病机制】

多数怀疑本病由病毒感染所致,如带状疱疹病毒感染面神经及膝状神经节可引起。由于面神经管狭小,走行在其中的面神经一旦发生水肿,则容易受压产生神经功能阻滞。

【临床表现】

急性发病,病前多有受凉史,特别是狭窄缝隙的冷风是常见诱因。首发症状是病侧耳后、茎突区域疼痛,程度轻,多能忍受。病后1～2天出现病变侧面部表情肌瘫痪,逐渐加重,可至全瘫。多数病人在起床后洗漱时从病侧口角漏水而发现。表情肌瘫痪明显时,额纹消失,不能皱额蹙眉,眼裂闭合不能或闭合不完全,病侧鼻唇沟浅,口角歪向健侧,不能吹口哨,不能鼓腮等;进食时患侧口角漏水,食物常滞留在唇齿之间;由于下眼睑松弛外翻,泪点外转,泪液不能正常引流而外溢。少数病人面神经味觉纤维受累,则舌前发生味觉障碍。

90％可恢复。恢复中,味觉先于运动功能好转,如果在第1周有味觉恢复,是预后良好的指征;在病程5～7日某些运动恢复,也是预后良好的指征。

【实验室及其他检查】

神经电生理检查(早期测定面神经兴奋阈值,3周后测定复合肌肉动作电位)可对本病预后进行判断。其他如 MRI 和 CT 均不是本病的常规检查方法。如患侧诱发的肌电动作电位 MJ 波波幅为健侧的30％或以上者,则在2个月内完全恢复;如为10％～30％者,则需2～8个月恢复,且可有一定程度的后遗症;如仅为10％以下者,则需6个月到1年才能恢复,且常伴有中重度(面肌痉挛)后遗症。

【诊断要点】

临床根据受凉后急性起病的周围性面瘫即可诊断。本病需与中枢性面神经麻痹、其他原因引起的周围性面神经麻痹相鉴别。

【治疗要点】

改善局部血液循环,减轻面神经水肿,促进功能恢复。

(一)物理治疗

1.早期超短波深部透热治疗可减轻面神经水肿。自发病后开始,20 次左右。

2.病程 2 周后可应用低频疗法、低频电刺激以及针刺治疗,以引起面肌收缩,改善循环,防止肌肉萎缩。该疗法能引起面肌痉挛,不宜在病程初期用,一旦麻痹恢复立即终止。

3.进行面肌的锻炼和按摩。

(二)药物治疗

1.糖皮质激素在病初前 2 日可防止病变进展。可用波尼松 1mg/kg 口服,每日 1 次,或地塞米松静脉滴注 10mg/d,疗程 7 天左右。

2.抗病毒治疗,如带状疱疹、单纯疱疹引起者,可口服无环鸟苷,肾功能不全者禁用。

3.神经营养治疗,如维生素 B_1、维生素 B_{12} 肌内注射。

(三)手术治疗

可行面神经管减压术;不能恢复者可做面神经-膈神经或面神经-副神经吻合术,但疗效未证实。

【常用护理诊断/问题】

自我形象紊乱,与面神经受损而致嘴歪斜有关。

【护理措施】

1.心理支持 由于病人面部形象有改变,病人担忧、焦虑,应告知病人此病的预后;尊重病人,避免伤害病人自尊的行为,鼓励病人积极治疗。

2.功能锻炼 尽早开始做面肌的主动和被动运动,如对着镜子做皱眉、举额、闭眼、龇牙、鼓腮、吹口哨等动作,每日数次,每次 5~15 分钟,辅以面肌按摩。

3.生活护理 保持口腔清洁,及时漱口,清楚口腔患侧滞留食物。眼睑闭合不全者加强眼部保护,夜间睡眠时可带眼罩或涂抹眼膏保护角膜。

4.服药护理 观察糖皮质激素的副作用,观察使用抗病毒药物后有无肾损害、尿量的变化。

【健康指导】

1.夏季睡眠时防止狭窄缝隙的冷风直接吹人,预防感冒。

2.适当遮挡、修饰面容。

3.保护角膜,保持口腔清洁。

4.坚持面肌的被动或主动运动锻炼。

三、急性炎症性脱髓鞘性多发性神经病

急性炎症性脱髓鞘性多发性神经病(AIDP)又称格林-巴利综合征(GBS),是病因不明、免疫介导的,主要累及脊神经根、脊神经、颅神经的疾病。临床上以迅速出现两下肢或四肢弛缓性瘫痪及脑脊液蛋白-细胞分离现象为特点。

【病因及发病机制】

病因不明。2/3 病例有本病发生前 1~2 周的前驱感染史,少数病人有手术史或疫苗接种史。一般认为其属于一种迟发性过敏的自身免疫性疾病。主要病变是周围神经广泛的炎症性阶段性脱髓鞘,部分病例伴有远端轴索性变性。

【临床表现】

1.前驱因素　病前1～2周多有上呼吸道或消化道感染症状,少数有疫苗接种史。

2.神经系统症状与体征

(1)典型症状:急性迅速发生的、以运动损害为主的多神经病,常为四肢对称的、迟缓性瘫痪,下肢和远端重,腱反射减低或消失。重症病人可出现呼吸肌瘫痪,伴全身缺氧症状。

(2)颅神经麻痹:以双侧面瘫多见,也可有舌咽神经、迷走神经麻痹,表现为吞咽及构音困难。

(3)感觉障碍:多数病人有四肢远端麻木、疼痛及其他感觉异常。

(4)植物神经损害:亦常见,交感、副交感症状均可见。可有手足多汗、皮肤潮红、手足肿胀及营养障碍,严重病例可有心动过速、直立性低血压。

【实验室及其他检查】

典型的脑脊液(CSF)改变为细胞数正常,而蛋白质明显增高(为神经根的广泛炎症所致),称蛋白-细胞分离现象,为本病的重要特点。蛋白质增高在起病后3周最明显。

【诊断要点】

根据病前1～2周有感染史、急性或亚急性起病、四肢对称性迟缓性瘫痪、有脑神经损害、常有脑脊液蛋白-细胞分离现象等,可诊断。

【治疗要点】

呼吸麻痹是本病的主要危险,呼吸麻痹的抢救是提高本病的治愈率、降低病死率的关键。

1.糖皮质激素　尽管存在很大争议,但目前仍是应用较普遍的治疗方法。

2.血浆置换疗法　重症病人可用,可迅速降低抗周围神经髓鞘抗体滴度,使50%病人避免应用人工呼吸器。

3.免疫球蛋白 IVIg(静脉用免疫球蛋白)　可获得与血浆置换治疗相接近的效果,且安全。应用2周。

4.其他辅助药物　如B族维生素、辅酶A等。

【常用护理诊断/问题】

1.低效性呼吸型态　与呼吸无力、神经肌肉受累、呼吸不完全有关。

2.生活自理缺陷　与瘫痪有关。

3.焦虑、恐惧　与健康状态改变、语言交流困难、运动量下降有关。

4.吞咽困难　与吞咽神经、迷走神经麻痹有关。

5.清理呼吸道无效　与呼吸肌麻痹、肺部感染致分泌物增多有关。

6.潜在并发症　呼吸肌麻痹。

【护理措施】

1.病情观察　病人除有四肢瘫痪、麻木外,最严重的可发生呼吸肌麻痹及心肺合并症,在疾病进展期必须严密观察呼吸肌的功能状况。如有呼吸变浅、肺活量低于1L、呼吸节律加快、胸式呼吸减弱,或有矛盾呼吸、脉搏加快、血压升高,应进入ICU观察,必要时气管插管或气管切开、呼吸肌辅助呼吸,定期监测血气分析,注意气管切开后的护理和呼吸机管理。

2.保持呼吸道通畅　注意翻身、叩背、促进排痰。鼓励深呼吸、有效咳嗽。有吞咽困难、呛咳者应保持头部一侧。

3.肢体瘫痪和麻木的护理　预防肌肉萎缩、足下垂、爪型手、静脉血栓,防止压疮,防烫伤。

4.生活护理　如有吞咽困难,给予插胃管,以高蛋白、高维生素、高热量且易消化的流质鼻饲,保证机体足够的营养,维持正氮平衡。

5.心理护理　本病发病急,病情进展快,恢复期较长,加之长期活动受限,病人常产生焦虑、恐惧、失望等情绪。长期情绪低落给疾病的康复带来不利。护士应及时了解病人的心理状况,积极主动地关心病人,鼓励病人积极治疗和康复锻炼,增强病人与疾病斗争的信心。

【健康指导】

病人出院后要按时服药,保证足够的营养,坚持每天被动或主动的肢体锻炼。病愈后仍坚持适当的运动,加强机体抵抗力,避免受凉及感冒。本病一般预后良好,85%病例完全或接近完全恢复。病死率为3%～4%,主要死因为呼吸麻痹、肺部感染及心力衰竭。2%～10%的病例可有明显的病残后遗症。

（王　英）

第九节　重症肌无力

重症肌无力(MG)是乙酰胆碱受体抗体(AchR-Ab)介导的,细胞免疫依赖及补体参与的神经-肌肉接头处传递障碍的自身免疫性疾病。临床表现为部分或全身骨骼肌易疲劳,常于活动后加重,休息后减轻。MG在一般人群中年发病率为8/10万～20/10万,患病率约为50/10万。在我国南方发病率较高,任何年龄均可发病,常见于20～40岁,40岁以前女性患病率为男性的2～3倍,中年以后发病者以男性多见。

一、病因与发病机制

1.目前普遍认为神经-肌肉接头突触后膜乙酰胆碱受体数目减少和功能丧失,可能是该病患者发生肌无力的原因。

2.一致认为成人MG中免疫学异常在发病机制中占主导地位,可伴发胸腺瘤或甲状腺疾病。

3.越来越多的报道认为,MG的发病与遗传有关。

4.本病的发病诱因有感染、精神创伤、过度疲劳、妊娠、分娩等,这些因素也可使病情加重甚至诱发MG危象。

二、临床表现

1.受累骨骼肌病态疲劳　肌肉连续收缩后出现严重肌无力甚至瘫痪,经短暂休息后可见症状减轻或暂时好转。肌无力症状易波动,多于下午或傍晚劳累后加重,晨起和休息后减轻,有"晨轻暮重"的现象。

2.受累肌肉的分布　首发症状常为一侧或双侧眼外肌麻痹,如上睑下垂、斜视或复视。重者眼球运动明显受限,甚至眼球固定,但瞳孔括约肌不受累。若累及面部肌肉和口咽肌则出现表情淡漠、苦笑面容;连续咀嚼无力、进食时间长;说话带鼻音、饮水呛咳、吞咽困难。若胸锁乳突肌和斜方肌受累则颈软、抬头困难、转颈、耸肩无力。四肢肌肉受累以近端为重,表现为抬臂、梳头、上楼梯困难,腱反射通常不受影响,感觉正常。呼吸肌受累出现咳嗽无力、呼吸困难,称为重症肌无力危象,是致死的主要原因。

3.胆碱酯酶抑制药治疗有效　这是重症肌无力一个重要的临床特征。

4.起病隐袭,病情进展缓慢　整个病程有波动,缓解与复发交替,晚期病人休息后不能完全恢复,但重症肌无力不是持续进行性加重疾病。

5.常见的三种危象

(1)肌无力危象:为最常见的危象,往往由于抗胆碱酯酶药量不足引起。注射腾喜龙后症状减轻有助于诊断。

(2)胆碱能危象:由于抗胆碱酯酶药物过量引起,患者肌无力加重,出现肌束颤动及毒蕈碱样反应,可伴有苍白、多汗、恶心、呕吐、流涎、腹痛和瞳孔缩小等。

(3)反拗危象:由于对抗胆碱酯酶药物不敏感,腾喜龙试验无反应。

三、实验室检查

1.疲劳试验(Jolly 试验)　受累肌肉重复活动后症状明显加重。如嘱病人用力眨眼 30 次后,眼裂明显变小;或持续上视出现上睑下垂;或两臂持续平举后出现上臂下垂,休息后恢复则为阳性。

2.抗胆碱酯酶药物试验

(1)新斯的明试验:新斯的明 0.5～1.5mg 肌内注射,20min 后症状明显减轻者为阳性,可持续 2h,可同时注射阿托品 0.5mg 以对抗新斯的明的毒蕈碱样反应(瞳孔缩小、心动过缓、流涎、多汗、腹痛、腹泻、呕吐等)。

(2)腾喜龙试验:腾喜龙 10mg 用注射用水稀释至 1ml,静脉注射 2mg,观察 20s,如无出汗、唾液增多等副作用,再给予 8mg,1min 内症状如好转为阳性,持续 10min 后又回复原状。

3.重复神经电刺激　为常用的具有确诊价值的检查方法。应在停用新斯的明 17h 后进行,否则可出现假阳性。典型改变为低频(2～3Hz)和高频(10Hz 以上)重复刺激尺神经、面神经和腋神经等运动神经时,出现动作电位波幅第 5 波比第 1 波递减 10％以上(低频刺激)或 30％以上(高频刺激)时为阳性。80％的病例低频刺激为阳性,且与病情轻重相关。

4.单纤维肌电图(SFEMG)　用特殊的单纤维针电极测量同一神经支配的肌纤维电位间的间隔时间是否延长,以反映神经肌肉接头处的功能,重症肌无力为间隔时间延长。

5.AchR 抗体滴度测定　对重症肌无力的诊断具有特征性意义。80％以上重症肌无力病例的血清中 AchR 抗体浓度明显升高,但眼肌型病例的 AchR 抗体升高不明显,且抗体滴度与临床症状的严重程度不成比例。

6.胸腺 CT、MRI 或 X 线断层扫描检查　可发现胸腺增生和肥大。

7.其他检查　5％重症肌无力患者有甲状腺功能亢进,表现为 T_3、T_4 升高。类风湿因子、抗核抗体、甲状腺抗体也常升高。

四、治疗要点

1.药物治疗

(1)胆碱酯酶抑制药

1)溴化吡啶斯的明:成人每次口服 60～120mg,每日 3～4 次。口服 2h 达高峰,作用时间为 6～8h,作用温和、平稳、副作用小。

2)溴化新斯的明:成人每次口服 15～30mg,每日 3～4 次。可在餐前 15～30min 服用,释放快,30～60min 达高峰,作用时间为 3～4h,副作用为毒蕈碱样反应,可用阿托品对抗。

3)安贝氯铵:成人每次口服 5～10mg,每日 3～4 次。口服 20～30min 起作用,维持 4～6h,副作用为低血钾。

辅助药如氯化钾、麻黄碱可加强胆碱酯酶抑制药的作用。

(2)肾上腺皮质激素：可抑制自身免疫反应，适用于各种类型的 MG。它通过抑制 AchR 抗体的生成，增加突触前膜 Ach 的释放量及促使运动终板再生和修复。

1)冲击疗法：适用于住院危重病例、已用气管插管或呼吸机者。

甲泼尼龙 1000mg 静脉滴注，每日 1 次。连用 3～5d，随后地塞米松 10～20mg 静脉滴注，每日 1 次，连用 7～10d。若吞咽功能改善或病情稳定，停用地塞米松，改为泼尼松 80～100mg 每晨顿服。当症状基本消失后，每周减 2 次，每次减 10mg，减至 60mg/d 时，每周减 1 次，每次减 5mg。减至 40mg/d 时，开始减隔日量，每周减 5mg，即周一、三、五日服 40mg，周二、四、六服 35mg，下 1 周的隔日量为 30mg，依次类推，直至隔日量减为 0。以后隔日晨顿服泼尼松 40mg，维持 1 年以上。若病情无反复，每月减 5mg，直至完全停药或隔日 5～15mg 长期维持。若中途病情波动，则需随时调整剂量。也可一开始就口服泼尼松每天 60～80mg，大约 2 周后症状逐渐缓解，常于数月后疗效达高峰，然后逐渐减量。

2)小剂量递减法：从小剂量开始，隔日每晨顿服泼尼松 20mg，每周递增 10mg，直至隔日每晨顿服 60～80mg 或症状明显改善，最大疗效常在用药后 5 个月出现，然后逐渐减量，每月减 5mg，至隔日 15～30mg 维持数年。病情无变化再逐渐减量至完全停药。此法可避免用药初期病情加重。长期应用激素者应注意胃溃疡出血、血糖升高、库欣综合征、股骨头坏死、骨质疏松等并发症。

(3)免疫抑制药：适用于因有高血压、糖尿病、溃疡病而不能用肾上腺糖皮质激素或不能耐受肾上腺皮质激素，而对肾上腺糖皮质激素疗法不佳者。副作用有周围血白细胞、血小板减少、脱发、胃肠道反应、出血性膀胱炎等。一旦白细胞小于 $3×10^9$/L 或血小板小于 $60×10^9$/L 应停药，同时注意肝、肾功能的变化。

1)环磷酰胺：口服每次 50mg，每日 2～3 次；或 200mg，每周 2～3 次静脉注射，总量 10～20g；或静脉滴注 1000mg，每 5d 1 次，连用 10～20 次。

2)硫唑嘌呤：口服每次 25～100mg，每日 2 次，用于泼尼松治疗不佳者，用药后 4～26 周起效。

3)环孢素 A：口服 6mg/(kg·d)，12 个月为 1 个疗程。对细胞免疫和体液免疫均有抑制作用，可使 AchR 抗体下降。副作用有肾小球局部缺血坏死、恶心、心悸等。

4)禁用和慎用药物：奎宁、吗啡及氨基糖苷类抗生素、新霉素、多黏菌素、巴龙霉素等均严重加重神经肌肉接头传递障碍或抑制呼吸肌的作用，应禁用。安定、苯巴比妥等镇静药应慎用。

2.胸腺治疗

(1)胸腺切除：手术切除胸腺可去除重症肌无力患者自身免疫反应的始动抗原。适应证为伴有胸腺肥大和高 AchR 抗体效价者；伴胸腺瘤的各类重症肌无力；年轻女性全身型；对抗胆碱酯酶药治疗反应不满意者。约 70% 的患者术后症状缓解或治愈。

(2)胸腺放射治疗：对不适于做胸腺切除者可行胸腺深部⁶⁰Co 放射治疗。

3.血浆置换 通过正常人血浆或血浆代用品置换患者血浆，能清除血浆中 AchR 抗体及免疫复合物。起效快，近期疗效好，但不持久。疗效维持 1 周～2 个月，之后随抗体水平逐渐增高而症状复现。交换量平均每次 2L，每周 1～2 次，连用 3～8 次，适用于危象和难治性重症肌无力。

4.大剂量注射免疫球蛋白 外源性 IgG 可使 AchR 抗体的结合功能紊乱而干扰免疫反应。IgG 0.4g/(kg·d)静脉滴注，5d 为 1 个疗程，作为辅助治疗缓解病情。

5.危象的处理 一旦发生呼吸肌瘫痪，应立即进行气管切开，应用人工呼吸器辅助呼吸，但应明确是何种类型的危象，然后积极抢救。

(1)肌无力危象：为最常见的危象，往往由于抗胆碱酯酶药量不足引起。如注射腾喜龙或新斯的明后症状减轻,则应加大抗胆碱酯酶药的剂量。

(2)胆碱能危象:由于抗胆碱酯酶药物过量引起,患者肌无力加重,出现肌束颤动及毒蕈碱样反应。可静脉注射腾喜龙 2mg,如症状加重,则应立即停用抗胆碱酯酶药物,待药物排出后重新调整剂量。

(3)反拗危象:由于对抗胆碱酯酶药物不敏感,腾喜龙试验无反应,此时应停止抗胆碱酯酶药而用输液维持。过一段时间后如抗胆碱酯酶药物有效时再重新调整剂量,也可改用其他治疗方法。

危象是重症肌无力最危急状态,病死率 15.4%～50%。不管何种危象,基本处理原则是:①保持呼吸道通畅,当自主呼吸不能维持正常通气量时应及早气管切开用人工辅助呼吸;②积极控制感染,选用有效、足量和对神经肌肉接头无阻滞作用的抗生素控制肺部感染;③皮质类固醇激素,选用大剂量甲基泼尼松龙 500～2000mg/d 静滴 3～5d,再逐步递减;④血浆置换;⑤给氧,严格气管切开和鼻饲护理,无菌操作、保护呼吸道湿化、严防窒息和呼吸机故障。

五、护理措施

(一)基础护理

1.生活护理

(1)指导病人充分休息,避免疲劳。平时活动宜选择清晨、休息后或肌无力症状较轻时进行,且应自我调节活动量,以省力和不感疲劳为原则。

(2)评估病人日常生活活动的能力,肌无力症状明显时,应协助做好洗漱、进食、穿衣、个人卫生等生活护理,保持口腔清洁,防止外伤和皮肤并发症。

(3)各类物品要放置稳妥,将病人经常使用的物品放在易拿取的地方,以减少体力消耗。

(4)备好呼叫器,方便病人有事时随时呼叫。

2.饮食护理

(1)了解病人的吞咽和进食情况,记录病人的进食量,有呛咳、吞咽困难时可以考虑保留鼻饲,保证病人的营养供应。

(2)给予高蛋白、高维生素、高能量,富含钾、钙的软食或半流食,避免干硬或粗糙食物。

(3)给病人创造安静的就餐环境,减少环境影响病人进食的不利因素。

(4)进餐时尽量取坐位,抬头并稍向前倾,卧床病人应将床头抬高。进餐前充分休息或在服药后 15～30min 产生药效时进餐。

(5)用餐过程中因咀嚼肌无力,病人往往会感到疲劳,很难连续咀嚼,应让病人适当休息后再进食。

(6)鼓励病人少量慢咽,给病人充足的进食时间,不要催促和打扰病人进食。

3.环境护理

(1)提供温、湿度适宜的住院环境。

(2)地面保持干燥,防止病人跌倒。

4.心理护理

(1)耐心倾听,鼓励病人说出自己的感受和顾虑,不催促打断病人的表达,为构音障碍的病人准备纸、笔、画板等交流工具,指导病人用文字形式和肢体语言表达自己的需求。

(2)详细告知本病的病因、临床过程、治疗效果、注意事项以及负性情绪与预后的关系,使病人积极配合治疗和护理,树立治疗信心。

（二）疾病护理

1.密切观察病情,注意呼吸形态、频率与节律改变,观察有无呼吸困难加重、发绀、咳嗽无力、腹痛、瞳孔变化、出汗、唾液或喉头分泌物增多等现象。

2.避免感染、外伤、疲劳和过度紧张等诱发肌无力危象的因素。

3.保持呼吸道通畅,鼓励病人咳嗽和深呼吸,抬高床头,及时吸痰,清除口鼻分泌物,遵医嘱给氧。

4.准备好各种抢救器材,如吸痰器、气管插管、气管切开包、呼吸机等。

5.及时发现危象的发生,及时处理和抢救。

（三）健康指导

1.用药指导　本病病程长,常需长期服药治疗,告知病人常用药物的服用方法、不良反应与服药注意事项,避免因服药不当而诱发肌无力危象和胆碱能危象。

(1)抗胆碱酯酶药物:自小剂量开始治疗,用药间隔时间尽可能延长,如剂量不足可缓慢加量,防止出现胆碱能危象。如出现恶心、呕吐、腹痛、腹泻、出汗、流涎等不良反应时,可用阿托品对抗;抗胆碱酯酶药必须按时服用,有咀嚼和吞咽无力者应在餐前 30min 口服,在病人出现感染、处于月经前或其他应激状态时,常需增加给药剂量。

(2)糖皮质激素:长期服药者,要注意有无消化道出血、骨质疏松、股骨头坏死等并发症。必要时服用抑酸剂,以保护胃黏膜。

(3)免疫抑制药:应随时检查血象,并注意肝肾功能的变化。一旦发现外周血白细胞计数低于 4×10^9/L,应停用此类药物。

2.活动与休息指导　病人应建立健康的生活方式,生活有规律,保证充分休息和充足睡眠;根据季节、气候及时增减衣服,尽量少去公共场所,预防受凉、呼吸道感染。

3.防止并发症的指导

(1)预防误吸或窒息:指导病人掌握正确的进食方法,当咽喉、软腭和舌部肌群受累出现吞咽困难、饮水呛咳时,不能强行服药和进食,以免导致窒息或吸入性肺炎。

(2)预防营养失调:发现病人摄入明显减少、体重减轻或消瘦、精神不振、皮肤弹性减退等营养低下表现时,及时去医院就诊。

(3)预防危象:遵医嘱正确服用抗胆碱酯酶药,避免漏服,自行停服或更改药量,防止因用药不足或过量导致危象发生;避免使用影响神经-肌肉接头传递的药物及肌肉松弛药,以免使肌无力加剧或加重病情;育龄妇女应避免妊娠、人工流产,防止诱发危象。

4.照顾者的指导　家属应理解和关心病人,给予精神支持和生活照顾;细心观察和及时发现病情变化,及时就诊。

（孙春芳）

第九章　传染病的护理

第一节　概述

传染病是指由病原微生物,如朊病毒、病毒、衣原体、立克次体、支原体、细菌、真菌、螺旋体和寄生虫,如原虫、蠕虫、医学昆虫感染人体后产生的有传染性、在一定条件下可造成流行的疾病。感染性疾病是指由病原体感染所致的疾病,包括传染病和非传染性感染性疾病。

一、感染与免疫

【感染的概念】

感染是病原体和人体之间相互作用的过程。有些微生物、寄生虫与人体宿主之间达到了互相适应,互不损害对方的共生状态,如肠道中的大肠杆菌和某些真菌。当某些因素导致宿主的免疫功能受损(如患艾滋病)或机械损伤使寄生物离开某固有的寄生部位而到达其他寄生部位,如大肠杆菌进入泌尿道或呼吸道时,平衡就不复存在而引起宿主损伤,这种情况称为机会性感染。

【感染过程的表现】

病原体通过各种途径进入人体后就开始了感染的过程。感染后的表现主要取决于病原体的致病力和机体的免疫功能。

1.清除病原体　病原体进入人体后,可被处于机体防御第一线的非特异性免疫屏障所清除,如胃液对少量痢疾杆菌、霍乱弧菌等清除作用。亦可由事先存在于体内的特异性体液免疫与细胞免疫物质将相应的病原体清除。

2.隐性感染　又称亚临床感染,是指病原体侵入人体后,仅诱导机体产生特异性免疫应答。

3.显性感染　又称临床感染,是指病原体进入人体后,不但诱导机体发生免疫应答,而且,通过病原体本身的作用或机体的变态反应,导致组织损伤,近期病理改变和临床表现。

4.病原携带状态　无明显临床症状而携带病原体,是重要的传染源。

5.潜伏性感染　病原体感染人体后寄生于某些部位,由于机体免疫功能足以将病原体局限化而不引起显性感染,但又不足以将病原体清除,待机体免疫功能下降时,则可引起显性感染。

【感染过程中病原体的作用】

病原体侵入人体后能否引起疾病,取决于病原体的致病能力和机体的免疫功能这两个因素。致病能力包括以下几方面:

1.侵袭力　是指病原体侵入机体并在机体内生长,繁殖的能力。有些病原体可直接侵入人体。有些病原体则需经消化道或呼吸道进入人体。病毒性病原体常通过与细胞表面的受体结合再进入细胞内。有些病原体的侵袭力较弱,需经伤口进入人体。

2.毒力　毒力包括毒素和其他毒力因子。毒素包括外毒素与内毒素。外毒素通过与靶细胞的受体结合,进入细胞内而起作用。内毒素则通过激活单核-吞噬细胞,释放细胞因子而起作用。许多细菌都能分泌抑制其他细菌生长的细菌素以利于本身生长、繁殖。

3.数量　在同一种传染病中,入侵病原体的数量一般与致病能力成正比。

4.变异性　病原体可因环境、药物或遗传等因素而发生变异。一般来说,在人工培养多次传代的环境下,可使病原体的致病力减弱,在宿主之间反复传播可使致病力增强,病原体的抗原变异可逃逸机体的特异性免疫作用而继续引起疾病或使疾病慢性化。

【感染过程中免疫应答的作用】

免疫应答可分为有利于机体抵抗病原体的保护性免疫应答和促进病原改变的变态反应两大类。非特异性免疫(又称天然免疫)和特异性免疫都有可能引起机体保护和病理损伤。变态反应都是特异性免疫应答。

1.非特异性免疫　非特异性免疫是机体对侵入病原体的一种清除机制。

(1)天然屏障:包括外部屏障,即皮肤、黏膜及其分泌物,以及内部屏障,如血脑屏障和胎盘屏障等。

(2)吞噬功能:单核-吞噬细胞系统具有非特异性吞噬功能,可清除机体内的病原体。

(3)体液因子:包括存在于体液中的补体、溶菌酶、纤连蛋白和各种细胞因子等。这些体液因子能直接或通过免疫作用清除病原体。

2.特异性免疫　特异性免疫是指由于对抗原特异性识别而产生的免疫,通常只针对一种病原体。通过细胞免疫和体液免疫的相互作用产生免疫应答,分别由 T 淋巴细胞与 B 淋巴细胞介导。

(1)细胞免疫:致敏 T 细胞与相应抗原再次相遇时,通过细胞毒性淋巴因子来杀伤病原体及其所寄生的细胞。

(2)体液免疫:致敏 B 细胞受抗原刺激后,即转化为浆细胞并产生能与相应抗原结合的抗体,即免疫球蛋白。不同的抗原可诱发不同的免疫应答。

二、传染病的流行过程及影响因素

传染病的流行过程就是传染病在人群中发生、发展和转归的过程。流行过程的发生需要有三个基本条件,包括传染源、传播途径和人群易感性。

【流行过程的基本条件】

1.传染源　是指病原体已在体内生长,繁殖并能将其排出体外的人和动物。传染源包括患者、隐形感染者、病原携带者、受感染动物。

2.传播途径　病原体离开传染源到达另一个易感者的途径称为传播途径。传染病的传播途径主要有呼吸道传播、消化道传播、接触传播、虫媒传播和血液、体液传播五种。

3.人群易感性　对某种传染病缺乏特异性免疫力的人称为易感者。当易感者在某一特定人群中的比例达到一定水平,若又有传染源和合适的传播途径时,则很容易发生该传染病流行。

【影响流行过程的因素】

1.自然因素　自然环境中的各种因素,包括地理、气象和生态等对传染病流行过程的发生和发展都有重要影响。

2.社会因素　包括社会制度、经济状况、生活条件和文化水平等,对传染病流行过程有决定性的影响。

三、传染病的特征

【基本特征】

传染病与其他疾病的主要区别在于其具有下列四个基本特征。

1.病原体　每种传染病都是由特异性病原体引起的。病原体可以是微生物或寄生虫等。

2.传染性　传染性意味着病原体能通过某种途径感染他人。传染病有传染性的时期称为传染期。它在每一种传染病中都相对固定,可作为隔离病人的依据之一。

3.流行病学特征　传染病有流行性,可分为散发性发病、流行、大流行和暴发流行。其次某些传染病还具有季节性、地方性的特征。

4.感染后免疫　免疫功能正常的人经显性或隐形感染某种病原体后,都能产生针对该病原体及其产物(如毒素)的特异性免疫。

【临床特点】

1.病程发展具有阶段性　按传染病的发生、发展和转归,通常分为四个阶段。

(1)潜伏期:从病原体侵入人体起,至首发症状为止的时期,称为潜伏期。每一个传染病的潜伏期都有一个范围(最短、最长)并呈常态分布。潜伏期相当于病原体在体内定位、繁殖和转移、引起组织损伤和功能改变导致临床症状出现之前整个过程。潜伏期是确定传染病检疫期的重要依据,对某些传染病的诊断也有一定参考意义。

(2)前驱期:从起病至症状明显开始为止的时期称为前驱期。一般持续1~3天。该期症状多无特异性,为许多传染病所共有。起病急骤者,可无前驱期。

(3)症状明显期:急性传染病度过前驱期后,绝大多数转入症状明显期。在此期间该传染病所特有的症状和体征都获得充分的表现。

(4)恢复期:当机体的免疫力增长至一定程度,体内病理生理过程基本终止,患者的症状及体征基本消失,临床上称为恢复期。

有些传染病在病程中可出现再燃或复发。后遗症是指有些传染病患者在恢复期结束后,某些器官功能长期都未能恢复正常的情形。

2.常见症状与体征

(1)发热:大多数传染病都可引起发热,如流行性感冒、恙虫病、结核病和疟疾等。

发热程度:以口腔温度为标准,发热的程度可分为:①低热:体温为 37.5~37.9℃;②中度发热:体温为 38~38.9℃;③高热:体温为 39~40.9℃;④超高热:体温达 41℃以上。

发热过程可分为 3 个阶段:

①体温上升期:是指病人于病程中体温上升的时期。若体温逐渐升高,患者可出现畏寒,可见于伤寒、细菌性痢疾等;若体温急剧上升至 39℃以上,则常伴寒战,可见于疟疾、登革热等。

②极期:是指体温上升至一定高度,然后持续一段较长时间的时期。

③体温下降期:是指升高的体温缓慢或快速下降的时期。有些传染病,如伤寒、结核病等多需经数天后才能降至正常水平;有些传染病,如疟疾、败血症等则可于数十分钟内降至正常水平,同时常伴有大量出汗。

热型及意义:热型是传染病的重要特征之一,具有鉴别诊断意义。较常见的有 5 种热型:

①稽留热:体温升高达 39℃以上而且 24 小时相差不超过 1℃,可见于伤寒、斑疹伤寒等的极期。

②弛张热:24 小时体温相差超过 1℃,但最低点未达正常水平,常见于败血症。

③间歇热:24 小时内体温波动于高热与正常体温之下,可见于疟疾、败血症等。

④回归热:是指高热持续数日后自行消退,但数日后又再出现高热,可见于回归热病、布鲁菌病等。若在病程中多次重复出现并持续数月之久时称为波状热。

⑤不规则热:是指发热病人的体温曲线无一定规律的热型,可见于流行性感冒、败血症等。

(2)发疹:许多传染病在发热的同时伴有发疹,称为发疹性传染病,发疹时可出现皮疹,分为外疹和内疹两大类。不同传染病有不同的疹形,包括斑疹、丘疹、斑丘疹、出血疹、疱疹、荨麻疹等。皮疹出现的日期、部位、出疹顺序、皮疹的数目等,各种传染病不完全相同。常见出疹性传染病有猩红热、麻疹、水痘、斑疹伤寒、伤寒、流行性脑脊髓膜炎、流行性出血热、败血症等。

(3)毒血症状:病原体的各种代谢产物,包括细菌毒素在内,可引起除发热以外的多种症状,如疲乏,全身不适,厌食,肌肉、关节和骨骼疼痛等。

(4)单核-吞噬细胞系统反应:在病原体及其代谢产物的作用下,单核-吞噬细胞系统可出现充血、增生等反应,临床上表现为肝脾和淋巴结肿大。

3.临床分型　根据传染病临床过程的长短,分为急性、亚急性和慢性;按病情轻重分为:轻型、典型、重型和暴发型。

四、传染病的治疗

【治疗原则】
坚持综合治疗的原则,即治疗与护理、隔离与消毒并重,一般治疗、对症治疗与病原治疗并重的原则。

【治疗方法】
1.一般治疗及支持治疗

(1)一般治疗:包括隔离、消毒、护理和心理治疗。患者的隔离按其所患传染病的传播途径和病原体的排出方式及时间而异,并应随时做好消毒工作。心理治疗有助于提高患者战胜疾病的信心。

(2)支持疗法:包括根据各种传染病的不同阶段而采取的合理饮食,补充营养,维持患者水、电解质和酸碱平衡,增强患者体质和免疫功能的各项措施。

2.病原治疗　病原治疗亦称特异性治疗,是针对病原体的治疗措施,具有抑杀病原体的作用,达到根治和控制传染源的目的。常用药物有抗生素、化学治疗制剂和血清免疫制剂等。

3.对症治疗　通过调整患者各系统的功能,可达到减少机体消耗,保护重要器官,使损伤降至最低的目的。

4.康复治疗　某些传染病可引起某些后遗症,需要采取针灸治疗、理疗、高压氧等康复治疗措施,以促进机体恢复。

5.中医治疗　中医的辨证论治对调整患者各系统的机能起着相当重要的作用。

五、传染病的预防

针对构成传染病流行过程的三个基本环节采取综合性措施,并且根据各种传染病的特点,针对传播的主导环节,采取适当的措施,防止传染病继续传播。

【管理传染病】

根据《中华人民共和国传染病防治法》,将法定传染病分为甲类、乙类和丙类。

甲类为强制管理的传染病,城镇要求发现后 2 小时内通过传染病疫情监测信息系统上报,农村不超过 6 小时;乙类为严格管理的传染病,城镇要求发现 6 小时内上报,农村不超过 12 小时;丙类要求发现后 24 小时内上报。

在乙类传染病中,传染性非典型肺炎、炭疽中的肺炭疽、人感染高致病性禽流感和脊髓灰质炎,必须采取甲类传染病的报告,控制措施。

对传染病的接触者,应分别按具体情况采取检疫措施,密切观察,并适当作药物预防或预防接种。

应尽可能地在人群中检出病原携带者,进行治疗,教育,调整工作岗位和随访观察。

对动物传染源,如属有经济价值的家禽、家畜,应尽可能加以治疗,必要时宰杀后加以消毒处理;如无经济价值者则设法扑灭。

【切断传播途径】

对于各种传染病,尤其是消化道传染病、虫媒传染病和寄生虫病,切断传播途径通常是起主导作用的预防措施。其主要措施包括隔离和消毒。

1.隔离　隔离是指将病人或病原携带者妥善地安排在指定的隔离单位,暂时与人群隔离,积极进行治疗,护理,并对具有传染性的分泌物、排泄物,用具等进行必要的消毒处理,防止病原体向外扩散的医疗措施。隔离的种类有:

(1)严密隔离:对传染性强,病死率高的传染病如霍乱、鼠疫、狂犬病等,病人应住单人间,严格隔离。

(2)呼吸道隔离:对由病人的飞沫和鼻咽分泌物经呼吸道传播的疾病,如传染性非典型肺炎、流感、流脑、麻疹、白喉、百日咳、肺结核等,应作呼吸道隔离。

(3)消化道隔离:对由病人的排泄物直接或间接污染食物、食具而传播的传染病,如伤寒、菌痢、甲型肝炎、戊型肝炎、阿米巴病等,最好能在一个病房中只收治一个病种,否则,应特别注意加强床边隔离。

(4)血液-体液隔离:对于直接或间接接触感染的血及体液而发生的传染病,如乙型肝炎病、丙型肝炎、艾滋病、钩端螺旋体病等,在一个病房中只住由同种病原体感染的病人。

(5)接触隔离:对病原体经体表或感染部位排出,他人直接或间接与破损皮肤黏膜接触感染引起的传染病,如破伤风、炭疽、梅毒、淋病和皮肤的真菌感染等,应作接触隔离。

(6)昆虫隔离:对以昆虫作为媒介传播的传染病,如乙脑、疟疾、斑疹伤寒、回归热、丝虫病等,应作昆虫隔离。病室应有纱窗,纱门,做到防蚊,防蝇,防螨,防虱和防蚤等。

(7)保护性隔离:对抵抗力特别低的易感者,如长期大量应用免疫抑制剂者、严重烧伤的病人、早产婴儿和器官移植术患者等,应作保护性隔离。在诊断,治疗和护理工作中,尤其应注意避免医源性感染。

2.消毒　消毒是切断传播途径的重要措施。狭义的消毒是指消灭污染环境的病原体。广义的消毒包括消灭传播媒介在内。消毒有疫源地消毒(包括随时消毒与终末消毒)及预防性消毒两大类。消毒方法有物理消毒法和化学消毒法两种,可根据不同的传染病选择采用。

开展爱国卫生运动,搞好环境卫生是预防传染病的重要措施。

【保护易感人群】

保护易感人群的措施包括特异性和非特异性两个方面。非特异性保护易感人群的措施包括改善营养,锻炼身体和提高生活水平等,可提高机体的非特异性免疫力。但其关键作用还是通过预防接种提高人群的主动或被动特异性免疫力。

六、传染病常见症状的护理

（一）发热

1.护理评估

（1）病史：询问患者起病缓急、热程、热型及发热程度等；发热时有哪些不适感觉，如头痛、全身酸痛、食欲不振、呕吐、体重减轻、尿少、出汗等；小儿高热时应询问有无抽搐和惊厥的发生；发热的伴随症状，如有无皮疹、腹泻、黄疸等；发热的原因及诱因；发热后的处理经过，所用药物及效果等；有无引起的心理反应，如恐惧、紧张、不安或由于持续高热诊断不明确所引起的焦虑或因住院经济负担过重造成的心理压力；有无传染病接触史。

（2）身体评估：重点评估生命体征、营养状况、意识状态、颜面色泽、有无皮疹、皮肤弹性有无减退、全身浅表淋巴结有无肿大、扁桃体大小及有无分泌物、颈部软硬度、心率快慢及心音强弱、肺部叩诊音及啰音、腹部压痛及肝脾大小、神经系统检查等。

（3）相关检查：血、尿、粪常规及细菌学、病原血清学、脑脊液、肝功能检查，必要时作胸部X线及超声检查等。

2.护理诊断

（1）体温过高：体温高于正常范围。

（2）体液不足：血管内的、组织间隙的和/或细胞内液体减少，这种状况称为脱水，仅有水分的丢失而没有钠的改变。

3.护理措施

（1）评估相关因素：与病原体感染有关。

（2）消除或减少相关因素：

①休息：卧床休息，保持心情平静，注意勤变换体位，使患者有舒适感。

②饮食：应给以高热量、高蛋白、高维生素、易消化的流质饮食，注意补充足够的液体和电解质，必要时静脉输液以保证入量。

③病情观察：应注意观察生命体征、意识状态、出入量、体重、发热引起的身心反应的变化、治疗及护理效果等。

④环境：病室应保持适宜的温度、湿度，一般室温维持在16～18℃，湿度以60%左右为宜，还应注意通风、避免噪声。

⑤降温措施：可采用物理降温，如温水擦浴、酒精擦浴、冰袋、冰水灌肠等。但应注意有皮疹的患者禁用酒精擦浴，以避免对皮肤的刺激。对持续高热物理降温效果不明显者可遵医嘱采用药物降温，护士应了解退热剂的成分、药理作用、禁忌证等，避免发生不良反应及过敏反应。还应注意用量不宜过大，以免大量出汗引起虚脱。高热惊厥者，可应用人工冬眠法治疗。在冰敷前先肌肉或缓慢静脉注射冬眠药物（氯丙嗪和异丙嗪），待患者安静后在头部及大血管处放置冰袋，使患者体温维持在37～38℃，以后酌情每2～4小时肌肉注射半量冬眠药物。亚冬眠疗法维持时间依病情而定。此疗法可使人体新陈代谢处于低水平，耗氧量减少，使中枢神经系统处于保护性抑制状态，减轻脑细胞损伤。

⑥口腔、皮肤护理：协助患者在饭后、睡前漱口，病情危重者给予口腔护理，避免口腔内感染。患者大量出汗后应用温水擦拭，更换内衣、寝具，保持皮肤清洁、干燥，预防感染。

⑦药物治疗的护理：病原体感染引起的发热需进行病原治疗，护士应了解病原治疗药物的作用、用法、

剂量、用药间隔时间和药物的不良反应等。严格按规定用药,以保证药物疗效。

⑧健康教育:向患者解释发热的原因、诱因、治疗及有关的预防知识,鼓励患者提出问题,并给予耐心的解答,以使其解除焦虑等心理负担。同时,还应向患者、家属介绍发热时的休息、饮食、饮水要求及物理降温方法,使其参与护理活动,学会自我护理。

4.护理评价

(1)体温是否降至正常,发热引起的身心反应是否消失,患者感到舒适。

(2)患者或家属能否说出发热的有关知识,并能正确执行1~2种物理降温。

(3)水、电解质失衡是否得到及时纠正。

(二)发疹

1.护理评估

(1)病史:询问患者皮疹出现的时间、初发部位、发展情况、损害性质;有无发热、瘙痒等伴随症状;有无食物或药物过敏史;出皮疹后的处理经过,如药物名称、方法、效果和副作用等;传染病接触史及预防接种史。

(2)身体评估:重点评估生命体征,意识状态,面色,皮疹的性质、部位、形态,全身浅表淋巴结有无肿大,扁桃体大小及有无分泌物,颈部软硬度,肝脾大小,神经系统检查等。

(3)相关检查:血常规、粪常规及病原学、血清学、脑脊液检查等。

2.护理诊断　皮肤完整性受损:表皮和/或真皮状态的改变。

3.护理措施

(1)评估相关因素:与病原体和(或)代谢产物造成皮肤血管损伤有关。

(2)消除或减少相关因素:

①休息:皮疹较重、伴有发热等症状者应卧床休息。

②饮食:应避免进食辛辣刺激性食物。

③病情观察:注意观察生命体征,意识状态,皮疹性质的变化,治疗及护理效果等。

④病室应保持整洁,定时通风,定时空气消毒。

⑤皮肤护理:注意保持皮肤清洁,每日用温水轻擦皮肤,禁用肥皂水、酒精擦拭皮肤;皮肤有瘙痒者应避免搔抓,防止抓伤皮肤造成感染。应注意修剪指甲,幼儿自制能力差,可将手包起来。皮肤剧痒者可涂5%碳酸氢钠或炉甘石洗剂等;皮肤结痂后让其自行脱落,不要强行撕脱,翘起的痂皮可用消毒剪刀剪去。疹退后若皮肤干燥可涂以液体石蜡油润滑皮肤;对大面积淤斑的坏死皮肤应注意保护,翻身时应注意避免拖、拉、拽等动作,防止皮肤擦伤,并应防止大、小便浸渍,也可使用保护性措施,如海绵垫、气垫等,尽量不使其发生破溃;若皮疹发生破溃后应及时处理,小面积者可涂以抗生素软膏,大面积者用纱布包扎,防止感染,如有感染者定时换药;衣着应宽松,内衣裤勤换洗,床褥保持清洁、松软、平整、干燥;有些发疹性传染病可伴有口腔黏膜疹,应注意做好口腔清洁、黏膜湿润。

⑥药物治疗的护理:根据皮疹的不同病因,配合医生进行原发病治疗,注意用药方法、剂量、效果及药物不良反应等。

⑦向患者或家属讲解皮肤护理的重要性及加重皮肤损伤的因素,并教其上述皮肤护理的方法。

4.护理评价

(1)受损皮肤是否保持完好,无继发损伤及感染。

(2)患者或家属能否说出加重皮肤损伤的各种因素,并能正确实施皮肤护理。

(三)腹泻

腹泻是指排便次数较正常增加、排泄量大、粪质稀薄,并含有异常成分,如黏液、脓血、未消化的食物及脱落的肠黏膜等。腹泻是消化道传染病的主要症状。

1.护理评估

(1)病史:询问患者起病缓急、病程、每日大便次数、大便量、性状、颜色、气味及有无异常成分;进食及饮水情况,有无脱水表现,如口渴、尿量减少;有无发热、腹痛、里急后重、恶心、呕吐和体重减轻等伴随症状;有无肠道感染性疾病及饮食不当、进不洁食物、受凉、过劳、精神创伤等诱因;发病后应用过的药物、剂量及效果;有无慢性腹泻史以及既往治疗情况;有无因急性腹泻来势凶猛而引起的恐惧,腹泻是否对生活和工作造成影响,有无因腹泻反复发作,迁延不愈产生心理压力;有无与腹泻患者接触史、环境及个人卫生情况等。

(2)身体评估:生命体征、意识状态、营养状态、口腔黏膜湿润程度、皮肤弹性、心率及节律、腹部压痛、肠鸣音、肛门周围情况和体重等。

(3)相关检查:血常规、尿粪常规及培养、血清钾、血清钠、血清氯、二氧化碳结合力,必要时作 X 线钡剂灌肠及纤维结肠镜检查。

2.护理诊断

(1)腹泻:排出松散、不成形粪便或水样便。

(2)有体液不足的危险:个体处于可能经受血管的、细胞间的或细胞内的脱水的危险状态。

3.护理措施

(1)评估相关因素:与病原体引起肠道感染有关;与消化道丢失水分有关。

(2)消除或减少相关因素:

①休息:腹泻频繁,全身症状明显者宜卧床休息,并应避免精神紧张、烦躁,必要时按医嘱应用镇静剂,可有利于减轻腹泻伴随症状。腹泻症状不重者可适当下床活动。

②饮食:频繁腹泻并伴有呕吐的患者可暂禁食,给予静脉补液。能进食者应给予少渣、少纤维素、高蛋白、高热量、易消化、低脂肪的流食或半流食,忌食生冷及刺激性食物,少量多餐,腹泻好转后应逐渐增加饮食量。对食欲差的患者应注意变换食物品种,鼓励患者进食,以维持良好的营养状态,避免发生营养障碍。

③病情观察:观察生命体征;出入量变化;每日大便次数、每次大便量及性状;伴随症状有无改善;脱水及电解质紊乱表现,如皮肤弹性是否下降、口腔黏膜是否干燥、神志状态及有无四肢无力、腹胀、心律不齐、腱反射降低等低钾表现,并观察血清电解质;肛门周围皮肤有无破损;营养情况及体重。

④维持水、电解质平衡:根据出入量及脱水情况,及时补充水分及电解质。轻度脱水者可采用口服补液,少量、多次给患者喂服。中度及重度脱水时应及时给予静脉补液。补液过程中,应根据电解质检查结果及时调整补液的质和量,并注意观察心率及肺部变化,防止发生急性肺水肿。

⑤肛周皮肤护理:对排便频繁者,便后宜用软纸擦拭,注意勿损伤肛门周围皮肤。有脱肛者可用手隔以消毒纱布轻揉局部,以助肠管还纳,每天用温水或 1:5000 高锰酸钾水坐浴,局部皮肤发红者可涂消毒凡士林油膏,以保护皮肤。勤换内裤及床单并保持内裤、床单清洁、干燥。

⑥药物治疗的护理:肠道感染的病因治疗常用喹诺酮类药物或其他抗生素。使用时应注意药物剂量、使用方法、服药时间、疗效及不良反应,如喹诺酮类药物常引起恶心、呕吐、食欲不振等胃肠道反应,应告诉患者与食物同服可减轻药物的不良反应。对症治疗常用解痉止痛剂如阿托品,也可酌情用止泻剂,如活性炭、复方樟脑酊、复方地芬诺酯等。应用时应观察药物的不良反应,如硫酸阿托品引起口干、心动过速及视物模糊等。

⑦标本采集：腹泻患者常需留取粪便标本做常规检查及培养，标本应新鲜，并应选取脓血、黏液部分，及时送检，以提高粪便检查阳性率。还应向患者说明留取标本的目的、方法及注意事项。

⑧健康教育：向患者进行有关腹泻的知识教育，说明腹泻的原因，并帮助患者分析其诱因，并对腹泻时的饮食、饮水、用药及预防方法等给予具体指导。

4.护理评价

(1)患者腹泻及伴随症状是否消失。

(2)是否发生明显脱水及营养障碍是否及时纠正。

(3)肛门周围皮肤有无破损及感染。

(四)惊厥

惊厥是指四肢、躯干与颜面骨骼肌非自主的强直与阵挛性抽搐，常为全身性、对称性，伴有意识丧失。目前认为惊厥的发作主要是由于脑神经细胞的兴奋性增高，神经元的膜电位不稳定造成异常放电所致。

1.护理评估

(1)病史：询问惊厥发作次数、发作持续时间及间隔时间、发作前有无先兆及发作时的表现；有无发热、头痛、呕吐、意识障碍和大小便失禁等伴随症状；惊厥发作的诱因；治疗、护理经过及效果；传染病接触史及预防接种史。

(2)身体评估：重点评估生命体征、意识状态、面色、有无皮疹、颈部软硬度、肝脾大小，神经系统检查等。

(3)相关检查：血常规、粪常规及病原学、血清学、脑脊液检查等。必要时做 CT 或 MRI 检查。

2.护理诊断

(1)有窒息的危险：出现意外窒息的高度危险状态(可供吸入的空气不足)。

(2)有受伤的危险：有意外的组织受伤(如创伤、骨折)的高度风险。

3.护理措施

(1)评估相关因素：与惊厥发作有关。呼吸道分泌物阻塞呼吸道，舌后坠阻塞呼吸道；惊厥发作时用力拉或按压患者，患者发作时坠床。

(2)消除或减少相关因素：

①病情观察：严密观察生命体征、瞳孔大小、形状、对称性等；观察有无烦躁不安、双目凝视或上翻或斜视、屏气、头向后仰、肌张力增高等惊厥先兆；观察有无呼吸困难、呼吸节律不整、发绀等窒息的表现；观察惊厥次数、发作持续时间、间隔时间、抽搐部位或方式、意识丧失时间、有无大小便失禁等惊厥表现。

②保持呼吸道通畅：立即放置患者于仰卧位，头偏向一侧，清除呼吸道分泌物；松解衣服和领口；有假牙应取下；用包纱布的压舌板置于上下齿列，并用舌钳夹住舌向外牵拉，以防舌后坠阻塞呼吸道或将舌咬伤。

③持续吸氧。

④将患者放置于光线暗、安静的房间内，防止声音、强光刺激，专人守护，设置床挡，必要时用约束带约束患者。各种检查、护理、治疗操作集中进行，尽量减少对患者的刺激，防止惊厥发作。

⑤药物治疗的护理：按医嘱予以速效抗惊厥药物，应用时注意药物作用的时间及不良反应，应特别注意观察有无对呼吸的抑制；按医嘱使用病因治疗及对症治疗药物，如抗菌药物、脱水剂、退热剂等，应用时应注意药物种类、剂量、给药途径及不良反应等。

4.护理评价

(1)窒息是否被及时发现及处理。

（2）惊厥发作时有无受伤。

（3）惊厥是否得到及时有效地控制。

（五）意识障碍

意识障碍是指患者对自我的感知和客观环境的识别能力发生不同程度的丧失,是高级神经系统紊乱所产生的严重症状之一。

1.护理评估

（1）病史:向家属了解病史,询问意识障碍发生的时间、过程、起病缓急,有无服用药物、毒物或酗酒等;有无发热、头痛、呕吐、肢体运动障碍和大小便失禁等伴随症状;既往有无肝病史,询问既往意识障碍发生情况;询问发作诱因,如原有肝病者由于上消化道出血、高蛋白饮食、感染、便秘等可诱发意识障碍;处理经过;传染病接触史及预防接种史。

（2）身体评估:生命体征,意识状况,皮肤有无皮疹、黄疸、瞳孔大小、形状、对光反射,心、肺情况,肝脾大小,有无腹水征,肢体运动情况,神经系统检查。

（3）相关检查:血、尿、粪常规、肝肾功能,血清电解质,血培养,血清学、脑脊液检查等。脑电图,B超,CT和MRI检查。

2.护理诊断

（1）意识障碍:对自我感知和客观环境的识别能力发生不同程度的丧失。

（2）潜在并发症:肺部感染、肺不张。

（3）皮肤完整性受损的危险:个体的皮肤处于要受到损伤的危险状态。

3.护理措施

（1）评估相关因素:与各种传染病引起脑实质病变或脑水肿有关;与各种反射减弱或消失有关;与不能自主改变体位有关。

（2）消除或减少相关因素:

①病情观察:密切观察生命体征;瞳孔大小、形状、对光反射,角膜反射,眶上压痛反应;昏迷程度的变化;心、肺体征;神经系统体征;准确记录出入量。

②体位:乙型脑炎昏迷患者应取头高脚低位,呈15～30℃,头偏向一侧,待病情好转后可酌情采取侧卧位。用软枕等用具支撑压疮的高危部位或溃疡处,使受累部位不接触床面,不要使用海绵环或充气圈,因为这些物品会使受压面积减少,从而增加局部的压力。

③保持呼吸道通畅:呕吐物及呼吸道分泌物要及时吸出,定时翻身、拍背,并用雾化吸入等方法助痰排出;有舌后坠者用舌钳将舌拉出,并将下颌托起;有假牙者应取下。

④持续吸氧。

⑤维持水、电解质平衡及营养需要:昏迷早期禁食,按医嘱静脉输液。有明显颅内高压者输液速度不宜超过1500～2000ml/d,小儿50～80ml/（kg·d）。一般以5%～10%葡萄糖为主,其中1/4量可含钠液,并注意补充钾盐,以维持电解质平衡。昏迷时间较长者给予鼻饲,高热期以碳水化合物为主,若发热期长,消耗较多,患者消化功能尚可时可鼻饲高热量流食。

⑥预防并发症的护理:A.皮肤护理:需给患者2～4h翻身一次,用热湿毛巾擦洗骨突起处,并作局部按摩,至少2～3次/日,如有排泄物污染床褥,应及时清洗、更换,保持床单清洁、干燥、平整无折;搬动患者时应将患者抬离床面,不要拖、拉、拽,以免擦伤皮肤;骨突起处应垫海绵垫或气圈,如有有条件者可睡气垫床;注意观察受压部位皮肤有无发红、苍白。B.口腔护理:做口腔清洗2次/天;张口呼吸者可用双层湿纱布盖于口鼻部,避免口腔及呼吸道黏膜干燥;口唇涂以甘油以防干裂;若发现口腔或上呼吸道感染时应及时

处理。C.眼睛护理:如眼睑闭合不全者,应清洗眼睛 1～2 次/天,并用生理盐水湿纱布或眼罩进行保护。D.泌尿系统护理:昏迷患者一般需留置尿管,应每 4h 放尿一次;定时更换尿管及尿袋;定时清洗尿道口,女性患者定时冲洗外阴;大便后肛门及其周围皮肤也应冲洗干净。

⑦有肢体瘫痪者,应将肢体放于功能位,并进行肢体按摩及被动运动,以防止肌肉萎缩及功能障碍。

⑧药物治疗护理:乙型脑炎患者常用脱水剂、退热剂和镇静止痉剂,并发感染时还可应用抗菌药物,应用时应注意药物疗效、用药方法和观察药物副作用等。

4.护理评价

(1)生命体征及重要脏器功是否维持正常。

(2)有无发生并发症。

(3)患者是否神志清醒。

(六)焦虑

焦虑是一种情感,是一种与不明确的危险因素有关的忧虑和不安,不易直接观察到。

1.护理评估

(1)病史:评估焦虑的原因;评估由于焦虑所致日常活动的变化;评估患者对焦虑的应对能力。

(2)身体评估:有无心率、血压、呼吸频率、面色、出汗、注意力、定向力、语速和语调等改变。

2.护理诊断　焦虑:伴随模糊的、心神不安的不适感或畏惧感而产生的一种自主反应;是一种因预感到有危险而产生的忧虑感觉。

3.护理措施

(1)评估相关因素:与住院隔离和(或)不了解疾病的预后有关。隔离的寂寞,产生孤独感、束缚感及被遗弃感;对疾病预后的担心;经济的压力;住院环境和生活方式的不适应。

(2)消除或减少相关因素

①观察患者焦虑的表现,如面色变化、出汗、坐立不安、注意力不能集中、失眠、厌食、尿频和定向力变化等,根据其表现评估焦虑程度。

②与患者进行有效沟通,尊重患者,态度和蔼。耐心倾听患者叙述,鼓励其述说,认同患者目前的应对方式。

③提供安全、舒适的环境,减少对患者的不良刺激。

④针对患者焦虑原因进行指导与教育:首先,使患者认识自己的焦虑,帮助其分析产生焦虑的原因,针对焦虑进行指导与疏导。如向患者介绍住院环境,生活制度,消毒隔离的目的、方法、要求、解除隔离的标准及隔离时间。说明隔离的目的是保护患者,保护他人,防止交叉感染,希望患者自觉遵守隔离制度。护理人员对患者要热情,千万不可流露出怕传染的厌恶情绪。对于进行抢救的患者,护士应保持冷静,守候在患者身边,密切观察病情变化,及时采取措施,态度认真,动作迅速,技术熟练,工作有条不紊,并向患者介绍周围环境,这些都会使患者产生信赖感、安全感,从而消除焦虑、紧张不安的心理。对于慢性传染病患者,应向其介绍疾病发展过程、预后、治疗过程中的注意事项、复发因素等。护士应对患者表示理解与同情,并根据每个患者的不同情况教会其应对措施。

⑤指导患者使用松弛术,如进行深而慢的呼吸、练习气功、接受按摩和听轻松而愉快的音乐等,也有助于减轻焦虑。

4.护理评价

(1)焦虑是否减轻,舒适感增加。

(2)患者是否学会应用有效的应对方式来控制焦虑。

(郝庆莲)

第二节 病毒性肝炎

病毒性肝炎是由多种肝炎病毒引起的,以乏力、食欲减退、恶心、呕吐、黄疸、肝脾大及肝功能异常为主要表现的一组传染病。根据病原不同可分为甲、乙、丙、丁、戊型肝炎。有些非肝炎病毒(如 EB 病毒、巨细胞病毒、疱疹病毒、出血热病毒等)也可引起肝功能损害,但属于继发性病变,不属于病毒性肝炎的范畴。

甲型和戊型肝炎多表现为急性感染;乙型、丙型、丁型肝炎大多呈慢性感染,少数病例发展为肝硬化或肝细胞癌。

一、病原学

1.甲型肝炎病毒(HAV) 属微小 RNA 病毒科嗜肝病毒属。在体外抵抗力强,将含有 HAV 粪便涂于塑料表面,25℃ 30d 仍有 0.4% 存活。在贝壳类动物、污水、淡水、海水、泥土中能存活数月。因 HAV 无脂蛋白包膜,故对溶液有抵抗力。对酸、碱、乙醚能耐受,但加热 60℃ th 不能完全灭活,80℃ 5min、98℃ 1min 可完全灭活。HAV 对紫外线敏感,一般照射 1~5min 可灭活,游离氯 1mg/L 30min。

2.乙型肝炎病毒(HBV) 属 DNA 病毒。HBV 各种抗原抗体在病人血清内的动态变化及意义如下。

(1)表面抗原(HBsAg):成人感染 HBV 后最早 1~2 周,最迟 11~12 周血中首先出现 HBsAg。急性自限性 HBV 感染时血中 HBsAg 大多数持续 1~6 周,最长可达 20 周。在无症状携带者和慢性病人中 HBsAg 可持续存在多年,甚至终身。HB-sAg 本身只有抗原性,无传染性。

(2)表面抗体(抗-HBs):表面抗体是中和性抗体,在急性感染后期,HBsAg 转阴后一段时间开始出现,在 6~12 个月逐步上升至高峰,可持续多年,但滴度会逐步下降;约半数病例的抗-HBs 在 HB-sAg 转阴后数月才可检出;少数病例 HBsAg 转阴后始终不产生抗-HBs。抗-HBs 阳性说明机体对 HBV 感染有了免疫力,见于乙型肝炎恢复期、过去感染及乙肝疫苗接种者。

(3)核心抗原(HBcAg):外周血中无游离的 HBcAg,主要存在于 Dane 颗粒的核心,一般实验室无法监测。阳性表示有传染性且强。

(4)核心抗体(抗-HBc):抗-HBc 不是保护性抗体。血清中抗-HBc 出现于 HBsAg 出现后 3~5 周,当时抗-HBs 尚未出现,HBsAg 已消失,只检出抗-HBc 和抗-HBe,此阶段为窗口期。抗-HBc 分为抗-HBcIgM 和抗-HBcIgG 两种,抗-HBcIgM 在急性乙肝滴度很高,而在慢性乙肝滴度很低;抗-HBcIgG 在急性乙肝时常出现较晚,滴度较低,慢性乙肝及慢性 HBsAg 携带者则滴度很高,且可以长期存在,是既往感染的标志。

(5)e 抗原(HBeAg):HBeAg 只存在于 HB-sAg 阳性感染者的血液中,急性 HBV 感染时 HBeAg 的出现时间略晚于 HBsAg 而消失较早,如果 HBeAg 持续存在预示趋向慢性。HBeAg 阳性表示体内有 HBV 复制,有很强的传染性。

(6)e 抗体(抗-HBe):抗-HBe 紧接着 HBeAg 的消失而出现于血液中,抗-HBe 阳性表示两种可能:一是表示 HBV 复制减少、传染性降低;二是表示前 C 基因发生变异。可根据临床表现和血清 HBV DNA 检测结果来判断。

(7)HBV DNA:HBV DNA 是病毒复制和传染性的重要标志。定量检测 HBV DNA 对于判断病毒复制程度,传染性大小,抗病毒药物疗效等有重要意义。

　　HBV 在体外的抵抗力很强,对热、低温、干燥、紫外线一般浓度的消毒剂均能耐受。-20℃贮存 15 年,在室温可存活 6 个月,能耐受 60℃ 4h。煮沸 10min,高压蒸汽消毒或 2%过氧乙酸 2min 可灭活。

　　3.丙型肝炎病毒(hepatitis Cvirus,HCV)　HCV 为黄病毒科。感染 HCV 后可产生抗体,但抗-HCV 不是保护性抗体,是 HCV 感染的标志。HCV RNA 阳性是病毒感染和复制的直接标志。HCV 对有机溶剂敏感,10%氯仿可杀灭 HCV,1:1000 甲醛溶液 37℃ 96h,100℃ 5min 或 60℃ 10h 可灭活。

　　4.丁型肝炎病毒(HDV)　HDV 是一种缺陷性病毒,必须有 HBV 或其他嗜肝 DNA 病毒的辅助才能复制、表达抗原及引起肝损害。HDV 感染者的血清可查出 HDAg,其抗体有抗-HDVIgM 和抗-HDVIgG。血清抗-HDVIgM 阳性提示有近期病毒复制,抗-HDVIgG 阳性是既往感染标志,慢性 HDV 感染时两种抗体长期存在。

　　HDV 对外界的抵抗力类似 HBV。

　　5.戊型肝炎病毒(HEV)　HEV 为单股正链 RNA 病毒。属 HEV 相应的抗体有抗-HEVIgM 和抗-HEVIgG,前者提示急性感染,后者属保护性抗体,是既往感染的标志。

　　HEV 对外界的抵抗力不强,在 4℃下保存易裂解,常用的化学消毒剂可灭活。

二、流行病学

　　1.传染源　甲型和戊型肝炎传染源为急性病人及亚临床感染者,病人在潜伏期末至发病后 10d 传染性较强,主要通过粪便排出病毒。

　　乙型肝炎的主要传染源是急、慢性病人和病毒携带者,其次是慢性肝炎合并肝硬化或肝癌的 HB-sAg 阳性的病人,特别以慢性病毒携带者和症状较轻的慢性肝炎病人作为传染源有更重要的临床意义。HBeAg 阳性或 HBVDNA 阳性者传染性较强。

　　(1)丙型肝炎:丙肝的传染源与乙肝相似,是急、慢性丙肝病人和病毒携带者,抗-HCV 阳性,特别是伴有 HCVRNA 阳性者,一般都具有传染性。

　　(2)丁型肝炎:丁肝的传染源是 HDAg 阳性的各种临床类型的乙肝病人和乙肝病毒携带者。

　　2.传播途径　根据传播途径可将病毒性肝炎分为两类,一类主要是经肠道传播,包括甲肝和戊肝;另一类主要经血源传播,包括乙肝、丙肝、丁肝。

　　(1)甲型和戊型肝炎主要通过污染的手、水、食物和食具等经粪-口途径传播,散发病例以日常生活接触为主要传播方式,水源或食物被严重污染可导致暴发流行。

　　(2)乙型肝炎主要通过血液和血制品传播。可通过血液、体液传播,输入污染的血液、血浆、白蛋白和凝血因子等血制品,或使用不洁的注射器、针头、采血器械、针灸针、剃须刀等,或经血液透析、体外循环、内镜检查、牙科治疗等医疗性措施均可感染乙肝病毒。乙肝病毒也可通过性接触传播。乙肝病毒也存在于唾液、尿液等体液中,如牙龈炎、消化道溃疡等病损,在日常生活接触中可经消化道传播。乙肝也可发生母婴垂直传播,一般有三种方式,即宫内传播、分娩过程中传播和婴儿出生后抚养,如哺乳过程中传播。

　　(3)丙型肝炎:丙肝主要经血源传播,尤以输入血液及血制品后感染率高;长期血透、静脉内滥用毒品、使用污染注射器、针灸、文眉、文身等都可导致丙肝传播。丙肝也可因性接触和母婴传播,但不是主要传播途径。

　　(4)丁型肝炎:丁肝的传播方式类似乙型肝炎,主要经过血源传播。

　　3.人群易感性　甲型肝炎主要发生于儿童和青少年,无性别差异,感染 HAV 后可获持久免疫力。抗-HBs 阴性者均对乙肝病毒易感,特别是 HBsAg 阳性者的家属、反复输血及血制品者(如血友病患者)、血液透析者、多个性伴侣者、静脉药瘾者、接触血液的医务工作者等。人类对 HCV 普遍易感。丁肝一般在慢性 HBV 感染者中发生重叠感染。人群对 HEV 普遍易感,感染后能产生一定的免疫力,但是不持久,放幼年感染后至成人仍可发生感染。

4.流行特征　各型病毒性肝炎散发流行无明显季节性。但甲肝和戊肝的暴发流行多发生于秋冬季节和雨水多、洪水泛滥后的季节。甲肝和戊肝主要在发展中国家流行,发达国家仅有少数散发病例;乙肝在亚洲国家和亚洲后裔中发病率较高;发达国家中的丙肝发病率较高。

三、发病机制

1.甲型肝炎　目前认为 HAV 经口进入体内,先在肠道中增殖,然后经过一阶段病毒血症定位于肝。推测可能是通过机体的免疫反应,引起肝损伤。

2.乙型肝炎　一般认为肝细胞的损伤是由人体对 HBV 的免疫应答引起的肝细胞的免疫损伤,造成肝组织的炎症和坏死病变。急性乙型肝炎患者,机体免疫状况多为正常,引起肝细胞坏死的免疫反应是一过性的,随着病毒被清除,疾病可痊愈。慢性乙型肝炎患者,免疫调节功能紊乱,不能产生充足的保护性抗体,病毒和引起肝细胞损伤的免疫反应持续存在,只是疾病迁延不愈。重型乙型肝炎患者,机体的强免疫应答是肝细胞大部分坏死的重要原因,非特异性因素如过劳、情绪障碍、妊娠病毒的重叠感染、病毒变异等和继发因素如内毒血症、微循环障碍等可加重肝细胞的损伤。HBsAg 携带者的发生可能和感染年龄幼小,免疫功能尚不健全、家族遗传基因等因素有关,常为免疫应答低下,长时间、持续呈免疫耐受状态。

3.丙型肝炎　发病机制目前尚不清楚,可能与以下因素有关:①HCV 直接肝细胞损伤作用;②HCV 感染后诱导的免疫病理损伤;③HCV 感染后诱导了自身免疫病理损伤。

4.丁型肝炎　丁肝的发病原理可能是病毒的直接作用所致,但最近大量研究表明丁肝的发病可能也与宿主的免疫反应有关。HBV 合并 HDV 急性感染,是暴发性肝炎的发生原因之一。HDV 重叠于慢性 HBV 感染,可促使乙肝慢性活动或重型化。

5.戊型肝炎　HEV 进入人体后,从潜伏期后半段开始,HEV 开始在胆汁中出现,并持续至起病后 1 周左右。引起肝损害的原因可能主要由免疫应答介导。

四、病理生理

1.黄疸　主要由于胆小管壁上的肝细胞坏死,导致管壁破裂,胆汁反流入血窦。肿胀的于细胞压迫胆小管,胆小管内胆栓形成、炎症细胞压迫肝内小胆管等可导致淤胆。肝细胞膜通透性增加及胆红素的摄取、结合、排泄等功能障碍都可引起黄疸。

2.肝性脑病　血氨及其他毒性物质的淤积、血浆支链氨基酸/芳香族氨基酸的比值降低,以及其他诱发因素,如:利尿药引起低钾、低钠血症;消化道大出血;高蛋白饮食;以及感染、镇静药、大量放腹水等。

3.出血　干细胞坏死导致多种凝血因子缺乏、血小板减少,重型肝炎时 DIC 导致凝血因子和血小板消耗等因素可引起出血。

4.急性肾功能不全　由于内毒素血症、肾血管收缩、肾缺血、有效血容量下降等因素导致肾小球滤过和肾血流量降低而引起。

5.肝肺综合征　慢性病毒性肝炎患者可出现气促、呼吸困难、肺水肿、间质性肺炎、盘状肺不张、胸腔积液和低氧血症。其主要问题是出现低氧血症和高动力循环症。患者的动脉血氧分压(PaO_2)常低于

10.6kPa,临床上可出现胸闷、气促、胸痛、发绀、头晕等症状,严重者可致晕厥与昏迷。

6.腹水　钠潴留是早期腹水产生的原因。后期门脉高压、低蛋白血症是促进腹水增多的原因。

五、临床表现

1.潜伏期　甲型肝炎2~6周,平均4周;乙型肝炎1~6个月,平均3个月;丙型肝炎2周~6个月,平均40d。丁型肝炎4~20周;戊型肝炎2~9周,平均6周。重症肝炎并发感染体温升高。

2.发热　甲、戊肝起病急,可有畏寒、发热,体温在38~39℃,一般不超过3d;乙、丙、丁起病相对较缓,仅少数有发热;急性无黄疸性肝炎有少数患者有短暂发热。

3.乏力　患者普遍感到乏力。急性黄疸型和重症肝炎可出现极度乏力。乏力程度随着病情的发展逐渐加重。

4.消化道症状　食欲减退、厌油、恶心、呕吐、腹胀、肝区疼痛等。不同肝炎类型其表现程度不同。急性黄疸型肝炎、重症肝炎、妊娠期肝炎症状严重。急性重型肝炎可出现中毒性臌肠、少量腹水;慢性重型肝炎腹水出现早且量大。消化道症状随着病情的发展逐渐加重。淤胆型肝炎大便颜色变浅。

5.皮肤改变　黄疸型肝炎和重型肝炎皮肤、巩膜黄染,皮肤瘙痒。

6.出血　重型肝炎、黄疸逐渐加深≥171μmol/L,凝血酶原活动度低于40%时可并发出血,表现为皮肤、黏膜紫癜和瘀斑,自发性齿龈出血和鼻出血,或消化道出血。妊娠期肝炎产后大出血多见。

7.精神神经症状　一般患者的精神状况与病情呈正相关。重型肝炎出现不同程度的肝性脑病症状,甚至发生脑水肿、脑疝。

8.呼吸系统改变　慢性肝炎患者可出现胸闷、气促、胸痛、发绀、头晕等症状,严重者可致晕厥与昏迷。

9.心血管表现　急性黄疸型肝炎心动过缓等梗阻性黄疸样表现。

10.内分泌改变　肝炎合并糖尿病时可出现糖尿病临床表现,如消瘦、口渴等。

11.泌尿系改变　黄疸性肝炎尿黄,重者尿呈酱油色。重型肝炎可出现尿量减少甚至无尿。

12.试验室检查　肝功能改变主要是血清谷丙转氨酶(SALT)升高,急性肝炎时明显增高,重型肝炎时可出现黄疸迅速加深而SALT反而下降。肝细胞损伤严重时凝血酶原活动度可逐渐降低。慢性肝炎白蛋白降低或白/球比值异常。

13.并发症

(1)肝性脑病:0期简易智力测验阳性,如书写、构词、搭积木、数字连接实验等。Ⅰ期(前驱期)轻度性格改变和行为失常,表现为欣快、淡漠少言、衣冠不整或随地便溺等,应答尚准确,但吐词不清且较缓慢,可有扑翼样震颤。脑电图多数正常。Ⅱ期(昏迷前期)表现为嗜睡、行为异常、书写障碍、定向障碍等,有腱反射亢进、肌张力增高、踝痉挛及巴宾斯基征阳性,扑翼样震颤存在,脑电图有特征性异常,出现不随意运动及运动失调。Ⅲ期(昏睡期)以精神错乱和昏睡为主,但可以唤醒,醒时可应答问话,但常有神志不清和幻觉。Ⅳ期(昏迷期)神志完全丧失不能唤醒,可出现阵发性惊厥、踝阵挛和过度换气。

血氨可升高,但急性肝衰竭所致的脑病血氨大多正常。

(2)脑水肿:头痛、头晕、呕吐、肌张力增强、视力减退、视物模糊、心动过缓、血压升高、呼吸变浅变慢、颅内压增高。

(3)出血:皮肤、黏膜紫癜和瘀斑,自发性齿龈出血和鼻出血,部分患者可出现咯血、呕血、便血或尿血,甚至上消化道出血。凝血因子减少,出血时间延长,凝血酶原活动度降低。

(4)肝肾综合征:恶心、呕吐、表情淡漠、昏睡、尿量减少或无尿。血尿素氮、肌酐增高。

（5）感染

①肺部感染：发热或不发热，脉率与体温不相吻合、只有半数患者出现咳嗽、咳痰及肺部啰音，常伴有全身状况恶化，如呼吸加快、缺氧症状、黄疸加深、凝血酶原活动度下降。

②原发性细菌性腹膜炎：可有发热，多数为低热，近半数患者右腹部压痛及反跳痛，便次增加、尿少、腹水增多。

③肠道感染。

④泌尿道感染。

⑤败血症。

六、治疗要点

1.急性肝炎　以对症支持治疗为主。早期卧床休息，症状逐级逐年改善后再逐渐增加活动。

2.慢性肝炎

（1）抗病毒治疗：如干扰素 α（IFN-α）、长效干扰素（PEG-IFN）、拉米夫定（LAM）、阿德福韦（ADV）、恩替卡韦（ETV）、替比夫定（LDT）等。

（2）抗肝细胞损害的药物：①改善和恢复肝功能，维生素类、还原性谷胱甘肽、氨基酸、磷脂酰胆碱（易善复）等。②降酶药，五味子类（联苯双酯等）、山豆根类（苦参碱等）、甘草提取物（甘草甜素、甘草酸苷等）、垂盆草等。③退黄药，茵枝黄、门冬氨酸钾镁、腺苷蛋氨酸、皮质激素等。

（3）免疫调节：胸腺肽 $α_1$，一般与拉米夫定或 α-干扰素联合应用。

（4）抗肝纤维化：可用冬虫夏草、丹参等活血化瘀的中草药制剂。

3.重型肝炎

（1）支持疗法：监护生命体征、电解质、凝血酶原时间、血糖等，早期发现和正确处理并发症。

（2）促进肝细胞再生：促肝细胞生长素和前列腺素 E1。

（3）并发症的防治。

①肝性脑病：用肠道抗菌剂、乳果糖口服和采用保留灌肠等方法减轻肠源性内毒素血症。静脉可用醋谷胺、谷氨酸钠、精氨酸等。补充富含支链氨基酸溶液。

②脑水肿：限制水的输入量。可用甘露醇、50％的葡萄糖。并发肝肾综合征时，为防止血容量过高宜改用呋塞米静注。

③出血：预防出血可用雷尼替丁、法莫替丁等，有消化道溃疡者可用奥美拉唑；补充维生素 K、维生素 C；输注凝血酶原复合物、新鲜血液或血浆等。出血时可口服凝血酶、去甲肾上腺素、云南白药等，也可静滴垂体后叶素、生长抑素等。必要时在内镜下直接止血。

④肝肾综合征：禁用肾毒性药物。严格限制入水量，用大剂量呋塞米。血液透析治疗仅有暂时疗效。最近报道用特利加压素或鸟氨酸加压素加白蛋白输注治疗肝肾综合征疗效较佳。

⑤继发感染：感染多发生于胆道、腹膜、呼吸和泌尿系统等。一旦出现，应及早用抗生素，根据细菌培养结果选择。警惕真菌感染的发生。

⑥肝移植：高价乙型肝炎免疫球蛋白和拉米夫定可预防术后 HBV 再感染。

4.淤胆型肝炎　早期治疗同急性黄疸型肝炎，黄疸持续不退时，可加用泼尼松 40～60mg/d 口服或静脉滴注地塞米松 10～20mg/d，2 周后如血清胆红素显著下降，则逐步减量。

5.慢性乙肝和丙型肝炎病毒携带者　可照常工作，但应定期检查，随访观察，并动员其做肝活检，以便进一步确诊和做相应治疗。

七、护理措施

1.隔离方式

（1）甲肝和戊肝实施肠道隔离。

（2）乙肝、丙肝、丁肝实施血液-体液隔离。

2.休息和活动　根据病情适当休息。静卧可增加肝的血流量，减轻肝的负担，有助于肝细胞修复和再生。休息可以病人的乏力程度和肝功能检查值来决定休息的需要量，如果肝功能值 BIL 小于 2mg，ALT 小于 200，如果患者无明显乏力，可不特别限制，以免患者自觉病重而心生焦虑、抑郁。BIL 和 ALT 较高时，病人出现乏力，可适当休息。重型肝炎者，以及向重型肝炎转化的患者（黄疸持续升高，凝血酶原时间逐渐延长，活动度持续下降，恶心和乏力症状逐渐加重）应绝对卧床休息，一切生活护理应由护理人员完成。随着疾病的恢复和乏力症状的改善，从床上生活、活动，逐步过渡到自行如厕、洗漱、室内活动等。在逐步恢复活动的过程中，应密切关注病人的反应以及试验室指标，以防因活动不当引起病情变化。

3.饮食

（1）急性肝炎或慢性肝炎活动期：若食欲尚可则不必严格控制饮食，可食用适量高蛋白、低脂肪、足量糖类饮食。肥胖者根据具体情况适当限制热能、控制饮食，避免影响肝功能的恢复和脂肪肝的发生。食欲差、进食量少的患者，应准确记录进食量。

（2）采用少量多餐：三餐饮食量分配，可在早餐多些，因为肝炎患者食欲缺乏的情形是愈晚愈重。

（3）蛋白质应占总热量的 16%，90～130g/d。蛋白质以鱼类、蛋类、奶制品、大豆及其制品较好。

（4）脂肪的供应量应占总热能的 20% 左右，约 60g/d。黄疸期间给予低脂肪饮食。

（5）糖类的供应占总热能的 60% 左右，一般 310～360g/d。鼓励患者多摄取糖类和饼干，既可减少恶心感，还可增进能利用的热量。

（6）多食新鲜蔬菜、水果等维生素丰富的食品。

（7）重型肝炎。重型肝炎病人由于肝严重受损，糖代谢异常，经常发生低血糖，除了静脉内补充高渗糖外，饮食上应增加糖的摄入，特别是夜间，睡前可以饮用蜂蜜水、巧克力等，可以有效防止夜间低血糖的发生。

（8）进食前协助做好口腔护理，增进患者食欲。

4.一般护理

（1）观察精神状况、乏力、恶心、呕吐程度及其进展、饮食量。

（2）观察肝区疼痛的部位、性质，腹痛和腹胀的程度。

（3）慢性重型肝炎病人观察腹水情况，腹水量较大时，测量尿量和腹围。

（4）急性黄疸型肝炎及高黄疸患者定时测量脉搏或心率，观察有无心动过缓表现。

（5）皮肤瘙痒时，可指导患者经常洗澡，保持身体清洁，使用碳酸氢钠洗澡，可减轻瘙痒。剪短指甲并磨平，避免用手抓挠，可用手背或手掌轻擦或轻拍痒处，晚上睡觉时可戴手套。可给予止痒乙醇外用。

（6）胆红素较高者观察尿液和大便颜色。

（7）慢性肝炎患者应观察有无气促、胸闷、胸痛、呼吸困难等，以早期发现间质性肺炎、盘状肺不张、胸腔积液和低氧血症等肝肺综合征。

（8）观察有无饥饿感、四肢无力，以及交感神经兴奋而发生的面色苍白、心悸、出冷汗、甚至烦躁不安、意识不清、大汗淋漓等低血糖反应。特别要加强夜间巡视。有低血糖倾向者告知患者可在两餐之间，特别是睡前饮用一杯蜂蜜水,在随手可以取到处备一些甜食,防止低血糖发生。当发生低血糖时,及时静脉注射葡萄糖或口服补糖,或进食一些甜食症状纠正。

5.并发症护理

(1)肝性脑病:重型肝炎、肝衰竭及血氨增高患者,可并发肝性脑病。

①观察:利尿药引起低钾、低钠血症、消化道出血、高蛋白饮食,以及感染、镇静药、大量放腹水的患者,应进行肝性脑病的观察。

观察精神神经症状。临床上通常按 West Haven 分级标准将肝性脑病分为四期:为了更早期发现肝性脑病,可让病人将 1～25 的数字按顺序排列,所用时间超过 30min 即为阳性。也可让病人做 20 以内的连加或连减,或用火柴棒搭成五角星,了解有无智力障碍和注意力降低。

②预防:应多进食富含支链氨基酸的蛋白质。有血氨增高倾向、早期肝性脑病时,应限制蛋白质摄入。

定期定时进行早期肝性脑病观察和测定。

保持排便通畅,保证大便 1/d。养成定时排便习惯,可进行排便训练。饮食增加纤维素的摄入,必要时口服乳果糖。

防止感染。

③护理:高糖类饮食,以糖类和蔬菜类食物为主,严格控制蛋白质,少量多餐。

轻度或中度血氨增高而无神经系统症状者,在第 1～2d 可采用低蛋白饮食,0.5g/(kg·d),以后每间隔 2～3d 调整 1 次其蛋白质供给量,最大限度每天每千克体重以不超过 1g 为宜。

若有血氨增高同时又有神经系统症状者,在 2～3d 给予完全无动物蛋白质饮食,视临床症状而定,以后 0.2～0.3g/(kg·d)蛋白质开始供给,每间隔 2～3d 增加 1 次,每次蛋白质增加的量宜小于 10g,但其最大总量不超过 1g/(kg·d)为限;如果在增加食物蛋白质的过程中,再次出现血氨增高,且伴随神经系统症状,则应重新限制蛋白质饮食,不过这时限制要更严格、时间也要更长一些。当再次血氨下降则其蛋白质递增的速度要更慢一些。

血氨正常而有神经系统症状者,在 24h 内给予无动物蛋白质饮食,以继续观察血氨情况;如血氨持续在正常水平,则可按 0.2～0.3g/(kg·d)供给。

暂时禁用动物蛋白质食物时应以植物蛋白质补充,如豆腐脑、豆浆等植物蛋白质食物,以免发生氮的负平衡。以后逐渐由少量开始增加含氨较少的动物蛋白质食物,依次如牛奶、蛋类。饮食蛋白质宜多供给富含支链氨基酸食物,如:鱼、虾、鸭、去皮鸡肉、牛奶、黄豆、玉米、小米、糯米、小红枣等。少吃猪肉、羊肉、牛肉、鸡皮等芳香族氨基酸含量高的食物。在蛋白质饮食恢复期应同步观察患者的意识状态。

根据患者的意识状态使用床栏或束带。

保持大便通畅。建立良好的排便习惯,每日尝试一定时间排便,避免抑制便意,保证每日排便 1 次。多摄取含植物性纤维丰富的蔬菜、水果、海草等。腹部按摩,按升结肠、横结肠、降结肠、直肠顺序按摩。腹部热敷等。

清洁肠道。排便不畅或便秘时,给予清洁或食醋灌肠,保持肠道酸性环境,降低肠道内氨的形成。

(2)脑水肿:发生Ⅲ～Ⅳ期肝性脑病时,约有 80% 可伴有脑水肿,脑部病变程度与昏迷持续时间及严重程度有相关性。

①观察:重型肝炎、或伴有缺氧、高碳酸血症、低血压、低蛋白、低钾、低钠及内毒素血症患者,应观察有无全头性胀痛或跳痛、呃逆和哈欠、呕吐、嗜睡、意识朦胧、兴奋、烦躁不安、谵妄、瞳孔变化、同侧眼睑、斜视、眼球结膜水肿、呼吸浅慢、血压上升等。定时测量血压。当收缩压＞20kPa 时及时报告。

②给予头高足低位,头部抬高 30°～50°。如有呕吐、或口腔分泌物较多时,头偏向一侧,防止误吸。

③保持患者安静,降低耗氧量。躁动或抽搐者做好预防损伤的护理。

④保证供氧。保证呼吸道通畅,氧气吸入,定时检测氧饱和度。暂时的过度通气(使 $PaCO_2$ 在 $30\sim50mmHg$)可使脑血管短期轻度收缩,脑血流减少,降低颅内压。

⑤亚低温治疗时防止寒战。

⑥动态观察 24h 出入量。根据情况保证出入平衡或出大于入。

⑦静脉脱水治疗 15min 后开始观察尿量。脱水治疗时应观察有无电解质紊乱及血压情况。

⑧巴比妥盐治疗时防止误吸。

加强皮肤护理预防压疮。最好使用气垫床,可以减少搬动患者次数。

(3)出血:重型肝炎、肝衰竭和凝血机制差的患者可并发出血。

①观察。重型肝炎、黄疸逐渐加深≥$171\mu mol/L$、凝血酶原活动度低于 40% 时可并发出血,表现为皮肤、黏膜紫癜和瘀斑,自发性齿龈出血和鼻出血,或消化道出血。应定期观察皮肤、黏膜有无紫癜和瘀斑、齿龈出血和鼻出血,观察患者有无呃逆和胃部烧灼感、呕吐物和大便的颜色,以及早发现出血,以便与鼻出血、吞咽血液、咯血及服用某些药物所致的黑粪鉴别。观察出血的范围、出血的特征、出血是否停止以及出血量的评估:一般成人每日消化道出血量超过 5ml 时,粪便隐血实验即出现阳性;每日出血量 $50\sim100ml$ 时,出现黑粪;出血量超过 400ml 以上可呕血,并可出现头晕、心悸、乏力及血压降低;出血量为 1000ml 时,粪便为鲜红色。有出血的临床表现应定期测量血压。妊娠期肝炎可发生产后大出血,还应定期观察有无阴道出血,并定期测量血压。必要时观察休克临床表现。

②根据病人凝血机制损伤和出血程度定时测量血压。

③出血活动期应禁食、水。出血停止后可逐渐恢复进食,可先吃冷流食,如未再次出血可逐步过渡,忌饱餐、热饮、坚硬和刺激食物。可选择维生素 K 含量丰富的食物,如:菠菜、圆白菜、菜花。

④卧床休息,使患者安静。出血量较多应绝对卧床休息,避免过多搬动和打扰患者。呕血者抬高床头 $10°\sim15°$,保持头侧位,防止血液吸入呼吸道。

⑤迅速建立良好的静脉通道,保证液体快速顺利输入。必要时建立 2 条静脉通道。为了尽快补充血容量,可适当加快补液速度。在快速补液时应观察心率和血压,判断补液的效果,并以免补液量大引起肺水肿或再次出血。

⑥有休克的临床表现时,应每小时测量尿量。

⑦可用食醋清洁灌肠,减少肠道内氨的吸收。

⑧如实施内镜下止血、三腔两囊管或手术治疗,做好相应的准备和相应护理。

(4)肝肾综合征:肝肾综合征常发生在重型肝炎晚期。

①急性期应卧床休息,保持安静,目的是降低新陈代谢率,减少体内废物产生和肾负担。当尿量增加,病情好转,可逐渐增加活动量。若因活动而病情变化,应恢复前一天的工作量,甚至卧床休息。

②观察有无水肿(包括眼睑)、恶心、呕吐,腹胀、表情淡漠、昏睡、意识障碍、抽搐、急促而深的临床表现。

③定时测量血压、脉搏、呼吸,观察其变化。

24h 动态尿量观察,注意是否有夜间尿量增多和进行性少尿以及使用利尿药后的效果,以早期发现肝肾综合征。如已经出现肝肾综合征应严格准确记录出入量,包括:所有注入体内的液体、进食量、饮水量、尿液、粪便量、引流液、呕吐物、出汗等,每小时观察尿量,根据情况量入而出或控制进入量。

④观察是否出现血钾过高(急性期),如:焦虑、虚弱、腹胀及麻痹、心电图 T 波高尖等。是否出现血钾过低(利尿期),如:有无强烈利尿,以及患者是否有渐进性虚弱、反射减弱、表情淡漠、食欲缺乏、恶心、呕

吐、心律不齐、心电图出现 U 波等表现。

⑤每日测量体重,了解水分存留情形。

⑥根据病人情况、医嘱要求及 CVP 数值准确补液。每天的扩容治疗后若尿量达 30ml/h 以上或超过补液前尿量,继续补液时观察 CVP 数值,或肺部有无啰音,防止补液过多导致肺水肿。可参考下面原则实施补液护理:急性期应增加液体摄入量;肾衰竭者每天液体输入量,以其尿量加上 500～800ml 给予,为避免心肺负荷过重,应使患者每天体重减轻 0.11～0.22kg(0.25～0.5 磅);利尿期每天液体输入量为前一天尿量乘以 2/3,再加上 720ml 给予。

⑦给予高热量食物,维持基本热量。可给予足够的糖类和热量,以减少体内蛋白质被破坏。

限制蛋白质的摄取量。中轻度氮质血症患者不限制蛋白质摄入,以维持体内正氮平衡,特别是每日丢失蛋白量较多的患者。急性期如 BUN 太高,应给予无蛋白饮食,如果已经采取透析治疗,可放宽蛋白质的摄取量。当对大量蛋白尿伴轻度氮质血症时可增加植物蛋白如大豆等。重度氮质血症或近期内进行性氮质血症者适当限制蛋白质摄入。

急性期应限制含钾高的食物,如橘子、香蕉等。利尿期应补充含钾高的食物。利尿期不必限制钠盐摄取,以防止钠盐排出过多发生低钠和脱水。

⑧实施特别口腔护理,以除去唾液中尿素引起的口腔不适。

⑨保持皮肤清洁,减轻瘙痒。

⑩意识障碍时,应根据情况给予床栏或束带保护。避免碰撞,以防伤害。出现抽搐时应避免刺激患者,并保护好舌头以防咬伤。利尿期之后,常有肌肉软弱无力,下床时注意防止意外损伤。

(5)感染

①安排单独病室,防止交叉感染。

②定时测量体温,及早发现感染表现。

③鼓励患者定时实施深呼吸和有效咳嗽、叩背;意识障碍者定期翻身、叩背,防止呼吸道感染。

④观察有无出现咳嗽、咳痰、肺部啰音、呼吸加快和缺氧征象,脉率与体温是否吻合等肺部感染表现。有无腹泻、腹痛、腹部压痛等肠道感染表现。有无尿急、尿频、尿痛等泌尿道感染的表现。

6.特殊用药护理　干扰素治疗时,观察有无发热、寒战、头痛、肌肉酸痛和乏力等流感样综合征表现;有无忧郁、妄想症、重度焦虑等精神病症状;有无听力下降、间质性肺炎等表现。

八、健康教育

1.预防

(1)不饮生水,防止水源被粪便污染。

(2)进食分餐制。

(3)依据病原菌对外界的抵抗力,做好餐具和被血液、体液污染物品的消毒。

(4)避免共用接触血液和体液的用物和用具,如剃须刀、牙刷、针头等。

(5)避免不必要输血。

(6)不直接接触他人体液和血液,接触后充分洗手。

(7)疫苗预防

①甲肝减毒活疫苗:接种对象为 1～16 岁易感人群,以及高危人群,如饮食服务行业和托儿所幼儿园工作人员等。接种剂量为 1ml,皮下或肌内注射 1 次,免疫 4 周后甲肝抗体阳转率均可达到 95％以上,2 个

月后注射第 2 次阳性率可达 100%,保护期至少 10 年。

②乙肝疫苗:新生儿接种。母亲为 HBsAg 和 HBeAg 双阳性的新生儿,最好是联合应用乙肝疫苗和乙肝免疫球蛋白(HBIG)。对双阳性的母亲所生的新生儿建议出生时即刻注射 HBIG 1ml(200U/ml),1 个月再注射同剂量 HBIG;2 个月、3 个月、6 个月各注射重组乙肝疫苗 10μg 肌内注射(上臂三角肌),其保护率可达 95% 以上。如单独注射重组乙肝疫苗(0、1、6 个月)各 10μg 共 3 针,其保护率亦可达 85%。

母亲为 HBsAg 阳性,HBeAg 阴性的新生儿,单用乙肝疫苗就可取得较好的效果。应用重组乙肝疫苗在出生时、出生后 1 个月和 6 个月各 10μg 肌内注射。

母亲 HBsAg 阴性的新生儿,重组乙肝疫苗可在出生时、出生后 1 个月和 6 个月各 5μg 肌内注射,有同样的保护率。

阻断宫内传播。孕妇产前 3 个月注射 HBIG200U,每 0.5～1 个月 1 次,新生儿出生后常规免疫。

未接种过乙肝疫苗的学前儿童应进行补种。剂量可采用重组乙肝疫苗 5μg×3(0、1、6 个月)的方案。

成人中危险人群(HBsAg 阳性者的配偶、密切接触血液的人员、医护人员、血液透析病人等)也应接种乙肝疫苗。剂量为重组乙肝疫苗 5μg×3(0、1、6 个月)的方案。

2.自我护理

(1)适当休息:病情较重、乏力明显、肝功能未恢复时应卧床休息。随着病情的好转慢慢增加活动量,以不觉疲劳为度,循序渐进。饭前活动可增加食欲,饭后最好卧床休息 30min。待自觉症状消失、肝脏各项检查指标恢复正常,可进行适当体力活动,体力活动从半日过渡到全日。但半年内不能参加繁重的体力劳动,避免过度疲劳。

(2)饮食:恢复期的肝炎病人应逐渐恢复正常饮食,但慢性肝炎的病人在饮食上应有所禁忌,以减少对肝的损伤和减轻肝的负担。

绝对禁止饮酒。

①不食刺激性食物:如食用辣椒、葱蒜(生吃)和芥末等,可能加重或诱发肝区痛。此外,含咖啡碱较多的浓茶、咖啡、可可有较强的兴奋作用,不宜多用;可可还含胆固醇,有高血压及动脉硬化者不宜用。

②尽量避免油腻煎炸食物:因其不易消化,同时易生湿生热,不利于疾病恢复。

尽量不食合成添加剂的食品及附着农药的食物。因这些食物中或多或少都有一些人工合成的色素、防腐剂或残留农药等,具有一定的毒性,肝炎时,肝的解毒能力减弱,容易中毒。

黄疸时忌食辛热之品,如韭菜、羊肉、狗肉、八角茴香、丁香、胡椒等。

如有腹胀,少用牛奶、豆浆、蔗糖及其他产气食物,蔗糖可用葡萄糖代替。慢性肝炎的病人应少食甜食,并限制高脂肪、高胆固醇食物。如肥肉、蛋黄、动物内脏、鳗鱼、鱿鱼等。

尽量少用药物,不随便服药,到医院看病时应告知医师自己是肝炎患者,或感染过肝炎,以提醒医师避免给予肝脏病毒性的药物。

慢性肝炎患者应定期去医院检查。

(王　英)

第三节　流行性乙型脑炎

流行性乙型脑炎简称乙脑,是由乙型脑炎病毒经蚊媒介所致的虫媒病毒脑炎。属自然源性疾病,流行于夏秋季节。临床上以高热、惊厥、意识障碍、呼吸衰竭及脑膜刺激征为特征。部分患者留有严重后遗症。

一、病原学

乙脑病毒为黄病毒科,呈球形,直径 20～30nm。病毒结构分为核心、套膜、刺突三部分。核心含单股RNA。外有脂蛋白囊膜,表面有血凝素刺突,具有嗜神经特性。刺突为糖蛋白,能凝集鸡、鹅、羊等动物红细胞,抗原性稳定。对外界抵抗力不强,对乙醚、甲醛及一般消毒剂敏感,56℃ 30min 或 100℃ 2min 即可灭活,但耐受低温和干燥,冷冻干燥法在 4℃冰箱中可保存数年。

二、流行病学

1.传染源　动物和人均可作为传染源。但人感染后血中病毒数量少,因此不是主要传染源。猪的感染率较高,又是三带喙库蚊的主要吸血对象,故猪(特别是未过夏天的幼猪)是主要传染源。牛、马、羊、家禽、蝙蝠、野鼠及蛇类等均可成为传染源。

2.传播途径　主要是通过蚊虫叮咬、吸血而传播。主要传播媒介为三带喙库蚊、淡色库蚊、东方伊蚊等。蚊虫吸血后,病毒先在其体内增殖,经叮咬传播给人或动物,再由动物感染更多蚊虫。蚊感染后并不发病,可终身带毒,甚至随蚊越冬或经卵传代,可成为乙脑病毒的长期储存宿主。本病也可以通过胎盘垂直传播,并且可以引起死胎。

3.易感性　人群对乙脑病毒普遍易感,但感染后出现典型乙脑症状的只占少数,多数人通过临床上难以辨别的轻型感染获得免疫力。成人多因隐性感染而免疫。显性发病与隐性感染者之比为 1:500～1000。流行地区人群因多次隐性感染而产生持久免疫力,故发病多为无免疫力的儿童,10 岁以下儿童占发病总数的 80% 以上。病后可获得持久的免疫力。

4.流行特征　乙脑的传播和发病形式在不同国家和地区差别较大,在热带地区全年均可发生;而在温带和北部热带地区,乙脑的发病具有严格的季节性,7～9 月份为高峰。

三、发病机制

人被带病毒的蚊虫叮咬后,病毒进入人体血循环中,经血循环通过血脑屏障侵入中枢神经系统,在神经细胞内复制并增殖,导致中枢神经系统广泛病变。不同的神经细胞对病毒感受不同,以及脑组织在高度炎症时引起的缺氧、缺血、营养障碍等,造成中枢病变部位不平衡,如脑膜病变较轻,脑实质病变较重,间脑、中脑。

四、临床表现

潜伏期 4～21d,一般为 10～14d。典型病例临床经过分为三期:

1.初期　为病程的 1～3d,高热,体温高达 39℃以上,伴头痛、恶心和呕吐,多有嗜睡或精神倦怠。小儿科出现上呼吸道及胃肠道症状。部分患者可有颈部强直及抽搐,但神志尚清。

2.极期　病程 4～10d,除初期症状逐渐加重外,主要表现全身毒血症症状及脑部损害症状。

(1)高热:为本病的必有表现。体温常稽留于 39～40℃以上,一般降温措施难以控制高热,轻者持续3～5d,一般 7～10d,重者可长达 3～4 周。热度越高,热程越长则病情越重。

(2)意识障碍:起病 1～3d 出现嗜睡、定向障碍、谵妄、昏迷等。一般在 7～10d 恢复正常,重者可达 1 个月以上。

(3)惊厥或抽搐:患者先见于面部、眼肌、口唇的小抽搐,随后呈肢体阵挛性抽搐,可为单肢或双肢,重者出现全身抽搐,强直性痉挛,频繁抽搐可导致发绀、甚至呼吸暂停。

(4)呼吸衰竭:①出现呼吸表浅、节律不整、双吸气、叹息样呼吸、呼吸暂停、潮式呼吸等中枢性呼吸衰竭表现;②出现呼吸困难、呼吸频率改变、呼吸动度减弱、发绀,但节律始终整齐等外周性呼吸衰竭表现。

(5)颅内压增高及脑膜刺激征:剧烈头痛、呕吐、血压升高,脉搏变慢,以及喷射性呕吐,昏迷加重或烦躁不安,血压异常,脉搏变慢,瞳孔忽大忽小或不对称,对光反应消失,肌张力增强,不易控制的反复抽搐脑疝症状。

(6)其他神经系统症状和体征:多在病程第 1 周内出现浅反射消失或减弱,膝、跟腱反射等深反射先亢进后消失、肢体痉挛性瘫痪,肌张力增强、巴宾斯基征阳性。深昏迷者可有膀胱和直肠麻痹(大、小便失禁或尿潴留)。

(7)部分患者有循环衰竭临床表现。高热、惊厥和呼吸衰竭是乙脑极期的严重症状,三者相互影响,尤以呼吸衰竭常为致死主要原因。

3.恢复期　多数患者体温下降,甚至逐渐清醒、语言功能及神经反射逐渐恢复,少数患者遗有失语、瘫痪、智力障碍等,经治疗大多于 6 个月内恢复。

4.后遗症期　部分患者在发病半年后仍有精神、神经症状,以失语、瘫痪、扭转痉挛和精神失常较为常见。

根据病人的最高体温、意识障碍的程度、是否有抽搐和呼吸衰竭以及病程的长短,将乙脑分为四型。

五、实验室检查

1.血液白细胞增高,中性粒细胞增至 80% 以上,核左移,嗜酸性粒细胞减少。

2.脑脊液压力增高。白细胞 $(50～500)×10^6/L$,少数 $>1000×10^6/L$;分类早期以中性为主,后淋巴细胞增多。蛋白略增,糖和氯化物一般正常。

六、治疗要点

1.足够营养。

2.控制体温。

3.脱水治疗:20% 甘露醇、呋塞米、50% 葡萄糖液等。

4.控制惊厥或抽搐:注射安定、水合氯醛灌肠等。

5.改善呼吸:给氧、气管切开、应用呼吸兴奋药、血管扩张药、脱水药、人工呼吸机等治疗。

6.维持水及电解质平衡。

7.免疫治疗。

七、护理措施

1.隔离方式　虫媒隔离。

2.一般护理

(1)卧床休息至恢复期。保持病室安静。

(2)鼓励患者进食,保证足够的营养。食欲差患者初期给予营养丰富的流食,逐渐至半流、正常饮食。昏迷和吞咽障碍者给予鼻饲。

(3)病情观察。定期测量体温、脉搏、血压、呼吸,观察呼吸的频率、节律和状态、有无呼吸困难和缺氧表现。观察有无头痛、头痛的性质和程度,有无呕吐及呕吐性质,有无嗜睡、定向障碍、谵妄、昏迷等,有无惊厥、抽搐、抽搐的部位和状态,有无颈项强直,大小便失禁等。

(4)降低体温。采用综合降温措施,使体温保持在38℃(小儿肛温38.5℃)左右。降温方法有以下几种。

①通过空调、床下置冰块,维持室温至25℃以下。

②物理降温:高热者可用30%～50%乙醇擦浴,在腹股沟、腋下及颈部等大血管走行部位放置冰袋,也可用冰帽、降温毯、降温床等专用设备。也可用冷盐水灌肠。冰敷和湿敷时应注意逐渐增加冷刺激,并且每4h更换1次,以避免皮肤因低温而坏死。周围循环较差,如高热而又四肢冰凉者,禁用冰水和乙醇擦浴等急剧降温,以免引起寒战反应或虚脱,可用温水(比体温低2℃)擦浴10min,然后用毛巾擦干。降温过程中保护好耳垂、耳轮、阴囊等与冰冷物直接接触部位,如垫敷纱布,防止冻伤。

③药物降温:用药之前应测量血压,观察血容量是否充足。用药过程定时测量体温、脉搏和血压。尽量少搬动患者。

④针刺降温:可选用曲池、合谷穴或加大椎、风府穴。

⑤亚冬眠疗法时,观察呼吸频率、呼吸幅度;观察有无痰鸣音,有无咳嗽动作,防止分泌物积聚,阻塞呼吸道加重缺氧,应保障呼吸道通畅,及时清除呼吸道分泌物。

⑥定时翻身、叩背,促进排痰,做好肺部并发症和压疮的预防。

3.脑水肿、脑疝护理

(1)做好病情观察

①定时测量脉搏、血压、呼吸,特别是呼吸的速率、状态,如深浅及形式,有无用力呼吸。

②缺氧症状。

③瞳孔大小、对光反射情况。

④头痛的部位、程度和性质。

⑤呕吐的性质、呕吐物的量及性状、呕吐的伴随症状。

⑥肌张力变化、抽搐的部位、程度、性质和持续时间,及其前驱和伴随症状。

⑦意识障碍情况。

(2)保持患者安静,给予头高足低体位,头部抬高15°～30°,且保持正位,以保证颈静脉血流的通畅回流。

(3)保持呼吸道通畅,头部可稍向后仰,意识障碍患者呕吐时头偏向一侧,防止误吸。及时吸出气管内分泌物、误咽呕吐物。

(4)氧疗时准确记录给氧的方式、面罩的类型、氧流量,观察氧疗效果。

（5）准确记录出入量，定时记录尿量。

（6）应用药物脱水治疗时，治疗后 15min 开始记录尿量。不能自行排尿者，应留置导尿观察尿量。同时观察有无心力衰竭发生。

（7）各项治疗护理尽量 1 次完成，避免过多搬动患者；翻身和搬运时保护好头部和平卧体位，忌头部来回摇晃，以免发生脑疝。

（8）意识障碍的病人应有专人看护，可以使用床栏、约束带等，防止坠床等意外的发生。

4.抽搐或惊厥护理

（1）做好病情观察

①抽搐和痉挛的部位、程度。

②观察惊厥的先兆：两眼呆视、烦躁不安、惊跳、小群肌肉颤动、肢体肌张力增高及感觉过敏等，尽快通知医师采取措施，防止惊厥发作。

（2）保持病室安静，光线柔和。有计划地安排各种治疗、检查、护理操作等，操作轻柔，减少对病人的刺激，避免诱发抽搐或惊厥。

（3）惊厥时的护理

①病人取仰卧位，头偏向一侧，松开领口、裤带，取下义齿、眼镜等。

②用纱布包裹的压舌板或开口器置于病人上下臼齿之间，防止舌咬伤；如有舌后坠堵塞呼吸道者，应立即用舌钳拉出。

③及时清除口咽分泌物，保持呼吸道通畅。

④吸氧，氧流量 4～5L/min，以改善脑缺氧。

⑤高热时立即头部、腋下和腹股沟等处置放冰袋，快速降温。

⑥使用抗惊厥药物时观察其副作用，主要观察有无呼吸抑制。如使用异戊巴比妥钠时应观察呼吸，如果出现呼吸减慢则立即停止注射。

⑦病床应加床栏，以防患者坠床，必要时用约束带。

⑧做好气管切开准备。

5.呼吸衰竭护理

（1）观察呼吸

①有无呼吸表浅、节律不整、双吸气、叹息样呼吸、呼吸暂停、潮式呼吸等中枢性呼吸衰竭表现；

②有无出现呼吸困难、呼吸频率改变、呼吸动度减弱、发绀，但节律始终整齐等外周性呼吸衰竭表现。

（2）观察有无缺氧症状，如观察皮肤、黏膜有无发绀等。

（3）保证呼吸道通畅，及时清除分泌物。

①头部可稍向后仰，保持气道通畅。

②稀释痰液：每日用生理盐水超声雾化 2 次，清醒者鼓励多饮水。

③辅助排痰：鼓励患者有效咳嗽与呼吸，定时翻身叩背，不能咳痰者可用导管吸痰。

（4）给予氧疗，根据情况调节吸入氧浓度，使 $SaO_2 \geqslant 90\%$，注意观察氧疗效果。

（5）如有昏迷或反复惊厥，呼吸道分泌物堵塞而致发绀，肺部呼吸音减弱或消失，反复吸痰无效等表现，应及早做好气管插管或气管切开术准备。

八、健康教育

1.预防　做好防蚊和灭蚊

（1）重点抓好稻田、大面积水坑、家畜圈及周围环境的灭蚊工作。

（2）以化学灭蚊剂为主,辅以其他方法。如稻田喷洒灭蚊剂马拉硫磷,畜圈内喷洒杀虫剂,时间一般从月底开始,每2～3周1次,3～4次即可。结合农业在稻田养鱼等。

（3）防蚊:主要用蚊帐、蚊香、驱蚊剂等预防。

（4）预防接种:乙脑灭活疫苗。一般在流行前1～2个月进行。第1年注射2次,间隔7～10d;其后2、3、7、13岁时分别加强注射。接种对象主要为儿童以及来自非流行区的人群。乙脑预防工作者和未接种的老年人也应注射。

（5）控制动物宿主:做好猪、马等大牲畜管理,改善猪、马圈的环境卫生和灭蚊工作。争取对猪、马等家畜进行乙脑减毒活疫苗预防接种,降低动物圈带毒率,从而保护易感人群。

2.后遗症护理 虽经积极治疗,部分患者在发病后6个月仍留有神经、精神症状,主要以失语、瘫痪及精神失常多见。

（1）应针对具体问题早期进行康复护理和训练。训练可先在康复中心或门诊进行,掌握一定方法后可在家中进行训练。康复训练应持之以恒,并尽早帮助患者最大限度上实现生活自理。

（2）防止压疮。卧床患者有条件可使用气垫床或海绵床垫,并保持床单、衣被干燥、平整。定时翻身、搬动时应将患者抬起,不应拖拉,定期洗澡、擦澡,保持皮肤清洁,以防止压疮和皮肤损伤。

（3）注意保障患者安全,防止跌倒。行走不便应备助走器、扶杆等,防止烫伤。

（孙春芳）

第四节　流行性脑脊髓膜炎

流行性脑脊髓膜炎简称为流脑,是由脑膜炎奈瑟菌引起的急性化脓性脑膜炎。其主要临床表现为突发高热、剧烈头痛、频繁呕吐、皮肤黏膜瘀点、瘀斑及脑膜刺激征。严重者可有败血症休克和脑实质损害,常可危及生命。

【病原学】

脑膜炎球菌,革兰染色阴性,常成对排列。人是该细菌的唯一天然宿主,存在于病人的鼻咽部、血液、脑脊液、皮肤瘀斑中,也可从带菌者的鼻咽部分离出来。对干燥、湿热、寒冷、阳光、紫外线及一般消毒剂均及敏感,在体外本菌可产生自溶酶极易自溶而死亡。

【流行病学】

1.传染源 带菌者和流脑病人是本病的传染源。感染后细菌寄生于正常人鼻咽部,不引起症状,不易被发现,而病人经治疗后细菌很快消失,因此,带菌者作为传染源的意义更重要。

2.传播途径 病原菌主要经咳嗽、打喷嚏借飞沫由呼吸道直接传播。

3.人群易感性 人群普遍易感,感染后仅约1%出现典型临床表现。新生儿自母体获得杀菌抗体而很少发病,在6个月至2岁时抗体降到最低水平,以后因隐性感染而逐渐获得免疫。因此,以5岁以下儿童尤其是6个月至2岁的婴幼儿的发生率最高。人感染后产生持久免疫力。

4.流行特征 本病遍布全球,全年均可发病,但在冬春季节会出现季节性发病高峰。

【发病机制】

病原菌自鼻咽部侵入人体,脑膜炎球菌的不同菌株的侵袭力不同。细菌释放的内毒素是本病致病的重要因素。内毒素引起全身的施瓦茨曼反应,激活补体,血清炎症介质明显增加,产生循环障碍和休克。

脑膜炎球菌内毒素较其他内毒素更易激活凝血系统,因此在休克早期便出现弥散性血管内凝血,及继发性纤溶亢进,进一步加重微循环障碍、出血和休克,最终造成多器官功能衰竭。

细菌侵犯脑膜,进入脑脊液,释放内毒素等引起脑膜和脊髓膜化脓性炎症及颅内压升高,出现惊厥、昏迷等症状。严重脑水肿时形成脑疝,可迅速致死。

【临床表现】

潜伏期一般 2~3 天,最短 1 天,最长 7 天。按病情可分为以下各型:

1.普通型　此型占发病者的 90%。

(1)前驱期(上呼吸道感染期):主要表现为上呼吸道感染症状,如低热、鼻塞、咽痛等,持续 1~2 天。

(2)败血症期:多数起病后迅速出现高热、寒战、体温迅速高达 40℃ 以上,伴明显的全身中毒症状,头痛及全身痛,精神极度萎靡。幼儿常表现哭闹、拒食、烦躁不安、皮肤感觉过敏和惊厥。70% 以上皮肤黏膜出现瘀点,初呈鲜红色,迅速增多,扩大,常见于四肢、软腭、眼结膜及臀部。本期持续 1~2 天进入脑膜炎期。

(3)脑膜炎期:除败血症期高热及中毒症状以外,同时伴有剧烈头痛、喷射性呕吐、烦躁不安,以及颈项强直、凯尔尼格征和布鲁津斯基征阳性等脑膜刺激征,重者谵妄、抽搐及意思障碍。有些婴儿脑膜刺激征缺如,前囟未闭者可隆起,对诊断有很大意义,应注意因呕吐失水可造成前囟下陷。本期经治疗通常 2~5 天进入恢复期。

(4)恢复期:经治疗体温逐渐下降至正常,意识及精神状态改善,皮肤瘀点、瘀斑吸或结痂愈合。神经系统检查均恢复正常。病程中约有 10% 的患者可出现口周疱疹。患者一般在 1~3 周内痊愈。

2.爆发型　少数患者起病急剧,病情变化迅速,病势严重,如不及时治疗可于 24h 内危及生命,病死率高,儿童多见。可分为三种类型:

(1)休克型:严重中毒症状,急起寒战、高热、严重者体温不升,伴头痛、呕吐,短时间内出现瘀点、瘀斑,可迅速增多融合成片。随后出现面色苍白、唇周与肢端发绀,皮肤呈花斑状、四肢厥冷、脉搏细速、呼吸急促。若抢救不及时,病情可急速恶化,周围循环衰竭症状加重,血压显著下降,尿量减少,昏迷。但脑膜刺激征大部分缺如,脑脊液大多澄清,细胞数正常或轻度升高。

(2)脑膜脑炎型:主要表现为脑膜及脑实质损伤,常于 1~2 天内出现严重的神经系统症状,患者高热、头痛、呕吐,意识障碍加深,迅速出现昏迷。颅内压增高,脑膜刺激征阳性,可有惊厥,锥体束征阳性,严重者可发生脑疝。

(3)混合型:可先后或同时出现休克型和脑膜脑炎型的症状。

3.轻型　此型多见于流脑流行后期,病变轻微,临床表现为低热,轻微头痛及咽痛等上呼吸道症状,可见少数出血点。脑脊液多无明显变化,咽拭子培养可有脑膜炎奈瑟菌生长。

4.慢性型　此型不多见,病程可迁延数周甚至数月。常表现为间歇性发冷、发热,每次发热历时 12h 后缓解,相隔 1~4 天再次发作。每次发作后常成批出现皮疹,亦可出现瘀点。常伴有关节痛、脾大、血液白细胞增多,血液培养可为阳性。

【辅助检查】

1.血象　白细胞总数明显增多,一般在 $(10\sim20)\times10^9/L$ 以上,中性粒细胞升高在 80%~90% 以上。并发 DIC 者血小板减少。

2.脑脊液检查　此检查是确诊的重要方法。典型的脑膜炎期,压力增高,外观呈浑浊米汤样甚或脓样;白细胞数明显增高至 $1000\times10^6/L$ 以上,以多核细胞为主;糖及氯化物明显减少,蛋白含量升高。

3.细菌学检查　本检查是确诊的重要手段。应注意标本及时送检、保暖、及时检查。

(1)涂片:皮肤瘀点处的组织液或离心沉淀后的脑脊液涂片染色。阳性率 60%~80%。

(2)细菌培养:在使用抗菌药物前取瘀斑组织液、血或脑脊液,进行细菌培养。

4.血清免疫学检查 进行脑膜炎奈瑟菌抗原检测。

5.其他 脑膜炎奈瑟菌的 DNA 特异性片段检测、鲎试验等。

【诊断要点】

1.疑似病例

(1)有流脑流行病学史:冬春季发病(2~4 月为流行高峰),1 周内有流脑病人密切接触史,或当地有本病发生或流行;既往未接种过流脑菌苗。

(2)临床表现及脑脊液检查符合化脓性脑膜炎表现。

2.临床诊断病例

(1)有流脑流行病学史。

(2)临床表现及脑脊液检查符合化脓性脑膜炎表现,伴有皮肤黏膜瘀点、瘀斑。或虽无化脓性脑膜炎表现,但在感染中毒性休克表现的同时伴有迅速增多的皮肤黏膜瘀点、瘀斑。

3.确诊病例 在临床诊断病例的基础上,加上细菌学或流脑特异性血清免疫学检查阳性。

【治疗要点】

治疗原则:早期选用易透过血脑屏障的抗菌药物,联合用药;大剂量静脉给药、间断或持续静脉点滴,保持脑脊液中有效的药物浓度是治疗成功的关键。

1.普通型

(1)病原治疗:一旦高度怀疑流脑,应在 30 分钟内给予抗菌治疗。常用以下抗菌药物:青霉素、头孢菌素和氯霉素。

(2)一般 X 寸症治疗:就地住院隔离治疗,密切监护,是本病治疗的基础。高热时可用物理降温和药物降温,颅内压增高时给予 20%甘露醇 1~2g/kg,快速静脉滴注,根据病情 4~6 小时一次,可重复使用,应用过程中应注意对肾脏的损害。

2.爆发型流脑的治疗

(1)休克型治疗:在积极抗生素治疗的同时,迅速纠正休克,预防 DIC,保护脑、心、肾等重要脏器功能,毒血症明显者可加用激素。

(2)脑膜脑炎型的治疗:在积极抗生素治疗的同时,防止脑水肿、脑疝,防治呼吸衰竭。

(3)混合型的治疗:病人病情复杂,积极治疗休克,又要顾及脑水肿的治疗。因此应在积极抗感染治疗的同时,针对具体病情,有所侧重,二者兼顾。

【护理要点】

1.一般护理 按呼吸道隔离至症状消失后 3 天,一般不少于病后 7 天。创造舒适、安静的环境,集中治疗和护理操作,确保患者安静充分休息,以减少机体能量消耗,保证脑组织及重要脏器供氧。病室内应保持空气流通、舒适、安静,尽量减少人员流动。

2.病情观察 流脑发病急骤,在住院 24h 内有从普通型转为暴发型,病情急剧恶化的可能,应观察:生命体征,以早期发现循环衰竭及呼吸衰竭;神志、瞳孔大小及形状变化;皮疹是否继续增加、融合;面色、表情、末梢循环变化;休克、惊厥、抽搐和脑疝的先兆表现;记录出入量。

3.饮食护理 应给以高热量、高蛋白、高维生素、易消化的流食或半流食,鼓励患者尽可能多进食。意思障碍 48 小时以上者鼻饲流质。鼓励患者少量、多次饮水,保证入量 2000~3000ml/d。频繁呕吐不能进食及意思障碍者应按医嘱静脉输液,注意维持水、电解质平衡、酸碱平衡。

4.对症护理

(1)高热。

(2)头痛:头痛不重者无须处理,头痛较重者可按医嘱给予止痛或进行脱水治疗,并向患者说明原因。

(3)呕吐:呕吐时患者应取侧卧位,头偏向一侧,以免引起误吸,呕吐后及时清洗口腔,并更换脏污的衣裤、被褥,创造清洁的环境。呕吐频繁者可给予镇静剂或脱水剂,并应观察有无水、电解质平衡紊乱表现。

(4)皮疹:流脑患者可出现大片瘀斑,甚至坏死,应注意皮肤护理。①随时保持床褥、皮肤的清洁,内衣、被褥应干燥、清洁、松软,并勤换洗。并应防止汗液、尿液、粪便、碎屑等刺激。②翻身时避免拖、拉、拽等动作,防止皮肤擦伤。也可用海绵垫、气垫等保护,尽量不使其发生破溃。③皮疹发生破溃后应及时处理,小面积者涂以抗菌软膏,大面积者用消毒纱布外敷,防止继发感染。如有继发感染者应定时换药。④病室内应保持整洁、定时通风,定时空气消毒。

(5)循环衰竭。

(6)呼吸衰竭。

5.用药护理

(1)青霉素:为治疗本病的常用药物,应注意给药剂量、间隔时间、疗程及青霉素过敏反应。如用磺胺类药物应注意其对肾脏的损害(尿中可出现结晶,严重者可出现血尿),需观察尿量、颜色、性状及每天检查尿常规并鼓励患者多饮水,以保证足够入量,或给予口服(静脉)碱性药物。应用氯霉素者应注意观察皮疹、胃肠道反应及定期检查血常规。

(2)脱水剂:应注意按规定时间输入脱水剂,严防药液渗漏至皮下引起组织坏死。准确记录尿量,明确脱水效果,注意观察有无水、电解质平衡紊乱表现及注意患者心功能状态。

(3)肝素:暴发型流脑并发 DIC 时常用肝素进行抗凝治疗。应注意用法、剂量、间隔时间,并注意观察有无过敏反应及有无自发性出血,如发现皮肤黏膜出血、注射部位渗血、血尿及便血等情况时,应立即报告医生。

6.心理护理　患者起病急、疾病进展快,加之暴发型、混合型流脑病情危重,病死率高,患者、家属均难免产生紧张、焦虑及恐惧心理。此时,护理人员要冷静、沉着,以严谨的工作作风、认真负责的工作态度向患者及家属讲解心理因素对疾病的影响,守候患者,尊重患者,主动关心、体贴、照顾患者,耐心解释、安慰、鼓励患者。以丰富的专业知识和熟练的操作技术,解答患者提出的疑问,创造安静、安全、舒适的环境,满足患者安全和自尊的需要。加强护患之间的沟通,使患者增强治疗信心,与医护人员合作,提高抢救成功率。

7.健康教育

(1)个人养成良好的卫生习惯,如讲究个人卫生,冬春季节居室定时开窗通风,有条件者可经常用樟脑、艾叶等熏蒸消毒空气,不随地吐痰。

(2)在冬春季节,如有高热、抽搐、意识障碍及皮肤瘀点者,应及早送至医院诊治。

(3)讲述流脑的病因、传播途径、临床特征、疾病过程、治疗用药、注意事项、皮肤自我护理方法及预后等;告知流脑的消毒、隔离知识、预防措施及并发症的发生时间、临床表现;说明早诊早治的重要性,普通型流脑如果治疗及时则预后良好;暴发型流脑预后较差,病死率 10% 左右,及时治疗仍有可能痊愈。

(王　英)

第五节　细菌性痢疾

细菌性痢疾是由一些病原菌,如志贺菌、侵袭性大肠埃希菌、空肠弯曲菌等感染引起的急性肠道传染病。本节仅指由志贺菌属(又称痢疾杆菌)引起的肠道传染病。临床特点为腹痛、腹泻、里急后重和黏液脓血便,可伴有发热及全身毒血症症状,严重者有感染性休克和(或)中毒性脑病。

一、病原学

志贺菌属为革兰阴性的无鞭毛杆菌,需氧、不能运动、无荚膜、不形成芽胞的杆菌。在37℃培养基上生长良好。志贺菌属存在于病人和带菌者的粪便中。对外界环境的抵抗力以宋内菌最强,福氏菌次之,志贺菌最弱。在粪便中可存活11d,水中可生存5～9d,食物中可生存10d,在蔬菜、瓜果、食品及被污染的物品上可生存1～2周。温度越低其生存时间越长,在低温潮湿处可生存数月。在日光照射下30min、加热至60℃ 10min或100℃ 1min死亡。对常用消毒剂如苯扎溴铵、漂白粉、过氧乙酸、含氯制剂等均敏感。

二、流行病学

1.传染源　患者和带菌者是传染源。非典型、慢性和带菌者由于症状轻或无,而易被忽略,在传播上作用重大。病后带菌者亦有一定的传播作用。带菌期长短不一,成人较小儿为长,福氏菌痢较宋内菌长。

2.传播途径　通过消化道传播。病菌随患者或带菌者粪便排出,通过污染食物、水、生活用品、手,经口使人感染;也可通过苍蝇等污染食物而传播。

3.易感性　人群普遍易感性,病后可获得一定的免疫力,但短暂而不稳定,且不同菌群及血清行之间无交叉免疫。

4.流行特征　本病全年均可发生,夏秋季节多发。发病人群以儿童发病率最高,其次中青年。

三、发病机制

痢疾杆菌侵入人体消化道肠黏膜上皮细胞和固有层中繁殖,引起肠黏膜的炎性反应和固有层小血管循环障碍,肠黏膜出现炎症、坏死和溃疡,而出现腹痛、腹泻、里急后重、黏液和脓血便。痢疾杆菌产生的内毒素可引起发热及毒血症症状,加之机体对之敏感而产生强烈的过敏反应、血中儿茶酚胺等多种血管活性物质增加,致全身小血管痉挛引起急性微循环障碍。由于内毒素损伤血管壁引起DIC机化血栓形成,加重微循环障碍,引起感染性休克及重要脏器功能衰竭;脑组织病变严重者,引起脑水肿甚至脑疝,出现昏迷、抽搐及呼吸衰竭。

四、临床表现

潜伏期。数小时至8d,大多数为1～3d。

痢疾志贺菌感染临床表现多较重,宋内痢疾菌感染多较轻,福氏痢疾菌感染病情介于上述菌感染之间,但易转为慢性。

1.急性细菌性痢疾

(1)普通型(典型):起病急,发热可伴发冷寒战,继之出现腹痛、腹泻和里急后重,大便每日10多次至数10次,量少,因此失水不多见。开始为稀便,可迅速转为黏液脓血便,左下腹压痛及肠鸣音亢进。

(2)轻型(非典型):不发热或低热,腹泻每日数次,稀便有黏液而无脓血,轻微腹痛而无明显里急后重。

(3)中毒型菌痢:儿童多见。起病急、高热可达40℃以上,伴全身严重毒血症症状,精神委靡、嗜睡、昏迷及抽搐,可迅速发生循环及呼吸衰竭,以严重毒血症、休克和(或)中毒性脑病为主要临床表现,而肠道症状较轻甚至开始无腹痛及腹泻症状,发病后24h内可出现腹泻及痢疾样大便,按临床表现不同可分为以下3型。

①脑型:由于脑血管痉挛引起脑缺血、缺氧、脑水肿及颅内压升高,严重者可发生脑疝。早期有嗜睡、烦躁不安、血压正常或轻度增高,晚期可有昏迷、频繁或持续性惊厥、瞳孔大小不等、对光反射迟钝或消失、呼吸深浅不匀、节律不整,患儿可突然呼吸停止。

②休克型:由于全身微血管痉挛,有面色苍白、四肢厥冷、皮肤花斑及发绀,早期血压正常,但也可降低甚至测不出,脉搏细速甚至测不到,少尿或无尿,不同程度的意识障碍。

③肺型:早期烦躁不安,面色暗红、频率>35/min,进行性呼吸困难,肺部呼吸音减低,X线可见肺部网状阴影。血气分析,pH>7.45,氧分压<8.0kPa(60mmHg),二氧化碳分压<4.67kPa(35mmHg);晚期出现的吸气性呼吸困难、发绀进行性加重、肺部出现捻发音和啰音,X线见肺部片状阴影或两肺广泛实变。血气分析 pH<7.35,氧分压<5.33kPa(49mmHg)。二氧化碳分压<5.99kPa(45mmHg)。

④混合型:休克型和其他型同时存在或先后出现。

2.慢性细菌性痢疾　急性细菌性痢疾反复发作或迁延不愈超过2个月,即为慢性细菌性痢疾。可分为以下3型:

(1)急性发作型:半年内有急性细菌性痢疾史,因进食生冷饮食、劳累或受凉等诱因引起急性发作,出现腹痛、腹泻及脓血便,但发热及全身毒血症症状多不明显。

(2)慢性迁延型:长期反复出现的腹痛、腹泻,大便常有黏液及脓血,伴有乏力、营养不良及贫血,也可腹泻与便秘交替进行。

(3)慢性隐匿型:1年内有急性菌痢史,临床无明显症状,粪便培养痢疾杆菌阳性,乙状结肠检查肠黏膜有炎症甚至溃疡等病变。

3.并发症及后遗症

(1)志贺菌败血症:多发生于儿童。主要为严重的菌痢表现,可出现溶血性贫血、感染性休克、溶血性尿毒综合征、肾衰竭及DIC。

(2)关节炎:急性恢复期或恢复期偶尔并发大关节的渗出性关节炎,局部肿胀疼痛,无后遗症。

(3)赖特尔综合征:表现为眼炎、尿道炎和关节炎。眼炎及尿道炎于数天至数周内消失,关节炎症状可长达数年。

(4)小儿脑型中毒性菌痢可有耳聋、失语、急性心肌炎及肢体瘫痪等后遗症。

五、实验室及辅助检查

1.外周血显示白细胞轻、中度增多,以中性粒细胞为主。

2.粪便镜检有较多白细胞及红细胞并可见吞噬细胞。

3.粪便细菌培养阳性。

4.乙状结肠镜或纤维结肠镜检查。慢性菌痢可见结肠黏膜充血、水肿及浅表溃疡,黏膜可呈颗粒状或有息肉增生。

5.血清电解质及二氧化碳结合力测定。中毒型菌痢的血钠、血钾、血氯及二氧化碳结合力多偏低。

六、治疗

1.急性细菌性痢疾

(1)一般治疗:保证足够水分、电解质及酸碱平衡,脱水轻且不呕吐者可用口服补液,如因严重吐泻引起脱水、酸中毒及电解质紊乱,须静脉补液,酸中毒时须输入碱性液体。

(2)抗菌治疗

①喹诺酮类:诺氟沙星、环丙沙星、左旋氧氟沙星、司帕沙星等。

②复方磺胺甲噁唑(SMZ-TMP)

(3)对症治疗:高热用退热及物理降温,腹痛剧烈用解痉药如阿托品或颠茄。毒血症严重可酌情小剂量应用肾上腺皮质激素。

2.慢性细菌性痢疾

(1)全身治疗,如生活规律、适当锻炼、合理营养饮食。

(2)抗菌治疗。

(3)治疗肠黏膜病变:药物灌肠、中医治疗、药物治疗如:培菲康、乳酶生、双歧杆菌制剂、乳酸菌素等。

3.中毒型菌痢治疗

(1)降温镇静:物理降温、药物降温,冬眠疗法。

(2)休克型

①扩充血容量及纠正酸中毒:右旋糖酐(儿童 10~15ml/kg,成人 500ml)及葡萄糖盐水,待休克好转维持,补液量视患者情况及尿量而定。同时给予 5% 碳酸氢钠 3~5ml/kg 纠正酸中毒。

②血管活性药:山莨菪碱(654-2),成人每次 10~60mg,儿童每次 1~2mg/kg,静脉输入,每 10~15min 1 次,直至面色变红润,四肢循环好转血压开始回升,尿量增多,即延长给药时间,每隔 0.5~1h 给药 1 次,然后每 1~2h 1 次静脉滴入,维持用药至休克症状消失。

③有心力衰竭者用毛花苷 C。

(3)脑型

①防治脑水肿:20% 甘露醇或 25% 山梨醇 1.0g/kg 静脉注射,4~6h 1 次,与 5% 葡萄糖交替应用。

②积极改善微循环:山莨菪碱。

③防治呼吸衰竭:吸氧,出现呼吸衰竭应用呼吸兴奋药,必要时行气管切开及应用人工呼吸机。

④止惊,地西泮、复方氯丙嗪。

(4)肺型

①限制输液量。

②应用血管扩张药,山莨菪碱、酚妥拉明。

③强心。

④利尿。

⑤氧疗:吸氧、人工呼吸疗法以提高氧分压,当出现重度缺氧而吸氧不能缓解时,可采用呼吸道持续正

压呼吸(CPAP)或呼气末正压呼吸(PEEP)。

（5）其他治疗

①患者出现 DIC 时,可用肝素治疗。

②注意预防和纠正急性肾衰竭。

七、护理

1.隔离方式　消化道隔离至症状消失,粪便持续培养 2 次阴性。

2.一般护理

（1）休息:适当休息,全身症状明显者应卧床休息,有并发症者绝对卧床休息。

（2）饮食

①能进食者鼓励进食,少量多餐。

②吐泻严重时可暂时禁食。

③高热和急性期时给予流食,如果汁、藕粉、米汤等,还可每天饮 3～4 次浓茶水,以起到抑菌收敛作用;随着病情好转,可进食较高营养、低脂肪少渣半流饮食,如面条、稀饭、蛋花汤、脱脂牛奶等,同时可鼓励患者进食生大蒜;进入恢复期给予正常饮食。

④食盐应少量,3～5g/d。

（3）指导和鼓励患者按要求服用 ORS(口服补液盐)。如无 ORS,可自行配制,配方:①1000ml 水内含葡萄糖 22g、NaCl 3.5g,NaHCO$_3$ 2.5g,KCl 1.5g;②葡萄糖 24g,NaCl 4g,NaHCO$_3$ 3.5g,枸橼酸钾 2.5g,加温后口服或经鼻饲管注入。口服剂量最初 6h,成人 700ml/h,小儿 15～25ml/(kg·h),以后口服总量为腹泻和呕吐量的 1.5 倍。呕吐并非口服补液的禁忌。呕吐量应计算在患者排出量中。

（4）病情重者、吐泻量大又不能口服补液者,立即建立静脉通道。

（5）定时测量生命体征,观察患者的精神、神志、面色、全身皮肤颜色和弹性,观察四肢温度、瞳孔大小及对光反射情况、呼吸状态及有无呼吸异常、尿量。对于疑似痢疾和确诊痢疾,但无明显腹泻患者,应增加观察和测量的频率,及早发现病情变化。

（6）高热护理

①物理降温:可用温水、乙醇擦浴;或在腹股沟、腋下及颈部等大血管走行部位放置冰袋。有休克倾向和周围循环差(高热而四肢冰凉)的患者禁用冰水和乙醇擦浴等急剧降温,以避免皮肤因低温而坏死。可用温水(比体温低 2℃)擦浴 10min,然后用毛巾擦干。降温过程中保护好耳垂、耳轮、阴囊等,与冰冷物直接接触部位,如垫敷纱布,防止冻伤。

②药物降温:用药之前应测量血压,观察血容量是否充足。用药过程定时测量体温、脉搏和血压。尽量少搬动患者。

③针刺降温:可选用曲池、合谷穴或加大椎、风府穴。

④冬眠疗法时,观察呼吸频率、呼吸幅度;观察有无痰鸣音,有无咳嗽动作,防止分泌物积聚,阻塞呼吸道加重缺氧,应保障呼吸道通畅,及时清除呼吸道分泌物。

⑤定时行口腔护理:早晚及饭后口腔护理。首先选用刷牙方法清洁口腔,如不能刷牙采取擦拭方法。必要时可用复方硼砂溶液清洁口腔。

（7）准确观察和记录呕吐和排泄量、性状。休克患者观察尿量 1/h。

（8）大便频繁者便后清洁臀部,保持局部干燥。可在肛周涂以凡士林,防止糜烂。为防止排便时腹压增高造成脱肛,嘱咐患者排便时不要用力,坐便时间不宜过长。如果发生脱肛,可用纱布涂以润滑油,用手轻揉局部,以助纳回。可每日用1∶5000高锰酸钾溶液坐浴,防止感染。

(9)留取粪标本:应取新鲜粪便的黏液脓血部分立即送检,不要混入尿液。

3.休克型护理

(1)给予头、足均抬高体位与平卧体位交替使用。

(2)保证液体的输入。建立两条静脉通道,根据血压、中心静脉压和尿量等情况调整输液速度。一般休克纠正前输液需要量较大,速度也较快。待休克纠正后应立即减少,以免引起肺水肿。

(3)观察尿量,1/h。

(4)适当保暖。但不宜在体表加温及用热水袋。因体表加温将使皮肤血管扩张,减少了重要脏器的血液供应,对休克的治疗不利。

(5)使用东莨菪碱、山莨菪碱、阿托品等药物时,观察面色、指甲是否变红、四肢是否转暖、血压是否回升、有无尿潴留,防止尿潴留影响尿量判断。

(6)肝素治疗时观察有无出血症状,并准备好硫酸鱼精蛋白。

4.脑型护理

(1)给予头高足低体位,头部抬高15°～30°,以保证颈静脉血流的通畅回流。

(2)观察呼吸的速率、节律和状态,如深浅、有无用力呼吸和缺氧症状;呕吐的性质、呕吐物的量及特性、呕吐的伴随症状;头痛的部位、程度和性质;肌张力变化、抽搐的部位、程度、性质和持续时间,及其前驱和伴随症状。

(3)给予氧气吸入。氧疗时准确记录给氧的方式、面罩的类型、氧流量,观察氧疗效果。

(4)保持呼吸道通畅

①头部可稍向后仰,且保持正位。

②意识障碍患者呕吐时头偏向一侧,防止误吸。

③及时吸出气管内分泌物、误咽呕吐物。

④稀释痰液:每日用生理盐水超声雾化2次,清醒患者鼓励多饮水。

⑤辅助排痰:鼓励患者有效咳嗽与呼吸,定时翻身叩背,不能咳痰者可用导管吸痰。

(5)应用药物脱水治疗时,治疗后15min开始记录尿量。

(6)不能自行排尿者,应留置导尿观察尿量。

(7)各项治疗护理尽量1次完成,避免过多搬动患者;翻身和搬运时保护好头部和平卧体位,忌头部来回摇晃,以免发生脑疝。

(8)意识障碍的病人应有专人看护,可以使用床栏、约束带等,防止坠床等意外的发生。

(9)惊厥时取仰卧位,头偏向一侧,松开领口、裤带,取下义齿、眼镜等;用纱布包裹的压舌板或开口器置于病人上下臼齿之间,防止舌咬伤;如有舌后坠堵塞呼吸道者,应立即用舌钳拉出;及时清除口咽分泌物,保持呼吸道通畅。

(10)高热时立即头部、腋下和腹股沟等处置放冰袋,快速降温。

(11)使用抗惊厥药物时观察其副作用,观察有无呼吸抑制,如果出现呼吸减慢则立即停止注射。

(12)做好气管切开准备。

5.肺型护理

(1)观察呼吸频率,有无进行性呼吸困难和吸气性呼吸困难,听诊肺部是否有啰音、呼吸音减低及捻发音,皮肤黏膜有无发绀。

（2）定时测量指端血氧饱和度，了解疾病进展及治疗效果。

（3）根据情况限制输液量。

（4）呼吸机治疗采用呼吸道持续正压或呼气末正压呼吸模式。

八、健康教育

1.养成洗手习惯，饭前便后洗手。

2.注意饮食卫生，不喝生水，不吃不洁食物，生食瓜果、蔬菜要洗净，隔夜食品应加热后食用。

3.生熟菜板等分开使用，做好餐具消毒。

4.加强水源和粪便管理，避免粪便污染水源。

5.防止蟑螂和苍蝇污染餐具和食物。

6.发现患者应立即隔离。

7.患者的排泄物可用漂白粉，按5％的浓度搅拌静置20min，或含氯制剂按要求浓度消毒处理。患者用过的餐具可煮沸消毒，物体表面用含氯制剂按要求浓度擦拭消毒。

8.告知患者口服补液和进食的重要性，指导和鼓励患者按规定时间服用规定的口服补液量。

9.告知患者按时、按量、按疗程服药的重要性，督促服药。

10.慢性患者勿进食生冷、不洁饮食，避免过度劳累、受凉、暴饮暴食及情绪波动，应加强体育锻炼，增强体质，保持生活规律，出现复发及时治疗。

（程义莲）

第六节　伤寒

伤寒是指由伤寒杆菌引起的急性肠道传染病，其基本病理变化是小肠淋巴组织增生、肿胀、坏死，临床特征是持续发热，相对缓脉，神经系统中毒症状（伤寒病容）、脾大、玫瑰疹及白细胞减少。少数病例可并发肠出血、肠穿孔、伤寒性肝炎。

一、病原学

伤寒杆菌系沙门菌属D群；革兰染色阴性短杆菌。伤寒杆菌除含有菌体"O"抗原及鞭毛"H"抗原外，部分菌株尚含有体表毒力"Vi"抗原，三者都能产生相应的抗体，测定"O"及"H"抗体有辅助临床诊断意义。

伤寒杆菌在自然环境中抵抗力颇强，在水中可生存2～3周，在粪便中可生存1～2个月。耐低温，冰冻环境可维持数月，但对光、热、干燥及消毒剂抵抗力较弱，加热60℃ 30min、5％苯酚溶液及70％乙醇5min均可将其杀死，日光直射数小时即死亡，消毒饮用水余氯达0.2～0.4mg/L时迅速杀灭。

二、流行病学

1.传染源　患者及带菌者。患者从潜伏期即可从粪便排菌，发病后2～4周传染性最强。恢复期排菌少，有2％～5％的患者可持续排菌3个月以上，称为慢性带菌者。少数可在胆囊带菌终身。

　　2.传播途径　粪-口途径。病菌随粪便排出体外,通过污染水源、食物、手、苍蝇或蟑螂而传播,日常生活传播是散发流行的主要方式,水源污染往往造成暴发流行。

　　3.人群易感性　普遍易感。发病以青年与儿童为多。病后能获得持久的免疫力,很少有第2次发病者。

　　4.流行特征　全世界均可发生,以温带及热带地区为多。终年可见,以夏秋季为多。

三、发病机制与病理

　　伤寒杆菌进入小肠后,侵入肠黏膜,部分病原菌被吞噬细胞吞噬后并在其胞质内繁殖;另一部分经淋巴管进入回肠淋巴结并在其中繁殖,然后由胸导管进入血流,引起短暂的菌血症。此阶段相当于临床上的潜伏期。伤寒杆菌随血流进入肝、脾和其他网状内皮系统继续大量繁殖,再次进入血流,引起第2次菌血症,相当于病程第1～2周,释放强烈的内毒素,引起毒血症症状。病程第2～3周,伤寒杆菌经肠道穿过小肠黏膜再次侵入肠壁淋巴组织,使原已致敏的淋巴组织发生严重炎症反应,引起该处组织坏死、溃疡。若病变波及血管可引起出血,若溃疡深达浆膜则致肠穿孔。病菌也可在其他组织引起化脓性炎症,如:胆囊炎、心包炎、骨髓炎。病程第4～5周,逐渐痊愈。约有3%可成为慢性带菌者、少数患者由于免疫力功能不足等原因引起复发。

四、临床表现

　　1.典型伤寒

　　(1)潜伏期7～23d,平均1～2周。临床经过可分为四期:

　　(2)初期:病程第1周。起病缓慢,发热,体温呈阶梯样上升,逐渐达到39℃或以上,伴畏寒,偶有寒战、全身不适、乏力、食欲减退、咳嗽和咽痛等。

　　(3)极期:病程第2～3周。高热,以稽留热为主,少数呈弛张热或不规则热,持续10～14d,免疫功能低下者可长达1～2个月。

　　①玫瑰疹:病程5～14d,部分病人皮肤出现直径2～4mm淡红色小斑丘疹,压之退色,多在10个以下,分批出现,常见于胸腹部,2～4d消退。

　　②循环系统:可出现相对缓脉或重脉。并发心肌炎时相对缓脉不明显。

　　③消化系统:食欲减退、腹胀、便秘,部分病人出现腹泻。右下腹可有轻压痛。

　　④神经系统:部分病人出现表情淡漠、呆滞、重听、反应迟钝、谵妄等神经精神症状。合并脑膜炎时,可出现脑膜刺激征。

　　⑤肝脾大:可有压痛。并发中毒性肝炎时,ALT升高和黄疸。

　　(4)缓解期:病程第3～4周。体温逐渐下降,食欲好转,肿大的肝脾开始回缩。少数病人可出现肠出血、肠穿孔。

　　(5)恢复期:病程第5周。体温恢复正常,症状消失,食欲好转。

　　2.非典型伤寒

　　(1)轻型:全身毒血症症状较轻,体温38℃左右,病程短,1～2周痊愈。

　　(2)暴发型:起病急骤,中毒症状重,高热、畏寒、休克、中毒性脑病、中毒性心肌炎、中毒性肝炎、DIC等。

　　(3)迁延型:发热持续时间长,可达5周以上,甚至数月。间歇热型或弛张热型,肝脾大较显著。伴有血吸虫病的伤寒患者常见此型。

（4）逍遥型：毒血症症状较轻，患者可照常工作。可以肠出血或肠穿孔为首发症状。

五、实验室检查

1.细菌培养阳性。

2.伤寒血凝集试验"O"和"H"抗体增高。

3.血白细胞计数偏低或正常，中性粒细胞减少，嗜酸粒细胞减少或消失。

六、治疗要点

1.卧床休息。

2.给予高热量、高蛋白、高糖类、适量脂肪、充足维生素、易消化的无渣饮食。

3.降温。

4.药物治疗

（1）喹诺酮类抗生素：诺氟沙星、氧氟沙星、环丙沙星、利复星。

（2）头孢菌素。

5.并发症治疗

（1）肠出血：禁食。少量出血可内科保守治疗，用一般止血剂，必要时输血。适当镇静药。大量出血内科治疗无效，考虑手术治疗。

（2）肠穿孔：禁食。胃肠减压，静脉补液维持水电解质平衡及热量供给，抗生素控制腹膜炎，手术治疗。

（3）中毒性肝炎：保肝治疗。

（4）中毒性心肌炎：卧床休息，抗生素治疗。

（5）溶血性尿毒综合征：抗生素治疗，输血补液，肾上腺皮质激素治疗，抗凝治疗，必要时腹膜透析或血液透析。

6.慢性带菌者治疗。氨苄西林与丙磺舒联合治疗，或喹诺酮类药物治疗。

七、护理措施

1.给予肠道隔离方式。隔离治疗至粪便培养二次阴性。

2.卧床休息。控制随意活动，防止过度用力诱发肠出血和穿孔。发热期卧床休息，高热患者绝对卧床休息，以减少热量和营养物质的消耗。退热后2～3d，床上稍做活动。一般卧床至病程第5周才能逐渐恢复活动。

3.测量体温和脉搏，观察发热的程度、热型变化、与脉率的相关性（相对缓脉的程度），以及发热的伴随症状。

4.高热时给予物理降温，如温水、酒精擦浴、头部冰敷。

5.口腔护理。4次/d，保持口腔清洁，防止口腔感染及化脓性腮腺炎。

6.饮食。热量按35～55kcal/(kg·d)，蛋白质按1.5～2g/(kg·d)，糖类食物为400g左右、液体饮料（如去油肉汤、蜂蜜水）按2000～3000ml/d供给。适量多餐，每日可进食5～6次，既减轻肠道负担又可保障营养供应。忌用一切生菜、水果。即使少渣软饭中所选用的粗纤维含量低的食品也要切碎、切细、煮软、嚼烂,少用牛奶、蔗糖、豆浆等,预防腹胀。如有腹泻,应减少饮食中的脂肪量。病情缓解和允许进食时,先用小勺喂温开水或冰开水,每日总量不超过 200～300ml,之后,在逐渐给予淡果汁、牛奶澄清流食。病情进一步好转,可用普通流食,加用蒸蛋羹、蛋花汤等。1 周后病情允许,可改用伤寒病高热量、高蛋白质、高糖类少渣半流饮食,进而改吃伤寒病高热量、高蛋白质、高糖类少渣软饭饮食。进食过程中要密切观察,防止意外。这时吃水果要去皮、核,切丁或小块煮成水果羹。食盐应限制在 3～5g/d。

7.观察大便颜色,如有无柏油样或果酱样粪便;有无头晕、心悸、出冷汗、体温骤降、烦躁不安、面色苍白等,及早发现肠出血。

8.观察有无突然持续腹痛、疼痛的部位和性质、呃逆、恶心、呕吐、腹壁紧张、大汗淋漓、脉细速、呼吸快、腹膜刺激征等肠穿孔表现。

9.观察有无表情淡漠、重听、反应迟钝、谵妄、脑膜刺激征等脑膜炎症状。

10.防止和解除便秘。可口服液状石蜡等润滑剂。便秘者不可用力排便,禁用泻药,可用肥皂头,或安钠素栓,或开塞露肛内注入。如无效,酌情用 300～500ml 生理盐水低压慢速灌肠。切忌高压灌肠,以防使肠腔充盈、扩大、肠壁变薄诱发肠出血和肠穿孔。腹胀时宜用肛管排气,松节油腹部热敷,不宜用新斯诺明。

卧床期间,鼓励患者咳嗽,进行咳嗽训练,定时翻身,改变体位,防止压疮和坠积性肺炎。

11.并发症护理

(1)肠出血

①轻度肠出血者禁食 24h,以后根据病情给予少量流食,以免因饥饿引起肠蠕动增强促使出血加重。出血较多者应禁食卧床休息、保持镇静,必要时给予镇静药。

②建立、保留静脉通道,至出血停止。

③观察面色、脉搏和血压变化,观察大便性状和量。

④严禁灌肠,以免加重出血。

(2)肠穿孔

①禁食。

②实施胃肠减压。

③建立、保留静脉通道,保证液体供给。

④观察腹痛进展情况。

⑤做好手术准备。

(3)中毒性肝炎。

(4)中毒性心肌炎

①观察脉搏速率和节律。

②心电图有无低电压、传导异常、S-T 段及 T 波改变等。

③卧床休息,避免激动,保持安静,减轻心脏负担。

卧床休息,抗生素治疗。

(5)溶血性尿毒综合征:抗生素治疗,输血补液,肾上腺皮质激素治疗,抗凝治疗,必要时腹膜透析或血液透析。

12.用药护理

①喹诺酮类抗生素用药期间多饮水。

②左氧氟沙星静脉注射时,速度要慢,20/min,防止血栓性静脉炎。

八、健康教育

1.预防

(1)不饮生水,不生食水产品及海产品。肉类、蛋类食物烧熟煮透,防止病从口入。

(2)不吃不洁食品。

(3)饭前便后洗手。

(4)做好餐具消毒。

(5)饮用水消毒时,余氯应达 0.2～0.4mg/L。

(6)接触患者及其呕吐物须洗手。患者用过的物品、被患者粪便和呕吐物污染的物品,如碗筷、杯子、脸盆便器等可煮沸消毒,或用有效氯为消毒剂消毒,或用 3%漂白粉浸泡 1h。患者呕吐物、粪便用等量 20%漂白粉澄清液混合 2h,方可处理。

(7)做好粪便和污水的管理。

(8)疫苗预防。流行区居民以及到流行区旅行者、清洁工人、实验室工作人员、带菌者家属等可口服伤寒菌苗预防。

2.自我护理

(1)按照医师要求使用抗生素,以保证其效果。

(2)给予肠道隔离方式。隔离治疗至粪便培养二次阴性。

(3)卧床休息,控制随意活动。高热患者绝对卧床休息,退热后 2～3d,床上稍做活动。一般卧床至病程第 5 周才能逐渐恢复活动。

(4)高热期间早、晚及餐后刷牙,保持口腔清洁,必要时加用淡盐水漱口。

(5)发热时应尽量多饮水,保证饮食。

(6)选用高蛋白、高淀粉、适量脂肪、粗纤维含量低的少渣饮食。适量多餐,每日可进食 5～6 次,以减轻肠道负担和保障营养供应。忌用一切生菜、水果。选用的食品要切碎、切细、煮软、嚼烂。少用牛奶、蔗糖、豆浆等,预防腹胀。如有腹泻,应减少饮食中的脂肪量。病情缓解和允许进食时,先用小勺喂温开水或冰开水,每日总量不超过 200～300ml,之后,再逐渐给予淡果汁、牛奶澄清流食。待病情进一步好转,从流食,如蒸蛋羹、蛋花汤等逐渐过渡到半流食,如面条、面片等,再过渡到软饭,如米饭、馒头、营养易消化的炒菜、西红柿鸡蛋汤、馄饨等。少吃或不吃产气食品,如牛奶、豆浆等,防止肠腔胀气。进食时应注意观察身体有无异常,大便颜色有无改变。

(7)观察大便颜色,有无柏油样或果酱样粪便。

(8)当出现腹痛、恶心、呕吐、头晕、出冷汗、心悸等症状及时告知医务人员。

(9)每日定时排便,防止和解除便秘。可口服液状石蜡等润滑剂。便秘者不可用力排便,禁用泻药,可用肥皂头、或安钠素栓、或开塞露肛内注入。腹胀时可用松节油腹部热敷,或肛管排气。

(10)卧床期间,每天定时咳嗽、改变体位,防止坠积性肺炎。

3.出院指导

(1)休息 1～2 周后逐渐增加活动量和工作量。

(2)定期门诊随访,及时送粪便培养。

(3)2 周内,少渣软食。

(郭　聪)

第七节 狂犬病

狂犬病是狂犬病毒所致的中枢神经系统急性传染病,多见于犬、狼、猫等肉食动物,人多因被感染的病兽咬伤而感染。主要临床表现为高度兴奋、恐惧不安、恐水怕风、流涎、发作性咽肌痉挛和进行性瘫痪而危及生命。

一、病原学

狂犬病毒属单股 RNA 型弹状病毒科。对外界抵抗力不强,易被日光、紫外线、甲醛、升汞、季铵类化合物、苯扎溴铵及 70%酒精等灭活。病毒悬液经 56℃ 30~60min 即失去活力。在 0℃以下可保持活力数年。

二、流行病学

1.传染源 主要是病犬,其次为猫和狼,野生动物如狐、吸血蝙蝠、臭鼬和浣熊也是重要的传染源。患病动物唾液中含有多量的病毒,于发病前数日即具有传染性。近年来,发现流行区"健康"带毒犬、猫均具传染性。

2.传播途径 病毒主要通过咬伤进入人体,也可通过其他皮肤损伤或正常黏膜使人感染。极少偶因接触病畜的血、尿、乳汁、组织或吸入含病毒的气溶胶而发病。还有少数病例是通过角膜移植而引起人-人传播。

3.人群易感性 人对狂犬病普遍易感。被病畜咬伤后发病与否和咬伤部位、创伤程度、伤口处理、衣着厚薄和是否注射疫苗有关。头、面、颈部、手指等暴露部位,伤口大而深者易发病。迅速彻底清洗伤口,及时、全程、足量注射狂犬疫苗,可明显减少发病机会。

4.流行特征 该病主要流行于东南亚,非洲及拉丁美洲。农村及城市都有发病。

三、病因与发病机制

1.狂犬病毒主要侵犯脑干与小脑等部位的神经元,引起弥漫性脑膜炎。

2.由于迷走神经核、吞咽神经核及舌下神经受损,可以发生呼吸肌及吞咽肌痉挛,出现恐水、呼吸困难及吞咽困难等症状。

3.交感神经受刺激使唾液分泌和出汗增多。

4.延髓及脊髓受损可以引起各种类型的瘫痪。

四、临床表现

潜伏期最短一般 10d,最长可达 1 年以上,多数为 1~3 个月。典型病例临床经过可分为 3 期。

1.前驱期 常有低热、头痛、乏力、食欲下降、恶心、全身不适等症状。伤口部位及附近出现痛、痒、麻木或蚁走感,继而出现恐惧不安,对痛、声、光、风等刺激敏感。本期持续 1~4d。

2.兴奋期或痉挛期　可分为两型。

（1）躁狂型：以急性暴发性、致死性脑膜炎为特征。患者逐渐进入高度兴奋状态,突出表现为极度恐惧,有大难临头的预兆感,并对水声、光、风等刺激非常敏感,引起发作性咽肌痉挛、流涎、呼吸困难等。其他如声响、光亮、触动等也可引起同样发作。由于声带痉挛,吐词不清,声音嘶哑,甚至失音。患者极度痛苦,无法饮水和进食,并常伴辅助呼吸肌痉挛,导致呼吸困难和缺氧,甚至全身进入疼痛性抽搐状态,每次发作后仍烦躁不安,并有大量出汗及脱水现象。由于自主神经功能亢进,还出现体温升高、心率加快、血压升高、瞳孔扩大。但神志大多清楚。随着兴奋状态的增长,部分患者可出现精神失常、谵妄、幻视幻听、冲撞号叫等症状。病程进展快,多在发作中死于呼吸衰竭或循环衰竭。本期持续 1～3d。

（2）麻痹型：该型国内不多见。呈脊髓神经及周围神经受损的表现。临床上无兴奋期,无恐水症状和吞咽困难,以高热、头痛、呕吐、咬伤处疼痛开始,继则出现肢体软弱、腹胀、共济失调、部分或全部肌肉瘫痪、尿潴留或大小便失禁等,呈现横断性脊髓炎或上升性脊髓麻痹表现。早期用叩诊锤叩击胸肌,可见被叩肌隆起,数秒钟后平复。早期仅在叩诊处出现肌水肿与毛发竖立。病程 4～5d,呼吸肌麻痹是主要死因。

3.昏迷期或麻痹期　痉挛停止,患者暂趋安静,有时尚可勉强饮水吞食,反应减弱或消失,转为迟缓性瘫痪,以肢体软瘫最为多见。眼肌、颜面部及咀嚼肌瘫痪,表现为斜视、眼球运动失调、下颌下坠、口不能闭合和面部缺少表情。有失音、感觉减退、反射消失、瞳孔散大等。呼吸逐渐变为微弱或不规则,并可出现潮式呼吸、脉搏细速、血压下降、心音低钝、四肢厥冷、可迅速因呼吸衰竭和循环衰竭而死亡。死亡前多进入昏迷状态。本期持续 6～18h。

有吸血蝙蝠啮咬而引起的狂犬病,绝大多数病例不出现兴奋期,也无咽肌痉挛和恐水症状,而以上行性瘫痪为主要临床表现。本病一旦出现症状,病情进展神速,几乎 100% 短期内死亡。

五、治疗要点

对症治疗,防治各种并发症。

1.补充水、电解质和热量。

2.维持水电解质平衡,纠正酸碱平衡失调。

3.纠正呼吸衰竭。

4.镇静、止痉。

5.有心动过速、心律失常、高血压等可用 β 受体阻滞药或强心药。

6.有脑水肿时给予脱水药。

六、护理措施

1.隔离方式。实施严密隔离和血液、体液隔离。并有专人护理。

2.保持安静环境。病房尽量远离嘈杂环境。病室要暗,避光,用遮光性好的窗帘。周围不要有噪声、流水声。避免有风吹向患者。室内工作人员穿软底鞋,走路、取拿、放置物品等尽量轻,避免发出声响。恐水症状明显患者洗漱最好用擦拭的方法,工作人员将毛巾打湿后让患者擦拭或为患者擦拭。尽量不让患者看见水、听到水声。

3.护理患者时动作应轻柔,说话声音应柔和,通过更多的关怀和关注,给患者积极的心理支持。

4.所有护理工作尽量集中完成,避免过多刺激患者。

5.绝对卧床休息。意识障碍和肢体瘫痪者定时翻身,最好给予气垫床,防止压疮和过多搬动刺激患者。流涎患者给予头部偏向一侧,以利于涎液及时排出。有精神失常、谵妄、幻视幻听、抽搐、冲撞号叫等症状时应加床栏,或使用束带保护,患者可触及的硬物给予适当包裹,防止坠床或身体撞击硬物受到伤害。

6.根据患者的食欲和咽肌痉挛程度,给予适当形式的高热量和营养丰富饮食。

7.定时测量生命体征,及早发现生命体征异常。

8.观察患者的精神状态,恐惧程度,吐词不清和声音嘶哑、有无失音等声带痉挛程度,有无呼吸困难和缺氧症状。

9.大量出汗、流涎患者准确观察判断排出量,并保证液体的及时供给,防止和尽快纠正脱水。

10.观察有无尿潴留和便秘,必要时给予导尿和促进排便。大小便失禁最好给予纸尿裤,减少皮肤潮湿和污染床单,保持皮肤干燥,防止皮肤潮湿和过多更换床单。

11.依据缺氧和呼吸衰竭程度给予氧气疗法。

七、预防和健康教育

1.做好养犬登记和预防接种。发现野犬、狂犬要立即捕杀。对疑似狂犬者,应设法捕获并隔离观察10d。如出现症状或死亡,应取脑组织检查,并做好终末消毒,深埋火焚毁,切勿剥皮。

2.保护自己,防止被犬咬伤。

3.及时处理伤口

人被咬伤后,及时、正确严格处理伤口对降低发病率有重要意义。应向人群宣传咬伤后立即进行伤口处理的重要性和正确的处理方法。

(1)尽快到正规医院或诊所进行伤口处理。

(2)伤口处理原则

①接触和喂养动物,完好的皮肤被舔,不需要处置。

②裸露的皮肤被轻咬,无出血的轻微抓伤和擦伤,需要彻底消毒伤口,注射狂犬疫苗。

③单处或多处贯通性皮肤咬伤或抓伤,或者破损的皮肤被舔,或开放性伤口、黏膜被污染,除了彻底消毒伤口,注射狂犬疫苗外,还需要注射被动免疫制剂(抗狂犬病毒血清或抗狂犬病毒免疫球蛋白)。

④伤口情况允许,应尽量避免缝合。

⑤伤口的缝合和抗生素的预防性使用应当综合考虑暴露动物类型、伤口大小和位置,暴露后时间间隔等情况区别对待。伤口轻微时,可不缝合不包扎,用透气性敷料覆盖创面。伤口较大,或影响功能时,确需缝合的,在完成清创消毒后,应当先用被动免疫制剂进行伤口周围的浸润注射,以中和病毒。数小时后(不少于2h)再行缝合和包扎。伤口深和大者应当放置引流条,以利于伤口污染物和分泌物的排出。

⑥缝合前一定要进行规范的清创,清创术过程中一定要有患者满意的局部麻醉,患者才能耐受过氧化氢溶液、生理盐水、碘伏彻底冲洗伤口,去除坏死组织,同时所有的伤口都要进行被动免疫制剂的浸润注射。

⑦缝合一般是稀疏缝合,目的是止血,促进伤口愈合,减轻患者的换药痛苦,减少瘢痕残留。

(3)伤口处理方法

①立即针刺伤口周围皮肤,尽力挤压出血或用火罐拔出毒液。切忌用嘴吸吮伤口,防止经口腔黏膜感染。

②20％肥皂水或0.1％苯扎溴铵,或其他有效适用的消毒液反复冲洗伤口0.5h,再用大量清水冲洗。

如果是贯通伤口,可用插管插入伤口内,用注射器反复灌洗。

③冲洗后,用70%乙醇或碘伏反复消毒伤口。

(4)如果病人不接受被动免疫制剂,须向病人解释使用被动免疫制剂的意义:狂犬疫苗使用一般至少7～14d才能产生中和抗体,在体内产生抗体前,如果遇到潜伏期短的患者,疫苗就不能提供保护。此外,被动免疫制剂注射后能够即刻中和大部分伤口局部的病毒,阻止病毒扩散并侵入神经系统,被动免疫制剂的半衰期为14～21d,可为疫苗诱发主动免疫赢得时间。患者只要曾经全程注射过正规合格疫苗,无论多久再次受伤,不需要再次注射被动免疫制剂,只进行伤口处置和疫苗注射即可。

(5)注射被动免疫制剂时,应做好抢救过敏性休克的准备。

4.预防接种

(1)接种狂犬疫苗的适应证为:

①被狼、狐或其他未捕获的野兽所咬者。

②被发病而随后死亡(包括在观察期内)的犬、猫等所咬伤者。

③被下落不明的犬、猫等所咬伤者。

④咬人动物已被击毙,其脑组织已腐败而不能进行病理或病毒检查者。

⑤皮肤伤口为狂犬唾液污染者。

⑥被咬部位在头、颈等处,或伤口大而深者(如咬人动物5d后安然无恙,注射即可终止)。

⑦医务人员的皮肤破损处为狂犬病毒患者唾液污染者等。

(2)疫苗须肌内注射,成人须注射于三角肌,儿童注射于大腿肌肉前外侧区,切勿注射于臀部。

(郭　聪)

第八节　艾滋病

艾滋病即获得性免疫缺陷综合征(AIDS),是人体感染人类免疫缺陷病毒(HIV)后,机体免疫功能不断遭到 HIV 破坏,使人体对威胁生命的各种病原体丧失了抵抗能力,从而发生多种感染或肿瘤,最后导致死亡的一种严重传染病。人体感染 HIV 后终身携带。HIV 在人体内的潜伏期长短不一,在发展成艾滋病病人以前外表看上去正常,可以没有任何症状地生活和工作很多年。一旦进入艾滋病期,病死率高,几乎无救治成功的病例。

一、病原学

HIV 属逆转录病毒科慢病毒亚科。迄今已发现 HIV 有两种血清型:HIV1 型和 HIV2 型。HIV1 型是世界各地的主要流行株,HIV2 型主要流行于非洲,特别是西非。HIV1 型比 HIV2 型的致病力更强。

在室温下,液体环境中的 HIV 可以存活15d,被 HIV 污染的物品至少在3d内有传染性。病毒含量低的血液,经过自然干涸2h后,活力才丧失;而病毒含量高的血液,即使干涸2～4h,一旦放入培养液中,遇到淋巴细胞,仍然可以进入其中,继续复制。所以,含有 HIV 的离体血液可以造成感染。HIV 对热敏感,56℃,30min 能灭活。一般消毒剂如70%乙醇、0.2%次氯酸钠、漂白粉、5%～8%甲醛溶液及 $5000×10^{-6}$ 的有机氯溶液等均能灭活病毒。

二、流行病学

1.传染源　无症状 HIV 感染者及艾滋病患者为本病传染源。

2.传播途径

(1)性接触传播:是本病的主要传播途径。包括同性、异性和双性性接触。

(2)血液传播:注射传播:共用感染针头,如药瘾者共用针头;输注污染的血或血制品;感染血液和体液通过皮肤破损伤口感染。

(3)母婴传播:为婴儿 HIV 感染最主要的途径。感染本病的孕妇可以通过胎盘、产程中及产后血性分泌物或喂奶等传播给婴儿。

(4)其他途径:应用病毒携带者的器官进行移植,人工授精、被污染针头刺伤等。

3.易感人群　人群普遍易感,但与个人的生活方式、卫生习惯及社会因素的影响等有关。成人高危人群包括:静脉注射吸毒者、同性恋、性滥交或卖淫嫖娼者、血友病或经常接受输血、血制品患者、器官移植者、非法采供血者、意外暴露者(如在高发区包括文身、穿耳洞等会造成皮肤破损的活动)。发病年龄主要为 40 岁以下的青壮年。

4.流行特征　在 210 多个国家和地区造成流行,至少有 4000 万名 HIV 感染者。目前全球艾滋病的流行以非洲为主,欧、美等发达国家的 HIV 感染率已趋于下降,而亚洲地区的感染率和发病率近年迅速增加。

三、发病机制

据目前的研究,可能与以下机制有关。

1.HIV 感染引起的免疫反应,使 HIV 感染者长期处于无症状状态。

2.HIV 对 $CD4^+$ T 细胞(包括辅助性 T 细胞、单核细胞及巨噬细胞等)有特殊的亲嗜性。T 细胞感染 HIV 后引起的免疫抑制,导致 T 细胞数量减少,当 $CD4^+$ T 细胞数量减少至 $0.2 \times 10^9/L$ 以下时,则易发生机会性感染或肿瘤。单核巨噬细胞感染 HIV 后,成为 HIV 病毒贮存仓库,并在携带病毒通过血-脑屏障到达中枢神经系统的过程中起了重要作用。HIV 还可能感染 B 细胞,使体液免疫出现异常,从而出现对抗原刺激的抗体反应异常及自身免疫现象。

3.机体感染 HIV 后,在 HIV 病毒复制过程中会产生大量的变异株,HIV 变异株能逃避特异的体液及细胞免疫的攻击。此外,在感染过程中变异株的毒力也在由低毒力向高毒力转变,由此可能影响疾病的进程及严重性。

4.其他因素的影响。HIV 感染常潜伏多年而不发展成 AIDS,却可能在某个时候病情迅速进展,此时可能与机体受到某些因素的刺激,如毒品、巨细胞病毒、EB 病毒或其他的病毒感染等有关。此外,遗传的、行为的、环境的因素也可能影响发展成 AIDS 的速度。

5.病理变化呈多样性、非特异性。主要表现有机会性感染引起的病变,淋巴结病变及中枢神经系统病变。

四、临床表现

HIV 感染可分为急性 HIV 感染、无症状 HIV 感染和 AIDS 三期。其中对急性 HIV 感染期、无症状

HIV 感染期的患者统称为 HIV 感染者,对 AIDS 期的患者称为艾滋病病人。

1.急性 HIV 感染期　通常发生在接触病毒后 1 周到 10d,表现为类似感冒或单核细胞增多症的感染症状。出现发热、肌肉关节酸痛、咽喉炎、淋巴结肿大等全身症状,部分患者可出现皮疹、恶心或呕吐、腹泻、脑膜炎或外周神经病变等。经过对症处理甚至未经治疗,2～3 周后可以恢复正常。

实验室检查:①HIV 抗原测定阳性;②抗体测定,在"窗口期"(感染后 4～6 周)抗体可能测不出;③T 细胞检查,初期 CD4$^+$T 淋巴细胞的数目减少或正常,CD8$^+$T 淋巴细胞的数目增加而导致 CD4/CD8 比例倒置,在未经治疗的情况下,T 细胞数目和比例可以恢复到正常。

2.无症状 HIV 感染期　此期又称为临床潜伏期,一般为 2～10 年,平均 6～8 年。常无任何症状及体征,但可有全身淋巴结肿大。

实验室检查:①T 淋巴细胞逐渐缓慢下降;②血中病毒量基本维持低水平并缓慢增加。

3.持续性全身淋巴结肿大综合征　主要表现除腹股沟淋巴结以外,全身其他部位两处或两处以上淋巴结肿大。淋巴结肿大直径在 1cm 以上,质地柔韧,无压痛,无粘连能自由活动。一般持续肿大 3 个月以上,部分患者肿大 1 年后逐步消散,也有再次肿大者。

4.AIDS 期

(1)体质性疾病:发热、乏力、不适、盗汗、厌食、体重下降、慢性腹泻和易感冒等症状。

(2)神经系统症状:头痛、癫痫、进行性痴呆、下肢瘫痪等。

(3)严重的临床免疫缺陷:出现各种机会性病原体感染,而且常多种病原混合感染。主要包括蠕虫、原虫、病毒、真菌及细菌等的感染。90％以上的艾滋病病人存在巨细胞病毒感染,并且经常影响两个或多个器官。

(4)继发性肿瘤:卡氏肉瘤、非霍奇金病等。

(5)免疫缺陷并发其他疾病:慢性淋巴性间质肺炎等。

五、实验室检查

1.血常规白细胞和血红蛋白下降。

2.T 细胞检查。CD4$^+$T 淋巴细胞减少,CD4/CD8 比例下降,常＜1.0(正常为 1.75～2.1)。

3.可找到上述各种合并感染的病原学或肿瘤的病理依据。

六、治疗要点

1.一般治疗　对 HIV 感染者可保持正常的工作和生活,但应进行病原治疗,并密切监测病情变化。

2.抗病毒治疗

(1)核苷类逆转录酶抑制药:齐多夫定、双脱氧胞苷、双脱氧肌苷、拉米夫定、司坦夫定。

(2)非核苷类逆转录酶抑制药:奈非雷平。

(3)蛋白酶抑制药:沙奎那韦、英地那韦、奈非那韦、利托那韦。

强调联合用药,常用一种蛋白酶抑制药加两种核苷类逆转录酶抑制药,或两种蛋白酶抑制药加一两种核苷类逆转录酶抑制药,这样能同时抑制 HIV 复制过程的多个环节,可高效抑制 HIV 复制,最大限度降低耐药性,提高患者生活质量和存活率,显著降低母婴垂直传播的危险性等。

3.调节机体免疫功能　应用免疫增强剂,如胸腺素、白细胞介素-2 等。

4.并发症治疗

(1)卡氏肺孢子虫肺炎:喷他脒、复方磺胺异噁唑。

(2)卡氏肉瘤:AZT 与 α 干扰素联合治疗或联合化疗。

(3)隐孢子虫感染:螺旋霉素。

(4)弓形虫病:螺旋霉素、克林霉素、乙胺嘧啶。

(5)巨细胞病毒感染:更昔洛韦。

(6)隐球菌脑膜炎:氟康唑。

5.支持及对症治疗　　输血、营养支持、补充维生素特别是 B_{12} 和叶酸。

6.预防性治疗

(1)结核菌素试验阳性者:用异烟肼。

(2)$CD4^+$ T 淋巴细胞少于 $0.2×10^9/L$ 者,应接受肺孢子虫肺炎预防:喷他脒气雾剂、TMP-SMZ。

(3)被污染针头刺伤或实验室意外者 ZAT 治疗。

七、护理措施

1.隔离措施。血液体液隔离,免疫力极度低下者实行保护性隔离。

2.病室应为单间、通风、光线充足,保持病室清洁,根据病人情况和病室条件定时实施空气消毒和物体表面消毒,必要时用空气净化器。

3.适当活动和休息。如病情允许可室外活动甚至适当锻炼,提高机体抵抗力。病情较重或严重并发症应限制活动或绝对卧床休息。

4.饮食护理

(1)对于成人 AIDS 患者,维持体重需增加 20%～30% 的能量,对体重下降的儿童需增加 50%～100% 的能量。在增加热量的同时,可按照推荐每日营养素供给量(RDA)的水平补充多种微量营养素。

(2)为了增加能量,建议使用高热量、高蛋白、富有维生素的饮食,除正规的三餐之外,增加吃点心或零食的次数。

(3)应摄取足够的水分,牛奶、果汁或巧克力等饮料,可以当水来喝;喝热汤时可加入肉类、面条或蛋类来增加汤的总热量,以达到增加或维持体重的效果。

(4)适量的蔬菜及水果,每日维持 4～5 份。多摄取蛋白质丰富的食物,例如肉类、蛋、奶油花生等。

(5)维生素 B_{12} 和叶酸含量丰富。

(6)腹泻患者应补充足量的水分,增加含有丰富钾离子的食物如香蕉、马铃薯、鱼和肉类。有些食物对止泻有帮助,例如白饭、吐司、白面包、水煮白面条等。尽量保持正常饮食次数,或维持少量多餐,食物温度要适中,忌高油脂食物,如油炸食品;忌辛辣、生冷食物;忌易胀气食物,如牛奶、豆类食物。

(7)恶心呕吐患者,也要设法进食,可采取少量多餐的方式。应选择咸的食物,避免吃过甜的食物;选择简单且尽量是较干的食物如面包、饼干、米饭,或布丁、冰淇淋、优酪乳等。进餐应选择空气流通的环境,症状严重时,要选择平时最喜爱的食物。

(8)口腔食管溃疡,因疼痛而吞咽困难的患者,除对症治疗外,应保持口腔清洁,温盐水漱口以减轻疼痛,改善食物的酸碱度、温度、软硬度、食品味,有助于进食的耐受。可选择流质或半流质饮食,如蘑菇马铃薯浓汤、鸡蓉玉米汤、冰淇淋、香蕉泥、优酪乳、燕麦粥或其他粥品类,以及婴儿用食品等。注意食物的温度,可选择温凉或棒冰类的冷冻食品可能会减轻吞咽疼痛。忌喝橙、葡萄、番茄或其他果汁,避免果汁的酸性刺激口腔。

(9)对于严重营养不良、不能进食的患者,应给予鼻饲或全静脉营养。

5.病情观察

(1)根据情况,定时测量生命体征。

(2)定期测量体重。

(3)观察乏力程度、发热时热型及伴随症状,食欲和进食量,有无咳嗽咳痰、呼吸困难和缺氧症状,有无吞咽困难,观察口腔是否有白斑,排尿和排便情况,尿量,大便的次数和性状,有无头晕、头痛、进行性痴呆、幻觉、癫痫、肢体瘫痪、痉挛性共济失调,有无皮肤、牙龈出血、脑出血等表现。

6.预防感染

(1)不去人多和空气不良场所,如必要去应戴口罩。

(2)保护性隔离患者其被服应消毒后使用。不吃不洁食品,做好餐具的清洁或消毒。

(3)保护皮肤、黏膜,防止破损和感染。

(4)做好口腔护理。每天定时尽量采取刷牙方法清洁口腔,餐后刷牙,不能刷牙者行漱口或口腔擦拭,必要时可用漱口水刷牙和漱口。发现口腔白斑,取白斑做涂片或培养。真菌感染可用2%碳酸氢钠溶液漱口;制霉菌素2片磨散加甘油制成悬液局部涂擦;鹅口疮可用克霉唑或酮康唑粉剂涂擦口腔。

(5)卧床患者定时翻身、叩背,实施咳嗽训练。

(6)做好肛门和会阴部护理。长期腹泻或肛周感染的患者,应注意肛周皮肤清洁、干燥,可涂无菌凡士林或扑以少量滑石粉,防止皮肤溃疡引起多重感染。定期行会阴冲洗,防止泌尿道感染。

7.有呼吸困难者,给予半卧位,及时给予氧气吸入,根据病情和血气值采取不同的给氧方式和浓度。如痰多黏稠,可用糜蛋白酶雾化吸入。排痰过多时,适当补充水分。

8.腹泻次数和量较多时,应尽量准确记录排便量,根据排出情况鼓励病人进食,饮水,防止脱水和电解质紊乱。

9.意识障碍者加床栏或约束带,防止坠床。肌力减退者下床应由人搀扶、或用助走器以防跌倒,严重者禁止下床。

10.肌力减弱者协助生活护理,适量进行被动运动,保证肢体在功能位置。

11.精神支持

(1)不要表现出害怕感染的行为,以免增加患者的心理负担。

(2)充分与患者沟通,了解其想法和需求。通过倾听与回应建立起信任的良好关系。

(3)联系家属,定时看望患者,给予精神安慰和支持。

(4)可由心理学家对患者进行心理支持。

(5)患者可以在治疗过程中分小组在一系列体验互动与自助方法的过程中,面对现实、接纳自己、减轻孤独感,从而达到相互支持、重建生活信心、提高生活质量的目的。

(6)寻找一部分各方面状况较好的患者向其他患者提供心理支持服务,帮助他们接受现实,并提供最符合他们需要的信息,从而达到医护人员不能达到的良好效果。

12.对症护理。

八、健康教育

1.感染者和患者

(1)加强营养,维持和增加体重。

告知患者营养缺乏可导致身体的免疫功能进一步恶化,并影响其他生理功能,营养良好就可延长病人的生存时间;另外,足够的蛋白质储备和充足的微量营养素对许多治疗药物的疗效起促进作用。

①一般 HIV 感染者,如果未出现任何症状,则保持正常的饮食,适当增加 15% 的能量摄入即可;HIV 感染者,如果出现轻微症状,应重视自己的饮食情况,不能因为食欲不佳而影响摄取量或均衡的食物种类,HIV 选择自己喜欢的食物尽量多吃,以维持体重;HIV 感染者,已经出现严重症状或已经进入 AIDS 期,则需要增加能量以纠正已经出现的体重下降情况,并设法选择合适的食物,使体重不出现进一步的下降。

②在食物选择上,应选择高能量、高蛋白食物,如肉类、蛋、牛奶、豆制品等;多种蔬菜和新鲜水果,保证每餐进食 5 种以上食物。注意饮食卫生,饭前便后洗手,肉类应煮熟煮透,防止摄入微生物而引起机会感染。

③长期服用抗病毒药物的患者,应注意脂肪的摄入量不宜过高,避免高胆固醇食物和饱和脂肪酸的摄入,如动物内脏、动物脂肪等。增加蔬菜和水果的摄入,以及不饱和脂肪酸的摄入,如鱼类、植物油等。

(2)休息与活动:一般 HIV 感染者,日常生活、休息和活动基本不受限制,可适当进行锻炼,增强抵抗力。如出现轻微症状,应及时治疗和用药,注意适当休息,减少活动,症状好转应开始锻炼肌肉的力量。进入 AIDS 期,应限制活动,卧床休息,要注意保护肌肉及关节的功能,进行被动锻炼,勤翻身,按摩受压部位,保持皮肤卫生等。

(3)用药指导

①因为药品价格昂贵、不良反应大、患者需在每天的不同时间服用许多药丸,依从性差。告知患者一旦不能完全遵守治疗方案,治疗效果就会变差,或可出现有抗药性的 HIV 毒株,一旦停药,血液中 HIV 病毒载量短期内可以反弹。因此,按要求服药,遵守服用剂量和时间。

②注意观察药物的副作用,定期做化验检测。

齐多夫定:引起贫血或粒细胞减少。服药期间应定期检测血常规,最初 3 个月至少每 2 周 1 次。中性粒细胞过低($<0.75\times10^9$/L)或血红蛋白过低(<75g/L)者禁用。

茚地那韦:转氨酶升高、血脂升高、血糖升高等。一般不需停药。长期应用可引起脂肪过多综合征,表现为腹部、颈部脂肪大量积聚,此即所谓 HIV 脂肪重新分布综合征,又称脂肪营养不良综合征。个别可引起肾结石,服用时应嘱患者每日至少饮 8 杯水。

艾法韦仑:皮疹、头晕、恶心、头痛和乏力,发生于治疗开始的最初 2 周。

以上抗病毒药物常被选为联合用药,及时、合理和正确地选取多种药物的联合治疗可以显著延长患者的生命和降低病死率。

(4)由于紫外线可激活 HIV,因此 HIV 感染者应减少紫外线照射。

(5)HIV 感染者无论是否有症状,都应每 3 个月检查 1 次 CD4$^+$ T 淋巴细胞计数和 HIV-RNA 病毒定量,出现下列化验结果时应考虑开始抗病毒治疗:①CD4$^+$ T 淋巴细胞计数$<0.35\times10^9$/L;②CD4$^+$ T 淋巴细胞在$(0.35\sim0.5)\times10^9$/L,但快速减少者;③无论 CD4$^+$ T 淋巴细胞计数的多少,只要血浆中 HIV-RNA >10000 拷贝/ml 者;④艾滋病病人(继发感染被控制后)。

(6)艾滋病的死亡原因主要是机会性感染,因此早期发现、早期预防和治疗机会性感染就显得十分重要。对 CD4$^+$T 淋巴细胞计数<0.2×10^9/L 的艾滋病病人要常规口服复方新诺明预防卡氏肺孢菌肺炎和弓形虫脑病。对结核菌素试验阳性的患者应及时进行抗结核治疗。

(7)指导患者密切注意自身身体的变化,哪怕是一些微细的和无痛性的改变;熟悉 AIDS 的主要临床表现有:发热、咳嗽、咳痰、食欲下降、体重减轻、腹泻、头痛、头晕、排便及排尿功能失调,肢体感觉及运动异常,皮疹、皮肤及口腔溃疡,口腔黏膜白斑,外阴及眼部的感染等。一旦出现上述症状应及时就诊。

(8)HIV 感染者应节制性生活,在进行性行为时要使用双层安全套。被诊断为 HIV 感染后无论有无症状,都应以适当的方式通知其配偶或性伴侣。

(9)患者和 HIV 感染者生活中发现皮肤、黏膜损伤要妥善包扎处理。不要让自己的血液(包括经血)污染物品。

(10)患者和 HIV 感染者应禁止捐献全血、血浆、器官、组织或精液。

(11)男女双方中任何一方 HIV 阳性者,即使没有症状都应避孕;怀孕者应早期终止妊娠。

2.社会人群

(1)不直接用手接触他人的血液和体液,接触他人血液和体液时应戴手套。如果直接接触他人血液和体液后,应洗手。皮肤有破损,禁止破损处直接接触他人的血液和体液。

(2)被他人血液体液污染处和物品,应执行先消毒后清洗的原则。如确认是污染血、体液污染,严格执行该原则。

(3)不与他人共用可接触到血液和体液的用品,如牙刷、剃头刀、刮脸刀片、指甲剪、注射器等物品,除非实施消毒后。

(4)禁止性乱交。必要时戴安全套。

(5)如果明确被 HIV 有无污染,如被 HIV 污染的针头刺伤,皮肤黏膜破损处接触了含有 HIV 物质等,应立即挤压伤口,让血液流出,用清水、肥皂水冲洗伤口,再用 10%的碘伏或 70%的乙醇擦拭消毒伤口,并及时到医院咨询处理。

(郭　聪)

第十章　普通外科疾病的护理

第一节　概述

一、普通外科疾病一般护理常规

1.新入院患者,接待安置,介绍病区环境及入院须知,介绍责任护士及主诊,主治,并通知医师,及时床旁询问患者并处理,急诊入院患者在无医嘱前应禁食水,对于急诊消化道出血的患者,立即建立静脉通道,快速补充血容量,一般应保持 2 条以上的静脉通道,如果患者周围循环衰竭,肢体血管静脉穿刺困难时,应立即配合医师行大静脉置管或 PICC 置管,快速补充血容量,维持血压稳定。

2.全面收集资料,测体温、脉搏、呼吸、血压、体重,做好入院评估,按病历书写规范及时完成护理首页记录及一般护理记录。新患者入院 3d 每日测体温 3 次,连续 3d 体温正常改为每日 1 次异常者如体温高于 37.5℃每日测体温 3 次,连测 3d,如体温高于 38℃每日测体温 4 次,体温高于 39℃则每日测体温 6 次,每日下午 14:00 记录 24h 大便次数,大便异常者应及时通知医师留取标本送验并治疗。

3.做好血、尿、粪常规、出凝血时间、血型,老年患者的血气分析及肝、肾、心、肺功能等检查。

4.告诫患者要严格遵医嘱饮食,对于各种胃肠镜检查要按照检查前的饮食注意事项进行饮食,按时服用泻药排空肠道,要耐心地对患者做好心理护理。

5.胃肠患者手术后,应鼓励患者及早下床活动,老年患者要指导咳痰,定时给予氧气雾化吸入,振肺仪辅助治疗,对于肠蠕动恢复较慢者遵医嘱给予乳酸红霉素等药物治疗及针灸,超声药物渗透等促排气治疗。

6.对于胃肠手术后患者应密切观察病情,观察脉搏、呼吸、血压、体温、腹腔引流液的量及颜色,一旦在 24h 内出血量达 800ml,颜色鲜红,出现皮肤湿冷,脉搏细数,面色苍白,四肢冰冷,收缩压血压低于 90mmHg 等休克现象,应立即通知医生并紧急处理。

7.腹腔引流管及胃管护理:细心观察各种引流管引流情况,情况异常及时报告医师,引流袋需每天更换并计量。对于胃部术后留置胃管的患者,要严防胃管脱出,每日更换胃管胶布,每日早中晚冲洗胃管 3 次,患者下床活动时,要固定好各种引流管道,并告知患者固定的位置要低于引流口位置,严防引流液逆流导致感染。各种造口袋要及时观察周边有无外渗,引流液多时要及时处理并计量。

8.按医嘱准确记录出入量及各种引流液的量。

二、普通外科疾病术前护理常规

1.按普通外科疾病一般护理常规。

2.护理评估:询问患者既往健康史及家族史。做好药物过敏试验并记录。

3.术前宣教

(1)术前饮食指导:嘱胃部及肠道手术患者术前 1d 中午吃易消化的饮食如面条,面片汤等,上午 12:00 服用 50% 硫酸镁 50ml,随即饮水 1500～2000ml,下午 18:00 服用 50% 硫酸镁 50ml,随即饮水 1500～2000ml,对于肠蠕动较慢者,可以适量下床活动以促进肠蠕动,遵医嘱于 13:00、16:00、19:00 按时服用肠道消炎药(红霉素,甲硝唑,硫酸庆大霉素等),对于老年体弱的患者晚饭可以以口服 SP,TPF-D,肠内 AA 粉等营养液替代,甲状腺,乳腺手术患者术前 1d 正常进食即可。

(2)术前适应性锻炼:指导患者术后如何翻身,咳痰,并告之早期下床活动等预防肠道粘连的重要性。

4.术前准备

(1)告知患者晚 22:00 后禁食水。

(2)术前备皮:备皮时应注意动作轻柔,注意保暖。

颈部手术:由下唇至胸骨角,两侧至斜方肌前缘。

乳房及胸部手术:上至锁骨上部,下至肋缘下,患侧乳房或胸部过同侧腋中线,至对侧腋中线,包括同侧上臂和腋窝皮肤。

腹部手术:上至乳头连线,下至耻骨联合,两侧至腋后线,并剃去阴毛。

会阴及肛门部手术:上至耻骨联合,下至肛门周围,两侧至大腿上 1/3 内侧及腹股沟部。

腹股沟部手术:上至脐部,下至肛门部,对侧至腹股沟部,同侧至大腿内侧上 1/3 处。

下肢手术:以切口为中心,上、下延长 20cm 并环绕肢体的皮肤。

(3)物品准备:遵医嘱给予术中特殊带药(抗肿瘤用药氟尿嘧啶等),将病历、X 线片、CT 片、术中用药及腹带等手术所需物品与手术室护士核对好后让其带入手术室。

(4)术前 1d 应进行卫生整顿,如洗澡,剪指甲,剃胡须,理发,更换病号服等。进入手术室前,应嘱患者取下义齿、眼镜、手表、发夹、耳环、项链等饰物交由家属保管。

(5)术日晨遵医嘱放置胃管,肌内注射硫酸阿托品,排空膀胱。

三、普通外科疾病术后护理常规

1.按普通外科疾病一般护理常规。

2.病情观察

(1)生命体征:了解患者麻醉方式和术中情况,术后回病房后严密观察患者生命体征变化,测体温、脉搏、血压、呼吸 1 次,大手术者每 15～30min 监测脉搏、血压、呼吸 1 次,病情稳定后,改为每 4h 测生命体征 1 次并记录。术后患者意识恢复较慢时,注意有无肝功能损害、低血糖、脑缺氧、休克等所致的意识障碍。

(2)伤口:观察患者手术切口有无渗血、渗液。一旦发现出血,应观察其出血量、速度、血压、脉搏;如有休克征象,及时报告医师,进行处理。除药物止血外,必要时准备手术止血。如需再次手术,配合做好术前准备。患者切口有渗血、渗液时,应立即更换敷料。

(3)引流:观察并记录引流液的性质和量。如短时间内引流量异常增多,则有继发性出血的可能,结合患者血压和心率的情况,报告医师并配合进行对症处理。

3.卧位。①腰麻术后去枕平卧6h,以防低颅压性头痛,如发生头痛,可取头低脚高位。②硬脊膜外麻醉后:根据患者病情,可取平卧位、侧卧位或半卧位。③全身麻醉后去枕平卧6h,麻醉清醒后,腹部手术患者应取半卧位,以减轻腹部伤口张力,利于渗出液向盆腔积累,预防膈下脓肿,减少毒物吸收,促进伤口愈合。

4.引流管护理。普通的引流管有胃管、肠管、腹腔双套管、骶尾引流管、留置导尿管以及各种伤口、脓肿的引流管等。各种引流管的安放可以引流消化道、胆道及体腔的各种积液,有助于疾病的诊断、治疗和病情观察。因此应做好以下的护理:①引流管固定要稳妥,引流管的长度要适宜,以便于患者翻身、坐起等活动,防止脱落、扭曲。对于麻醉未完全清醒和烦躁不安的患者应有安全防护措施,防止自行拔管。②保持引流管通畅,使其起到充分引流的作用。各种引流管的接口径要大,防止血块或残渣堵塞。胃肠减压管应保持通畅并持续负压吸引,每6小时冲洗1次。③密切观察各种引流液的性质和量,并准确记录。④定时更换引流管,引流袋,更换时应严格无菌技术操作,防止逆行感染。

5.术后不适的观察和护理

(1)疼痛:术后1～2d患者可出现不同程度的切口疼痛,表现为不愿主动翻身、活动、咳嗽、表情痛苦。护士应给予心理安慰,鼓励患者主动活动,在患者翻身、活动、咳嗽时,协助患者双手按压切口处以减轻疼痛。患者疼痛剧烈时,遵医嘱给予镇痛药。

(2)恶心,呕吐:因术中麻醉药物的不良反应,多数患者术后会出现不同程度的恶心、呕吐,患者呕吐时,护士应协助患者头偏向一侧,及时清除呕吐物。呕吐严重时,报告医师。

(3)腹胀:术后早期腹胀常是由于胃肠道蠕动受抑制,肠腔内积气无法排出所致。腹腔镜手术由于术中 CO_2 气腹,患者腹胀更为明显。随着胃肠功能恢复、肛门排气后症状可缓解。若手术后数日仍无肛门排气、腹胀明显,应报告医师进行进一步处理。

6.术后并发症的观察和护理

(1)出血:术中止血不彻底或术后缝线脱落均可引起术后出血,出血量少时形成局部血肿,出血量多时则可发生出血性休克。因此要密切观察患者生命体征,对放置引流管的患者,应记录引流液的性质和量。

(2)切口感染:术后3～5d,如患者出现体温升高、脉搏细速、局部红肿、压痛明显、白细胞计数升高等现象,应考虑切口感染,根据病情给予抗生素、理疗等治疗。

(3)呃逆、腹胀。①呃逆:多为短暂性的,为膈肌痉挛所致。可通过抽出胃内容物,使用少量镇静药或穴位封闭以解除呃逆。②腹胀:术后由于胃肠蠕动受抑制所致。应根据病情,鼓励并协助患者术后24h开始翻身,促进肠蠕动使之及早排气,以解除腹胀。如肠蠕动恢复缓慢,可协助进行腹部按摩,必要时给予肛管排气,胃肠减压或药物治疗。

(4)肺部并发症:是患者术后发生肺不张、肺部感染、肺水肿、成年人呼吸窘迫综合征等各种肺部异常的统称。与术中麻醉、术后切口疼痛、术后机体抵抗力下降、输液量及速度不当等因素有关。因此术后24h应鼓励、协助患者翻身活动,同时给予双肺区的叩背,协助患者保护切口,做深呼吸运动、咳嗽、排痰,以便及时清除呼吸道分泌物;如痰液黏稠不易咳出时,应给予超声雾化吸入或口服祛痰药,对咳嗽乏力的患者,必要时使用支气管镜吸痰。

(5)尿潴留、尿路感染:由于术中麻醉对膀胱逼尿肌的影响和不习惯于床上排尿,术后易出现尿潴留。对术后12h内不能自行排尿且膀胱充盈的患者,应行留置导尿。长期留置导尿管者易发生尿路感染。因此,对留置尿管者应保持会阴部清洁、干燥;留置尿管每周更换1次,引流袋每周更换2次。已发生尿路感染的患者应选用有效的抗生素治疗。

（6）下肢深静脉血栓：肥胖及活动受限的患者易发生下肢深静脉血栓，其主要症状为患肢疼痛、肿胀、压痛等，因此对患肢应注意观察其下肢有无以上症状，以便及时治疗。术后应鼓励并协助患者早期活动，以预防深静脉炎发生。

（7）维持水电解质酸碱平衡：术后禁食的患者给予输液，以维持其水电解质和酸碱平衡。准确记录患者 24h 的出入量。

（8）预防口腔炎、腮腺炎：正常人唾液中溶菌酶有抑菌作用，而术后禁食的患者，由于抵抗力下降，唾液分泌减少易并发口腔炎、腮腺炎，因此，根据患者口腔的 pH 值选择口腔护理液，进行口腔护理，每日 4 次。

（9）预防压疮：根据术后病情协助并鼓励患者翻身，必要时每 2 小时翻身 1 次，给予温水擦背，按摩背部和骨突处皮肤，每日 3 次，以促进血液循环，使皮肤清洁干燥，同时注意保持床单平整，防止发生压疮。

（吴晓红）

第二节　胃肠系统解剖生理

胃肠系统由口、咽、食管、胃、小肠和大肠及附属器官、消化腺（唾液腺、肝脏、胆囊、胰）组成。主要功能是摄取营养和消化食物。

一、胃

（一）胃的解剖
胃位于腹腔内左上方，上连食管的一端为贲门，下接十二指肠的一端为幽门。胃的上缘凹而短，称胃小弯；下缘凸而长，为胃大弯。在离幽门 5～6cm 处的胃小弯有一凹陷，叫角切迹（亦称幽门窦切迹）。胃可分为三部分：①胃底：高出贲门水平的部分；②胃窦：位于角切迹右方；③胃体：介于胃底与胃窦之间。

（二）胃的生理功能
1.贮存和搅拌食物成食糜，并将食糜分次排至小肠。

2.分泌胃液和消化酶，如凝乳酸、解脂酸和胃蛋白酶原。其中胃蛋白酶原在胃液内盐酸的作用下转变为胃蛋白酶，将食物中蛋白质水解成为蛋白脉和蛋白胨，为小肠的进一步消化和吸收作准备。

3.生成内因子，促进 $VitB_{12}$ 的吸收。

二、小肠

（一）小肠的解剖
小肠是指胃幽门至盲肠之间的一段肠管，分为十二指肠、空肠和回肠三部分。三部分之间无明显的解剖标志，一般认为：小肠上段 2/5 为空肠，位于左上腹和右上腹；下段 3/5 为回肠，分布于下腹和盆腔。十二指肠与空肠交界处位于横结肠系膜根部、第 2 腰椎的左侧，为十二指肠空肠悬韧带（Treitz 韧带）所固定。空肠和回肠通过小肠系膜附着于腹后壁，活动度大。小肠肠壁分为：浆膜层、肌层、黏膜下层、黏膜层。

（二）小肠的生理
1.消化、吸收功能　除了接受胰液和胆汁外，小肠黏膜腺体能分泌含有多种酶的碱性肠液，使食糜在小肠分解成葡萄糖、氨基酸、脂肪酸后经小肠黏膜吸收。

2.吸收内源性物质　其主要成分为水、电解质、各种维生素以及胃肠道分泌液和脱落的胃肠道上皮细胞。男性成人这些内源性物质的液体量估计每天达8000ml左右,因此,小肠疾病如肠梗阻或肠瘘发生时,可引起严重营养障碍和水电解质紊乱。

3.分泌多种胃肠激素　如肠促胰液素、肠高血糖素、生长抑素、抑胃多肽、胃动素、缩胆囊素、血管活性肠肽等。

三、大肠

(一)大肠的解剖

大肠起自盲肠,止于肛门,由结肠、直肠、肛管三部分组成。

结肠包括盲肠、升结肠、横结肠、降结肠和乙状结肠,下接直肠。成人大肠长约1.5m。在末端回肠进入盲肠处有回盲瓣,具有括约肌,可防止回肠内容物过快进入结肠,有利于小肠对食物的消化和吸收,并能阻止结肠内容物反流回小肠。

结肠的肠壁分为四层:黏膜层、黏膜下层、肌层和浆膜层。结肠的外层有三条纵行的结肠带,结肠带之间有多个结肠袋,结肠壁上有多个脂肪垂,这是结肠的解剖标志。

直肠是结肠的延续,上接乙状结肠,下连肛管,长约12~15cm,直肠上端大小似结肠,下端扩大成直肠壶腹,是粪便排出前的暂存部位。直肠壶腹部黏膜有上、中、下三个横行的半月形皱襞,称为直肠瓣,有阻止粪便排出的作用,黏膜在近肛管处有8~10个隆起的纵行皱襞,为肛柱。肛柱内有直肠动脉终末支和由直肠上静脉丛形成的同名静脉,内痔即由此静脉丛曲张扩大而成。在直肠与肛管交界处,由肛瓣及肛柱下端组成呈锯齿状的线,称齿状线。

齿状线解剖及临床特点见表10-1。

表 10-1　齿状线解剖及临床特点

	齿状线以上	齿状线以下
结构	粘膜	皮肤
动脉血供	直肠上、下动脉	肛门动脉
静脉回流	痔内静脉丛回流至门静脉	痔外静脉丛回流至下腔静脉
神经支配	受自主神经支配,无疼痛感	受脊神经支配,疼痛敏感
淋巴回流	腹主动脉周围或髂内淋巴结	腹股沟淋巴结或髂外淋巴结

肛管是消化道的末端,上自齿状线,下至肛缘,长约3cm。肛门括约肌分为外括约肌与内括约肌,外括约肌由皮下部、浅部和深部三部分组成;内括约肌由外层纵肌和内层环肌组成。在未排便时,肛门处于紧闭状态。

直肠肛管的血液供应来自直肠上动脉、直肠下动脉、肛门动脉和骶中动脉。直肠上动脉是直肠供应动脉中最主要的一支,它来自肠系膜下动脉。

直肠肛管静脉丛有两个:直肠上静脉丛,位于齿状线上,经肠系膜下静脉回流至门静脉;直肠上静脉丛,位于齿状线下,回流至下腔静脉。

(二)大肠的生理功能

结肠的主要功能是吸收水分、电解质和葡萄糖,储存和排泄粪便,并利用某些细菌合成维生素K、维生素 B 复合物;分泌碱性粘液,润滑结肠壁,以利于粪便移动。

直肠、肛管的主要功能是排便。排便时通过结肠蠕动,粪便由乙状结肠送至直肠,产生便意,同时肛管外括约肌反射性松弛,粪便经肛门排出体外,排便后括约肌收缩,肛门紧闭。但若经常抑制便意,粪便在大肠内停留过久,水分被吸收而变干硬,易造成便秘。

四、胆道的解剖生理

(一)胆道解剖

胆道系统起自肝内毛细胆管,再汇成肝内左右肝管,于第一肝门处形成肝外左右肝管,在肝门下方汇合成肝总管,与胆囊管相连成胆总管,再与主胰管汇合形成肝胰(Vater)壶腹后与十二指肠贯通连接。

胆囊紧贴于肝脏脏面 H 形沟内的胆囊窝,相当于右锁骨中线与第 9 肋软骨相交处似梨状的薄壁囊状器官,可储存胆汁 40～60ml,分为底、体、颈三部分。底部圆钝,壁薄,可在肝缘下部显露,当胆囊扩张时,可触及随呼吸上下活动的肿块。胆囊颈部呈囊状膨大,称 Hartmann 袋,胆囊结石常嵌顿于此。胆囊颈部向下延续与胆总管连接段为胆囊管。肝总管与胆囊管汇合成胆总管,长约 7～9cm,直径 0.6～0.8cm,分为十二指肠上段、后段、胰腺段及肠壁内段四部分。多数人的胆总管与主胰管汇合成一个稍扩大的 Vater 壶腹部,再开口于十二指肠乳头,十二指肠壁内段和壶腹外层有 Oddi 括约肌围绕,控制胆总管开口及防止十二指肠液的反流,调节胆汁的流动。

(二)胆道的生理功能

1.胆汁的生成和代谢　正常人每日肝细胞分泌黄绿色胆汁约 600～1000ml,其主要成分是水,占 97%,溶质有胆盐、胆色素、胆固醇、磷脂酰胆碱(卵磷脂)、脂肪酸、电解质和大量的肝代谢产物。胆盐的作用主要是增加脂肪的溶解度,使其分解成小分子通过肠壁。胆汁流经肝细胞之间的毛细胆管,在肝内胆管逐渐汇合后由肝外胆管流入胆囊。

2.浓缩和贮存胆汁　胆囊黏膜具有吸收水和电解质的功能,能将淡黄色稀薄的肝胆汁浓缩 5～10 倍后转为棕黄色粘稠的胆囊胆汁,贮存于胆囊中,少量直接进入肠道。胆总管口 Oddi 括约肌在空腹时处于收缩状态,以保持胆总管内压达 $2.94kPa < 30cmH_2O$,相当于胆囊收缩时排胆汁的压力,使胆汁能贮存于胆囊中。

3.运输胆汁并调节胆汁的排出　当脂质饮食及酸性胃液进入十二指肠后,刺激肠黏膜分泌缩胆囊素,当胆囊内压力高达 $2.94kPa(30cmH_2O)$ 时,Oddi 括约肌与十二指肠松弛,胆道括约肌开放,贮存于胆囊中的大量胆汁排空入肠。当胆总管梗阻、炎症刺激时,管内压上升超过 $2.94kPa(30cmH_2O)$,可以抑制肝细胞分泌胆汁,又因排胆不畅,使胆汁淤滞,固体成分沉淀,为结石的形成提供条件。

(吴晓红)

第三节　胃肠系统特殊检查及其护理

一、钡餐检查

目的在于通过口服钡剂,在 X 线下观察胃的形状及有无溃疡、肿瘤和憩室。检查前的准备及注意事项如下:

1.向病人及家属解释钡餐检查的目的、过程,消除其顾虑。

2.检查前晚 10 点后禁食、禁饮至检查完毕。

3.检查完毕作口腔清洁,若病人无不适,则可进食。

4.鼓励病人多喝水,以利钡剂及时排出。

5.事先告诉病人检查后的大便是白色的,以免病人不安。

6.检查前或检查中,若病人有呼吸困难、休克、心脏衰竭或肠梗阻者,禁忌做此检查。

二、胃镜检查

目的是在直视下观察胃壁黏膜情况,有无溃疡、肿瘤,同时可取下病变部位组织作病理分析,是确诊胃病变最常用的方法。检查准备及注意事项如下:

1.向病人解释行胃镜检查的目的、重要性和方法,并教会病人如何配合检查,如胃镜纤维探头插入喉部时,有恶心、呕吐的感觉,做深呼吸可以缓解症状,并配合做吞咽动作,能促使纤维探头顺利进入胃内。

2.检查前一天改吃容易消化的饮食,晚上九时后停止进食、饮水、吸烟,直至检查完毕。凡确诊有胃潴留者,检查前一天改吃流质,并于晚上洗胃。

3.有假牙者检查前取下妥善保管。

4.检查前排空小便。

5.检查前 30 分钟,给予口服消泡剂 5ml。

6.检查前 5～10 分钟,用局麻喷雾麻醉法麻醉咽部。

7.胃镜取出后,作口腔护理。

8.检查后 1.5～2 小时方可喝水,如无反呛则进软食。凡作了活检者,当日中餐进温凉流质饮食,晚餐进半流质。

9.术后如有咽喉部不适,应尽量避免剧咳,以防损伤喉黏膜。

10.术后休息一天,不要骑自行车或开车。

三、钡灌肠

钡灌肠是最常用的大肠 X 线检查方法。通常是经置入直肠内的肛管缓慢地灌入约 300～400ml 硫酸钡混悬液,并在透视控制下观察到钡影充盈盲肠为止。钡灌肠可观察大肠的形状,以及有无通过障碍、溃疡、肿瘤或憩室。

1.检查前日晚餐后开始禁食至检查完毕。

2.检查前 1～2 小时，经清洁灌肠。

3.检查后 2～3 天，可能会出现白色粪便，应预先告诉病人，以免不安。

4.若怀疑下肠道有完全性肠梗阻，禁做此检查。

四、口服法胆囊造影

口服法胆囊造影是口服造影剂（常用的为碘番酸）后，药物通过小肠黏膜吸收，经肝随胆汁排入胆囊后行 X 线摄影检查，可动态观察胆囊的浓缩及收缩功能，有无结石、肿瘤及息肉等。

1.检查前一日，中午进食高脂肪餐（荷包蛋），以利胆汁排空，晚餐应进低脂饮食避免胆囊收缩。

2.检查日前晚 7 时起口服碘番酸片，每 5 分钟 1 片，半小时内服完 6 片，服药后禁食。

3.检查当日禁食，清晨清洁灌肠，排空大便，以免大便阴影影响胆囊的显示。

4.服药后观察有无呕吐、腹泻等反应。如呕吐剧烈，可能是药物吸收差，宜取消造影。口服法胆囊造影受多种因素影响，如肝功能不佳、黄疸、禁食和低脂肪餐、胆囊管闭塞或慢性胆囊炎症无收缩功能，或肠道准备差、有气体阴影等均可影响诊断的准确性，近年来已被 B 超检查所取代。

五、静脉法胆道造影

经静脉注射胆道造影剂，30%或 50%胆影葡胺后，药物以高浓度从胆汁排出而使胆道显影。主要适用于观察胆管、胆囊形态，有无充盈缺损，以及口服法胆囊不显影者。静脉法胆道造影是一种排泄性造影，胆道显影常受肝功能状态的影响，肝功能受损或有明显黄疸者多不显影。少数病人对造影剂有过敏反应，甚至很严重。近几年来，其应用有减少的趋势。

1.检查前作碘试验：采用静脉注射法、皮内注射法、眼球结膜试验、口腔黏膜试验，其中以静脉注射法最为可靠。具体方法如下：

静脉注射法：缓慢注射同批量的 30%的造影剂 1ml，观察 15 分钟，如出现皮肤瘙痒、荨麻疹、喷嚏、咳嗽、心悸、呕吐等则为阳性。

皮内试验：用造影剂的 10 倍稀释液 0.1ml 作前臂皮内注射，5 分钟后若局部红晕超过 2cm，且有伪足者为阳性。

眼球结膜试验：将造影剂 1～2 滴滴入一侧眼睑内，5 分钟后对照观察双眼。若滴药侧结膜充血、红肿、流泪则为阳性。

口腔黏膜试验：滴 2 滴造影剂于舌下，5～10 分钟后若出现口唇麻木、流涎、恶心、呕吐及荨麻疹则为阳性。

2.检查前 2 日进少渣少产气食物，如牛奶、糖、青菜等，口服活性炭 0.9g，3 次/d。

3.检查前 1 日中午进高脂肪餐（胆囊切除者除外），晚餐后禁食。口服轻泻剂，清除肠道内容物。

4.检查当日空腹，排空大便。

5.备药 30%或 50%胆影葡胺 20ml，50%葡萄糖溶液 20ml。

六、经皮肝穿刺胆道造影和经皮肝穿刺置管引流(PTC & PTCD)

在 X 线电视和 B 超导向下，操作者用套管穿刺针，自病人右腋中线第 6～8 肋间，经皮穿刺进入胆管。

可清晰地显示肝内外胆管和梗阻部位,重度梗阻性黄疸患者施行 PTC 后,置肝胆管内引流减压,可防止 PTC 后漏胆汁导致腹膜炎的危险,缓解梗阻性黄疸,改善肝功能。PTC 是一种损伤性检查,可合并胆汁漏、出血、感染,必须严格掌握适应证和禁忌证。

适应证:①梗阻性黄疸;②胆管结石;③胆道损伤后的狭窄或梗阻;④口服或静脉胆道造影显影不良;⑤胆道手术后黄疸;⑥先天性胆道畸形;⑦经内镜逆行胰胆管造影失败者;⑧节段性硬化性胆管炎。

对碘过敏者、有明显出血倾向者、血小板计数低于 4 万者、凝血酶原时间明显延长者、慢性衰竭的危重病人、大量腹水或肝功能衰竭者禁用。

术前应用抗生素,作碘过敏试验,注射杜冷丁、安定镇静。检查中应静脉补液和给止血药,病人取仰卧位或右侧抬高位,两臂置脑后。

术后护理:

1.卧床休息 24 小时,每小时测量血压、脉搏、呼吸,连续监测 3～4 次至稳定。

2.下胸部与上腹部用腹带均匀加压包扎观察腹部情况。PTC 术后须严密观察有无胆汁漏、出血、感染。

3.置管应妥善固定,连接于消毒管和引流瓶内,穿刺孔定期用碘酒、酒精消毒。注意引流液的颜色和量。

4.术后 3 日内防止病人剧烈咳嗽和呕吐,以免导致引流管脱出,发生胆汁漏或出血。

5.如引流不畅,应及时查明原因,协助医生进一步处理。

6.造影后可抽出造影剂,减少刺激反应。

7.碘过敏者不能作 PTC,但可在 B 超下行 PTCD。有明显出血倾向及肝、肾功能差伴大量腹水者应属禁忌。

七、经内镜逆行胰胆管造影

在直视下将纤维十二指肠镜由食管插至十二指肠降部,再经乳头开口处插管至胆总管或胰管内,注入显影剂行逆行造影,可检查胆道梗阻的部位及诊断胆道、胰腺异常病变。

1.术前 3 日内查白细胞及分类、表面抗原(HBsAg)、血清淀粉酶、出凝血时间、血小板及作碘过敏试验。

2.检查前日晚 9 时后禁食至检查完毕。

3.备药:山莨菪碱(654-2)、安定、阿托品、复方达克罗宁、76％复方泛影葡胺 40ml。

4.术后 2 小时可进食或遵医嘱,如有腹痛或疑有穿孔、急性胰腺炎等并发症时应加强观察,及时与医生联系。

八、术中和术后经 T 管胆管造影

胆道手术中,可经胆囊管向胆总管插管注入造影剂,显示肝内胆管,决定是否探查胆总管,鉴别胆道系统是否有残留结石、蛔虫或其他病变。术后,在拔管前再次直接胆管造影,了解胆管内病变。造影时应避免过冷的造影剂刺激胆管。先将 T 管内气体抽出,再用极小压力缓慢注入造影剂。造影后应开放 T 管引流至 2 天,以免造成逆行性肝内胆管及胰管的炎症。胆道感染者禁用。

九、纤维胆道镜检查

适用于胆道探查、术中造影后的检查、取石、取虫、息肉或肿瘤组织活体检查、胆道出血定位、置管溶石等。

1. 检查前作碘过敏试验,术晨禁食。

2. 器械准备:①检查胆道镜及附件的功能,防止断裂后损伤胆管或残留在胆管内;②灭菌消毒:硬性胆道镜、纤维镜用2%戊二醛溶液浸泡4～10小时即可应用。

3. 严密观察术后有无并发症:如术后发热,常提示胆管炎症;如出现腹痛、生命体征的改变,应警惕术中可能并发的瘘道、穿孔、出血等。

十、纤维结肠镜检查

纤维结肠镜经肛门插入肠道后,即可在直视下观察肠道黏膜表面的形态,发现肠壁肿瘤、息肉,并取标本作切片检查或在直视下将息肉摘除。

1. 术前向病人及家属解释检查的目的、方法,使其能理解、配合,消除不必要的顾虑。

2. 检查前一天进无渣饮食,如牛奶、蒸蛋、豆浆、菜汤、饮料等。

3. 检查前日晚,按规定时间将甘露醇60g加开水300ml冷却后一次服下,半小时内再饮糖盐开水1500～2000ml(上午检查者先天晚上10时服药,下午检查者当天上午10时服药)。服药后不再进食,检查前可进食适量糕点。

4. 行息肉摘除者,检查前须查出血、凝血时间及血小板。

5. 息肉摘除者的肠道准备改用大黄20g、芒硝20g、甘草3g、开水1000～1500ml浸泡1个小时以上,半小时内服完,服药时间同上。

6. 在插管过程中,配合做深呼吸,可以缓解腹胀不适。

7. 检查完后病人若无不适现象,则可进食清淡饮食。

8. 对施行息肉切除的病人,应严密观察有无肠出血或穿孔等合并症的发生。

（吴晓红）

第四节　普外科常见症状护理

一、恶心与呕吐

【概述】

呕吐是胃内容物反入食管,经口吐出的一种反射动作。可分为三个阶段,即恶心、干呕和呕吐,但有些呕吐可无恶心或干呕的先兆。呕吐可将咽入胃内的有害物质吐出,是机体的一种防御反射,有一定的保护作用,但大多数并非由此引起,并且频繁而剧烈地呕吐可引起脱水、电解质紊乱等并发症的发生。

【常见原因及表现】

1.胃源性呕吐　由胃黏膜的炎症或胃黏膜受物理、化学、细菌毒物的刺激,幽门痉挛与梗阻等引起。呕吐物多有消化液及食物,若有胆汁反流入胃则呕吐物常含绿色胆汁;若有慢性胃出血,血液与胃酸发生反应而呈咖啡色;呕吐物含有宿食和腐败气味提示幽门梗阻。

2.反射性呕吐　腹腔内感觉神经受刺激引起,如急性胆道疾患、急性胰腺炎等,呕吐时常伴有恶心,有明显的上腹痛,呕吐后并不感到舒适。

3.精神因素　如胃肠道神经官能症,呕吐常与情绪有关,呕吐后饮食正常,即使长期呕吐,全身营养状况尚好。

【护理】

1.评估　评估呕吐的原因、频率、时间,是否伴有恶心、呕吐方式、呕吐物的性质、量、颜色和气味及呕吐后症状改善的情况。呕吐物的量一般成年人胃内容量约 300ml,幽门梗阻者量可较多。剧烈频繁的呕吐,大量胃液丢失要注意有无脱水、电解质紊乱。长期呕吐而不能进食可导致营养不良。

2.休息与体位　呕吐时如病情允许应帮助其坐起,如不能坐起者可侧卧、头偏向一侧,避免误吸。

3.治疗护理　按医嘱应用止吐药及其他治疗。按治疗计划口服或静脉补充水分和电解质。剧烈呕吐不能进食或严重水电解质失衡时,主要通过静脉输液给予纠正。

4.心理护理　关心患者,了解其心理状态,耐心解答患者及家属提出的问题。向患者解释精神紧张不利于呕吐的缓解,特别是有的呕吐与精神因素有关,紧张、焦虑还会影响食欲和消化能力,而治病的信心及情绪稳定则有利于症状的缓解。指导患者运用深呼吸、转移注意力等放松技术,减少呕吐的发生。

5.生活护理　对行动不便或呕吐严重者应协助患者完成个人日常生活活动,例如进食、口腔清洁、皮肤清洁及排泄等。

二、腹泻

【概述】

正常人的排便习惯多为每日 1 次,有的人每日 2～3 次或 2～3 日 1 次,只要粪便的性状正常,均属正常范围。腹泻是指排便次数多于平日习惯的频率,粪质稀薄。

【常见原因及表现】

腹泻多由于肠道疾病引起,其他原因有药物、全身性疾病、过敏和心理因素等。发生机制为肠蠕动亢进或肠吸收障碍。小肠病变引起的腹泻粪便呈糊状或水样,可含有未完全消化的食物成分,大量水泻易导致脱水和电解质丢失,部分慢性腹泻患者可发生营养不良。大肠病变引起的腹泻粪便可含脓、血、黏液,病变累及直肠时可出现里急后重。

【护理】

1.评估　评估腹泻发生的时间、起病原因或诱因、病程长短;粪便的性状、次数和量、气味和颜色;有无腹痛及疼痛的部位,有无里急后重、恶心呕吐、发热等伴随症状;有无口渴、疲乏无力等失水表现;有无精神紧张、焦虑不安等心理因素。

2.休息与活动　急性起病、全身症状明显的患者应卧床休息。注意腹部保暖。可用热敷,以减弱肠道运动,减少排便次数,有利于腹痛等症状的减轻。慢性轻症者可适当活动。

3.饮食护理　饮食以少渣、易消化食物为主,避免生冷、多纤维、味道浓烈的刺激性食物。急性腹泻应根据病情和医嘱,给予禁食、流质、半流质或软食。

4.治疗护理

（1）腹泻的治疗以病因治疗为主。应用止泻药时注意观察患者排便情况，腹泻得到控制时及时停药。应用解痉镇痛药如阿托品时，注意药物不良反应如口干、视物模糊、心动过速等。

（2）急性严重腹泻时丢失大量水分和电解质，可引起脱水、电解质紊乱，严重时导致休克。故应密切观察患者的液体平衡状态、生命体征以及尿量等变化。

（3）按医嘱及时给予液体、电解质、营养物质的补充，以满足患者的生理需要量，补充额外丢失量，恢复和维持血容量。

5.心理护理　慢性腹泻治疗效果不明显时，患者往往对预后感到担忧，纤维结肠内镜等检查有一定痛苦，某些腹泻如肠易激综合征与精神因素有关，故应注重患者心理状况的评估和护理，通过解释、鼓励来提高患者对配合检查和治疗的认识，稳定患者情绪。

6.排便护理　腹泻患者排便频繁时，粪便的刺激可使肛周皮肤损伤，引起糜烂及感染。排便后应用温水清洗肛周，保持清洁干燥，涂无菌凡士林或抗生素软膏以保护肛周皮肤，或促进损伤处愈合。

三、腹胀与腹痛

【概述】

腹胀即腹部胀大或胀满不适，通常伴有相关的症状，如呕吐、腹泻、腹痛、嗳气等，检查所见腹部的一部分或全腹部膨隆，是一种常见的消化系统症状。而腹痛是指胃脘以下、耻骨联合以上部位发生疼痛为主症的病症。

【常见原因及表现】

1.腹胀　多数腹胀系由于食物和气体在肠内运行发生障碍；食物发酵而产生过多的气体或吞咽过多的空气等原因引起，临床表现肠鸣音增强、排气增多。长期呕吐、禁食或少食导致低血钾亦引起腹胀，临床表现肠鸣音减弱或消失。腹水引起的腹胀应做腹部移动性浊音等检查予以确定。其他还可因气腹、腹腔内肿物、胃肠功能紊乱等引起腹胀。

2.腹痛　多见于消化器官膨胀、肌肉痉挛、炎症、溃疡、缺血、腹膜刺激等，亦为胃肠功能紊乱的常见症状。腹痛还见于全身性疾病、泌尿生殖系统疾病、腹外脏器疾病如急性心肌梗阻死和下叶肺炎等。腹痛表现为不同性质和程度的疼痛，如隐痛、钝痛、灼痛、刀割样痛、钻痛或绞痛，可为持续性或阵发性疼痛。胃、十二指肠病变引起的腹痛多为上腹部隐痛、灼痛或不适感，伴畏食、恶心、呕吐、嗳气、反酸等。小肠病变呈脐周疼痛，并有腹泻、腹胀等表现。大肠病变所致的腹痛为腹部一侧或双侧疼痛。急性胰腺炎常出现上腹部剧烈疼痛，为持续性钝痛、钻痛或绞痛，并向腰背部呈带状放射。急性腹膜炎时疼痛弥漫全腹，腹肌紧张、有压痛、反跳痛。

【护理】

1.评估　评估腹胀、腹痛发生的时间、起病原因或诱因、部位、与体位的关系、程度和持续时间，是否伴有恶心呕吐、腹胀、腹泻等症状，有无缓解的方法。有无精神紧张、焦虑不安等心理因素。必须注意患者的神态、生命体征、有无压痛、反跳痛、腹肌紧张。

2.休息与活动　单纯腹胀者，可鼓励在床上翻身，能下床者可下床活动；腹痛者应采取半卧位或根据病变部位不同采取舒适体位以缓解疼痛。急性起病，不明原因的腹痛禁忌热敷，以免加速病程发展。

3.饮食护理　轻度腹胀者饮食以少渣、易消化食物为主，避免生冷、多纤维、味道浓烈的刺激性食物。忌食牛奶、甜食等易产气食物。肠梗阻、腹膜炎等患者应给予禁食，必要时给予胃肠减压。

4.治疗护理

(1)胃肠减压:腹胀及急腹症患者留置胃管行胃肠减压,可有效减轻腹胀、腹痛症状。护士应注意保持胃管通畅,定时冲洗,观察胃液的颜色、性质、量。同时应密切倾听患者主诉,如排气情况。

(2)药物镇痛:药物镇痛仍为解除胃肠道疾病疼痛的重要措施,镇痛的药物种类甚多,应根据病情,疼痛性质和程度选择性给药。一般疼痛发生前用药要比疼痛发生后用药效果好,且剂量偏小。疼痛缓解或消失后及时停药,防止不良反应及耐药性,有些药物可致成瘾,更应慎用。

5.心理护理　护士对腹胀、腹痛患者进行心理疏导,消除患者紧张恐惧心理,使患者精神放松,情绪稳定,以增强患者对疼痛的耐受性,从而减轻甚至解除疼痛。

(吴晓红)

第五节　甲状腺肿瘤

【病因与发病机制】

甲状腺肿瘤分良性和恶性两类。良性肿瘤最常见的是甲状腺腺瘤,病理形态学表现上分为滤泡状和乳头状囊性腺瘤两种,腺瘤周围有完整的包膜,多见于40岁以下的妇女。恶性肿瘤最常见的是甲状腺癌,约占全身恶性肿瘤1%,按病理类型可分为以下几种。

1.乳头状腺癌　约占成年人甲状腺癌的60%和儿童甲状腺癌的全部,多见于年轻人,常为女性,恶性程度低,生长较缓慢,较早便出现颈部淋巴结转移,但预后较好。

2.滤泡状腺癌　多见于中年人,中度恶性,发展较迅速,主要经血液循环转移至肺、肝和骨及中枢神经系统,预后不如乳头状癌。

3.未分化癌　多见于老年人,高度恶性,发展迅速,早期即可发生颈部淋巴结转移,并经血液转移至肺、骨等处。

4.髓样癌　较少见,恶性程度中等,可兼有颈淋巴结侵犯和血行转移,预后不如乳头状腺癌,但较未分化癌好。

在儿童时期出现的甲状腺结节50%为恶性,发生于男性,特别是年轻男性的单个结节,应警惕恶性的可能。判断甲状腺肿瘤是良性还是恶性,关系到治疗方案及手术方式的选择。

【临床表现】

1.甲状腺腺瘤　大部分患者无任何不适症状,无意中或体检时发现颈部肿块。多为单发,呈圆形或椭圆形局限在一侧腺体内,位置常靠近甲状腺峡部,质地较软但较周围甲状腺组织硬,表面光滑,边界清楚,无压痛,能随吞咽上下移动。若乳头状囊性腺瘤因囊壁血管破裂而发生囊内出血,此时肿瘤体积可在短期内迅速增大,局部出现胀痛。

2.甲状腺癌　发病初期多无明显症状,在甲状腺组织内出现单个、固定、质硬而凹凸不平的肿块。肿块逐渐增大,吞咽时肿块上下移动速减低。晚期常压迫喉返神经、气管、食管,出现声嘶、呼吸,困难或吞咽困难。如压迫颈交感神节,可产生 Horner 综合征,颈丛浅支受侵时可有耳、枕、肩等处疼痛。局部转移常在颈部出现硬而固定的淋巴结,远处转移多见于扁骨(颅骨、胸骨、盆骨等)和肺。

有些人的甲状腺肿块并不明显,而以颈、肺、骨骼的转移癌为突出症状。髓样癌由于肿瘤本身可产生激素样活性物质如 5-羟色胺和降钙素,患者可出现腹泻、心悸、颜面潮红和血钙降低等症状。还可伴有其他内分泌腺体的增生。

3.辅助检查

(1)颈部 B 超：用来测定甲状腺肿物的大小及其与周围组织的关系。

(2)放射性核素扫描：多为"冷或凉"结节。

(3)CT/MRI 检查：能更清楚地定位病变范围及淋巴结转移灶。

(4)穿刺细胞学检查：用以明确甲状腺肿块的性质。

【治疗原则】

甲状腺多发结节一般多属良性病变，但多发结节可有继发功能亢进或癌变，故仍以手术治疗为妥。甲状腺单发结节，尤硬而有弹性者，B 超为囊性的，可用甲状腺素治疗，如肿块消失不须行手术。对发展快，质地硬的实质性肿块，特别伴有颈部淋巴结肿大的，或在小儿，青少年及男性患者的单发结节，恶性可能性极大须即时手术治疗。

【护理评估】

评估患者性别、年龄、甲状腺肿物增长速度。评估患者有无压迫症状：呼吸困难、吞咽困难、声音嘶哑、面部淤血、青紫、水肿，浅表静脉怒张等。

【护理要点及措施】

1.术前护理要点

(1)按普通外科疾病术前一般护理常规。

(2)全面评估患者身体情况：包括健康史及其相关因素、身体状况、生命体征，以及神志、精神状态、行动能力等。

(3)皮肤的准备：男性患者刮胡子，女性患者发髻低需要理发。

(4)胃肠道的准备：术前 1d 晚 22:00 禁食水。

(5)体位训练：术前指导患者进行头颈过伸位的训练。

(6)心理护理：通过交流和沟通，了解患者及其家属情绪和心理变化，采取诱导方法逐渐使其接受并正视现实；医护人员应热情、耐心、服务周到，对患者给予同情、理解、关心、帮助，告诉患者不良的心理状态会降低机体的抵抗力，不利于疾病的康复。解除患者的紧张情绪，更好地配合治疗和护理。

(7)术前常规在床旁准备气管切开包和抢救药品。

2.术后护理要点

(1)按普通外科术后一般护理常规。

(2)观察生命体征变化：术后密切观察患者血压、脉搏、氧饱和度等变化，注意观察患者的主诉，及时发现可能发生的内出血。

(3)体位：患者术后清醒返回病房后，给予去枕平卧位，头偏向一侧；麻醉完全清醒后若病情允许，可取半卧位，减轻术后颈部切口张力，以利呼吸和引流。为防止术后伤口出血，避免剧烈咳嗽。术后 6h 内持续低流量吸氧。

(4)甲状腺引流管的护理：术后患者留置甲状腺切口引流管，活动、翻身时要避免引流管打折、受压、扭曲、脱出等。保持引流通畅，定时挤压引流管，避免因引流不畅而造成皮下血肿，甲状腺切口引流管引流的血性液应每日更换引流袋以防感染。

(5)引流液的观察：术后引流液的观察是重点，每日记录和观察引流液的颜色、性质和量，如在短时间内引流出大量血性液体，应警惕发生继发性大出血的可能，同时密切观察血压和脉搏的变化，发现异常及时报告医师给予处理。

(6)手术伤口护理：密切观察伤口有无渗血，一旦发现，应观察出血量、速度、血压、脉搏，如有呼吸困难等征象,应及时报告医师进行处理。除药物止血外,必要时准备手术止血。

(7)并发症的观察和护理

①出血:多发生在术后 48h 内。表现:颈部迅速肿大、呼吸困难、烦躁不安,窒息。伤口渗血或出血的护理如下。

a.预防术后出血:适当加压包扎伤口敷料。予半坐卧位,减轻术后颈部切口张力。避免大声说话、剧烈咳嗽,以免伤口裂开出血。术后 6h 内进食温凉流质、半流质饮食,避免进过热饮食,减少伤口部位充血。

b.观察伤口:观察伤口渗血情况及颈后有无渗血;患者呼吸情况,有无呼吸困难;观察患者颈部情况,有无颈部肿大。如发生出血应立即剪开缝线,消除积血,必要时送手术室止血。

c.观察伤口引流液颜色、性质、量,并准确记录。如有异常及时通知医师。

②呼吸困难和窒息:表现为颈部压迫感、紧缩感或梗阻感,还可表现为进行性呼吸困难、呼吸费力、烦躁、发绀及气管内痰鸣音。护理如下。

a.观察病情:术后 24～48h,严密观察病情变化,每 2h 测量血压、脉搏、呼吸 1 次,观察伤口敷料及引流管引流液的情况,尤应注意颈部敷料有无渗血。

b.预防术后出血:适当加压包扎伤口敷料。予半坐卧位,减轻术后颈部切口张力。避免大声说话、剧烈咳嗽,以免伤口裂开出血。术后 6h 内进食温凉流质、半流质饮食,避免进过热饮食,减少伤口部位充血。

c.保持呼吸道通畅:术前指导患者有效咳嗽排痰的方法,术后督促、强化并示范,即先深吸一口气,然后用手按压伤口处,快速用力将痰咳出,但避免剧烈咳嗽,以免伤口裂开。痰液黏稠不易排出时,给予雾化吸入,每天 2～3 次,并协助患者翻身拍背,促进痰液排出。

d.及时处理:发现患者有颈部紧缩感和压迫感、呼吸费力、烦躁不安、心动加速、发绀时,应立即检查伤口。如果是出血引起,立即就地松开敷料,剪开缝线,敞开切口,迅速除去血肿;如血肿清除后患者呼吸仍无改善,则应立即施行气管切开,并予吸氧;待患者情况好转后,再送手术室进一步检查止血和其他处理。

e.手术后如近期出现呼吸困难,宜先试行插管,插管失败后再做气管切开。

③喉返神经损伤:可分暂时性(2/3 以上的患者是暂时性损伤)和持久性损伤两种。一侧喉返神经损伤,多引起声音嘶哑,可由健侧声带代偿性地向患侧过度内收而恢复发音;两侧喉返神经损伤可导致两侧声带麻痹,引起失声、呼吸困难,甚至窒息,多需立即做气管切开。评估患者有无声音嘶哑、失声:如果症状出现,注意给予安慰和解释,减轻其恐惧和焦虑,使其积极配合治疗。同时应用促进神经功能恢复的药物,结合理疗、针灸,促进声带功能的恢复(暂时性损伤可在术后几周内恢复功能)。注意声带的休息,避免不必要的谈话。在后期要多与患者交流,并要求患者尽量用简短的语言回答或点头,亦可使用写字板,鼓励患者自己说出来,提高其自信心,促进声带功能的恢复。

④喉上神经损伤:喉上神经外支损伤可引起环甲肌瘫痪,使声带松弛,患者发音产生变化,常感到发音弱、音调低、无力、缺乏共振,最大音量降低。喉上神经内支损伤,可使咽喉黏膜的感觉丧失,易引起误咽,尤其是喝水时呛咳。要指导患者进食,或进半固体饮食,一般理疗后可恢复。

⑤手足抽搐:手术时甲状旁腺被误切、挫伤或其血液供应受累,都可引起甲状旁腺功能低下。随着血钙浓度下降,神经肌肉的应激性显著提高,引起手足抽搐。症状多在术后 1～2d 出现。多数患者症状轻且短暂,仅有面部、唇或手足部的针刺、麻木或强直感;经 2～3 周后,未受损伤的甲状旁腺增生、代偿,症状消失。严重者可出现面肌和手足有疼痛感觉的持续性痉挛,每天发作多次,每次持续 10～20min 或更长,甚至可发生喉和膈肌痉挛,引起窒息死亡。预防的关键在于切除甲状腺时,注意保留位于腺体背面的甲状旁腺。饮食适当限制肉类、乳品和蛋类等食品,因其含磷较高,影响钙的吸收。指导患者口服葡萄糖酸钙或乳酸钙 2～4g,每日 3 次,症状较重或长期不能恢复者,可加服维生素 D_3,以促进钙在肠道内的吸收。最有

效的治疗是口服双氢速甾醇油剂,有提高血钙含量的特殊作用。抽搐发作时,遵医嘱立即静脉注射 10％葡萄糖酸钙或氯化钙 10～20ml。

【健康教育】

1.甲状腺全部切除的患者需终身服用甲状腺素制剂以满足机体对甲状腺素的需要。常用甲状腺制剂有甲状腺素片、左甲状腺素钠片等。要使患者了解不正确的用药可导致严重心血管并发症。嘱患者:①每天按时服药;②出现心慌、多汗、急躁或畏寒、乏力、精神委靡不振、嗜睡、食欲缺乏等甲状腺激素过多或过少表现时应及时报告医师或护士,以便调整剂量;③不随意自行停药或变更剂量;④随年龄变化药物剂量有可能需要变更,故最好至少每年到医院复查 1 次。

2.告诉患者有些甲状腺癌恶性程度不大,例如发病占甲状腺癌 60％左右的乳头状腺癌,手术治疗预后良好。滤泡状腺癌占 20％,预后也不错。局限于甲状腺的癌症手术切除通常可以治愈。在积极治疗的同时,良好的心理、躯体和社会适应状态是战胜癌症的主要力量。

(吴晓红)

第六节　乳腺癌

乳腺癌是女性乳房最常见的恶性肿瘤。占各种恶性肿瘤的 7％～10％,已成为我国女性发病率最高的恶性肿瘤。乳腺癌多发于 40～60 岁、绝经期前后的妇女。

【常见病因】

病因尚不清楚。乳腺是多种内分泌激素的靶器官,如雌激素、孕激素及泌乳素等,其中雌酮(E_1)和雌二醇对乳腺癌的发病有直接关系。20 岁前本病少见,20 岁以后发病率迅速上升,45～50 岁较高,绝经后发病率继续上升,可能与年老者雌酮含量提高有关。月经初潮年龄早、绝经年龄晚、不孕及初次足月产的年龄与乳腺癌发病均有关,一级亲属中有乳腺癌病史者,发病危险性是普通人群的 2～3 倍。乳腺良性疾病与乳腺癌的关系尚有争论,多数认为乳腺小叶有上皮高度增生或不典型增生者可能与乳腺癌发病有关。另外,营养过剩、肥胖、脂肪饮食,可加强或延长雌激素对乳腺上皮细胞的刺激,从而增加发病概率。

【临床表现】

早期表现是患侧乳房出现无痛、单发的小肿块,常是患者无意中发现而就医的主要症状。乳腺癌发展至晚期,可侵入胸筋膜、胸肌,如癌细胞侵入大片皮肤,可出现多数小结节,甚至彼此融合。有时皮肤可破溃而形成溃疡,这种溃疡常有恶臭,容易出血。乳腺癌淋巴转移最初多见于腋窝。乳腺癌转移至肺、骨、肝时,可出现相应的症状。

值得提出的是炎性乳腺癌和乳头湿疹样乳腺癌。炎性乳腺癌并不多见,特点是发展迅速、预后差。局部皮肤可呈炎症样表现,开始时比较局限,不久即扩展到乳房大部分皮肤,皮肤发红、水肿、增厚、粗糙、表面温度升高。乳头湿疹样乳腺癌少见,恶性程度低,发展慢。乳头有瘙痒、烧灼感,以后出现乳头和乳晕的皮肤变粗糙,糜烂如湿疹样,进而形成溃疡,有时覆盖黄褐色鳞屑样痂皮。部分病例于乳晕区可扪及肿块。较晚发生腋窝淋巴结转移。

【辅助检查】

红外线乳腺扫描、乳腺彩色多普勒超声检查、摄乳腺 X 线钼靶片、乳腺磁共振成像、乳腺穿刺活检、乳管内镜检查。

【治疗原则】

乳腺癌的治疗手段包括对局部病灶进行手术治疗、放射治疗或两者联合,以及对全身性疾病进行细胞毒化疗、内分泌治疗、生物治疗或联合应用以上手段。男性也会患乳腺癌,男性乳腺癌的治疗方法与绝经后女性乳腺癌类似,不同之处在于如未同时抑制睾丸类固醇激素的合成,芳香化酶抑制药治疗是无效的。

1.手术治疗 根据肿瘤分期实施不同类型手术。近 20 年来,Fisher 对乳腺癌的生物学行为做了大量研究,提出乳腺癌自发病开始即是一种全身性疾病。因而力主缩小手术范围,而加强术后综合辅助治疗。目前应用的 5 种手术方式均属治疗性手术,而不是姑息性手术。

(1)乳腺癌根治术:手术应包括整个乳房、胸大肌、胸小肌、腋窝及锁骨下淋巴结的整块切除。乳腺癌根治术的手术创伤较大,故术前必须明确病理诊断,对未确诊者先将肿瘤局部切除,立即进行冷冻切片检查,如证实是乳腺癌,随即进行根治术。

(2)乳腺癌扩大根治术:即在上述清除腋下、腋中、腋上三组淋巴结的基础上,同时切除胸廓内动、静脉及其周围的淋巴结。

(3)乳腺癌改良根治术有两种术式:一种是保留胸大肌,切除胸小肌;另一种是保留胸大、小肌。前者淋巴结清除范围与根治术相仿,后者不能清除腋上组淋巴结。根据大量病例观察,认为Ⅰ期、Ⅱ期乳腺癌应用根治术及改良根治术的生存率无明显差异,且该术式保留了胸肌,术后外观效果较好,目前已成为常用的手术方式。

(4)全乳房切除术:手术范围必须切除整个乳腺,包括腋尾部及胸大肌筋膜。该术式适宜于原位癌、微小癌及年迈体弱不宜做根治手术者。

(5)保留乳房的乳腺癌切除术:手术包括完整切除肿块及腋淋巴结清扫。肿块切除时要求肿块周围包括适量乳腺组织,确保切除标本的边缘无肿瘤细胞浸润。术后必须辅以放疗、化疗。

2.化学药物治疗 乳腺癌是实体瘤中应用化疗最有效的肿瘤之一,化疗在整个治疗中占有重要的地位。1982 年 Frei 提出新辅助化疗的概念。新辅助化疗已是目前世界上乳癌治疗的一种新趋势。其临床意义:①有助于了解肿瘤对化疗的敏感程度,为进一步化疗提供有价值的依据;②有可能防止耐药细胞株的形成;③能使肿瘤缩小,便于手术,降低分期,使更多的病例能采用保留乳房的手术;④能防止新转移灶的形成和刺激免疫活性等;⑤新辅助化疗能帮助患者消灭潜在的亚临床病灶,也为局部晚期患者创造了手术条件;⑥提供了一次明确的体内药物实验,为术后化疗提供了依据。

3.内分泌治疗 近年来,内分泌治疗的一个重要进展就是三苯氧胺的应用。三苯氧胺系非甾体激素的抗雌激素药物,其结构式与雌激素相似,可在靶器官内与雌二醇争夺 ER,三苯氧胺、ER 复合物能影响DNA 基因转录,从而抑制肿瘤细胞生长。临床应用表明,该药可降低乳腺癌术后复发及转移,可同时减少对侧乳腺癌的复发率。

4.放射治疗 在保留乳房的乳腺癌手术后,放射治疗是一重要组成部分,应用于肿块局部广泛切除后给予较高剂量放射治疗。现临床中,在保留乳房的乳腺癌手术中,一次大剂量给予局部放射治疗。

5.HER-2 靶向治疗 HER-2 阳性患者可从曲妥珠单抗单药方案或与部分化疗药物联合方案中获益。曲妥珠单抗是一种特异性针对人表皮生长因子受体 2 胞外区的人源化单克隆抗体。研究发现,曲妥珠单抗治疗组的复发风险降低 52%,死亡风险下降 35%。

【护理】

1.护理评估

(1)术前评估

①健康史。a.一般资料:年龄、生育史、月经史。b.过去史:有无对侧乳腺癌及其他部位肿瘤病史或手

术治疗史,有无其他伴随疾病,如心血管疾病、糖尿病等。重要脏器功能状态及营养状况等。c.家族史:家族中有无乳腺癌或其他肿瘤患者。

②身体状况。a.局部:除双侧乳房外,还包括有无腋窝或其他部位淋巴结肿大;b.全身:估计可能采取的手术及病人对手术治疗的耐受力,以便在手术前后提供针对性护理;c.辅助检查:包括特殊检查及与手术耐受性有关的检查结果。

③心理和社会支持状况。a.认知程度:病人对疾病预后、拟采取手术方案以及手术后康复知识了解和掌握程度;b.心理承受程度:病人对手术及手术后可能导致的并发症、自我形象紊乱和生理功能改变的恐惧、焦虑程度及心理承受能力;c.家属心理状态:家属对本病及其治疗方法、预后的认知程度及心理承受能力。

(2)术后评估

①康复情况:术后伤口引流管是否通畅;引流液的颜色、性质、量;皮瓣和切口愈合情况等。

②肢体功能:患侧上肢有无水肿、血液循环及功能状态,锻炼计划实施情况。

③心理和认知状况:病人及家属对有关乳房疾病健康教育内容的掌握程度和出院前的心理状况。

④预后判断:根据病人的临床症状、特殊检查、手术情况和术后病理学检查结果,评估乳腺癌的分期和预后。

2.护理要点及措施

(1)术前护理

①皮肤准备:对切除范围大、考虑植皮的病人,需做好供皮区皮肤准备。

②心理护理:乳腺癌病人术前复杂的心理变化主要表现为对癌症的否认、对手术的害怕、对预后的恐惧及对根治术后胸部形态改变的担忧。多了解和关心病人,加强心理疏导,向病人和家属耐心解释手术的必要性和重要性,解除其思想顾虑。介绍病人与曾接受过类似手术且已痊愈的患者联系,通过成功者的现身说法帮助病人渡过心理调试期,使其相信一侧乳房切除不会影响正常的家庭生活、工作和社交;告知病人今后行乳房重建的可能,鼓励其树立战胜疾病的信心,以良好的心态面对疾病和治疗。

③饮食:鼓励和提供病人进食高蛋白质、高能量、富含维生素和膳食纤维的饮食,为术后创面愈合创造有利条件。

(2)术后护理

①体位。病人术后血压平稳后可取半卧位,以利于呼吸和引流。胸带加压包扎过紧可引起呼吸不畅,取半卧位或嘱患者试用腹式呼吸、缩唇呼吸以减轻胸部压力改善呼吸。

②饮食。术后6h无恶心、呕吐等麻醉反应者,可正常饮食,并保证足够热量和维生素,以利康复。

③伤口护理

皮瓣:观察皮瓣颜色及创面愈合情况并记录。手术部位用弹力绷带加压包扎,使皮瓣紧贴创面,松紧度适宜,以维持正常血供为宜;观察患侧上肢远端血液循环,若皮肤呈青紫色伴皮肤温度降低、脉搏不能触及,提示腋部血管受压,应及时调整绷带的松紧度;若弹力绷带松脱,应及时加压包扎。

引流管:乳房切除术后,皮瓣下常规放置引流管,以及时引流皮瓣下的渗液和积气,使皮瓣紧贴创面,避免坏死、感染、促进愈合。护理时应:a.妥善固定引流管,病人卧床时固定于床旁,起床时固定于上身衣服。b.保证有效的负压吸引,定时逆向挤压引流管或负压吸引器。c.观察引流液颜色、性质、量并记录。术后1~2d,每日引流血性液体150~250ml,以后逐渐减少;术后4~5d,皮瓣下无积液、创面与皮肤紧贴即可拔管。若拔管后仍有皮下积液,可在严格消毒后抽液并局部加压包扎。d.引流过程中若有局部积液、皮瓣不能紧贴胸壁且有波动感,应立即报告医生,及时处理。

④心理护理:术后继续给予病人及家属心理上的支持。鼓励夫妻双方坦诚相待,诱导正向观念,正确面对现状;鼓励病人表述手术创伤对自己今后角色的影响,表达对其同情和提供改善自我形象的措施方法。注意保护病人隐私。在护理操作时避免过度暴露手术部位,必要时用屏风遮挡。

(3)潜在并发症的预防及护理

①患侧上肢肿胀:系患侧腋窝淋巴结切除后上肢淋巴回流不畅或头静脉被结扎、腋静脉栓塞、局部积液或感染等因素导致回流障碍所致。故术后忌经患侧上肢测血压、抽血、静脉输液或皮下注射等。指导病人自我保护患侧上肢;平卧时用垫枕抬高患侧上肢,保持功能位;下床活动时用抬臂做掐腰动作;需他人扶持时只能扶健侧,以防腋窝皮瓣滑动而影响愈合。按摩患侧上肢或进行握拳、屈、伸肘运动,以促进淋巴回流。肢体肿胀严重者,可戴弹力袖促进淋巴回流。

②切口感染、出血、皮瓣坏死:注意观察切口局部愈合情况,如有脓性分泌物、体温升高、白细胞升高代表有感染发生,按时换药,无菌操作;局部感染者,及时应用抗生素治疗,或术前、术后预防性应用抗生素;注意观察引流管的颜色、性质及量,如引流管内突然出现大量新鲜血液,应及时报告医生给予处理,应用止血药物,局部加压包扎止血,并注意观察生命体征、皮肤颜色,倾听患者主诉,防止发生出血性休克;防皮瓣坏死发生应加强营养,提高机体免疫力,按时换药,如发生皮瓣坏死应局部清创处理,加强换药,必要时切除腐肉重新缝合或局部植皮。

3.功能锻炼　为减少或避免术后残疾,鼓励和协助病人早期开始患侧上肢的功能锻炼。

(1)乳腺癌根治术后功能恢复操

第一节手部运动:手指张开,合拢;

第二节手部运动:五指向外分开,内收握拳;

第三节手部运动:拇指与小指合拢,分开;

第四节手部运动:手握毛巾,挤压,放松;

第五节腕部运动:手腕向前、后弯曲;

第六节腕部运动:半握拳,延顺时针、逆时针方向旋转;

第七节腕部运动:掌心向下,然后向上翻转;

第八节肘部运动:曲肘,伸直;

第九节肩部运动:患侧手臂放对侧肩上,健侧手帮助向对侧外上方推;

第十节肩部运动:患侧手臂放对侧肩上,健侧手帮助向上方抬肘;

第十一节肩部运动:患侧手臂抬高过头顶,摸对侧耳朵;

第十二节肩部运动:肩部向前、向后旋转;

第十三节肩部运动:双手握于颈后,肘部做内外开合运动;

第十四节肩部运动:手臂向前伸直,沿顺时针、逆时针方向旋转;

第十五节肩部运动:手臂弯曲,做水平方向内外旋转;

第十六节手臂后举:双手手背后握毛巾两端,健侧手臂向上拉动患侧手臂。

(2)注意事项:a.术后第1~7日做一至八节,每日4次;b.术后第8~11日增至第十节;c.术后12d以上伤口愈合良好者,增至全套;d.全套操每日至少做2次;e.运动要有适当强度,以酸痛但能忍受为宜,直至患侧手指能高举过头,自行梳理头发。

4.健康教育

(1)讲解自查方法及意义:健侧乳腺每个月自查。由于绝大多数乳腺癌是由患者自行发现,所以要大力宣传和倡导普及女性乳腺自查功能。每个月定期行乳腺自我检查。停经前的妇女在月经结束后4~7d

进行检查为宜。洗澡时站立位对着镜子观察更利于发现肿块。平时检查取直立或仰卧位,将四指合并,从乳房外周开始,以圆圈状触诊方式,向内移动,直至触到乳头处。或将乳房分为4个象限,在每个象限内以合并的四指移动触诊,也可采用先触诊内周一半,再触诊外周的方式。如有异常情况(乳房及腋下有硬块、皮肤变厚、乳头有分泌物流出)及时到医院就诊。

(2)嘱患者定期复查,坚持服药:治疗完成后2~3年每3个月复查1次,以后每半年1次,5年后可酌情每年复查1次;抗癌药要坚持服用。如需服他莫昔芬,要遵医嘱持续服用3~5年,不可擅自停药,绝经后患者应用三苯氧胺有引发子宫内膜癌的风险,建议子宫完整女性患者在接受三苯氧胺治疗同时应每年接受妇科检查,并对出现的任何阴道小量出血做出快速的检查判断。

(3)告知患者遵医嘱按时做放、化疗:放疗期间注意保护皮肤,出现放射性皮炎时及时就诊。化疗期间定期复查肝功能、血常规;饮食宜少量多餐,清淡不油腻的食物;预防感染,不到人员密集的地方;注意保暖,防止感冒;注意口腔卫生,防止发生口腔黏膜破溃。

(4)讲解佩戴义乳(假乳)的重要性:佩戴假乳可减少因不相称姿势而导致的颈痛及肩臂疼痛,有助于纠正斜肩、保持平衡、预防颈椎倾斜、恢复良好体态,同时具有保护胸部的作用,并能增强自信心。

(5)说明性生活的恢复是正常生活恢复的一项重要内容:患者家属或性伴侣的主要顾虑有两点,一是怕传染,二是怕对患者造成伤害,影响其治疗和预后。在对患者进行教育时可请家属一同参加,明确以下几点:①乳腺癌不传染:正常、适度的性生活不仅对患者没有伤害,不影响治疗,还能促进夫妻双方情感的复原,并能巩固双方关系;②伤口愈合后即可恢复性生活;③注意5年内不要怀孕,不要服用避孕药,以免促使乳腺癌的复发。

(6)向患者说明营养和运动的方式:术后近期避免用患侧上肢搬动、提取重物。治疗结束后应进低脂富含维生素的均衡饮食,保持理想体重。康复期应选择一项适合自己并能终身坚持的有氧运动。每周3次以上,每次30min至1h。可向患者推荐的运动有快走、骑车、游泳、滑雪、登山、打太极拳以及有氧舞蹈等。研究表明,均衡饮食及有氧运动可增强人体免疫功能、有效减轻精神压力、改善睡眠、缓解由癌症及治疗引起的疲劳症状,增强人体的抗病能力。

(7)告知患者保持乐观情绪:有报道情绪乐观具有斗争精神的患者,生存期及生存质量均高于那些悲观失望者。

(石黎黎)

第七节　胃癌

胃癌是消化道最常见的恶性肿瘤,占我国消化道肿瘤的第1位,好发年龄在50岁以上,男性多于女性,比例约为3∶1,无明显的种族差异。

【常见病因】

胃癌的确切病因不十分明确,但以下因素与发病有关:环境和饮食因素、幽门螺杆菌感染、遗传因素、癌前状态(①癌前疾病包括:慢性萎缩性胃炎、胃息肉、胃溃疡、残胃炎;②癌前病变包括:肠型化生、异型增生)。

【临床表现】

1.症状　上腹痛。早期多为隐痛或不适感,晚期可有剧痛。上腹部饱胀不适,食欲缺乏,厌食油腻肉类,吞咽时剑突下梗阻感,晚期可出现厌食、体重减轻、进行性贫血、幽门梗阻、持续黑粪、腹水、上腹肿块、恶病质等症状。

2.体征　早期无体征,晚期有:①腹块多位于上腹部,质坚硬;②转移表现左锁骨上可摸到质硬的淋巴结;癌性腹水;癌肿转移至肝、肺、卵巢等出现相应的症状和体征。

【辅助检查】

胃液分析、血常规检查、粪隐血检查、X线钡剂检查、纤维胃镜检查、细胞学检查。

【治疗原则】

1.手术治疗　手术是胃癌病人常见的治疗手段。如果分期检查的结果提示适于手术,医生可能采取以下几种术式。①胃次全切除术:切除含有肿瘤的那部分胃和临近肿瘤的部分组织和器官(比如部分小肠或食管,这取决于肿瘤的位置);②全胃切除术:切除全部的胃组织和部分的小肠、食管和邻近的组织,切除后食管与小肠吻合起来。在术中,外科医生会摘除临近的淋巴结检查有无癌细胞转移。特殊情况下,胃周围的部分器官也可能会被切除。

2.胃癌的化疗　主要用于以下3种情况:①手术后进行辅助性治疗,希望由此减少术后的局部复发和远处转移;②局部生长较广泛的胃癌在手术前给予化疗,使肿瘤缩小,降低分期,提高手术成功率;③不能手术的复发、转移性胃癌,应以全身化疗控制症状,提高生活质量并延长生存期。

3.胃癌的其他治疗方法　包括放疗、热疗、免疫治疗、中医中药治疗等。

【护理】

1.护理评估

(1)术前评估

①健康史及相关因素。包括家族中有无胃癌发病者,初步判断胃癌的发生时间,有无对生活质量的影响,发病特点。患者有无上腹痛,饱胀不适,有无厌食、嗳气等。不适是否影响患者的生活质量。家族中有胃癌发病者,男性患者是否吸烟,女性患者是否有饮咖啡的习惯等。

②身体状况。a.局部:有无胃痛及饮食情况;b.全身:重要脏器功能状况,有无转移灶的表现及恶病质;c.辅助检查:包括特殊检查及有关手术耐受性检查的结果。

③一般情况。病人的年龄、性别、职业、婚姻状况、营养状况等,尤其注意与现患疾病相关的病史和药物应用情况及过敏史、手术史、家族史、遗传病史和女性病人生育史等。

④心理和社会支持状况。病人对诊断的心理反应,焦虑、恐惧程度和心理承受能力;家属对病人的关心和支持程度以及家庭经济承受能力;病人和家属对本病及其治疗、疾病发展和预后的了解和期望程度。

(2)术后评估

①一般情况:包括麻醉和手术方式、术中情况、术后生命体征、切口和引流情况。

②早期并发症:主要包括术后出血、感染、吻合口瘘和梗阻。

2.护理要点及措施

(1)术前护理

①饮食营养护理:无梗阻、出血者鼓励多摄入营养丰富、易消化的食物;有出血者遵医嘱给予半流质或流质饮食,有梗阻者遵医嘱禁饮食,给予温盐水洗胃每日1次,予以静脉输液,补充足够的热氮量,必要时输血浆或红细胞,以改善病人的营养状况,以提高其对手术的耐受性。

②做好心理护理:护士要主动与患者交谈,向其解释手术治疗的必要性,鼓励其表达自身感受和学会自我放松的方法;并根据个体情况进行针对性的心理护理,以增强患者对手术治疗的信心。对患者给予同情、理解、关心、帮助,告诉患者不良的心理状态会降低机体的抵抗力,不利于疾病的康复。解除患者的紧张情绪,更好地配合治疗和护理。部分梗阻患者可出现紧张和焦虑情绪,应给予疏导。

③注意观察患者的梗阻程度,遵医嘱禁食,温盐水洗胃。必要时给予输血、补液。指导能进食的患者多进食富有营养、易消化、口味清淡的膳食,以加强营养,增进机体抵抗力,协助患者做好术前相关检查工作:如影像学检查、心电图检查、胸部 X 线片、血液检查、尿粪检查等。

④做好术前准备:教会患者床上翻身、咳嗽的方法;有效进行清洁肠道的准备,给患者口服泻药,术前 1 日 12:00 嘱患者口服 50% 硫酸镁 50ml,1h 内饮温开水 1000～1500ml。如果在晚 19:00 前大便尚未排干净,应于睡前进行清洁灌肠。手术区域备皮,备皮后洗头、洗澡、更衣,准备好术后需要的各种物品,如一次性尿垫、痰杯等,术前晚 22:00 以后禁食、禁水,术晨取下义齿,贵重物品交由家属保管等。

⑤做好术前护理:嘱患者保持情绪稳定,避免过度紧张焦虑。

(2)术后护理

①严密观察患者生命体征的变化,包括体温、血压、脉搏、呼吸,观察并记录生命体征每 4 小时 1 次。

②引流管的护理:术后患者留置切口引流管、胃管及尿管,活动、翻身时要避免引流管打折、受压、扭曲、脱出等。引流期间保持引流通畅,定时挤压引流管,避免因引流不畅而造成感染、积液等并发症。维持引流装置无菌状态,防止污染,引流管皮肤出口处必须按无菌技术换药,每天更换引流袋。

③引流液的观察:术后引流液的观察是重点,每日记录和观察引流液的颜色、性质和量,如在短时间内引流出大量血性液体(一般>200ml/h),应警惕发生继发性大出血的可能,同时密切观察血压和脉搏的变化,发现异常及时报告医生给予处理。

④基础护理:a.患者术后清醒后,可改为半卧位,以利于伤口引流及减轻腹压,减轻疼痛。b.患者卧床期间,应协助其保持床单位整洁和卧位舒适,定时翻身,按摩骨突处,防止皮肤发生压疮。c.满足患者生活上的合理需求,进行晨晚间护理,雾化吸入每日 3 次,会阴冲洗每日 1 次。d.专科护理:胃空肠造瘘是通过手术的方法建一个通道,将导管置入用于灌注食物和进行治疗,以解决进食和营养问题或作为腹部手术后的胃肠减压。根据病情可行短期性造口和永久性造口,主要目的是胃肠减压和肠内营养。增进患者的舒适:术后会出现疼痛、恶心、呕吐、腹胀等不适,及时通知医生,对症处理,减少病人的不适感。e.术后活动:一般术后 24～48h 即可离床活动。f.心理护理:根据病人的社会背景、个性及不同手术类型,对每个病人提供个体化心理支持,并给予心理疏导和安慰,以增强其战胜疾病的信心。

⑤术后营养支持的护理:a.肠外营养支持:术后需及时输液补充患者所需要的水、电解质和营养素,必要时输入血白蛋白或血浆,以改善患者的营养状况促进切口的愈合。同时详细记录 24h 出入液量,为合理输液提供依据。b.早期肠内营养支持:对术中放置空肠营养管的患者,术后早期经营养管输注肠内营养液进行营养支持,对改善患者全身营养状况、维护肠道屏障结构和功能、促进肠功能早期恢复、增强机体的免疫功能、促进伤口和肠吻合口的愈合都有益处。护理应注意:妥善固定营养管,保持营养管的通畅,防止营养液沉积堵管,每次输注营养液前后用生理盐水或温开水 20～30ml 冲管。控制输入营养液的温度、速度和浓度,温度以接近体温为宜,浓度过高易诱发倾倒综合征。输注过程中注意观察有无恶心、呕吐、腹痛、腹胀和水、电解质紊乱等并发症的发生。

(3)术后并发症的观察、预防和护理

①术后出血:a.严密观察生命体征。b.禁食,维持适当的胃肠减压的负压,避免负压过大损伤胃黏膜。加强对胃肠减压引流液量和颜色的观察。胃手术后 24h 内可有少量暗红色或咖啡色液体流出,一般不超过 100～300ml,以后胃液逐渐转清。若术后短期内从胃管引流大量鲜红色血液,持续不止,需及时报告医生处理。c.加强对腹腔引流管的观察:观察和记录引流液的量、性质和颜色,若术后持续从腹腔引流管引流大量鲜红色血液,应怀疑腹腔内出血,需及时报告医生处理并协助处理。d.术后发生出血,应遵医嘱应用止血药物和输新鲜血,胃出血用冰盐水洗胃。

②吻合口瘘：a.术前充分的胃肠道准备,对有幽门梗阻的患者,需禁食及温盐水洗胃,以减轻胃黏膜水肿。b.术后维持有效的胃肠减压,有效的胃肠减压可防止胃肠道内积液、积气,减轻胃肠道内压力,有利于胃肠吻合口愈合和胃肠道功能恢复。c.加强观察患者的生命体征和腹腔引流的情况。d.支持治疗的护理,对瘘出量多且估计短期内瘘难以愈合的患者,遵医嘱给予输液纠正水、电解质和酸碱失衡,或肠内、外营养支持及相关护理,以促进愈合。

③消化道梗阻：若患者术后在短期内再次出现恶心、呕吐、腹胀,甚至腹痛和停止肛门排便排气,应警惕消化道梗阻或胃蠕动无力所致的胃排空障碍。

3.健康教育

(1)饮食调节：告知出院后饮食应少量多餐,进食富含营养素、易消化食物,忌食生、冷、硬、油煎、酸、辣、浓茶等刺激性及易胀气食物,戒烟、酒。

(2)定期复查：说明术后化疗、放疗期间门诊随访,检查肝功能、血常规等,注意预防感染。术后初期每3个月复查1次,以后每6个月复查1次,至少复查5年。若有腹部不适、胀满、肝区肿胀、锁骨上淋巴结肿大等表现时,应随时复查。

(3)保持良好的心理状态,适当活动。

(吴晓红)

第八节　胆囊炎

胆囊炎是胆道系统的常见病,好发于女性,尤其以肥胖者多见,可分为急性胆囊炎和慢性胆囊炎。急性胆囊炎按其病程可分为①急性单纯性胆囊炎：炎症局限于胆囊黏膜,囊壁充血水肿;②急性化脓性胆囊炎：炎症侵及胆囊壁全层,浆膜面有纤维性和脓性渗出,胆囊内积脓;③急性坏疽性胆囊炎：炎症发展,胆囊内压力增加,压迫胆囊壁,引起血液循环障碍,发生缺血、坏死,此期容易发生胆囊穿孔,导致胆汁性腹膜炎。慢性胆囊炎：胆囊壁反复炎症,纤维组织增生,黏膜萎缩,囊壁增厚,胆囊浓缩和排出胆汁的功能下降。胆囊炎症患者中90%～95%合并胆囊结石。

胆囊炎的手术治疗有传统的开腹胆囊切除和腹腔镜下胆囊切除术,后者近几年在临床上广泛使用,以不剖腹、痛苦轻、恢复快而在全世界迅速普及,2～3日可出院,深得患者欢迎。

一、护理评估

(一)健康史

胆囊炎与胆囊结石互为因果,下面几个方面的因素均可引起胆囊炎。

1.胆囊梗阻　胆囊结石或胆囊颈结石或蛔虫等阻塞或嵌顿,造成胆汁滞留、浓缩,产生化学刺激损伤胆囊壁,同时,结石和蛔虫可直接引起机械性胆囊损伤。梗阻的胆囊内压力增高,引起胆囊壁黏膜缺血,又进一步加重胆囊壁的损伤。

2.细菌感染　细菌大多数可通过胆道逆行侵入胆囊,也可自血液经门静脉入肝后随胆汁顺行入胆囊。致病菌以大肠杆菌多见,其次有葡萄球菌、伤寒杆菌、绿脓杆菌、克雷伯氏杆菌、梭状芽胞杆菌等。

3.其他　严重创伤或大手术后、胰腺炎时胰液反流入胆囊等亦可引起急、慢性胆囊炎。

(二)身心状态

1.腹痛　右上腹剧烈绞痛,系由于胆囊收缩试图克服胆囊管梗阻所致。常在进食油腻食物或饱餐后数小时发作。疼痛常常放射到右肩或后背部,持续性并阵发性加重。若炎症侵及浆膜、刺激腹膜,病人在深呼吸时疼痛亦加剧。

2.恶心、呕吐　约85%～90%合并恶心,但呕吐一般不常见。如结石经胆囊管进入胆总管,压迫并刺激Oddi括约肌、胆总管突然扩张时,可出现频繁和严重的呕吐。

3.寒战、发热　一般早期无寒战、发热,如合并有胆管炎或胆囊积脓、坏死穿孔和弥漫性腹膜炎时可出现。

4.右上腹局部压痛和肌紧张　胆囊周围有炎性渗出或脓肿形成时,压痛范围增大。

5.Murphy征阳性　检查者以左手掌平放于病人右肋下部,以拇指指腹置于右肋下胆囊区,嘱病人缓慢深吸气,此时因肝下移可引起胆囊区触痛,病人会突然屏住呼吸。

(三)诊断检查

1.实验室检查

(1)白细胞计数和中性粒细胞计数升高,急性化脓性或坏疽性胆囊炎时白细胞计数可高达$(15～20)×10^9$/L。

(2)SGOT、SGPT可升高,甚至达到正常值的2～4倍。

(3)碱性磷酸酶和胆红素可有轻度升高,一般不超过$34\mu mol$/L(2mg/dl),若$>85\mu mol$/L(5mg/dl),则应考虑胆总管继发结石成Mirizzi综合征的可能。

2.影像学检查

(1)B超检查:是临床上首选的检查,显示胆囊增大、囊壁增厚,甚至有双边征。如有结石,可见增强回声光团,并伴有声影。慢性炎症时,胆囊萎缩,囊壁增厚,排空功能障碍。

(2)口服胆囊造影和静脉胆道造影可显示结石阴影及其大小、数量、胆囊浓缩及收缩功能,但受肝功能的影响。

(3)X线腹平片可显示10%～15%的阳性结石。

二、护理诊断

1.焦虑　与疼痛、手术、担心住院费用及环境陌生等有关。

2.疼痛　与胆囊炎症或梗阻、手术损伤、胆瘘等有关。

3.睡眠形态的改变　与疼痛、呕吐、腹胀、焦虑、环境改变有关。

4.潜在并发症——体液不足　与呕吐、禁食、胃肠减压有关。

5.感染　与手术切口、引流管有关。

6.知识缺乏　与缺乏有关术后康复方面的知识信息来源有关。

三、预期目标

1.焦虑减轻　表现为能主动说出焦虑的原因和解除焦虑的方法,自觉焦虑减轻,注意力集中。

2.疼痛减轻　表现为表情放松,自动体位,感觉疼痛减轻或消失,生命体征平稳。

3.睡眠改善或恢复正常　表现为有效睡眠时间延长或正常,精力充沛,眼眶无黑袋。

4.体液平衡　表现为生命体征平稳,尿量正常,皮肤黏膜红润,毛细血管充盈时间正常。

5.未发生伤口感染　表现为伤口周围皮肤无红、肿、热、痛及异常分泌物或引流物;伤口如期愈合。

6.病人能说出术后康复的有关知识　如饮食、活动的原则。

四、护理措施

1.减轻焦虑　评估焦虑的程度,确定焦虑的原因,护士主动、热情介绍病室环境、主管医生与护士、同室的病友,与其建立信任的护患关系。认真倾听病人的情况,了解其焦虑的原因,予以同情和安慰。针对引起焦虑的因素,有的放矢地干预,如详细、准确地向病人解释疾病的过程、治疗方案、手术和麻醉的方式、手术的预后情况,以消除病人对这些问题的焦虑和压力。如果是疼痛引起,应告诉并向病人示范减轻疼痛的方法与技巧,必要时使用止痛剂。帮助病人解除或减轻身体不适,如呕吐、瘙痒,给予适当的药物。鼓励病人将焦虑说出来,将疑问提出来,并予及时、恰当的解释。鼓励与同室病友交流,增强自信心。加强与家属、朋友的联系,激发他们对病人身心、护理的责任感,多给病人关心照顾,提供安静舒适的环境。

2.减轻疼痛与促进舒适　评估疼痛的部位、性质、持续时间、有无放射痛及其诱因,观察腹部体征。严密观察生命体征、疼痛及腹部情况的变化。如果疼痛持续并阵发性加剧、腹膜刺激征明显、体温升高、脉搏增快,应警惕胆囊穿孔并作好紧急手术准备。禁食,胃肠减压,按医嘱给予适当的止痛剂,并观察和记录止痛药的疗效。禁用吗啡,阿托品可减轻 Oddi 括约肌收缩,减轻疼痛。指导病人减轻疼痛的方法:如翻身、移动或咳嗽时,用小枕头或手按压疼痛部位;术前采用胸膝卧位,术后可采用半坐卧位,减轻腹肌张力,缓解疼痛;听听音乐,与人交谈分散注意力等等。给予心理支持,减轻焦虑,消除心因性疼痛。

3.维持水电解质平衡　评估呕吐频率、量、性状并记录。评估胃肠减压、腹腔引流管引流液的量、色和性状并记录。严密观察生命体征变化。记录 24 小时出入水量,输液,补充适量电解质,急性期病人须迅速建立静脉输液途径,适量补充液体和电解质,以保持体液平衡。给予维生素 K 等止血药,防止术后出血。

4.预防感染　观察伤口敷料有无渗液,保持伤口皮肤的清洁、干燥,及时更换污染的敷料,严格无菌操作。保持腹腔引流管通畅,观察伤口引流物、分泌物的量、颜色和性状,并记录。加强营养,提高机体的抵抗力。术后胃肠功能恢复后,可予少量多餐,进低脂、高碳水化合物、高蛋白、易消化的饮食。适当使用抗生素。

5.术后康复指导　术前告诉病人及其家属术后早期离床活动的目的和意义,使其能理解并积极配合,并督促术后第二日下床活动,防止术后肠粘连。向病人示范和讲解有效咳嗽排痰的方法,并指导其有意识地咳嗽,预防术后肺部感染。向病人解释并示范减轻疼痛的方法与技巧。指导术后合理饮食:术后应少量多餐、进食低脂、高碳水化合物、高蛋白饮食。胆固醇结石患者尽量避免食用胆固醇含量高的食物,如蛋黄、鱼卵、家禽类及动物内脏。不吃油炸食品,避免食用花生、核仁类食物,以减少食油用量。如胆汁引流过多,应增加含钾食物。指导病人对异常现象的观察:胆囊切除术后常有大便次数增多现象,数周或数月后逐渐减少。若持续存在或有腹胀、恶心、呕吐、黄疸、白陶土样大便或出现茶色尿液,发生伤口红、肿、热、痛等应及时去医院检查。

五、评价

1.病人能否主动说出焦虑的感受、原因,以及是否掌握缓解焦虑的方法。精力是否集中,是否积极配合治疗和护理。

2.病人有效睡眠时间是否延长,精力是否充沛。

3.伤口皮肤颜色是否正常,有无肿胀、发热、疼痛,伤口有无异常分泌物和引流物,伤口是否如期愈合。

4.能否说出术后饮食的原则、注意事项、伤口护理及 T 形管的自我护理。

5.生命体征是否平稳,尿量是否正常,皮肤黏膜是否红润。

6.24 小时出入水量是否平衡。

（吴晓红）

第九节　胆石症

胆石症是胆道系统发生结石的疾病,包括胆囊和胆管结石。国内尸检发现胆石的发生率为 7%。随着生活水平提高、饮食结构和卫生习惯的改变,胆石症的发生率呈逐年上升趋势,且多发于女性,比男性高出 1 倍多,尤其是 40 岁的肥胖女性。胆石症可分为①胆固醇结石:主要成分为胆固醇,约占胆结石的 50%,多发生于胆囊;②胆色素结石:以胆红素钙为主,多发于胆管内;③混合结石:若根据结石的部位来分,有胆囊结石、肝外胆管结石和肝内胆管结石。胆结石的治疗以手术为主。常见的手术方式有胆囊切除、胆总管切开取石、高位胆管切开取石加胆肠内引流术、肝叶、肝区段切除术。

一、护理评估

（一）健康史

1.胆囊结石　胆囊结石主要是胆固醇结石,正常情况下胆汁中胆固醇、胆盐及卵磷脂三种主要成分之间保持一定的浓度比例而呈稳定的微胶粒溶液。任何促使胆固醇浓度增高或胆盐成分减少的因素都可影响胆汁的微胶状态,促进胆汁中过饱和胆固醇沉淀析出而形成结石,如胆囊炎症、胆囊息肉、胆道蛔虫、胆囊梗阻、高蛋白高脂肪饮食等。

2.胆管结石　①胆道感染:由于胆汁滞留,细菌或寄生虫入侵,继发细菌感染,胆汁内如大肠杆菌、脆弱杆菌等产生 β-葡萄糖醛酸酶,水解可溶性的结合性胆红素成为非水溶性的游离胆红素,与胆汁中的钙结合形成胆红素钙而沉淀形成结石。②胆道寄生虫:如胆道蛔虫等,易致胆道感染、胆汁淤滞,与异物存留有关。③胆汁淤滞:与胆管狭窄使胆汁淤滞和产生涡流运动、为沉淀颗粒发展成结石提供时间和停留场所及外加能等有关。④代谢异常:在高碳水化合物、低蛋白膳食的人群中,其胆汁中抑制 β-葡萄糖醛酸甘酶活性的葡萄糖二酸含量降低,容易形成胆色素结石。

（二）身心状态

胆石症的临床表现取决于结石的位置、是否梗阻和感染。如结石在胆囊内阻塞了胆囊管,则急性胆囊炎的症状较明显;如结石出现在胆总管,则会出现胆管炎典型的夏科三联症:腹痛、寒战与高热、黄疸。

1.胆囊结石。

2.胆管结石　①腹痛:右上腹和剑突下阵发性剧烈刀割样绞痛。由于胆管结石下移、嵌顿于胆总管下段引起胆管平滑肌痉挛所致。常因进食油腻食物或饱餐或体位改变、颠簸等诱发,可向右后背部放射,常伴恶心,呕吐。②寒战与高热:继胆绞痛后出现。由于细菌、毒素逆行扩散,通过肝窦进入体循环引起的全身中毒症状。病人急性重病容,高热大汗,恶心呕吐。③黄疸:常于胆绞痛和高热后 1~2 日出现。由于结石嵌顿于 Vater 壶腹不能松解所致。黄疸时常有尿色变深,粪色变浅。但多数病人胆绞痛和黄疸在一周左右缓解,系由于结石阻塞的胆管扩张,使嵌于壶腹部的结石漂浮上移或移至十二指肠所致。④剑突下和右上腹深压痛:如炎症严重,可有右侧腹直肌紧张,肝区叩击痛,胆囊常不能扪及。

(三)诊断检查

1.实验室检查　　胆囊结石见胆囊炎。胆管结石:血白细胞数在$20×10^9/L$以上,急性梗阻性化脓性胆管炎时可高达$(60～70)×10^9/L$,中性粒细胞明显增高,出现中毒颗粒;肝细胞坏死时血清转氨酶增高;血清胆红素、尿胆红素增高,尿胆原消失,粪胆原减少;血培养可呈阳性。

2.影像学检查　　胆囊结石见胆囊炎。胆管结石:①B超检查:是胆道疾病中最常用的检查方法。检查方便,不受肝功能好坏、有无黄疸等的影响。B超显示结石呈强回声光团,后方伴声影。②经皮肝穿刺胆道造影术(PTC):PTC是一种直接的胆管造影术。PTC图像能显示肝内外胆管梗阻的部位和性质、结石部位、数量和大小等可靠信息。胆管扩张的造影成功率几乎达100%,胆管不增粗者的成功率约为80%,在B超引导下,PTC检查可提高成功率。但有腹水、碘过敏、凝血机制障碍者均禁忌作PTC。③内镜逆行胆胰管造影术(ERCP):是一种直接的胆管造影术,能清晰显示肝内胆管小分支及结石的部位和大小。ERCP不受胆管是否扩张的影响,尤其适合于肝内、外胆管无扩张的黄疸病人和胆囊切除术后仍有胆道症状的病人。④CT:因其不受十二指肠气体遮盖的影响,对胆总管远段结石的显示率较B超高。一般在有手术史影响超声或其他检查时或对特别肥胖者选用。⑤术中胆管造影和术中胆道镜造影检查。

二、护理诊断

1.焦虑　　与诊断检查、手术及预后、自我护理能力下降、医疗费用高等因素有关。

2.疼痛　　与胆道炎症、阻塞、手术创伤、引流管的牵拉及焦虑等因素有关。

3.营养改变——低于机体需要量　　与因恶心、消化不良、口服摄入量减少、饮食限制、疼痛、呕吐所致的营养物质丢失,胆管阻塞,脂肪吸收障碍等有关。

4.清理呼吸道低效　　与疼痛、咳嗽无力、手术麻醉插管刺激、留置胃管有关。

5.皮肤完整性受损　　与胆汁对切口皮肤的刺激、皮肤搔抓有关。

6.潜在并发症　　①水、电解质紊乱:与呕吐、胃肠减压、T形管引流有关;②胆管阻塞和感染:与胆管引流不畅、胆汁淤滞有关。

7.知识缺乏　　与引流管的护理与饮食保健信息来源不足有关。

三、预期目标

1.焦虑减轻　　表现为自觉焦虑减轻,能说出焦虑的原因及减轻焦虑的方法。睡眠良好,面部表情放松,生命体征平稳,积极主动配合治疗和护理。

2.疼痛减轻　　表现为主诉疼痛减轻,能说出减轻疼痛的方法。自动体位,表情安详。

3.维持良好的营养状态　　表现为体重在正常范围或在原来基础上增加,血清白蛋白、尿素氮和血红蛋白值正常。

4.皮肤无完整性受损　　表现为伤口如期愈合。

5.T形管引流通畅,未发生感染　　表现为T形管引流液的量、色、质正常,切口无异常分泌物和引流物,切口皮肤无红、肿、热、痛,生命体征平稳。

6.水电解质维持平衡　　表现为神志清楚,生命体征平稳,尿量正常,皮肤黏膜正常。

7.能正确进行 T 形管的护理　表现为能正确倾倒引流液,更换引流袋,进行引流管切口周围皮肤的护理,能说出避免引流管阻塞的方法。

8.能说出术后饮食的注意事项和合理饮食的原则。

四、护理措施

1.给予心理支持减轻焦虑。

2.减轻疼痛,增进舒适。

(1)评估疼痛的部位、性质、程度及持续时间。

(2)严密观察腹部体征及生命体征的变化。如果病人腹痛剧增,伴腹膜刺激征,出现寒战与高热、黄疸或急性腹痛伴休克时,应立即作好紧急手术准备,以便尽早解除梗阻,引流胆道,抢救生命。

(3)禁食,胃肠减压。

(4)保持 T 形管通畅,避免牵拉、扭曲、脱出或阻塞。

(5)提供舒适体位:术前采用胸膝卧位,术后生命体征平稳后改为半坐卧位,降低腹部张力。

(6)必要时,按医嘱给予适当的止痛剂,并注意观察药物的疗效。

(7)指导病人减轻疼痛的方法:如翻身、活动、咳嗽时,用手或小枕头按压伤口;看看书报,听听音乐,与同室病友交谈分散注意力;做深呼吸等放松体操。

(8)提供安静舒适的环境,减少外界的刺激。

(9)给予心理支持,减轻心因性疼痛。

3.供给适当的营养　评估病人的营养状态,确定有无营养不良。计算病人当日所需的热卡。重症胆道感染者,因高热、消耗大、手术创伤等应激的高分解代谢,需要较多热量和蛋白质的供应。一般成人男性病人所需热量在 $836\sim1045kJ/d$ 左右,蛋白质 $1\sim1.5g/(kg \cdot d)$。感染、高热和营养不良者另需增加。不能进食或营养摄入不足者,应给予静脉营养。减轻恶心、呕吐、疼痛等不适,作好口腔护理,每班至少 2 次。提供清洁、轻松、舒适的环境,增进食欲。若病情允许,可提供病人喜爱的食物和口味。作好饮食指导,鼓励病人进食高蛋白、高碳水化合物、高维生素和含矿物质丰富及低脂饮食。定时监测体重、血浆尿素氮及白蛋白等。

4.发热的护理　给予物理和药物降温,观察降温的效果并及时记录。作好口腔护理,防止口腔黏膜干裂,可外涂石蜡油保护。作好皮肤护理,保持皮肤的清洁、干燥,及时更换汗湿的衣服。避免受凉。

5.黄疸的护理　黄疸患者因胆盐沉积、刺激而引起皮肤瘙痒,可用温水或炉甘石洗剂擦拭局部,必要时可用抗组胺药止痒。告诉病人尽量避免搔抓,以免引起皮肤破溃感染。

6.观察术后出血情况　严密观察神志,监测生命体征,观察伤口有无渗血。注意观察并记录腹腔引流管及 T 形管引流液的颜色、量和性状,术后 24 小时内 T 形管内可引流出 $300\sim500ml$ 色清亮、呈黄或黄绿色的胆汁或血性胆汁,腹腔引流管可引流出少量血性液体,正常情况下,引流液逐日减少。如果持续引流出大量鲜红色血液,需及时报告医生处理。观察大便的颜色,出血量小时仅表现为柏油样便或大便隐血,出血量大时可伴有生命体征的改变。

7.T 形管引流的护理

(1)解释 T 形管引流的目的和意义:T 形管引流常用于预防胆道术后病人由于手术创面而引起的胆道水肿、缝合口胆汁外漏引起的胆汁性腹膜炎、膈下脓肿等并发症;胆道支持如肿瘤或外伤造成的胆道狭窄或需要置管溶石排石;术中证实胆囊管有结石,胆囊内有泥沙样结石,胆总管扩张、狭窄或有炎症时,应置 T

形管引流,防止胆管阻塞。

(2)妥善固定 T 形管:T 形管一般置于胆总管下段,一端通向肝管,另一端通向十二指肠,由戳口穿出后缝于腹壁。T 形管应长度适宜,不要固定在床上,以免翻身、起床活动、搬动时牵拉脱落。

(3)维持有效引流:引流袋的位置在活动时应低于腹部切口的高度,平卧时不能高于腋中线,以防止胆汁反流引起逆行感染。但引流袋亦不宜太低,以免胆汁流失过度。保持 T 形管通畅,避免受压、折叠、扭曲,应经常挤捏 T 形管。如果 T 形管堵塞,术后 5～7 天内禁止加压冲洗引流管。因此时引流管与周围组织及腹壁间尚未形成粘连,冲洗可导致胆汁性腹膜炎,可用细硅胶管插入 T 形管内行负压吸引。

(4)注意无菌操作:及时更换渗湿的敷料,保持切口周围皮肤清洁干燥,观察皮肤有无红、肿、热、痛。可用温开水擦洗切口周围,并外涂氧化锌软膏保护引流管周围皮肤。

(5)每日更换消毒连接管与引流瓶(袋)。

(6)观察引流液的量、色、质:术后 24 小时内 T 形管引流出黄色或绿色胆汁约 300～500ml,以后逐渐减少至每日 200ml 左右,若量多,则提示有胆道阻塞或损伤的可能;若量少,可根据黄疸消退情况、大小便颜色、有无发热、严重腹痛来判断是否 T 形管阻塞。

(7)适时拔管:术后 10～14 天,如体温正常、黄疸消失、胆汁减少至 200～300ml/d 左右,且无结石残留,可考虑拔管。拔管前先在餐前、饭后各夹管 1 小时,观察有无饱胀、腹痛、发热、黄疸出现;1～2 日后,全日夹管;术后 10～14 天行 T 形管逆行胆道造影,开放造影剂 1～2 天后拔管。局部伤口用凡士林纱布堵塞,1～2 日后自行封闭。

(8)健康指导:术后低脂饮食,对带管回家者,应向病人解释和示范 T 管的护理,并让病人及其家属操作,直到掌握为止,并强调带管者要避免提举重物或过度活动,防止 T 形管脱出拉扯伤口。尽量穿宽松柔软的衣服,避免盆浴,淋浴时可用塑料薄膜覆盖置管处。胆汁刺激大,易侵蚀皮肤,每日至少换药一次,湿透时应及时更换。若有异常或 T 形管脱出、突然无液体流出时,应及时就医。鼓励家属给予心理支持,促进患者身心恢复。

五、评价

1.焦虑是否减轻:观察面部表情是否放松,生命体征是否平稳,能否主动与护士交谈说出焦虑的原因和缓解焦虑的方法。

2.疼痛是否减轻:观察病人是否表现安详,自动体位,并能否说出缓解疼痛的方法。

3.体重是否维持在正常范围内,血清尿素氮、白蛋白、血红蛋白是否正常。

4.皮肤切口是否如期愈合,有无红、肿、热、痛征象。

5.T 形管引流是否通畅,引流物量、色及性质是否正常。

6.生命体征是否平稳,神志是否正常,小便及皮肤黏膜是否正常。

7.病人能否说出 T 形管引流术后的有关护理。

8.病人能否说出术后饮食的注意事项及合理营养的方法与原则。

(吴晓红)

第十节　腹部疝气

腹部疝气是指腹腔内的脏器或组织离开了原来的部位,通过人体正常的或不正常的薄弱点或缺损、孔隙进入了另一部位而成。腹部疝分腹内疝与腹外疝,以后者多见。腹外疝依其发生的部位可分为以下四种:

1.腹股沟疝　可分为腹股沟斜疝和腹股沟直疝。斜疝经腹壁下动脉外侧的腹股沟管内环突出,经过腹股沟管的外环穿出而成,多见于儿童及青少年,疝内容男性常为精索,女性多为圆韧带。直疝位于腹壁下动脉内侧的直疝三角区,直接由后向前突出而成,常见于老年人。

腹股沟直疝与斜疝的鉴别见表10-2。

表 10-2　腹股沟直疝与斜疝的鉴别

	直疝	斜疝
发病年龄	多见于老年人	多见于儿童,青壮年
突出途径	由直疝三角突出,不进入阴囊	经腹股沟管突出,进入阴囊
疝块外形	半球形,基底较宽	椭圆形或梨形,上部呈蒂柄状
回纳疝块后压住内环	疝块仍可突出	疝块不再突出
精索与疝囊的关系	精索在疝囊前外方	精索在疝囊后方
疝囊颈与腹壁下动脉的关系	疝囊颈在腹壁下动脉内侧	疝囊在腹壁下动脉外内侧
嵌顿机会	极少	较多

2.股疝　疝囊经股环、股管向腹部卵圆窝突出而成,多见于中年以上妇女。

3.脐疝　由于脐孔闭锁不全,腹腔内容物自脐孔突出而成。常发于婴儿及肥胖妇女。

4.切口疝　发生于手术切口处的疝。

5.食管裂孔疝　食管在近横膈开口处变大,胃部由此突向下胸部而成,国外常见。

一、健康评估

(一)健康史

1.询问病人有无增加腹内压的诱因,如慢性咳嗽、排尿困难、便秘、腹水、妊娠、举重等诱因。

2.检查腹壁有无薄弱或先天性缺损,了解腹部手术史。

(二)身心状态

1.检查肿块的部位、大小、形态、质地、随体位变化的情况、有无增大、压痛、是否可回纳入腹腔、有无反复发作史。

易复性斜疝:肿块在腹股沟区突出,偶有胀痛,呈带柄的梨形肿块,可降至阴囊或大阴唇。开始时仅在站立、行走、劳动或咳嗽时出现,平卧后,肿块可自行回纳或消失。检查时,用手按肿块,嘱病人咳嗽,可有膨胀性冲击感。用手指压住腹股沟内环,让病人站立咳嗽,疝块不再出现,一旦手指移去,疝块会再出现。如果疝块突然增大,胀痛触痛明显,肿块不能回纳,提示有嵌顿,当发展为绞窄性疝时,全身症状加重,可以有毒血症的表现。

2.了解病人对疾病的认识及其心理反应。

（三）诊断检查

透光试验:鞘膜积液多能透光,试验为阳性,而腹股沟斜疝疝块则不透光。

二、护理问题

1.潜在并发症——局部血肿　与术后创面渗血有关。

2.术后疝复发　与知识缺乏有关。

3.尿潴留　与麻醉手术刺激及排尿改变有关。

三、预期目标

1.术后未发生并发症。

2.能说出有关预防疝复发的措施。

3.能自解小便,无排尿困难。

四、护理措施

（一）术前护理

1.消除或控制引起腹内压增高的诱因,如有慢性咳嗽、便秘、排尿困难者应积极处理。

2.吸烟者术前两周开始戒烟直到术后创面愈合。

3.严密观察腹部情况,如出现狭窄性或嵌顿性疝症状与体征时,及时与医生联系,作好手术准备。

4.了解患者全身情况,如心、肝、肾、肺等重要脏器的功能,评估病人是否能耐受手术。

5.术前清洁灌肠,以免术后腹胀及大便污染切口。

6.进手术室以前排空膀胱,以免术中误伤。

7.了解病人的心理特点,给予心理支持。

（二）术后护理

1.体位:术后平卧,腘窝部垫小枕,髋关节微屈,以减轻伤口张力。术后5～7天可在床上活动如翻身等。但年老体弱者、复发疝、绞窄性、巨大疝,术后卧床时间应延至10天,以免增加腹内压而影响手术切口的愈合。

2.饮食:病人术后6～12小时可进流质,第2天进软食或普食。肠切除吻合术后的患者,应禁食到肠道功能恢复,方可进食流质饮食。

3.观察病人排尿及膀胱充盈情况:及时发现并处理尿潴留,如下腹按摩、针刺、听流水声诱导排尿,必要时导尿以免引起腹腔内压增高。

4.密切观察阴囊及切口有无渗血或血肿形成:手术区用沙袋压迫并用丁字疝带托起阴囊,以减轻伤口渗血和阴囊水肿、积血。

5.保持伤口敷料的清洁、干燥,避免小便污染伤口。

6.密切观察伤口有无红、肿、热、痛及病人的体温、脉搏情况,防止切口感染。

7.注意保暖,避免感冒,避免因咳嗽、打喷嚏而引起伤口裂开或疝复发。

8.注意多吃营养丰富、富含粗纤维的食物,以保持大便通畅。便秘者应及时给予通便药物,并告之不要用力排便,以免增高腹压,影响伤口愈合或疝复发。

9.术后 3 个月内避免重体力劳动。

五、评价

1.检查伤口有无出血、血肿形成。

2.伤口有无红、肿、热、痛等感染征象,生命体征是否平稳。

3.能否自解小便,有无膀胱充盈膨胀。

4.能否说出预防疝术后复发的注意事项。

（吴晓红）

第十一节　急性化脓性腹膜炎

【定义】

是指腹腔脏层和壁层腹膜的炎症,可由细菌感染、化学性或物理性损伤等引起。按病因可分为细菌性和非细菌性两类;按临床过程可分为急性、亚急性和慢性 3 类;按发病机制可分为原发性和继发性两类;按累及范围可分为弥漫性和局限性两类。

【术前护理措施】

1.按普外科一般护理指南及一般术前护理指南。

2.心理支持　做好患者及其家属的解释安慰工作,稳定患者情绪,减轻焦虑;介绍有关腹膜炎的疾病知识,使其认识疾病配合治疗和护理;帮助其勇敢面对疾病,尽快适应患者角色,增加战胜疾病的信心和勇气。

3.饮食　禁食,持续胃肠减压,吸出胃肠道内容物和气体,改善胃壁、肠壁血液循环和减少消化道内容物继续流入腹腔,以减轻腹胀和腹痛。

4.体位　无休克情况下,患者取半卧位,促使腹内渗出液流向盆腔,以减少毒素吸收和减轻中毒症状、利于引流和局限感染,同时避免腹胀所致的膈肌抬高,减轻腹胀对呼吸和循环的影响。休克患者取平卧位或头、躯干和下肢均抬高 20°。尽量减少搬动以减轻疼痛。

5.密切观察病情变化　定时监测体温、脉搏、血压和呼吸,密切观察生命体征动态变化,对于危重患者,尤其注意循环、呼吸及肾功能的监测和维护,观察腹部症状和体征的变化,尤其注意压痛、腹胀有无加剧,了解肠蠕动的恢复情况和有无腹腔脓肿如膈下或盆腔脓肿的表现,若发现异常,及时通知医师配合治疗和处理,给予镇静、止痛、给氧对症处理,减轻患者痛苦,但症状不明时禁用镇痛药。高热患者予物理降温。

6.给药护理　迅速建立静脉输液通道,遵医嘱补液,纠正水、电解质及酸碱失衡,安排好输液顺序,根据患者临床表现和补液的监测指标及时调整输液量、速度和种类,保持每小时尿量达 30ml 以上。合理应用抗生素,控制感染。必要时输血、血浆,维持有效循环血量。

【术前健康指导】

提供疾病护理知识,向患者说明非手术期间禁食、胃肠减压、半卧位的重要性,教会患者注意腹部症状和体征的变化。

【术后护理措施】

1.按普外科术后一般护理指南。

2.观察病情变化　术后密切监测生命体征的变化,定时测量体温、血压、脉搏。对术后持续高热或3d后又高热的患者,及时报告医师;呼吸频率增快者,给予吸氧,半卧位;经常巡视患者,倾听主诉,注意腹部体征的变化,观察有无膈下或盆腔脓肿的表现;及时发现异常通知医师,配合处理。对危重患者尤应注意循环、呼吸、肾功能的监测和维护。注意呕吐情况,保持呼吸道通畅。

3.卧位与活动　患者手术毕回病房后,给予平卧位。全麻未清醒者头偏向一侧。全麻或硬膜外麻醉患者平卧6h,血压、脉搏平稳后改半卧位,可减轻腹部张力,利于切口愈合,根据病情及时正确协助患者采取有效的半卧位:上半身抬高与床铺的水平面呈45°～60°,两膝屈曲并鼓励患者多翻身、多活动,预防肠粘连。

4.引流管护理　正确连接各引流装置,有多根腹腔引流管时,贴上标签标明各管位置,以免混淆。注意观察引流管周围皮肤有无红肿、破损,观察引流液是否外漏或渗出。观察腹腔引流情况,对负压引流者及时调整负压。妥善固定引流管,防止脱出或受压(防止患者变换体位时压迫引流管或牵拉而脱出,并减少牵拉引流管引起的疼痛);记录引流液的量、颜色、性状、残渣等,准确记录24h引流量,并注意引流液量和质的逐日变化;经常挤捏引流管,以防血块或脓痂堵塞,保持腹腔引流通畅,预防腹腔内残余感染,患者感到腹胀伴发热,应及时检查管腔有无阻塞或引流管脱落。更换引流袋(或瓶)及敷料时,应严格执行无菌操作,引流袋(或瓶)内保持无菌,每日更换1次无菌袋(或瓶),引流管远端接引流袋时,先消毒引流管口后再连接,以免引起逆行性感染。当引流液量减少、色清、患者体温及白细胞计数恢复正常,可考虑拔管。

5.切口护理　观察切口敷料是否干燥,有渗血、渗液时及时更换;观察切口愈合情况,及早发现切口感染的征象。

6.疼痛护理　按疼痛护理指南。

7.禁食、胃肠减压　术后继续禁食、胃肠减压(引流物堵塞时,可用注射器将堵塞物抽出,或使用温开水冲管)。胃肠减压管拔管前应先行拔管试验,如患者无明显腹胀或恶心、呕吐等不适时可拔管,肠蠕动恢复后,拔出胃管,逐步恢复经口饮食。

8.补液、给药和营养支持　根据医嘱,合理补充水、电解质和维生素,必要时输注新鲜血、血浆,维持水、电解质、酸碱平衡;给予肠内、外营养支持,促进内稳态合成代谢,提高防御能力。术后继续应用有效抗生素,进一步控制腹腔内感染。

9.基础护理　保持床单位整洁,皮肤及毛发指甲清洁、干燥。禁食期间做好口腔护理,每日3次;留置导尿患者消毒尿道口每日2次。

10.预防肺部并发症　注意保暖,给患者做治疗或护理时只暴露必要部位,在病情许可情况下,嘱患者做深呼吸每日2次,每次5～10min。给患者拍背帮助咳嗽,或做雾化吸入,使排痰通畅、肺部气体交换良好。

11.心理护理　术后多数患者怕疼不敢活动,怕影响切口愈合拒绝半卧位,应耐心细致地劝说,使其认识到半卧位的必要性,消除不必要的顾虑和恐惧,增强患者的信赖感和安全感,以取得合作。

【术后健康指导】

1.饮食指导。讲解术后恢复饮食的知识,鼓励其循序渐进,少食多餐,进食富含蛋白质、热量和维生素的食物,促进手术创伤的修复和切口愈合。

2.解释术后早期活动的重要性,鼓励患者卧床期间进行床上活动,体力恢复后尽早下床走动,促进肠功能恢复,防止术后肠粘连。

3.做好出院患者的健康指导,术后定期门诊随访。

（吴晓红）

第十二节　腹腔脓肿

【概述】

腹腔脓肿是急性化脓性腹膜炎治疗过程中,因炎症较轻微,脓液被大网膜、肠和纤维蛋白互相粘连、包围而逐渐形成脓肿,脓肿一般在原发病灶处。如腹膜炎处理不当或不及时,在腹膜炎消退后,脓液可积累在腹腔某些部位,形成局限性脓肿。腹腔脓肿可分为:膈下脓肿、盆腔脓肿、肠间隙脓肿。

【病因与发病机制】

1.膈下脓肿　脓液积聚于膈肌以下、横结肠及其系膜以上的间隙内,通称为膈下脓肿。膈下脓肿可发生在一个或两个以上的间隙内。患者平卧位时,左膈下间隙处于较低位,腹腔内的脓液易积聚于此;此外,细菌亦可经肝门静脉和淋巴系统到达膈下。小的膈下脓肿经非手术治疗可被吸收,较大脓肿,可因长期感染,自身组织耗竭,病死率甚高。膈下感染还可引起反应性胸腔积液、胸膜炎,穿破胸腔时可发生脓胸;穿透消化道管壁可引起反复出血或内瘘,如肠瘘或胃瘘;也可扩散并发脓毒症。

2.盆腔脓肿　盆腔处于腹腔最低处,腹腔内炎性渗出及脓液易积聚于此形成盆腔脓肿。因盆腔腹膜面积较小,吸收能力有限,故盆腔脓肿时全身中毒症状常较轻。腹部手术后或腹膜炎等患者取半卧位,有利于感染局限、减轻中毒症状,且便于引流。

3.肠间隙脓肿　肠间脓肿多为腹膜炎后,脓液积聚肠间,被肠管、系膜、网膜所包裹,可形成单个或多个脓肿。如脓肿周围广泛粘连,可以发生不同程度的粘连性肠梗阻。

【临床表现】

1.膈下脓肿

(1)全身表现:全身中毒症状的程度取决于细胞毒素的毒力,及全身抵抗力的强弱,一般均有发热,呈弛张热,常伴有寒战、多汗,心率较快,舌质红有瘀斑,舌苔黄燥或厚腻。

(2)局部症状:局部症状或体征因脓肿部位不同而有很大差异。患者多有肋缘下或剑突下持续性钝痛,深呼吸时加重。有时放射至肩部,有不同程度的呼吸受限,常有呃逆、咳嗽。感染影响至胸膜、肺时,出现胸腔积液、气促、咳嗽、胸痛等表现。

2.盆腔脓肿　盆腔脓肿多发生在急性阑尾炎及盆腔炎之后。因盆腔腹膜面积小,吸收毒素少,故全身症状较轻。直肠和膀胱刺激症状为盆腔脓肿最常见的症状。如大便频数,里急后重感,常伴有黏液,尿频、尿急、排尿困难也较常见。

3.肠间隙脓肿　临床表现主要是发热、腹痛,并伴有全身中毒症状,因炎性肠粘连,可引起肠梗阻症状,如腹胀、阵发性腹痛、大便及排气不畅,恶心呕吐等。局部可触及包块,压痛明显。

4.辅助检查

(1)膈下脓肿

①血常规白细胞计数增高,但病情严重或机体反应低下时,白细胞计数可不高,红细胞沉降率明显增速。

②X线检查可显示患侧膈肌升高而活动减弱,肋膈角或心膈角模糊。超声波可显液性暗区,可在 B 超指导下穿刺确诊。

(2)盆腔脓肿:肛门指检,肛门括约肌松弛,直肠前壁饱满隆起,有明显触痛或波动感。超声波检查可见膀胱后较大液性暗区,经直肠前壁穿刺可抽出脓性液体。

（3）肠间隙脓肿：腹部 X 线拍片可发现肠壁间距增宽及局部肠襻积液积气。B 超有液性暗区，CT 亦可确定脓肿的部位及范围。

【治疗原则】

感染早期，脓肿尚未形成时，采用非手术治疗，以大剂量抗生素控制感染，加强支持治疗，必要时输血、血浆。一旦脓肿形成，须定位后经手术切开引流。

【护理】

1.评估　询问患者既往病史，尤其注意有无胃、十二指肠溃疡病史，慢性阑尾炎发作史，其他腹内脏器疾病和手术史；了解近期有无腹部外伤史；对儿童，需了解近期有无呼吸道、泌尿道感染病史、营养不良或其他导致抵抗力下降的情况。

2.护理措施及要点

（1）一般护理（术前护理要点及措施）

①对症施护、减轻不适：无休克情况下，患者取半卧体位，利于改善呼吸、循环和炎症局限。给予禁食、胃肠减压，以减轻胃肠道内积气、积液，减轻腹胀等不适。尽量减少搬动和按压腹部，以减轻疼痛。高热患者，给予物理降温。

②密切观察病情变化：定时测量体温、脉搏、呼吸和血压，必要时监测尿量，记录液体出入量。加强巡视，多询问患者主诉，观察患者腹部症状和体征的变化，注意治疗前后对比、动态观察。

③输液、给药：迅速建立静脉输液通道，遵医嘱补液，纠正水、电解质及酸碱失衡，安排好输液的顺序，根据患者临床表现和补液的监测指标及时调整输液的量、速度和种类，保持每小时尿量 30ml 以上。合理应用抗生素，控制感染。必要时输血、血浆，维持有效的循环血量。

④心理护理：做好患者及家属的解释安慰工作，稳定患者情绪，减轻焦虑；介绍有关腹膜炎的疾病知识，提高其认识并配合治疗和护理；帮助其勇敢面对疾病，尽快适应患者角色，增加战胜疾病的信心和勇气。

（2）术后护理要点及措施

①患者安置：患者手术完毕回病室后，给予平卧位。全麻未清醒者头偏向一侧，防止误吸，保持呼吸道通畅。正确连接各引流装置，有多根腹腔引流管时，贴上标签标明各管位置，以免混淆。全麻清醒或硬膜外麻醉患者平卧 6h，血压、脉搏平稳后改为半卧位，并鼓励患者多翻身、多活动，预防肠粘连。

②禁食、胃肠减压：术后继续胃肠减压、禁食，肠蠕动恢复后，拔除胃管，逐步恢复经口饮食。禁食期间做好口腔护理，每日 2 次。

③观察病情变化：术后密切监测生命体征的变化，定时测量体温、血压、脉搏。经常巡视患者，倾听主诉，注意腹部体征的变化，观察有无腹腔残余脓肿的表现；及时发现异常，通知医师，配合处理。对危重患者尤应注意循环、呼吸、肾功能的监测和维护。

④补液、给药和营养支持：根据医嘱，合理补充水、电解质和维生素，必要时输新鲜血、血浆，维持水、电解质、酸碱平衡；给予肠内、外营养支持，促进内稳态和合成代谢，提高防御能力。术后继续应用有效抗生素，进一步控制腹腔内感染。

⑤切口和引流管护理：观察切口敷料是否干燥，有渗血、渗液时及时更换；观察切口愈合情况，及早发现切口感染的征象。观察腹腔引流情况，对负压引流者及时调整负压。妥善固定引流管，防止脱出或受压；记录引流液的量、颜色、性状，经常挤捏引流管以防血块或脓痂堵塞，保持腹腔引流通畅、预防腹腔内残余感染。当引流液量减少、色清、患者体温及血细胞计数恢复正常，可考虑拔管。

【健康教育】

1.术后肠功能恢复后的饮食要根据不同疾病具体计划,先吃流质饮食,再过渡到半流饮食。应指导和鼓励患者吃易消化、高蛋白、高热量、高维生素饮食。保持大便通畅,防止便秘。

2.向患者解释术后半卧位的意义。在病情允许的情况下,应鼓励患者尽早下床活动。防止术后肠粘连。

3.出院后如突然出现腹痛加重,应及时到医院就诊。做好出院患者的健康指导,术后定期门诊随访。

(吴晓红)

第十三节　腹膜后肿瘤

【概述】

原发性腹膜后肿瘤(PRPTs),指起源于腹膜后潜在腔隙内的肿瘤,但不包括腹膜后脏器如肝、十二指肠、胰、脾、肾、肾上腺、输尿管、骨骼等脏器结构的肿瘤,以及源于他处的转移肿瘤。呈膨胀性生长,一般不具有浸润性,有完整的包膜,不易远处转移,易出现局部复发等生物特性。腹膜后肿瘤发病率低,占全身肿瘤的 0.07%～0.20%,占全身软组织肿瘤的 10%～20%,据统计我国居民的发病率为 0.3/10 万～0.8/10 万。腹膜后肿瘤可发生于任何年龄,高发年龄为 50～60 岁,发病率男性较女性略高。原发性腹膜后肿瘤因病理类型多样而预后有所不同,但恶性往往预后不佳。据报道腹膜后软组织肉瘤的 5 年生存率为 35%,10 年生存率为 15%,高分化肿瘤患者存活期 80 个月,低分化肿瘤患者存活期 20 个月,肿瘤全切除者 60 个月,部分切除者 24 个月。原发性腹膜后肿瘤手术完全切除后仍有较高的复发率,高达 49%～88%,中位复发时间为 1.3 年。肿瘤病理类型和分化程度以及手术的彻底性和肿瘤切除的完整性是影响 PRT 术后复发的重要因素。原发性腹膜后肿瘤多为原位复发,极少远处转移,绝大多数患者死于肿瘤的局部浸润。腹膜后肿瘤因此术后应密切随访,一旦复发,应争取早日再次手术,必要时可多次手术,以缓解症状,提高生活质量,延长生存时间。

【病因与发病机制】

腹膜后肿瘤的病因尚不清楚。已知原因包括:理化因子、暴露于电离辐射、遗传及获得性免疫缺陷。因此接触危害因子至发病的潜伏期长,以及该期间多种环境及遗传因子的参与,难以判断该类肿瘤确切病因。由良性肿瘤恶变为腹膜后肉瘤者罕见,有关文献报道良性畸胎瘤恶变为恶性畸胎瘤者,恶性周围神经鞘瘤也多由良性神经纤维瘤转变而来。

【临床表现】

腹膜后肿瘤来自不同组织,种类繁多,表现多种多样,任何年龄均可发病,10% 的人发生在 10 岁以下,80% 显示恶性肿瘤特征。腹膜后肿瘤发展较慢,一般较晚才累及邻近器官和转移,故较迟才发现些模糊的非特异的症状,且肿瘤位置深,缺乏特有的临床症状,早期诊断有一定困难。

1.症状

(1)腹部肿块:早期多无症状,在查体时或无意中发现。随着肿瘤逐渐增大可出现相应的症状如在上腹部可有饱胀甚至影响呼吸;下腹部易有坠胀感。肿瘤生长慢、适应性较强,症状较轻;肿瘤生长快突然增大且有出血坏死则出现胀痛或剧痛。

(2)压迫症状:由于压迫脏器而产生的刺激症状,如肿瘤压迫胃可有恶心呕吐;压迫直肠可出现排便次数增多或慢性肠梗阻征象;压迫膀胱则出现尿频尿急;压迫输尿管则有肾盂积水;侵入腹腔神经丛可引起腰背疼痛、会阴部及下肢疼痛;压迫静脉及淋巴管可引起下肢水肿。

(3)全身症状:恶性肿瘤发展到一定程度可出现一系列全身症状,如体重减轻、发热、乏力、食欲缺乏甚至恶病质。如嗜铬细胞瘤因其分泌肾上腺素和去甲肾上腺素可出现阵发性高血压,如肿瘤压迫胰腺可刺激胰岛素的分泌出现低血糖。

2.辅助检查

(1)术前常规检查

①血液检验:包括血常规、血生化、血清四项、凝血功能和血型,为常规术前检查,了解心、肝、肾、肺、凝血功能,排除异常疾病,为手术做好充分准备。尿便常规检验,了解泌尿和消化系统情况。

②心电图检查:检查心率和心律,评估手术安全性。

③胸片检查:为常规术前检查,以了解呼吸系统状况,评估手术安全性,并为术后预防肺部并发症做准备。

④影像学检查:B型超声、CT、MRI等,可以了解病变的部位、范围,为选择治疗方案提供依据。

(2)术前特殊检查

①消化道造影检查:胃肠钡剂检查和钡灌肠检查可以排除胃肠道肿瘤或腹腔内肿瘤及了解消化道受压程度。

②尿路造影:位于腹膜后的肿瘤最易对肾及输尿管造成压迫与侵犯。静脉尿路或逆行尿路造影可显示肾盂、输尿管受压移位及有无扩张积液等改变,对判断肿瘤部位、了解泌尿道受压情况及对侧肾的功能有一定的帮助。

③血管造影:主要根据供养动脉的走行、分布及形态改变情况,来判断肿瘤的来源、显示血管受侵的程度、发现较小的肿瘤,以利于手术方案的制订。

a.下腔静脉造影:能够显示肿瘤对静脉壁的侵犯和推挤程度,有助于术前设计针对受累的下腔静脉的处理方法,并予以适当的术前准备,发生于腹膜后右侧软组织或器官的肿瘤,可能侵及下腔静脉并使其移位、变形、部分或完全阻塞或血栓形成。须指出的是,腹膜后纤维化亦能使下腔静脉向前移位,但主要以下腔静脉发生周围性的狭窄甚或梗阻为特征,若是移位显著者应考虑是肿瘤所致。

b.逆行主动脉造影:经股动脉插管主动脉造影可显示肿瘤的部位及其血管分布情况,从而推测其性质,恶性肿瘤可侵犯邻近器官。单纯从血管分布来看很难分辨是原发还是继发。一般说来,如果瘤体内血管分布异常、不规则或血管粗细不匀,肿瘤区有造影剂斑块,动静脉互通以及造影剂从静脉回流很快等反常情况,多为恶性肿瘤动脉造影征象。

c.数字减影血管造影:数字减影血管造影能够较好地显示瘤体血管来源及分布。丰富的新生血管常提示恶性肿瘤的存在。也可了解大血管受侵情况并可同时行血管栓塞治疗,减少肿瘤血供以便于手术。通过显示与重要血管及部分脏器的关系,为正确判断病情,制订切除巨大肿瘤或与血管相通的囊性肿瘤的手术方案,减少术中失血提供重要依据。

【治疗原则】

1.手术治疗 手术切除是大多数腹膜后肿瘤的主要治疗方法,不少腹膜后肿瘤可完整地手术切除,达到治愈目的。故对手术应持积极的态度。有些腹膜后肿瘤能否切除,需经术中探查后方能确定。

2.化疗 原发性腹膜后恶性淋巴瘤对化疗十分敏感,一经确诊应首选化疗,可获得较高完全缓解率。

3.放疗 对原发的未分化肿瘤和恶性淋巴瘤有一定的疗效。

【护理】

1.评估

(1)健康史及相关因素:包括家族有无遗传病史,发病时间,发病特点。

①一般情况:患者的年龄、性别、职业、婚姻状况、营养状况等,并注意与现患疾病相关的病史和药物应用情况及过敏史、手术史、家族史、遗传病史和女性患者生育史等。

②发病特点:患者有无自行无意识发现肿块、腹痛、腰痛、下肢神经性疼痛。本次发病是体检时发现还是腰痛、腹痛或自己扪及包块而就医,是否给生活带来不便。

③相关因素:有无家族史,男性患者是否吸烟,女性患者是否有饮咖啡习惯等。

(2)身体状况

①局部:肿块位置、大小、数量,肿块有无触痛、活动度情况。

②全身:重要脏器功能状况。

③辅助检查:包括常规检查及相关特殊检查的结果。

2.护理要点及护理措施

(1)术前护理措施

①按普通外科疾病术前护理常规。

②心理护理:护理人员应了解患者的心理状况,有计划地向患者介绍有关疾病的治疗、手术方式及结肠造口术的知识,增强患者对治疗的信心,使患者能更好地配合手术治疗及护理。同时也应取得患者家属的配合和支持。关心体贴患者,及时解答患者提出的问题,尽量满足其合理要求。

③维持足够的营养:腹膜后肿瘤患者手术前的营养状况欠佳。术后患者需有足够的营养进行组织修补、维持基础代谢。因此术前需纠正贫血和低蛋白血症,提高患者对手术的耐受力,利于术后康复。应给予静脉补液,输入营养液体。指导患者多进食带有营养丰富、易消化、口味清淡的膳食,加强机体免疫力。

(2)术后护理措施

①按普通外科一般护理常规及全麻手术后护理常规护理。

②观察病情:术后给予心电监护,严密监测血压、脉搏、呼吸、神志,尤其是副神经节瘤或良、恶性嗜铬细胞瘤,血压高者选用降压药,血压低者根据中心静脉压调节输液滴速或选用升压药,以维持血压的稳定。

③引流管的护理:妥善固定各种引流管,防止牵拉滑脱,保持引流管的通畅,避免扭曲、折叠,间断挤压引流管,防止血凝块阻塞,胃肠减压应保持持续的负压,每日在无菌操作条件下,更换引流袋,观察引流液的量、颜色、性状,并做好记录。

④并发症的观察和护理:腹膜后肿瘤与腹膜后重要脏器和血管紧密相连,致手术复杂,创伤大,极易出现多种并发症,如术后出血、感染、吻合口瘘、静脉血栓、脏器衰竭等。

a.出血:如切口渗血较多,腹腔引流液每小时大于 200ml,颜色鲜红或伴有血凝块,脉搏>100/min,提示有活动性出血,应立即汇报医师,迅速建立两路静脉通道,快速输液、止血、输血,必要时手术。

b.感染:密切监测体温,观察腹部体征以及引流液的性状,及时发现感染症状,保持引流通畅,并根据引流液的细菌培养+药敏试验选用抗生素。

c.静脉血栓:由于出血而大剂量地使用止血药物;创伤疼痛使患者卧床时间长以及手术后血液呈高凝度状态是导致静脉血栓的主要原因。因此术后应指导患者尽早活动四肢、翻身,病情许可尽早下床活动,如出现下肢肿胀疼痛应做下肢血管彩色多普勒超声,以便及早发现静脉血栓而制止下肢的活动、按摩、防止栓子的脱落导致肺栓塞。

d.吻合口瘘的观察和护理:吻合口瘘属腹膜后肿瘤术后一个严重并发症,导致手术后病死率升高。复发腹膜后肿瘤患者病变多累及胃肠道。护理措施有:固定好引流管,防止滑脱,注意腹腔引流管引流液的性质及量,如发现引流量增加、引流液的颜色及性质似肠道物、体温持续超过38℃,伴有腹痛、肌紧张且白细胞升高,应考虑吻合口瘘的发生。对于吻合口瘘者应立即配合医师放置双套管,行腹腔双套管冲洗,持续负压吸引,同时辅以广谱抗生素,认真观察引流液的性质,准确记录冲洗和引流量。引流量逐渐减少和引流液性质逐渐变清亮是冲洗有效的指标。要求保持内吸管通畅和有效的负压吸引,并妥善固定内吸管和冲洗管,防止脱出和堵塞。

【健康教育】

1.注意保持室内清洁卫生,舒适,定时通风换气,保持室内空气清新,室温保持在18~20℃,注意保暖防止感冒。

2.出院后注意多食营养均衡的食品,为了减轻内脏负担,应多食主食,而肉食、油脂适量为宜。蔬菜在体内消化和吸收过程中多产生碱性物质,而肉食类在体内可产生酸性物质,为此每次进食的酸、碱食物比应是1:3,酸性食物如肉类、鱼、蛋、糖、面等,碱性食物如蔬菜水果、牛奶、豆腐、含酸味的橘类等。

3.出院后避免重体力劳动,不要做剧烈运动,避免负重过久、久蹲、久立。适当参加户外活动,适当的运动和饮食有助于睡眠,但需要劳逸结合,以保持良好的精神状态。

4.腹膜后肿瘤复发率高,术后5年内定期(每3~6个月)到正规大医院复查,行CT、MRI或B超检查,了解有无肿瘤复发。

(吴晓红)

第十四节　腹主动脉瘤

【定义】

腹主动脉瘤是发生在腹主动脉壁的病变或损伤,而形成的局限性动脉异常扩张或膨出。主要发生于60岁以上的老年人,常伴有高血压病和心脏疾病,但年轻人也偶尔可见。男性多于女性。

【术前护理措施】

1.*心理护理*　腹主动脉瘤腹痛常为持续性,影响正常睡眠,患者常易激动或抑郁、沮丧。此外由于患者对手术有不同程度的担忧,甚至过分焦虑和恐慌。针对患者这些心理状态,应运用不同的护理手段与患者进行沟通,耐心讲解与本病有关的健康知识,使患者消除顾虑,树立信心,主动配合手术治疗。

2.*病情的观察与护理*

(1)腹主动脉瘤患者常伴血压升高,血流不断冲击动脉瘤,可造成破裂。故术前应监测血压并记录,必要时服降压药,控制血压在100~120/70~80mmHg。

(2)糖尿病患者应调整饮食,药物治疗,血糖控制在8~10mmol/L以下方可手术。

(3)双下肢血供观察。腹主动脉瘤多伴有附壁血栓形成,血栓脱落后出现急慢性下肢缺血症状,因此术前常规观察下肢动脉搏动情况及下肢有无疼痛、皮肤苍白、皮温下降、感觉减退和运动障碍等缺血症状,同时为术后对比观察做好准备。

(4)脉瘤破裂征象及抢救要点。严密观察患者的腹痛情况,若疼痛加重,呈突发性、持续剧烈且血压降低,应怀疑动脉瘤破裂,需立即通知医师抢救,控制出血,抢救休克,准备急症手术。

3.*术前准备*

(1)教会患者掌握正确有效的咳嗽、咳痰方法,防止术后出现肺部感染。

(2)指导家属帮助患者床上使用便器方法及练习床上大小便。

(3)术前晚可适当给予镇静药。

(4)术前 1d 理发、备皮、试敏、洗漱、备血。

(5)术前更衣、禁食,保证充足的睡眠。

【术前健康指导】

1.饮食指导

(1)做好饮食指导,改善患者营养状况,给予高蛋白、高热量、高维生素饮食,如牛奶、豆浆、肉汤、鱼汤等易消化流质、半流质或软食,避免进食干燥、粗糙、辛辣、酸咸、油腻等刺激性食物。

(2)进食时患者宜取半坐位或坐位,以利吞咽。

2.卫生宣传教育

(1)保持大便通畅,避免用力排便,必要时用缓泻药。

(2)预防感冒,避免用力咳嗽。

(3)保持病室安静,拒绝过多家属探视及各种剧烈运动,以保证患者充分休息。

(4)指导患者戒烟、酒,以减少尼古丁和酒精对血管的刺激。

【术后护理措施】

1.体位　术后应取平卧位,卧床期间指导协助患者做床上轴线翻身,以防血管扭曲、增加吻合口破裂的危险。术后 1 周可下床活动,先站立后移动,以防体位性低血压发生。

2.观察肢体血供情况　由于术中有血栓脱落情况发生及术后卧床血流缓慢,可能出现下肢动脉栓塞或深静脉血栓形成,尤以动脉栓塞的概率高。

(1)术后应注意肢体皮肤色泽、温度及足背动脉的搏动情况。与术前比较,若患肢出现皮温下降,脉搏减弱或消失,提示有动脉栓塞的情况,应立即通知医师处理。

(2)鼓励患者早期进行下肢锻炼,如屈膝、踝关节背屈、按摩双下肢大腿及小腿肌肉,以防深静脉血栓形成。

3.观察有无出血征象

(1)术后应按医嘱输全血、血浆或成分血。若出现血压下降,烦躁不安,脉率加速,末梢血管收缩,周围组织缺氧,四肢厥冷、发绀,尿量减少,应高度怀疑有吻合口出血、失血性休克,及时报告医师处理。

(2)三观察三监测。应严密观察切口有无大量渗血,观察皮肤黏膜有无瘀点、瘀斑及穿刺导管和伤口处有无异常出血等,定时监测血细胞比容、血小板定量及凝血酶原时间。

4.预防感染

(1)保持呼吸道通畅,预防肺部感染,协助床上翻身、叩背,沐舒坦 30mg、α-糜蛋白酶 4000U 雾化吸入每日 2 次,自行咳出痰液,保证清理呼吸道有效。

(2)协助患者经常漱口,保证口腔护理每日 3 次,口腔内无溃疡及真菌生长。

(3)留置导尿者,每日更换引流袋,准确记录尿量,尿道口擦洗每日 2 次,防止尿路感染发生。

(4)保持伤口敷料干燥。

(5)此外应注意体温的变化,对体温过高者积极采用物理降温或药物(如吲哚美辛栓塞肛)降温。术后 3d 内体温均有上升,最高达 39.0℃,经积极处理未对术后恢复造成不良影响。

【术后健康指导】

1.保持良好的心理状况,情绪稳定,心情愉快。

2.注意营养结构,限制高胆固醇饮食的摄入及保持大便通畅,减少腹内压增高的因素。

3.坚持服药,定期随访。

(吴晓红)

第十五节　急性阑尾炎围术期

【定义】

急性阑尾炎起病急,是最常见的急腹症。呈阵发性的上腹痛,同时伴有恶心、欲吐感;数小时至 24h 内,疼痛转移至右下腹,部位比较固定。如果疼痛不局限于右下腹,扩展至全腹,则提示阑尾炎症已发展到化脓、坏疽的阶段,可能引发弥漫性腹膜炎。

【术前护理措施】

1.按普外科术前一般护理指南。

2.心理护理。向患者解释造成急性阑尾炎的原因、诱发因素和手术治疗的必要性,了解患者存在的顾虑,尽可能地予以解除,使患者能够安心配合治疗。

3.病情观察。定时测量体温、脉搏、血压和呼吸,观察患者腹部体征,尤其腹痛的变化。禁用镇静药和镇痛药,如吗啡等,以免掩饰病情。若疼痛加剧、出现发热,应立即通知医师。

4.疾病观察期间,患者禁食、禁水;禁服泻药和灌肠。

【术前健康指导】

1.向其解释禁食、禁水的目的,教会患者自我观察腹部症状和体征变化的方法。

2.向患者耐心说明禁用镇痛药的原因,说明只能在明确病因和确定立即手术后才能适量地应用镇痛药。

【术后护理措施】

1.按照普通外科术后一般护理指南。

2.病情观察

(1)观察生命体征,每小时测量血压、脉搏 1 次,连续测量 6 次,至平稳。如脉搏加快或血压下降,则考虑有出血,应及时观察伤口,采取必要措施。

(2)密切观察患者体温变化,术后 3～5d 体温持续升高或下降后又升高,患者感觉伤口疼痛,切口周围皮肤有红肿触痛,则提示有切口感染。

(3)腹腔内出血。阑尾动脉出血均因阑尾系膜结扎线脱落,患者表现面色苍白,伴腹痛、腹胀、脉速、出冷汗,有血压下降等休克症状,必须立即平卧,镇静,氧气吸入,静脉输液,同时抽血做血型鉴定及交叉配血,准备手术止血。

(4)腹腔残余脓肿患者表现为术后持续高热,感觉腹痛、腹胀,有里急后重感,进而出现中毒症状。应注意采取半卧位体位引流,使分泌物或脓液流入盆腔,减轻中毒现象,同时加强抗生素治疗,未见好转者建议做引流手术。

(5)粪瘘阑尾残端结扎线脱落或手术时误伤肠管等,均可导致粪瘘。粪瘘通常为结肠瘘,形成时感染一般局限在盲肠周围,无弥漫性腹膜炎的威胁,体温不很高,营养缺失亦不严重,应用抗生素治疗后大多能自愈。

3.卧位与活动指导

(1)根据不同麻醉,选择适当卧位,如腰椎麻醉患者应去枕平卧 6～12h,防止脑脊液外漏而引起头痛。持续硬膜外麻醉患者可低枕平卧。

(2)单纯性阑尾炎切除术后6h,坏疽性或穿孔性阑尾炎切除术后,如置有引流管,待血压平稳后应改为半卧或低姿半卧位,以利于引流和防止炎性渗出液流入腹腔。

(3)术后6h可起床活动,促进肠蠕动恢复,防止肠粘连发生,同时可增进血液循环,加速伤口愈合。

4.引流管护理

(1)如果患者置有腹腔引流管,应妥善固定引流管,每日严格按照无菌原则更换引流袋1次,并记录引流液的量、性状和颜色。交代患者翻身或者下床活动时勿抬高引流袋,应保持在切口平面以下,以免引流液逆行回腹腔,引起感染。经常从近端向远端挤压引流管,防止血块或脓液堵塞引流管,防止引流管的折叠,以保持引流通畅。当引流液量逐渐减少,颜色逐渐变淡至浆液性,患者体温及血象正常,可考虑拔管。

(2)尿管的护理。尿管要牢固地固定在床沿上,避免翻身时将尿管拉出,防止受压、扭曲而影响尿液流出。发现尿管不通畅时,应及时检查并调整尿管位置,酌情处理,使尿管保持通畅。倾倒尿液时不可将引流袋提高于床沿,以防引起逆行感染。必要时可用0.02%呋喃西林500ml冲洗膀胱,严防泌尿系统的感染。每日更换尿袋1次,如有尿路感染及时治疗。一般情况下考虑尽早拔管。

5.切口护理

(1)观察切口有无出血,保持敷料清洁、干燥,并观察切口愈合情况。一般7d拆线,营养不良、糖尿病或老年人患者可根据伤口愈合情况延长拆线时间。

(2)防止切口感染

①化脓性阑尾炎术后需首先应用抗生素。

②保持敷料清洁、干燥,避免污染。

③若敷料污染或脱落,应及时更换。

6.疼痛护理

(1)可进行心理疏导,说明术后疼痛的原因,鼓励患者说出疼痛的感觉。与患者交谈,转移其注意力,或播放轻音乐以缓和患者紧张的情绪等。

(2)遵医嘱使用镇痛药,如曲马朵、布桂嗪等,或由麻醉医师安置镇痛泵,提供持续或间断的镇痛作用。

7.饮食护理 术后禁食,待肠蠕动恢复,肛门排气后,逐步由流质饮食恢复到普通饮食。正常情况下,一般术后第1天流质,第2天进软食,3~4d可进普食。术后3~5d禁用强泻药和刺激性强的肥皂水灌肠,以免增加肠蠕动,而使阑尾残端结扎线脱落或缝合伤口裂开,如术后便秘可口服轻泻药。

8.基础护理 术后禁食期间,进行口腔护理,每日3次。如置有尿管,进行会阴擦洗,每日2次。

9.防止并发症 老年人患者术后注意保暖,经常叩背协助咳嗽,预防坠积性肺炎。

【术后健康指导】

1.指导患者术后饮食。患者肠蠕动恢复后,鼓励患者摄入营养丰富的食物,以利于切口愈合,饮食种类及量应循序渐进,避免暴饮暴食,注意饮食卫生。

2.向患者解释术后早期离床活动的意义,鼓励患者尽早下床活动,促进肠蠕动恢复,防止术后肠粘连。

3.出院后,若出现腹痛、胀痛等不适,应及时就诊。

（吴晓红）

第十六节　肠梗阻

肠梗阻是由于各种原因引起的肠内容物在肠管内的运行障碍,为腹部外科常见的急腹症之一,仅次于急性阑尾炎及胆道疾患而居第三位。肠梗阻除引起肠壁形态学和功能改变外,还可导致全身复杂的病理生理改变,临床表现往往不一致。目前临床上对肠梗阻的诊断和治疗虽有很大的进展,但绞窄性肠梗阻的死亡率仍高达 10% 左右。

一、护理评估

(一)健康史

评估梗阻的原因:

1.机械性肠梗阻　肠腔内寄生虫、粪块、异物等阻塞;肠外粘连束带、肠扭转、腹内肿瘤等自外压迫肠管;肠壁炎症、狭窄、肿瘤、肠套叠和先天性闭锁等致管壁结构改变而引起肠腔狭窄。

2.动力性肠梗阻　腹膜炎症、腹膜后出血及腹部大手术,因神经反射或毒素等影响肠管蠕动而致肠内容物运动障碍;重金属如铅中毒导致肠壁肌肉过度收缩,管腔狭小;电解质紊乱,特别是低钾血症。

3.血运性肠梗阻　肠系膜血管内栓塞或血栓形成,致肠壁供血不足而失去运动能力。

(二)身心状态

1.各种类型的肠梗阻,其共同的临床表现为:

(1)腹痛:开始局限于脐周或病变部位,呈间歇性或持续性。如果间歇期逐渐缩短或呈持缩性伴阵发性加重,则提示绞窄性肠梗阻的可能。

(2)呕吐:高位性肠梗阻呕吐出现早、频繁,呕吐物为胃、十二指肠内容物。低位性肠梗阻呕吐较晚,量少,呕吐物为胆汁性液体,晚期呕吐出粪水样物。

(3)腹胀:低位性肠梗阻和麻痹性肠梗阻可发生全腹胀,绞窄性肠梗阻可致局限性腹胀。

(4)停止排便排气:表现为便秘或少量粘液血便或果酱样便。

2.腹部体征:腹部是否有膨隆、压痛、肌紧张,肠鸣音是否亢进。机械性肠梗阻常可见肠型和蠕动波,肠鸣音亢进,有气过水声或金属声。肠扭转时腹胀多不对称。麻痹性肠梗阻时则腹胀均匀,肠鸣音减弱或消失。单纯性肠梗阻时肠管膨胀,可有轻压痛,但无腹膜刺激征。如有固定压痛和腹膜刺激征,则提示有绞窄性肠梗阻的可能。

3.病人及其家属对疾病的认识、经济情况、对手术的思想准备及心理反应。

4.术后伤口引流液及引流管的情况。

5.全身情况:病人生命体征、神志、周围循环情况及其动态变化。

(三)诊断检查

1.X线:梗阻后 4～6 小时,可显示肠腔内气体及液气面和气胀肠袢。

2.血常规、血红蛋白、红细胞比积、尿比重均增高,提示缺水、血液浓缩。血白细胞和中性粒细胞计数明显增高,多见于绞窄性肠梗阻。

3.E4A、BUN、Cr:了解酸碱失衡、电解质紊乱和肾功能情况。

4.呕吐物及粪便检查:有大量红细胞或潜血阳性时提示有血运障碍。

二、护理诊断

1.疼痛　与梗阻上部肠管肿胀及肠蠕动增强有关。

2.体液不足　与肠壁吸收功能下降、肠腔积液、呕吐引起肠液丢失有关。

3.呕吐　与肠管近端肠内压增高有关。

4.营养改变　低于机体需要与禁食、呕吐及梗阻致肠吸收障碍有关。

5.清理呼吸道低效　与伤口疼痛、腹胀、胃管、麻醉插管刺激有关。

6.潜在感染　与严重的营养不良、腹腔感染、饮食不当等因素有关。

三、护理目标

1.疼痛减轻或消失。

2.维持有效的循环血容量:表现为生命体征平稳,静脉充盈正常,皮肤弹性和湿度良好,尿量正常。

3.呕吐减轻或停止。

4.维持良好的营养状态:表现为体重、白蛋白、血红蛋白、尿素氮等值在正常范围之内。

5.无呼吸道并发症发生:表现为能有效地咳嗽、排痰,呼吸平稳,肺部呼吸音清晰。

6.伤口如期愈合,没有发生肠瘘。

四、护理措施

1.减轻疼痛、腹胀,促进舒适

(1)评估疼痛的性质、部位和程度:如果疼痛间歇期缩短或呈持续性伴阵发性加剧、局部压痛、隆起包块,应警惕肠绞痛的发生。

(2)评估腹胀的部位和程度。

(3)禁食:如梗阻缓解,腹痛、腹胀消失,排气排便,12小时后可进流质,如无不适,24小时后可进半流质饮食,3日后可进软食。

(4)胃肠减压:吸出肠道内液体和气体以减轻腹胀,减少肠腔内细菌和毒素的吸收;改善肠壁血液循环,促进局部和全身情况的好转,促进舒适。

(5)适当的体位:半坐卧位可减轻腹胀,促进胸廓扩张,改善呼吸,使病人感到舒适。

(6)确定无肠绞窄后,可用654-2解除胃肠道平滑肌痉挛,抑制胃肠道腺体分泌,缓解腹痛,但不能用吗啡类强止痛剂,以免掩盖病情。

(7)腹部热敷或按摩,促进肠蠕动,减轻腹胀。

(8)给予抗生素,防治感染,控制炎症,一般可选用氨苄西林、甲硝唑等。

(9)给予心理支持,消除恐惧,减少焦虑。

2.纠正水、电解质及酸碱失衡　评估病人水、电解质及酸碱失衡的症状与体征,如神态的改变、皮肤黏膜是否干燥、眼眶是否凹陷、小便是否减少。静脉补充液体和电解质。监测神志及生命体征的变化,据此调节输液的速度。监测每小时尿量、尿比重及颜色。观察呕吐物、胃肠减压引流物的量、色及性状。准确记录24小时出入水量,据此调节补液量。观察皮肤黏膜的颜色、静脉充盈的速度及皮肤的弹性、温度,以了解周围循环情况。及时采集生化标本,监测血中电解质及肾功能变化,指导输液,维持水电解质及酸碱平衡。

3.**胃肠减压的护理**　妥善固定胃管,保持胃管通畅及有效的负压状态,以利于持续性引流。观察引流液的量、色及性状并记录,出现血性引流液则提示绞窄性肠梗阻的发生,应及时处理。保持口腔清洁卫生,每日作口腔护理两次,防止口腔感染。口唇黏膜干燥者,涂石蜡油保持湿润。呕吐时应坐起或头偏向一侧,及时清除口腔内呕吐物,以免引起吸入性肺炎或窒息。

4.**严密观察病情变化**　注意腹痛、腹胀等腹部体征的变化,及时掌握绞窄性肠梗阻的手术指征。肠梗阻经保守治疗12~24小时后,梗阻症状无好转或腹部透视有固定不变的液气面并出现下列绞窄性肠梗阻的指征时,应及时手术。

(1)腹痛为持续性剧烈疼痛,或在阵发性加重之间仍有持续性疼痛。

(2)呕吐频繁而剧烈,出现血性呕吐物。

(3)有固定的腹部压痛点、肌紧张、腹膜刺激征。腹部不对称、局部隆起或触及固定压痛包块。

(4)肛门未排气排便,或排出血性物。

(5)体温上升,白细胞计数增加。

(6)病情发展迅速,早期出现休克,经抗休克治疗后改善不明显。

5.**术后护理**　术后禁食,静脉补液,当肠蠕动恢复后,改进半流质饮食,如无不适,3天后进半流质,10天后进软食。肠切除吻合术后,进食时间应稍推迟。胃肠减压:注意观察引流液的量、色和质,肠蠕动恢复后即停止胃肠减压。术后生命体征平稳后即采取半坐卧位。留有腹腔引流管者,注意保持引流管通畅,观察引流液的量、色和质;保持伤口的清洁干燥。监测生命体征,尤注意腹痛、腹胀、呕吐及肛门排气排便的情况。预防术后并发症。

五、评价

1.观察病人神志及生命体征是否平稳。

2.出入水量是否平衡,尿量是否正常。

3.疼痛是否减轻,面部表情是否放松,是否为自动体位。

4.皮肤弹性、湿度及静脉充盈是否正常。

5.体重是否维持不变或增加。

6.口腔黏膜是否红润,有无干裂。

7.切口有无红、肿、热、痛等炎症表现。

8.腹胀是否减轻或消失,是否排气排便,肠蠕动是否恢复正常。

9.引流液的颜色、量、质是否正常,引流管是否通畅。

(吴晓红)

第十七节　痔疮

【定义】

痔是最常见的肛肠疾病。任何年龄都可发病,但随年龄增长,发病率增高。肛垫的支持结构、静脉丛及动脉吻合支发生病理性改变或移位为内痔,齿状线远侧皮下静脉丛的病理性扩张或血栓形成为外痔,内痔通过丰富的静脉丛吻合支和相应部位的外痔相互融合为混合痔。

【术前护理措施】

1.观察患者便血的情况。长期出血可出现贫血,注意防止患者在排便时或淋浴时晕倒受伤。

2.缓解疼痛。对有剧烈疼痛者,应给予止痛处理,可于肛管内注入有镇痛消炎作用的药膏或栓剂,肛门周围给予冷敷。

3.坐浴。用1:5000高锰酸钾溶液坐浴每日2次,便后也应坐浴,以减轻水肿和疼痛,并防止感染。

4.内痔脱出者,应用温水洗净,涂润滑油后将其复位。水肿者,可用50%硫酸镁湿敷,能使水肿消退。

5.保持大便通畅,预防便秘。

6.做好术前准备。行痔手术时,术前1d给予半流质饮食,术前1d晚可给予缓泻药,必要时行清洁灌肠。

【术前健康指导】

1.避免刺激性饮食,多食新鲜蔬菜、水果及多饮水,保持大便通畅,如便秘可服用轻缓泻药。

2.适当的活动,可以增强肛门括约肌收缩功能,也可以促使局部静脉回流。

3.告知长期站立或坐位工作者进行保健操的意义。

4.保持肛门清洁,热水坐浴的意义及注意事项。

5.内痔脱出时需立即手法复位。

6.如发生大量失血,及时通知医护人员。

7.戒烟、酒。

【术后护理措施】

1.及时认真地执行术后医嘱,注意用药后的反应。告知患者手术成功,使其心情愉快,积极地配合恢复期的治疗。

2.观察局部出血情况。观察切口敷料渗血情况。如有出血征象,应及时通知医师,并准备好凡士林纱布,用作填塞肛门压迫止血。

3.减轻疼痛。肛门对痛觉非常敏感,加上有止血纱条的压迫,术后患者常有疼痛,可依医嘱给予镇痛药,并告知患者不要穿过紧的内裤。

4.提供合适饮食。术后切口未愈合前,给予流质饮食,以减轻排便时对伤口的刺激。切口愈合后多摄取高纤维食物,如蔬菜、水果,以促进水分吸收,使大便易于排出。

5.保持局部清洁。术后2~3d服阿片酊,有减少肠蠕动、控制排便的作用。术后3d内尽量不解大便,以保证手术切口良好愈合。每次排便后应彻底清洗并坐浴,坐浴后擦干再盖上凡士林纱布和敷料。

6.尿潴留的观察和护理。行痔切除术的患者,因术后肛门疼痛不适,反射性引起膀胱括约肌痉挛,同时手术时麻醉的抑制作用使膀胱松弛,易发生急性尿潴留。术后24h应注意有无尿潴留的发生,如发生可用诱导法,如无效可给予导尿。

7.注意患者有无排便困难、大便变细或大便失禁等肛门括约肌松弛现象。肛门括约肌松弛者,术后3d指导患者进行肛门肌肉收缩舒张运动。

8.为防止肛门狭窄,术后5～10d可行扩张,每日1次。告知患者有便意时尽快排便。

9.心理护理。使患者了解痔疮术后复发率很高,有充分的思想准备,但只要建立良好的饮食、卫生、排便和生活习惯,避免不良因素的刺激,是可以预防和治愈的。

【术后健康指导】

1.养成定时排便的习惯。

2.向患者介绍保持肛门卫生的方法,建议患者使用柔软、白色、无香的手纸。

3.告知患者多食蔬菜、水果,多饮水,少食辛辣食物,不饮酒。

4.避免长时间久站或久坐,久坐后做适当运动。

5.有便秘者清晨饮温开水一大杯;每日睡前或晨起做10min腹部按摩;必要时服用缓泻药。

6.鼓励患者进行肛门肌肉收缩舒张运动。

(石黎黎)

第十八节　结肠、直肠癌

一、结肠癌

结肠癌是发生于结肠部位常见的消化道恶性肿瘤,占胃肠道肿瘤的第3位。其好发部位为直肠及直肠与乙状结肠交界处,以40～50岁年龄组发病率最高,是其发病率与病死率略低于胃癌、肺癌、食管癌等的常见恶性肿瘤。

【常见病因】

结肠癌确切的发病原因尚不完全清楚。从流行病学的观点看,结肠癌的发病和环境、生活习惯,尤其是饮食方式有关。有结肠息肉的患者,结肠癌发病率是无结肠息肉患者的5倍。家族性多发性肠息肉瘤,癌变的发生率更高。结肠癌阳性家族者,其发病率是一般人群的4倍,说明遗传因素可能参与结肠癌的发病。

【临床表现】

结肠癌早期常无特殊症状,发展后主要有下列症状。

1.排便习惯与粪便形状的改变。

2.腹痛,出现肠梗阻时则腹痛加重或阵发性绞痛。

3.腹部肿块:肿块大多坚硬,呈结节状。

4.肠梗阻症状:主要表现为腹胀和便秘、腹部胀痛或阵发性绞痛。

5.全身症状:由于慢性失血、癌肿溃烂、感染等,病人可能出现贫血、消瘦、乏力、低热等。病情晚期可出现肿大、黄疸、水肿、腹水、直肠前凹肿块、锁骨上淋巴结肿大及恶病质等。

6.右侧结肠癌以全身症状、贫血、腹部肿块为主要表现,左侧结肠癌以肠梗阻、便秘、腹泻、便血等症状为显著。

【辅助检查】

肛管指诊和直肠镜检;乙状结肠镜和纤维结肠镜检查;腹部 X 线片检查、钡剂灌肠检查、癌胚抗原试验。

【治疗原则】

结肠癌的治疗首先强调手术切除,并注重联合术前化疗、放疗等综合治疗以提高手术切除率,降低手术后复发率,提高生存率。手术治疗的原则是:①尽量根治;②尽量保护盆腔自主神经,保存患者的性功能、排尿功能和排便功能,提高生存质量。

1.右半结肠切除术　适用于盲肠、升结肠及结肠肝曲部的癌肿。切除范围:回肠末端 15~20cm,盲肠、升结肠及横结肠的右半,连同所属系膜及淋巴结。肝曲的癌肿尚需切除横结肠大部及胃网膜右动脉组的淋巴结。切除后做回、结肠端-端吻合或端-侧吻合(缝闭结肠断端)。

2.左半结肠切除术　适用于降结肠、结肠脾曲部癌肿。切除范围:横结肠左半、降结肠、部分或全部乙状结肠,连同所属系膜及淋巴结。切除后做结肠与结肠或结肠与直肠端-端吻合。

3.横结肠切除术　适用于横结肠癌肿。切除范围:横结肠及其肝曲、脾曲。切除后做升、降结肠端-端吻合。若吻合张力过大,可加做右半结肠切除,做回、结肠吻合。

4.乙状结肠癌肿的根治切除　根据癌肿的具体部位,除切除乙状结肠外,或做降结肠切除或部分直肠切除,做结肠-结肠或结肠-直肠吻合。

5.伴有肠梗阻病人的手术原则　术前做肠道准备后,如肠内容物明显减少,病人情况允许,可做一期切除吻合,但术中要采取保护措施,尽量减少污染。如肠道充盈,病人情况差,可先做肿瘤近侧的结肠造口术,待病人情况好转后再行二期根治性切除术。

6.不能做根治术的手术原则　肿瘤局部浸润广泛,或与周围组织、脏器固定不能切除时,若肠管已梗阻或不久可能梗阻,可做肿瘤远侧与近侧的短路手术,也可做结肠造口术。如果有远处脏器转移而局部肿瘤尚允许切除时,可用局部姑息切除,以解除梗阻、慢性失血、感染中毒等症状。

二、直肠癌

直肠癌是胃肠道中常见的恶性肿瘤,发病率仅次于胃和食管癌。直肠癌是一种生活方式病。目前,它已在癌症排行榜中跃居为第 2 位,所以饮食和生活方式,是癌症的祸根。由于病因和症状的相似,直肠癌通常和结肠癌被一同提及。直肠癌根治性切除术后总的 5 年生存率在 60% 左右,早期直肠癌术后 5 年生存率为 80%~90%。

【病因与发病机制】

目前为止仍然不十分明了,不过多数认为与直肠慢性炎症、直肠腺瘤癌变、食物与致癌物质、遗传有关。在食物方面,肉类、蛋白质、脂肪的摄取量提高很多,直肠肿瘤有明显增加的趋势。

【临床表现】

直肠癌早期无明显症状,癌肿破溃形成溃疡或感染时才出现症状。①直肠刺激症状。②肠腔狭窄症状。③癌肿破溃感染症状。④癌肿侵犯前列腺、膀胱,可出现尿频、尿痛、血尿;侵犯骶前神经可出现骶尾部剧烈持续性疼痛。晚期出现肝转移时可有腹水、肝大、黄疸、贫血、消瘦、水肿、恶病质等。

【辅助检查】

直肠指检,直肠镜检,病理学检查,是直肠癌确诊的主要依据;癌胚抗原测定;气钡灌肠对比造影;B超检查。

【治疗原则】

手术治疗。

1.根治性手术　手术方式根据癌肿在直肠的位置而定。

(1)经腹会阴联合切除(miles手术):适用于距肛缘不足7cm的直肠下段癌,切除范围包括乙状结肠及其系膜、直肠、肛管、肛提肌、坐骨直肠窝内组织和肛门周围皮肤、血管在肠系膜下动脉根部或结肠左动脉分出处下方结扎切断,清扫相应的动脉旁淋巴结。腹部做永久性结肠造口(人工肛门),会阴部伤口一期缝合或用纱布填塞。此手术切除彻底,治愈率高。

(2)直肠癌前侧切除术(dixon手术),适用距肛缘12cm以上的直肠上段癌,在腹腔内切除乙状结肠和直肠大部,游离腹膜反折部下方的直肠,在腹膜外吻合乙状结肠和直肠切端。此手术的损伤性小,且能保留原有肛门,较为理想。若癌肿体积较大,并已浸润周围组织,则不宜采用。

(3)保留肛括约肌的直肠癌切除术:适用于距肛缘7~11cm的早期直肠癌。如癌肿较大,分化程度差,或向上的主要淋巴管已被癌细胞梗塞而有横向淋巴管转移时,这一手术方式切除不彻底,仍以经腹会阴联合切除为好。现用的保留肛括约肌直肠癌切除术有借吻合器进行吻合,经腹低位切除-经肛门外翻吻合,经腹游离-经肛门拖出切除吻合,以及经腹经骶切除等方式,可根据具体情况选用。

2.姑息性手术　如癌肿局部浸润严重或转移广泛而无法根治时,为了解除梗阻和减少病人痛苦,可行姑息性切除,将有癌肿的肠段做有限的切除,缝闭直肠远切端,并取乙状结肠做造口(hartmann手术)。如不可能,则仅做乙状结肠造口术,尤在已伴有肠梗阻的患者。

3.化学药物治疗　直肠癌约50%的患者在术后出现转移和复发,除部分早期患者外,晚期和手术切除后的患者均需接受化疗。化疗在直肠癌综合治疗中是除外科治疗后又一重要治疗措施。化疗会抑制骨髓造血系统,主要表现是白细胞和血小板的下降。

4.放射治疗　有与手术、中药相结合的综合治疗和单纯放射治疗两种。

三、护理

【护理评估】

1.术前评估

(1)健康史及相关因素:包括家族中有无多发性息肉病,家族性无息肉结、直肠癌综合征,大肠癌或其他肿瘤病人。患者是否有过大肠腺瘤病史、溃疡性结肠炎、克罗恩病、结肠血吸虫肉芽肿等疾病史或手术史。

(2)身体状况

①局部:有无排便习惯改变,是否出现腹泻、便秘、腹痛、腹胀等肠梗阻症状,有无粪便表面带血、黏液和脓液情况。腹部有无扪及肿块,肿块大小、部位、硬度、活动度、有无局部压痛等。

②全身:重要脏器功能状况,有无转移灶的表现及恶病质。

③辅助检查:包括直肠指检、粪隐血试验、内镜检查及有关手术耐受性检查。

(3)一般情况:了解患者年龄、性别、饮食习惯,有无烟酒、饮茶嗜好,是否合并高血压、糖尿病等,尤其注意与现患疾病相关的病史和药物。

(4)心理和社会支持状况:病人对诊断的心理反应,焦虑、恐惧程度和心理承受能力;家属对病人的关心和支持程度以及家庭经济承受能力;病人和家属对本病及其治疗、疾病发展和预后的了解和期望程度。对结肠造口知识是否了解及其掌握程度,对应用造口袋所造成的不便和生理功能的改变是否表现出恐慌、焦虑,有无足够的心理承受力。

2.术后评估

(1)一般情况:包括麻醉和手术方式、术中情况、术后生命体征、切口和引流情况。

(2)早期并发症:主要包括术后出血、感染、吻合口瘘和造口并发症。

【护理要点及措施】

1.术前护理

(1)全面评估患者:包括健康史及其相关因素、身体状况、生命体征,以及神志、精神状态、行动能力等。

(2)做好心理护理:护士要主动与患者交谈,向其解释手术治疗的必要性,鼓励其表达自身感受和学会自我放松的方法,并根据个体情况进行针对性的心理护理,以增强患者对手术治疗的信心。对患者给予同情、理解、关心、帮助,告诉患者不良的心理状态会降低机体的抵抗力,不利于疾病的康复。解除患者的紧张情绪,更好地配合治疗和护理。部分梗阻患者可出现紧张和焦虑情绪,应给予疏导。准备行人工造口手术的患者术前可通过图片、模型及实物等向病人解释造口的目的、部位、功能、术后可能出现的情况以及相应的处理方法,使其了解只要护理得当,人工造口不会对日常生活、工作造成大的影响,以消除其恐慌情绪,增强治疗疾病的信心。同时应争取社会、家庭的积极配合,从多方面给患者以关怀和心理支持。

(3)饮食营养护理:无梗阻、出血者鼓励多进食富有营养、易消化、口味清淡的膳食,以加强营养,增进机体抵抗力,多摄入营养丰富、易消化少渣的食物;有梗阻者注意观察患者的梗阻程度,遵医嘱禁饮食,予以静脉输液,补充足够的热氮量,必要时输血浆或红细胞,以改善病人的营养状况,以提高其对手术的耐受性。

(4)做好术前准备:教会患者床上翻身、咳嗽的方法。手术区域备皮,备皮后洗头、洗澡、更衣。准备好术后需要的各种物品,如一次性尿垫、痰杯等。术前晚 22:00 以后禁食、禁水,术晨取下义齿,贵重物品交由家属保管。进行有效清洁肠道,给患者口服泻药,术前 1 日分别在 12:00、19:00 遵医嘱给患者口服 50% 硫酸镁 50ml,1h 内饮温开水 1000~1500ml。如果在晚 19:00 前大便尚未排干净,应于睡前进行清洁灌肠。但对于直肠癌肠腔狭窄者,灌肠时应在直肠指诊引导下,选用适宜管径的肛管,操作时动作要轻柔。高位肠癌避免高压灌肠,以防癌细胞扩散。

(5)做好术前护理:嘱患者保持情绪稳定,避免过度紧张焦虑。

(6)协助患者做好术前相关检查工作:如影像学检查、心电图检查、胸部 X 线片、血液检查、尿粪检查等。

2.术后护理措施

(1)严密观察患者生命体征的变化,包括体温、血压、脉搏、呼吸,观察并记录生命体征每 4 小时 1 次。

(2)引流管的护理:术后患者留置切口引流管、胃管及尿管,活动、翻身时要避免引流管打折、受压、扭曲、脱出等。引流期间保持引流通畅,定时挤压引流管,避免因引流不畅而造成感染、积液等并发症。维持引流装置无菌状态,防止污染,引流管皮肤出口处必须按无菌技术换药,每天更换引流袋。

(3)引流液的观察:术后引流液的观察是重点,每日记录和观察引流液的颜色、性质和量,如在短时间内引流出大量血性液体(一般>200ml/h),应警惕发生继发性大出血的可能,同时密切观察血压和脉搏的变化,发现异常及时报告医生给予处理。

(4)基础护理:①患者术后清醒后,可改为半卧位,以利于切口引流及减轻腹压,减轻疼痛。②患者卧床期间,应协助其保持床单位整洁和卧位舒适,定时翻身,按摩骨突处,防止皮肤发生压疮。③满足患者生活上的合理需求。④做好晨、晚间护理;给予雾化吸入每日 3 次,会阴冲洗每日 1 次。⑤专科护理。⑥术后活动:一般术后 24~48h 即可离床活动。⑦心理护理:根据病人的社会背景、个性及不同手术类型,对每个病人提供个体化心理支持,并给予心理疏导和安慰,以增强其战胜疾病的信心。

(5)术后营养支持的护理

①非造口病人:a.术后早期禁食、胃肠减压,静脉补充营养液,并准确记录24h出入量;b.肛门排气、拔除胃管后,可喂食少许温开水,若无腹胀、恶心、呕吐等不良反应,可进流质饮食;c.术后1周改为少渣半流质饮食,2周左右可进少渣普食。

②造口病人:a.进易消化的饮食,防止因饮食不洁导致食物中毒或细菌性肠炎等引起腹泻;b.调整饮食结构,少食洋葱、大蒜等可产生刺激性气味或胀气的食物;c.避免食用可致便秘的食物。

(6)并发症的观察、预防和护理

①术后出血:a.严密观察生命体征。b.加强对腹腔引流管的观察:观察和记录引流液的量、性质和颜色,若术后持续从腹腔引流管引流大量鲜红色血液,应怀疑腹腔内出血,须及时报告医生处理并协助处理;c.术后发生出血,应遵医嘱应用止血药物和输新鲜血。

②吻合口瘘:a.腹部手术术前1日需口服泻药以清洁肠道,充分的肠道准备可有效减少或避免术中污染、术后感染,有利于吻合口愈合,增加手术的成功率。b.术后7~10d忌灌肠,以避免刺激手术伤口和影响吻合口愈合。c.加强观察患者的生命体征和腹腔引流的情况。d.注意有无腹痛、腹膜炎、腹腔脓肿等吻合口瘘的症状和体征。一旦发现相关症状和体征,应立即报告医生并协助处理。

③泌尿系统损伤及感染的预防和护理:a.术前留置尿管是为防止术中误伤输尿管或膀胱、术后膀胱后倾导致尿潴留或因麻醉、手术刺激盆腔神经引起反射性抑制而致排尿困难。b.术后导尿管放置时间为1~2周,注意保持尿道口清洁,每日清洗会阴部;保持导尿管固定通畅;拔管前先试行夹管,每4~6小时或有尿意时开放,以训练膀胱舒缩功能,防止排尿功能障碍。拔管后如有排尿困难,可给予热敷、诱导排尿、针灸、按摩等处理。

(7)心理护理:对于造口病人帮助其正视并参与造口的护理。①与病人热情交谈;②尊重病人隐私;③培养病人的自理能力;④利用社会支持系统,鼓励病人家属参与。

3.健康教育

(1)告知定期进行体检,积极预防和治疗结、直肠的各种慢性炎症及癌前病变;注意饮食及个人卫生,预防和治疗血吸虫病;多进食新鲜蔬菜、水果等高纤维、高维生素饮食,减少食物中的脂肪摄入量。

(2)参加适量的体育锻炼,生活规律,保持心情舒畅。

(3)说明定期复查时间,术后化疗、放疗期间门诊随访,检查肝功能、血常规等,注意预防感染。术后初期每3个月复查1次,以后每半年复查1次,至少复查5年。

(石黎黎)

第十一章　神经外科疾病的护理

第一节　概述

一、神经外科疾病一般护理常规

1.新入院患者,应做好入科宣教,包括环境、制度,住院后注意事项,主管医师,责任护士等。

2.入院后护士应详细询问病史,认真进行护理查体,找出存在的护理问题,制定切实可行的护理计划。

3.多与患者沟通,了解其心理问题,有针对性地做好心理护理,消除患者对手术的紧张、恐惧心理,保证患者以积极的心态迎接手术。

4.注意观察病情变化,并做好记录,各种原因引起的颅内压增高均有脑疝的可能,应严密观察脑疝的先兆症状。

5.改善营养状况,为手术创造条件。

(1)胃肠功能正常者,指导患者食用高热量、高蛋白、高维生素易消化的饮食。

(2)呕吐不能进食者,应对症处理,如由于颅内压增高引起的呕吐,应行脱水疗法,降低颅内压,促进症状缓解。

(3)对长时间缺乏营养的患者应采用积极的支持疗法。

6.配合医生完成手术前的各项准备,诊断不明的患者,需要进行必要的检查,如脑血管造影、CT 扫描、MRI 等;术前检查血常规、肝功能、血液生化、凝血四项、X 线胸片、心电图等,对所做的辅助检查应认真向患者讲解其目的及注意事项。

7.呼吸道准备

(1)吸烟患者劝其戒烟,以减少对呼吸道的刺激。

(2)预防感冒,防止呼吸道感染,以免延误手术。

(3)患者若有后组脑神经损害症状,应按时翻身,吸痰,保持呼吸道通畅,预防肺部感染等。

8.气管切开术的护理:见常用手术前后治疗护理有关常规。

9.高热:体温在 38.5℃以上者,按高热护理常规处理。

10.癫痫:按癫痫护理常规处理。

11.五官护理

(1)口腔:昏迷患者用 3%过氧化氢或 0.1%呋喃西林液清洗口腔,2/d,预防口腔炎或腮腺炎。

(2)脑脊液鼻漏或耳漏:不宜用棉球或纱条紧塞,应保持鼻腔清洁,外耳道用乙醇棉签清拭后用无菌敷料覆盖,浸湿后应及时更换。

(3)眼的护理:昏迷和面神经损伤患者眼睑闭合困难,三叉神经第一支损伤患者角膜感觉消失者,均易发生角膜溃疡,可用蝶形胶布固定或上睑皮下注空气使眼睑闭合,亦可用眼罩、风镜或凡士林纱布护眼。每日定时滴抗生素滴眼液或涂抗生素眼膏。必要时将眼睑暂时缝合。

12.泌尿系护理:昏迷或脊髓伤病患者经常有尿潴留或尿失禁者,留置导尿管时注意无菌操作,每日以1:5000呋喃西林溶液冲洗膀胱1次,每月更换导尿管1次。

13.便秘护理:应用缓泻药,如口服乳果糖、酚酞(果导)片、麻仁润肠丸等,或肛门内注入开塞露20～40ml。必要时给予肥皂水不保留灌肠。

14.防止坠床:意识朦胧和躁动不安患者应加置床挡,酌用镇静药,必要时用约束带约束肢体,但注意不宜过紧。

15.精神护理:对患者进行安慰与鼓励,增强其战胜疾病的信心。有精神症状者,应防止自伤或伤人,积极建议进行精神科相关治疗。

二、神经外科疾病术前护理常规

1.按神经外科疾病一般护理常规。

2.护理评估

(1)健康史:了解患者一般情况、既往健康状况,尤其注意与现患疾病相关的病史和药物应用情况及过敏史,手术史、家族史、遗传史、女性患者生育史,既往有无高血压病、糖尿病、心脏疾病等,初步判断其手术耐受性。

(2)药物治疗史:了解有无服用与手术或术后恢复有关的药物,如阿司匹林、苯妥英钠等。

(3)身体状况:通过仔细询问患者主诉和全面体格检查,评估生命体征和主要体征;了解各主要内脏器官功能情况,有无心、肺、肝及肾等器官功能不全,有无营养不良、肥胖,有无水、电解质失衡等高危因素,评估手术的安全性。

(4)神经系统状况:有无头痛,呕吐,视神经盘水肿等,了解头痛的性质,呕吐的量,有无喷射性呕吐等。

3.术前宣教

(1)根据患者的年龄和文化程度等特点,利用图片资料、宣传手册、录音或讲课等多种形式,结合患者的具体疾病,介绍疾病知识、手术方式、术后可能的不适、可能留置的各类引流管及其目的意义、患者需要配合的相关知识和准备。

(2)术前饮食指导:鼓励患者多摄入营养丰富、易消化的食物;术前一日中午正常进餐,术前一日晚餐进食清淡易消化饮食,20:00开始禁食并给予开塞露40ml纳肛,清洁肠道,0:00开始禁饮水。

(3)术前适应性训练:指导患者练习在床上使用大便器。男性患者学会床上使用小便器壶。教会患者自行调整卧位和床上翻身的方法。教会患者有效排痰的方法。

4.术前准备

(1)皮肤准备:头部手术给予剃头,检查头部有无毛囊炎,头皮有无损伤,用肥皂液刷头5遍,清水洗净。

(2)患者卫生整顿:术前一日指导或协助患者剪指甲、趾甲、剃胡须、沐浴、更换清洁病员服。

(3)物品准备:患者的病历、各种影像资料、术中用药等。

三、神经外科疾病术后护理常期

1.按神经外科疾病一般护理常规。

2.病情观察

(1)生命体征:患者术毕返回监护室,立即给予测量血压、脉搏、呼吸、血氧饱和度,观察瞳孔大小,向麻醉师了解术中情况。每隔15~30min测量血压、脉搏、呼吸1次,同时注意观察意识、瞳孔及肢体活动的变化。如发现患者意识由清醒转入昏迷、双侧瞳孔不等大、一侧肢体偏瘫、血压偏高、脉搏和呼吸减慢等,有可能发生术后血肿或脑水肿,应立即报告医师,并做好抢救准备工作。如为颅后窝手术的患者,要密切观察呼吸的变化,测量呼吸次数时要数1min。

(2)保持呼吸道通畅:术后患者取平卧位,头偏向一侧;口中放置通气道,并将肩部抬高,头向后仰,防止舌后坠。有气管插管的患者要注意观察出现有不耐管或咳嗽反射时,及时通知医生拔除气管插管,及时清除口腔及上呼吸道的分泌物,并注意观察呼吸的幅度和频率,观察有无呼吸困难、发绀、痰鸣音等,发现异常及时通知医师。全身麻醉清醒前的患者容易出现舌后坠、喉痉挛、呼吸道分泌物堵塞、误吸呕吐物等引起呼吸道梗阻。如果突发梗阻性呼吸停止,应立即行气管插管或采用16号针头做环甲膜穿刺,再行气管切开,呼吸机辅助呼吸。对于听神经瘤及有后组脑神经障碍的患者,等患者有吞咽反射后才能拔除气管插管。

(3)出血:术后应严密观察伤口渗血、渗液情况,若过多时应及时更换外层敷料,并报告医师,检查伤口有无裂开,对于椎管内脊髓手术的患者,术后伤口剧烈疼痛,提示术后出血的可能,应予以重视。

(4)引流:观察并记录引流液的性质、量和颜色,1/d。如短时间内引流量异常增多,则有继发性出血的可能,结合患者血压和心率的情况,报告医师并配合进行对症处理。

3.卧位:麻醉未清醒前,应去枕平卧,头偏向一侧,以防呕吐物误入气道造成误吸;意识清醒血压平稳后,宜采用头高位,抬高床头15°~30°,以利于颅内静脉回流,降低颅内压;椎管脊髓手术后,不论仰卧位或侧卧位都必须使头颈和脊柱的轴线保持一致,翻身时要防止脊柱屈曲或扭转;脑脊膜膨出修补术后,切口应保持在高位以减轻张力并避免切口被粪尿污染造成感染。

4.引流管护理:各种引流管要妥善固定好,防止脱出,翻身时注意引流管不要扭曲、打折。注意引流袋的高度,一般脑室引流的引流袋固定高度为高出脑室平面15cm左右;硬膜外、皮下引流时引流袋高度与头颅平齐;注意观察引流液的颜色和量;交接班时要有标记,不可随意调整引流袋的高度,引流管内液面有波动说明引流通畅,如发现引流不通畅及时报告医师处理。

5.术后不适的观察和护理

(1)疼痛:有头痛、烦躁不安的患者,要查明原因后再给镇痛药或镇静药。颅后窝、脑室系统肿瘤开颅术后出现颅压增高,表现为剧烈头痛、意识障碍、脉搏和血压改变甚至呼吸停止,应立即准备脑室穿刺,必要时做持续脑室引流,并遵医嘱按时给予脱水药。

(2)恶心、呕吐:因手术中麻醉药物的不良反应,多数患者术后会出现不同程度的恶心、呕吐,患者呕吐时,护士应协助患者将头偏向一侧,并及时清除呕吐物。呕吐严重时,报告医师。

(3)癫痫的观察:手术前有癫痫或手术部位在中央回及颞叶附近者,术后应观察有无癫痫发作,注意患者安全,定时给抗癫痫药。

6.基础护理:每2小时翻身1次,脊髓、高颈髓术后要采取轴位翻身,按摩受压部位,防止压疮发生;深静脉穿刺的患者,应及时观察静脉输液是否通畅,穿刺部位有无渗血、渗液,及时更换敷料;如股静脉穿刺的患者,注意观察下肢有无肿胀,足背动脉搏动情况,趾端皮肤的颜色、温度,防止发生深静脉血栓;留置导尿管的患者,保持尿管通畅,观察尿液的量、性质,注意尿道口清洁,防止泌尿系感染。

7.术后并发症的观察与护理

(1)感染:术后常见的感染有切口感染、颅内感染、肺部感染。①切口感染,多在术后 3～5d 发生,患者感切口再度疼痛,局部有明显的红肿、压痛及脓性分泌物。②颅内感染:表现为外科热消退后,再次出现高热或术后体温持续升高,伴有头痛、呕吐、意识障碍,甚至出现抽搐等。③肺部感染:如不及时控制,可因高热及呼吸功能障碍加重脑水肿,甚至发生脑疝。对术后感染的患者,除给予有效的抗生素外,应加强营养,降温,保持呼吸道通畅及基础护理等。

(2)消化道出血的观察及护理:消化道出血是威胁患者生命的并发症,多见于重型颅脑损伤,严重高血压脑出血,鞍区、第三脑室、第四脑室及脑干附近手术后,因丘脑下部及脑干损伤后反射性引起胃黏膜糜烂、溃疡。患者呕吐咖啡色呕吐物,伴有呃逆、腹胀及黑粪等,出血量多时,可发生休克。发生胃出血,应密切观察血压、脉搏,呕吐物的颜色、量,大便的颜色及量等以判断病情,立即安置胃管,行胃肠减压,遵医嘱给予冰盐水加止血药胃管注入,全身应用止血药,并根据出血量补充足量的全血。

(黄亚丽)

第二节　神经外科基础护理

一、生命体征的监测技术

神经外科生命体征监测内容主要包括意识、血压、呼吸、脉搏、瞳孔、体温,是人对疾病的应激反应和身体功能障碍的反应,由生命体征的变化可以判断患者病情轻重的程度,认真观察,及时记录病人生命体征,对神经外科工作有重要的指导意义。

(一)意识

1.清楚　是指对外界刺激反应正常,各种生理反射存在,能正确回答问题。

2.嗜睡　是指在足够的睡眠时间以外,仍处于昏睡状态,对周围事物淡漠,对环境识别能力较差,各种生理反射存在,但较迟缓,对物理刺激有反应,唤醒后可以正确回答问题,但合作欠佳。

3.朦胧　是指病人轻度意识障碍,定向力部分降低,对外界刺激反应迟钝。瞳孔、角膜及吞咽反射存在,蜷卧或轻度烦躁,能主动变换体位,对检查不合作,呼之能应,不能正确回答问题。

4.昏迷　是指病人意识完全丧失,运动、感觉和反射功能障碍,不能被任何刺激唤醒,昏迷分为三度:轻度、中度、重度。

(1)轻度昏迷:意识迟钝,反复呼唤偶尔能应,但不能正确回答问题,对强烈疼痛刺激有逃避动作,深浅反射存在。

(2)中度昏迷:意识丧失,常有躁动,强烈疼痛刺激反应迟钝,浅反射消失,深反射减退或消失,角膜和吞咽反射尚存。

(3)重度昏迷:对外界一切刺激均无反应,深浅反射、瞳孔对光反射、角膜和吞咽反射均消失,四肢肌张力消失或极度增强。

【检查目的】

观察病情,及时发现病情变化。

(1)呼叫患者姓名,与其进行一般性沟通交流。

(2)用针或手刺激眶上神经、耳垂、胸大肌外侧。

(3)观察患者吞咽动作,检查各种反射消失情况。

【操作要点】

(1)脑组织因各种因素受到损伤而出现颅内压增高,进而发生脑疝,就可引起意识改变,患者逐渐出现意识障碍,早期出现嗜睡、朦胧、躁动、中晚期处于昏迷状态。

(2)尤其对中脑、后颅凹病变患者重点观察。

(3)去大脑皮质综合征:由于大脑皮质严重缺氧所致,表现为语言、运动、意识丧失,但瞳孔反射、角膜反射、咀嚼反射和吞咽运动等都存在,对痛刺激有逃避反射。

(4)运动不能缄默症:由于损伤额叶前方和边缘系统或间脑和中脑网织结构所致。表现为缄默不语、四肢不动,对痛刺激有反应,能睁眼但眼球固定,面无表情,大小便失禁等。

(5)闭锁综合征:由于桥脑腹侧双侧皮质脊髓束和皮质延髓束受损所致表现为神志清楚,但无语,面无表情吞咽反射消失,可出现瘫痪,包括头面部、咽喉部。

(6)持续性植物状态:主要指去大脑皮质综合症状持续 3 个月以上不见好转者。

(二)血压

血液在血管内流动时血管壁侧压力称血压,一般情况下是指肱动脉血压。它包括收缩压、舒张压、脉压差三个数值。

1.收缩压　当心脏收缩时,血液被射入主动脉,冲击管壁所产生的压力。

2.舒张压　当心脏舒张时,动脉壁弹性回缩所产生的压力。

3.脉压差　收缩压和舒张压之差。

4.正常血压　成人安静时 12～18.7/8～12kPa(90～140/60～90mmHg),脉压差 4～5.3kPa(30～40mmHg)。

5.异常血压　成年人安静时高于 18.7/12kPa(140/90mmHg)为高血压,低于 10.7/6.67kPa(80/50mmHg)为低血压。

6.颅脑外伤初期时血压可以下降,当血压升高、脉压差加大时,表示出现颅内压增高症状。此时容易发生脑疝。脑疝初期、中期血压短暂升高,而到了晚期,可以因生命中枢衰竭而血压下降。

【检查目的】

1.测量、记录患者的血压,判断有无异常情况。

2.监测血压变化,间接了解循环系统的功能状况。

【操作要点】

1.评估患者

(1)询问、了解患者的身体情况。

(2)告诉患者测量血压的目的,取得患者的配合。

(3)告知患者测血压时的注意事项。

(4)根据患者实际情况,可以指导患者或者家属学会正确测量血压的方法。

2.检查血压计。

3.协助患者采取坐位或者卧位,保持血压计零点、肱动脉与心脏同一水平。

4.驱尽袖带内空气,平整地缠于患者上臂中部,松紧以能放入一指为宜,下缘距肘窝 2~3cm。

5.听诊器置于肱动脉位置。

6.按照要求测量血压,正确判断收缩压与舒张压。

7.测量完毕,排尽袖带余气,关闭血压计。

8.记录血压数值。

【注意事项】

1.血压计袖带宽窄、长度要适中:成人的袖带宽 12cm、长 24cm,儿童的袖带宽 6cm、长 12cm,若太窄测得血压值偏高,若太宽则测得的血压值偏低。按照要求选择合适袖带。若衣袖过紧或者太多时,应当脱掉衣服,以免影响测量结果。

2.同一血压计腘动脉测得血压比肱动脉高 20~30mmHg。

3.病人坐位测血压时肱动脉应与第四肋软骨平齐,卧位时应与腋中线平齐。保持测量者视线与血压计刻度平行。

4.测血压时做到四固定:定时间、定部位、定体位、定血压计。

5.当病人出现躁动、癫痫发作时,应在病情平稳 30 分钟后测量,避免误差。

6.颅内压增高时,血压升高,晚期血压下降。

(三)呼吸

机体与外界环境之间的气体交换过程称呼吸,包括频率、节律、幅度、方式。

1.频率　正常安静状态下,新生儿 44 次/分,成人 16~20 次/分。成人大于 24 次/分为增快,小于 10 次/分为减慢。当出现疼痛、发热、缺氧等可增快,在颅内压增高初期可减慢。

2.节律　正常是有规律的,当发生酸中毒时可加深加大,发生休克、昏迷、脑疝初期可变浅、变慢,当出现间歇时为呼吸停止的先兆。

3.幅度　正常是适中的,当中枢神经系统兴奋或烦躁时可增大,当缺氧时可变浅,呼吸困难时出现三凹征:即胸骨上窝、锁骨上窝、肋间软组织凹陷。

4.方式　有胸式、腹式两种。

当呼吸困难时频率、节律、幅度都发生改变时,可表现为发绀、鼻翼煽动、肋间隙凹陷,呼吸浅而急促;当脑疝发展到中期时,呼吸深而慢;而到了晚期出现潮式或叹息样呼吸。

【检查目的】

1.测量患者的呼吸频率。

2.监测呼吸变化。

【操作要点】

1.评估患者:询问、了解患者的身体状况及一般情况。

2.观察患者的胸腹部,一起一伏为一次呼吸,测量 30 秒。

3.危重患者呼吸不易观察时,用少许棉絮置于患者鼻孔前,观察棉花吹动情况,计数 1 分钟。

【注意事项】

1.呼吸的速率会受到意识的影响,测量时不必告诉患者。

2.如患者有紧张、剧烈运动、哭闹等,需稳定后测量。

3.呼吸不规律的患者及婴儿应当测量 1 分钟。

4.颅内压增高时,早期呼吸深、慢,晚期出现潮式呼吸继而停止。

5.尤其延髓、桥脑病变的患者应重点观察。

(四)脉搏

随着心脏的收缩和舒张,在皮肤表面可触到表浅的搏动称脉搏。正常时心率和脉搏是一致的,包括频率、节律和强弱。

1.脉率　成人安静时 60～100 次/分,当超过 100 次/分为心动过速,小于 60 次/分为心动过缓。脉率可因年龄、性别、活动、情绪不同而有差异。婴幼儿较快,老年人较慢,女性比男性快,剧烈活动和情绪激动时较快,休息和睡眠时较慢。脉率还可受其他因素影响,高热时较快,脑疝发生时无论小脑幕切迹疝或枕骨大孔疝,早期脉搏有轻微减慢,而到了中期慢而有力,晚期则快而弱。

2.节律、强弱　正常是均匀、有力的,且间隔时间相等。桥脑损伤时出现呼吸紊乱,呈现节律不整、陈施呼吸或抽气样呼吸。

3.异常脉搏　间歇脉,二联律、三联律、脉搏间歇。

(1)间歇脉:称期前收缩,在一系列正常均匀的脉搏中,出现一次提前而较弱的脉搏,其后有一正常的延长间歇。

(2)二联律:每隔一个正常心脏搏动出现一次过早的搏动。

(3)三联律:每隔两个正常心脏搏动出现一次过早的搏动或每隔一个正常心脏搏动后连接出现两个早搏。

(4)脉搏短绌:又称为无规律的不整脉,单位时间内脉率少于心率,心率快慢不一,心音强弱不等。

【检查目的】

1.测量患者的脉搏,判断有无异常情况。

2.监测脉搏变化,间接了解心脏的情况。

【操作要点】

1.评估患者

(1)询问、了解患者的身体状况。

(2)向患者讲解测量脉搏的目的,取得患者的配合。

(3)告知患者测量脉搏时的注意事项。

(4)根据患者实际情况,可以指导患者学会正确测量脉搏的方法。

2.协助患者采取舒适的姿势,手臂轻松置于床上或者桌面。

3.以食指、中指、无名指的指端按压桡动脉,力度适中,以能感觉到脉搏搏动为宜。

4.一般患者可以测量 30 秒,脉搏异常的患者,测量 1 分钟,核实后,报告医师。

【注意事项】

1.如患者有紧张、剧烈运动、哭闹等情况,需稳定后测量。

2.脉搏短绌的患者,按要求测量脉搏,即一名护士测脉搏,另一名护士听心率,同时测量 1 分钟,并记录。

3.颅压增高时,早期脉搏有力,晚期可出现心跳停止。

(五)体温

通过体温调节中枢的调节,使产热和散热保持动态平衡,使人体温度保持在相对恒定状态。常用测量部位有三种:腋下、口腔舌下、肛门。

【正常体温】

腋下为 36.5～37.4℃,口腔舌下温度较腋下温度高 0.5℃,而肛门温度较口腔舌下温度高 0.5℃。体温调节中枢位于丘脑下部,靠前区域为散热中枢,靠后区域为产热中枢。

【影响体温因素】

1.时间　凌晨 3～5 时最低,下午 5～7 时最高。

2.年龄　儿童较高,老年人偏低。

3.性别　女性比男性稍高。

4.运动、情绪、饮食　剧烈运动、情绪激动、摄入大量蛋白质时偏高。

5.环境　外界温度升高时体温可偏高。

6.生理因素　女性排卵至经期前,妊娠早期,体温轻度上升。

【异常体温】

1.体温升高　腋下温度超过 37.5℃为低热,超过 38.5℃为中等发热,超过 39℃为高热。

(1)原因

1)病原微生物侵入机体所致,如颅内感染等。

2)各种致热源所致,如颅脑手术等。

3)体温调节中枢受损,如脑干损伤引起的中枢性高热等。

(2)三个阶段

1)体温上升期:表现为畏寒、寒战、皮肤苍白等。

2)高热持续期:表现为皮肤发红、干燥、呼吸、脉搏加快。

3)体温下降期:表现为大量出汗,体温降至正常,但如果下降过快,可出现虚脱,甚至休克,应严密观察。

(3)神经外科常见发热的类型

1)中枢性高热:体温常骤然升起、高达 41℃,甚至 42℃,且无炎症及中毒表现解热剂亦无效。原因为丘脑下部体温调节中枢损伤所致。

2)不规则热:颅脑手术后体温正常后突然上升,且体温变化不规则,持续时间不定,应考虑是发生颅内或伤口感染。

2.体温过低　腋下温度低于 35℃以下为体温过低。常见原因:

(1)机体散热过多,如低温麻醉。

(2)机体产热不够,如脑垂体功能低下。

(3)体温调节中枢受损,如丘脑下部严重受损等。

【机体散热方式】

1.辐射散热　以热射线形式散热。降低环境温度、冰块、冷水浴可降低皮肤表面温度。

2.传导散热　深部热量传至体表,体表传给接触的衣物,如物理降温中的冰袋降温。

3.对流散热　借助于空气散发热量,如风扇降温。

4.蒸发散热　外界温度高于体温时,借助汗液蒸发散热,人体每蒸发 1g 水要吸收 0.6kcal 热量,但室温过高则影响蒸发。

【目的】

1.测量、记录患者体温。

2.监测体温变化,分析热型及伴随症状。

【操作要点】

1.评估患者

(1)询问、了解患者的身体状况,向患者解释测量体温的目的,取得患者的配合。

（2）评估患者适宜的测温方法。

2.测量体温方法部位为腋窝正中,时间为5～10分钟,是神经外科最常用的测体温法。

3.洗手,检查体温计是否完好,将水银柱甩至35℃以下。

4.根据患者病情、年龄等因素选择测量方法。

5.测腋温时应当擦干腋下的汗液,将体温计水银端放于患者腋窝深处并贴紧皮肤,防止脱落。测量7～10分钟后取出。

6.测口温时应当将水银端斜放于患者舌下,闭口3分钟后取出。

7.测肛温时应当先在肛表前端涂润滑剂,将肛温计的水银端轻轻插入肛门3～4cm,3分钟后取出。用消毒纱布擦拭体温计。

8.读取体温数,消毒体温计。

【注意事项】

1.婴幼儿、意识不清或者不合作的患者测体温时,护理人员应当守候在患者身旁。

2.如有影响测量体温的因素时,应当推迟30分钟测量。

3.发现体温和病情不符时,应当复测体温。

4.极度消瘦的患者不宜测腋温。

5.如患者不慎咬破汞温度计,应当立即清除口腔内玻璃碎片,再口服蛋清或者牛奶延缓汞的吸收。若病情允许,食用富含纤维食物以促进汞的排泄。

6.测量体温前后清点体温计数目。

7.腋下表:应擦干腋窝再放置体温表。

8.体温计用前、用后要清洁、消毒,防止交叉感染。

9.颅内压增高,晚期体温下降。

（六）瞳孔

虹膜中央的圆孔称瞳孔,是光线进入眼球的通路。瞳孔括约肌收缩使瞳孔缩小,瞳孔开大肌收缩使瞳孔开大。瞳孔改变如双侧瞳孔的对光反射,瞳孔的大小、对称性、等圆几方面,对判断病情和及时发现颅内压增高危象如小脑幕切迹疝非常重要。正常情况下瞳孔直径大小为2～3mm,两侧等大等圆,对光反射灵敏。

【检查目的】

1.及时发现颅内压增高、脑疝情况

（1）早期:瞳孔略微缩小,但时间很短,很难观察到,继而患侧瞳孔中度扩大,对光反射迟钝或消失,对侧正常。

（2）中期:患侧瞳孔散大,眼球固定,对侧瞳孔中度扩大,对光反射迟钝或消失。

（3）晚期:两侧瞳孔散大,眼球固定,表示濒危状态。

2.其他情况　瞳孔时大时小,双侧交替变化,对光反射消失,并伴有眼球歪斜时,表示中脑受损,若双侧瞳孔极度缩小,对光反射消失,并伴有中枢性高热时为桥脑损伤。

【操作要点】

观察瞳孔的方法:将手电光源照在眉心,迅速移向瞳孔,并迅速移开,然后用同样的方法照射对侧。

1.眼球局部受损可出现伤侧瞳孔散大,对光反射消失,但病人神志清楚,与脑疝表现不一致。

2.患过虹膜睫状体炎,瞳孔可因虹膜粘连而不规则,对光反射迟钝。

3.瞳孔不等大应排除用过散瞳药物或影响瞳孔的药物,如阿托品、吗啡、水合氯醛等。阿托品中毒时双侧瞳孔散大,吗啡、水合氯醛中毒时双侧瞳孔缩小。

4.颅内压增高时同侧瞳孔逐渐散大,对光反射迟钝、消失;晚期则双侧瞳孔散大,对光反射消失,眼球固定。

(七)血氧饱和度监测技术

【检查目的】

监测患者机体组织缺氧状况。

【操作要点】

1.评估患者

(1)了解患者身体状况、意识状态、吸氧流量。

(2)向患者解释监测目的及方法,取得患者合作。

(3)评估局部皮肤或者指(趾)甲情况。

(4)评估周围环境光照条件,是否有电磁干扰。

(5)告知患者不可随意摘取传感器。

(6)告知患者和家属避免在监测仪附近使用手机,以免干扰监测波形。

2.准备好脉搏血氧饱和度监测仪,或者将监测模块及导线与多功能监护仪连接,检测仪器功能是否完好。

3.清洁患者局部皮肤及指(趾)甲。

4.将传感器正确安放于患者手指、足趾或者耳郭处,使其光源透过局部组织,保证接触良好。

5.根据患者病情调整波幅及报警界限。

6.洗手、签字、记录。

【注意事项】

1.观察监测结果,发现异常及时报告医师。

2.周围环境光照太强、电磁干扰等因素可影响监测结果。

3.观察患者局部皮肤及指(趾)甲情况,定时更换传感器位置。

(八)微量泵的使用技术

【使用目的】

控制输液速度,使药物速度均匀、以动力推送,避免高黏度性溶液形成栓塞。监测静脉输液,避免空气进入血管。用量准确并安全地进入患者体内发生作用。

【实施要点】

1.评估患者

(1)了解患者身体状况,向患者解释,取得患者合作。

(2)评估患者注射部位的皮肤及血管情况。

2.操作要点

(1)核对医嘱,做好准备。

(2)安全准确地放置输液泵。

(3)正确安装管路于输液泵,并与患者输液器连接。

(4)按照医嘱设定输液速度和输液量以及其他需要设置的参数。

(5)使用微量输液泵应将配好药液的注射器连接微量输液泵泵管,注射器正确安装于微量输液泵。

3.注意事项

(1)告知患者使用输液泵的目的,输入药物的名称、输液速度。告知患者及家属不要随意搬动或者调节输液泵,以保证用药安全,告知患者有不适感觉或者机器报警时及时通知医护人员。

(2)正确设定输液速度及其他必需参数,防止设定错误延误治疗。

(3)护士随时查看输液泵的工作状态,及时排除报警、故障,防止液体输入失控。

(4)注意观察穿刺部位皮肤情况,防止发生液体外渗,出现外渗及时给予相应处理。

二、基础护理技术操作

(一)翻身法

【目的】

1.评估病人的意识状态,肢体肌力级别,合作程度。

2.改变姿势,满足卧床病人床上活动的需要,增加舒适感。

3.预防压疮。

4.便于更换床单位及进行背部护理。

【操作要点】

1.向病人及家属讲解翻身的目的、过程、注意事项。

2.单人翻身法

(1)护士站在病人一侧,撤去垫枕,松开床尾,将病人身体平放床上。

(2)将左右手分别伸入病人肩胛及髋、臀下,双手抬起病人的头肩部、背部移至护士侧床边,再将病人的臀部及双大腿向护士侧移动。

(3)曲起双下肢,将病人翻转到对侧,将背部置一枕,两腿间置一枕,两腿抬高,两上肢放在胸前腹部摆放姿势舒适。

3.双人翻身法

(1)护士两人站在病人一侧,撤去垫枕,松开床尾,将病人平放床上。

(2)护士一人双手伸入肩背下,另一人双手伸入髋臀部及双膝下,将病人头及双下肢保持同一水平,同时向护士侧床边移动。

(3)由平卧翻转到对侧,将背部、两腿间、足下分别垫上软枕、双上肢放于胸前腹部,姿势要舒适。

4.轴线翻身法

(1)目的

1)协助颅骨牵引、脊椎损伤、脊椎手术、髋关节术后的患者在床上翻身。

2)预防脊椎再损伤及关节脱位。

3)预防压疮,增加患者的舒适感。

(2)评估患者

1)了解患者病情、意识状态及配合能力。

2)观察患者损伤部位、伤口情况和管路情况。

3)告知患者翻身的目的和方法,以取得患者的配合。

(3)核对患者,帮助患者移去枕头,松开被尾。

(4)三位操作者站于患者同侧,将患者平移至操作者同侧床旁。

(5)患者有颈椎损伤时,第一操作者固定患者头部,沿纵轴向上略加牵引,使头、颈随躯干一起缓慢移动,第二操作者将双手分别置于肩部、腰部,第三操作者将双手分别置于臀部、腘窝,使头、颈、肩、腰、髋保持在同一水平线上,翻转至侧卧位。患者无颈椎损伤时,可由两位操作者完成轴线翻身,第一操作者的手置于颈、腰;第二操作者的手置于臀、腘窝。

(6)将一软枕放于患者背部支持身体,另一软枕放于两膝之间并使双膝呈自然弯曲状。

(7)整理用物,洗手,记录。

5.注意事项

(1)向病人及家属解释翻身目的、过程、注意事项。

(2)将病人抬起,勿拖拉,以免蹭破皮肤。

(3)翻身后注意卧位是否舒适,并询问病人以得到舒适认可。

(4)翻身过程中应注意保护各种管道,如脑室外引流管、胃管、尿管、氧气吸入管、胸、腹腔闭式引流管,以防脱落。

(5)大小便失禁病人,应保持床单平整、干燥有污渍时应立即更换。

(6)注意加床挡,躁动病人应给予约束带约束。

(7)翻身时应注意病人的全身情况,如有无尿潴留、分泌物、呕吐物,病人全身皮肤情况,有无皮疹、压红、呼吸情况,有无呼吸困难,间歇、过快、过慢。

(8)脊髓术后病人应采取轴式翻身,即搬动时应将头、肩、背、臀保持同一水平。应注意保持脊椎平直,以维持脊柱的正确生理弯度,避免由于躯干扭曲,加重脊柱骨折、脊髓损伤。患者有颈椎损伤时,勿扭曲或者旋转患者的头部,以免加重神经损伤引起呼吸肌麻痹而死亡。

(9)翻身时注意为患者保暖并防止坠床。

(10)翻身后及时记录,内容包括皮肤、关节活动情况、翻身时间,护理活动。

(二)"过床易"的使用技术

【目的】

搬运不能自行活动的患者。

【操作要点】

1.评估患者,了解患者病情、意识状态、肢体肌力、配合能力。

2.移开床旁桌、椅。

3.推平车与床平行并紧靠床边,平车与床的平面处于同一水平,固定平车。

4.护士分别站于平车与床的两侧并抵住,站于床侧护士协助患者向床侧翻身。

5.将"过床易"平放在患者身下三分之一或者四分之一,向斜上方45°轻推患者。

6.站于车侧护士,向斜上方45°轻拉协助患者移向平车。

7.待患者上平车后,协助患者向车侧翻身。

8.将"过床易"从患者身下取出。

【注意事项】

1.搬运患者时动作轻稳,协调一致,确保患者安全、舒适。

2.尽量使患者靠近搬运者,已达到节力。

3.推车时车速适宜。护士站于患者头侧,以观察病情,下坡时应使患者头部在高处一端。

4.在搬运患者过程中保证输液和引流的通畅。

（三）患者约束法

【目的】

1.对自伤、可能会伤及他人的患者应限制其身体或者肢体活动,确保患者安全,保证治疗、护理顺利进行。

2.防止患儿过度活动,以利于诊疗操作顺利进行或者防止损伤肢体。

【操作要点】

1.评估患者

(1)评估患者病情、意识状态、肢体活动度、约束部位皮肤色泽、温度及完整性等。

(2)评估需要使用保护具的种类和时间。

(3)向患者和家属解释约束的必要性,保护具作用及使用方法,取得配合。

(4)告知患者及家属实施约束的目的、方法、持续时间,使患者和家属理解使用保护具的重要性、安全性,征得同意方可使用。

2.肢体约束法

(1)暴露患者腕部或者踝部。

(2)用棉垫包裹腕部或者踝部。

(3)将保护带打成双套结套在棉垫外,稍拉紧,使之不松脱。

(4)将保护带系于两侧床缘。

(5)为患者盖好被,整理床单位及用物。

3.肩部约束法

(1)暴露患者双肩。

(2)将患者双侧腋下垫棉垫。

(3)将保护带置于患者双肩下,双侧分别穿过患者腋下,在背部交叉后分别固定于床头。

(4)为患者盖好被,整理床单位及用物。

【注意事项】

1.实施约束时,将患者肢体处于功能位,约束带松紧适宜,以能伸进一两根手指为原则。

2.密切观察约束部位的皮肤状况及肢体血液循环情况。

3.保护性约束属制动措施,使用时间不宜过长,病情稳定或者治疗结束后,应及时解除约束。需较长时间约束者,每2小时松解约束带1次并活动肢体,并协助患者翻身,对受压部位进行按摩。

4.准确记录并交接班,包括约束的原因、时间,约束带的数目,约束部位,约束部位皮肤状况,解除约束时间等。

（四）冰毯的使用技术

【目的】

1.降低体温,可同时对两位病人进行治疗。

2.降低基础代谢率,降低脑耗氧量。

【操作要点】

1.使用时需向机器内的水箱加水:将加水管与机器侧板上接头连接,注意要把一个管接头旋紧,其余侧管上管接头用堵头堵死,缓慢加水,水位应达到红线处。

2.放置毯面:将毯面平铺于病人背下(大单下面),铺设时避免毯面出现折叠或皱褶。用连接管将主机与毯面连接好,避免连接管扭曲。

3.置传感器:将温度传感器插入主机侧板的传感器插口。将肛温传感器头置于肛门内。传感器温度的稳定在肛门内一般需 15 分钟左右,用加肛套的导丝用石蜡油润滑后插入肛门。

4.根据病人具体情况调节水温。

5.具体操作可参考操作流程图。

6.洗手、签字、记录。

【注意事项】

1.向病人及家属讲解使用冰毯的目的及注意事项。

2.主机的背板与两侧板没有通风孔,机器运行过程中应与墙壁或其他物体保持 10cm 以上的距离。

3.使用过程中水位计的水位提示不低于绿线处。

4.在使用一个毯面时,请将水路其他接口封闭,以免掉入杂物。

5.运行过程中毯面应平整铺放,避免折叠或皱褶,不得硬拉,以免损坏。

6.开始降温后,由于毯面温度低于环境温度,可出现结露,注意保持干燥。

7.当机器报警时,检查机器是否出现故障。

8.使用过程中密切观察病人体温的变化,并随时观察冰毯温度。

9.护士交接班时,应查看冰毯的使用情况。使用完毕后更换肛套,将冰毯整理好备用。

(五)跌倒的预防

【目的】

防止患者摔伤,确保患者安全。

【操作要点】

1.评估

(1)评估患者意识、自理能力、步态、肌力、视力视野等。

(2)评估环境因素:地面、各种标志、灯光照明、病房设施、患者衣着等。

2.用药、既往病史、目前疾病状况等。

3.定时巡视患者,严密观察患者的生命体征及病情变化,合理安排陪护。

4.遵医嘱按时给患者服药,告知患者服药后注意事项,密切观察用药反应。

5.加强与患者及其家属的交流沟通,关注患者的心理需求。给予必要的生活帮助和护理。

6.创造良好的病室安全环境:地面保持干净无水迹。走廊整洁、畅通、无障碍物、光线明亮。

7.呼叫器等常用物品放在患者易取处。

8.对患者进行安全宣教。

【注意事项】

1.保持病室干净、整齐。

2.护理人员加强保护患者安全意识。

(六)压疮的预防

【目的】

加强皮肤护理,防止压疮发生。

【护理要点】

1.评估患者

(1)病情、意识、肢体活动情况、感觉等。

(2)患者营养状态、局部皮肤状态。

（3）压疮的危险因素。

2.对活动能力受限的患者,定时被动变换体位,每两小时1次。

3.受压皮肤在解除压力30分钟后,压红不消退者,应该缩短翻身时间。

4.长期卧床患者可以使用充气气垫床或者采取局部减压措施。

5.骨突处皮肤使用透明贴或者减压贴保护。

6.躁动者有导致局部皮肤受伤的危险,可用透明贴膜予以局部保护。

7.对大小便失禁者应及时清理,保持局部清洁干燥,肛周涂保护膜,防止大便刺激。

8.感觉障碍者慎用热水袋或者冰袋,防止烫伤或者冻伤。

9.加强营养,根据患者情况,摄取高热量、高蛋白、高纤维素、高矿物质饮食,必要时,少食多餐。

10.洗手、签字、记录。

【注意事项】

1.教会患者及家属预防压疮的措施。

2.指导功能障碍患者尽早开始功能锻炼。

3.认真记录患者皮肤情况并做好交接班。

三、颅脑手术术前常规护理

（一）心理护理

有针对性地做好病人的心理护理,消除病人对手术的紧张、恐惧心理,如给病人讲解手术方法,让其探望同期住院患相同疾病的成功病例,让病人心中有数,树立信心。

（二）饮食护理

给予营养丰富、易消化食物。对有营养不良、脱水、贫血、低蛋白血症等情况的患者,遵医嘱术前适当补液、输血,为患者创造良好的手术条件。

（三）呼吸道准备

对吸烟患者劝其戒烟,以减少对呼吸道的刺激。

（四）检查准备

手术前做好各项检查,如血常规、尿常规、肝肾功能检查、心肺功能检查、磁共振、CT等。

（五）护士指导病人床上排粪、排尿

（六）特殊手术准备

垂体瘤经蝶入路的病人,术前三日开始用氯麻滴鼻液滴鼻、多贝尔液漱口,术前一日剪鼻毛。

（七）手术前一日

1.配血或自体采血,以备术中用血。

2.做抗生素皮试,以备术中、术后用药,预防感染发生。

3.常规备皮、剪指甲、洗澡、更衣,检查头部是否有毛囊炎、头皮是否有损伤。

4.嘱病人术前夜12点开始禁食水,以免麻醉中误吸。

5.对术前睡眠差的病人及心理紧张的病人,按医嘱给予镇静剂。

6.术前晚上剃头,肥皂水洗头,清水冲洗。

(八)手术晨准备

1.测体温、脉搏、呼吸、血压,如有异常及时与医生联系。

2.按医嘱给予术前用药。

3.嘱病人脱去内衣,换上干净的病服,并让病人排空膀胱。

4.若病人发生异常情况,如女病人月经来潮,体温发热,及时通过医生。

5.准备好病历、CT、磁共振片等以便带入手术室。

6.手术室护士接病人时和当班护士共同查对床号、姓名、护送病人进手术室。

四、颅脑手术后麻醉苏醒期间常规的护理

手术结束后,麻醉药物对机体的作用仍将持续一段时间。在此苏醒过程中,其潜在的危险性并不亚于麻醉诱导时,因此,手术后必须加强对病人的护理。神经外科病人麻醉苏醒期间的护理重点在以下几方面:

(一)生命体征的观察

病人术毕转回术后观察室,立即测量血压、脉搏、呼吸、瞳孔向麻醉师了解手术中的情况。以后每隔15~30分钟测量血压、脉搏、呼吸一次,同时注意观察意识、瞳孔及肢体的变化。如发现瞳孔不等大、血压偏高、脉搏、呼吸减慢,应及时报告医生,可能是出现术后血肿或脑水肿。如为后颅凹开颅的病人,要密切观察呼吸的变化,测量呼吸次数时要数1分钟。

(二)保持呼吸道通畅

术后病人取平卧位,头偏向健侧;口中放置通气道,并将肩部抬高,头向后仰,可防止舌后坠。有气管插管的病人要注意观察病人出现有不耐管或咳嗽反射时,及时通知医生拔除气管插管,及时清除口腔及上呼吸道的分泌物,并注意观察呼吸的幅度和频率,观察有无呼吸困难、发绀、痰鸣音等,发现异常及时通知医生。

全麻清醒前的病人容易出现舌后坠、喉痉挛、呼吸道分泌物堵塞、误吸呕吐物等引起呼吸道梗阻。如果突发梗阻性呼吸停止,应立即行气管插管或采用16号针头做环甲膜穿刺,再行气管切开,呼吸机辅助呼吸。

(三)保持循环系统的稳定

麻醉药和手术创伤对循环系统的抑制不因为手术结束而消除。因此,麻醉后应继续对循环系统进行监测。术后要准确记录出入量,观察皮肤的温度、颜色和湿润度。根据血压、脉搏、尿量及末梢循环情况,调节输液量及速度,防止输液过多或不足。术后麻醉苏醒期间,病人心率可能有所加快,血压有不同程度的升高,对血压过高者应静脉用药维持正常血压,避免因血压波动造成术后出血。

(四)体温的观察

因术中暴露太久或大量输液、输血,全麻后病人多伴有体温过低,有的出现寒战,术后要注意保暖。小儿由于体温调节中枢不健全,随着室温或覆盖过多而体温升高,应给予物理降温,半小时后重复测量体温一次。

(五)伤口的观察

手术后应严密观察伤口渗血、渗液情况。如渗血、渗液多,应及时更换敷料,大量渗液要报告医生,检查伤口有无裂开,对于椎管内脊髓手术的病人,术后伤口剧烈疼痛,提示有术后出血的可能,应予以重视。

（六）引流管的观察

各种引流管要妥善固定好,防止脱出,翻身时注意引流管不要扭曲、打折,应低于头部。注意引流袋的高度,一般脑室内引流时引流袋固定高度为高出脑室平面 15cm 左右,硬膜外、皮下引流时引流袋高度与头颅平齐;注意观察引流液的颜色、量;交接班时要有标记,不可随意调整引流袋的高度,引流管内液面有波动说明引流通畅,如发现引流不通畅时及时报告医生处理。

（七）密切观察,早期发现病情变化

麻醉恢复过程中病人可出现兴奋、躁动不安,为防止病人坠床及其他意外事故的发生,注意约束好四肢,必要时肌内注射镇静剂,但为观察病情变化,一般不静脉使用地西泮等药物。异常兴奋、躁动的病人,往往提示有术后脑水肿、颅内血肿等严重并发症,应及早发现并处理。手术前有癫痫、手术部位在中央回及颞叶附近者,术后应观察有无癫痫发作,按医嘱定时给予抗癫痫药物;对于突发癫痫发作病人,除通知医生、静脉用药外,首先要注意病人的呼吸,及时解除口腔及呼吸道梗阻。

（八）做好基础护理

每 2 小时翻身一次,脊髓、高颈髓术后要采取轴式翻身法,按摩受压部位,防止压疮发生;深静脉穿刺的病人,应及时观察静脉输液是否通畅,穿刺部位有无渗血、渗液,及时更换敷料;留置导尿的病人,保持尿管通畅,观察尿量、性质,注意尿道口清洁,防止泌尿系感染。

五、颅脑手术术后的常规护理

（一）卧位

手术后转入术后观察室,麻醉未清醒前平卧,头转向健侧,清醒后可取头高位,休克病人要取头低位,躁动不安者要约束四肢,或加床档。

（二）呼吸道管理

保持呼吸道通畅,放置通气道者应等病人有吞咽反射后才能拔除,有缺氧征象应给氧气吸入。

（三）观察生命体征

1.全麻未清醒者测意识、呼吸、脉搏、瞳孔每半小时一次,清醒后按医嘱每小时或每两小时一次,同时要注意观察肢体活动的变化,并记录在特护记录单上。

2.若病人意识由清醒转入昏迷、瞳孔双侧不等大、对侧肢体偏瘫、血压升高、脉搏和呼吸慢等,有发生血肿或水肿的危险,应立即报告医生,并做好抢救准备工作。

3.体温高者每日测体温 4 次,并及时给予降温处理,如药物、物理降温或人工冬眠。

（四）饮食护理

加强营养,给高蛋白、高热量、高维生素的饮食,术后 1～2 天给流食,以后逐渐改半流食、普食。昏迷及吞咽困难者,术后 3～5 天开始给鼻饲饮食,暂时不能进食者或入量不足者,按医嘱给予补液。

（五）药物治疗

术后要按时输入脱水剂,20％甘露醇 250ml,半小时内输入,合理应用抗生素,防止感染。若颅内有感染者,应行细菌培养和药物敏感试验,以利选择合适药物及决定有效剂量。

（六）高颅压治疗

有头痛、烦躁不安的患者,要查明原因后再给止痛药或镇静药。后颅凹、脑室系统肿瘤开颅后,出现颅压高时,患者表现剧烈头痛,意识障碍,脉搏、血压改变甚至呼吸停止,应立即准备脑室穿刺,必要时做持续

脑室外引流,并遵医嘱按时给予脱水剂。

(七)伤口护理

术后应严密观察伤口渗血,渗液情况,若过多时应及时更换外层敷料。并报告医生,检查伤口有无裂开。

(八)癫痫的观察

手术前有癫痫或手术部位在中央回及颞叶附近者,术后应观察有无癫痫发作,注意患者安全,定时给抗癫痫药物。

(九)并发症的护理

1.昏迷、半昏迷病人和不能进食者要加强口腔护理,预防口腔炎的发生。

2.术后病人注意翻身叩背,按摩受压部位皮肤,防止压疮和肺炎的发生。

3.如有深静脉穿刺的病人,注意静脉穿刺部位的皮肤,每天更换穿刺部位敷料,应尽早拔除以防止静脉血栓的发生,如周围静脉循环不良者,应在对侧重新穿刺。

4.术后老年人要注意活动下肢,防止下肢静脉血栓形成或静脉炎发生,注意观察下肢皮肤的色、温及有无水肿形成,发现异常及时进行处理。

5.术后有肢体偏瘫,要保持肢体功能位置,防止足下垂,神经功能不全者可采用针灸、理疗、体疗等。

6.听神经瘤术后的病人,眼睑闭合不全,应注意保护眼睛,防止角膜溃疡,也可暂时行眼睑缝合术。

(石黎黎)

第三节　头部外伤

头部外伤是指头部遭受钝击、穿透伤、爆炸或下坠的间接伤害等所造成的颅脑损伤。这种损伤无论平时或战时的发生频率都较高,约占全身损伤的 15%~20%,仅次于四肢损伤。且致死率比其他任何一种器官损伤都高,加之可能出现的并发症和后遗症,故远较其他部位的损伤严重。

一、头部外伤的种类

头部外伤可分为头皮损伤、颅骨损伤和脑损伤,这三种损伤可单独发生,亦可合并存在。

(一)头皮损伤

头皮平均厚度为 0.5~0.6cm,分为五层,即:①含大量毛发、皮脂腺及汗腺的厚而致密的表皮层;②有坚韧粗短的纤维束交织成网隔的皮下组织;③坚韧、富有张力的帽状腱膜层;④腱膜下层为纤细疏松的结缔组织;⑤紧贴颅骨外板的骨膜层。

头皮的血管丰富,由颈内、外动脉的分支供血,左右五支在颅顶汇集,且各分支间有广泛吻合,故若有开放性伤口则会发生大量出血,并且抗感染及愈合的能力较强。

1.头皮血肿　头皮血肿系暴力所致的闭合性损伤,依血肿部位的深浅可分为头皮下、帽状腱膜下及骨膜下血肿三种。

(1)皮下血肿:由于皮下的纤维束交织成网隔,故血肿局限,张力高,压痛明显,中心软,边缘硬,且经指压后逐渐消失。

(2)帽状腱膜下血肿:由于腱膜下层为纤细疏松的结缔组织,故血肿范围宽,波动感明显,犹如戴了一顶有波动的帽子。

(3)骨膜下血肿:多由相应部位的颅骨骨折引起,血肿周边以骨缝为界。

2.头皮裂伤　头皮裂伤可因锐器切、砍或钝器打击所致。头皮裂伤时出血较多,常常会引起伤员的紧张,现场急救应及时加压包扎。

3.头皮撕脱伤　头皮撕脱伤多系发辫被卷入转动的机器,导致大块头皮自帽状腱膜下层或骨膜层被撕脱。头皮撕脱伤会导致剧烈疼痛及大量出血,现场急救应加压包扎止血,防止休克,并妥善将被撕脱的头皮置于能隔水的袋中,然后再置于放有冰块的容器内,迅速随伤员一起送往医院,以便清创后头皮再植。

(二)颅骨骨折

颅骨近似球体,分颅盖与颅底两大部分。颅盖坚实,外板较内板厚;颅底由前至后分为颅前窝、颅中窝和颅后窝。

依骨折形态可将头颅骨折分为线性骨折和凹陷性骨折。单纯性线性骨折无需特殊处理,只需卧床休息,对症止痛或镇静。凹陷性骨折如位于脑的重要功能区表面,造成脑受压或凹陷直径大于 5cm、深度达到 1cm 者,需手术治疗。

依骨折部位可分为颅盖骨折和颅底骨折。颅盖骨折局部头皮可有肿胀、压痛,凹陷性骨折还可扪及局限性下陷区。颅底的硬脑膜与骨贴附很紧,骨折时常被撕裂而引起脑脊液耳鼻漏。颅前窝骨折表现为鼻漏、"熊猫眼"征,颅中窝骨折则表现为耳漏。

(三)脑损伤

脑损伤是指脑膜、脑组织、脑血管及脑神经的损伤。根据脑损伤病理改变的先后发展,脑损伤可分为原发性和继发性脑损伤两种:原发性损伤如脑震荡和脑挫伤,继发性损伤如脑水肿和颅内血肿。

1.脑震荡　脑震荡是最常见的轻度原发性脑损伤,脑组织既无肉眼可见的组织结构方面的变化,也无神经功能废损。

2.脑挫伤　挫伤表示打伤或压碎。脑挫伤时软脑膜下有散在的点状或片状出血灶,当软脑膜裂伤时,多伴有脑组织和血管的破裂,故脑挫伤周围常有继发性脑水肿及大小不等的出血灶或血肿形成。外伤性脑水肿反应一般约 3～7 天,第 3～4 天为高峰期,脑水肿较轻者在高峰期后可逐渐消退,较重者常因颅内压升高而引发脑疝。

3.颅内血肿　颅内血肿是一种较为常见的、致命的却又是可逆的继发性病变。

根据血肿发展的速度颅内血肿可分为:①急性,伤后 3 天内出现症状;②亚急性,伤后 3 天至 3 周内出现症状;③慢性,伤后 3 周以上开始出现症状。根据血肿的部位又可分为:①硬脑膜外;②硬脑膜下;③脑内血肿。

(1)硬脑膜外血肿:多见于颅骨穹隆部线性骨折处,更多见于颞部。

(2)硬脑膜下血肿:多见于额颞前部,出血多来自挫伤的脑实质血管损伤。

(3)脑内血肿:出血来源为脑挫伤所致的脑实质血管损伤。

二、头部外伤的护理

(一)护理评估

1.健康史　当病人被送到急诊室或病室救治时,护理人员应迅速收集下列资料:

(1)如何受伤,受伤的动力因素为何。

(2)原发脑损伤的程度。

（3）是否发生继发性病变,如血肿、感染及并发症。特别要了解有无原发性意识丧失,意识丧失后是否经过典型的中间清醒期,又再度出现意识障碍,并渐次加深,如有中间清醒期,应高度怀疑硬脑膜外血肿。

（4）重点式的全身检视,如呼吸、血压、脉搏、瞳孔大小、瞳孔对光反应,头面部有无外伤,耳鼻有无液体流出,有无身体其他部位的骨折及内出血。

（5）伤前的健康状况,特别要了解有无心血管方面的问题,因为脑血管栓塞引发脑卒中,可使病人意识丧失、跌倒造成头部外伤。

（6）是否采用了有效的支持疗法,有效的支持疗法有利于脑功能的恢复以及预防和治疗并发症。

2.身心状况　头部外伤所表现的症状和体征与颅脑损伤的程度有很大关系。轻者如头皮裂伤或颅骨的线性骨折,只要不伤及脑组织,可能除了外表可见的伤口和 X 线照片上可见的骨折线外,并不会出现全身性的反应。但如有脑损伤如脑挫伤或脑水肿和颅内血肿导致颅内压增高,则会出现威胁病人生命的征象。

意识是人体生命活动的外在表现,反映大脑皮质功能及脑损伤的程度。评估意识时,应根据病情采用相同种类、相同程度的语言和痛刺激。

传统的分级方法将意识分为五级,即:清醒、模糊、浅昏迷、昏迷和深昏迷。

（黄亚丽）

第四节　颅内肿瘤

颅腔由大脑镰、小脑幕分隔成三个腔,小脑幕以上简称为幕上部分,发生在该部位的肿瘤称为幕上肿瘤。幕上肿瘤的发病率约为幕下肿瘤的两倍,多见于成年人,好发于额叶和颞叶,肿瘤病理以脑膜瘤、神经上皮性肿瘤、颅咽管瘤、垂体瘤等多见。

一、脑膜瘤

（一）概述

脑膜瘤是起源于脑膜及脑膜间隙的衍生物,属良性肿瘤。脑膜瘤占原发脑肿瘤的 19.2%,仅次于胶质瘤其中女性多于男性,比例为 2:1,儿童少见。近年随着 CT、MRI 等神经影像学技术的发展,脑膜瘤的发病率明显增高,尤其多见于老年人。脑膜瘤的发生可能与一定的内环境改变和基因变异有关,可能与颅脑外伤、放射性照射、病毒感染以及合并双侧听神经瘤等因素有关,并非单因素造成。脑膜瘤多分布于:①矢状窦旁;②鞍结节;③筛板;④海绵窦;⑤桥脑小脑角;⑥小脑幕等。有 50% 的颅内脑膜瘤位于矢状窦旁,并且大部分位于矢状窦的前 2/3。

（二）护理评估

1.健康史　评估病人既往身体状况,有无手术史、外伤史、住院史、高血压、糖尿病等慢性病病史;肝炎、结核等遗传病病史;疫区、疫地接触史;现在身体状况,精神、意识状况,自理能力、营养状态、疾病知识知晓度。

2.临床表现

（1）肿瘤生长缓慢,病程长:据文献报告脑膜瘤出现早期症状平均为 2.5 年,少数病人可长达 6 年之久。

（2）局灶性症状:因肿瘤呈膨胀性生长,病人往往以头痛、癫痫为首发症状。根据肿瘤部位的不同,还可以出现视力、视野、嗅觉和听觉及肢体运动障碍。而老年人尤以癫痫作为首发症状多见。

(3)颅内压增高症状:此症状多不明显,尤其是高龄老人。

(4)颅骨的改变:临近颅骨的脑膜瘤常可造成骨质变化,表现为骨板受压变薄或骨板被破坏,甚至穿破骨板侵蚀至帽状腱膜下。

3.辅助检查评估

(1)头颅平片:表现为局限性骨质改变,颅板的血管压迹增多。

(2)CT:呈现孤立的等密度或高密度占位病变,边缘清晰,颅内可见钙化。

(3)MRI:呈稍长或等 T_1 信号,增强明显强化。

(4)脑血管造影:可显示肿瘤染色。

4.心理社会因素　评估病人的文化程度、民族、宗教信仰、对疾病的认识和理解程度,心理状态及社会家庭支持系统的状态、经济状况、应对能力、人格类型、与周围环境及人际关系是否融洽、对手术后出现并发症的知晓程度、围手术期检查、化验,评估病人配合程度、对医生护士的信任程度、对疾病的康复是否有信心,是否有焦虑、恐惧、紧张等不良情绪。

(三)护理问题

1.有外伤的危险。

2.潜在并发症:脑疝、癫痫。

3.语言沟通障碍。

4.感知改变。

5.进食、如厕、沐浴、卫生、自理能力缺陷。

6.知识缺乏(特定的)。

(四)护理目标

严密观察病情变化,及早发现异常情况。加强安全保护意识确保病人住院期间的安全,减少意外的发生,加强心理护理,缓解病人焦虑紧张状态,做好沟通与宣教工作,取得病人和家属的配合,合理用药,确保治疗效果。加强基础护理,减少术后并发症的发生,满足病人基本生活需要。

(五)护理措施

1.一般护理

(1)观察病人颅内压增高症状:头痛的性质、部位、持续时间、呕吐的性质、量。

(2)观察病人神志、瞳孔、生命体征变化,早期发现颅内血肿。

(3)遵医嘱按时给予脱水药。

(4)肿瘤位于矢状窦旁、中部、额顶部者,应注意病人肢体活动情况。

(5)有癫痫病史者应注意观察癫痫发作的先兆症状、持续时间、性质、次数,按时服抗癫痫药,并设专人陪住。

(6)大脑凸面脑膜瘤受压明显时可有精神症状,在护理时应注意保护病人,加强巡视,给予专人陪伴。

(7)位于左侧半球的凸面脑膜瘤病人应观察各种失语的发生及种类、程度。采取有效沟通方式,加强语言训练。

(8)对于巨大肿瘤病人出现颅内压增高者,注意观察头痛的程度,神志、瞳孔、生命体征的变化,防止脑疝的发生。

2.心理护理

(1)评估病人的心理状态及心理需求,消除病人紧张情绪。耐心听取病人的需要和要求,放松心情,鼓励病人表达自己的需求。

（2）在病人面前树立医生的威信，增加病人的安全感。鼓励病人正视现实，稳定情绪，配合医疗护理工作。

（3）教会病人各种放松疗法，如听音乐、睡前泡脚。

（4）医护人员在护理操作时应沉着、冷静，给病人带来信任感。

（5）术后及时告知病人手术效果，取消顾虑。

（6）帮助病人缓解疼痛，如分散注意力、减少噪音、减少强光刺激。

（7）经常更换体位，放松肌肉，消除紧张情绪。

3.治疗配合

（1）告知患者治疗以手术为主，全切可治愈此病。

（2）告知患者围手术期检查、化验目的及意义，取得家属及病人的配合。

4.用药护理

（1）术前：了解病人所用药物治疗目的、方法、剂量。

（2）术后：了解术中情况、术后治疗用药，掌握药物的药理作用，观察药物作用、疗效及不良反应。

（3）遵医嘱及时准确用药。

（4）认真倾听病人主诉，及时配合医生调整用药。

5.健康教育

（1）入院宣教：介绍病房主任、护士长、主管医生、护士姓名、病房环境、相关疾病知识、检查、治疗的目的、意义、方法及配合注意事项。住院须知，探视制度，陪住制度、安全介绍。

（2）术前宣教：术前需要的准备用物、禁食水时间、交叉配血、药物过敏试验、术野准备，锻炼床上使用便器，保护性约束的意义，监护时间，饮食种类及注意事项。

（3）术后宣教：伤口护理、用药知识宣教、康复锻炼、饮食护理、禁食的目的，各种管路的护理，减少家属探视防止交叉感染。讲解病理性质，消除紧张情绪。

（4）出院宣教

1）门诊复查时间，出院后 3～6 个月，复查时所需物品。

2）按时服药、抗癫痫药物遵医嘱服药不可自行停药及减量。

3）适当休息注意劳逸结合保持情绪稳定。

4）饮食高营养易消化。

5）伤口愈合 1 个月可以洗头，注意伤口有红、肿、热、痛时应及时就诊。

6）加强肢体协调锻炼。

7）提高自身免疫力，防治感冒。

8）发现高热等异常情况及时就诊。

二、神经上皮性肿瘤

神经上皮性肿瘤的分类包括星形细胞瘤、胶质母细胞瘤、胶质细胞瘤、髓母细胞瘤、室管膜肿瘤、脉络丛乳头状瘤、松果体细胞瘤、中枢神经细胞瘤等，其中以星形细胞瘤、少枝胶质细胞瘤等多见。神经上皮性肿瘤的恶性程度可进一步分为 I～Ⅳ级，确诊需依靠病理检查结果。

（一）星形细胞瘤

【概述】

星形细胞瘤是常见的神经上皮性肿瘤，据文献报告占颅内肿瘤的 13%～26%，占胶质瘤的 21.2%～51.6%，其中男性多于女性，男：女约为 2：1，多见于青壮年。肿瘤可发生在中枢神经系统的任何部位，一般成人多见于大脑。儿童多见于幕下。星形细胞瘤相对生长缓慢，病程较长，自出现症状至就诊平均两年，有时可达十年，临床症状包括一般症状和局部症状，前者主要取决于颅内压增高，后者则取决于病变部位和肿瘤的病理类型及生物学特征。

【护理评估】

1.健康史　评估病人既往健康史、现病史、自理能力、精神状况、各项检查及化验情况。

2.临床表现

（1）一般症状：肿瘤的不断生长占据颅内空间，逐渐阻塞脑脊液循环通路，造成脑积水、脑水肿、脑脊液回流吸收障碍等，可致颅内压增高。大脑半球的星形细胞瘤发病缓慢，病程较长，多数首发症状为肿瘤直接破坏所造成的定位体征和症状，随后出现颅内压增高的症状，如头痛、呕吐、视盘水肿、视力视野改变、癫痫、复视、头颅扩大和生命体征的变化等。

（2）局部症状

1）脑瘤位于大脑半球者约有 60% 发生癫痫。约有 1/3 的病人以癫痫为首发症状或主要症状，包括全身性及局限性发作，在若干年后出现颅内压增高及局灶症状。

2）肿瘤广泛侵犯额叶，尤其在侵犯胼胝体至对侧半球的肿瘤，患者可有明显的精神障碍，包括反应迟钝、生活懒散、近记忆力减退、判断能力差、定向力及计算力下降等。

3）肿瘤位于颞枕叶，可累及视觉传导通路或视觉中枢，患者可出现幻视、视野缺损等临床症状。

4）肿瘤位于额叶中央前回附近的患者，常出现不同程度的对侧偏瘫。

5）肿瘤位于顶叶下部角回和缘上回的患者，可有失算、失读、失用及命名障碍。

6）肿瘤累及优势半球的运动或感觉性语言中枢的，可相应出现运动或感觉性失语。

3.辅助检查

（1）CT：呈低密度影，多数病灶周围无血肿带。

（2）MRI：表现 T_1 加权呈低信号，T_2 加权呈高信号，且范围超过肿瘤边界。

4.心理社会因素　评估病人的文化程度，对疾病的认识和理解程度，心理状态及社会家庭支持系统的状态，家庭经济状态，精神状况，应对能力，人格类型，对术后出现并发症的知晓程度，对疾病预后是否了解，有无焦虑、恐惧、紧张等不良心理状态。

【护理问题】

1.潜在并发症：脑疝、癫痫。

2.有受伤的危险。

3.感知改变（特定的）。

4.语言沟通障碍。

5.有皮肤完整性受损的危险。

6.知识缺乏（特定的）。

【护理目标】

护士通过观察病情，能及早发现异常情况。住院期间保证病人的安全。加强基础护理减少术后并发症的发生，做好沟通与宣教工作，取得病人和家属的配合，缓解病人的焦虑紧张状态。

【护理措施】

1.一般护理

(1)注意观察病人颅内压增高症状,如头痛的性质和部位、持续时间、呕吐的性质、量。

(2)患者出现精神障碍时,要有专人看护,遵医嘱给予镇静剂,防止意外事件发生。坚持服药到口。

(3)观察癫痫发作的先兆及发作类型,及时采取措施,控制癫痫发作,防止病人意外伤害。

(4)遵医嘱按时服用抗癫痫药以保证有效血药浓度。

(5)患者有视力障碍时加强防护,确保病人安全。

(6)对出现失语的患者采取有效沟通方式及语言锻炼。

2.心理护理　术前了解病人的心理状态及心理需求耐心听取病人的需要和要求,鼓励病人表达自己的需求,消除病人紧张情绪。在病人面前树立医生的威信,增加病人的安全感。鼓励病人正视现实,稳定情绪,顺应医护计划。术后及时告知病人手术效果,消除顾虑。对于预后不良的病人不宜直接将真实情况告之,以免给病人心理带来巨大的压力。

3.治疗配合

(1)告知患者,治疗以手术切除肿瘤为主。

(2)术前护士应协助病人完成术前检查及准备,讲解手术前后注意事项,告知各项检查及化验的目的、意义,术前一日剃头,配血,做药物过敏试验,术前 8 小时禁食水。

(3)全麻术后应注意电解质变化,遵医嘱及时留取化验,有异常及时通知医生。

(4)术后给予放射治疗、化学药物治疗等综合治疗,可延长生存时间。放化疗期间应注意观察病情变化,有否恶心、呕吐等药物反应,及时通知医生,注射化疗药物时应避免药物外渗,以免引起局部组织坏死。

4.用药护理

(1)术前:了解病人所用药物治疗目的,方法,剂量。如抗癫痫药物常用卡马西平(100mg,口服,每日 3 次)、德巴金(500mg,口服,每日 2 次),应指导病人按时按量服药,以达到有效血药浓度。

(2)术后:了解术中情况,术后治疗用药,掌握药物的药理作用,观察药物作用、疗效及相关药物的不良反应,如皮疹、肝功能损害、血细胞下降等。长期用药时定期复查相关指标。

(3)遵医嘱及时准确用药。术后及时准确应用脱水药、抗生素以达到脱水、减轻脑水肿及预防感染的作用。及时应用抗癫痫药物,对于术前无癫痫者术后视情况口服抗癫痫药物 3～6 个月,如术后出现癫痫者服药 6～12 个月,如手术前后均有发作者则服药 1～2 年。

(4)认真倾听病人主诉、及时配合医生调整用药。

5.健康教育

(1)入院宣教:介绍主管医生、护士、病房环境、疾病知识、各项检查、治疗的目的、方法及配合注意事项。嘱癫痫患者不能独自外出、单独洗浴,以防意外事故。

(2)术前宣教:介绍手术方法及术前准备的目的、意义,如交叉配血、药物过敏试验、术野准备、术前 8 小时禁食水。

(3)术后宣教:伤口护理、用药知识宣教、康复锻炼、饮食指导。

(4)出院宣教:肿瘤一般不能全切,术后 3～6 个月门诊复查,以后应定期复查及时发现肿瘤复发。按时服药、抗癫痫药物遵医嘱服药不可自行停药。适当休息注意劳逸结合保持情绪稳定。饮食高营养易消化。伤口愈合 1 个月后可以洗头,注意伤口有红、肿、热、痛时应及时就诊。加强语言功能锻炼、肢体协调锻炼。术后 1 个月进行放疗或化疗。

（二）胶质母细胞瘤

【概述】

胶质母细胞瘤是高度恶性胶质瘤，约占胶质瘤的 22.3％，占颅内肿瘤的 10.2％，仅次于星形细胞瘤居第二位，主要发生在成年人，尤以 30～50 岁多见，男性明显多于女性。肿瘤常位于皮质下，呈浸润性生长，常同时侵犯数个脑叶，且可累及脑深部结构。肿瘤可以发生在脑的任何部位，成人以额叶最多见，其次为颞叶、顶叶，少数见于枕叶、丘脑和基底节。

【护理评估】

1.健康史　评估病人的既往身体状况，现在身体状况，自理能力，精神状况，各项检查、化验情况。

2.临床表现　肿瘤高度恶性，生长快、病程短，自出现症状到就诊多数在 3 个月以内。主要有以下表现：

（1）由于肿瘤迅速生长，脑水肿广泛，颅内压增高症状明显，几乎全部患者均有头痛、呕吐、视盘水肿等。

（2）癫痫：约有 33％的患者可以出现。

（3）精神症状：约有 20％的患者可表现为淡漠、痴呆、智力减退等。

肿瘤侵犯性破坏脑组织造成一系列的局灶症状，如偏瘫、偏盲、偏身感觉障碍、失语等。

3.辅助检查

（1）CT：肿瘤呈边界不清的混合密度病灶，其中多有瘤内出血所致高密度表现，但钙化者甚少。

（2）MRI：T_1 加权图像上呈低信号，与邻近脑组织不容易区分，占位效应十分明显。

4.心理社会因素　评估病人的文化程度、对疾病性质的认识和理解程度、心理状态及社会家庭支持系统的状态、家庭经济状态、精神状况、应对能力、人格类型、对预后不良的知晓程度，有无焦虑、恐惧、紧张情绪。

【护理问题】

1.潜在并发症：脑疝。

2.有受伤的危险。

3.感知改变（特定的）。

4.语言沟通障碍。

5.有皮肤完整性受损的危险。

6.焦虑。

7.如厕卫生自理能力缺陷。

8.知识缺乏（特定的）。

【护理目标】

1.通过护士严密观察病情，及早发现异常情况。

2.住院期间保证病人的安全。

3.做好基础护理，满足病人的基本生活需要，减少术后并发症的发生。

4.加强心理护理，缓解病人的焦虑紧张状态，做好沟通与宣教工作，取得病人和家属的配合。

5.严格遵医嘱给药，保证治疗效果。

【护理措施】

1.一般护理

（1）主要注意观察神志、瞳孔、生命体征的改变。

（2）观察头痛的性质、程度及持续时间。遵医嘱及时给予脱水药物，以防脑疝发生。

（3）有癫痫者注意观察病人癫痫发作的先兆，并按时服用抗癫痫药物。

（4）有精神症状者加强安全防护，有专人陪伴。

（5）有偏瘫者注意病人皮肤护理，按时翻身，活动肢体，预防下肢深静脉血栓及肺栓塞的发生。

（6）有语言功能障碍者术后进行语言训练。

（7）加强与病人交流，减轻焦虑，做好术前、术后的心理护理，帮助病人树立信心。

（8）加强营养，增强体质，为病人术后放射及化学药物治疗做好准备。

（9）病人接受化学治疗时注意观察用药后的副作用，加强保护性隔离。

2.心理护理　针对胶质母细胞瘤恶性程度高、病程短、发展快、预后差等特点及时了解病人的心理状态及心理需求，消除病人的紧张情绪。在病人面前树立医生的威信，增加病人的安全感。鼓励病人正视现实，稳定情绪，顺应医护计划。对于不良预后不直接将真实情况告知病人本人，以免给病人心理带来巨大的创伤。做好家属的工作，使之与医护人员更好的配合给予病人心理支持。

3.治疗配合

（1）胶质母细胞瘤恶性程度高，术后生存期一般 6 个月至 1 年，只有在完全切除肿瘤可行的情况下或家属要求下才考虑手术治疗。护士应协助病人完成术前检查，术前一日剃头，配血，做药物过敏试验，术前 8 小时禁食水。

（2）全麻术后及时观察有否出血和脑水肿。遵医嘱观察电解质变化，有异常及时通知医生。

（3）术后应尽早给予化疗药物治疗（一般常用丙卡巴肼、卡莫司汀和顺铂）、放射治疗（常用剂量为 50～60Gy）等综合治疗，可延长生存时间。化疗期间应注意观察病情变化，及药物反应，注射化疗药物时应避免药物外渗，以免引起局部组织坏死。

4.用药护理

（1）术前：了解病人所用药物治疗的目的、方法、剂量。如抗癫痫药物常用卡马西平（100mg，口服，每日 3 次）、德巴金（500mg，口服，每日 2 次），应指导病人按时按量服药，以达到有效血药浓度。

（2）术后：了解术中情况，术后治疗用药，掌握化疗药物及抗癫痫药物的药理作用，观察疗效及相关药物的不良反应，如皮疹、肝功能损害、血细胞下降等。告知病人遵医嘱定期复查相关指标。

（3）遵医嘱及时准确用药，如脱水药、抗生素，预防术后感染。

（4）认真倾听病人主诉、及时配合医生调整用药。

（5）使用化疗药物时注意避免药物外渗，防止局部组织坏死。

5.健康教育

（1）护理人员要做好术前检查，及治疗护理的健康宣教，告知其检查及治疗的目的、方法及配合的注意事项。告知病人术后与医护配合的注意事项。

（2）指导患者家属术后按时探视，防止术后交叉感染，告知病人饮食方面的注意事项。根据病人术后恢复情况，逐渐进行功能锻炼，术后多鼓励患者，促进病人身心的早日康复。

（3）出院指导：术后及时进行放疗或化疗，按时服药、抗癫痫药物遵医嘱服药不可自行停药，适当休息注意劳逸结合保持情绪稳定，饮食高营养易消化，伤口愈合 1 个月可以洗头，注意伤口有红、肿、热、痛时应及时就诊，加强语言功能锻炼、肢体协调锻炼。术后 3～6 个月门诊复查。

【最新进展及护理】

放疗联合替莫唑胺能明显延长胶质母细胞瘤患者的生存期。

(三)少枝胶质细胞瘤

【概述】

少枝胶质细胞瘤是发生于神经外胚层的肿瘤。肿瘤起源于神经胶质细胞。少枝胶质细胞肿瘤占颅内肿瘤的 1.3%～3.8%,男性多于女性,男女之比为 2:1,常见于中年人,发病率高峰为 30～40 岁。肿瘤绝大多数位于幕上,额叶最多见,其次为顶叶和颞叶。

【护理评估】

1.健康史　评估病人的既往身体状况,现在身体状况,自理能力,精神状况,各项检查、化验情况。

2.临床表现　少枝胶质细胞瘤大部分生长缓慢,病程较长,自出现症状到就诊时间平均为 2～3 年。病程为 2.4～4.1 年。癫痫为本病最常见的症状,约占 52%～79%,常为首发症状。精神症状常见于额叶少枝胶质细胞瘤病人,尤其是广泛浸润,沿胼胝体向对侧额叶扩展者,以情感和痴呆等为主。50% 病人均出现颅内压增高症状,头痛、呕吐和视盘水肿,但出现较晚。肿瘤位于额后部侵犯运动、感觉区可相应的产生偏瘫、偏身感觉障碍及运动性感觉性失语等。肿瘤位于颞叶者可出现幻听、幻视症状。

3.辅助检查

(1)头颅 X 线平片:可见肿瘤钙化斑,多数呈条带状或点片状,约占 34%～70%,为神经上皮性肿瘤中钙化率最高者。

(2)CT:平扫多呈低密度山形影像。2/3 以上可见钙化,肿瘤周围水肿一般不广泛,注射造影剂增强扫描多有不规则的增强影像。

(3)MRI:扫描肿瘤 T_1 加权像呈低信号,T_2 加权像呈高信号,周围水肿易与肿瘤区分。

4.心理社会因素　评估病人的精神状况,对疾病的认识和理解,应对能力,自理能力人格类型,周围环境及人际关系,家庭经济状况,对术后出现并发症的知晓程度,有否焦虑,紧张情绪。

【护理问题】

1.有受伤的危险。

2.感知改变(特定的)。

3.潜在并发症:脑疝。

4.语言沟通障碍。

5.有皮肤完整性受损的危险。

【护理目标】

1.通过护士严密观察病情,及早发现异常情况。

2.住院期间保证病人的安全。

3.护士做好基础护理,减少术后并发症的发生,缓解病人的焦虑紧张状态,做好沟通与宣教工作,取得病人和家属的配合。

【护理措施】

1.一般护理

(1)有精神症状者加强安全防护,设专人陪护。

(2)出现偏瘫的病人注意皮肤护理和肢体活动。

(3)有语言障碍病人加强有效沟通和语言训练。

(4)有癫痫病史者,密切观察癫痫发作先兆,同时按时服用抗癫痫药。

(5)有幻听、幻视病人有专人看护,避免发生意外。

(6)观察颅内压增高的症状,如神志、瞳孔、生命体征的变化及头痛的程度。

2.心理护理　术前了解病人的心理状态及心理需求,鼓励病人表达自己的需求,放松心情,消除病人紧张情绪。建立良好的护患关系,增加病人的安全感。鼓励病人正视现实,稳定情绪,医护人员治疗护理操作时沉着冷静,给病人带来信任感。术后及时告知病人手术效果,打消顾虑。

3.治疗配合

(1)治疗以手术为主。护士应协助病人完成术前检查及各项相关化验,术前一日剃头,配血,做药物过敏试验,术前 8 小时禁食水。

(2)全麻术后应注意电解质变化,遵医嘱及时留取各项化验,有异常及时通知医生。

(3)术后应给予放射治疗、化学药物治疗等综合治疗,可延长生存时间。放化疗期间应注意观察病情变化,及药物反应,注射化疗药物时应避免药物外渗,以免引起局部组织坏死。

4.用药护理

(1)术前:了解病人所用药物治疗目的、方法、剂量。如抗癫痫药物常用卡马西平(100mg,口服,每日 3 次)、德巴金(500mg,口服,每日 2 次),应指导病人按时按量服药,以达到有效血药浓度。精神异常须药物治疗者,服药到口,24 小时专人陪伴。

(2)术后:了解术中情况,术后治疗用药,掌握药物的药理作用,观察药物作用,疗效及相关药物的不良反应,如皮疹、肝功能损害、血细胞下降等。长期用药时定期复查相关指标,血常规、肝功能等。

(3)遵医嘱及时准确用药,如脱水药、抗生素,预防术后并发症。按时服用抗癫痫药,对于术前无癫痫者术后视情况口服抗癫痫药物 3～6 个月,如术后出现癫痫者服药 6～12 个月,如手术前后均有发作者则服药 1～2 年。

(4)认真倾听病人主诉、及时配合医生调整用药。

(5)使用化疗药物时注意避免药物外渗,防止局部组织坏死。

5.健康教育

(1)护理人员要做好术前检查,及治疗护理的健康宣教,告知其检查及治疗的目的、方法及配合的注意事项。告知病人术后与医护配合的注意事项。

(2)指导患者家属术后按时探视,防止术后交叉感染,及病人饮食方面的注意事项。根据病人术后恢复情况,逐渐进行功能锻炼,术后多鼓励患者,促进病人身心的早日康复。

(3)出院指导:因肿瘤不能全切应定期复查,告知病人及家属术后 3～6 个月门诊复查 MRI、CT。按时服药,如抗癫痫药物应遵医嘱服药不可自行停药、减药。适当休息注意劳逸结合,保持情绪稳定。饮食注意高营养易消化。伤口愈合 1 个月后可以洗头,注意伤口有红、肿、热、痛时应及时就诊。加强语言功能锻炼、肢体协调锻炼。遵医嘱进行放疗或化疗。

三、鞍区肿瘤

(一)垂体腺瘤病人的护理

【概述】

垂体腺瘤是指蝶鞍内脑垂体细胞的良性肿瘤。发病率为 1/10 万,占颅内肿瘤的 10％～12％,仅次于脑膜瘤和胶质瘤。男女比例无明显差异,好发年龄多为青壮年。垂体位于蝶鞍内,呈卵圆形,1.2cm×1.0cm×0.5cm 大小,约 750mg。垂体通过垂体柄和与第三脑室底和侧壁的下丘脑联系密切,垂体具有复杂而重要的内分泌功能,分为神经垂体和腺垂体。垂体腺瘤对于病人生长发育、劳动能力、生育功能及社会心理影响较大。

【护理评估】

1.评估病人一般情况　自理能力、营养状况、个人史等。

2.临床表现评估

(1)功能性垂体腺瘤的临床表现

PRL 型:表现为闭经、溢乳、不育,为肿瘤表现。

GH 型:表现为巨人症、面容改变、肢端肥大症。

ACTH 型:表现为高血压、向心性肥胖、满月脸。

TST 型:表现为饥饿、多食、多汗、畏寒、情绪易激动。

促性腺细胞瘤表现为性欲下降。

(2)头痛。

(3)视力、视野障碍。

(4)其他神经和脑损害的表现。

脑瘤压迫垂体柄和下丘脑可出现尿崩症和下丘脑功能障碍;累及第三脑室,可出现颅压增高症状。还可出现精神症状、癫痫及嗅觉障碍,脑脊液漏、鼻出血等;病人突发剧烈头痛,并伴有其他神经系统症状提示垂体卒中;如双颞侧偏盲为肿瘤压迫视交叉所致,晚期肿瘤可使视神经萎缩将造成严重的视力障碍。

3.辅助检查评估　影像学检查,以明确肿瘤的部位、性质、大小。

垂体微腺瘤的 CT 表现的直接征象多数为鞍内低密度区>3mm,少数呈高密度,表现为等密度的微腺瘤,需结合间接占位征象进行诊断。

垂体大腺瘤多为高密度影,占据整个鞍内。向鞍上发展的肿瘤边界清楚而规则,少数呈分叶状,有的肿瘤内有低密度区,为肿瘤内软化灶、坏死和囊性变。少数垂体卒中,瘤内可见出血灶。

磁共振能区别微小的组织差异,对垂体及肿瘤成像好,而对蝶鞍致密骨质不敏感。内分泌检查应用内分泌放射免疫检查测定垂体和下丘脑多种内分泌激素,以确定肿瘤的性质、判断疗效及预后。检查的项目有:

(1)泌乳素。

(2)生长激素。

(3)促肾上腺皮质激素。

(4)甲状腺刺激素。

(5)促性腺激素。

(6)黑色素刺激素。

(7)靶腺细胞分泌功能。

4.心理状态评估　评估病人的文化程度、对所患疾病的认识、心理状态及社会、家庭、经济状况等。心理评估要与患者疾病的特点相联系。垂体腺瘤主要从下列几个方面危害人体,垂体腺瘤引起垂体激素过量分泌,导致一系列代谢紊乱和脏器损害;肿瘤压迫使某些垂体激素分泌减少,会引起相应淋巴腺的功能低下;肿瘤压迫鞍区结构如视交叉、视神经、海绵窦颅底动脉、下丘脑、三脑室,甚至累及额叶、颞叶、脑干等,会导致相应功能的严重障碍。心理评估要与病人本人的文化背景、家庭和社会环境相联系,社会支持系统对患者的生理、心理,以及疾病的康复有重要影响。

【护理问题】

1.潜在并发症:尿崩症、感染、电解质紊乱。

2.有外伤的危险。

3.口腔黏膜改变。

4.自我形象紊乱。

5.知识缺乏(特定的)。

【护理目标】

护士密切观察及早发现病情变化,通知医生处理。预防术后并发症的发生,及时观察尿量、尿色、电解质变化,纠正低血钠、高血钠症、高血糖,缓解病人的焦虑状态,保证病人在住院期间的安全。

【护理措施】

1.一般护理　要了解手术入路,其目的是做好术前准备及术后护理。

(1)护士为病人做好术前准备,经口鼻蝶入路的手术,要了解鼻腔情况,鼻腔有无感染、蝶窦炎、鼻中隔手术史等。

(2)术前3日应用抗生素液(0.25%氯霉素)滴鼻,清洁口腔,用多贝尔液漱口,术前1日剪鼻毛。

(3)术前护士要指导病人练习张口呼吸。

(4)要保证有视力障碍病人的安全,尤其是外出时要有专人陪伴,防止发生意外。

(5)如病人出现多饮、多尿,要准确记录出入量,早期发现尿崩症及电解质紊乱。

(6)术后病人按全麻病人护理常规护理。密切观察意识、瞳孔生命体征变化,保持呼吸道通畅。

(7)观察鼻腔渗血情况,发现渗血情况异常及时汇报给医生,及时采取措施。

(8)尿崩症:主要是下丘脑功能障碍,肿瘤压迫垂体柄和下丘脑所致。准确记录出入量,如病人连续2小时尿量>300ml/h(儿童>150ml/h),及时报告医生。注意观察病人意识、皮肤弹性、生命体征的变化。低钠血症应多进食含钠高的食物,如咸菜、盐水;高钠血症的病人应多饮白开水,以利于钠离子排出。严格按照医嘱补充液体,禁止摄入含糖液体,防止渗透性利尿,加重尿崩症状。

(9)中枢性高热:下丘脑损伤时,可引起中枢性体调节异常,病人表现为高热,体温可超过40℃,高热可增加病人脑耗氧代谢,加重脑水肿,护士应及时采取物理或药物降温,如酒精擦浴、降温毯降温疗法等。严密进行体温监测,一般6小时测一次体温,必要时可持续监测体温并认真记录。

(10)脑脊液漏:经蝶手术或肿瘤侵犯硬脑膜易发生脑脊液漏。密切观察脑脊液鼻漏量、性质、颜色,及时报告医生处理;定期做脑脊液培养;监测体温,并及时记录;及时擦洗鼻腔血迹、污垢,防止液体逆流。枕下铺无菌小巾,定时更换;注意保暖、预防感冒,避免咳嗽、喷嚏等高压气流的冲击,以免加重漏口损伤;避免用力排便,以免颅内压升高,加重漏口损伤。不经鼻腔吸痰及插胃管,以免导致逆行感染;每日按时做口腔护理,防止经口腔逆行感染;如病情允许,可抬高床头30°~60°使脑组织移向颅底而封闭漏日;遵医嘱按时给予抗生素。

(11)保持病室空气新鲜,每日定时通风。

(12)限制探视人员,减少外源性感染因素。

2.心理护理　多与病人沟通,了解病人心理需求,解答病人所提的问题消除病人对手术的恐惧心理,提供给病人本病治愈病例的相关信息,以激发病人治愈疾病的信心。

3.治疗及护理配合

(1)术前:了解术前病人的血生化情况、视力视野状况,向病人告知降压药、降糖药、激素药物治疗的目的、方法、剂量及副作用。

(2)术后:了解手术中情况、术后的治疗措施,掌握胰岛素、激素药物的药理作用,用药后的副作用,并告知病人低血糖的症状,有异常情况及时通知医护人员。遵医嘱按时给药,并观察疗效。

(3)高血钠者,遵医嘱给口服或鼻饲白开水。注意防止血钠忽高忽低的状况发生,每天监测两次血生化指标。低血钠者,遵医嘱口服补钠或静脉补 10%氯化钠,若疗效不佳,可静脉输氢化可的松,避免血钠过低,加重脑水肿,诱发病人出现癫痫,导致颅内出血。

(4)高血糖:遵医嘱给予胰岛素皮下注射或静脉注射,检测餐前及餐后 2 小时血糖的变化,及时通知医生调节用药。给予病人糖尿病饮食。

4.健康教育

(1)入院健康教育,责任护士首先自我介绍,介绍病房环境、作息时间、同室病友,使病人不感到陌生,减轻心理压力。护士要主动与病人沟通,了解病人对所患疾病的认识,给其讲解垂体瘤的一般知识,例如垂体瘤是良性肿瘤,位于蝶鞍区,同时给病人讲解患同种病友治愈的例子,以激发其配合治疗、护理及战胜疾病的信心。

(2)术前健康教育,护士向病人讲解术前准备事项,告知病人如何配合、目的、意义;要特别注意病人预防感冒,注意口腔及鼻腔黏膜卫生。术前一日晚饭后嘱病人禁食、禁水以防手术麻醉后呕吐引起误吸。术前对病人进行心理疏导,以减轻病人术前的恐惧、紧张的心理。

(3)术后健康教育,护士要指导病人配合治疗、护理,应与家属沟通,为预防感染,限制探视病人的家属人数、遵守探视时间;护士指导病人进行功能锻炼,以促进康复。

5.出院指导　嘱病人按时进行康复锻炼,以尽快恢复功能,提高生活质量。嘱病人按时服药,尤其是激素类药物严格遵照医嘱服药,不得擅自停药、减药,遵照医嘱调节药物剂量;嘱病人按时来院复查内分泌、血生化及 CT、MRI,指导病人合理饮食。

(二)鞍结节脑膜瘤

【概述】

鞍上脑膜瘤包括起源于鞍结节,前床突,鞍隔和蝶骨平台的脑膜瘤,因上述解剖结构范围不超过 3cm,临床对上述区域脑膜瘤习惯统冠以鞍结节脑膜瘤的称号,发病率占颅内肿瘤的 4%~10%。

【护理评估】

1.健康史　评估病人既往病史、现病史、个人自理能力、血生化、血常规、凝血象、肝功能、乙肝六项检查、心电图、视力、视野、胸片的检查情况。

2.临床表现评估

(1)80%以上的病人以视力障碍为首发症状,可为单侧或双侧。视野障碍可以表现以双颞侧偏盲或单眼失明,另一眼颞侧偏盲多见,也可见单眼视力视野基本正常,另一眼颞侧偏盲。眼底视盘原发萎缩多见,还可以表现为双眼视盘萎缩。

(2)50%以上的病人有头痛病史,头痛部位多在额部,也可表现眼眶及双颞部。

(3)少数病例出现精神障碍,可能与肿瘤压迫额叶底部有关。

(4)有的病人有类似垂体腺瘤的内分泌功能障碍。

(5)个别病人以嗅觉丧失、癫痫、动眼神经麻痹为主诉就诊。

在神经系统检查时还可出现锥体束征和 Foster-Kennedy 综合征。

3.辅助检查评估　CT 片上可见鞍上等密度或高密度区。MRI 与 CT 一样,唯显示肿瘤与视神经、颈内动脉以及颅骨之间的关系更清晰。

4.心理状态评估　评估病人的文化程度、对疾病的认识程度、精神状态、是否担心手术后视力有恶化、肿瘤复发、再次手术或放疗。评估病人的社会支持系统,对以上可能出现的问题的态度及接受能力。

【护理问题】

1.有外伤的危险。

2.认知功能障碍。

3.潜在的并发症:水、电解质紊乱。

4.生活自理能力缺陷。

【护理目标】

护理人员保证视力、视野有障碍病人住院期间的安全,防止意外伤害;观察病人水、电解质紊乱程度,使水、电解质紊乱得到及时有效的控制;及时给予病人生活上必要的帮助。

【护理措施】

1.一般护理

(1)完善术前各项化验及视力视野等检查。

(2)术前一日剃头,术前 8 小时禁食、水。

(3)术后严密观察生命体征变化。

(4)视力视野有障碍者,外出时有专人陪伴。

(5)精神障碍者专人 24 小时陪伴,防止意外事件发生。

(6)严格记录 24 小时出入量,遵医嘱监测水、电解质情况,及时发现异常,及时采取措施。

2.心理护理　加强与患者及家属的沟通,及时发现患者心理变化,缓解病人紧张、焦虑的情绪,精神异常者,防止激惹病人,必要时配合药物治疗。

3.治疗及护理配合

(1)术前:告知病人术前的血生化、视力视野检查的必要性及药物治疗的目的、方法。精神异常须药物治疗者,服药到口,24 小时专人陪伴。

(2)术后:了解手术中情况、术后的治疗措施,掌握抗生素,激素药物及抗癫痫药物的药理作用,用药后的副作用,遵医嘱按时给药,并观察疗效。

(3)术后:高血钠,遵医嘱给病人口服或鼻饲白开水。低血钠遵医嘱给病人口服盐或静脉输入 10% NaCl,及时观察血生化变化。

4.健康教育

(1)护理人员要做好术前检查,及治疗护理的健康宣教,告知其检查及治疗的目的、方法及配合的注意事项。告知病人术后与医护配合的注意事项。

(2)指导患者家属术后按时探视,防止术后交叉感染。告知病人饮食方面的注意事项。根据病人术后恢复情况,逐渐进行功能锻炼,术后多鼓励患者,促进病人身心的早日康复。

5.出院指导　指导术后 1～3 个月每月检查血生化及内分泌,遵医嘱调整药物用量,遵医嘱给病人口服抗癫痫药物,逐渐停药,不得随意停药或漏服药,合理膳食,根据血钠情况调节饮食。3～6 个月复查 MRI 与 CT。

(三)颅咽管病人的护理

【概述】

颅咽管瘤是从胚胎期颅咽管的残余组织发生的良性先天性肿瘤,占颅内肿瘤的 4%,但在儿童却是最常见的先天性肿瘤。本病的 70% 是发生在 15 岁以下的儿童和少年。按照颅咽管瘤与鞍膈的关系可分为鞍内、鞍上和脑室内肿瘤。

【护理评估】

1.健康史　护士要了解病人的既往病史、现病史,评估病人自理能力、个人发育状况、婚姻史、生育史、精神状况。

2.临床表现评估　视肿瘤部位及发展方向、年龄大小而有所不同,鉴于肿瘤发生在鞍部,因而常出现类似垂体腺瘤的局灶症状。

(1)颅内压增高症状:早期很少发生,当肿瘤向鞍上发展累及第三脑室前半部,闭塞室间孔、导致脑积水而引起颅内压增高,约有 80% 的人表现有头痛、呕吐、视盘水肿以及一侧或双侧外展神经麻痹,晚期可出现嗜睡乃至昏迷。

(2)视力视野障碍:约有 70%～80% 的患者可以出现,如双颞侧偏盲、部分偏盲或左右不对称的视野缩小。由于颅内压增高而出现视盘水肿,日久因继发性视神经萎缩而导致失明。

(3)垂体功能低下:因生长激素、促性腺激素等分泌不足,患者出现生长发育障碍,骨骼生长迟缓,甚至停止,表现为身材矮小,称之为垂体性侏儒。虽已到成年,体形仍如儿童,但貌似成人,病人表现乏力倦怠、少动、食欲减退、基础代谢率低下等,至青春期常有性器官发育障碍,无第二性征,性欲减退。

(4)下丘脑损害的表现:体温偏低、嗜睡、尿崩症以及肥胖性生殖无能综合征。尿崩症约有 10% 为初发症状,表现为多饮多尿。

3.辅助检查评估

(1)CT:可见鞍上散在的结节钙化,肿瘤呈低密度,在肿瘤上多呈弧形。

(2)MRI:T_1 加权像显示低到高信号区,T_2 加权像呈高信号区。

(3)内分泌功能的测定:出现肾上腺皮质功能减退,甲状腺功能低下。

4.心理社会因素评估　评估病人文化程度,对疾病的认识程度,心理状态及社会家庭支持系统的状况,家庭经济状况,对术后可能出现的尿崩症、电解质紊乱、视力视野障碍无改善等问题的态度及接受能力。

【护理问题】

1.潜在并发症:尿崩症、电解质紊乱。

2.活动无耐力。

3.有外伤的危险。

4.焦虑。

5.知识缺乏(特定的)。

【护理目标】

减少术后并发症的发生,及时观察尿量、尿色、水电解质变化,纠正低血钠或高血钠症,缓解病人的焦虑状态,保证病人在住院期间的安全。

【护理措施】

1.一般护理　护理人员了解病情及手术情况。

(1)严格记录每小时尿量、性质、色泽。

(2)密切观察病人意识、生命体征、瞳孔的变化。

(3)遵医嘱及时监测血钾、钠、氯的变化及尿比重变化,及时遵医嘱给予对症处理。

(4)及时准确记录 24 小时出入量。

(5)保证静脉输液通畅。

(6)随时观察病人的皮肤弹性,及早发现脱水指征。

(7)低血钠者鼓励病人多饮水,特别是加盐开水,以补充丢失的水、钠。高血钠者多饮白开水。

(8)不能饮水的病人应给予鼻饲。

(9)禁止摄入含糖高的食物,以免使血糖增高,产生渗透性利尿,使尿量增加。

(10)鼓励病人喝含钾高的饮料如橙汁、咸菜。

(11)遵医嘱按时按量补充各种电解质。

(12)并发尿崩症者必要时遵医嘱给予去氨加压素口服,并观察用药后的效果。

(13)脑室开放放置瘤腔引流袋,注意观察色、量、通畅,防止扭曲、脱出,每班认真记录交接。

2.心理护理 缓解病人因病程长、发育障碍、视力障碍等原因引发的焦虑状态,加强沟通与交流,尊重病人,及时满足病人的基本生活需求。

3.治疗及护理配合

(1)术前:了解术前病人的血生化情况、视力、视野状况及药物治疗的目的、方法、剂量。

(2)术后:了解手术中情况、术后的治疗措施,掌握胰岛素等术后用药的药理作用,用药后的副作用,密切观察低血糖的症状并告知病人如何识别异常情况及时通知医护人员。遵医嘱按时给予激素药物,并观察疗效。

(3)颅咽管瘤术后:高血钠可造成病人高渗昏迷,遵医嘱给病人口服或鼻饲开水。注意防止血钠忽高忽低的状况发生,避免血钠过低加重脑水肿,诱发癫痫,导致颅内出血。每日监测血生化两次。

(4)高血糖:遵医嘱给予胰岛素皮下注射、静脉输液或微量泵泵入,监测餐前及餐后2小时血糖的变化,及时通知医生调节用药剂量。减少低血糖的危险发生,护理人员要识别输液泵的报警原因及处理方法,防止针头阻塞等情况发生。密切观察有无渗液,防止皮下由于药物渗漏发生坏死,及时更换穿刺部位,防止感染发生。

4.健康教育 护理人员要做好术后检查,及治疗护理的健康宣教,告知其检查及治疗的目的、方法及配合的注意事项,指导患者家属术后按时探视,防止术后交叉感染,以及病人饮食方面的注意事项。根据病人术后恢复情况,进行功能锻炼,术后多鼓励患者,促进病人身心的早日康复。

5.出院指导 指导术后1～3个月抽血检查血生化、肝功能。遵医嘱调整降糖药物用量。抗癫痫药物,遵医嘱逐渐停药,不得随意停药或漏服药;采用合理膳食:根据血钠、血糖情况调节饮食。

【最新进展及护理科研】

目前颅咽管瘤手术采取近全切除或分次切除,以减少术后并发症发生及减少病人术后反应、降低手术死亡率。护理则更细化,密切观察并发症、预见性护理,以及出现并发症后,密切配合医生采取合理的治疗措施,促进病人身心及功能康复。

(石黎黎)

第五节 脑血管疾病

一、颅内动脉瘤

(一)概述

颅内动脉瘤是由于局部血管异常改变产生的脑血管瘤样突起,是一种神经外科常见的脑血管疾病。主要见于成年人(30～60岁),青年人较少。其主要症状多由于动脉瘤破裂出血引起,部分是由于瘤体压迫脑血管痉挛及栓塞造成。动脉瘤破裂出血死亡率很高,初次出血占 15%,最多出血可达 6 次,再次出血的 40%～65%死亡,而且再次出血最多出现在 7 天之内。动脉瘤的发病原因是感染、创伤、肿瘤、颅内合并动静脉畸形、颅底血管网发育异常、出血的诱发因素,如各种运动、情绪激动、排便用力、分娩等。出血与动脉瘤直径大小呈负相关。

(二)临床表现

动脉瘤小而未发生破裂者,可不出现临床症状。

1.颅内出血　多数病人呈单纯性蛛网膜下腔出血,突发头疼、呕吐、意识障碍、癫痫样发作及脑膜刺激症。Willis 动脉环后的动脉瘤出血时,枕部病变可出现眩晕、复视、一过性黑矇、共济运动失调及脑干症状。

2.局灶体征　大动脉瘤常产生压迫症状,偏瘫、动眼神经麻痹及梗阻性脑积水。

3.脑缺血及脑动脉痉挛　动脉痉挛是颅内动脉瘤破裂后造成脑缺血的重要原因。此外,瘤血栓脱落或蔓延到载瘤动脉会出现脑梗死和一过性脑缺血。病人可出现不同程度的神经功能障碍,如偏瘫、失语、深浅感觉减退、失明、精神症状等。

(三)诊断

1.腰穿　怀疑蛛网膜下腔出血时,行腰穿检查。

2.X 线平片　对巨型动脉瘤有一定诊断价值。

3.CT　靶环征是巨型动脉瘤的特征表现。

4.MRI　显示动脉瘤的全部及其与周围的关系,神经关系、瘤蒂的部位及大小。

5.脑血管造影　显示动脉瘤的部位、大小、形态、数目或有无血栓、动脉硬化及动脉痉挛的范围、程度、有无颅内血肿。术后脑血管造影显示动脉瘤夹闭及血流情况。

(四)治疗

1.非手术治疗

(1)降低颅内压:静脉输入 20%甘露醇、固力压、地塞米松。

(2)控制血压:目的是预防和减少动脉瘤出血。用尼莫地平持续静脉泵入,如有头晕、意识恶化等缺血症状可适当回升血压。

(3)控制及预防癫痫的发作:口服德巴金 500mg,2 次/日,或持续静脉泵入德巴金 1200～2400mg/d。

2.手术治疗　动脉瘤栓塞及动脉瘤夹闭术。

(五)护理要点

1.病人在出血后或有动脉瘤破裂的危险时绝对卧床休息。

2.严密观察神志、瞳孔、生命体征的变化,及时发现出血及再出血体征。

3.密切观察癫痫症状发作的先兆、持续时间、类型,遵医嘱给予抗癫痫药。

4.避免不良刺激。避免用力咳嗽或情绪过分激动。

5.给予缓泻剂,防止因大便干燥,增加腹压,导致动脉瘤破裂出血的发生。

6.给予清淡、易消化的饮食。

7.病人术后加强肢体活动、穿弹力袜。

8.遵医嘱给予丹参、脉通输入,防止深静脉血栓、肺栓塞、脑栓塞等并发症的发生。

(六)主要护理诊断/护理问题

1.有受伤的危险。

2.自理能力缺陷:沐浴/卫生。

3.焦虑。

4.知识缺乏(特定的)。

5.有出血的危险。

6.潜在并发症:脑梗死。

7.潜在并发症:颅内出血(再出血)。

(1)危险因素:①病人活动(剧烈);②高血压;③情绪波动;④排便用力;⑤癫痫发作;⑥咳嗽剧烈。

(2)预期目标:护士严密观察病情,及时发现出血体征,积极配合医生抢救。

(3)护理评估:①评估动脉瘤破裂出血(再出血)的危险因素;②评估癫痫发作的频率程度;③评估有无便秘;④评估咳嗽程度;⑤评估病人活动范围及活动量;⑥评估病人情绪状态;⑦评估头痛、恶心、呕吐的程度。

(4)护理措施:①严密观察意识、瞳孔、血压的变化;②嘱病人绝对卧床休息;③密切观察癫痫发作情况,及时采取措施控制并预防癫痫的发作;④血压升高时,应遵医嘱给予降压药,并观察用药后的效果;⑤多与病人交流,消除病人焦虑,甚至恐惧的不良情绪,保持情绪平稳,必要时遵医嘱给予镇静剂;⑥鼓励病人多饮水、多食蔬菜、水果,保持大便通畅,必要时可遵医嘱给予缓泻剂;⑦集中治疗护理的时间,保证病人充足的睡眠;⑧条件允许时安排病人住单人房间,并限制探视,减少各种不良刺激;⑨保持病房的安静,工作人员做到"四轻";⑩预防感冒、咳嗽,严重时可遵医嘱给予止咳药。

8.护理诊断:有出血的危险。

(1)相关因素:①脑血管造影术后;②动脉穿刺部位按压时间短;③凝血机制差;④过早活动。

(2)预期目标:病人局部伤口不发生出血,患侧下肢活动正常。

(3)护理评估:①评估出血的危险因素;②评估患侧下肢的血液循环。

(4)护理措施:①严密观察股动脉伤口敷料情况;②拔管后按压局部伤口60分钟,压力要适度,以不影响下肢血液;循环为宜,必要时压沙袋;③遵医嘱观测双侧足背动脉搏动,每1~2小时一次,连续四次;④密切观察患侧足背皮肤温度及末梢血运情况;⑤嘱病人穿刺侧肢体伸直,不可弯曲8小时;⑥导管造影后嘱病人平卧6小时。

二、颅内血管畸形

颅内血管畸形是指脑血管发育障碍引起的脑局部血管数量和结构异常,并对正常脑血流产生影响,分为动静脉畸形、海绵状血管瘤、毛细血管扩张及静脉畸形。

(一)概述

脑动静脉畸形是胎儿期脑血管形成异常的先天性疾患,家族性动静脉畸形极少见,颅内动静脉畸形与颅内动脉瘤的发病率约为1:1。脑动静脉畸形是由一团动脉、静脉及动脉化的静脉样血管组成,动脉直接与静脉交通,其间无毛细血管。动静脉畸形的出血与其体积的大小及引流静脉的数目、状态有关。中型、小型(4cm)的容易出血,引流静脉少、狭窄或缺乏正常静脉引流者容易发生出血。

(二)临床表现

动静脉畸形常无症状,除非突然出现癫痫、出血或顽固性头痛时才被发现。

1.出血 可发生在孕、产期妇女,也可发生在正常活动时,出血常为脑实质、脑室内和蛛网膜下腔出血,出血前常可出现头痛、癫痫和某些局灶体征。

2.癫痫 一般为癫痫大发作和局灶性癫痫。

3.头痛 常为持续性、反复发作性头痛。

4.局灶症状

(1)额叶:常出现癫痫大发作,智力、情感障碍,偏瘫。

(2)颞叶:癫痫、幻视、幻嗅、命名性失语、听觉性失语。

(3)顶叶:局灶性癫痫、感觉障碍、失读、失用、计算力障碍、偏盲、幻视、空间定向障碍。

(4)基底节:震颤、不自主运动、肢体笨拙、运动增多综合征等,出血后也可出现偏瘫等症状。

(5)桥脑及延髓动静脉畸形:颈痛、恶心、呕吐、锥体束征、共济失调,脑神经麻痹。

(6)其他症状:精神症状、眼球突出、血管杂音。

(三)诊断

1.脑血管造影　显示异常血管团、血管浓染、迂曲及缠结、管径大致相似,有动静脉短路,供血的动脉明显增粗及迂曲,引流静脉的增粗、迂曲更显著。

2.MRI　显示蜂窝状或葡萄状血管流空低信号影。

3.CT　显示多数有脑内及脑室内出血,或蛛网膜下腔出血,无血肿者平扫可以看出团状聚集或弥散分布蜿蜒状及点状密度增高影。

4.经颅多普勒超声　供血动脉的血流速度加快。

(四)治疗

1.手术:供血动脉结扎术;动静脉畸形摘除术。

2.栓塞术。

3.立体定位像、放射治疗。

(五)护理要点

1.严密观察神志、生命体征的变化,及时发现出血体征。

2.观察头痛的性质、部位,给予对症处理。

3.病人出血后绝对卧床休息,避免不良刺激。

4.有癫痫发作的病人,注意观察癫痫发作的先兆、持续时间、类型,发作时应保护病人,防止意外发生,遵医嘱按时服用癫痫药。

5.术后病人有肢体活动障碍,给予功能锻炼。

6.病人行动不便时要及时满足其生活需要,并且保护病人,防止意外发生。

(六)主要护理诊断/护理问题

1.潜在并发症:颅内压增高、脑梗死。

2.有受伤的危险。

3.躯体移动障碍。

4.语言沟通障碍。

三、烟雾病

(一)概述

烟雾病是一原发性颈内动脉末端狭窄、闭塞及脑底出现异常血管扩张网所致的脑出血性或缺血性疾病。因脑底的异常血管网在脑血管造影像上似"烟雾状"故称烟雾病,临床上有时称之为"Moy-Moya"病,是蛛网膜下腔出血的原因之一。发病年龄呈双峰样,第一高峰在 10 岁以内的儿童,第二高峰在 40~50 岁的成人,男性多于女性,男女之比为 1.6∶1。

（二）临床表现

1.脑缺血症状　多发生在儿童,短暂性的脑缺血发作,缺血性脑卒中和脑血管性痴呆。

2.脑出血症状　多见于成人,常为脑内出血、脑室内出血、蛛网膜下腔出血,表现为不同程度的意识改变、头痛、偏瘫感觉障碍。

（三）诊断

1.脑血管造影:颈内动脉末端狭窄,大脑中动脉、前动脉失去正常形态,脑底部异常扩张的血管网。

2.CT 检查。

3.MRI 检查。

（四）治疗

1.非手术治疗

(1)止血剂:氯苯那敏、氨甲苯酸、巴曲酶等。

(2)激素:甲泼尼龙、地塞米松。

(3)血管扩张药:尼莫地平、低分子右旋糖酐。

(4)脱水剂:甘露醇、固力压等。

2.手术治疗。

（五）护理要点

1.严密观察神志生命体征的变化。

2.病人出现头晕,突然意识丧失等脑缺血时,应及时给予病人吸氧。

3.注意加强保护,防止发生意外。

4.脑出血后病人应绝对卧床休息,避免不良刺激,防止再次出血的发生。

5.加强巡视,及时满足病人的生活需要。

6.感觉障碍的病人注意防止烫伤和冻伤。

（六）主要护理诊断/护理问题

1.潜在并发症:颅内压升高。

2.有受伤的危险。

3.躯体移动障碍。

4.知识缺乏(特定的)。

（黄亚丽）

第六节　脊柱脊髓疾病

一、急性脊髓损伤

（一）概述

急性脊髓损伤分为闭合性脊髓损伤、脊髓火器伤、脊髓钝器伤。闭合性脊髓损伤是由于暴力直接或间接作用于脊柱并引起骨折或脱位,造成脊髓、马尾受压损伤。脊髓火器伤是由枪弹或弹片造成的脊髓开放性损伤。脊髓刀器伤是由尖锐、锋利的器械戳伤脊髓造成开放性损伤,脊髓受伤的方式分为两种:①直接损伤,刀器或骨折片直接刺伤脊髓神经根或血管。②对冲性损伤,刀器进入椎管一侧,将脊髓挤向对侧,造成对侧的撞击伤。

(二)临床表现

1.闭合性脊髓损伤　伤后立即出现损伤水平以下运动、感觉和括约肌功能障碍,脊柱骨折的部位可有后突畸形,伴有胸、腹脏器伤者,可有休克等表现。

(1)神经系统表现

1)脊髓震荡:不完全性神经功能障碍,持续数分钟至数小时后恢复正常。

2)脊髓休克:损伤水平以下感觉完全消失,肢体迟缓性瘫痪、尿潴留、大便失禁、生理反射消失、病理反射阴性,一般 24 小时后恢复。完全渡过休克期需 2～4 周。

3)完全性损伤:休克期过后表现为肌张力增高,腱反射亢进,出现病理反射,无自主运动,感觉完全消失等。

4)不完全性损伤:可在休克期过后,亦可在伤后立即表现为感觉、运动和括约肌功能的部分丧失,病理征可阳性。

(2)常见特殊类型的不完全损伤

1)Brown-Sequon 综合征,即脊髓半侧损害综合征。

2)脊髓前部综合征。

3)脊髓中央损伤综合征。

2.脊髓火器伤

(1)伤口情况:多位于胸段,其次位于腰、颈段及骶段,伤口污染较重,可有脑脊液或脊髓组织流出。

(2)脊髓损伤特征:呈完全或不完全性、进行性或非进行性运动,感觉和括约肌功能障碍,截瘫平面可高出数个脊髓节段。

(3)合并伤:颈部可伴有大血管、气管和食管损伤;胸、腹部有半数合并血胸、气胸、腹腔内脏损伤和腹膜后血肿。因此,休克发生率高。

3.脊髓刀器损伤

(1)伤口几乎均在身体背侧,1/3 在中线处或近中线处。

(2)脑脊液漏:4%～6%有伤口脑脊液漏,多在 2 周内停止。

(3)神经系统症状:不完全损伤70%,表现为典型或不典型 Brown-Sequard 综合征,有动脉损伤者,症状多较严重,损伤平面以下可因交感神经麻痹,血管扩张而致体温升高。

(4)合并损伤:多伴有其他脏器的损伤。

(三)诊断

1.X 线片　检查脊柱损伤的水平和脱位情况,较大骨折位置及子弹或弹片在椎管内的滞留位置及有无骨折,并根据脊椎骨受损位置估计脊椎受损的程度。

2.CT　可显示骨折部位,有无椎管内血肿。

3.MRI　可清楚显示脊髓损伤的程度、性质、范围,出血的部位及外伤性脊髓空洞。

4.肌力　由于脊柱及脊髓疾病会造成脊髓或马尾神经受损则表现为肌力下降。

0 级:肌肉完全不收缩。

Ⅰ级:肌肉收缩但无肢体运动。

Ⅱ级:肢体可在床面做自主移动,但不能克服地心引力的动作。

Ⅲ级:能做克服地心引力的随意运动。

Ⅳ级:能做抵抗外加阻力的运动,但比正常肌力弱。

Ⅴ级:正常肌力。

0～Ⅰ级为完全性瘫,Ⅱ～Ⅲ级为不完全性瘫,Ⅳ级为轻瘫,Ⅴ为正常。

(四)治疗

1.闭合性脊髓损伤的治疗原则　早治疗、综合治疗、复位、固定解除压迫,防止并发症和进行康复训练。

2.非手术治疗　颅骨牵引、颈胸支架、手法整复、姿势复位。

3.药物治疗　大剂量的甲泼尼龙、20%甘露醇,防止脊髓水肿及继发性损伤。

4.手术治疗　切开复位和固定、椎板切除、脊髓前后减压术。

5.脊髓火器伤、脊髓刀器伤的治疗原则　先处理合并伤,积极抗休克,早期大剂量应用抗生素,TAT预防破伤风感染,及早实施清创术,必要时行椎板切除术。

(五)护理要点

1.脊髓损伤后的病人给其提供硬板床。

2.脊髓外伤后,翻身时应轴式翻身,保持脊柱呈直线,两人动作一致,防止再次脊髓损伤。

3.严密观察四肢活动情况,观察感觉平面是否有上升。

4.根据损伤的部位不同而进行重点观察:颈髓损伤的病人注意观察呼吸的改变,胸部损伤的病人注意观察有无血气胸;骶尾部损伤的病人应注意有无大小便失禁。

5.高颈髓损伤的病人,体温调节中枢失调,发生中枢性高热可达39～40℃,最好用物理降温或冰毯,效果较好。

6.高颈髓损伤的病人,由于呼吸肌麻痹,呼吸道分泌物排不出、咳嗽、吞咽反射消失,造成呼吸困难,因此要加强吸痰,保持呼吸道通畅,防止肺部感染。

7.注意观察病人有无排泄障碍。

8.防止腹胀,脊髓外伤患者可引起胃肠功能紊乱,腹胀严重。

9.防止烫伤,因神经麻痹、瘫痪,病人对冷、热、疼痛感觉会消失。

10.有脑脊液漏者注意伤口清洁,及时更换敷料。

(六)主要护理诊断/护理问题

1.潜在并发症:脊髓休克。

2.有感染的危险。

3.低效性呼吸型态。

4.有受伤的危险。

5.体温过高。

6.尿潴留。

7.尿失禁。

8.腹胀。

9.大便失禁。

10.皮肤完整性受损危险。

11.有废用综合征的危险。

(1)脊髓休克

危险因素:①脊髓震荡;②脊髓挫裂伤;③脊髓压迫伤。

护理目标:①通过护士严密监测病人,及早发现异常情况,积极配合抢救;②病人不因脊髓休克而发生继发损伤。

护理评估：①评估四肢肌力；②评估大小便排泄情况；③评估四肢感觉程度。

护理措施：①严密观察意识、血压的变化；②每2小时监测四肢肌力、感觉并记录；③注意翻身搬动病人时动作轻揉，两人以上搬运，采用轴式翻身，不使损伤加重；④病人出现尿潴留时及时给予处理，先刺激排尿，效果不佳时给予导尿；⑤如有便失禁要及时清理，并保护肛周皮肤清洁、干燥无破损；⑥保持静脉通路畅通，保证液体摄入；⑦遵医嘱准确及时给予药物治疗。

（2）腹胀

相关因素：①脊髓受压及术后脊髓功能未恢复造成肠蠕动减弱；②便秘；③术后卧床、活动少，肠蠕动减弱。

预期目标：①病人腹胀缓解，主诉舒适感增加；②病人能叙述预防发生腹胀的方法；③病人能有效的实施缓解腹胀的方法。

护理评估：①评估腹胀的程度；②评估排便情况；③评估活动情况。

护理措施：①给予病人脐周顺时针按摩；②可遵医嘱给予肛管排气或胃肠减压；③保持排便通畅，必要时遵医嘱给予缓泻剂；④饮食中避免进产气过多的食物，少食或不食甜食、豆类食品；⑤指导病人食用含纤维素多的食物；⑥鼓励病人多饮用热果汁；⑦病情允许情况下，鼓励病人在床上或床下活动；⑧使用热水袋热敷腹部，但要注意不要发生烫伤；⑨讲解腹胀的原因；⑩教会病人及家属缓解腹胀的方法。

（3）有受伤的危险

相关因素：①椎板切除术后脊柱稳定性差；②脊髓手术后。

预期目标：病人在住院期间脊髓不发生继发损伤。

护理评估：①评估病人活动状况；②评估四肢肌力；③评估病人使用的保护措施是否有效。

护理措施：①给予病人舒适体位，脊柱术后病人最好使用硬板床；②给病人轴式翻身，使病人头、颈、肩、腰成为直线；③嘱病人活动时避免牵拉躯体；④颈椎术后病人应戴颈托，至少3个月，以保护颈椎；⑤胸腰椎术后病人应戴腰围3个月，以增加腰椎的稳定性；⑥肌力减退的病人应给予肢体被动锻炼，每日3次，10～20分钟/次，以防止肌萎缩；⑦卧位时保持肢体功能位，预防关节畸形；⑧根据病人具体病情，制定肢体功能锻炼计划。

二、脊髓空洞症

（一）概述

脊髓内由于多种原因的影响，形成管状空腔称为脊髓空洞症。在空洞周围常有神经胶质增生，本病发病缓慢，临床表现为受累的脊髓节段神经损害症状，以痛、温觉减退与消失而触压感觉保存的分离性感觉障碍为特点，兼有脊髓长束损害的运动障碍及神经营养障碍；确切病因不明，可能与某些先天性发育畸形因素及后天继发因素如损伤、肿瘤有关，脊髓空洞最常发生于颈段及胸段的中央管附近，靠近一侧后角形成管状空洞。

（二）临床表现

有三方面症状的程度与空洞发展早晚有很大关系，早期病人症状比较局限和轻微，晚期则发展至截瘫。

1.感觉症状　以节段性分离感觉障碍为特点，痛、温觉消失或消退症状，触压感觉存在。

2.运动症状　颈胸段脊髓空洞出现一侧或两侧上肢弛缓性部分瘫痪，症状表现为肌无力、肌张力下降，尤以两手鱼际肌、骨间肌萎缩最为明显,严重者呈爪形手,一侧或两侧下肢发生上运动元性部分瘫痪、肌张力亢进,病理反射阳性。

3.自主神经损害症状　空洞累及脊髓侧角的交感神经脊髓中枢出现霍纳综合征(病变相应节段的肢体与躯干皮肤少汗、温度降低、指端、指甲角化过度,萎缩、失去光泽)。晚期病人出现大小便障碍。

(三)诊断

1.根据慢性发病和临床表现特点,有节段性分离性感觉障碍,上肢发生下运动神经元性运动障碍,下肢发生上运动神经元性运动障碍,多能做出初步诊断。

2.MRI能够显示脊髓空洞以及其伸展范围和大小。

(四)治疗

鉴于本病为缓慢进展性,以及常合并环枕部畸形及小脑扁桃体下疝畸形,因此,在明确诊断后趋向于采取手术治疗。

(五)护理要点

1.病人翻身时要呈直线,采用"轴式"翻身法。

2.严密观察四肢活动情况和感觉平面,早期发现脊髓血肿的发生。

3.高颈位的脊髓空洞,术后注意观察呼吸。

4.讲解戴"颈托"的方法及注意事项。

5.有痛、温感觉消失的病人使用冰、热水袋时注意防止烫伤、冻伤。

6.有肢体活动障碍的病人,应按时翻身,按摩受压部位,防止压疮的发生,同时给予肢体功能锻炼,防止肌萎缩。

7.注意观察病人排泄情况,出现异常应及时处理。

(六)主要护理诊断/护理问题

1.肢体移动障碍。

2.有皮肤完整性受损的危险。

3.有外伤的危险。

4.有废用综合征的危险。

5.便秘。

6.尿潴留。

7.潜在并发症:感染。

8.知识缺乏(特定的)。

三、椎管内肿瘤

(一)概述

椎管内肿瘤也称为脊髓肿瘤,是指生长于脊髓及与脊髓相连接的各种组织包括神经根、硬脊膜、血管及脂肪组织的原发性和继发性肿瘤。根据肿瘤与脊髓、硬脊膜的关系分为硬脊膜外、硬脊膜下、髓内肿瘤三大类。在临床上常见的肿瘤有神经鞘瘤、脊膜瘤、胶质瘤、先天性肿瘤(上皮样囊肿、皮样囊肿、畸胎瘤)、海绵状血管瘤等。肿瘤可发生于任何年龄,以 20～40 岁最多见,男性稍多余女性,脊膜瘤好发于女性。

(二)临床表现

1.疼痛　神经根痛是椎管内肿瘤最常见的首发症状,以硬膜外肿瘤最多见。疼痛性质多为电灼、针刺、刀切或牵拉感、咳嗽、打喷嚏和用力大便均可使椎管内压力增加而诱发疼痛或使其加剧,夜间痛和平卧痛是椎管内肿瘤较为特殊症状,病人常被迫"坐睡"。

2.运动障碍及反射异常　在肿瘤平面表现支配区肌群下运动神经元瘫痪(弛缓性瘫痪)及反射减弱或消失,在肿瘤压迫平面以下,表现为上运动神经元瘫痪(痉挛性瘫痪)及反射亢进,圆锥和马尾部肿瘤表现为下运动神经元瘫痪,表现为肌力下降、肌张力加强或减弱;肌肉萎缩、抽搐、肌束震颤。

3.感觉不良和感觉错误　前者有麻木、束带或蚁行感等,后者将冰误为热,抚摸误为刺痛。当感觉纤维功能完全破坏后则产生感觉丧失,其最高界面常代表肿瘤的下界。

4.括约肌功能障碍　表现为排尿困难、尿潴留、尿失禁、阳痿、便秘、便失禁。腰脊髓节段以上肿瘤压迫脊髓时膀胱反射中枢仍存在膀胱充盈时,可产生反射性排尿;腰骶段肿瘤压迫脊髓使膀胱反射中枢受损而失去排尿反射,产生尿潴留;膀胱过度充盈,产生尿失禁。腰节以上脊髓受压产生便秘,腰节以下脊髓受压产生大便失禁。

5.其他症状　因自主神经功能受损而出现少汗或无汗、霍纳综合征的瞳孔改变、血管舒缩、立毛反射异常;如膈神经受累可有呼吸困难和窒息感。

6.脊髓节段肿瘤的主要症状及体征

(1)高颈段 $C_1 \sim C_4$ 肿瘤:枕颈区放射性痛,四肢痉挛性瘫痪,躯干、四肢的感觉障碍,膈神经受损可有呼吸困难和窒息感,肿瘤在 C_2 以上可有枕大孔区症状,也可出现颅内压增高、后组脑神经损害或小脑性共济失调。

(2)颈膨大段 $C_5 \sim T_1$ 肿瘤:肩及上肢放射性痛,上肢弛缓性瘫痪,下肢痉挛性瘫痪,病灶以下感觉障碍,伴有霍纳综合征,颈段肿瘤只有 40% 病人出现括约肌功能障碍。

(3)胸髓段($T_2 \sim T_{12}$)肿瘤:胸腹部放射痛和束带感,上肢正常、下肢痉挛性瘫痪并感觉障碍,比较多见括约肌功能障碍。

(4)腰膨大段($L_1 \sim S_2$)肿瘤:下肢放射痛、弛缓性瘫痪及感觉障碍、会阴部感觉障碍、明显的括约肌功能障碍。

(5)圆锥肿瘤:明显感觉障碍,自主神经功能障碍发生早。

(6)马尾肿瘤:常见神经根痛、明显肌肉萎缩、感觉障碍、反射异常、自主神经功能障碍发生晚。

(三)治疗原则

手术治疗是其最有效的方法。有部分肿瘤术后应辅以放疗。护士要了解手术的入路、麻醉的方法,其目的是做好手术前的准备及手术后的护理。

(四)护理评估

1.评估患者一般情况:评估患者饮食、睡眠型态及营养状况、生活自理能力;家族史、既往史、过敏史、个人史。

2.评估患者起病时的首发症状、病程长短、有无合并症,以了解疾病对病人的影响程度。

3.评估患者是否有疼痛,疼痛的部位、性质、强度、时间及有无诱发因素。

4.评估患者肌力、肌张力及各种反射情况,了解肿瘤压迫造成运动障碍和反射异常的程度。

5.评估患者是否有感觉障碍,测试患者感觉情况、患者感觉平面部位,了解肿瘤压迫造成神经损伤的部位、程度。

6.评估患者有无括约肌功能障碍,不同部位的肿瘤对括约肌的影响不同。

7.评估患者有无呼吸频率、节律以及呼吸肌的运动情况,了解肿瘤对呼吸中枢和呼吸肌的影响程度。

8.了解相关辅助检查

（1）脊柱 X 线平片：约有 30％的椎管内肿瘤可引起相应节段的椎骨骨质的改变。

（2）CT 检查：平扫诊断价值不大。静脉注射强化剂后某些肿瘤可得到较清晰的显示，但 CT 检查对于椎管内肿瘤存在于图像不清和脊髓纵轴扫描受限的缺点。

（3）MRI 检查：最具诊断意义，具有定位、定性意义：T_1 加权图像上脊髓明显增粗，常较局限，是均匀性信号减低区。T_2 加权图像上肿瘤信号增高，其边界显示不清楚。

9.评估患者的文化程度、对所患疾病的认识、现存的心理状态及社会、家庭、经济情况等。

（五）护理问题

1.焦虑。

2.疼痛。

3.睡眠型态改变。

4.有外伤的危险。

5.尿潴留。

6.压力性尿失禁。

7.便秘。

8.便失禁。

9.低效性呼吸型态。

10.腹胀。

11.有皮肤完整性受损的危险。

12.体温过高。

13.有废用综合征的危险。

14.潜在并发症：下肢静脉血栓、脊髓压迫症、感染。

15.进食/饮水自理缺陷。

16.如厕自理缺陷。

17.沐浴/卫生自理缺陷。

18.穿戴/修饰自理缺陷。

（六）护理措施

1.手术前的护理

（1）注意病情的观察：及时发现病情变化及时报告、妥善处理。

（2）心理护理：加强与患者的沟通，了解其心理需求，耐心解答患者提出的问题并向其讲解所患疾病相关知识，向患者提供本病成功病例的相关信息，以减轻患者紧张、恐惧心理，增强手术治疗疾病的信心。

（3）满足患者基本生活需要，肢体活动障碍者给予帮助。

（4）认真倾听患者主诉，对于患者出现不适症状时，及时报告医生给予相应的治疗和护理措施，以减轻症状及不适。

（5）加强营养。告诉病人尽量不偏食，多食用水果蔬菜，增加肉、蛋、奶的食用，并保证充足的水分，以保证大便通畅及增加机体的抵抗力，适应手术。

（6）做好基础护理及宣教工作，防止合并症的发生。

1）卧床病人 1～2 小时翻身、叩背一次防止发生压疮及坠积性肺炎。

2）卧床病人每日冲洗会阴部 1～2 次，护士为保留尿管的病人每日消毒尿道口并更换尿袋，病人需保证每日入水量（不少于 2000ml/d），减少泌尿系感染和结石的发生。

3)加强肢体主动和被动锻炼:护士指导协助进行关节的屈伸和肌肉的收张运动 2 次/日,每次 30 分钟,防止肌肉萎缩和关节僵直。

(7)做好手术前准备工作:根据手术要求做好皮肤及用物准备;指导患者练习床上大小便和床上肢体活动、轴位翻身的方法;遵医嘱完成抗生素皮肤试验及手术前备血工作。

(8)病人于手术前一天晚 10 点禁食,12 点禁水,防止麻醉插管刺激造成呕吐、窒息。

(9)术前晚沐浴后及早睡觉,如有入睡困难,可以口服镇静药,以保证较好的身体状况。

(10)手术晨,洗漱完毕,排空大小便,摘下首饰、手表、假牙等,更换清洁病服。

2.手术后护理

(1)因手术需要切开或切除椎板势必造成脊柱稳定性差,故手术后患者需要卧硬板床,要保持床单位清洁、平整、干燥。麻醉清醒前应取枕平卧,头偏向一侧,防止分泌物、呕吐物误吸而引起窒息。麻醉清醒后采取平卧或侧卧位。

(2)按全麻手术准备吸引器、吸痰用物、吸氧装置及监护仪器等。

(3)与手术室护士和麻醉师认真交接患者手术中的情况;出室生命体征指标;手术切口敷料包扎及有无渗血渗液;各种管道是否通畅及皮肤受压情况。

(4)遵医嘱观察患者神志、瞳孔、体温、脉搏、呼吸、血压情况,尤其要密切观察四肢肌力、肌张力及感觉情况。

(5)高位颈髓手术后的患者床旁备好气管切开包、气管插管等急救物品,注意密切观察患者呼吸的频率、节律及呼吸肌的运动状态,护士协助患者摆好最有效的呼吸姿势,必要时监测血氧指标了解患者的呼吸功能,根据血气分析情况调节氧气的浓度、流量。当因患者呼吸肌麻痹导致呼吸困难时,遵医嘱用呼吸机辅助呼吸。

(6)当椎管内肿瘤患者术后出现下列情况时有可能发生脊髓血肿,如:

1)病人麻醉清醒后背部及躯体、四肢疼痛难忍、烦躁。

2)感觉障碍加重平面上升,肢体瘫痪加重。

发现以上情况及时报告医生给予相应处理。

(7)对术后的病人翻身时要头、颈、肩在同一水平线"轴式"翻身法,两人动作协调,以防脊髓再损伤。一般需 1～2 小时翻身一次并按摩受压部位,防止压疮的发生。

(8)注意观察排泄情况有无大小便失禁或便秘、尿潴留,若出现时应及时对症处理。

(9)仔细观察术后伤口情况,若发现渗液、渗血过多,通知医生换药处理。

(10)创腔引流的护理:妥善固定引流管,引流管连接处要连接紧密并用无菌治疗巾包裹。引流袋必须低于引流口,搬动患者时应先夹闭引流管,防止逆流感染。保持引流通畅,避免引流管受压、扭曲、脱出。严密观察引流液的量、色、性质,发现异常及时报告医生给予相应处理。保持引流口敷料清洁、干燥,发现渗血渗液及时报告医生处理。

(11)患者术后常因活动量及进食量减少、神经功能受损引起胃肠功能紊乱、弛缓性胃肠麻痹,而出现腹胀严重可行胃肠减压及肛管排气等。

(12)因神经麻痹、瘫痪病人对冷热、疼痛感觉消失,用热水袋等热敷时要防止烫伤,使用冰袋等降温时防止冻伤。

(13)如患者因自主神经功能障碍造成少汗、无汗、高热时,应给予温水擦浴、酒精擦浴等物理降温。

(14)有肢体功能障碍者,应于手术后第二天开始协助患者进行床上肢体功能锻炼,防止废用综合征及下肢静脉血栓的发生。根据患病椎管节段的长短决定患者起床活动的时间,一般为 4～5 天,超过三个节段和腰骶段手术者应适当延长卧床时间,在患者起床前根据手术节段不同应先给予颈托、胸托及腰托保护,以免影响脊柱稳定性。

(15)留置尿管的患者每日消毒尿道口 1～2 次,定期更换尿袋,保证每日饮水量在 2000～2500ml/d。注意观察尿液颜色、性质,当出现沉淀物、结晶物、颜色深黄时,报告医生处理;尿袋维持低体位引流状态,防受压、打褶;当患者活动时应夹闭尿管,防止逆流增加感染机会;定期夹闭尿管,帮助患者建立膀胱功能。

3.健康教育

(1)手术前指导

1)为了病人能够顺利渡过手术,手术前必须进行各项血生化及心电图、胸透视等检查,以便掌握病人的心、肺、肾等重要器官的功能。

2)为了防止手术后感染需进行抗生素皮肤过敏试验。如果病人既往有过敏史和试验后的不适必须告诉医生护士,防止过敏性休克等情况的发生。

3)病人于手术前一天晚 10 点禁食,12 点禁水,防止麻醉插管时呕吐、窒息。手术前晚沐浴后及早睡觉,如有入睡困难,可以口服镇静药,以保证较好的身体状况。手术晨,洗漱完毕,排空大小便,摘下首饰、手表、假牙等,更换清洁病服。

4)手术后可能有伤口疼痛和肢体感觉疼痛,应及时向护士反映,医护人员会根据病人的具体情况给予相应的处理。

5)在病人麻醉完全清醒前,为了防止病人躁动拔管影响治疗和观察,需要适当约束病人。

6)术后有的病人 1～3 天有喉部疼痛症状,此为手术全麻插管造成气管黏膜轻度水肿所致,通过饮水等处理可以很快恢复。

7)椎管内肿瘤切除术需要切开椎板或切除椎板,故术后病人脊柱稳定性差,病人不可自行随意翻身,必须在护士协助下轴位翻身,避免脊髓损伤的发生。

(2)手术后指导

1)用药的指导:告诉病人所用药物的主要作用和主要不良反应、注意事项。

2)康复指导

A.椎管内肿瘤术后病人于术后清醒后就可在护士的协助下进行活动(翻身,肢体的屈伸运动),但过于频繁的翻身和过强的活动会不利于伤口愈合、组织修复。要求 1～2 小时翻身一次,根据病情在护士指导下完成较简单的活动。

B.病人要根据手术的位置佩戴好颈托、胸托和腰围。其有保护支撑脊柱的作用,使脊柱保持相对的生理状态,避免神经受损,预防呼吸困难的发生,有利于组织的修复和症状的缓解。佩戴支具时间以 1～2 个月为宜,如果病变节段长需适当延长佩戴时间,佩戴时间过长可引起肌肉萎缩及关节强直。要求身体处于平卧位时佩戴,在躺下后再摘取,避免颈部、腰部剧烈活动。

C.手术后可因翻身变换体位牵拉伤口引起疼痛,属于正常现象,一般于术后三天左右缓解。

D.手术后医生护士会不定期观察病人四肢肌力和感觉平面改善情况,请病人给予配合。

E.护士定时给予翻身叩背,高颈段的病人由于呼吸肌麻痹,呼吸力弱,咳嗽无力,引起呼吸道分泌物排不出,必须用机械吸痰来保持呼吸道通畅。

F.高颈段病人术后会现中枢性高热,不能通过皮肤排汗散热,这种发热症状药物降温效果差,护士可以通过物理降温方法来降低病人体温(头枕冰袋、酒精擦浴、冰毯机、温水擦浴等)。

G.排尿障碍的病人,术后需保留导尿。护理人员每日为病人消毒尿道口、更换尿袋一次,保证病人饮水 2000ml/d 以上,以减少泌尿系感染机会。以保持定时放尿锻炼膀胱充盈功能。

H.便失禁的病人,要保持皮肤清洁,每次便后用温水清洗。便秘的病人每日饭后 2 小时顺时针按摩腹部,增加水果、蔬菜的食用,增加肠蠕动,减轻便秘,必要时可以应用缓泻剂或大剂量肥皂水灌肠。腹胀病人也是由于肠蠕动缓慢造成,可以用腹部按摩方法减轻,必要时应用胃肠减压或肛管排气。

I.手术后因神经麻痹、瘫痪的病人,对冷热疼痛刺激感觉减退或消失,用热水袋时水温在 50℃ 左右,并用毛巾包裹好,防止烫伤。

J.肢体功能锻炼,预防肢体畸形:在生命体征稳定后应开始肢体的功能锻炼,要进行主动和被动运动。主动运动主要以进行关节的屈伸、肌肉的收张运动及增强肌力练习,防止肌肉萎缩和关节僵直。被动运动主要是用于四肢关节,在做被动运动时应给予按摩,每日 2～3 次,每次 15～20 分钟。当肌力部分恢复时鼓励患者做主动运动。在进行被动运动时应注意只有在无痛的情况下进行,不可勉强,在该关节正常活动的范围内进行,训练中应避免体位频繁更换,能在同一体位进行的运动尽量集中进行,可在全部关节反复训练。在进行被动运动过程中,操作要轻柔、缓慢,节奏要一致,避免太快或太慢。

4.出院指导

(1)保持伤口清洁干燥,如果伤口有红、肿、热、痛或渗液,说明有感染迹象,应及时到医院处理。

(2)如果发现肢体活动障碍加重、感觉障碍加重或原有症状加重,必须到医院来检查、治疗,以免延误病情。

(3)严格遵医嘱服药,不可随意减量、漏服、停服。

(4)遵医嘱定期复查(3 个月)。复查时带好检查结果及其他客观资料。

(5)加强营养:多食用新鲜水果、蔬菜,增加肉、蛋、奶的食用,做到饮食均衡。

(6)肢体功能锻炼:每日主动被动肢体活动各 30 分钟,主要进行关节的屈伸运动、肌肉的收张运动。病人自己要主动完成力所能及的活动,尽量不依赖别人,争取早日恢复生活自理。

(7)根据手术的位置佩戴好颈托、胸托和腰围。其有保护支撑脊柱的作用,使脊柱保持相对的生理状态,避免神经受损,预防呼吸困难的发生,有利于组织的修复和症状的缓解。佩戴支具时间以 1～2 个月为宜,如果病变节段长,需适当延长佩戴时间,要注意时间过长可引起肌肉萎缩及关节强直。要求身体处于平卧位时佩戴,在躺下后再摘取,避免颈部、腰部剧烈活动。

(8)排尿障碍留置尿管的患者。每日用碘伏棉球消毒尿道口一次,试夹尿管 2～3 天拔除尿管。夹尿管期间每四小时开放尿管一次,一般认为膀胱储尿在 300～400ml 时有利于膀胱自主收缩功能的恢复,也可以通过记录入量来判断放尿的时间。为避免发生泌尿系感染,应争取早日去除导尿管。若患者仍不能自行排尿时,则仍需留置导尿,留置尿管期间应注意保持导尿管的正常方向和固定方法,导尿管方向应朝向腹部,以防止出现耻骨前弯的压疮和突然的尿道拉伤。每日进水量必须保证在 2000～2500ml,达到冲洗膀胱的作用,以防膀胱尿液中细菌的繁殖增长。尿袋应注意及时排空,以免造成尿液反流膀胱引起感染。同时应注意导尿管的质地和粗细,最好到医院更换尿管。

三、脊髓血管疾病

脊髓血管畸形是一种少见病,平均发病年龄 20 岁左右,主要表现为蛛网膜下腔出血或脊髓出血,进行性运动感觉障碍和疼痛,并常伴有括约肌功能障碍。脊髓血管畸形可发生于脊髓各节段,但以颈段和腰段最多见。从治疗角度分类为:椎管内动静脉畸形、海绵状血管瘤、复合性动静脉畸形。

(一)概述

椎管内动静脉畸形根据畸形血管部位、机制不同可分为髓内动静脉畸形、硬脊膜下髓周动静脉瘘、硬脊膜动静脉瘘等其他复杂的动静脉畸形。海绵状血管瘤为边界清楚的良性血管错构瘤由不规则的厚和薄的窦状血管性腔道组成。50％为多发,可能发生出血、钙化后栓塞,少见于脊髓。

1.临床表现

(1)椎管内动静脉畸形

1)髓内动静脉畸形:多见于40岁以下发病,男女发病率相等,主要表现为蛛网膜下腔出血、根性疼痛、进行性运动感觉障碍,常见于颈、上胸或胸腰段。

2)硬脊膜下髓周动静脉瘘:常见于14～40岁,性别无差异;主要表现为不对称性根-脊髓综合征,呈进行性加重;位于颈至马尾的任何节段,以圆锥和马尾居多。

3)硬脊膜动静脉瘘:男性多发,男∶女为7∶1,40岁以上多见。主要表现为进行性运动、感觉和括约肌功能障碍。开始表现为单一的运动、感觉或括约肌功能障碍,也有以大小便及性功能障碍为首发症状。疾病主要位于胸腰段。

(2)海绵状血管瘤:男女发病无明显差异,除10岁以内极少见外,可发生于任何年龄。主要表现为出血、进行性脊髓功能障碍。疾病主要见于胸段。

2.治疗原则　　由于血管造影技术及血管栓塞手术技术的发展,目前椎管内动静脉畸形的治疗首选血管栓塞。海绵状血管瘤手术切除是其唯一最有效的手段,手术前的栓塞可明显减少手术中出血。

(二)护理评估

1.评估患者一般情况:评估患者饮食、睡眠型态及营养状况、生活自立能力;家族史、既往史、过敏史、个人史。

2.患者起病时的首发症状、病程长短、有无合并症,以了解疾病对病人的身心影响程度。

3.评估患者有无疼痛,疼痛的部位、性质、强度、时间及有无诱发因素。

4.评估患者肌力、肌张力及各种反射情况,了解疾病造成运动障碍和反射异常的程度。

5.评估患者有无感觉障碍,测试患者感觉情况、患者感觉平面部位,了解疾病造成神经损伤的部位、程度。

6.评估患者有无括约肌功能障碍,不同部位的疾病对括约肌的影响不同。

7.评估患者有无呼吸频率、节律以及呼吸肌的运动情况,了解疾病对呼吸中枢和呼吸肌的影响程度。

8.了解相关辅助检查

(1)脊柱X线平片:椎体血管瘤可见椎体有栅状疏松,髓内动静脉畸形可见椎管及椎弓间隙增宽。

(2)CT检查:可见病变延伸范围。

(3)MRI检查:可以从三维图像认识脊髓血管疾病的部位、血管团的大小。

(4)脊髓血管造影:是目前确诊和分类脊髓血管疾病的唯一方法,同时也可为治疗提供极有价值的信息。

9.评估患者的文化程度、对所患疾病的认识、现存的心理状态及社会、家庭、经济情况等。了解患者对疾病的认识程度和对治疗的配合条件。

(三)护理问题

1.焦虑。

2.疼痛。

3.睡眠型态改变。

4.有外伤的危险。

5.尿潴留。

6.压力性尿失禁。

7.便秘。

8.便失禁。

9.低效性呼吸型态。

10.腹胀。

11.有皮肤完整性受损的危险。

12.有废用综合征的危险。

13.潜在并发症:下肢静脉血栓、脊髓压迫症、感染。

14.进食/饮水自理缺陷。

15.如厕自理缺陷。

16.沐浴/卫生自理缺陷。

17.穿戴/修饰自理缺陷。

18.知识缺乏。

(四)护理措施

1.手术前后护理。

2.栓塞术治疗

(1)术前护理

1)注意病情的观察:及时发现病情变化,及时报告医生给予妥善处理。

2)心理护理:加强与患者的沟通,了解其心理需求,耐心解答患者提出的问题,并向其讲解所患疾病及栓塞治疗的相关知识,向患者提供本病成功病例的相关信息,以减轻患者紧张、恐惧心理,增强治疗疾病的信心。

3)满足患者基本生活需要,肢体活动障碍者给予帮助,防止合并症的发生。

A.卧床病人1~2小时翻身、叩背一次,防止发生压疮及坠积性肺炎。

B.卧床病人每日冲洗会阴部1~2次,保留尿管的病人每日消毒尿口并更换尿袋,保证每日饮水量在2000~2500ml/d,减少泌尿系感染和结石的发生。

C.加强肢体主动和被动锻炼。护士指导协助患者功能锻炼,每日2次,每次30分钟,进行关节的屈伸和肌肉的收张运动,防止肌肉萎缩和关节僵直。

4)认真倾听患者主诉,对于患者出现不适症状时,及时报告医生给予相应的治疗和护理措施,以减轻症状及不适。

5)做好手术前准备工作:根据栓塞术要求做好皮肤及用物准备;指导患者练习床上大小便和床上肢体活动。

6)病人于术前4~6小时禁食水,防止呕吐、窒息。术前晚沐浴后及早睡觉,如有入睡困难,可以口服镇静药,以保证较好的身体状况。

7)手术晨,患者洗漱完毕,排空大小便,摘下首饰、手表、假牙等,更换清洁病服。

(2)术后护理

1)与手术室护士和麻醉师认真交接患者手术中的情况;出室生命体征指标;血管穿刺部位伤口有无血肿、出血及敷料包扎情况。

2)术后应压迫局部伤口30分钟至1小时,防止局部出血及皮下血肿的发生。

3)密切观察术侧足背动脉搏动情况及皮肤色泽、温度变化,注意术侧下肢有无肿胀、疼痛,及时发现下肢血栓,立即报告医生给予处理。

4)遵医嘱观察患者神志、瞳孔、体温、脉搏、呼吸、血压情况,尤其要密观察四肢肌力、肌张力及感觉障碍改善情况。

5)当栓塞术后患者出现下列情况时有可能发生出血、水肿或梗死,如:

A.病人术后背部及躯体、四肢疼痛难忍、烦躁。

B.感觉障碍加重平面上升,肢体瘫痪及括约肌功能障碍加重。发现以上情况及时报告医生给予相应处理。

6)术后卧床 6～8 小时,防止穿刺点出血及栓塞球囊脱落而出现危险。

7)加强基础护理防止压疮、坠积性肺炎、泌尿系感染的发生。

8)指导患者进行早期康复锻炼。

3.健康教育

(1)栓塞术前宣教

1)向患者讲解所患疾病的相关知识及栓塞术的一般方法。

2)向患者讲解应做哪些手术前准备工作,根据栓塞术要求需进行备皮、抗生素皮试及各项化验标本的留取;指导患者练习床上排便和床上肢体活动。

3)患者需要于术前 4～6 小时禁食水,防止呕吐、窒息。术前晚沐浴后及早睡觉,如有入睡困难,可以口服镇静药,以保证较好的身体状况。

4)术当日早晨,患者洗漱完毕,应排空大小便,摘下首饰、手表、假牙。

(2)栓塞术后宣教

1)向患者讲解术后为了防止穿刺部位出血等并发症的发生,术后应压迫局部伤口 30 分钟至 1 小时并需要卧床 6～8 小时,尽量减少穿刺侧下肢的活动强度。

2)于术后第 2 天开始进行肢体功能锻炼,以防肌肉萎缩,保持运动功能。在进行肢体功能锻炼时不仅是患侧肢体,健侧也要进行。要循序渐进,从弱到强。

3)对于排尿障碍留置尿管的患者,每日用碘伏棉球消毒尿道口一次,试夹尿管 2～3 天拔除尿管。夹尿管期间每四小时开放尿管一次,一般认为膀胱储尿在 300～400ml 时有利于膀胱自主收缩功能的恢复,也可以通过记录入量来判断放尿的时间。为避免发生泌尿系感染,应争取早日去除导尿管。若患者仍不能自行排尿时,则仍需留置导尿,留置尿管期间应注意保持导尿管的正常方向和固定方法,导尿管方向应朝向腹部,以防止出现耻骨前弯的压疮和突然的尿道拉伤。每日进水量必须保证在 2000～2500ml,达到冲洗膀胱的作用,以防膀胱尿液中细菌的繁殖增长。尿袋应注意及时排空,以免造成尿液反流膀胱引起感染。

4)向患者讲解由于疾病和栓塞术的特点,有些患者需要进行多次栓塞术方能达到良好的治疗目的,使其做好下次栓塞的思想准备。

(3)栓塞术后出院指导

1)保持穿刺部位伤口清洁干燥,如果伤口有红、肿、热、痛或渗液,说明有感染迹象,应及时到医院处理。

2)如果发现肢体活动障碍加重、感觉障碍加重或原有症状加重,必须到医院来检查、治疗,以免延误病情。

3)严格遵医嘱服药,不可随意减量、漏服或停服。

4)遵医嘱定期复查(3 个月)。复查时带好检查结果及其他客观资料。

5）加强营养。多食用新鲜水果、蔬菜,增加肉、蛋、奶的食用,做到饮食均衡。

6）肢体功能锻炼。每日主动被动肢体活动各 30 分钟,主要进行关节的屈伸运动、肌肉的收张运动。病人自己要主动完成力所能及的活动,尽量不依赖别人,争取早日恢复生活自理。

五、椎管内感染性疾病

（一）概述

椎管内感染性疾病是椎管内各相关组织的急慢性感染性疾病的总称。这里主要介绍脊髓蛛网膜炎、椎管内脓肿、椎管内结核病的相关问题。

（二）临床表现

1.脊髓蛛网膜炎　为蛛网膜的一种慢性炎症过程,它可使蛛网膜逐渐增厚引起脊髓和神经根损害等导致脊髓功能障碍。年龄多在 30～60 岁,男性多于女性,可有感冒发热或外伤史,有些无明显原因而出现脊髓刺激或麻痛症状。常在发热、受惊、劳累后症状加重,在休息、理疗或应用抗炎治疗后症状得到缓解。主要表现为典型的神经根痛,是最常见的首发症状;进行性感觉、运动障碍以及较晚出现的括约肌功能障碍。胸段最多见,颈段和腰骶段较少。

2.椎管内脓肿　脊髓是指发生于硬脊膜外间隙,硬脊膜下间隙或脊髓内的急性化脓性感染。可发生于任何年龄,男性多于女性,男:女为 3:1,硬脊膜外脓肿最为常见,硬脊膜下和脊髓内脓肿极罕见,多呈急性疾病。主要临床表现为神经根刺激症——神经根痛,肢体运动、感觉障碍及合并括约肌功能障碍(多继发于全身其他部位感染)。

3.椎管内结核病　是十分少见的疾病,主要由身体其他部位的结核病灶经血运播散而致。多见于青少年,病程发展快,平均 1～8 个月,很少超过一年者。主要表现为神经根痛,病灶以下平面运动、感觉障碍和括约肌功能障碍。

（三）治疗

1.脊髓蛛网膜炎:首选应为非手术治疗,主要为抗生素、激素、理疗、针灸按摩及神经营养药物等综合治疗。当发生局限性粘连及囊肿形成时可采取手术治疗,术后进行综合治疗。

2.椎管内脓肿应在确诊后立即行椎板切除、脓液清除、脓肿引流术。手术后给予抗生素、激素、神经营养药物等综合治疗。

3.椎管内结核球:诊断确定后应积极手术治疗,术后给予系统的全身抗结核治疗。

（四）护理评估

1.评估患者一般情况:评估患者饮食、睡眠、营养状况、生活自理能力、既往史、家族史、过敏史、个人史。

2.评估患者起病首发症状、病程长短、有无合并症。

3.评估患者神经根痛,运动、感觉障碍及括约肌功能障碍的部位、程度,了解疾病对神经功能的影响。

4.了解相关辅助检查

(1)腰椎穿刺脑脊液常规及生化检查,有利于疾病诊断的定性和治疗用药。

(2)CT 和 MRI 检查,有利于疾病诊断的定位、手术治疗的入路的指导及节段范围的选择。

(3)血常规、血沉化验检查,可以了解感染的性质。

5.评估患者的文化程度、对所患疾病的认识程度、现存的心理状态以及社会、家庭、经济情况等。

(五)主要护理问题

1.焦虑。

2.疼痛。

3.睡眠型态改变。

4.有外伤的危险。

5.尿潴留。

6.压力性尿失禁。

7.便秘。

8.便失禁。

9.低效性呼吸型态。

10.腹胀。

11.有皮肤完整性受损的危险。

12.体温过高。

13.有废用综合征的危险。

14.潜在并发症:下肢静脉血栓、脊髓压迫症。

15.进食/饮水自理缺陷。

16.如厕自理缺陷。

17.沐浴/卫生自理缺陷。

18.穿戴/修饰自理缺陷。

19.营养失调:低于机体需要量。

(六)护理措施

1.手术前后护理。

2.椎管内感染性疾病患者特殊护理

(1)防止交叉感染:椎管内结核球合并全身结核感染活动期及有脓腔引流者,必须进行隔离,有明显隔离标志。严格执行消毒隔离制度,防止发生交叉感染。

(2)心理护理:因此类疾病手术后还需较长时间的综合治疗,患者易发生思想波动出现焦虑、恐惧心理。护士要多与患者沟通,耐心倾听患者的倾诉,用温和、鼓励的语言进行有效心理疏导,帮助其建立治疗的信心。

(3)脓腔引流的护理:妥善固定引流管,引流管连接处要连接紧密并用无菌治疗巾包裹。引流袋必须低于引流口,搬动患者时应先夹闭引流管,防止逆流感染。保持引流通畅,避免引流管受压、扭曲、脱出。严密观察引流液的量、色、性质,发现异常应及时报告医生给予相应处理。保持引流口敷料清洁、干燥,发现渗血、渗液及时报告医生处理。更换后的引流袋及敷料必须按感染性医疗垃圾进行处理。

3.高热护理　加强体温监测。椎管内感染疾病的患者可由于自主神经功能障碍造成病变支配区的少汗或无汗而出现高热症状;也可由于感染造成机体应激反应而出现高热症状。对于前者主要应用物理降温的方法处理,后者可应用物理或药物进行降温处理,严密观察降温效果。

(七)健康教育

除同椎管内肿瘤患者手术前后健康教育及出院指导外,对于椎管内结核球患者应特别进行结核病健康指导,包括:

1.向患者及家属普及结核病相关知识,有利于解除焦虑遵医嘱积极主动进行合理、系统、全程化疗。

2.讲解抗结核药物的药理作用、毒副作用,服药时间、方法、注意事项。

3.叮嘱患者定期随访、复查。

六、脊柱脊髓先天性疾病

（一）概述

中枢系统的先天性畸形发生率很高,其中64％为神经管与椎管闭合的发育异常。脊柱裂最多见,还有脊膜膨出脊膜脊髓膨出、脊髓分裂症、脊髓空洞症等,可发生于颈、胸、腰、骶各节段,但以腰骶段最多见。

（二）临床表现

因先天因素导致椎板闭合不全,同时存在脊膜、脊髓、神经向椎板缺损处膨出。65％以上的患者与先天性脑积水并存。主要表现有:

1.局部包块　背部中线颈、胸或腰骶部可见一囊性肿物,大小不等,呈圆形或椭圆形,发生破溃时可有脑脊液流出,表面呈肉芽状或合并感染。

2.神经受损表现　单纯脊膜膨出1/3有神经功能缺失,脊髓脊膜膨出并有脊髓末端发育畸形变性形成脊髓空洞者,症状多较重,出现不同程度的下肢瘫痪、畸形及大小便失禁。

3.颅内压增高症状　当脊膜膨出与脊髓脊膜膨出合并脑积水时,可见颅内压增高症状,如小儿头围增大、落日征、视力障碍、头痛头晕及恶心、呕吐等症状。

4.脊髓分裂症　是一脊髓双干或脊髓纵裂为特征的畸形,分为两类:一类为双半侧脊髓位于各自独立的硬脊膜管内,中间有一个硬脊膜包绕的骨与软骨分隔。另一类是双半侧脊髓位于同一硬脊膜管内,由纤维组织中隔分开。此病极少见,可无症状。但部分病人有脊髓栓系综合征类似表现:下肢感觉、运动障碍,疼痛和大小便功能障碍。

5.脊髓栓系综合征　为异常的圆锥低位,伴有终丝增粗、变短,蛛网膜囊肿或硬脊膜脂肪瘤等。主要临床表现:

(1)皮肤改变:多毛症、皮下脂肪瘤、血管瘤样变色、皮毛窦等。

(2)运动障碍:行走困难伴下肢无力,甚至瘫痪。

(3)神经营养性改变:下肢远端发凉、发绀,甚至出现营养性溃疡、肌萎缩、短肢或踝畸形。

(4)感觉障碍:下肢感觉明显减退或感觉消失。

(5)括约肌功能障碍:尿失禁,甚至大小便失禁。

(6)脊柱异常:脊柱侧凸或脊柱后凸,脊柱后裂(腰骶段)。

6.脊髓空洞症　由于先天肿瘤或脊柱外伤后的影响,脊髓形成管状囊腔。发病缓慢,常发生于颈段及上胸段中央管附近,腰段以下较少见。主要临床表现为受累的脊髓节段神经损害症状:

(1)感觉障碍:以节段性分离性感觉障碍为特点,痛温觉减退或消失,深感觉存在。

(2)运动障碍:上肢弛缓性部分瘫痪、肌无力、肌张力下降,大小鱼际肌、指间肌萎缩呈爪形手,而下肢发生痉挛性肌力下降。

(3)自主神经损害症状:病变相应节段肢体和躯干皮肤少汗、温度下降,指端、指甲角化过度。严重者可出现膀胱、直肠括约肌功能障碍。

（三）治疗

1.脊膜膨出与脊膜脊髓膨出　主张早期脊膜膨出切除修补及脊髓栓系松解术,合并脑积水先行脑积水分流术。

2.脊髓分裂症　　无症状可不治疗,引起脊髓栓系综合征者行脊髓栓系松解术。

3.脊髓栓系综合征　　主张尽早行脊髓栓系松解术。

4.脊髓空洞症　　非手术神经营养药物支持治疗;合并寰枕畸形、小脑扁桃体下疝者行枕后减压术;空洞明显者行空洞切开分流术。

(四)护理评估

1.评估患者一般情况:评估患者饮食、睡眠、营养状况、生活自理能力、既往史、家族史、过敏史、个人史。

2.评估患者起病先天畸形的部位、程度以及首发症状、病程长短、有无合并症。

3.评估患者运动、感觉障碍及括约肌功能障碍的部位、程度,了解疾病对神经功能的影响。

4.了解相关辅助检查

(1)X 线:显示骨性畸形的部位、大小。

(2)CT 与 MRI:显示脊柱裂、脊髓、神经的畸形、局部粘连的情况、脊髓空洞及其伸展范围的大小。

(五)主要护理问题

1.焦虑。

2.疼痛。

3.睡眠型态改变。

4.有外伤的危险。

5.压力性尿失禁。

6.便失禁。

7.低效性呼吸型态。

8.营养缺乏:低与机体需要量。

9.有皮肤完整性受损的危险。

10.体温过高。

11.有废用综合征的危险。

12.潜在并发症:下肢静脉血栓、感染、脊髓压迫症。

13.进食/饮水自理缺陷。

14.如厕自理缺陷。

15.沐浴/卫生自理缺陷。

16.穿戴/修饰自理缺陷。

17.知识缺乏。

18.自我形象紊乱。

(六)护理措施

1.手术前的护理

(1)注意病情的观察:及时发现病情变化及时报告、妥善处理。

(2)心理护理:加强与患者的沟通,了解其心理需求,耐心解答患者提出的问题,并向其讲解所患疾病相关知识,向患者提供本病成功病例的相关信息,以减轻患者紧张、恐惧心理,增强手术治疗疾病的信心。

(3)满足患者基本生活需要,肢体活动障碍者给予帮助。

(4)认真倾听患者主诉,对于患者出现不适症状时,及时报告医生给予相应的治疗和护理措施,以减轻症状及不适。

(5)加强营养:告诉病人不偏食,多食用水果蔬菜,增加肉、蛋、奶的食用,并保证充足的水分,以保证排便通畅及增加机体的抵抗力,适应手术。

(6)做好基础护理工作,防止合并症的发生。

1)卧床病人 1～2 小时翻身、叩背一次防止发生压疮及坠积性肺炎。

2)卧床病人每日冲洗会阴部 1～2 次,尿失禁和尿潴留患者给予保留导尿管,保留导尿管的病人每日消毒尿道口并更换尿袋,保证每日饮水量 2000～2500ml/d,减少泌尿系感染和结石的发生。

3)加强肢体主动和被动锻炼:护士指导协助进行关节的屈伸和肌肉的收张运动,2 次/日,每次 30 分钟,防止肌肉萎缩加重和关节僵直。

(7)做好手术前准备工作:根据手术要求做好皮肤及用物准备;指导患者练习床上排便和床上肢体活动、轴位翻身的方法;遵医嘱完成抗生素皮肤试验及手术前备血工作。

(8)病人于手术前一天晚 10 点禁食,12 点禁水,防止麻醉插管时呕吐、窒息。

(9)术前晚沐浴后及早睡觉,如有入睡困难,可以口服镇静药,以保证较好的身体状况。

(10)手术晨,洗漱完毕,排空大小便,摘下首饰、手表、假牙等,更换清洁病服。

2.手术后护理

(1)因手术需要切开或切除椎板势必造成脊柱稳定性差,故手术后患者需要卧硬板床,要保持床单位清洁、平整、干燥。麻醉清醒前应取枕平卧,头偏向一侧,防止分泌物、呕吐物误吸而引起窒息。枕下减压及脊髓空洞分流手术麻醉清醒后采取平卧或侧卧位,腰骶段脊髓栓系松解及硬脊膜膨出修补术后采取俯或侧卧位并应抬高床位 20°～30°,必要时给予沙袋压迫伤口,防止脑脊液漏的发生。

(2)按全麻手术准备吸引器、吸痰用物、吸氧装置及监护仪器等。

(3)与手术室护士和麻醉师认真交接患者手术中的情况;出室生命体征指标;手术切口敷料包扎及有无渗血渗液;各种管道是否通畅及皮肤受压情况。

(4)遵医嘱观察患者神志、瞳孔、体温、脉搏、呼吸、血压情况,尤其要密切观察四肢肌力、肌张力及感觉情况。合并脑积水者要观察有无颅内压增高症状,床旁需要准备脑室穿刺引流物品。

(5)枕下减压手术后的患者床旁备好气管切开包、气管插管等急救物品,注意密切观察患者呼吸的频率、节律及呼吸肌的运动状态,护士协助患者摆好最有效的呼吸姿势,必要时监测血氧指标了解患者的呼吸功能,根据血气分析情况调节氧疗的浓度、流量。

(6)对术后的病人翻身时要头、颈、肩在同一水平线"轴式"翻身法,两人动作协调,以防脊髓再损伤。一般需 1～2 小时翻身一次并按摩受压部位,防止压疮的发生。

(7)注意观察病人排泄情况,有无大小便失禁或便秘、尿潴留,若出现时应及时对症处理。

(8)仔细观察术后伤口情况,若发现渗液、渗血过多,通知医生换药。

(9)患者术后常因活动量及进食量减少、神经功能受损引起胃肠功能紊乱、弛缓性胃肠麻痹而出现腹胀,严重时可行胃肠减压或肛管排气。

(10)因神经麻痹、瘫痪病人对冷热、疼痛感觉消失,用热水袋等热敷时要防止烫伤,使用冰袋等降温时防止冻伤。

(11)如患者因自主神经功能障碍造成少汗、无汗、高热时,应给予物理降温。

(12)有肢体功能障碍者,应于手术后第二天开始协助患者进行床上肢体功能锻炼,防止废用综合征及下肢静脉血栓的发生。根据患病椎管节段的长短决定患者起床活动的时间,一般为 4～5 天,超过三个节段和腰骶段手术者应适当延长卧床时间,在患者起床前根据手术节段不同应先给予颈托、胸托及腰托保护,以免影响脊柱稳定性。

(13)留置尿管的患者每日消毒尿道口 1～2 次,定期更换尿袋,鼓励患者每日饮水 2000～2500ml。注意观察尿液颜色、性质,当出现沉淀物、结晶物、颜色深黄,报告医生处理;尿袋维持低体位引流状态,防受压、打折;当患者活动时应夹闭尿管,防止逆流增加感染机会;定期夹闭尿管,帮助患者建立膀胱功能。

3.健康教育

(1)手术前准备指导

1)为了病人能够顺利渡过手术,手术前必须进行各项血生化及心电图、胸透等检查,以便掌握病人的心、肺、肾等重要器官的功能。

2)为了防止手术后感染需进行抗生素皮肤过敏试验。如果病人既往有过敏史和试验后的不适必须告诉医生护士,防止过敏性休克等情况的发生。

3)病人于手术前一天晚 10 点禁食,12 点禁水,防止麻醉插管时呕吐、窒息。手术前晚沐浴后及早睡觉,如有入睡困难,可以口服镇静药,以保证较好的身体状况。手术晨,洗漱完毕,排空大小便,摘下首饰、手表、假牙等,更换清洁病服。

4)术后可能有伤口疼痛和肢体感觉疼痛,应及时向护士反映,医护人员会根据病人的具体情况给予相应的处理。

5)在病人麻醉完全清醒前,为了病人躁动拔管影响治疗和观察,需要适当约束病人。

6)术后有的病人 1～3 天有喉部疼痛症状,此为手术全麻插管造成气管黏膜轻度水肿所致。通过饮水等处理可以很快恢复。

7)术中需要切开椎板或切除椎板,故术后病人脊柱稳定性差,病人不可自行随便翻身,必须在护士协助下轴位翻身,避免脊髓损伤的发生。

(2)手术后指导

1)用药的指导:告诉病人所用药物的主要作用和主要不良反应、注意事项。

2)康复指导

A.术后病人于术后清醒后就可在护士的协助下进行活动(翻身,肢体的屈伸运动),但过于频繁的翻身和过强的活动会不利于伤口愈合、组织修复。要求 1～2 小时翻身一次,根据病情在护士指导下完成较简单的活动。

B.病人要根据手术的位置佩戴好颈托、胸托和腰围。其有保护支撑脊柱的作用,使脊柱保持相对的生理状态,避免神经受损,预防呼吸困难的发生,有利于组织的修复和症状的缓解。佩戴支具时间以 1～2 个月为宜,如果病变节段长需适当延长佩戴时间,时间过长可引起肌肉萎缩及关节强直。要求身体处于平卧位时佩戴,在躺下后再摘取,避免颈部、腰部剧烈活动。

C.高颈段的病人由于呼吸肌麻痹,呼吸力弱,咳嗽无力,引起呼吸道分泌物排不出,必须用机械吸痰来保持呼吸道通畅。

D.自主神经功能受损病人术后会现中枢性高热,不能通过皮肤排汗散热,这种发热症状药物降温效果差,可以通过物理降温方法来降低病人体温(头枕冰袋、酒精擦浴、冰毯机、温水擦浴等)。

E.排尿障碍的病人,术后需保留导尿。每日要消毒尿道口、更换尿袋一次,保证饮水量 2000ml/d 以上,以减少泌尿系感染机会。保持定时放尿,锻炼膀胱充盈功能。

F.便失禁的病人,要保持皮肤清洁,每次便后用温水清洗。便秘的病人每日饭后 2 小时顺时针按摩腹部,增加水果、蔬菜的食用,增加肠蠕动减轻便秘,必要时可以应用缓泻剂或大剂量肥皂水灌肠。腹胀病人也是由于肠蠕动缓慢造成,可以用腹部按摩方法减轻,必要时应用胃肠减压或肛管排气。

G.手术后因神经麻痹、瘫痪的病人,对冷热疼痛刺激感觉减退或消失,用热水袋时水温在 50℃ 左右,并用毛巾包裹好,防止烫伤。

H.肢体功能锻炼:预防肢体畸形在生命体征稳定后应开始肢体的功能锻炼,要进行主动和被动运动。主动运动主要以进行关节的屈伸、肌肉的收张运动及增强肌力练习,防止肌肉萎缩和关节僵直。被动运动主要是用于四肢关节,在做被动运动时应给予按摩,每日2～3次,每次15～20分钟。当肌力部分恢复时鼓励患者做主动运动。在进行被动运动时应注意只有在无痛的情况下进行,不可勉强,应在该关节正常活动的范围内进行,训练中应避免体位频繁更换,能在同一体位进行的运动尽量集中进行,可在全部关节反复训练。在进行被动运动过程中,操作要轻柔、缓慢,动作要平均,避免太快或太慢。

4.出院指导

(1)保持伤口清洁干燥,如果伤口有红、肿、热、痛或渗液,说明有感染迹象及时到医院处理。

(2)如果发现肢体活动障碍加重、感觉障碍加重或原有症状加重,必须到医院来检查、治疗,以免延误病情。

(3)严格遵医嘱服药,不可随意减量、漏服、停服。

(4)遵医嘱定期复查(3个月)。复查时带好检查结果及其他客观资料。

(5)加强营养:多食用新鲜水果、蔬菜,增加肉、蛋、奶的食用,做到饮食均衡。

(6)根据手术的位置佩戴好颈托、胸托和腰围。其有保护支撑脊柱的作用,使脊柱保持相对的生理状态,避免神经受损,预防呼吸困难的发生,有利于组织的修复和症状的缓解。佩戴支具时间以1～2个月为宜,如果病变节段长需适当延长佩戴时间,时间过长可引起肌肉萎缩及关节强直。要求身体处于平卧位时佩戴,在躺下后再摘取,避免颈部、腰部剧烈活动。

(7)排尿障碍留置尿管的患者每日用碘伏棉球消毒尿道口一次,试夹尿管2～3天拔除尿管。夹尿管期间每四小时开放尿管一次,一般认为膀胱储尿在300～400ml时有利于膀胱自主收缩功能的恢复,也可以通过记录入量来判断放尿的时间。为避免发生泌尿系感染,应争取早日去除导尿管。若患者仍不能自行排尿时,则仍需留置导尿,留置尿管期间应注意保持导尿管的正常方向和固定方法,导尿管方向应朝向腹部,以防止出现耻骨前弯的压疮和突然的尿道拉伤。每日饮水量必须在2000～2500ml,达到冲洗膀胱的作用,以防膀胱尿液中细菌的繁殖增长。尿袋应注意及时排空,以免造成尿液反流膀胱引起感染,同时应注意导尿管的质地和粗细,最好到医院更换尿管。

(8)肢体功能锻炼:每日主动被动肢体活动各30分钟,主要进行关节的屈伸运动、肌肉的收张运动。病人自己要主动完成力所能及的活动,尽量不依赖别人,争取早日恢复生活自理。

(黄亚丽)

第七节　脑积水

一、概述

单纯脑积水概念是指脑脊液在颅内过多蓄积。其常发生在脑室内,也可累及蛛网膜下腔。脑脊液动力学障碍性脑积水是指脑脊液的产生或吸收过程中任何原因的失调所产生的脑脊液蓄积。如脑积水是由于脑脊液循环通道阻塞,引起其吸收障碍,脑室系统不能充分地与蛛网膜下腔相通称梗阻性脑积水。如阻塞部位在脑室系统以外,蛛网膜下腔为脑脊液吸收的终点,称为交通性脑积水。

二、临床表现

1.高颅压性脑积水　是由于脑脊液循环通路上的脑室系统和蛛网膜下腔阻塞,引起脑室内平均压力或搏动性压力增高产生脑室扩大,以至不能代偿。主要表现为:

(1)头痛:以双额部疼痛最常见,在卧位及晨起较重。

(2)恶心、呕吐:常伴有头痛。

(3)共济失调:多属躯干性,表现站立不稳、宽足距、大步幅。

(4)视物障碍:视物不清、视力丧失、因外展神经麻痹产生复视。

2.正常颅压脑积水　指脑室内压力正常,有脑室扩大。临床表现为步态不稳、反应迟钝和尿失禁。

三、治疗

对颅压高性脑积水引起视力急剧减退或丧失者,应按急症处理,行脑脊液分流术或行暂时的急症脑室穿刺持续外引流。对于梗阻性脑积水还可以选择第三脑室造瘘术。

四、护理评估

1.评估患者一般情况:评估患者饮食、睡眠、营养状况、生活自理能力、既往史、家族史、过敏史、个人史。

2.评估患者意识状态、记忆力。

3.评估患者头痛的部位、程度以及有无伴随症状。

4.评估患者视力障碍的程度,了解疾病对神经功能的影响。

5.评估患者共济失调的类型、程度。

6.评估患者首发症状,有无合并症。

7.了解相关辅助检查

(1)头颅 CT:是其重要检查方法,可以观察脑室扩大程度。

(2)MRI:对脑脊液动力学检查、对脑积水的诊断和鉴别诊断均有意义。

五、主要护理问题

1.有外伤的危险。

2.舒适的改变。

3.潜在并发症:颅内压增高、感染、癫痫、低颅压、颅内出血。

4.腹胀。

六、护理措施

1.手术前

(1)严密观察生命体征及颅压高症状,发现异常及时报告医生,给予处理。

（2）共济失调及视力障碍病人，加强病房设施的检查，保持地面的清洁、干燥，物品放置有序，并做好安全保护，防止外伤。

（3）做好基础护理，满足病人的基本生活需要。

（4）备好抢救设备、物品及药品。

（5）心理护理：加强与患者的沟通，了解其心理需求，耐心解答患者提出的问题并向其讲解所患疾病相关知识，向患者提供本病成功病例的相关信息，以减轻患者紧张、恐惧心理，增强手术治疗疾病的信心。

（6）认真倾听患者主诉，对于患者出现不适症状时，及时报告医生，给予相应的治疗和护理措施，以减轻症状及不适。

（7）加强营养：告诉病人尽量不偏食，多食用水果蔬菜，增加肉、蛋、奶的食用，并保证充足的水分（1500～2000ml/d），以保证大便通畅及增加机体的抵抗力，适应手术。

（8）做好基础护理工作，防止合并症的发生。

（9）做好手术前准备工作：根据手术要求做好皮肤及用物准备；指导患者练习床上大小便和床上肢体活动、轴位翻身的方法；遵医嘱完成抗生素皮肤试验及手术前备血工作。

（10）病人于手术前一天晚10点禁食，12点禁水，防止麻醉插管时呕吐、窒息。

（11）术前晚沐浴后及早睡觉，如有入睡困难，可以口服镇静药，以保证较好的身体状况。

（12）手术晨，洗漱完毕，排空大小便，摘下首饰、手表、假牙等，更换清洁病服。

2.手术后护理

（1）麻醉清醒前应取枕平卧，头偏向一侧，防止分泌物、呕吐物误吸而引起窒息。麻醉清醒后可取平卧或侧卧位，床头抬高15°～20°，有利于颅内静脉回流，减轻术后脑水肿。

（2）按全麻手术准备吸引器、吸痰用物、吸氧装置及监护仪器等。

（3）与手术室护士和麻醉师认真交接患者手术中的情况；出室生命体征指标；手术切口敷料包扎及有无渗血、渗液；各种管道是否通畅及皮肤受压情况。

（4）遵医嘱观察患者神志、瞳孔、体温、脉搏、呼吸、血压情况，尤其要密切观察有无颅内压增高的症状。

（5）观察手术伤口有无渗血、渗液，发现异常及时报告医生给予处理。

（6）观察患者有无过度引流症状（颅内低压）：姿势性头痛，平卧可缓解，恶心、呕吐、嗜睡，经补液、降低头部高度可以缓解。

（7）遵医嘱正确给予抗癫痫药物。

（8）做好基础护理，防止并发症的发生。

七、健康宣教

1.手术前宣教

（1）为了病人能够顺利渡过手术，手术前必须进行各项血生化及心电图、胸透等检查，以便掌握病人的心、肺、肾等重要器官的功能。

（2）为了防止手术后感染需进行抗生素皮肤过敏试验。如果病人既往有过敏史和试验后的不适必须告诉医生护士，防止过敏性休克等情况的发生。

（3）病人于手术前一天晚10点禁食，12点禁水，防止麻醉插管时呕吐、窒息。手术前晚沐浴后及早睡觉，如有入睡困难，可以口服镇静药，以保证较好的身体状况。手术晨，洗漱完毕，排空大小便，摘下首饰、手表、假牙等，更换清洁病服。

（4）术后可能有伤口疼痛,应及时向护士反映,医护人员会根据病人的具体情况给予相应的处理。

（5）在病人麻醉完全清醒前,为了防止病人躁动,影响治疗和观察,需要适当约束。

（6）术后有的1～3天有喉部疼痛症状,此为手术全麻插管造成气管黏膜轻度水肿所致,通过饮水等处理可以很快恢复。

（7）走路不稳者、复视应注意安全。

2.手术后

（1）用药的指导:告诉病人所用药物的主要作用和主要不良反应、注意事项。

（2）康复指导

1）术后病人于术后清醒后就可在护士的协助下进行活动（翻身,肢体的屈伸运动）,但过于频繁的翻身和过强的活动会不利于伤口愈合、组织修复。

2）出现头痛等不适症状及时报告,以免发生意外,延误病情。

3）手术后第一天病情平稳可以床上活动,第二天在护士指导下可以下床活动,如无不适可恢复正常生活自理活动。

4）应按时、按量服用抗癫痫药物,否则可诱发癫痫的发生。

5）教会患者使用颈部引流泵,防止引流管梗阻。

3.出院指导

（1）保持伤口清洁干燥,如果伤口有红、肿、热、痛或渗液,说明有感染迹象应及时到医院处理。

（2）如果发现头痛伴恶心、呕吐、视物模糊说明有颅内压增高症状,首先要进行颈部引流泵的按压,如没有好转必须到医院来检查、治疗,以免延误病情。

（3）严格遵医嘱服药,不可随意减量、漏服、停服。

（4）遵医嘱定期复查（3个月）。复查时带好检查结果及其他客观资料。

（5）加强营养:多食用新鲜水果、蔬菜,增加肉、蛋、奶的食用,做到饮食均衡。

（黄亚丽）

第八节　癫痫

一、概述

癫痫是由于脑的神经元大量的瘤样异常放电所引起的一组综合征,表现为发作性抽搐或伴有相应的运动感觉内脏症状。我国癫痫发病率为4.5‰～4.7‰,始发年龄多在20岁以前,约占70%～74%。10岁前始发者占37%～51.8%。多数癫痫病患儿在青春期前（11～19岁）癫痫发作可停止或缓解。

（一）国际统一分类

1.部分性发作

（1）单纯部分性发作

1）局限性运动性发作。

2）局限性感觉性发作。

（2）复杂部分性发作

1）以意识障碍开始。

2）单纯部分发作继以意识障碍。

（3）部分性发作继发全身强直——阵挛性发作（大发作）

1）单纯部分性发作继发全身强直——阵挛性发作。

2）复杂部分性发作继发全身强直——阵挛性发作。

2.全身性发作

（1）失神发作

1）仅有意识丧失。

2）失神小发作。

3）具有自动症，强直肌肉收缩，一过性肌张力丧失。

4）非典型失神发作。

（2）肌阵挛发作：单个或多个肌阵挛发作。

（3）强直性发作。

（4）阵挛性发作。

（5）强直——阵挛性发作（大发作）。

（6）失张力发作。

3.不能分类的发作。

（二）按病因分类

1.特发性癫痫，也称原发性癫痫。

2.症状性癫痫，也称继发性癫痫。

二、护理评估

（一）健康史

评估病人既往病史、现病史、个人自理能力、血生化、血常规、凝血象、肝功能、乙肝六项检查、心电图、胸片的检查情况。

（二）临床表现评估

1.痉挛性全身性发作的临床表现　发作时突发意识丧失，全身痉挛性抽搐多持续数分钟。可间隔数周或数月1次，也可一周或一天数次。发作过程分四期：

（1）前驱期：发作前1～2日内可表现精神不振、兴奋、易激惹、头痛、头晕、全身不适。

（2）先兆期

1）运动性先兆：手脚或面部出现抽动，头、颈向一侧扭转式痉挛。

2）感觉性先兆：肢体或躯干某部位麻木感、蚁走感或电击样感觉，偶有疼痛先兆。

3）听、视觉先兆：视物模糊，闪光或彩色幻觉，眼前火球飞过感觉，听觉声响、言语、歌曲声等。

4）内脏性先兆：腹部不适，疼痛或恶心。

5）精神性先兆：兴奋、愤怒、恐惧，一般多为数秒到1～2分钟不等。

（3）痉挛期：病人尖叫一声，即刻昏倒。双侧瞳孔散大，光反应消失。全身肌肉呈强直性痉挛性抽搐，双上肢多呈内收位，两下肢伸直位。由于喉肌及呼吸肌痉挛而引起呼吸困难或呼吸暂停，全身缺氧，口唇、面部青紫。经数秒进入阵挛期，表现为全身肌肉呈节律性抽搐。由于膀胱肌痉挛引起尿失禁，每次发作约持续数分钟。

(4)痉挛后期:全身肌肉痉挛停止后,呼吸逐渐恢复。约 10 分钟后病人由昏迷转清醒,对发作过程无记忆。有时可出现偏瘫或单瘫。

2.失神性全身性发作的临床表现　可有多种类型。发作只几秒钟,即惊颤-点头-迎客式痉挛。

3.局限性发作的临床表现　有三种类型:Jackson(感觉)性发作、旋转性发作、一侧痉挛性发作。肌肉抽搐多在上肢和下肢扩散方向从远端到近端。

4.精神运动性发作　即复杂性部分发作,这种发作又称为朦胧发作。其特征是发作前有预感。表现为幻嗅、胃肠不适、头部胀痛、精神异常、不自主活动等。发作时有意识障碍,发作一般在 30 秒至 2 分钟,病人意识逐渐清楚。

(三)辅助检查评估

癫痫的确诊包括三个步骤:第一步要确定是否为癫痫及其发作类型;第二步要判断癫痫为原发的或是继发的;第三步继发性癫痫要查病因并找出病变的部位。

1.神经影像学检查　CT 及 MRI,对于癫痫灶的确定有很大帮助。

2.脑电图　约有 50% 的癫痫病人在发作间歇期有脑电图异常。

3.24 小时动态脑电图和视频脑电图监测　可使临床医生看到病人多数发作时的脑电活动,使癫痫诊断的准确率提高。

4.正电子发射断层摄影(PET)　对于癫痫的诊断,PET 在三维空间测定出癫痫病人脑代谢和血流局限异常,对癫痫诊断有一定特异性,诊断率高于 90%。

5.单光子发射计算机断层摄影(SPECT)　可以反映脑局部血流情况。癫痫病灶发作期因局部放电时神经元缺氧导致乳酸增加,发作间歇期局部脑血流降低,SPECT 局部脑血流的显像具有与 PET 相似的效果。

(四)心理状态评估

评估病人的文化程度、对癫痫疾病的认识程度、精神状态。评估病人及社会支持系统,对可能出现的病人安全问题是否有紧张、恐惧,是否影响到病人的工作、日常生活及社会交往。

三、护理问题

1.有受伤的危险。

2.清理呼吸道无效。

3.有误吸的危险。

4.知识缺乏(特定的)。

5.潜在并发症:颅内压增高。

6.有皮肤完整性受损危险。

7.焦虑。

四、护理目标

护理人员观察病人癫痫发作方式、意识状态、癫痫类型(幻觉、精神异常、语言障碍)、持续时间、发作频率,以及伴随症状。及时采取抗癫痫药物治疗,使癫痫得到有效的控制,及时给予病人生活上必要的帮助。保证癫痫病人住院期间的安全,防止意外伤害发生。

五、护理措施

（一）一般护理

1.完善术前各项化验及检查。

2.术前一日剃头，术前 8 小时禁食、水。

3.术后严密观察生命体征变化。

4.专人 24 小时陪伴，外出时有专人陪伴，禁止病人独自外出，防止意外事件发生。

5.注意观察癫痫发作前的先兆，若出现症状，立即采取安全保护措施，让病人平卧，减少声、光刺激，床旁备有开口器、舌钳、压舌板并有专人陪伴，防止意外发生。

6.发作时防止窒息、自伤、舌后坠，取出假牙，清理呼吸道分泌物，放置牙垫，头偏向一侧，持续吸氧。

7.抽搐发作时由于肢体和躯干肌肉剧烈抽动，可产生四肢或脊柱的骨折、脱位，因此，发作时不要用力压迫抽搐肢体，医护人员应保护病人至清醒。

8.发作时按医嘱立即注射抗癫痫药物。

9.观察发作过程、发作时间、持续时间、抽搐开始部位、向哪一侧扩展、抽搐后有无肢体瘫痪、意识改变、瞳孔变化、大小便失禁。

10.癫痫发作后，注意有无兴奋、躁动以及再发作。

11.癫痫发作持续 30 分钟或间歇性癫痫发作持续 30 分钟或更长，发作间歇期意识不恢复者称为癫痫持续状态，此时应禁食、持续吸氧，遵医嘱给予抗癫痫药静脉输入，并适当约束病人，防止意外发生。

12.在应用药物抗癫痫治疗过程中，应注意以下几点：

(1)定期监测血药浓度，以指导临床合理用药。

(2)用药必须在医生的指导下进行，不可自行停药、换药、加量、减量，以免癫痫复发或出现癫痫持续状态。

(3)经长期服药观察，在连续两年服药过程中，无任何癫痫发作征象时，才可将药物缓慢减量，再经 3～6 个月逐渐减量观察，仍无癫痫发作方可停药。

13.胼胝体切开术后出现缄默综合征时，应加强翻身、叩背、吸痰，防止肺炎发生。

14.杏仁核毁损术后病人兴奋灶降低，应密切观察意识的改变。拒食者给予鼻饲饮食。

15.术后出现偏瘫、失语，应加强心理护理。

16.精神运动性癫痫应专人护理，术后约束患者，防止意外事件发生。

（二）心理护理

加强与患者及家属的沟通，及时发现患者心理变化，缓解病人紧张、焦虑的情绪，精神异常者，勿激惹病人，必要时配合药物治疗。

（三）治疗及护理配合

1.术前　告知病人术前的血生化、脑电图检查的必要性及抗癫痫药物治疗的目的、方法。精神异常须药物治疗者，服药到口，24 小时专人陪伴。

2.术后　了解手术方式及术中情况、术后的治疗措施，掌握抗癫痫药物的药理作用，用药后的副作用，遵医嘱按时给药，并观察疗效。告知病人药物治疗为癫痫病人的主要且必须进行的治疗方法。

(1)苯巴比妥：对癫痫大发作效果好，对局限性发作和精神运动性癫痫亦有效，对癫痫小发作作用小。

(2)苯妥英钠(大仑丁)：对癫痫大发作、局限性发作和精神运动性发作效果好、对癫痫小发作无效。

(3)卡马西平:用于精神运动性发作效果最好。对局限性发作、癫痫大发作、儿童中央区良性癫痫都有很好的效果。

(4)扑米酮(去氧苯巴比妥或麦苏林):对癫痫大发作、局限性发作和精神运动性发作均有疗效。

(5)丙戊酸钠:具有广谱抗癫痫作用。对癫痫大发作、精神运动性发作、失神性发作疗效最好。

(6)密那丁:对癫痫小发作有效。

(7)三甲双酮:对癫痫小发作有效,对其他类型发作无效。

(8)地西泮:主要用于癫痫持续状态时静脉注射。

(四)健康教育

1.护理人员要做好术前检查,及治疗护理的健康宣教,告知其检查及治疗的目的、方法及配合的注意事项。告知病人术后与医护配合的注意事项。

2.指导患者家属术后按时探视,防止术后交叉感染,及病人饮食方面的注意事项。根据病人术后恢复情况,逐渐进行功能锻炼,术后多鼓励患者,促进病人身心的早日康复。

(五)出院指导

1.定期检查肝功能及血药浓度。

2.遵医嘱调整药物用量,遵医嘱给病人口服抗癫痫药物,逐渐停药,不得随意停药或漏服药。

3.合理膳食。

4.3～6个月复查 MRI 与 CT。

(沈艳萍)

第九节　帕金森病

【概述】

帕金森病(PD)又称震颤性麻痹,是多发于中老年的一种渐进性中枢神经系统变性疾病。帕金森病的病因及发病机制至今不明。目前认为,帕金森病是由多种突变基因间相互作用或基因突变加上环境毒素共同作用所致。包括遗传因素、环境因素、线粒体功能障碍和氧化应激过度、兴奋性氨基酸毒性、免疫异常、细胞凋亡。主要病理改变为黑质致密区中含黑色素神经元的严重进行性消失,致使来自血液的左旋酪氨酸不能转化为多巴胺,使该递质的正常作用减少或消失。

【临床表现】

本病的主要症状是震颤、肌僵直、运动减少及姿势与平衡障碍。PD 的临床前期症状可能有 5～10 年之久,因此,将 PD 症状分为临床前期和临床期。

1.临床前期症状

(1)感觉异常:表现为患肢关节处无原因的麻木、刺痛、蚁行感和烧灼感,以腕、踝处为主,开始多为间歇性或游走性,后期表现为固定性。

(2)不宁肢与易疲惫:早期可有患肢难以描述的酸、胀、麻木或疼痛等不适感,且在劳累后的休息时发生或加重,部分患者的患肢关节易出现疲劳感。

2.临床期症状

(1)震颤:75％ PD 患者以此为首发症状。早先出现于一侧肢体的远端,多自上肢的远端(手指)开始,为每秒 4～6 次的静止性震颤;然后逐渐扩展到同侧下肢以及对侧上、下肢及下颌、唇、舌和颈部。病情早期震颤于静止时出现,运动时减轻或消失,情绪激动时加重,夜间睡眠时消失。晚期强烈的震颤在运动时也不消失。

(2)肌僵直:最早发生在患侧的腕、踝关节,后期患者的四肢、躯干、颈部及面部均可受累。

(3)运动迟缓或运动不能:主要包括运动的启动困难和速度减慢,多样性运动缺陷,如面无表情、运动变换困难、运动不连贯或突然终止。患者上肢不能做精细动作,表现为书写困难,写字弯弯曲曲,越来越小,称"写字过小征";口、舌、腭及咽部等肌肉运动障碍所引起大量流涎,严重者亦可发生明显的吞咽困难。

(4)姿势反射障碍:表现为行走时易跌倒、慌张步态。早期表现为退步困难,行走时无连带运动,如躯体前倾、双臂弯曲无摆动,下肢拖曳;随病情的进展,步伐逐渐变小变慢,起步困难,不能及时停止或转弯。

(5)其他症状:出现顽固性便秘、皮脂溢出,有些患者可有多汗、唾液多而黏稠,惧热怕冷,小便淋漓、尿频、尿急、排尿不畅,甚至尿潴留等症状。部分患者还伴有高级神经功能紊乱症状,如进行性痴呆、抑郁、睡眠障碍、上腹饱胀、食欲减退、周身乏力疼痛、言语障碍等。

3.辅助检查

(1)颅脑 MRI 或 CT 检查:MRI 或 CT 对 PD 的评估是有用的非创伤性检测手段,但对诊断 PD 非常困难,主要用于排除颅内病变。

(2)单光子发射计算机体层扫描(SPECT)及正电子发射计算机体层扫描(PET):功能成像应用放射性核素标记示踪剂,利用其进入体内后的分布特点,特异性反映脏器功能状况,对帕金森病的诊断有重要临床价值。

(3)多巴胺运转蛋白(DAT):定位于多巴胺能神经末梢细胞膜上的单胺特异转运蛋白,是反映多巴胺系统功能的重要指标,对实现 PD 的早期诊断有重要价值。

【治疗原则】

1.药物保守治疗　目前治疗帕金森病的药物有以下几类。

(1)左旋多巴。

(2)抗胆碱能药物:如苯海索。

(3)抗组胺药物:如苯海拉明。

(4)金刚烷胺。

(5)多巴胺受体激动药:如培高利特(协良行)、溴隐亭。

(6)B 型单胺氧化酶抑制药。

(7)儿茶酚胺氧位甲基转移酶抑制药。

(8)神经营养药。

2.外科手术治疗　目前帕金森病的外科手术主要分为三大类。

(1)第一类是以苍白球切开为代表的神经核团的毁损术。

(2)第二类是脑深部电刺激术,俗称"脑起搏器"。脑起搏器治疗仅把刺激电极置入大脑特定部位,通过慢性电刺激来达到治疗效果,是一种可逆性的神经调节治疗,随时调节刺激强度和频率,找到最佳刺激触点,具有疗效更好,更持久等优点。

(3)第三类手术是多巴胺能神经细胞移植术和基因治疗。

【护理评估】

了解患者家族中有无 PD 患者,询问患者起病时间,发展速度,症状波及范围,首发症状,观察有无静止性震颤、肌僵直、双手轮替运动减慢、运动迟缓等临床表现,有无影响日常生活。

【护理要点及措施】

1.术前护理

(1)饮食护理:指导患者进食低盐、低脂、低胆固醇、适量优质蛋白的清淡饮食,多食水果蔬菜和粗纤维食物,尽量避免刺激性食物,戒烟、酒、槟榔等。

(2)症状护理

①对有震颤、肌强直表现的患者,应防止其发生摔伤、坠床、擦伤、烫伤等意外,尽量避免使用约束带以免关节异常扭转而发生骨折。

②对于完全卧床的患者,应适当抬高床头(一般 15°～30°),进食时尽量采取坐位;满足舒适的基本生活需要,保持衣着干净,无污物、汗渍;每日被动活动肢体数次,防止压疮、坠积性肺炎、关节僵硬等。

③对有语言不清、构音障碍的患者,应仔细耐心倾听患者的主诉,了解患者需求,教会患者用手势、写字等与人交流。

④对平衡失调、步行困难等运动障碍的患者,应注意其活动中的安全保护,注意防湿防滑,去除路面和周围环境障碍,各项活动检查均需有人陪同。

⑤有饮水呛咳,吞咽困难的患者,药物和食物应压碎弄小,以利吞咽;缓慢进水进食,不可催促患者,必要时可给予鼻饲流质食物,并按鼻饲要求做好相应护理。

⑥对排尿困难者应及时了解情况与原因,可热敷、按摩膀胱区或用温水冲洗外阴,听流水声以刺激排尿,必要时行留置导尿;对顽固性便秘者指导患者多进食粗纤维食物,顺时针按摩腹部促进肠蠕动,食用蜂蜜或麻油软化食物残渣,开塞露溶液纳肛以助排便,便后注意保持肛周清洁,做好皮肤护理。

⑦对有幻视、幻听、幻嗅等精神症状者,应及时报告医师处理,并做好安全防护措施,以防止自伤、坠床、坠楼、伤人、走失等意外。

2.术后护理

(1)严密观察意识、瞳孔、生命体征变化并做好记录,注意胸部电极置入部位有无皮下血肿,及时发现异常情况并报告医师处理。

(2)体位护理:麻醉清醒后,床头可抬高 15°～30°,以利于头部静脉血液回流减轻水肿。

(3)饮食护理:术后当日禁食水,术后第 1 天可进半流食,之后正常饮食,但以清淡、易消化饮食为主。

(4)皮肤护理:保持床单位清洁和卧位舒适,每 1～2 小时协助翻身 1 次,消瘦的患者给予垫海绵垫或在骨隆突处贴防压疮膜,防止压疮。

(5)术后活动:术后 48h 即可下床活动:先坐起,不感觉头晕时,下地在床边活动,循序渐进。在恢复期间,遵医嘱活动,根据医师的建议,恢复一些日常活动,如散步等。

【健康教育】

1.饮食指导　指导患者保证正常心态和有规律的生活,克服不良生活习惯和嗜好,均衡饮食,积极预防便秘。

2.康复指导　人体在不活动的状态下,肌肉强直将会使肌肉和肌腱缩短,故要告知患者坚持锻炼和日常活动,但要注意劳逸结合,避免过度劳累;保持有益的娱乐爱好,并积极开展康复锻炼,提高生活质量。

3.检查指导　告知患者如需做全身或局部磁共振成像(MRI)检查,需提前与医院或起搏器生产公司联系并将脑起搏器置于关闭状态后方可进行磁共振成像检查。

4.用药指导　嘱患者遵医嘱口服帕金森药物治疗,逐渐减量,注意服药期间有无不良反应,及时发现及时就诊。

5.出院指导　告知患者定期门诊复查,了解血压、肝肾功能、心脏功能等变化,并在医生指导下合理用药;如患者出现发热、骨折、疗效减退或运动障碍时,应及时到医院就诊。

(黄亚丽)

第十节　三叉神经痛

【概述】

三叉神经痛是指三叉神经支配区强烈的阵发性疼痛,包括前额、头皮、眼、鼻、唇、脸颊、上颌、下颌在内的面部神经痛,一般不能自愈,多为单侧发病,以右侧多见。三叉神经痛可分为原发性三叉神经痛和继发性三叉神经痛,原发性三叉神经痛女性多于男性,多在 40 岁以上发病,发病率可随年龄增长而增长,无遗传倾向。

【临床表现】

1.疼痛　存在特有的"扳机点",常见的诱发因素有咀嚼运动、刷牙、洗脸、说话、打哈欠、面部机械刺激等。疼痛的发作频率和严重程度有逐渐加重的倾向,有发作间歇期,间歇期疼痛可消失。

2.伴随症状　疼痛发作时尚可出现面肌痉挛性收缩、口角向患侧歪斜,结膜充血、流泪等。

3.辅助检查

(1)CT 和 MRI:三叉神经痛的诊断和鉴别诊断的首选方法,CT 简便迅速,阳性率高,但对脑干和颅后窝病变显示欠佳,易产生颅骨伪影。MRI 可以清楚的显示颅后窝和脑干病变,无伪影,可更清晰的显示病变位置、大小及其周围组织的关系。

(2)增强薄层三维体积扫描时间飞跃法磁共振血管成像:可以明确显示三叉神经与临近血管肿瘤性病变和血管性病变之间的关系。

(3)X 线:用于检查有无颅底骨破坏、颅底的裂和孔有无畸形及颅底裂缝等,若颅底骨被破坏,则肿瘤侵犯三叉神经的可能性较大。

【治疗原则】

1.药物治疗　常用于发病初期或症状较轻者,经过一段时间的治疗,可达到完全治愈或症状得到缓解,目前被誉为金标准的药物是卡马西平,也可用苯妥英钠、巴氯芬等,但药物治疗不能达到根治,且要注意观察药物不良反应。药物治疗的效果随病程进展而下降。

2.封闭治疗　指用某种化学药物(如无水乙醇或甘油)直接注射于受累的三叉神经,使该神经分布区域内感觉丧失,从而达到止痛的目的。主要包括:三叉神经周围封闭术、半月神经节封闭术、半月神经节后根甘油注射术等,操作技术简便安全,适用于年老体弱、不愿接受开颅手术及有开颅手术禁忌者,对复发者可重复注射。

3.射频治疗　常用于药物治疗无效或不能耐受药物不良反应的患者和封闭治疗无效及各种手术复发者,主要并发症是面部感觉减退,但面部感染者、肿瘤压迫者、严重高血压、冠心病、肝肾功能损害者禁忌。

4.手术治疗　最常用的是微血管减压术(MVD)或粘连松解术。MVD 是一种安全有效的手术方法,适用于典型和非典型三叉神经痛,优点是术后疼痛可长期消失,疗效较所有经皮手术高,术后并发面麻和感觉迟钝较经皮手术低。

【护理评估】

全面评估疼痛的位置、特点、发作和持续时间;询问患者是否有特别敏感的区域;平常活动中是否诱发疼痛;疼痛感觉如何,持续时间多久,是否有面肌抽搐现象;以及疼痛的频率、性质、强度和严重程度等。

【护理要点及措施】

1.术前护理

(1)症状护理：观察患者疼痛的部位、性质，了解疼痛的原因与诱因；记录发作次数、持续时间及间歇时间、用药效果等，避免各种诱发因素，禁止触碰面部"扳机点"，以免诱发疼痛。

(2)皮肤护理：疼痛发作时，为减轻疼痛，患者常揉搓患侧面颊，以致该处皮肤破溃和感染，因此要保持该处皮肤清洁卫生，防止感染。

2.术后护理措施

(1)病情观察：严密观察患者生命体征的变化，包括体温、血压、脉搏、呼吸，血氧饱和度。观察并记录生命体征 1/h。注意观察有无后组脑神经受累症状，如吞咽困难、饮水呛咳、心搏加快或减慢等，针对相应症状实施护理。

(2)角膜护理：三叉神经第一支神经纤维手术损伤时，容易发生角膜感觉丧失，造成角膜溃疡，术后需用眼罩保护患侧眼睛，并涂眼膏，一旦发生角膜溃疡，请眼科协助治疗。

(3)观察有无脑脊液耳漏，有问题及时通知医师采取措施。

(4)按时服药，对患者讲明服药注意事项及药理作用，不能随意加量、减量或停服。

【健康教育】

1.告知患者选择适宜饮食，饮食宜清淡，注意增进营养，避免干硬、粗糙、辛辣饮食。

2.根据患者不同心理给予疏导和支持，帮助患者树立战胜疼痛信心，积极配合治疗。保持心情舒畅和充足的睡眠，每晚持续睡眠应达到 6～8h。注意劳逸结合，适当进行体育锻炼，以增强机体抵抗力。

3.指导患者遵医嘱服药，服药期间，注意观察药物的疗效与不良反应，定时监测血药浓度；每周检查血常规，每月检查肝、肾功能。

4.告知患者服药后不良反应表现，一旦出现应立即通知医师处理。

5.出院前向患者及家属详细介绍出院后有关事项，并将有关资料交给患者或家属，告知患者遵医嘱按时来院复诊，如有异常情况应及时来院就诊。

（沈艳萍）

第十一节　颅部手术病人的护理

头部外伤、脑肿瘤及脑血管疾病的病人，经身体神经学方面及各种辅助性诊断检查后，如发现有无法消失的肿块、血块，即应把握时机给予紧急手术处理，以挽救病人的生命。

一、手术方式

1.开颅术　打开颅骨切除病灶的手术，用于颅内肿瘤、血肿的摘除。

2.去骨瓣减压术　是指切除一块颅骨，敞开硬膜，同时清除挫裂糜烂、血循环不良的脑组织、肿瘤等，作为内减压术。对于病情较重的广泛性脑挫裂伤或已有严重脑水肿存在者，可考虑行两侧支骨瓣减压术。适用于重度脑挫裂伤合并脑水肿且有手术指征者。

3.钻孔探查术　是指在瞳孔首先扩大的一侧钻孔，或根据神经系统体征、头皮伤痕、颅骨骨折的部位来选择钻孔位置。多数钻孔探查需在两侧多处进行。对于伤后意识障碍进行性加重或出现再昏迷等，因条件限制术前未能作 CT 检查,或就诊时脑疝十分明显已无时间作 CT 检查的病人,钻孔探查术是一种有效的诊断和抢救措施。

4.脑室引流术　脑室内出血或血肿如合并脑室扩大,则应行脑室引流术。当脑室内为未凝固的血液时,可行颅骨钻孔穿刺脑室置管引流;如主要为血凝块时,则行开颅术,切开皮质进入脑室清除血肿后置管引流。

5.脑血管手术

(1)颈动脉血栓内膜剥脱术:目的在于扩大及疏通狭窄与闭塞的颈部大动脉,重建脑部的血供。适用于颅外颈动脉狭窄或闭塞的病例。

(2)颅外颅内动脉吻合术:适用于颅内的动脉狭窄或闭塞。可选用颞浅动脉-大脑中动脉分支吻合,枕动脉与小脑后下动脉或枕动脉与大脑后动脉吻合。

(3)颅内动脉血栓内膜剥离术:此手术要求术者对颅内动脉血栓形成的部位了解得十分准确,操作要轻巧精细。

(4)大网膜颅内移植术:该手术的目的是利用大网膜上的丰富血管网建立脑缺血区的侧支供应。移植的大网膜可带蒂也可游离,如为后者则需作血管吻合。

二、护理评估

(一)协助病人完成诊断性检查并确立病灶位置

如 X 线平片、脑血管造影、CT、MRI 及放射性核素检查结果等。注意不要忽视心、肺、肾、肝功能等的检查。

(二)评估并记录病人在手术前的身体精神状况

以作为病人术后恢复的评价标准。

1.意识:按 Glasgow 昏迷评分法评估病人的睁眼、语言及运动三方面的反应。

2.瞳孔:测量瞳孔大小与对光反应。

3.观察病人的人格特征。

4.测量生命体征。

5.检查是否有脑脊液自鼻腔、口腔或耳道内流出。

6.检查病人是否有抽搐、麻痹、失语以及大小便失禁等现象。

7.进行神经系统功能的检查,包括脑神经、肌力与肌张力、感觉功能、深浅反射及病理反射等。

8.服用的药物中是否有影响手术效果的药物。

9.精神状况:病人对此手术有顾虑,如害怕失去肢体功能、怕痛、害怕死在手术台上等。病人及病人家属对手术治疗方法、目的和结果有无充分了解和思想准备。

10.评估病人的经济能力及职业状况:颅部手术病人除面临生存危机外,数目不小的医药费及病人因手术可能会丧失工作机会,常会令病人家庭经济陷于困境。

三、护理诊断

1.清理呼吸道无效　与意识障碍、无法自行将痰咳出有关。

2.脑组织灌注量改变　与颅内出血、脑水肿致颅内压升高有关。

3.有躯体移动障碍的危险　与活动减少、肢体虚弱/偏瘫、医源性限制有关。

4.语言沟通障碍　与神经系统功能障碍有关。

5.有受伤的危险　与癫痫发作及肢体活动能力受损有关。

6.知识缺乏　与不了解新的操作、治疗、手术效果及功能重建有关。

7.合并症

(1)出血。

(2)感染。

(3)尿崩症。

(4)中枢性高热。

(5)胃出血。

(6)顽固性呃逆。

(7)癫痫发作。

四、预期目标

1.维持呼吸道通畅。

2.病人脑组织灌注良好,表现为 GCS 评分＞13,无新的神经系统障碍。

3.病人能恢复最佳的活动能力,表现为各关节均能活动,无关节痉挛,无肌肉萎缩。

4.病人能用多种方式与他人沟通。

5.病人未受伤。

6.病人或家属能描述术后一般的恢复过程、康复时间、手术效果及功能重建的方法。

7.合并症得到有效的预防和处理。

五、护理措施

(一)术前护理

1.完成一切例行检查,以评估重要脏器的功能。

2.鼓励病人及家属面对手术,注意交待:

(1)向病人及家属说明手术的程序。

(2)安排机会,使病人或家属在引导下说出所担忧的事或对手术所持的期望。

(3)向病人或家属说明手术后可能会有的改变,如头上会有很厚的敷料,可能会出现暂时性失语、意识不清或肢体麻木感。幕上开颅术后可能会有眼睑水肿、眼眶淤血,可予以冷敷,约 3～4 天即可改善。

3.完成术前身体准备:①按医嘱限制食物及入水量以减轻脑水肿;②评估病人是否有便秘或便秘的危险,教导病人勿用力排便,灌肠亦应采取小量灌肠,以防颅内压升高;③开颅术前 1 日应理发、洗头,术前 2 小时剃光全部头发,包括两鬓及枕后,颅前凹手术应将眉毛剃去;④术中需使用脱水剂者应在术日晨安放留置导尿管;⑤昏迷病人或已行气管切开者应吸净呼吸道分泌物,以防在推送手术室途中分泌物堵塞呼吸道。

(二)术后护理

1.搬运　术毕应由 3～4 人协作将病人抬上推床送回病室。搬动过程中动作必须轻稳,需有专人稳托病人头部,防止头部过度扭曲或震动。

2.术后监护 病人在病床上安置好后术后监护立即开始,包括测血压、脉搏、呼吸、瞳孔、意识状态,观察肢体活动状况、气道是否通畅,连接颅外引流管,必要时安置颅内压监护仪及血氧饱和度测试仪。

3.体位 全麻未清醒的病人取侧卧位,以便于呼吸道护理。意识清醒、血压平稳后,宜抬高床头 $15°\sim30°$,以利于颅内静脉回流。幕上开颅术后应卧向健侧,避免切口受压,幕下开颅术后早期宜无枕侧卧或侧俯卧位。体积较大的肿瘤切除后,因颅内留有较大空隙,24 小时内手术区应保持在高位,以免突然翻动时发生脑和脑干移位,引起大脑上静脉撕裂、硬膜下出血或脑干功能衰竭。对于后组脑神经受损、吞咽功能障碍者只能取侧卧位,以免口咽部分泌物误入气管。

4.保持气道畅通 ①术后吸氧,预防血氧过低而加重脑水肿;②抽吸痰液;③病人的主动咳嗽和吞咽反射未恢复前,不可由口进食,意识不清者可插胃管以保证营养的供给。④必要时进行动态血气分析,测定脑代谢率;⑤严防肺部感染。

5.止痛 脑手术后若病人诉头痛,应了解和分析头痛原因,然后对症处理。①切口疼痛:多发生在手术后 24 小时内,使用一般止痛剂当可奏效。②颅内压增高所引起的头痛:多发生在术后 2～4 日脑水肿的高峰期,常为搏动性头痛,严重时伴有呕吐,需依赖脱水、激素治疗降低颅内压才能缓解。因此,术后使用脱水剂和激素,应注意在 24 小时内合理分配,不可集中在白天。③对术后血性脑脊液刺激脑膜而引起的头痛,需于手术后早期行腰椎穿刺引流血性脑脊液,待脑脊液逐渐转清,头痛自然消失。脑手术后不论何种原因引起的头痛都不宜轻易使用吗啡和杜冷丁,因为这类药物有抑制呼吸的作用,不仅影响气体交换,而且有使瞳孔缩小的副作用,影响临床观察。

6.镇静 为防止颅内压增高及颅内再出血,术后应减少不必要的刺激,让病人保持安静是必要的,如果发现病人躁动不安,如非颅内压增高或膀胱充盈所引起的烦躁,则可按医嘱使用镇静剂,如氯丙嗪、异丙嗪、安定、10% 水合氯醛等。

7.切口脑脊液漏的处理 手术切口如有脑脊液漏,应让病人取半卧位抬高头部,即可减少漏液,另外,及时通知医生妥为处理。注意防止颅内感染,头部包扎应使用消毒绷带,枕上垫无菌治疗巾并经常更换,严防病人抓敷料。定时观察敷料有无浸湿情况,并在敷料上适当标记浸湿范围,估计渗出程度。

8.防止压疮 神经外科病人因卧床较久、大小便失禁、感觉运动障碍及营养不良,容易发生压疮。为预防压疮的发生,应每 2 小时翻身一次,局部按摩,早晚清洁皮肤,随时保持床褥平整、干燥,防止骨隆突处受压。

9.引流管的护理 颅脑手术后常用的引流有脑室引流、创腔引流、囊腔引流及硬脑膜下引流。

(1)脑室引流:是经颅骨钻孔穿刺侧脑室,放置的引流管可将脑脊液引流至体外。

其目的为:①抢救因脑脊液循环通路受阻所致的颅内高压危象状态,如枕骨大孔疝;②自引流管注入造影剂进行脑室系统的检查,以明确诊断和定位,注入抗生素控制感染;③脑室内手术后安放引流管引流血性脑脊液,减轻脑膜刺激症状、蛛网膜粘连和在术后早期起到控制颅内压的作用。

脑室引流管的护理要点:①病人回病室后,立即在严格的无菌条件下接上引流瓶,并将引流瓶悬挂于床头,引流管的开口需高出侧脑室平面 10～15cm,以维持正常的颅内压。②早期脑室引流切忌引流过快过多。因为处于颅内高压状态骤然减压会有危险,如对伴有脑积水的病人可致硬脑膜下或硬脑膜外血肿;对患有脑室系统肿瘤的病人可使肿瘤内出血(瘤卒中);对于颅后窝占位性病变者,幕下压力骤然降低,小脑中央叶可向上疝入小脑幕裂孔。③脑脊液由脑室内脉络膜丛分泌,每日分泌量为 400～500ml,因此,每日引流量以不超过 500ml 为宜。如患者有颅内感染,脑脊液分泌增多,则引流量可相应增加,但同时要注意水盐平衡。④正常脑脊液无色透明,无沉淀,术后 1～2 日脑脊液可略带血性,以后转为橙黄色。如果术后脑脊液中有大量鲜血或术后血性脑脊液的颜色逐渐加深,常提示有脑室内出血,需严密观察,如大量出血则需紧急手术止血。⑤脑室引流时间一般不宜超过 5~7 天,过久有可能发生颅内感染,感染后的脑脊液混浊,呈毛玻璃状或有絮状物。⑥引流管要保持通畅,不可受压、扭曲、成角、折叠。翻身及护理操作时,应避免牵拉引流管。术后病人头部的活动范围应适当限制。引流管如无脑脊液流出,则应查明原因。可能的原因有:颅内压低于 12~15cmH$_2$O,可将引流瓶放低观察有无脑脊液流出,如确定系低颅内压所致,仍应将引流瓶放在正常高度;引流管放入脑室过深过长致引流管在脑室内盘曲成角;管口吸附于脑室壁,可将引流管轻轻旋转,使管口离开脑室壁;如怀疑引流管为挫碎的脑组织或小血凝块所堵塞,切不可高压注入生理盐水企图冲通,应用无菌注射器轻轻向外抽吸。⑦每日定时更换引流瓶,记录引流量,严格无菌操作,并夹闭引流管以免管内脑脊液逆流入脑室。⑧拔管前一日可试行抬高引流瓶或夹闭引流管,以便了解脑脊液循环是否通畅,颅内压是否有再次升高的情况。夹管后如病人出现头痛、呕吐等颅内压升高的症状,应立即开放夹闭的引流管并告知医师。

(2)创腔引流:指去除颅内占位性病变后,在颅内的创腔内放置引流物。其目的是为引流手术残腔的血性液体及气体,减少局部积液或形成假性囊肿的机会。

创腔引流的护理要点:①术后早期,引流瓶放在与头部创腔一致的位置上,通常放在头旁枕上或枕边。②术后 48 小时后,可将引流瓶略为放低,以期引流出创腔内残留的液体,使脑组织膨起,以减少局部残腔。③在血性脑脊液已转清时,应及时拔除引流管,以免形成脑脊液漏,一般在术后 3~4 日拔除。

(3)脓腔引流:对有包膜形成的脑脓肿,在病人发生脑疝或全身衰竭不能耐受开颅手术的情况下,为挽救生命常施行颅骨钻孔、脓肿穿刺抽脓术。术后引流管应低于脓腔至少 30cm,同时病人的卧位必须适合体位引流的要求。术后 24 小时才能开始囊内冲洗,因此时创口周围已初步形成粘连,不致引起感染扩散。冲洗时,应缓慢注入冲洗液,再轻轻抽出,不可过分加压。脓腔闭合后即可拔管。

(4)硬脑膜下引流:对已形成完整包膜、包膜内血肿液化的硬脑膜下血肿或慢性硬脑膜下积液,临床上多采用颅骨钻孔、血肿冲洗引流术。术后安放引流管于包膜内继续引流。

硬脑膜下引流的护理要点为:①卧位:头低脚高位向患侧卧,注意体位引流。②引流瓶低于创腔。③术后不使用强力脱水剂,也不过分限制水分摄入,以免影响脑膨隆。④拔管时间通常在引流术后第 3 天。

10.术后并发症的护理

(1)出血:颅内术后出血是脑手术后最危险的并发症,术后出血多发生在术后 24~48 小时内。病人往往有意识改变,麻醉苏醒后又逐渐嗜睡、反应迟钝甚至陷入昏迷。术后出血与病人呼吸道不通畅、二氧化碳积蓄、躁动不安、用力挣扎、呕吐及护理不周等有关。凡能导致颅内压骤然增高的因素均应避免。要严密观察,一旦发现病人有出血征象,应立即通知医生,并做好再次手术止血的准备。

(2)感染:颅脑手术后常见的感染有切口感染、脑膜炎及肺部感染。

1)切口感染:多发生在术后 3~5 日,病人感切口处再次疼痛,局部有明显的水肿、皮下积液及压痛。

2)脑膜炎:常继发于开放性颅脑损伤,或因切口感染伴脑脊液外漏而导致颅内感染,其表现为术后 3~4 日外科热消退后再次体温升高,同时伴有头痛、呕吐、意识障碍,甚至抽搐,脑膜刺激征阳性。腰椎穿刺示白细胞增加。

3)肺部感染:一般多在术后一周左右,意识不清、全身情况较差的病人较易发生。如不能及时控制,可因高热及呼吸功能障碍致脑水肿加重。护理肺部感染的病人需注意隔离、降温,保持呼吸道通畅并加强营养。

(3)中枢性高热:系由下丘脑、脑干及上颈髓病变或损害所引起,中枢性高热多于术后 48 小时内出现,临床上以高热多见,偶有表现为体温过低者,甚至低于 32℃ 以下,常同时伴有意识障碍、瞳孔缩小、脉速、呼吸急促等自主神经功能紊乱症状。高热的处理一般用物理降温效果不佳,需及时采用冬眠低温治疗。

(4)尿崩症:术后尿崩症主要发生在鞍上手术之后,如垂体腺瘤、颅咽管瘤术后。其表现为多饮、口渴,尿量多者可达 1 万毫升,比重低,在 1.005 以下。护理上应准确记录出入量,根据尿量的增减和血液电解质的含量调节用药剂量。

(5)胃出血:主要见于下丘脑、三脑室前份、四脑室和累及脑干的手术。其表现为呕吐大量咖啡色胃内容物,并伴有呃逆、腹胀及黑便等症状,出血量多时可发生休克。处理要点为:立即插胃管,抽净胃内容物后少量冰水洗胃,然后从胃管注入云南白药,同时全身使用止血剂并予以输血等治疗。

(6)顽固性呃逆:常发生在三脑室或四脑室或脑干手术后。其处理要点为:先检查上腹部,如有胃胀气或胃潴留,应插胃管抽空胃内容物。因膈肌受激惹所致的呃逆,可给予压迫眼球、压眶上神经、捏鼻、刺激病人咳嗽等遏制呃逆。上述方法效果不佳时可遵医嘱使用复方氯丙嗪 50mg 肌注。

(7)癫痫发作:多发生在术后脑水肿反应较重或由脑组织缺氧及皮层运动区受激惹所致。当脑水肿消退、脑血循环改善后,癫痫常可自愈。处理要点:注意预防,对皮层运动区及其附近的手术常规给药预防。要求病人卧床休息,保证充足的睡眠,避免情绪激动。病人癫痫发作时,要注意病人安全,保护病人勿受伤,观察发作的表现并记录之。发作后给予吸氧,并遵医嘱给药。

11.给予病人及家属心理支持　病人及其家属在整个病程中都可能会表现其心理适应危机,甚至会干扰医护活动,愤怒、不满等。这些心理反应大多起因于病人对手术过程、病程进展不清楚,而医护人员对此解释不清,无法满足病人及其家属的认知需要而产生的。因此,在做任何医疗、护理活动之前都应耐心地向他们说明,以免因病人及其家属在这方面的知识不足而延误治疗。

六、评价

1.病人呼吸道是否通畅。

2.病人脑组织灌注是否良好,表现为 GCS 评分＞13,无新的神经系统障碍。

3.病人是否恢复最佳的活动能力,表现为各关节均能活动,无关节痉挛,无肌肉萎缩。

4.病人能否用多种方式与他人沟通。

5.易躁动或意识不清的病人是否得到了足够的安全保护。

6.意识障碍或身体移动障碍的病人其皮肤的完整性是否得到了保持。若其皮肤已有破损,是否得到相应的皮肤护理。

7.病人或家属能否描述术后一般的恢复过程、康复时间、手术效果及功能重建的方法。

8.合并症是否得到有效的预防和处理。

(黄亚丽)

第十二章　妇产科疾病的护理

第一节　月经病

一、经前紧张综合征

经前紧张综合征是指妇女在月经来潮前出现的一系列异常现象,如头痛、乳房胀痛、失眠、情绪不稳定、抑郁、焦虑、全身浮肿等。严重时影响正常的生活和社会活动。

【护理评估】

(一)病史

经前紧张综合征常发生于30～40岁的妇女,年轻女性很少出现。症状在排卵后即开始,月经来潮前几天达高峰,经血出现后消失。

(二)身心状况

主要表现为紧张、烦躁易怒、抑郁、焦虑、失眠、注意力不集中、疲乏无力、头痛等。有些妇女出现手足及面部浮肿、乳房胀痛,少数妇女因肠黏膜水肿而出现腹泻现象。

(三)检查

盆腔检查及实验室检查均属正常。

【护理诊断】

1.焦虑　与一系列精神症状及不被人理解有关。

2.体液过多　与水钠潴留有关。

【护理目标】

让患者正确认识经前紧张综合征,以减轻症状。

【护理措施】

1.进行关于经前紧张综合征的有关知识的教育和指导,避免经前过度紧张,注意休息和充足的睡眠。

2.帮助病人适当控制食盐和水的摄入。

3.给病人服用适当的镇静剂如安定,也可服用谷维素来控制神经和精神症状,还可服用适当的利尿剂减轻水肿,以改善头痛等不适。

4.遵医嘱用孕激素或雄激素拮抗雌激素与醛固酮的作用。

【评价】

1.患者能够了解经前紧张综合征的相关知识。

2.患者症状减轻,自我控制能力增强。

二、痛经

凡在行经前、后或行经期出现下腹疼痛、坠胀、腰酸或其他不适影响生活和工作者,称为痛经。可分为原发性和继发性两种,前者指生殖器官无器质性病变的痛经,而继发性痛经通常与盆腔疾病有关,例如子宫内膜异位症、慢性盆腔炎症、子宫肌瘤等。

【护理评估】

(一)病史

原发性痛经一般在月经初潮后1～3年发生。通常发生于月经来潮前2～3天,并持续12～72小时,月经来后24小时内最痛。其疼痛是阵发性下腹绞痛并扩及下背部及大腿,常需药物才能缓解,腹痛有时还伴有恶心、腹泻、头痛、头晕、低血压、面色苍白及出冷汗等症状。而月经周期与经血量正常。

(二)身心状况

一般妇女对经期不适都能耐受,但对此不适的反应因人而异。有的病人对疼痛反应强烈,可造成经期精神不振,思想不集中,甚至影响正常的学习和工作。

(三)诊断检查

妇科检查及实验室检查均无异常。

【护理诊断】

1.疼痛　与月经期子宫痉挛性收缩、精神紧张等有关。

2.恐惧　与长时间经期腹痛症状造成的精神压力有关。

【护理目标】

1.病人能陈述发生痛经的原因,并能识别加重症状的诱因。

2.病人能列举缓解痛经症状的应对措施。

【护理措施】

(一)健康教育

向病人讲解有关痛经的生理常识,以提供有效的治疗信息。鼓励病人摄取足够的营养,参与适量的运动。鼓励病人于月经期保持情绪稳定,心情舒畅,并注意合理休息和充足睡眠。

(二)缓解症状

首先给病人以心理支持,在经期给予安慰、理解,鼓励病人听音乐、谈心或外出散步等,分散病人的注意力,还可通过喝些热的饮料、躺下来多休息、腹部局部热敷等来缓解症状。疼痛严重时按医嘱给予止痛剂或改经剂。鼓励病人平时积极参与体育活动,增强体质,尽量少用或不用镇痛剂。

【护理评价】

1.病人能说出发生痛经的原因,并列举适合个人的应对措施。

2.病人的痛经症状缓解。

三、异常子宫出血

异常子宫出血包括各种月经失常,如闭经、功能失调性子宫出血、血崩症等。

闭经可分为原发性和继发性两类。原发性闭经是指年满 18 岁而尚未来月经者,继发性闭经是指曾有规则月经的妇女,因某种病理性原因月经持续停止 6 个月以上者。凡青春期前、妊娠期、哺乳期和绝经后的闭经均属生理现象。凡因生殖道闭锁月经不能外流者,称假性闭经。

功能失调性子宫出血是由于神经内分泌系统调节紊乱而引起的,简称功血。而全身及内、外生殖器官均无明显的器质性病变。按卵巢功能发生障碍的时期可分为无排卵性功血和有排卵性功血。

血崩症是指两次月经周期中有不正常的出血现象。常与子宫病变、子宫颈病变及骨盆腔感染有关。而月经周期中若出现轻微出血点,可能是排卵前雌激素的浓度降低而造成的。

【护理评估】

(一)病史

1.询问闭经患者婴幼儿期的生长发育情况,有无先天缺陷或某些疾病影响发育,询问月经史,排除生理性闭经,确定原发性闭经或继发性闭经。有无产后大出血引起的垂体功能下降,有无全身性疾病及其合并症的诱因。

2.功血患者以无排卵性功血较常见,多发生于青春期及更年期妇女,其月经周期和经期异常。可先有数周或数月停经,继之以大量流血,常持续 2～3 周或更长时间,不易自止。流血量的多少不等,一般不伴有疼痛,出血过多常伴贫血甚至休克。而有排卵性功血多发生于生育年龄的妇女,可有月经周期缩短、不孕或妊娠早期流产的病史,有的则为月经周期正常,但经期可延长达 9～10 天,流血量偏多,多发生在产后或流产后。功血病人常有精神紧张、恐惧、环境、气候骤变、过多劳累及全身性疾病等诱因。

(二)身心状况

闭经病人多数无临床症状,但妇女对自我概念有很大的冲击,担心自己的健康、正常的性生活、生育能力等,加上病程过长而治疗效果又不明显时会产生很大的压力,甚至情绪低落,对治疗丧失信心,反过来更加重恶性循环。

功血病人的出血表现为月经周期、经期、经血量不正常,一般不伴有疼痛等特殊不适,出血多的呈贫血体征,但有些病人常因害羞或顾虑而不及时就诊,病程较长加上感染或止血效果不佳使其产生恐惧和焦虑感,影响身心健康和工作学习。

(三)诊断检查

1.闭经的病人可作下列检查

(1)一般体格检查:在全身体格检查中,注意全身发育的情况、营养状况、五官的生长特征及智力精神状态。

(2)妇科检查:注意内、外生殖器的发育,有无缺陷、畸形、第二性征的表现,一般无明显器质性病变。

(3)诊断性刮宫术和子宫内膜活组织检查:以了解子宫内膜对卵巢激素反应的周期性变化情况,也可通过药物撤退试验了解子宫内膜的功能。常用孕激素试验和雌激素试验。

(4)卵巢功能检查:可通过阴道脱落细胞检查、宫颈粘液结晶、基础体温及测血中雌、孕激素水平等。

(5)垂体功能检查:测血中 FSH、LH 的含量及测尿 CPRC 的排出量。蝶鞍摄片、垂体兴奋试验、染色体核型分析及盆腔 B 超检查等。

2.功血病人可作的检查

(1)妇科检查:盆腔检查一般无异常发现。

(2)诊断性刮宫:于月经前 3～7 天或月经来潮 6 小时内行刮宫术,无排卵性功血者的子宫内膜病理检查可见增生期改变或增生过长,无分泌期出现。而黄体萎缩不全者则在月经的第 5 天进行诊刮,内膜切片检查仍有分泌期反应。

（3）测基础体温：如为单相型提示无排卵；如有排卵则呈双相型体温。若黄体期短提示黄体功能不足；若因黄体萎缩不全致子宫内膜脱落不全者，则基础体温呈双相型，但下降缓慢。

（4）激素测定：可测体内雌激素、孕酮或尿孕二醇、17-羟 17-酮及 HCG 等来了解卵巢功能。

（5）其他：可作宫颈粘液涂片检查，以了解有无排卵及雌、孕激素的水平。还可通过血常规了解贫血的程度等。

【护理诊断】

1.潜在并发症——出血性休克　与子宫出血量过多有关。

2.有感染的危险　与出血量多、持续不停及继发性贫血等有关。

3.恐惧　与缺乏相关知识及担心预后有关。

4.自我形象紊乱　与长期闭经或治疗效果欠佳有关。

5.功能障碍的悲哀　与治疗失败及经济负担过重有关。

【护理目标】

1.功血病人的阴道流血减少，严重贫血者的血红蛋白得到纠正。

2.功血病人能简述激素治疗的目的、用药注意事项和应对药物副反应的措施。

3.闭经病人能陈述诱发闭经的常见原因并积极配合治疗。

4.病人能以正常的心态评价自我。

【护理措施】

（一）对功血病人可采取下列护理措施

1.维持血容量　观察并记录病人的生命体征和出入液量。出血多者要卧床休息，按医嘱做好配血、输血、止血措施，配合医师的治疗方案以维持病人的正常血容量。

2.预防感染　严密观察与感染有关的体征，如体温、脉搏、宫体压痛等。按医嘱作白细胞计数及分类检查，以及时发现异常。如有感染征象应及时与医师联系并选用抗生素治疗，同时做好会阴护理，保持局部清洁，预防上行性感染。

3.正确合理使用抗生素

（1）遵医嘱按时按量服用激素，保持药物在血中的稳定程度，不得随意停服或漏服。

（2）必须按规定在血止后才能开始药物减量，第 3 天减量 1 次，每次减量不得超过原剂量的 1/3。

（3）维持量的服用时间通常按停药后撤退出血的时间，与病人上一次的行经时间相同。

4.补充营养　注意向病人推荐含铁多的饮食，如猪肝、豆角、蛋黄、胡萝卜、葡萄干等，还可按病人的饮食习惯推荐适合个人的饮食计划，以保证病人获得足够的营养。

5.提供心理支持　异常出血、月经紊乱等都会造成病人的思想压力。因此，要耐心聆听病人的主诉，了解病人的疑虑，尽可能提供相关信息，帮助病人澄清问题，解除思想顾虑，树立战胜疾病的信心。

（二）闭经病人的护理措施

1.建立信任的护患关系　鼓励病人表达自己的感情，畅谈对疾病的看法，对健康问题、治疗和预后提出问题。帮助病人澄清一些错误观念，耐心仔细地解说病情，消除病人的压力以利于治疗。

2.促进病人与社会的交往　努力创造条件鼓励病人参与力所能及的社会活动，保持心情舒畅，正确对待疾病。

3.指导合理用药　详细告之病人药物的作用、副反应、剂量、具体用药方法、时间等，并确认病人完全正确掌握。

【护理评价】

1.功血病人的出血量明显减少,贫血得到纠正,能正确使用性激素,用药期间无药物副反应。

2.闭经病人能陈述引起闭经的常见原因,积极接受正规治疗。并维持良好的情绪,以乐观的态度对待自己,对生活充满信心。

（尚　琳）

第二节　更年期综合征

更年期为妇女卵巢功能逐渐衰退至完全消失的一个过渡时期,通常发生在 45～52 岁之间,此为一个生理过程,部分妇女在此期间可出现一系列性激素减少所引起的症状,称为更年期综合征。在更年期阶段月经停止来潮,称绝经。除自然绝经外,两侧卵巢手术切除或受放射线毁坏可导致人工绝经,继而也可出现更年期综合征。

一、护理评估

（一）病史

询问病人的年龄、月经史、既往手术史或接受放射史,有无月经紊乱及血管舒缩功能异常所致的症状。

（二）身心状况

1.症状及体征　月经周期紊乱或闭经是其主要症状之一,早期因血管舒缩功能不稳定而出现阵发性潮热、出汗等。晚期则生殖器官逐渐萎缩,阴道黏膜变薄,分泌物减少,性功能减退,盆底松弛,皮肤干燥伴瘙痒,尿道括约肌松弛,糖耐量降低等。

2.心理、社会因素　更年期妇女常因一系列自主神经功能紊乱的症状而影响日常生活、工作,造成很大的压力而出现烦躁、失眠、倦怠、情绪不稳定等,反过来更加重了更年期综合征的临床症状,使患者异常痛苦,亟待获得帮助。

（三）诊断检查

1.妇科检查　阴道壁早期呈充血性改变,发红;晚期血管减少,上皮变为光滑、苍白。阴道壁弹性差,抗菌力弱,易发生老年性阴道炎症状。宫颈萎缩,分泌物减少。子宫、输卵管及卵巢可出现萎缩。

2.实验室检查　三大常规检查一般无特殊表现。根据更年期的体征可作某些特殊检查,如 X 线可了解有无骨质疏松;心电图、心脏 B 超检查可了解心血管疾患;血、尿可测定雌激素水平等。

二、护理诊断

1.自我形象紊乱　与所经历的更年期的生理过程有关。

2.焦虑　与不理想的治疗效果、缺乏更年期保健知识有关。

三、护理目标

1.病人能讨论伴随月经变化所出现的不适。

2.病人能识别焦虑的起因,寻找信息摆脱现有的处境。

四、护理措施

（一）提供健康教育

通过与病人个别交谈建立相互信赖的护患关系，使病人充分宣泄自己的情绪。然后给予针对性指导和健康教育，让病人了解更年期是一个正常的生理阶段，对健康没有影响，经历一段时期通过神经内分泌的自我调节达到新的平衡时，症状就会消失，以解除病人不必要的顾虑。指导病人科学地安排时间，参加力所能及的体力劳动，保持良好的生活习惯，坚持适度的体质锻炼，均有助于分散注意力，缓解不适。

（二）补充营养

更年期妇女易出现骨质疏松症，因此，要鼓励其坚持户外活动，多晒阳光，注意补充足够的蛋白质，以减慢骨的丢失，多吃富钙食物，必要时补充钙剂，降钙素等也有助于防止骨的丢失，并可预防自主神经功能紊乱的症状。

（三）指导正确用药

让病人了解用药的目的、药物的剂量、用法及可能出现的副作用，并定期随访。

五、评价

1.病人能列举更年期症状的原因及应对措施。

2.病人能陈述正确的用药方法及注意事项，并保持情绪稳定，精神愉快。

（尚　琳）

第三节　盆腔炎症

一、急性盆腔炎

【概述】

急性盆腔炎（APID）女性内生殖器及其周围的结缔组织、盆腔、腹膜发生炎症时称为盆腔炎（PLD）。包括子宫内膜炎、输卵管炎、输卵管卵巢囊肿，盆腔腹膜炎。可引起弥漫性腹膜炎、败血症、脓毒血症、感染性休克，严重者可危及生命。

【护理】

1.护理评估

（1）健康史：评估患者的月经史、婚育史、性生活史、宫腔手术史、过敏史。

（2）诱发因素：评估患者宫腔感染史，个人卫生及经期卫生保健，有无放置宫内节育器。

（3）症状和体征：评估患者发病后有无下腹痛、寒战、高热、头痛、食欲缺乏等症状；评估患者阴道分泌物的量、颜色和性质的改变等。

（4）诊断检查：评估妇科检查、血常规检查、血培养或阴道后穹隆穿刺涂片、细菌培养及药敏试验、B型超声检查的结果，必要时行腹腔镜检查。

(5)社会心理评估:通过与患者接触、交谈,观察其行为变化,了解患者情绪、心理状态的改变。

2.护理措施

(1)体位与休息:卧床休息,取半卧位,以利脓液积聚于子宫直肠凹陷而使炎症局限。

(2)饮食护理:给予高热量、高蛋白、高维生素流质或半流质饮食。

(3)病情观察及对症处理

1)生命体征观察:观察体温、脉搏、呼吸、血压变化,如体温过高时给予物理降温。

2)腹痛观察:观察患者下腹部疼痛程度、性质、有无肌紧张、压痛、反跳痛等;观察脓肿是否破裂,有无感染性休克征象。

3)腹胀:腹胀者可沿肠型轻轻按摩,以促进肠蠕动,必要时遵医嘱行胃肠减压。

4)盆腔脓肿经药物治疗48~72小时后,体温持续不降,中毒症状加重或包块增大者应及时手术,以免发生脓肿破裂。配合医生做好术前准备。

(4)用药护理:应用抗生素、退热剂及止痛药物治疗,观察药物疗效及不良反应。遵医嘱给予静脉输液,输液量2500~3000ml/d,纠正电解质紊乱和酸碱平衡失衡。

(5)心理护理:给予心理支持,解释疾病的原因、发展及预后,解除患者困惑和恐惧。

3.健康指导

(1)指导患者保持外阴清洁、干燥。经期、治疗期间禁止性生活。

(2)指导月经期、妊娠期、分娩期、产褥期及人工流产后自我保健,节制性生活。

(3)向患者及家属讲解妇科炎症的病因、诱发因素、预防措施,并共同讨论适用于个人、家庭的防治措施。

4.护理评价　经过治疗和护理,患者是否达到:①了解急性盆腔炎的病因、诱发因素、预防措施。②病情控制,症状缓解;焦虑减轻,配合治疗。

二、慢性盆腔炎

【概述】

慢性盆腔炎常为急性盆腔炎未能彻底治疗,或患者体质较差、病程迁延所致,病情较顽固,当机体抵抗力较差时可急性发作。

【护理】

1.护理评估

(1)健康史:评估患者的月经史、婚育史、性生活史、宫腔手术史、盆腔炎症病史、治疗情况、过敏史。

(2)诱发因素:评估患者感染史,个人卫生及经期卫生保健;评估患者是否有盆腔邻近器官炎症,近期是否过度劳累。

(3)症状和体征:评估患者有无出现低热、乏力、精神不振、下腹部坠胀、隐痛、腰骶部酸痛、月经异常等症状。

(4)诊断检查:评估妇科检查、B型超声检查的结果。

(5)社会心理评估:通过与患者接触、交谈,观察其行为变化,了解患者情绪、心理状态的改变。

2.护理措施

(1)休息与活动:适当休息,注意劳逸结合;腹痛时应充分休息。

(2)饮食护理:给予高热量、营养丰富的饮食。

（3）病情观察及对症处理：注意观察腹痛情况。物理疗法如超短波、红外线照射、离子渗入等，可促进盆腔局部血液循环，改善组织营养状态，提高机体新陈代谢，以利炎症吸收和消退，也可热敷下腹部。

（4）用药护理：向患者详细解释药物的剂量、方法及注意事项。

（5）心理护理：解释疾病的原因、发展及预后，微波、激光术治疗的重要性，给予心理支持，解除患者的思想顾虑。

3.健康指导

（1）指导患者遵医嘱正确执行治疗方案。

（2）指导患者安排好日常生活.避免过度劳累。

（3）指导患者保持良好的个人卫生习惯。

（4）指导患者坚持锻炼身体、增强体质。

4.护理评价　经过治疗和护理，患者是否达到：①了解慢性盆腔炎的病因、诱发因素、预防措施。②病情控制，症状缓解；焦虑减轻，配合治疗。

（尚　琳）

第四节　子宫肌瘤

子宫肌瘤是一种平滑肌瘤或纤维瘤，是女性生殖器官最常见的良性肿瘤，多见于30～50岁妇女，以40～50岁最多见。其确切的发病因素尚不明了，一般认为其发生和生长与雌激素的长期刺激有关。另外，由于卵巢功能、激素代谢均受高级神经中枢的控制调节，故有人认为神经中枢活动对肌瘤的发病也可能起作用。

子宫肌瘤多为球形实质肿瘤，单个或多个，大小不一。肉眼观：肌瘤呈白色，质硬，切面呈漩涡状结构；表面光滑，与周围肌组织有明显的界限，虽无包膜，但肌瘤外表被压缩的肌纤维束和结缔组织构成的假包膜覆盖。显微镜检：肌瘤由皱纹状排列的平滑肌纤维相互交叉组成，细胞大小均匀，呈卵圆形或杆状，核染色较深。

根据肌瘤与子宫肌层关系的不同，可分为三类：

1.肌壁间肌瘤　位于子宫壁的肌层中，为最常见的类型，占肌瘤总数的60%～70%。

2.浆膜下肌瘤　肌瘤突出于子宫表面，由浆膜层覆盖，约占总数的20%。肌瘤由其相连的韧带或器官供应血液，继续向腹腔内生长，基底部形成细蒂与子宫相连时为带蒂浆膜下肌瘤；若向阔韧带两叶腹膜伸展，则形成阔韧带内肌瘤。

3.黏膜下肌瘤　肌瘤向宫腔方向突出，表面仅由黏膜层覆盖，占总数的10%～15%。

子宫肌瘤根据其发生的部位可分为宫颈肌瘤和宫体肌瘤，宫体肌瘤尤为常见，占95%，宫颈肌瘤虽然少见，但分娩时可能造成产道梗阻，引起难产。

子宫肌瘤的治疗：应根据肌瘤的大小、部位、症状、数目、病人的年龄及对生育的要求等全面考虑。肌瘤小、无症状或已近绝经期病人可每3～6个月检查一次，进行随诊观察。对肌瘤小而月经量多的患者可用雄激素治疗。凡肌瘤较大或症状明显、经保守治疗无明显效果者，应考虑手术治疗。

一、护理评估

（一）病史

多数病人无明显症状或无自觉症状,在妇科检查时偶尔发现,应注意询问既往的月经史、生育史,是否有不孕或自然流产史,是否有长期使用雌激素史。

（二）身心状况

1.身体状况　多数病人无明显症状或没有自觉症状,症状的出现与肌瘤的生长部位、大小、数目及有无并发症有关,其中与肌瘤的生长部位关系更为密切。

(1)月经过多:子宫肌瘤典型的临床表现为月经量过多和继发性贫血,浆膜下肌瘤和肌壁间小肌瘤对月经的影响很小;黏膜下肌瘤和肌壁间大肌瘤可致宫腔面积增大、内膜面积增加等致经量增多,经期延长,不规则阴道流血等。

(2)压迫症状:当肌瘤大时可在腹部扪及包块,并可压迫周围脏器,出现压迫症状,如尿频、尿急、排尿困难、便秘等。

(3)疼痛:肌瘤本身不引起疼痛,当浆膜下肌瘤发生蒂扭转时或妊娠合并子宫肌瘤红色变性时,可发生急性腹痛。

(4)不孕:因肌瘤使子宫腔变形或压迫输卵管,妨碍卵子受精或受精卵着床。

(5)妊娠合并症:合并妊娠时,大的肌瘤易导致流产或早产,若肌瘤靠近子宫颈口,分娩时易导致产道梗阻而发生难产和产后出血。

2.心理状况　当病人得知患了子宫肌瘤时,会产生紧张、恐惧、不安等心理反应。首先害怕患了恶性肿瘤,随之会为选择治疗方案而心神不定,或为接受手术治疗而恐惧、不安等。

3.诊断检查

(1)妇科检查:通过双合诊(三合诊)发现,肌壁间肌瘤者的子宫呈均匀增大或不规则增大,质硬;若为黏膜下肌瘤子宫多为均匀性增大,有时可于子宫颈口或阴道内看到或触及脱出的瘤体,呈红色,表面光滑,质硬,如伴感染则表面有渗出物覆盖或溃疡形成;若为浆膜下肌瘤则可扪及子宫表面有质硬的球状物与子宫有蒂相连,可活动。

(2)辅助检查:B超显像、腹腔镜、子宫输卵管造影可协助诊断。

二、护理诊断

1.焦虑　与子宫切除失去生育能力有关。

2.知识缺乏　与缺乏有关疾病及保健知识有关。

3.个人应对无效　与选择肌瘤的治疗方案的无助感有关。

4.疼痛　与手术切口有关。

5.潜在并发症　出血性休克。

三、护理目标

1.提高对子宫肌瘤的认识,消除紧张和不安情绪。

2.病人能陈述子宫肌瘤的性质、出现症状的诱因以及术后的自我保健知识。

3.病人能确认可利用的资源和支持系统。

4.术后伤口疼痛的程度减低至最低程度。

5.病人于出院时症状缓解,维持体液平衡状态。

四、护理措施

1.提供信息、增强信心、减轻焦虑　护理人员要详细了解病人的生理、心理状态,与病人建立良好的护患关系,为病人讲解有关疾病的知识,纠正错误认识。使病人确信子宫肌瘤属于良性肿瘤,消除其不必要的顾虑,增强康复信心。为病人减轻焦虑的措施有:

(1)协助病人表达其内心的感受,并应用心理防卫机制。

(2)建立良好的护患关系,了解病人的行为,如因害怕、无助或愤恨引起的退缩行为等。

(3)以护士特有的同情心接纳、帮助、关心病人,并介绍具有相同疾病的病人与之沟通,使之减轻焦虑与不安。

(4)对需何等手术的病人,介绍手术方法、手术对身体和正常活动的影响等情况,使病人了解有关知识和信息。

2.积极处理,缓解不适　出血多需住院治疗。

3.对需要手术的病人做好手术前准备　包括心理准备和生理准备,其准备内容与腹部手术前准备相同。但应特别注意病人的自我概念紊乱,因病人担心手术后不能再生育及可能影响性生活,因此,护理人员应对病人手术前后的担心和怀疑表现出兴趣,对病人给予关心,并仔细倾听病人的主诉和心声,保持病人自我形象的完整,协助病人重建自尊和价值感,并告诉病人手术后仍保留阴道,在手术 6 周后可有性生活,以解除病人的担心和顾虑。

4.术后护理　除一般的护理外应特别注重心理护理,了解病人在心身、社会各方面的真正感受,注意其身体形象的改变,针对病人的具体情况进行心身护理,促使其早日康复。

(1)注意观察及测量生命体征。

(2)保持外阴清洁,每日擦洗 1～2 次,并观察伤口及阴道分泌物的情况。

(3)采取适当的体位:全身麻醉未清醒前由专人护理,去枕平卧,头偏向一侧。蛛网膜下腔麻醉者去枕平卧 12 小时,硬膜外麻醉者平卧 6 小时。情况稳定后可采取半坐卧位。

(4)缓解疼痛:根据病人对疼痛的反应按医嘱给予镇静剂,采用一定的方法转移病人对疼痛的注意力。

(5)维持正常排泄,保持尿管通畅:术后一般留置尿管 1～2 天,应观察尿量,记录出入液量。鼓励病人早期下床活动,以促进胃肠功能的恢复。

(6)补充营养:术后 1～2 天进流质,以后逐渐改为半流质和普通饮食。术后可采用高蛋白、高热量、高维生素 C 的食物。

五、评价

1.病人无焦虑的表现。

2.病人的疼痛和不适减轻和消除。

3.病人能接受身体形象的改变。

4.病人获得有关疾病的知识,并了解如何自我护理。

（尚　琳）

第五节　子宫颈癌

　　子宫颈癌是最常见的妇科恶性肿瘤之一。严重威胁妇女的生命,多见于 35～55 岁妇女。近 40 年来,国内外普遍应用阴道脱落细胞涂片检查法进行防癌普查,在早期诊断的基础上配合手术及放射等治疗,有效地控制了子宫颈癌的发生和发展。子宫颈癌的病因尚不清楚,一般而言,早婚、早育、多产、宫颈慢性炎症以及性生活紊乱者宫颈癌的发病率明显增高。配偶为高危男子(有阴茎癌、前列腺癌、或前妻患宫颈癌)的妇女易患宫颈癌。经济状况、种族和地理因素与宫颈癌的发病有关,还可能与通过性交而传播的某些病毒有关。

一、护理评估

(一)病史

　　1.询问病人的婚育史、性生活史、与高危男子的性接触史。

　　2.询问有无慢性宫颈炎、性病等疾病史。

　　3.询问家族史、家庭经济状况、所处的地理位置与环境,注意宫颈癌的诱因。

　　4.倾听病人的主诉,年轻病人有无月经周期、经期或经量异常,老年病人有无绝经后不规则阴道流血等情况。既往的妇科检查情况,子宫颈刮片细胞学检查结果及处理经过等。

(二)身心状况

　　1.身体状况　早期病人一般无自觉症状,多由妇科检查或普查发现异常,通过子宫颈刮片或宫颈活组织检查发现。随病程进展而出现典型的临床表现。

　　(1)子宫颈癌的临床分期:子宫颈癌多为鳞状细胞癌,通常好发于子宫颈外口鳞状上皮与柱状上皮的交界处。少数为腺癌,通常侵犯子宫颈内的腺体。子宫颈癌的转移途径以直接蔓延和淋巴转移为主,血行转移极少。在临床上可根据病变分布蔓延的范围加以分期,其治疗方式也视病变的分期而定。其临床分期的方法采用国际妇产科协会(FIGO,1985)修订的临床分期(表 12-1)。

表 12-1　**子宫颈癌的临床分期**(FIGO,1985)

0 期	原位癌
Ⅰ期	癌局限于子宫颈
Ⅰa 期	宫颈临床前癌,即宫颈肉眼未见病变,显微镜下才能诊断,又称早期浸润癌、镜下早期浸润癌、原位癌早期浸润等
Ⅰa₁ 期	微灶间质浸润癌,即镜下见轻微间质浸润
Ⅰa₂ 期	镜下可测量的微小癌,其间质浸润深度为上皮或间质的基底膜下不超过 5mm,其水平方向播散不超过 7mm
Ⅰb 期	病变范围超出 Ⅰa₂ 期,临床可见或不可见病变血管间质浸润,血管内或淋巴管内有瘤栓不改变分期,但应注明,以便将来判断是否影响治疗效果
Ⅱ期	癌灶超出宫颈,阴道浸润未达下 1/3,宫旁浸润未达盆壁

0 期	原位癌
Ⅱa 期	癌以累及阴道为主,无明显宫旁浸润
Ⅱb 期	癌以浸润宫旁为主,无明显阴道浸润
Ⅲ 期	癌灶超越宫颈,阴道浸润已达下 1/3,宫旁浸润已达盆壁,有肾盂积水或肾无功能者均列入Ⅲ期,但非癌所致的肾盂积水及肾无功能者除外
Ⅲa 期	癌以累及阴道为主,已达下 1/3
Ⅲb 期	癌以浸润宫旁为主,已达盆壁,或有肾盂积水或肾无功能
Ⅳ 期	癌播散超出真骨盆,或癌浸润膀胱黏膜或直肠黏膜
Ⅳa 期	癌浸润膀胱黏膜或直肠黏膜
Ⅳb 期	癌浸润超过真骨盆,有远处转移

(2)子宫颈癌的躯体表现:接触性出血和白带增多为子宫颈癌最早的躯体反应,晚期表现为阴道出血、排液、疼痛。

1)阴道出血:原位癌、Ⅰa 期癌常无自觉症状,Ⅰb 期及以后表现为少量接触性出血,即性交后或妇科检查后有少量出血,随后可能有经间期或绝经后间断出血。晚期出血量增多,少数因大血管被侵蚀而发生大出血。

2)阴道排液:多发生在阴道流血之后,初期为稀薄水样,量少,无臭。当癌组织坏死、感染时,则有大量脓性或米汤样恶臭白带。

3)疼痛:因癌组织浸润宫旁组织或压迫神经,引起腰骶部持续性疼痛。当盆腔病变广泛时,可因静脉和淋巴回流受阻导致下肢肿痛。

4)其他反应:当癌组织侵犯膀胱和直肠时可出现大小便异常、输尿管梗阻、肾盂积水,由于慢性消耗而出现恶病质等。

2.心理状况　当妇科普查发现宫颈刮片异常时,绝大多数人会感到震惊,常表现为发呆或出现一些令人费解的行为。所有病人患子宫颈癌后都会有恐惧感,害怕疼痛、被遗弃和死亡。当确诊后,也会经历否认、愤怒、妥协、忧郁和接受期的心理反应阶段。

(三)诊断检查

1.妇科检查　进行阴道窥视、指诊、三合诊检查,观察宫颈局部病变,了解宫旁浸润的范围和程度。

2.子宫颈刮片细胞学检查　是目前发现宫颈癌前病变和早期宫颈癌的辅助检查方法之一,也是普查的主要方法。必须在宫颈移行带区取材并认真镜检,防癌涂片用巴氏染色,结果分为 5 级:Ⅰ级正常,Ⅱ级炎症引起,Ⅲ级可疑,Ⅳ级可疑阳性,Ⅴ级阳性。Ⅲ级及以上需进一步检查,以明确诊断。

3.碘试验　将碘溶液涂在宫颈和阴道壁上,观察其染色情况。正常宫颈和阴道上皮含有丰富的糖原,可被碘液染为棕色或深赤褐色,不着色部位则为宫颈病变的危险区,在碘不着色部位取材进行宫颈活组织检查,可提高诊断率。

4.氮激光肿瘤固有荧光诊断法　利用肿瘤固有荧光诊断仪对病灶进行目测,根据病灶组织与正常组织发出荧光的不同颜色作出诊断,即目测见宫颈表面呈紫色或紫红色为固有荧光阳性,提示有病变;出现蓝白色为阴性,提示无恶性病变。本检测方法简便,不需服光敏药,无副反应,尤其适用于癌前病变的定位活检,并适用于大规模的普查。

5.阴道镜检查　凡宫颈刮片细胞学检查在Ⅲ级或Ⅲ级以上,或肿瘤固有荧光检测阳性的病人,应在阴道镜观察下选择有病变的部位进行活组织检查。

6.宫颈或宫颈管活体组织检查　是确诊宫颈癌及宫颈癌前病变最可靠的方法。选择宫颈鳞、柱状上皮交界部3、6、9和12点四处取机体组织送检,或在碘试验、肿瘤固有荧光检测、阴道镜指导下或肉眼观察可疑区取多处组织送病理检查。若宫颈刮片细胞学检查为Ⅲ级或Ⅲ级以上者,宫颈活检为阴性时需用小刮匙搔刮宫颈管组织送检。

二、护理诊断

1.恐惧　与宫颈癌可危及生命或手术有关。
2.舒适的改变　与阴道不规则流血、阴道排液或手术创伤有关。
3.营养失调　与恶性肿瘤慢性消耗有关。

三、护理目标

1.病人能提高对宫颈癌的认识,消除恐惧心理,增强治疗信心。
2.能维持合理的营养。
3.适应术后的生活方式。

四、护理措施

(一)心理护理
倾听病人的主诉,同情理解病人的心情,多陪伴安慰病人,多给病人讲一些相同疾病治愈的例子或请已治愈的病友现身说法,以消除病人的恐惧心理,树立战胜疾病的信心。

(二)协助病人接受各种诊治方案
评估病人目前的身心状态及接受诊治方案的心理反应,向病人介绍有关宫颈癌的医学常识、诊治过程、可能出现的不适及有效的应对措施。为病人提供安全隐蔽的环境,鼓励病人提出问题并与病人共同讨论问题,解除疑问,缓解其不安情绪,使病人以积极的态度接受诊断和治疗。

(三)指导病人维持足够的营养
评估病人对营养的认知水平、目前的营养状况及饮食习惯。纠正病人的不良饮食习惯,指导病人摄入高蛋白、高维生素、富含营养、易消化的食物,必要时与营养师联系,保证其营养需要。

(四)指导病人维护个人卫生
术前指导病人勤擦身、更衣,保持床单位清洁;保持外阴清洁,每天冲洗会阴2次,勤换会阴垫,便后及时清洗外阴并更换会阴垫。术后注意保持病室空气新鲜,环境舒适,并注意做好个人卫生,防止并发症的发生。对不能手术的晚期病人,要特别注意搞好个人卫生,防止感染。

(五)根据不同的治疗方案进行护理
对需作根治术的病人,按腹部和会阴手术的护理内容作好术前、术后护理,术前向病人讲解各项操作的目的、意义、时间、过程和可能的感受,使病人理解并主动配合。术前3天选用新洁尔灭或洗必泰等消毒剂消毒宫颈及阴道。手术前夜清洁灌肠,保证肠道清洁,发现异常时及时与医师联系。

（六）做好术后康复护理

宫颈癌根治术的手术范围广,术后反应大。术后应注意密切观察生命体征,一般要求半小时测血压、脉搏一次并记录,平稳后改每 4 小时测量一次;及时记录出入液量;保持导尿管、腹腔引流、阴道引流通畅,认真观察引流液的性状和量,引流管一般于术后 48～72 小时拔除,导尿管于术后 7～14 天拔除。指导卧床的病人在床上进行肢体锻炼,以预防并发症的发生。术后接受化疗、放疗者按化、放疗的护理常规进行护理。

（七）健康教育

积极鼓励病人及家属参与出院计划的制定,以保证计划的实施。向病人宣传随访的重要性,其随访的时间一般为:治疗后最初每月 1 次,连续 3 个月后改为每 3 个月 1 次,一年后改为每半年 1 次,第三年开始每年 1 次或信访,如出现症状应及时随访。根据病人的具体情况指导术后的生活方式,依据术后复查结果恢复性生活,认真听取病人对性问题的疑虑,提供有针对性的帮助。提供预防保健知识,宣传诱发宫颈癌的高危因素,积极治疗慢性宫颈炎,定期进行妇科普查,发现异常及时就诊。

五、评价

1.病人住院期间能以积极的态度配合诊断和治疗。

2.病人对合理营养有充分的认识,能摄入足够的营养素。

3.病人能适应术后的生活方式,有一定的自护知识和能力。

（尚　琳）

第六节　分娩期妇女的护理

一、分娩的重要因素

妊娠满 28 周及以后的胎儿及其附属物从临产发动至从母体全部娩出的过程称为分娩。妊娠满 28 周至不满 37 足周间的分娩称为早产;妊娠满 37 周至不满 42 足周间的分娩称为足月产;妊娠满 42 周及其后分娩称为过期产。

分娩能否顺利完成取决于产力、产道、胎儿及待产妇的心理状态。倘若诸因素均正常且能相互适应,则胎儿可经阴道自然分娩,称正常分娩;如诸因素中有一个或一个以上异常或不能相互适应,产程进展受到影响造成分娩困难,称难产。

（一）产力

是指将胎儿及其附属物从子宫内逼出的力量,包括子宫收缩力、腹肌和膈肌的收缩力及肛提肌的收缩力。

【子宫收缩力】

是分娩的主要动力,能迫使宫颈管短缩直至消失,宫口扩张,胎儿和胎盘娩出。正常的宫缩具有节律性、对称性和极性及缩复作用。

【腹肌及膈肌的收缩力（腹压）】

是第二产程时娩出胎儿的重要辅助力量。宫缩时胎先露压迫骨盆底组织及直肠,反射性引起待产妇的屏气排便动作,腹肌和膈肌收缩使腹压增高,促使胎儿娩出。在第二产程配合宫缩时运用腹压最有效,否则不但无益反而容易使产妇疲劳和造成宫颈水肿,致使产程延长。腹压在第三产程还可促使胎盘娩出。

【肛提肌的收缩力】

肛提肌的收缩力有协助胎先露进行内旋转、仰伸和促进胎儿和胎盘娩出的作用。

（二）产道

是胎儿娩出的通道,分为骨产道与软产道两部分。

【骨产道】

是指真骨盆,是产道的重要部分,其大小、形状与分娩的关系密切。

1.骨盆平面各径线

（1）骨盆入口平面:有四条重要径线。

1）入口前后径:也称真结合径。耻骨联合上缘中点至骶岬前缘中点的距离,平均值约为 11cm,是胎先露部进入骨盆入口的重要径线。

2）入口横径:为左右髂耻线间的最大距离,平均值约为 13cm。

3）入口斜径:左右各一,左骶髂关节至右髂耻隆突间的距离为左斜径;右骶髂关节至左髂耻隆突间的距离为右斜径,平均值约为 12.75cm。

（2）骨盆最大平面:近似圆形,前后径和横径的平均值约为 12.5cm。此为骨盆腔内最宽的部分,无产科临床重要性。

（3）中骨盆平面:此平面具有产科临床重要性,有两条重要径线。

1）中骨盆前后径:是耻骨联合下缘中点通过坐骨棘连线中点至骶骨下端间的距离,平均值约为 11.5cm。

2）中骨盆横径:也称坐骨棘间径,为两坐骨棘间的距离,平均值约为 10cm,是胎先露通过中骨盆的重要径线,其长短与分娩密切相关。

（4）骨盆出口平面有四条径线。

1）出口前后径:耻骨联合下缘至骶尾关节间的距离,平均值约为 11.5cm。

2）出口横径:也称坐骨结节间径,为两坐骨结节间的距离,平均值约为 9cm,是出口的重要径线。

3）出口前矢状径:耻骨联合下缘至坐骨结节间径中点间的距离,平均值约为 6cm。

4）出口后矢状径:骶尾关节至坐骨结节间径中点间的距离,平均值约为 8.5cm。若出口横径稍短而出口后矢状径较长、两径之和＞15cm 时,一般大小的胎头可通过后三角区经阴道娩出。

2.骨盆轴与骨盆倾斜度

（1）骨盆轴:为连接骨盆各假想平面中点的曲线。此轴上段向下向后,中段向下,下段向下向前。分娩时胎儿即沿此轴娩出。

（2）骨盆倾斜度:指妇女直立时骨盆入口平面与地平面所形成的角度,一般为 60°。若角度过大,则影响胎头衔接。

【软产道】

是由子宫下段、宫颈、阴道及骨盆底软组织构成的管道。

1.子宫下段　由非孕时长约 1cm 的子宫峡部形成。子宫峡部于妊娠 12 周后逐渐扩展成为子宫腔的一部分,至妊娠末期逐渐拉长形成子宫下段。临产后的规律宫缩进一步使子宫下段拉长达 7～10cm,肌壁变薄成为软产道的一部分。由于子宫肌纤维的缩复作用,子宫上段的肌壁越来越厚,子宫下段的肌壁被牵拉得越来越薄。由于子宫上下段的肌壁厚薄不同,在两者间的子宫内面有一环状隆起,称为生理性缩复环。

2.子宫颈

(1)宫颈管消失:临产前的宫颈管长约2cm,临产后规律宫缩牵拉宫颈内口的子宫肌及周围韧带的纤维,加上胎先露部支撑前羊水囊呈楔状,致使宫颈内口向上向外扩张,宫颈管形成漏斗形,随后宫颈管逐渐变短直至消失。初产妇多是宫颈管先消失,宫颈外口后扩张;经产妇则多是颈管消失与宫颈外口扩张同时进行。

(2)宫口扩张:临产前,初产妇的宫颈外口仅容一指尖,经产妇则能容纳1指。临产后由于子宫肌的收缩、缩复、前羊膜囊对宫颈压迫的扩张作用及破膜后胎先露部直接对宫颈的压迫,使宫颈外口逐渐扩大直至10cm。

3.盆底、阴道及会阴　临产后,胎先露下降直接压迫骨盆底,使阴道扩张成筒状,阴道黏膜皱襞展平使腔道加宽。同时肛提肌向下及两侧扩展,肌纤维拉长,使会阴体变薄,以利于胎儿娩出。

阴道及骨盆的结缔组织和肌纤维在妊娠期增生肥大,血管变粗,血运丰富,使临产后会阴体可承受一定的压力,但分娩时若保护会阴不当可造成裂伤。

(三)胎儿

胎儿的大小、胎位、胎儿发育是否异常均与分娩能否正常进行有关。

【胎儿的大小】

胎儿过大致胎头径线过大,分娩时不易通过产道。胎儿过熟致颅骨过硬,胎头不易变形,也可引起相对头盆不称,造成难产。因为胎头是胎体的最大部分,也是胎儿通过产道最困难的部分。

1.胎头颅骨　由顶骨、额骨、颞骨各两块及枕骨一块构成。颅骨间的缝隙称为颅缝,两顶骨间为矢状缝,顶骨与额骨间为冠状缝,枕骨与顶骨之间为人字缝,颞骨与顶骨间为颞缝,两额骨间为额缝。两颅缝交界的空隙较大处称为囟门,位于胎头前部菱形的称为前囟(大囟门),位于胎头后方三角形的称为后囟(小囟门)。颅缝与囟门的存在使骨板有一定活动余地,胎头有一定的可逆性。头颅通过产道时通过颅缝轻度重叠使其变形,体积缩小,有利于胎头的娩出。

2.胎头径线　主要有:①双顶径(BPD),为两顶骨隆突间的距离,是胎头的最大横径,妊娠足月时平均值约为9.3cm,临床上常通过B超测量此径线来估计胎儿的大小;②枕额径,又称前后径,为鼻根至枕骨隆突间的距离,妊娠足月时的平均值约为11.3cm,胎头常以此径线衔接;③枕下前囟径(小斜径),为前囟中点至枕骨隆突下方的距离,妊娠足月时的平均值约为9.5cm,胎头俯屈后以此径通过产道;④枕颏径,又称大斜径,为颏骨下方中央至后囟顶部的距离,足月时平均值约为13.3cm。

【胎体势、胎产式、胎先露、胎方位】

1.胎体势　胎儿在子宫内的姿势。正常胎体势为:胎头俯屈,颏部贴近胸壁,脊柱略前弯,四肢屈曲交叉于胸腹前,其体积及体表面积均明显缩小,整个胎体成为头端小、臀端大的椭圆形,以适应妊娠晚期椭圆形宫腔的形状。由于胎儿在子宫内的位置不同有不同的胎产式、胎先露及胎方位。胎儿位置与母体骨盆的关系对分娩经过的影响极大。

2.胎产式　胎体纵轴与母体纵轴的关系称为胎产式。两纵轴平行者称为纵产式,占足月分娩总数的99.75%;两纵轴垂直者称为横产式,仅占足月分娩总数的0.25%。如为纵产式则胎儿容易通过产道;横位时胎体纵轴与骨盆轴垂直,足月的活胎不能通过产道,对母儿威胁极大。

3.胎先露　最先进入骨盆入口的胎儿部分称胎先露,纵产式有头先露及臀先露,横产式为肩先露。头先露因胎头屈伸程度的不同又分为枕先露、前囟先露、额先露及面先露。臀先露因入盆的先露部分不同又分为混合臀先露、单臀先露、单足先露和足先露。偶见头先露或臀先露与胎手或胎足同时入盆，称复合先露，臀先露时因先露部的体积较头先露小，后出胎头通过产道时阴道不能充分扩张，胎头娩出时又无变形机会，使娩出困难。面先露时因枕额径为最大径线，往往造成难产。

4.胎方位　胎儿先露部的指示点与母体骨盆的关系称为胎方位。枕先露以枕骨、面先露以颏骨、臀先露以骶骨、肩先露以肩胛骨为指示点，根据指示点与母体骨盆左、右、前、后、横的关系而有不同的胎方位。

【胎儿畸形】

胎儿某一部分发育异常如脑积水、联体双胎等，由于胎头或胎体过大，通过产道时常发生困难。

（四）心理状态

待产妇的心理状态在分娩过程中所起的作用近年来越来越受到重视，并与产力、产道、胎儿列为影响分娩的4大因素。

妊娠、分娩是妇女一生中的两件大事。妊娠是漫长的等待与辛劳，而分娩则是妇女生命的另一个开端。妊娠、分娩与月经来潮和绝经一样，都会引起一系列特征性心理情绪反应。待产妇的性格特征、文化背景、知识水平、社会条件、环境和个人经历等都是分娩时待产妇心理状态的影响因素。有较强自我意识性格的人往往能有较成熟的情绪表现，适应变化，接受自己，灵活而又自信地满足自我需要，随时随地接受新的责任。许多医院中不准丈夫陪伴妻子分娩的传统习俗往往导致或加重待产妇的恐惧、无助感。大量资料证明，接受教育多、对分娩有正确认识和了解的待产妇具有健康的心态，其焦虑、恐惧的程度较轻。同样，安静舒适的环境、先进的医疗及护理设备、较好的支持系统、以往的成功经历等都会增强待产妇的信心，减轻其焦虑、恐惧的程度。如果待产妇过度恐惧、焦虑，导致失眠、食欲不振，将会在临产时造成宫缩乏力、宫口不开、产程延长及产后大出血等不良后果。

二、子宫收缩与特征

子宫的收缩从妊娠期至分娩期、产后期均受子宫肌肉收缩的影响。由于子宫内收缩压力的不同，故每一期的感觉、作用亦不同。

（一）子宫收缩力的种类

子宫收缩力可分为下列四种：

【妊娠无痛性子宫收缩】

发生在妊娠10周后，子宫有间歇性收缩，因子宫内压力在10～20mmHg之间，未达25mmHg，故不觉疼痛。

【假阵痛】

在分娩开始前3～4周出现的子宫无效性收缩，因子宫内的羊水压力在20～40mmHg之间，已超过25mmHg，故孕妇有疼痛感。但疼痛较轻，且局限于下腹部或腰背部。

【真阵痛】

为分娩的主要力量。子宫规则收缩，其频率、强度随产程的进展逐渐增加，到第二产程达到高峰。产妇感到疼痛难忍。

【产后痛】

在分娩后2～3天，是子宫不规则收缩所产生的疼痛，此时的子宫收缩有助于产后子宫的复旧及恶露的排出。4～5天后疼痛减轻或消失，若出现血块淤积则阵痛反而加重。

（二）子宫收缩的特征

子宫收缩力是临产后的主要产力，贯穿于整个分娩过程中。临产后的子宫收缩力（简称宫缩）能迫使宫颈管短缩直至消失、宫口扩张、胎先露下降和胎儿胎盘娩出。临产后的正常宫缩具有以下特征。

【疼痛】

子宫收缩愈强则感觉愈痛，引起疼痛的原因尚不很清楚，有以下几种假说：①肌肉细胞缺氧（如心绞痛的情形）；②子宫颈的神经节被子宫下端肌肉束所压迫；③子宫颈舒张的牵扯作用；④腹膜的牵扯。痛觉的传导是由 T_{11}、T_{12}、S_2、S_3 和 S_4 传入脊髓的，这在无痛分娩上是个很重要的依据，只要阻断这些部位即可做无痛分娩。

【节律性】

宫缩具有节律性，是临产的重要标志之一。正常宫缩是子宫体部不随意、有节律性的阵发性收缩。每次宫缩总是由弱渐强（进行期），维持一定时间（极期），随后由强渐弱（退行期），直至消失进入间歇期。间歇期子宫肌肉松弛。

临产开始时宫缩持续约 30 秒，间歇期约 5~6 分钟。随着产程进展，宫缩持续的时间逐渐延长，间歇期逐渐缩短。当宫口开全之后，宫缩持续的时间可长达 60 秒，间歇期可缩短至 1~2 分钟。宫缩强度（指每次子宫收缩所造成的子宫内压力的增高，即极期的压力）随产程的进展也逐渐增加，子宫腔内的压力于临产初期约升高至 25~30mmHg，于第一产程末可增高至 40~60mmHg，于第二产程期间可高达 100mmHg，而间歇期的宫腔内压力仅为 6~12mmHg。

宫缩时子宫肌壁血管及胎盘受压，致使子宫的血流量减少。但宫缩间歇期子宫的血流量又恢复到原来水平，胎盘绒毛间隙的血流量重新充盈。宫缩的这一节律性对胎儿有利。

【对称性和极性】

正常宫缩起自两侧子宫角部（受起搏点控制），以微波形式迅速向子宫底部中线集中，左右对称，然后以每秒约 2cm 的速度向子宫下段扩散，约 15 秒均匀协调地遍及整个子宫，此为子宫收缩的对称性。

宫缩以子宫底部最强最持久，向下则逐渐减弱，子宫底部收缩力的强度几乎是子宫下段的 2 倍，此为子宫收缩的极性。

【缩复作用】

子宫体部平滑肌与其他部位的平滑肌和横纹肌不同。每当宫缩时子宫体部的肌纤维缩短变宽，收缩之后肌纤维虽又重新松弛，但不能完全恢复到原来的长度，经过反复收缩肌纤维越来越短，这种现象称缩复作用。缩复作用随产程进展使子宫腔内的容积逐渐缩小，迫使胎先露部不断下降及颈管逐渐消失。

【不自主性】

子宫收缩是不随意的，不但不受孕产妇意志的支配，也不受子宫外神经的管制，即使两侧腰交感神经切除的产妇亦会有正常的子宫收缩，只是无痛感。

三、母体对分娩的反应

（一）心血管系统

1.心排出量：心排出量会随子宫收缩压力的变化而额外增加或减少。当宫缩开始和极期时心排出量会增加 30%~50%，而宫缩消失时心排出量慢慢回到收缩前的状况。第二产程屏气用力时，心排出量因静脉血流的中断暂时增加，若屏气持续下去则心排出量反而降低。刚分娩完时心排出量达最高峰，比产前增加 80%，产后最初 10 分钟则降低 20%~25%，1 小时再降低 20%~25%。

2.血压：子宫收缩使得外周阻力增加,造成血压、脉压、静脉压力增高,子宫收缩时舒张压平均升高 5～10mmHg,收缩压平均上升 15mmHg,间歇期则恢复原状。母体血压变化的大小和母体姿势有关,当母体采取侧卧时血压上升不太高。第二产程闭气用力时胸腔内压增高,造成静脉压增加,且血压、脉压亦会暂时增加,当持续闭气时,回流至肺的血量减少,则血压、脉压就会降低。刚分娩完时的动脉压一般是正常的。

3.造血系统白细胞在分娩时会上升到 $25 \times 10^9/L$ 至 $35 \times 10^9/L$,产程愈长白细胞的数目增加愈多,其机制不明,可能与生理(用力运动)和情绪压力的变化有关。

(二)呼吸系统

1.呼吸速率　因分娩过程中耗氧量增加而使呼吸加快,第一产程耗氧量增加 40%,而第二产程时可增加 100%。有一部分人会因使用腹压而使呼吸速率 1 分钟增加 8 次以上。

2.酸碱平衡　分娩早期因换气过度导致 pH 值增加,第一产程末时 pH 值恢复正常。但若第一产程延长,则血液 pH 值会降低。

(三)神经系统

在第一产程中,疼痛主要来自子宫颈的扩张。神经冲动刺激经由子宫神经丛、骨盆神经丛、腹下神经丛、高位腹下神经丛、腰和胸腔下神经链和第 11 及第 12 胸神经联合的交通支等传导。宫口开全后胎头下降进入阴道管腔,引起不适感,且由会阴神经传送进入脊髓而传至 $S_2 \sim S_4$ 后根。孕妇描述这种感觉像被火烧、针刺或撕裂一样。

(四)消化系统

分娩时产妇用口呼吸、呻吟、哭泣,再加上胃肠蠕动和吸收作用减低,胃排空时间延长,故分娩开始后所进的食物不易消化,易引起恶心、呕吐。若 12 小时以上未进食,仍有可能发生呕吐现象。

(五)泌尿系统

膀胱在妊娠中期即开始变化,一旦胎头下降固定,膀胱底则被推向上向前,其先露部的压迫、不适、镇静剂的使用可引起膀胱黏膜充血、水肿、肌张力降低,使自发性排尿受阻。当产妇膀胱过度充盈时,可在耻骨联合上触知。当自发性排尿受阻时,则可能无法自行排尿而需给予导尿。

分娩时因子宫肌肉收缩而产生运动,使肌肉组织生理作功而耗损,因运动造成肌肉分解而产生轻微蛋白尿(+),若高过(++)则不正常。

(六)运动系统

分娩时除子宫活动外,肌肉活动如紧握东西、拍打、身体扭动等均显著增加。因肌肉活动,在第二产程时体温会稍升高、流汗多、疲劳,且会出现尿蛋白(+),产妇亦会用语言或非语言表示腿部痉挛和背部不适。背部不适主要是足月时,卵巢分泌松弛素使得关节松弛而引起背痛和关节痛。

(七)内分泌系统

分娩的发动是由雌激素浓度增加,孕激素浓度减少,前列腺素和催产素浓度增高,使得产程启动,子宫收缩。分娩时新陈代谢增加,再加上产妇在分娩期的进食少,使得血糖可能降低。

(八)皮肤

第二产程时胎头下降压迫阴道口,使得会阴极度伸展,伸展的程度因人而异。当会阴肌肉坚硬而伸展性不好,或会阴组织易脆,或婴儿娩出太快,或婴儿过大,或胎头与骨盆不相称,或胎位异常,或会阴发生水肿,或宫缩过强等,通常会阴及阴道口周围的皮肤会发生撕裂伤。

（九）体液和电解质

分娩时产妇用力使呼吸次数增加，换气过度，再加上分娩时肌肉活动增加，使体温升高（通常不超过37.6℃）而出汗。因此产妇易发生体液丢失和电解质失衡，产妇会出现体温升高、口渴的现象。

四、胎儿对分娩的反应

子宫收缩的压力对每一个胎儿而言都是一种潜在性威胁，所幸的是大多数胎儿都能平安度过，且未发生任何不利的影响。为了少数无法安然度过分娩的胎儿，护理人员应保持高度的警惕性，严密监视胎儿的情况。其中胎儿的心跳最具监测价值，在分娩过程中如发现胎心音异常，应及时通知医师并协助处理。

（一）胎心音改变

子宫开始收缩时胎心音会加快，但宫缩变强胎心音就变慢，收缩达极期时胎心音变得最慢，进入退行期时胎心音再慢慢恢复正常。此变化在破膜后或宫缩过强及第二产程时特别明显。引起胎心音改变的原因有下列二项：

1.因宫缩过强、延迟分娩、脐带受压或胎盘剥离等原因引起胎儿缺氧，可使用胎心音监护仪连续记录胎心音来判断原因。

2.因产道压迫、胎头受压使颅内压增高，再引起脑的压迫，如骨盆狭窄、软产道阻力大。经研究证实，当颅内压力在 40～55mmHg 时，胎儿会发生胎心音减慢。正常胎心率是每分钟 120～160 次，其变异差应在每分钟 10 次之内。一般如胎膜完整、母体阻力较小时，这种胎头受压迫使心跳减慢的情况发生较少；反之，羊膜破裂后胎心率出现早期减速的情况较多，但大多数胎儿能忍受这种短暂的压力。唯独在第二产程闭气用力时，胎儿通过产道产生胎盘血流量减少的并发症、或过度强而频率高的子宫收缩、或母亲低血压等，均可造成胎儿母体间血流交换不良，而引起胎心率出现晚期减速，亦即胎儿窘迫，须立即找出原因加以矫治，使胎心音迅速恢复。

（二）血液循环动力的改变

1.胎儿血压　是保证胎儿绒毛间隙和毛细血管间有足够营养和气体交换的因素之一。宫缩时，胎儿的血压对正常胎儿在缺氧时所产生的抑制提供保护，而胎儿本身和胎盘的储存物质足够供应胎儿度过缺氧期且不受伤害。

2.酸碱状态　强、长而频率快的子宫收缩或在子宫收缩停止期间，子宫未能完全松弛，容易使胎儿与母亲之间的氧与二氧化碳的交换减少，导致胎儿缺氧、胎儿高碳酸血症、新陈代谢障碍、酸中毒等。第一产程时胎血 pH 值会缓慢下降，在第二产程时，产妇屏气用力会造成 pH 值更迅速地下降，使胎儿 PCO_2 增加，碱缺乏，且胎儿血氧饱和度下降10%左右。然而胎儿对这些改变的适应性反应会以循环系统及心跳速率的改变来保护其重要器官，使胎盘的交换作用恢复正常。

（三）胎头改变

1.胎头变形　分娩时胎儿头部因经过产道遇到抵抗，故大部分有头部的变形，称之为胎头变形。其变形程度依儿头的大小及产道的大小而异，抵抗力愈大则变形愈显著，因头盖骨重叠所引起的变形可缩小头部体积使胎头容易通过产道。

2.产瘤　胎先露部因宫缩及腹压加上产道的抵抗而受压以致血流障碍，使先露部的皮下组织蓄积血清而形成水肿，使头皮隆起呈瘤状者称产瘤。娩出时即存在，产后 2～3 天因血清吸收而消散。产瘤的部位与胎方位有关，如 LOA 的胎头产瘤在右顶骨上，ROA 的胎头产瘤在左顶骨上。产瘤的范围不受骨缝限制。

3.头颅血肿　是分娩时新生儿颅骨骨膜下血管破裂、血液积留在骨膜下所致。多因胎头负压吸引、产钳手术等引起,亦可见于自然分娩的新生儿(产道压迫所致)。出生时不明显,之后逐渐增大,一般在生后2～3日明显,血肿以颅骨边缘为界限,不超过骨缝,有波动感,消失缓慢,常需2～3月才能完全消散。

(四)胎位改变

因胎儿先露部不同,而先露部的径线有长有短,各骨盆平面的形态又各异,胎儿要通过产道必定要采取适当的体态移动才能顺利通过产道。胎儿先露部为适应骨盆各平面的不同形态被动地进行一系列的适应性转动,以其最小径线通过产道的过程称分娩机制。构成分娩机制中的主要姿势变换包括在产道中所发生的以下一连串动作:衔接、下降、俯屈、内旋转、复位及外旋转等,现以临床最常见的枕左前为例加以说明。

1.衔接　胎头双顶径进入骨盆入口平面,胎头颅骨最低点接近或达到坐骨棘水平称为衔接。胎头半俯屈状态进入骨盆入口,以枕额径衔接,由于枕额径大于骨盆入口的前后径,胎头矢状缝落在骨盆入口的右斜径上,胎头枕骨在骨盆左前方。经产妇多在分娩开始后胎头衔接,部分初产妇可在预产期前1～2周内衔接。

2.下降　胎头沿骨盆轴前进的动作称为下降。下降动作贯穿在分娩的全过程中,与其他动作相伴随,呈间歇性,宫缩时前进,间歇期少许退回。促使胎头下降的原因为:

(1)宫缩时通过羊水传导的压力由胎轴传至胎头;

(2)胎儿身体的伸展和伸直;

(3)宫缩时子宫底直接压迫胎臀。

3.俯屈　胎头下降至骨盆底时,处于半俯屈状态的胎头枕部遇到肛提肌的阻力,借杠杆作用进一步俯屈,使下颏接近胸部,变胎头衔接时较大的枕额径为较小的枕下前囟径,以适应产道的最小径线。

4.内旋转　胎头为适应骨盆纵轴而旋转,使矢状缝与中骨盆及出口前后径相一致称为内旋转。内旋转使胎头适应中骨盆及出口前后径大于横径的特点,有利于胎头下降。枕先露时胎头枕部的位置最低,到达骨盆底,肛提肌收缩将胎头枕部推向阻力小、部位宽的前方,枕左前位的胎头向母体前方旋转45°,此时小囟门已转至耻骨弓下方。一般胎头于第一产程末完成内旋转动作。

5.仰伸　当胎头完成内旋转后继续下降达阴道外口时,宫缩和腹压迫使胎头下降,而肛提肌的收缩力又将胎头向前推进,两者的合力作用迫使胎头沿骨盆轴下段继续向前并以耻骨弓为支点向上转动,使胎头逐渐仰伸,胎头的顶、额、鼻、口、颏相继娩出。胎头仰伸时,胎儿双肩沿左斜径进入骨盆入口。

6.复位及外旋转　胎头娩出时,胎儿双肩沿骨盆入口的左斜径下降。胎头娩出后,为使胎头与胎肩恢复正常关系,胎头枕部向左旋转45°称复位。胎肩在盆腔内继续下降,前(右)肩向母体前方旋转45°,使胎儿双肩径转成与出口前后径相一致的方向,以适应出口前后径大于横径的特点。同时,胎头枕部也需在外继续向左旋转45°,以保持胎头与胎肩的垂直关系,称为外旋转。

7.胎儿娩出　胎头完成外旋转后,胎儿前(右)肩在耻骨弓下先娩出,随即后(左)肩从会阴前缘娩出。胎儿双肩娩出后,胎体及胎儿下肢亦随之顺利娩出。

五、分娩的前驱征象

分娩开始之前,产妇多半能自己感觉到一些征象,预示着分娩即将开始,如假阵痛、见红、胎儿下降感、破水等。唯有子宫颈的改变需经医护人员诊查才能获知。

（一）不规则宫缩

分娩发动之前，孕妇常出现不规则的子宫收缩，这种宫缩的特点是持续时间短（小于 30 秒）且不恒定，间歇时间长且不规律，宫缩强度不增加，常在夜间出现而于清晨消失，宫缩只引起轻微胀痛且局限于下腹部，宫颈管不缩短，宫口不能开大，给予镇静剂能抑制这种宫缩，又称为假临产。

（二）见红

在分娩发动前 24～48 小时内，因宫颈内口附近的胎膜与该处的子宫壁分离，毛细血管破裂经阴道排出少量血液，与宫颈管内的粘液相混排出，称为见红，是分娩即将开始的一个比较可靠的征象。若阴道流血量较多，超出平时的月经量，不应认为是先兆临产，而应想到妊娠晚期出血如前置胎盘等。

（三）胎儿下降感

初产妇多有胎儿下降感，感到上腹部较前舒适，进食量增多，呼吸较轻快，系因胎先露下降进入骨盆入口后使子宫底下降的缘故。因先露压迫膀胱，常伴有尿频症状。

（四）破水

有些孕妇可于正式临产前发生胎膜破裂，羊水自阴道流出，称为胎膜早破。此时孕妇应立即卧床休息，以侧卧位为宜，以预防脐带脱垂。未住院的孕妇应尽量保持外阴清洁并保持侧卧姿势到医院就诊，已住院的孕妇应及时通知医务人员，以便医务人员对其做出恰当的处理及护理。

据统计，约 80% 的早破水产妇在 24 小时内会自然发动产程，因为破水会诱发分娩。

（五）子宫颈的改变

子宫颈会变得更软，且会变短甚至轻微扩张。但因产程尚未发动，假阵缩对子宫颈的变化无作用，故子宫颈的成熟和软化是一个生化过程。此前驱症状有客观性，产妇无法感觉，需医务人员作肛查或阴道检查才能知道。

六、分娩阶段

分娩过程可分为三个阶段或时期。

1.第一阶段　即第一产程又称宫颈扩张期，指从开始出现规律宫缩到宫口开全。初产妇约需 11～12 小时，经产妇约需 6～8 小时。

2.第二阶段　即第二产程又称胎儿娩出期，指从宫口开全到胎儿娩出。初产妇约需 1～2 小时，经产妇数分钟，少数可达 1 小时。

3.第三阶段　即第三产程又称胎盘娩出期，指从胎儿娩出到胎盘娩出。约需 5～15 分钟，不超过 30 分钟，超过 30 分钟称胎盘滞留。

（一）第一产程

【临床表现】

1.规律宫缩　产程开始时，宫缩持续的时间较短（约 30 秒）且弱，间歇期较长（约 5～6 分钟）。随着产程进展，持续时间渐长（约 50～60 秒），且强度不断增加，间歇期渐短（约 2～3 分钟）。当宫口近开全时，宫缩持续的时间可长达 1 分钟或 1 分钟以上，间歇期仅 1～2 分钟。

2.宫口扩张　通过肛诊或阴道检查可以确定宫口扩张的程度。当宫缩渐频且不断增强时，宫颈管逐渐短缩直至消失，宫口逐渐扩张。宫口扩张的程度常以 cm 或横指计算（一横指相当于 1.5～2cm）。宫口扩张的过程又分为潜伏期和活跃期，活跃期又划分为 3 期：即加速期、最大加速期、减速期。

（1）潜伏期：是指从临产出现规律宫缩开始至宫口扩张 3cm。此期间的扩张速度较慢，平均 2～3 小时扩张 1cm,约需 8 小时,最大时限为 16 小时,超过 16 小时称为潜伏期延长。

(2)活跃期:指宫口扩张 3～10cm。此期间的扩张速度明显加快,约需 4 小时,最大时限为 8 小时,超过 8 小时称为活跃期延长。

1)加速期:是指宫口扩张 3～4cm,约需 1.5 小时。

2)最大加速期:是指宫口扩张 4～9cm,约需 2 小时。

3)减速期:是指宫口扩张 9～10cm,约需 30 分钟。

3.胎头下降　胎头下降的程度是决定能否经阴道分娩的重要观察项目。为准确判断胎头下降的程度应定时作肛查,以明确胎头颅骨最低点的位置。坐骨棘平面是判断胎头高低的标志,胎头颅骨最低点平坐骨棘时,以"O"表达;在坐骨棘平面以上 1cm 时,以"-1"表达;在坐骨棘平面以下 1cm 时,以"+1"表达,余此类推。胎头于潜伏期下降不明显,于活跃期下降加快,平均每小时下降 0.86cm,可作为估计分娩难易的有效指标之一。

为了认真细致地观察产程,做到检查结果记录及时,发现异常能尽早处理,目前多采用产程图。产程图以临产时间(小时)为横坐标,以宫口扩张程度(cm)为纵坐标在左侧,先露下降程度(cm)在右侧,画出宫口扩张曲线和胎头下降曲线,对产程的进展可一目了然。

4.胎膜破裂　胎膜破裂简称破膜。宫缩时子宫羊膜腔内压力增高,胎先露部下降,将羊水阻断为前、后两部,在胎先露部前面的羊水量不多,约 100ml,称为前羊水,形成的前羊水囊有助于扩张宫口。宫缩继续增强,子宫羊膜腔内压力更高,可达 40～60mmHg。当羊膜腔内压力增加到一定程度时自然破裂,破膜多发生在第一产程末。

【产妇的行为反应】

1.潜伏期产妇的行为反应

(1)通常显得多话:主语合乎社交礼仪,和医护人员讲话时会注意对方,护理人员执行护理措施时常会主动道谢。

(2)兴奋、高兴:觉得终于要生产了而松了一口气,期待赶快分娩,仍难免有一些害怕及焦虑,会主动寻求讯息,自觉待产的情形良好,认为自己可以应付待产及分娩过程。

2.加速期、最大加速期产妇的行为反应

(1)很少注意外界事物的状况:医务人员进出待产室时产妇不会主动打招呼,以单字回答问话,对于所听到的事情缺乏精力和动机去澄清或发问。

(2)显得疲倦、焦虑、不安:随产程进展而增加,一心盼望着赶快分娩,这时期较依赖他人,害怕被单独留下,希望有人陪伴。

3.减速期产妇的行为反应

(1)疲惫、想睡觉:常闭眼不想回答问话,极度害怕被单独留下,但又没有精力与人互动。

(2)非常敏感及躁动不安:感到沮丧与受挫折,自觉无法再撑下去以应付产程,常会失去控制。

(二)第二产程

【临床表现】

1.宫缩更强　进入第二产程后,宫缩的强度及频率都达到高峰,宫缩持续在 1 分钟或以上,间歇期仅 1～2分钟。

2.宫口开全　肛查或阴道检查时已触不到宫颈边。

3.排便感　胎头压迫闭孔神经,产妇会有用力的冲动,且因直肠肛门受胎头的强烈压迫,产妇直肠前壁会向外翻出,感觉有便意而自行用力,肛门扩张,有时大便被排出,即使用腹压的开始。

4.不自主地屏气用力　随着胎头的继续下降排便感越来越明显,产妇不自主地屏气向下用力来完成胎儿的娩出。

5.发出低沉、似在用力的声音　宫缩相当频繁,排便感愈来愈剧烈,因此产妇会不知不觉发出用力呻吟的声音。

6.会阴膨出,阴唇张开　随着胎头的继续下降,会阴渐膨隆和变薄,阴唇张开。

7.拨露、着冠　胎头于宫缩时露出阴道口,露出部分不断增大。宫缩间歇期胎头又缩回阴道内,称为胎头拨露。当胎头双顶径越过骨盆出口、宫缩间歇时胎头不再缩回,称为胎头着冠。

8.胎儿娩出。

【产妇的行为反应】

1.疲惫、想睡觉,常闭眼不想应答任何问话。

2.无助、恐慌,觉得失去控制。

(三)第三产程

有两个重要时期,即胎盘剥离期、胎盘娩出期。

【胎盘剥离期】

胎儿娩出后子宫底降至脐平,产妇感到轻松,宫缩暂停数分钟后重又出现,但此时的宫缩不会造成疼痛和不适。由于子宫腔容积突然明显缩小,胎盘不能相应缩小而与子宫壁发生错位而剥离。剥离面有出血形成胎盘后血肿,血肿会加速胎盘剥离,胎膜最后剥离。

胎盘剥离的征象有:

1.子宫体变硬呈球形,宫底上升。

2.阴道口外露的一段脐带自行延长。

3.阴道少量流血。

4.经耻骨联合上方轻压子宫下段时,宫体上升而外露的脐带不再回缩。

【胎盘娩出期】

胎盘剥离后,子宫收缩使胎盘被推离子宫上段,进入松弛的子宫下段或阴道上部,此时宫缩对更进一步娩出胎盘并没有太大作用,直到额外压力如腹肌收缩或人工牵引才能进一步滑出产道外。为了促使胎盘迅速娩出,待出现上述胎盘剥离征象后应嘱产妇向下用力,术者可用左手在子宫底加压,同时用右手轻轻牵引脐带以协助胎盘娩出。若胎盘剥离征象尚未出现,过早用力牵引易造成子宫内翻、脐带断裂、胎盘胎膜残留等。

胎盘剥离及排出的方式有两种:①希氏法(即胎儿面娩出式):胎盘胎儿面先排出。胎盘从中央开始剥离,而后向周围剥离,其特点是先排出胎盘,后见少量阴道流血,这种娩出方式多见。②邓氏法(即母体面娩出式):胎盘母体面先排出。胎盘从边缘开始剥离,血液沿剥离面流出,其特点是先有较多阴道流血,后排出胎盘,这种娩出方式少见。

(田光香)

第七节　分娩期并发症患者的护理

一、胎膜早破

【概述】

胎膜早破(PROM)是指在临产前胎膜破裂。是常见的分娩期并发症,对妊娠和分娩均造成不利影响,可导致早产及围生儿死亡率增加,可使产妇宫内感染率和产褥感染率增加。临床表现为孕妇突感有较多液体自阴道流出,腹内压增加(如咳嗽、打喷嚏、负重)时羊水即流出,肛诊将胎先露上推时可见阴道流液增多。

【护理】

1.护理评估

(1)健康史:包括孕产史、既往史、此次妊娠经过。

(2)诱发因素:评估孕妇有无创伤或妊娠晚期性交;有无头盆不称、胎位异常;是否多胎妊娠;有无羊水过多等。

(3)症状和体征:评估孕妇体温,阴道流液时间、量、色,评估宫缩、胎儿宫内情况,阴道检查羊膜囊张力,上推胎先露有阴道液量增多。

(4)辅助检查:评估羊膜镜检查和B型超声检查的结果。

(5)实验室检查:评估阴道液酸碱度检查、阴道液涂片检查、血常规的结果,必要时评估血C反应蛋白、羊水细菌培养、胎儿纤维结合蛋白测定的结果。

(6)社会心理评估:评估孕妇的情绪及心理反应。

2.护理措施

(1)脐带脱垂的预防和护理:胎膜早破孕妇需住院待产,胎先露未衔接者应绝对卧床休息,抬高臀部;破膜后立即听胎心,发现胎心异常应立即行阴道检查,排除有无脐带先露或脐带脱垂情况,一旦发生脐带脱垂应在数分钟内结束分娩。

(2)严密观察胎儿情况:定期行胎儿胎心监测,及时发现异常;观察羊水性状、量、气味等,发现羊水污染应通知医师及时处理;妊娠未足月期待治疗时,应观察有无临产先兆及感染征象;若未足月已临产及足月者在破膜12小时后尚未临产,均应采取措施结束分娩。

(3)预防感染:保持外阴清洁,限制阴道检查次数;遵医嘱于破膜后12小时给予抗生素预防感染;观察产妇的生命体征以发现感染征象。

(4)心理护理:宣教相关知识以安全度过分娩期。

3.健康教育

(1)重视孕期保健:定期产前检查,指导孕妇重视妊娠期个人卫生保健。

(2)识别和避免诱发因素:妊娠后期避免性交;避免负重及腹部受碰撞;宫颈内口松弛行宫颈环扎术者,应卧床休息,同时指导补充足量的维生素及钙、锌、铜等元素。

(3)识别病情变化:告知孕妇胎膜早破时的应对措施,及时就诊。

4.护理评价　经过治疗和护理,孕妇是否达到:①了解胎膜早破的原因;无脐带脱垂、感染等并发症发生,母儿安全。②能积极参与护理过程。

二、产后出血

【概述】

胎儿娩出后 24 小时内阴道出血量超过 500ml 者,称为产后出血。产后出血是分娩期严重并发症,居我国目前孕产妇死亡原因的首位。产后出血按时期分为三类,产时、产后 24 小时、晚期产后出血,其中 80％以上发生在产后 2 小时之内。临床表现为阴道流血过多,失血性休克、贫血及易于发生感染,严重者危及产妇生命。

【护理】

1.护理评估

(1)健康史:评估孕产史、既往史。

(2)诱发因素:评估是否有妊娠合并症、是否不恰当使用镇静剂或麻醉剂、是否有产程异常及孕妇精神状态异常等。

(3)症状和体征:评估阴道出血的时间、量、颜色以及子宫收缩、胎盘和软产道的情况;评估产妇生命体征,有无出血性休克的症状;评估产妇是否有尿频、肛门坠胀感及排尿疼痛。

(4)辅助检查:测量失血量,B 超检查结果。

(5)实验室检查:评估血常规,出、凝血时间,凝血酶原时间及 DIC 全套结果。

(6)社会心理评估:评估产妇的情绪及心理反应。

2.护理措施

(1)预防产后出血

1)妊娠期:加强孕期保健,定期产前检查,治疗控制妊娠合并症及并发症,高危妊娠者应提前入院。

2)分娩期:①密切观察产程进展,及时发现并处理异常产程。②保证产妇基本需要,劳逸结合,避免衰竭状态。③第二产程指导产妇正确使用腹压,接生者正确保护会阴,适时行会阴侧切术,胎头以最小径线缓慢娩出。④胎儿娩出后,应用缩宫素加强子宫收缩。⑤第三产程正确处理胎盘娩出,测量出血量。胎盘娩出后应仔细检查胎盘、胎膜完整性。

3)产褥期:①产后 2 小时内,密切观察产妇子宫收缩、阴道出血及会阴伤口情况,监测生命体征。②督促排空膀胱,行母儿皮肤早接触、早吸吮。③对可能发生产后出血的高危产妇,维持静脉通道,做好输血和急救准备,注意保暖。

(2)针对原因止血,纠正失血性休克,控制感染。

(3)失血性休克的护理。

(4)心理护理:以减轻恐惧紧张情绪。

3.健康教育

(1)识别和避免诱发因素:重视产前检查、正确处理产程、加强产后观察。

(2)识别病情变化:告知产妇观察阴道出血的情况,阴道血肿、早期失血性休克的自觉症状,出现不适情况及时就诊。

(3)饮食护理:鼓励产妇进营养丰富、易消化的饮食,多进食含铁、蛋白质、维生素丰富的食物,少食多餐。

(4)指导产褥期自我保健技巧。

4.护理评价　经过治疗和护理,评价产妇是否达到:①生命体征稳定,出院时体温、恶露均正常,无感染征象。②精神状态良好,能生活自理。③积极参与治疗护理。

三、子宫破裂

【概述】

子宫破裂是指子宫体部或子宫下段于妊娠晚期或分娩期发生的破裂,多发生于经产妇,是产科极为严重的并发症,威胁母儿生命。子宫破裂可分为先兆子宫破裂和子宫破裂两个阶段。先兆子宫破裂是指临产过程中,胎先露下降受阻时,出现病理性缩复环,子宫下段压痛,胎心率改变或听不清。子宫破裂时,产妇突感下腹部撕裂样剧痛,之后疼痛缓解,子宫收缩停止,短时间内进入休克状态。

【护理】

1.护理评估

(1)健康史:评估产妇孕产史、子宫手术史。

(2)诱发因素:评估是否胎位不正、头盆不称,有无滥用缩宫素史,是否有阴道助产手术操作史。

(3)症状和体征:评估产妇宫缩强度、频率;观察腹型,有无病理性缩复环;产妇有无排尿困难;有无胎儿宫内窘迫,甚至胎心、胎动消失情况;产妇有无烦躁不安、疼痛难忍,出现休克征象、急腹症表现,腹壁下可否扪及胎体等子宫破裂表现。

(4)辅助检查:主要评估B超检查的结果。

(5)实验室检查:评估血常规、尿常规的结果。

(6)社会心理评估:评估产妇的情绪及心理反应。

2.护理措施

(1)预防子宫破裂:加强产前检查,对有剖宫产史或有子宫手术史的产妇,应在预产期前2周住院待产;严格掌握缩宫素、前列腺素等子宫收缩剂的使用指征和方法,避免滥用。

(2)先兆子宫破裂产妇的护理:严密观察产程进展,及时发现导致难产的诱因,监测胎心的变化;腹部出现病理性缩复环,应立即停用缩宫素,监测生命体征,取中凹位或平卧位,给予氧气吸入、保暖;迅速备血,做好剖宫产的术前准备。

(3)子宫破裂产妇的护理:严格执行医嘱,尽快协助医生进行紧急处理,抢救休克,迅速做好术前准备;立即建立静脉通道,遵医嘱补充水电解质,扩容、纠正酸中毒;给予氧气吸入,保暖;术中、术后遵医嘱应用抗生素以预防感染;严密观察并记录生命体征、液体出入量。

(4)心理护理:帮助产妇调整情绪、配合治疗,接受妊娠结局。

3.健康指导

(1)识别和避免诱发因素:宣传孕妇保健知识,加强产前检查;做好计划生育及围生期保健工作,减少多产及多次人工流产等高危因素。

(2)识别病情变化:告知产妇如何观察宫缩,先兆子宫破裂的自觉症状,出现异常情况及时向医护人员寻求帮助。

4.护理评价　经过治疗和护理,评价产妇是否达到:①血容量及时得到补充,手术经过顺利。②出院时血常规正常,伤口愈合良好,无并发症发生。③情绪稳定,饮食、睡眠基本正常。

四、脐带异常（先露、脱垂）

【概述】

脐带异常包括脐带先露、脱垂、缠绕、脐带长度异常、打结、扭转及附着异常。脐带位于先露前方或一侧，胎膜未破，称为脐带先露，也称隐性脐带脱垂。若胎膜已破，脐带进一步脱出于胎儿先露的下方，经宫颈进入阴道内，甚至显露于外阴部，称为脐带脱垂。

【护理】

1.护理评估

(1)健康史：评估孕产史。

(2)诱发因素：评估胎先露部是否衔接、有无胎位异常、脐带过长及羊水过多。

(3)症状和体征：评估胎膜未破时，是否在胎动、宫缩后胎心率突然变慢，改变体位、上推先露部及抬高臀部后迅速恢复；评估胎膜已破时，是否出现胎心率异常，阴道检查是否在胎先露部旁或其前方以及阴道内触及脐带，或脐带脱出于外阴。

(4)辅助检查：评估 B 型超声及彩色多普勒超声检查的结果。

(5)社会心理评估：评估产妇的情绪及心理反应。

2.护理措施

(1)脐带先露与脐带脱垂的预防：对临产后胎先露部未衔接入盆者，尽量不做或少做肛诊或阴道检查；需人工破膜者，应行高位破膜，避免脐带随羊水流出而脱出，破膜后立即行胎心监护；妊娠晚期或临产后，超声检查有助于尽早发现脐带先露。

(2)脐带先露的护理：经产妇、胎膜未破、宫缩良好者，取头低臀高位，密切观察胎心率，等待胎头衔接，宫口逐渐扩张，胎心持续良好者，可经阴道分娩；初产妇、足先露或肩先露者，应行剖宫产术，做好术前准备。

(3)脐带脱垂的护理

1)如发生脐带脱垂立即协助产妇取头低臀高位，通知医生紧急处理。若宫口已开全，胎心尚好，先露较低，在数分钟内结束分娩；若宫口未开全，在严密消毒下行脐带还纳术，将胎先露部推至骨盆上口以上，以减轻脐带受压。

2)脐带还纳失败者，若胎心正常，应立即就地行剖宫产术；若胎心已消失，确定胎死宫内，应经阴道分娩，为避免会阴裂伤，可行穿颅术。

(4)心理护理：鼓励孕妇配合以结束分娩。

3.健康指导

(1)识别和避免诱发因素：告知发生胎膜破裂自我应对方法；对胎位不正，易发生脐带脱垂的孕妇，在临产前加强产前监护，必要时提前住院监护。

(2)休息与活动：胎位异常、胎先露部尚未衔接者，胎膜破裂后应卧床休息，必要时抬高臀部。

(3)识别病情变化：告知孕妇自计胎动的方法及脐带脱垂的临床表现，出现异常及时调整体位并向医护人员寻求帮助。

4.护理评价 经过治疗和护理，评价产妇是否达到：①了解脐带脱垂的原因。②患者积极配合治疗，顺利分娩，母儿平安。

五、胎儿窘迫

【概述】

胎儿窘迫是指胎儿在宫内因缺氧危及健康和生命出现的一系列症状。急性胎儿窘迫多发生在分娩期,慢性胎儿窘迫常发生在妊娠晚期,往往延续至临产并加重。主要临床表现为胎心音改变、胎动异常、羊水胎粪污染及酸中毒。

【护理】

1.护理评估

(1)健康史:评估孕妇年龄、生育史、内科疾病史;评估胎儿有无畸形。

(2)诱发因素:评估孕妇是否有妊娠并发症或合并症,分娩经过是否顺利,缩宫素是否使用得当。

(3)症状和体征:评估胎儿胎心率、胎动是否正常。

(4)辅助诊断:评估胎心监测、羊膜镜检查羊水的结果。

(5)实验室检查:评估孕妇24小时尿E_3值和胎儿头皮血气分析的结果。

(6)社会心理评估:评估孕妇情绪及心理反应。

2.护理措施

(1)急性胎儿窘迫的处理原则是采取果断措施,改善胎儿缺氧状态。

1)紧急处理:嘱产妇取左侧卧位,间断吸氧;积极寻找原因,严密监测胎心变化并及时通知医生。

2)病因治疗:若为不协调性子宫收缩过强,因缩宫素使用不当,应停用,或遵医嘱用抑制宫缩的药物;纠正产妇的酸中毒情况。

3)尽快终止妊娠。协助医师尽早结束分娩,如做好阴道助产手术及剖宫产的术前准备,做好新生儿窒息复苏准备。

(2)慢性胎儿窘迫的处理原则是针对病因,根据孕周、胎儿成熟度及胎儿缺氧程度决定处理。

1)一般护理:嘱产妇取左侧卧位,定时吸氧,每天2～3次,每次30分钟。积极治疗妊娠合并症及并发症。

2)期待疗法护理:孕周小,估计胎儿娩出后存活可能性小,尽量保守治疗以期延长胎龄,同时遵医嘱给予促胎肺成熟治疗,争取胎儿成熟后终止妊娠。

3)终止妊娠:妊娠近足月,胎动少,缩宫素激惹试验(OCT)出现频繁晚期减速或重度变异减速、胎儿生物物理评分<3分者,均应行剖宫产术终止妊娠。

(3)心理护理:向孕产妇提供相关信息,减轻焦虑,对于胎儿死亡的父母亲提供支持及关怀,处理好死婴。

3.健康指导

(1)识别和避免诱发因素:定期产前检查,了解胎心率变化;宣教左侧卧位的目的;积极治疗妊娠合并症和并发症。

(2)识别病情变化:教会孕妇自计胎动的方法,若有异常及时就诊。

4.护理评价 经过治疗和护理,是否达到:①胎儿情况改善,胎心率正常或平安分娩。②产妇焦虑控制,舒适感有所增加。③产妇能够接受胎儿死亡的现实,正确对待。

（尚 琳）

第八节 产科常见手术的护理配合

在产科工作中,虽然有很多操作是由医生完成的,但每一项都少不了产科护士的配合。作为一名助产人员,在护理过程中严密的观察和准确的判断以及熟练的配合是保证母婴安全的重要环节。

一、人工破膜术的护理配合

(一)概述

人工破膜即人为的方式干预撕破宫口处羊膜,以便观察羊水颜色、加强宫缩、加速产程进展,是自然分娩过程中较为常见的一种引产方式。

(二)适应证

1.引产前破膜其条件是宫颈条件成熟、先露紧贴宫颈、先露固定。

2.加速产程产程进入活跃期后(宫口开大 3cm 后),产程停滞。

3.了解胎儿宫内情况(根据羊水量、颜色和性状),及时发现和处理胎儿宫内窘迫。

4.试产时,观察产程进展。

(三)禁忌证

1.明显头盆不称经检查不可能经阴道分娩,不宜试产者。

2.胎位不正:臀围或横位。

3.明显影响先露入盆的产道阻塞时:如阴道肿瘤影响先露下降、宫颈水肿严重等。

4.胎盘功能严重低下,胎儿不能耐受阴道分娩。

5.孕妇合并或并发严重疾病,不宜阴道分娩。

(四)危险性

1.脐带脱垂:如果先露高浮,先露未紧贴宫颈。

2.胎盘早剥。

3.若羊水过多,脐带脱垂和胎盘早剥的危险并存。

(五)护理配合

1.护士准备:①素质要求;②评估:孕妇一般情况、是否有禁忌证;听胎心、量血压,了解产妇破水目的;向产妇及家属说明操作目的,以取得配合。③洗手、戴口罩。

2.用物准备:人工破膜包(消毒巾、弯盘、50mL 量杯、干纱球、液状石蜡、棉球、敷料钳 1 把、鼠齿钳 1 把、手套、扩阴器)冲洗壶、皂球、消毒液纱球、干纱球、血管钳、温开水。

3.检查无菌物品名称、有效期,外包布有无破损和潮湿;核对孕妇姓名、腕带、住院号、床号、医嘱。

4.协助上产床,取膀胱截石位;测量血压和胎心。

5.进行产科外阴消毒,垫消毒巾于臀部。

6.打开人工破膜包,为医生做好破膜准备工作。

7.破膜时观察宫缩情况(手触及宫底部,了解宫缩情况),若有宫缩,及时告知医生,在宫缩间歇进行人工破膜。

8.破膜后与医生共同观察羊水色、量及性质,立即听胎心并做好记录;更换垫于臀部的消毒巾。

9.如在破膜的过程中,发现脐带脱垂、羊水Ⅱ度以上,则配合医生做好手术准备。

(六)护理要点

1.破膜不能在宫缩时,必须在宫缩间隙时进行,避免发生羊水栓塞。

2.破膜后没有羊水流出,禁忌用手上顶胎头,以免脐带脱垂。当羊水很少或没有羊水流出时,以见到血管钳钳出的胎发为证;如羊水过多时,应缓缓地将手指退出,以免腹压剧降,羊水外涌引起脐带脱垂。

3.破膜后,应注意有无脐带脱垂,监测胎心有无变化,按胎膜早破进行护理。

二、产钳术的护理配合

(一)概述

产钳作为牵引力或旋转力,用以纠正胎头方位,协助胎头下降及胎儿娩出的产科手术。目前临床上常用的是低位产钳术,指胎头骨质部已达骨盆底、矢状缝在骨盆出口的前后径上,此时用产钳娩出胎儿的手术方法。

(二)适应证

当宫口开全、头盆相称、胎膜已破、活婴、胎方位适合而分娩时发生困难均可实施。

1.第二产程延长 排除明显头盆不称,用于各种原因引起的第二产程延长,包括持续性枕横位或枕后位、轻度骨盆狭窄、巨大胎儿、胎儿宫内窘迫和宫缩乏力等,需尽快结束分娩者。

2.母体疾病 如妊娠合并心肺疾病、子痫前期重度、原发性高血压、瘢痕子宫,需尽快结束分娩者。

3.事先预料胎儿娩出有困难 如臀位产后出胎头娩出困难者;剖宫产术中,胎头娩出困难者;胎头吸引术失败者。

4.为防止早产儿头颅损伤 避免胎头过度受压和避免盆底组织过度伸展。

(三)禁忌证

绝对和相对头盆不称,胎头没有衔接。

(四)实施产钳术的必备条件

1.无明显的头盆不称,胎头骨质部分最低点在 S+2cm 以下。

2.胎儿为顶先露。

3.宫颈口完全扩张。

4.胎膜已破。

5.胎儿存活。

(五)护理配合

1.护士准备:①素质要求;②核对医嘱;③评估:宫缩及胎头下降情况,是否有禁忌证;向产妇及家属说明产钳助产的操作目的,以取得配合。④外科洗手、戴口罩。

2.用物准备:产包1个、手套3副、一次性导尿管1根、产钳1把(Simpson 或 kielland)、妇科检查器一套、碘伏纱球、麻醉用长针头、20ml注射器、0.5%利多卡因、肠线、器械润滑油。

3.检查无菌物品名称、有效期、外包布有无破损和潮湿;协助产妇取膀胱截石位。

4.产科外阴冲洗后铺上消毒巾,导尿。

5.协助医生抽取局麻药物,润滑产钳,先将左叶递给医生,待其放置好后,固定左叶,再将右叶递给医生。

6.在拉产钳过程中,保护好会阴,以免发生会阴撕裂。新生儿注意保暖。胎儿娩出前准备好复苏物品,并呼叫新生儿科医生到场。胎儿娩出后,给予宫缩剂。

7.协助医生进行软产道检查;缝合会阴时,注意纱布及丝线、肠线的补充。整理用物,洗手、记录。

(六)护理要点

1.术前检查产钳是否完好。

2.指导产妇正确使用腹压,减轻其紧张情绪。

3.术中密切观察产妇的生命体征及胎心、宫缩、羊水的变化;如出血下肢麻木和痉挛应做局部按摩;及时给予产妇补充能量和吸氧。

4.术后检查新生儿有无产伤,仔细观察产妇宫缩、阴道流血、排尿等情况。

三、胎头吸引术的护理配合

(一)概述

胎头吸引术是将特制的胎头吸引器置于胎头顶枕部,利用负压原理,通过外力按分娩机转牵引吸引器,配合产力,协助胎儿娩出的严重助产手术。

(二)适应证

1.因宫缩乏力、持续性枕横位或枕后位导致第二产程延长。

2.母体有各种妊娠并发症,轻度胎儿宫内窘迫等,宫口已开全,产妇不宜屏气用力,需尽快结束分娩。

(三)禁忌证

1.头盆不称、胎位异常(颜面位、额位、横位、臀围)。

2.产道畸形、阻塞,子宫颈癌。

3.子宫脱垂术后、尿瘘修补术后。

(四)护理配合

1.护士准备:①素质要求;②核对医嘱;③评估:宫缩及胎头下降情况,是否有禁忌证;向产妇及家属说明吸引助产术的目的,以取得配合。④外科洗手、戴口罩。

2.用物准备:产包1只、手套、胎头吸引器1只、50mL注射器、吸引管1根、血管钳、一次性导尿管、碘伏纱球、0.5%利多卡因、肠线、器械润滑油、新生儿复苏用品。

3.检查无菌物品名称、有效期,外包布有无破损和潮湿;协助产妇取膀胱截石位。

4.产科外阴冲洗后铺上消毒巾,导尿。

5.协助医生放置吸引器,在牵引过程中,保护好会阴,以免发生会阴撕裂。

6.胎儿娩出前,准备好复苏物品,胎儿娩出后,注意保暖并给予宫缩剂。

7.协助医生进行软产道检查,缝合会阴时,注意纱布及丝线、肠线的补充。

8.整理用物,洗手、记录。

(五)护理要点

1.牵拉胎头吸引器前,检查吸引器有无漏气。吸引器负压要适当,压力过大容易使胎儿头皮受损,压力不足容易滑脱。负压要求在37.24~46.55kpa之间。用注射器抽吸150~180ml;而硅胶喇叭形吸引器仅抽60~80ml。

2.吸引器本身损坏,负压不足,吸引器放置错误,牵引过早,牵引旋转方向有误,头盆不称,阻力过多大或牵引力过大,均可导致牵引时吸引器漏气或滑脱。当胎头吸引器滑脱两次以上者,应改用其他助产方式。

3.牵引时间不超过 10 分钟以上仍不能结束分娩,应改用产钳术或剖宫产术。

4.为了提高助产效果,减轻对胎儿的损伤,牵拉吸引器时应配合产力同时进行。

四、人工剥离胎盘术的护理配合

(一)概述

人工剥离胎盘术是指胎儿娩出后,用人工的方法使胎盘从子宫内剥离。

(二)目的

术者用手剥离并取出滞留于宫腔内胎盘的手术。

(三)适应证

1.胎儿娩出后 30 分钟后,胎盘仍未剥离者。

2.胎儿娩出后,胎盘部分剥离引起子宫出血。

3.胎儿娩出后,经按压宫底及给予子宫收缩药物,胎盘没有完全剥离排出者。

(四)护理配合

1.护士准备:①素质要求;②核对医嘱;③评估:孕妇一般情况、孕产史,本次怀孕、分娩经历,解释胎盘滞留的原因及危害,使其理解行人工剥离胎盘术的目的、必要性以取得配合。

2.用物准备:手术衣 1 件,润滑剂,导尿管,手套 2 副,5ml 注射器 2 个,长镊 2 把,阿托品注射液 1 支,哌替啶注射液 1 支。

3.检查无菌物品名称、有效期,外包布有无破损和潮湿。

4.协助产妇取膀胱截石位,排空膀胱,再次进行外阴消毒。

5.阴道出血量大于 300ml 时,应建立静脉通路、备血,做好输血准备,专人密切观察产妇生命体征、面色、神态、子宫收缩及阴道流血量等。

6.一般不需要麻醉,可适量给予镇静剂。子宫颈内口较紧时,可肌注哌替啶 100mg 及阿托品 0.5mg。

7.协助医师严格执行无菌操作规程,观察产妇的反应,询问其有无剧烈腹痛,测量血压、心率、呼吸、脉搏等,发现异常及时报告医师。

8.协助医师检查胎盘及胎膜的完整性,清点敷料器械,避免敷料遗留在子宫阴道内。

9.人工剥离胎盘后,立即肌注宫缩剂,整理用物,记录。

(五)护理要点

1.密切注意观察体温、子宫收缩、下腹疼痛及阴道流血等。

2.当发生产后出血时应尽快取出胎盘,并严密观察产妇情况,如因失血过多,一般情况较差,应及时输液、输血。

3.疑为植入性胎盘,不可强行剥离,应尽量减少宫腔内操作次数。

4.胎盘娩出后,应仔细检查是否完整,如有缺损,及时报告医生。

5.测量体温 q4h/d,若有体温升高,及时报告医师,宫缩不佳时应及时按摩子宫,遵医嘱给予缩宫素。

五、剖宫产术的护理配合

(一)概述

剖宫产术是指妊娠≥28 周,经切开腹壁及子宫取出胎儿及其附属物的手术,是处理高危妊娠和异常分娩的重要手段。主要术式有 3 种：

1.子宫下段剖宫产术　妊娠晚期(≥34 周)或临产后,经腹,切开子宫下段取出胎儿及附属物的手术。该术式切口愈合良好,术后并发症少,临床广泛使用。

2.子宫体部剖宫产术　适用于剖宫产同时需行子宫切除术;前置胎盘附着于子宫下段及遮盖宫口者;前次剖宫产,子宫切口与膀胱和腹膜粘连,致使此次妊娠子宫下段形成不好者。该术式出血多,切口容易和周围组织粘连,再次妊娠易发生子宫破裂。

3.腹膜外剖宫产术　国外已摒弃此术式,国内仍在进行,主要适用于宫内感染或潜在感染的;多次腹腔手术,严重粘连者。该术式可明显减少剖宫产术后腹腔感染的危险,因不进腹腔,术后肠蠕动恢复快,产妇术前不需禁食。

(二)适应证

1.骨盆狭窄,头盆不称(巨大儿,过期妊娠儿)。

2.胎位异常,臀位、横位、面先露、额先露。

3.胎儿宫内窘迫、脐带脱垂、FGR(胎儿宫内发育受限),羊水过少。

4.宫颈瘢痕,宫颈严重水肿。

5.外阴、阴道静脉曲张。

6.软产道阻塞,子宫严重畸形,阴道纵隔,双子宫,妇科肿瘤阻塞产道。

7.中央型、部分型前置胎盘。

8.妊娠并发症 ICP(妊娠合并胆汁淤积)、子痫前期重度或子痫。

9.妊娠合并内外科疾病妊娠合并心脏病等。

10.妊娠高危因素多年不孕、珍贵儿、阴道助产失败。

(三)禁忌证

1.妊娠合并严重的内外科疾病,如严重的心衰、肺水肿、糖尿病昏迷、尿毒症、肝性脑病、水电解质紊乱等。

2.胎儿异常死胎、胎儿畸形、胎龄过小。

3.宫腔、腹壁严重感染、子宫下段严重粘连。

4.不能保持剖宫产体位者。

(四)护理配合

1.患者准备:建立静脉通路;完善实验室检查;备血;用液状石蜡清洁脐孔;用脱毛霜或无损伤剃刀进行手术区域的备皮;皮肤清洁(上起剑突下,下至两大腿上 1/3 包括外阴部,两侧至腋中线),用温水洗净、擦干,以治疗消毒巾包裹手术野;更换清洁衣服;戴好帽子进入手术室,以防止更换体位后头发散乱,防止呕吐物污染头发。

2.护士准备:①素质要求;②核对医嘱;③评估:胎心、生命体征、孕妇一般情况、有无药物敏感试验、有无首饰和义齿;告知剖宫产术的有关注意事项,取得配合。④洗手、戴口罩。

3.用物准备:剖宫产包 1 个内有:25cm 不锈钢盆 1 个、弯盘 1 个、卵圆钳 6 把、刀柄 1 号和 7 号各 1 把、解剖镊 2 把、小无齿镊 2 把、大无齿镊 1 把、18cm 弯血管钳 2 把、12cm 弯血管钳 10 把、14cm 直血管钳 1 把、鼠齿钳 10 把、巾钳 4 把、持针器 3 把、剪刀 4 把(组织剪刀、绷带剪刀、断脐剪刀、剪线剪刀)、皮肤拉钩 1 个、膀胱拉钩 1 个、大 S 拉钩 1 个、刀片 2 个、快薇乔肠线 3 根;另需准备有洞单 1 块、中单 2 块、治疗巾 10 块,手术衣 4 件、大纱布 8 块、小纱布 10 块、手套 4 副;缩宫素 20U、2ml 针筒以及新生儿急救药品。

4.检查无菌物品外观、名称、有效期,核对患者姓名、腕带、住院号、手术名称、手术时间,麻醉置管后予以留置导尿管。

5.外科手术刷手,穿手术衣、戴手套,手术部位消毒,配合手术医生铺巾上台。

6.碘伏方纱再次消毒切口部位后,递进腹常规用物(干方纱、大手术刀、组织剪、有齿短镊、皮肤拉勾、巾钳),弃碘伏方纱。

7.递大方纱、协助医生铺巾,弃干方纱、换湿方纱,收大手术刀及有齿短镊。

8.进腹后弃小方纱,递大方纱及大S拉钩于助手,协助医生暴露子宫下段;递组织剪及无齿长镊于主刀医生分离并剪开下段腹膜,推开膀胱,放置膀胱拉钩。

9.组织剪换小手术刀,切开子宫后配合医生吸羊水,收手术区域内所有器械,协助医生胎儿娩出。

10.胎儿娩出后完成断脐,递鼠齿钳于医生并完成催产素的注射。

11.递直止血钳于助手,小弯血管钳于主刀协助胎盘娩出,并递纱棒于主刀清除宫腔遗留物。

12.递1~0肠线及有齿长镊于主刀,递大S拉钩于助手,完成子宫切口第一层的缝合。

13.收有齿长镊换无齿长镊,配合医生完成子宫切口第二层的缝合。

14.配合医生清理腹腔,检查子宫切口缝合情况及双附件。

15.递小弯血管钳、2~0肠线、无齿镊配合医生关腹,同时与巡回护士清点手术用物、记录。

16.术后巡回护士擦净患者身体上的血渍和污渍,更换干净的衣裤,使之保持干燥、无血渍和污渍。

(五)护理要点

1.做好新生儿保暖和抢救工作,及时提升复苏台的温度,打开吸引器和氧气。当切开子宫、刺破胎膜进入宫腔时,注意观察产妇面部表情有无变化、有无咳嗽、呼吸困难等症状,监测羊水栓塞的发生。

2.密切观察并记录产妇的生命体征及尿管留置的情况。如因胎头入盆太深取胎头困难,助手应在台下戴消毒手套自阴道向上推胎头,以利胎头顺利娩出。

3.取出胎盘后,测量脐带的长度,检查胎盘、胎膜是否完整、胎盘大小、有无梗死灶等,并告知医生。

4.器械护士注意力集中,根据手术的进程和解剖层次传递手术器械。在娩出胎儿前,清理手术部分区域的器械,防止损伤新生儿。

5.严格执行核对制度

(1)术前与麻醉医师、手术医师一起认真核对孕妇姓名、住院号、手术名称和部位;手术器械护士与巡回护士认真清点手术台上所有的器械、纱布和物品。

(2)术中缝合腹膜前,清点手术台上及用后置于台下的所有器械、纱布和物品,确认无误后告知手术医师。

(3)关闭腹膜后、手术结束后,分别再次双人核对所有器械、纱布和物品,确认无误后,记录并签名。

六、镇痛分娩的护理配合

(一)概述

分娩时的剧烈疼痛可以导致体内一系列神经内分泌反应,使产妇发生血管收缩、胎盘血流减少、酸中毒等,对产妇和胎儿产生相应的影响。

1.镇痛分娩的好处

(1)对产妇和胎儿不良作用小。

(2)药物起效快,作用可靠,便于给药,能达到全产程(约10小时左右)的镇痛。

(3)避免运动阻滞,不影响宫缩和产妇运动。

(4)产妇清醒,能配合分娩过程。

2.硬膜外镇痛分娩的时机　一般宫口扩张至 2cm 时开始用药,过早可能抑制必要的疼痛反射而影响产程,太迟不能达到满意的镇痛效果。

3.硬膜外镇痛分娩的特点　硬膜外镇痛分娩是以麻醉技术为基础,结合产科特殊要求的新型分娩镇痛技术。麻醉医生采用间断注药或用输注泵自动持续给药,达到镇痛效果,镇痛可维持到分娩结束。麻醉药的浓度大约相当于剖宫产麻醉时的 1/10～1/5,浓度较低,镇痛起效快,可控性强,安全性高。是目前各大医院运用最广泛、效果比较理想的一种。

(二)适应证

1.产妇自愿要求分娩镇痛,无产科阴道分娩禁忌证。

2.无凝血功能异常、局部或全身感染、低血容量、营养不良及精神异常,无脊柱解剖异常。

(三)护理配合

1.患者准备　给予产妇及家属签署知情同意书及为他们做详细的产科解释。为产妇戴好帽子,包裹全部头发。

2.护士准备　①素质要求;②核对医嘱;③评估产前检查的病史,胎心、宫缩、产程进展情况,并告知麻醉中的相关注意事项取得配合;④洗手、戴口罩。完善实验室检查,查询产妇的化验室检查报告,无异常通知麻醉科医师。

3.核对　核对患者姓名、腕带、住院号,协助麻醉师摆好麻醉体位,沿床旁侧卧位,双膝弯曲尽量贴近腹部,头下颏尽量贴近胸部,嘱咐孕妇保持姿势。

4.心电监护　连接心电监护仪,测量基础血压、氧饱和度、心率;然后将心电监护仪测量血压的时间间歇调节为每 5 分钟 1 次并打开音效。给药后的 30 分钟内,每 5 分钟测量一次血压,并记录血压、氧饱和度、心率。镇痛分娩麻醉置管后的不良反应及麻醉药物的副作用主要发生在置管后的 30 分钟内,因而在此期间,需加强生命体征的监测以及注意询问产妇的主诉。连续测量 30 分钟后,如生命体征稳定可调整为每小时 1 次。

5.补充血容量　开通静脉通路,快速滴入林格氏液 500～1000ml,以扩充产妇的全身血容量。麻醉置管后,由于麻醉药的作用,使血管发生舒张,导致血容量相对减少,易产生头晕、血压下降等一系列不良反应。因而分娩镇痛过程中保持足够的血容量。以防麻醉过程中出现低血压(外周血管扩张)。

6.体位　置管后协助产妇取左侧卧位,可在产妇的腰骶部垫小枕头或靠垫,让产妇处于左倾 20～300,避免平卧位;若病人主诉不适,可侧卧位或适当变换体位,但不能平卧,防止仰卧位低血压导致胎儿缺氧、胎心变化。

7.连续胎心、宫缩的监测　镇痛分娩置管时,必须连续监测胎心。置管后 30 分钟内除了观察胎心,还应用手摸子宫底部,感受宫缩的强度和持续时间。若发生宫缩过频、过强,应立即通知麻醉师进行处理。

(四)护理要点

1.硬膜外麻醉后易出现尿潴留,因此应注意观察产妇膀胱的充盈度,如出现膀胱充盈时,应留置导尿管,直至宫口开全需要屏气时拔除。

2.产妇取左侧卧位,给予连续的胎心监护。

3.经常与产妇进行交流,注意产妇有无不适的主诉。

4.加强生命体征的监测,置管期间若血压下降过多(收缩压小于 100mmHg 或下降大于基础值 20%,或胎心变化明显)或脉搏过快(45 秒内变化超过 15 次/分)要提醒麻醉师。

5.第二产程时,在待产妇有屏气感时,指导产妇正确使用腹压。

七、新生儿气管插管的护理配合

（一）概述
新生儿气管插管的目的是解除呼吸道梗阻,保持呼吸道通畅,抽吸下呼吸道分泌物及进行辅助通气。

（二）适应证
1.羊水胎粪污染、新生儿无活力时,通过气管导管吸引胎粪。

2.气囊面罩正压人工呼吸数分钟不能改善通气或气囊面罩正压人工呼吸无效者。

3.有利于人工呼吸和胸外按压更好的配合。

4.静脉途径未建立前,通过气管导管给肾上腺素。

5.特使指征极不成熟的早产儿、气管导管注入肺泡表面活性物质、怀疑膈疝。

（三）护理配合
1.护士准备　①素质要求;②评估:是否存在气管插管的指征。③洗手、戴口罩。

2.用物准备　喉镜、镜片(足月儿选择1号,早产儿选择0号,超低体重儿选择00号)根据不同体重和孕周选择气管导管型号(<1000g选择内径2.5mm的导管,1000～2000g选择内径3.0mm导管,2000～3000g选择内径3.5mm的导管,>3000g选择内径3.5～4mm的导管)金属导管芯、吸引器、胶布卷、剪刀、口腔气道、胎粪吸引管、听诊器、复苏面罩、氧气管。

3.器械准备　检查喉镜光源,调节吸引器负压到100mmHg,连接10F吸引管和导管,用于吸引口鼻内分泌物,若需经导管吸引则准备较小号的吸引管。

4.吸氧　准备复苏装置和面罩,氧气管连接氧源,提供100%常压氧连接复苏气囊,氧流量应调节5～10L/分钟。准备听诊器、胶布或气管导管固定器。

5.固定　剪一条胶布把导管固定在新生儿面部,或准备1个气管导管支架或托。

6.摆正患儿头部　取一扁枕或一卷纱布垫于肩部,使颈部略过伸。护理人员位于儿科医生对侧,用双手掌固定头部,双前臂压住新生儿肩关节部。

7.清除咽喉部阻塞　吸尽口鼻腔内、咽喉部黏液及羊水,使喉头尽量暴露。

8.插管时配合　护理人员手持复苏气囊靠近新生儿口鼻部供氧,并严密观察患儿面色、心率、呼吸等生命体征。插管者暴露声门后,护理人员立即将气管导管递给操作者。如声带紧闭,护理人员可用手指在胸骨下1/3处向下按压深2cm,即产生有力的人工呼吸,使声带张开。

（四）护理要点
1.因一旦在复苏进行中,时间十分有限,所以若为高危妊娠分娩应在此之前就准备好复苏器械。

2.在开始气管插管和重复插管之间,用气囊面罩给新生儿适当输氧。

3.当医生在清洁气道和尝试看清气道解剖标志时,将100%常压氧送到新生儿面部。

4.若20秒内气管插管不成功,护理人员应通知医生暂停操作,并予面罩加压给氧2分后再次尝试。

5.插管成功后,护理人员接复苏气囊加压给氧,观察两侧胸廓是否对称,需要时用蝶胶布或固定器固定气管导管。

（郭　杰）

第十三章　骨科疾病的护理

第一节　概述

一、骨科疾病一般护理常规

1.按外科疾病手术一般护理常规及骨科疾病护理常规护理。

2.入院后根据不同疾病对患者进行妥善安置,送入病房。

(1)行动不便或卧床的患者,护士根据病情主动协助或正确搬运。

(2)急诊创伤患者更衣过程中护士应认真检查患者全身皮肤,排查伤口。大出血患者立即报告医生并配合处理;骨折患者遵医嘱局部制动。

(3)给予腰椎疾病患者卧硬板床或气垫床,硬度调至最强档。

(4)护士根据病情将肢体安置于功能位或遵医嘱摆放体位:如肩关节位于外展45°,前屈30°,外旋15°;肘关节位于屈曲90°;腕关节位于背屈20°~30°;髋关节位于前屈15°~20°,外展10°~20°;膝关节位于屈曲5°~10°或伸直180°;距小腿关节可屈曲5°~10°。

(5)对入院前已长时间卧床和床上活动受限的患者,入院后给予压疮风险评估,并进行功能锻炼指导,积极预防压疮、坠积性肺炎、泌尿系感染和深静脉栓塞、肌肉萎缩及关节僵直等并发症。

3.按照护理程序收集患者的健康资料,进行入院评估,制定护理计划并实施。

4.除急诊手术禁食禁饮外,其他骨科患者给予高钙、高蛋白、丰富维生素、易消化食物,鼓励患者多饮水。

5.及时通知医生,协助医生做好有关检查,了解诊断及治疗方案。急诊或危重症患者要立即配合医生进行抢救处理。

6.对新入危重症或行急诊手术治疗的患者密切观察病情变化,遵医嘱监测生命体征、意识状态、准确记录液体出入量,观察患肢末梢血液循环、感觉、运动情况,发现异常及时报告医师。采取适当的护理措施,准确、及时做好记录。

7.新入院患者连测3d体温,每日3次,体温高者报告医生给予处理。入院第2天起遵医嘱完成各项术前常规检查,如血液检查、尿便常规、X线胸片、心电图及超声心动图等。进行各种特殊检查、治疗向患者认真讲解检查的目的、意义及注意事项,取得充分合作。

8.伤口引流管的护理。妥善固定,确保装置密闭和通畅;准确记录引流液的性质、颜色及量;每日晨更换引流瓶,严格无菌操作;整理床单位及搬动肢体时做到动作轻柔,以免管道打折或脱出。24h引流量

＜50ml时拔除伤口引流管。

9.留置尿管的护理。留置尿管期间嘱患者多饮水,保持尿液清亮、颜色淡黄;每日给予会阴冲洗1次,保持外阴清洁;术后第1天起协助患者进行自主排尿训练,方法为夹闭尿管,患者感憋尿后打开引流尿液,然后再行夹闭,反复训练1～2d后拔除尿管;进行各项操作动作轻柔,避免牵拉尿管给患者带来不适,及时倾倒并记录尿量、尿液性质。

10.出院前认真完成出院指导。内容包括饮食指导,心理护理,根据不同疾病制定康复训练及健康指导计划,遵医嘱按时复查。

二、骨科疾病术前护理常规

1.按外科疾病术前护理常规及骨科疾病一般护理常规护理。

2.护理评估

(1)健康史:了解患者一般情况、既往健康状况,尤其注意与现患疾病相关的病史和药物应用情况及过敏史、手术史、家族史、遗传病史、女性患者生育史,既往有无高血压、糖尿病、心脏疾病等,初步判断其手术耐受性。

(2)既往史:既往健康状况有助于判断骨折的相关因素及愈合,如患者有无骨质疏松、骨肿瘤病史或骨折和手术史。

(3)药物治疗史:了解患者近期有无服用激素类药物及药物过敏史等与手术或术后恢复有关的药物,关节置换手术的患者术前停用阿司匹林等抗凝药物至少1周方可行手术,避免术中、术后出血量的增加。

(4)心理和社会支持状况:患者的心理状态取决于损伤的范围和程度。多发性损伤患者多需住院和手术等治疗,由此形成的压力可影响患者与家庭成员的心理状态和相互关系,故护士应评估患者和家属的心理状态、家庭经济情况及社会支持系统。

3.身体状况评估

(1)通过仔细询问患者主诉和全面体格检查,评估生命体征和主要体征;了解各主要内脏器官功能情况,有无心、肺、肝及肾等器官功能不全,有无营养不良、肥胖,有无水、电解质失衡等高危因素,评估手术的安全性。

(2)对骨折患者,应认真检查局部有无出血、肿胀、触痛或被动伸指(趾)疼痛、畸形、内旋或外旋、肢体短缩等;伤肢的活动及关节活动范围,有无异常活动、骨擦音、活动障碍等;局部皮肤完整性,皮肤有无挫伤、瘀斑或皮下气肿等;开放性损伤的范围、程度和污染情况,破损处是否与骨折处相通;末梢感觉和循环情况,如骨折远端肢体的皮温、有无感觉异常、毛细血管再充盈时间、有无脉搏减弱或消失等。

(3)对骨科创伤患者,应了解患者受伤的原因、部位和时间、受伤时的体位和环境,外力作用的方式、方向与性质,伤后患者功能障碍及伤情发展情况、急救处理经过等;同时合并其他损伤患者需评估有无威胁生命的并发症,如有无头部、胸部、腹部及泌尿系统的损伤。评估患者的意识、体温、脉搏、呼吸、血压等情况,观察患者有无脉搏加快、脉弱、皮肤湿冷、呼吸浅快、血压下降、尿少、意识障碍等低血容量性休克的症状,并报告医生处理。

4.术前宣教

(1)戒烟:自入院起告知患者戒烟。向患者解释吸烟会引起痰量的增加,术后引发肺部感染;同时烟草中所含的尼古丁还可导致微小血管痉挛,影响伤口愈合。

(2)根据患者的年龄和文化程度等特点,利用图片资料、宣传手册、录音或小讲课等多种形式,结合患者的具体疾病,介绍疾病知识、手术方式、术后可能的不适、可能留置的各类引流管及其目的意义、患者需要配合的相关知识和准备。

(3)术前饮食指导:鼓励患者多摄入营养丰富、易消化的食物;术前 1d 晚进半流质饮食,少食纤维素高的食物,术前 1d 晚睡前需排大便 1 次,22:00 后禁食水。

(4)术前适应性训练:指导患者练习在床上使用便器。教会患者深呼吸,有效咳嗽、排痰的方法。教会患者正确进行股四头肌静止收缩运动,便于预防术后并发症,促进关节功能的康复。指导患者掌握关节置换手术的患肢摆放体位。膝关节置换患者术后需将枕头放于小腿靠近距小腿关节处,保持膝关节于过伸位;在护士的指导下翻身侧卧。髋关节置换患者术后患肢保持外展中立位;并学会利用骨科架子床正确抬起和移动身体。身体任何部位有压痛时需立即通知护士查看,预防压疮的发生。

5.术前准备

(1)皮肤准备:根据手术部位的不同备皮,操作过程中注意遮挡和保暖,动作轻柔,防损伤表皮。关节置换手术的患者如发现感染灶如牙龈炎、生殖泌尿系炎、皮肤溃疡、肺炎、甲沟炎、足癣等应报告医生查看和处理。骨科常规手术备皮范围如下。

①脊柱、颈椎,上界至头顶,下界齐腋窝平线,两侧腋中线;胸椎,上自颈部以上,下至尾骨,两侧腋中线;腰椎,上齐腋窝,下界臀横纹,两侧腋中线。骶腰部手术须包括肛门部。

②肩部及上臂:上界过颈部,下界前臂下 1/3(前后周围),前后过胸、背中线。需剃腋毛。

③前臂:上界上臂上 1/3(前后周围)至指尖。

④肘部:下界过腕关节,上界至肩关节(前后周围)。

⑤手部:上界肘关节(前后周围)至指尖。

⑥大腿及髋部:上界肋缘,下界小腿下 1/3(前后周围),躯干前后过中线,并剃阴毛。

⑦膝部:上界过髋关节,下界过距小腿关节(前后周围)。

⑧小腿:上界过膝关节(前后周围)至足趾。

⑨足部:上界膝关节(前后周围)至足趾。

(2)清洁:备皮后嘱患者沐浴,不能自理者可由护士协助患者完成全身擦洗。男士要剃掉胡须,女士要把长发在脑后梳好,剪短指、趾甲,并更换清洁病员服。

(3)关节置换患者术前 1d 下午遵医嘱应用抗生素以预防感染,用药前询问过敏史,过敏试验阴性后方可输液。

(4)饮食:术前 1d 晚进食易消化、少纤维素的饮食,22:00 后禁食、禁水。

(5)肠道准备:睡前需排大便 1 次,以减轻术后胃肠道不适症状。

(6)术日晨准备:全麻患者术前 30min 要给予肌内注射阿托品 0.5mg。患者入手术室前排空膀胱,摘去义齿、眼镜、助听器、各种饰物,贵重物品交由家属保管,家属在指定地方等候,以便及时联系。

三、骨科疾病术后护理常规

1.按外科疾病术后护理常规及骨科疾病一般护理常规。

2.病情观察

(1)生命体征:了解患者麻醉方式和术中情况,术后给予心电监护,每 15～30 分钟监测脉搏、血压、呼吸并记录。

(2)出血:观察患者手术切口有无渗血、渗液,一旦发现活动性出血应立即报告医生进行处理,如需再次手术,配合做好手术准备。

(3)伤口引流的观察:观察并记录引流液的性质和量。结合患者生命体征情况,如短时间内引流量异常增多,则为继发性出血的可能,立即报告医生并配合进行对症处理。

(4)患肢血供、感觉及运动观察:密切观察患肢的末梢循环和感觉,如毛细血管再充盈时间、患肢远端动脉搏动情况、皮温和色泽、有无肿胀及感觉和运动障碍,如有异常,及时报告医生。

3.体位:术后6h内采取去枕平卧位。6h后根据不同部位手术采取不同的体位。

(1)四肢手术后患肢垫软枕给予抬高,高于心脏水平,以促进静脉回流和减轻水肿。患肢制动后,固定患肢于功能位。

(2)膝关节置换术后患者平卧6~8h,患肢抬高在靠近距小腿关节处垫枕头,使膝关节呈过伸位,患者感疲劳时可撤除枕头将患肢平放于床上以缓解不适;术后第1天起可床上坐起,坐位时取出膝下枕头;也可在护士的协助下翻身侧卧。

(3)髋关节置换术后患者取平卧位,患肢保持外展中立位,两腿间放置枕头。术后1d起可取半坐位,注意保持髋关节屈曲<60°,术后未经术者同意不可翻身侧卧,防止髋关节脱位。

(4)脊柱手术患者术后平卧4~6h或以后可以轴位翻身法翻身侧卧。搬运患者时采取3人搬运法,托起肩背部、腰臀部和下肢,平稳同步进行,保持身体轴位平直。

4.伤口引流管护理

(1)妥善固定,确保装置密闭和通畅。

(2)准确记录引流液的性质、颜色及量。如术后10~12h持续出血量超过1000ml,应警惕发生继发性大出血的可能,需立即通知医生给予处理,并密切观察生命体征的变化。

(3)每日晨更换引流瓶,严格无菌操作。

(4)整理床单位及搬动肢体时做到动作轻柔,以免管道打折或脱出。

(5)拔管指征:24h引流量少于50ml时可拔除伤口引流管。

5.留置尿管的护理

(1)留置尿管期间嘱患者多饮水,保持尿液清亮、颜色淡黄。每日清洁尿道口。

(2)每日给予会阴冲洗1次,保持外阴清洁。

(3)术后第1天起指导患者进行自主排尿训练:夹闭尿管,嘱患者感憋尿后打开引流尿液,然后再行夹闭,反复训练1~2d后拔除尿管。

(4)进行各项操作动作轻柔,避免牵拉尿管给患者带来不适,及时倾倒并记录尿量、尿液性质。

6.术后不适的观察与护理

(1)疼痛:术后1~2d患者可出现不同程度的切口疼痛,一般以24h内最剧烈,护士应给予心理安慰,鼓励患者主动活动,在患者翻身、活动、咳嗽时,协助患者保护好患肢以减轻疼痛。患者疼痛剧烈时遵医嘱给予镇痛药物治疗。

(2)恶心、呕吐:手术后恶心、呕吐是麻醉后常见的反应,待麻醉作用消失后可停止。患者呕吐时,护士应协助患者头偏向一侧避免误吸,呕吐后及时做好卫生清洁。呕吐频繁时报告医生,遵医嘱处理。

(3)腹胀:术后早期腹胀常是由于胃肠道蠕动受抑制,肠腔内积气无法排出所致。随着胃肠功能恢复、肛门排气后症状可缓解。若手术后1d仍无肛门排气、腹胀明显,给予腹部按摩,无效时应报告医生进行进一步处理。

(4)发热:手术后常见的不适之一,多为术后吸收热,正常情况下其变化幅度在1℃左右,可给予物理降温等对症处理。体温超过38.5℃时报告医生给予处理。

(5)尿潴留:由于麻醉作用,患者的排尿反射受到抑制,或因不习惯床上排尿等均可发生尿潴留,可给予诱导排尿,必要时给予留置导尿。并做好留置尿管的护理。

7.基础护理

(1)做好晨晚间护理,包括整理床单位、清洁面部和梳头、口腔护理、足部清洁等。

(2)保持会阴部清洁,女性患者给予会阴冲洗每日 1 次。

(3)满足患者生活上的合理需求。

(4)患者肠蠕动恢复后,协助进食水,并做好饮食指导。

8.大、小便处理:患者留置尿管期间,及早开始自主排尿训练,术后 3d 内拔除尿管自行排尿以预防泌尿系感染。患者卧床期间,鼓励其多饮水,进食含粗纤维膳食,同时教会患者腹部按摩的方法,以促进肠蠕动预防便秘,术后 3d 未排大便者给予通便药物或灌肠处理。

9.心理护理:根据患者的社会背景、个性及不同手术类型,对每个患者提供个体化心理支持,并给予心理疏导和安慰,以增强战胜疾病的信心。

10.指导功能锻炼:根据不同疾病及术后康复要求,指导患者适时开始功能锻炼,包括肌肉等长收缩练习和关节活动、行走锻炼等。

(陈修芳)

第二节　骨科疾病常见症状护理

一、休克

【概述】

休克是指机体在多种病因侵袭下引起的以有效循环血容量骤减、组织灌注不足、细胞代谢紊乱和功能受损为共同特点的病理生理改变的综合征。休克发病急、进展快,如未及时发现及治疗,可导致多器官功能障碍综合征或多系统器官衰竭,发展成为不可逆性休克引起死亡。

休克的分类方法很多,根据病因可分为低血容量性、感染性、心源性、神经性和过敏性休克 5 类。低血容量性休克包括创伤性和失血性休克两类。其中低血容量性休克和感染性休克在外科中最为常见。①机体重要的实质性脏器或大血管的损伤,引起大量失血或血浆外渗,而又未能及时纠正。②肢体挤压伤后,软组织的血管内血浆大量外渗到组织间隙。③弥散性血管内凝血造成血流障碍,使回心血量及左心排血量减少,属于相对性的血容量减少。

【临床表现】

根据休克的发病过程,将休克分为 3 期。

1.休克代偿期(即微循环痉挛期,也称休克前期)　患者情绪紧张、烦躁不安、面色苍白、虚汗不止、四肢发凉、心率加快、尿量减少。血压尚无明显变化,但由于舒张压升高而使脉压变小。这些症状是机体代偿能力弱的表现。休克代偿期是休克抢救的重要时期。此期救治护理措施得当,休克迅速纠正;反之,机体代偿能力逐渐减弱进入休克抑制期。

2.休克抑制期(即微循环扩张期)　患者由兴奋转为抑制,表情淡漠、反应迟钝、口唇及肢端发绀、四肢厥冷、脉细速微弱、血压下降、尿量减少甚至无尿。由于大量血液淤积在毛细血管床中致回心血量急剧下降。此外,出于酸性代谢产物堆积,血管通透性改变,使组织液生成大于回流,造成脑、心、肺、肾、肝等器官的功能障碍。

3.休克失代偿期(即弥散性血管内凝血期)　患者由意识朦胧、浅昏迷发展为深昏迷,体温上升,脉极细弱,血压极低且心音遥远。血液纤溶系统受到破坏,血液由高凝趋向低凝,出现溶血、贫血、黄疸、瘀斑及内脏出血倾向,最终因重要生命器官的衰竭而死亡。

【治疗原则】

早发现、早诊断、早治疗。迅速补充血容量,积极处理原发病以控制出血。

1.补充血容量　早期、快速、足量的补充血容量是救治休克的关键因素之一。根据血压和脉搏变化估计失血量。补充血容量并非指失血量全部由血液补充,而是指快速扩充血容量。可先经静脉在 45min 之内快速滴注等渗盐水或平衡盐溶液 1000~2000ml,观察血压回升情况,再根据血压、脉搏、中心静脉压及血细胞比容等监测指标决定是否补充全血或浓缩红细胞等。

2.止血、包扎、固定　在补充血容量的同时,对有活动性出血的患者,应迅速控制出血。一般开放性伤口可加压包扎或止血带止血,较大血管出血在可视的情况下可钳夹止血;止血带止血时需注明上止血带的时间,每小时松解 1 次,防止肢体缺血坏死;有内脏出血者,应做好术前准备,必要时手术止血;有骨折或脱位的患者,为防止进一步出血或加重血管、神经损伤,应及时进行固定或牵引,条件允许时及时给予复位;对于骨盆骨折出血、下肢骨折或广泛软组织损伤出血,可使用抗休克裤,既可起到固定作用,又可压迫止血。

【护理评估】

了解休克的原因,如有无大量出血、严重烧伤、损伤等。观察患者精神状态、神志、皮肤色泽和温度、生命体征、周围循环及尿量的改变。了解患者意识是否清楚,有无烦躁、嗜睡、表情淡漠等;有无生命体征异常,有无脉搏加快、血压下降等。有无口唇及指端苍白,有无尿量减少等。

【护理要点及措施】

1.保持呼吸道通畅　保持呼吸道通畅,是抢救创伤性休克的重要环节。首先评估患者有无喘鸣、发绀、呼吸困难等现象,及时清除呼吸道内的血凝块、分泌物及异物,并将头偏向一侧,防止误吸;有昏迷或颌面创伤者,应托起下颌防止舌后坠,必要时可放置口咽通气管或气管插管、气管切开。

2.给氧　各种给氧方法可根据患者的需要和条件选择使用,必要时可使用呼吸机辅助给氧。大流量用氧者,应逐渐降低氧流量;吸氧超过 12h 者,氧浓度不应高于 40%~60%,防止氧中毒。

3.卧位　宜采取中凹卧位,抬高头胸部 20°,便于呼吸;抬高双下肢 30°,利于静脉回流,增加回心血量。同时减少不必要的搬动,减少机体对氧和营养物质的消耗。

4.建立静脉通道　是扩充血容量的先决条件、一般至少建立两条或两条以上静脉通道,条件允许时最好使用留置针;尽量行中心静脉置管,可测量中心静脉压。

5.病情观察　可围绕"一看、二摸、三测、四尿量"来进行,即一看意识、表情及皮肤色泽,二摸肢端温、湿度及脉搏,三测血压,四观察尿量。

(1)意识、表情:意识和表情的变化反应中枢神经系统的血液灌注量和缺氧程度。休克早期,全身血液重新分配,脑供血得到相对保证,呈轻度缺氧状态,表现为烦躁不安或兴奋;随着休克的加重,缺氧程度加深,神经细胞反应性降低,由兴奋转为抑制,患者反应迟钝、神情淡漠,甚至昏迷。

(2)皮肤色泽:皮肤的颜色及肢端温、湿度显示了外周微循环的血流状态。休克早期,外周血管收缩,皮肤苍白,尤其是面颊、口唇及甲床;休克中期,血流缓慢,甲床毛细血管充盈时间明显延长;肤色的改变往往先于脉搏、血压的改变,恢复时则迟。

（3）肢端温、湿度：肤色苍白、温度减低，同时出冷汗是交感神经极度兴奋趋向衰竭的体征。休克早期，只手足发凉；到了休克中晚期，患者肢端厥冷，并且温度降低范围逐渐扩大。

（4）脉搏、血压：休克早期脉搏加快，收缩压往往还在正常范围内，但舒张压升高，脉压减小（≤30mmHg）。现常用休克指数〔脉率/动脉收缩压（mmHg）〕来判断急性血容量减少的程度，正常值为0.5 左右，如指数＝1，表示血容量丧失 20%～30%；如指数＞1～2，表示血容量丧失 30%～50%。某医院提出"血压脉率差法"，即收缩压（mmHg）－脉率（次/分）＝正数或＞1 为正常，若等于 0 则为休克的临界点，若为负数或＜1 即为休克。

（5）尿量：尿量是观察休克的重要指标，也是判断肾功能状态的依据。应给患者留置尿管，便于观察尿量、尿色及尿比重。正常人尿量约 50ml/h，尿比重 1.015～1.025。当收缩压在 80mmHg 左右时，如肾功能正常，每小时的尿量应为 20～30ml；如收缩压低于 70mmHg，则会出现少尿或者无尿；当动脉血压已正常而仍有少尿和尿比重降低，则要警惕肾衰竭的可能。

6.补液的护理

（1）掌握补液原则：补液虽遵医嘱进行，但护士应明确补液原则：缺什么补什么，需要多少补充多少；输液顺序先晶后胶；输液速度先快后慢；同时边输入、边分析、边估计、边调整，密切观察。

（2）补充液体的选择：首先以较快的速度输入含钠的晶体液，以降低血液黏稠度，改善微循环，然后给予胶体液或全血，维持血液的胶体渗透压，防止水分从毛细血管渗出，提高血容量。常用晶体液有平衡盐溶液、林格液、生理盐水等，胶体液有全血、血浆、706 羧甲淀粉、低分子右旋糖酐等。

（3）补液的量、速度及监测：休克时由于微血管扩张、血管壁通透性增高，存在不显性失液，补液量往往比失血估计量大得多才能纠正休克。补液最先开始时速度要快，这样才能起到扩容的效果，但快速输液易引起急性心力衰竭和肺水肿等并发症，因此补液的同时应监测心功能。

7.纠正酸碱平衡紊乱　休克时常伴有酸中毒和其他酸碱平衡紊乱，对病情较轻者，最佳处理方法是恢复组织的灌注，而不是急于应用碱性药物；但对于严重休克、抗休克治疗较晚的患者，应考虑给予碱性药物治疗，并根据血气分析监测的结果决定用量。

8.血管活性药物的应用　血管活性药物必须在补足血容量的基础上使用。使用时应针对休克过程的特点，借助对中心静脉压、肺动脉楔压等血流动力学参数的监测，正确选择药物种类及剂量。

9.抗感染治疗　休克降低了机体对感染的抵抗力，而感染又可加重休克。因此，严格执行无菌操作；保持床单位及患者清洁；及时清除呼吸道分泌物。

10.抗休克裤应用　在创伤性休克的救治中，特别是伴有严重的低血容量性休克不能及时补足液体的情况下，应用抗休克裤治疗具有一定的效果。

11.心理干预　突如其来的意外创伤、疼痛和失血刺激，使患者的生理、心理遭受了双重打击，产生焦虑、急躁、恐惧、依赖心理。护士应通过端庄的仪表、适宜的言谈、负责的态度、熟练的技术对患者的不良心理进行干预，使其增强战胜疾病的信心和勇气，积极配合治疗。

二、关节功能障碍

【概述】

功能是指组织、器官、肢体等的特征性活动。当本应具有的功能不能正常发挥时，即称为功能障碍。

【常见原因及表现】

1.骨折、软组织损伤、肌腱韧带拉伤：症状除关节僵硬外，还伴有关节肿胀、皮肤瘢痕挛缩、疼痛、麻木及局部寒热等症状。

2.创伤后关节功能障碍:活动受限、疼痛和僵直。

3.髋臼先天性发育不良:表现为髋臼窝发育过小,不能把股骨头正常包容起来,这时股骨头不在原有的位置上,股骨头向外向上移动,行走越多疼痛症状越严重,造成髋关节功能障碍。这种原因造成的髋关节功能障碍,终身不能恢复。

4.股骨头软骨坏死:股骨头软骨表面粗糙不平,在髋关节活动时很容易造成滑膜损伤,滑膜损伤出现髋关节滑膜炎,髋臼长时间受到炎症刺激,就会出现髋臼盂唇部位增生的病理变化,当髋臼盂唇部位增生到一定长度,对股骨头的包容过大,影响了股骨头的活动范围,造成髋关节功能障碍。

5.骨性关节炎:表现为关节疼痛、肿胀,屈曲受限。

【护理】

1.防止患者做大运动量的锻炼,如跑步,跳高,跳远,可做 30min 的室外散步。

2.鼓励患者进行必要的功能锻炼。

(1)坚持做股四头肌(大腿前面肌肉)主动收缩,每天 4～5 次,每次 10～20 下。

(2)仰卧屈膝屈髋做蹬自行车样动作,每天 2～3 次,每次 50 下。

(3)不负重做下蹲和起立运动,连续 30～50 下,每天 2～3 次。

3.切忌患者做膝关节的半屈位旋转动作,防止半月板损伤。

4.心理护理:根据患者的社会背景、个性,对每个患者提供个体化心理支持,并给予心理疏导和安慰,以增强战胜疾病的信心。

三、关节腔积液

【概述】

关节积液是关节液增多形成的,造成关节疼痛、不适。膝关节内正常存有少量滑液,滑液为淡黄色液体,正常膝关节内 1～2ml 滑液。有营养关节、润滑关节和修复等作用,关节液由滑膜分泌,在关节活动时关节液不断循环更新。当关节产生病变或出现某些全身性疾病时,关节液增多即形成关节积液,造成关节疼痛、不适。关节液超过 10ml 时,浮髌试验阳性。

【常见原因及表现】

由于外伤或过度劳损等因素损伤滑膜,会产生大量积液,使关节内压力增高,膝关节疼痛、肿胀、压痛,滑膜有摩擦发涩的声响。疼痛最明显的特点是当膝关节主动极度伸直时,特别是有一定阻力的做伸膝运动时,髌骨下部疼痛会加剧,被动极度屈曲时疼痛也明显加重。其主要表现关节充血肿胀,疼痛,渗出增多,关节积液,活动下蹲困难,功能受限。

【护理】

1.心理护理 安慰患者,鼓励其树立战胜疾病的信心,向患者讲解疾病的病因、症状、治疗及预后,使患者积极配合治疗。

2.关节腔抽液的注意事项 护士安慰患者不要精神紧张,操作过程中不要随意伸曲患肢,以避免折针。

3.饮食护理 患者应多饮水,进食清淡、蛋白质丰富、含多种维生素的饮食,戒烟、酒。

4.肢体护理 待关节腔抽液后,关节肿胀消退,疼痛缓解,24h 内少量活动,避免过度伸曲膝关节,之后,逐渐加强功能锻炼,避免关节功能障碍和肌肉失用性萎缩。

(田 菊)

第三节　骨关节炎

一、概述

骨关节炎(OA)是一种常见的风湿性疾病,以透明软骨改变,关节软骨损伤,骨组织肥大,骨赘形成为特征的骨关节病变,临床特征为进行性软骨丧失和骨性超常增生,关节软骨发生原发性或继发性退行性变,并在关节边缘有骨赘形成,出现不同程度的关节僵硬与不稳定导致功能减退甚至丧失。有许多因素可以引起骨性关节炎:体重过重、关节损伤、肌肉无力及关节部位神经损伤等。滑膜疾病和某些遗传病、骨性关节炎可以影响任何关节,但多发生于手的小关节,还常影响髋关节、膝关节和脊柱,很少累及到腕、肘和踝关节,除非是受了外伤或非正常压迫。骨关节炎总患病率为15%,40岁人群患病率为10%～17%,在60岁以上人群中为50%,最早可发生于20岁。几乎所有人到40岁时负重关节都有一些骨关节炎的病理改变,但仅少数人出现症状,男女发病率相同。

二、临床表现

(一)症状

1.关节疼痛　关节疼痛为最主要的症状,早期关节活动后出现疼痛、酸胀、不适,休息可以减轻或消失。初期昼重夜轻,为轻度至中度,间歇性疼痛。随后疼痛逐渐加重,呈持续性,夜间可痛醒。

2.关节僵硬　晨僵为局限性,活动后纤解。时间较短,一般持续5～15min,不超过30min,可有短暂的关节胶化,即关节从静止到活动有一段不灵活的时间,如久坐后站立行走,需站立片刻并缓慢活动一会儿才能迈步等。

3.功能障碍　表现为骨关节炎关节不稳定,活动受限。膝关节或髋关节不稳定表现为行走时失平衡,下蹲、下楼无力,不能持重等,其原因往往是关节面不对称及不吻合。

(二)体征

1.关节压痛　常局限于损伤严重的关节,在手骨关节炎比较明显,尤其是伴有滑膜炎时关节压痛明显,由于伴有炎症,关节局部皮温较高,但皮肤通常不红。

2.关节肿胀　可由关节积液、滑囊增厚、软骨及骨边缘增生向外生长而致。后期呈骨性肥大,部分患者可扪及骨赘,偶尔伴半脱位。

3.关节畸形　在手、趾和膝关节可以触及无症状的骨突出物。手远端指间关节背面的骨性突出物称为Heberden结节。手近端指间关节背面的骨性突出物称为Bouchard结节。手部多个结节及近端和远端指间关节水平样弯曲形成蛇样畸形。由于大鱼际肌萎缩,第一掌骨底部骨质增生隆起,第一掌腕关节半脱位而形成方形手。

4.摩擦感　多见于大关节,关节活动时出现。粗糙的摩擦感是关节软骨损伤,关节表面不平,骨表面裸露的表现。

5.关节活动受限　持物、行走和下蹲困难。

（三）好发部位

负重和易被磨损的关节较多受累，如手、膝、髋、足、颈椎和腰椎关节最易累及。

1.手　关节疼痛、压痛和肿胀，手指僵硬还造成弹响指或扳机指。具有特征性的改变是 Heberden 结节和 Bouchard 结节。由于结节性增生，手指各节可向尺侧或桡侧偏斜，构成蛇样手指，掌指关节较少受累。

2.膝　疼痛、酸胀，双膝发软、无力，易摔倒，出现明显的关节胶化现象；有局限性压痛及骨赘所致的骨肥大。少数患者可出现短暂的关节肿胀和积液，被动运动时膝关节有响声或触及骨摩擦音。后期出现膝内翻或外翻，关节半脱位。

3.髋　隐袭性疼痛，跛行。疼痛多位于腹股沟或沿大腿内侧面分布，也有表现为臀部、坐骨区或膝部疼痛，初站立时加重，活动后稍有缓解。可有内旋和伸直活动受限。

4.足　以第一跖趾关节最常见，局部关节外形不规则，有结节和压痛及骨性肥大，随后第一趾外翻畸形，活动受限。

5.颈椎　是可能导致严重并发症的重要部位，国内将颈椎分为 6 型：①颈型（主要为颈椎局部疼痛）；②神经根型；③脊髓型；④椎动脉型；⑤交感神经型；⑥其他型，如食管受压型。

6.腰椎　是骨关节炎的好发部位，以第 3、4 腰椎最为常见。软组织酸痛、胀痛、僵硬与疲乏感，弯腰受限，严重者压迫神经。

三、辅助检查

（一）实验室检查

骨关节炎患者大多数血沉正常，在疾病活动时可轻度至中度增快，表现为 C 反应蛋白、血清淀粉样蛋白 A、α-酸性黏蛋白和触珠蛋白等急性时相反应蛋白增高。滑液检查呈轻度炎性改变，滑液量增多，一般呈淡黄色、透明，时有浑浊和血性渗出，黏度多降低，约 50% 的患者显示黏蛋白凝固不良。白细胞总数轻度升高，多在 8.0×10^9/L 以下，分类以中性多叶核细胞为主。

（二）影像学检查

1.X 线检查　早期 X 线平片无改变，随后表现为关节间隙狭窄，宽度不均匀，但不形成骨性强直。软骨下骨板粗糙、密度不均，增生、硬化，骨性关节面下囊肿，骨刺或唇样突起。晚期出现关节半脱位及关节游离体等。

2.磁共振检查　显示关节软骨、韧带、半月板及关节腔积液等病变情况，如：关节软骨病变，膝交叉韧带松弛变细，半月板变性、撕裂，滑囊和纤维囊病变等。

四、治疗

（一）内科治疗

1.患者教育

(1)超重者应减轻体重，合理功能锻炼，尽量避免长途或频繁上下楼梯，尽量进行非负重的锻炼。

(2)穿适合的鞋袜。

(3)使用辅助工具，如手杖等。

(4)按医嘱用药。

(5)避免关节腔反复穿刺。

2.理疗　急性期以止痛消肿和改善功能为主,慢性期以增强局部血液循环,改善关节功能为主。

3.药物治疗

(1)非甾体类抗炎药:很多非甾体类抗炎药都可用于骨性关节炎的治疗,如阿司匹林、美林、布洛芬。但是每种药物的化学结构都不一样,在体内的作用也略有不同。所有的非甾体抗炎药的机制都是阻断前列腺素的产生,而前列腺素是引起疼痛的炎症物质,这些药物作用基本相似:抗炎消肿和缓解疼痛。非甾体抗炎药可能会造成严重的胃肠道疾患,包括溃疡、出血和穿孔。因此,此类药应与饭同服。

(2)环氧化酶Ⅱ抑制剂:两种新的非甾体类抗炎药,西乐葆和万诺。它们是环氧化酶Ⅱ抑制剂类药物,作为治疗的新型药物,它们与传统的非甾体抗炎药一样可以减轻炎症,但是引起的胃肠道反应少一些。临床一般以西乐葆常用。

(3)对乙酰氨基酚(醋氨酚):对乙酰氨基酚是一种非抗炎性疼痛缓解药,这种药不会刺激胃肠道,长期应用的副作用也比非甾体抗炎药要少得多,研究表明,很多患者使用对乙酰氨基酚可以获得与非甾体抗炎药相同的缓解疼痛的效果。

(4)其他药物:①局部用的缓解疼痛的乳剂或喷雾剂。双氯芬酸(扶他林)软膏,直接涂于皮肤上;②皮质类固醇。强有力的抗炎药物,在体内天然存在,也可人工合成作为药物使用,这类药物可以在受累关节处局部注射,暂时缓解疼痛,但适合短期使用,每年使用不超 3～4 次;③透明质酸。一种用于关节内注射的新药,用于治疗膝关节炎,这种物质是关节的正常组成成分,起润滑和营养关节作用。大多数治疗骨性关节炎的药物都有副作用,所以对患者来说,了解自己正在使用什么药物很重要。

(二)外科治疗

1.早期 OA 的治疗　对关节 X 线不正常的治疗有截骨关节矫形术,以恢复关节正常力线,包括先天性膝内翻、脊柱侧弯等。

2.中期 OA 的治疗

(1)关节清理术:用关节镜或开放性关节腔清理,可以直接检查关节里面以确定软骨破坏的程度,同时在关节炎早期也用于去除部分破坏的软骨或将破坏的软骨表面磨平。

(2)关节软骨移植术:是另一种手术治疗。对于少数患者可将其自身的软骨植入关节破坏区域。但这种方法的使用是有限制的,最适合于外伤后患骨性关节炎患者。

3.晚期 OA 治疗

(1)关节置换术:有关节置换术、全关节置换术。即用假体人工关节代替受累的关节,用特殊的水泥粘到骨面上。近来已有新型的不用骨水泥的人工关节应用于临床。这种关节上有小孔,表面粗糙或有特殊的覆盖面可以使之附着于骨头。用这种关节术后恢复时间长,但这种关节的使用寿命长,非常有利于年轻人。人工关节能用 10～15 年或更长时间,大约 10% 需要再次更换。外科医师会根据患者的体重、性别、年龄、关节活动度等情况来选择假体的设计样式和制作材料。摘除关节内松动的骨片或软骨来改善关节功能。不适宜行关节置换术的因素有:①年龄大;②伴发多种疾病如心脏病、糖尿病、高血压;③肥胖。

(2)关节融合术要求:①骨质好、硬,可以不用骨水泥;②要求处理为硬化骨面及囊性变缺损;③术后早期要活动,以防止血栓性静脉炎。

五、护理

(一)一般护理

骨性关节炎的总体质量目标有:①通过药物和其他方法控制疼痛;②通过休息和锻炼加强关节护理;

③保持适宜的体重;④保持健康的生活方式。

1.补充营养　有些营养品,如葡糖胺和硫酸软骨素已很普遍地应用于骨性关节炎,研究者认为这些物质有助于修复和保护软骨。

2.休息和关节护理　治疗方案一定要包括定时休息,患者要学会认识身体发出的警告,懂得何时该停止活动或使活动慢下来,这可以防止由于过度锻炼引起的疼痛。有的患者掌握了放松法、减压法或生物反馈法,有的患者用拐杖或夹板来保护关节,缓解它们的压力,夹板或支架能给脆弱的关节以额外的支持,还能使患者在睡觉或活动时保护在合适的位置,但夹板只能使用一段时间,因为关节和肌肉需要锻炼以防止僵硬和萎缩。

3.功能锻炼　研究表明功能锻炼是对骨性关节炎最好的治疗方法之一。这样的活动可以改善患者的情绪和生活态度,减轻疼痛,增加灵活性,改善心功能和血供,保持适当的体重,促进身体健康。锻炼的方式和运动量得看要锻炼哪个关节,其稳定性如何,以前是否做过关节置换术。对于年老体弱者,可以选择一些力所能及的家务劳动,避免劳累过度,以某一种姿势从事一项活动,无论它是重体力还是轻体力活动,都应该在持续30min时,改变一下姿势,哪怕是数次数秒钟,对关节的恢复都是有利的。无论是工作还是运动,都要随时保护好关节,动作幅度不要过大,以免损伤关节。关节肿胀和小腿肌肉疼痛是运动过度的表现,应加以注意。运动的数量和力量要适当。复杂的、频繁的和过度的运动并不能使关节得到更好康复,不恰当的运动反而加重关节损害和延长恢复期。

有规律的锻炼身体对于自我护理和恢复健康起着关键的作用。有两大类锻炼对骨性关节炎患者很重要。治疗性锻炼能使关节尽可能发挥正常作用,有氧锻炼可以增强力量、改善体形、控制体重。患者在进行锻炼时要根据自己的实际情况,应该学会怎样进行正确的锻炼,因为锻炼不当会造成严重的后果。

大多数患者最好在疼痛很轻时进行锻炼。要先做好准备活动,然后再慢慢开始。经常休息可以使锻炼效果更好,还能减少损伤的发生。理疗师可以评价患者的肌肉力量到底怎么样,这有助于为患者制定安全的、个体化的锻炼方案,从而增强关节肌肉的力量和柔韧性。很多人喜欢多种体育运动,比较合适的运动有游泳和其他水上运动、散步、慢跑、骑自行车、滑雪和使用器械锻炼及观看运动教学录像带。

骨性关节炎患者在开始一项锻炼方案之前应先请医师给自己做个全面体检。医护人员也可以告诉你什么样的锻炼方法最适合你,怎样正确的做准备活动,什么时候要避免活动有关节炎的关节。药物及冰袋冷敷可以减轻疼痛。

4.缓解疼痛　可以采用药物治疗以外的方法来缓解疼痛,可以用热毛巾、暖水袋敷或洗热水澡都可以使关节保持一定的热度和湿度,这有助于减轻关节疼痛和僵硬,有的患者还可以用冰袋来缓解疼痛。

5.控制体重　超重或肥胖的患者得减轻体重。体重减轻就可以减少承重关节所受的压力,从而防止更大的伤害。营养学家可以帮助患者建立良好的饮食习惯,健康的饮食和有规律的锻炼有助于减轻体重,尤其对女性肥胖患者尤为重要。

6.健康教育　使患者主动参与治疗。①鼓励使其尽可能多学点关于骨性关节炎的知识,关心自己的病情有可能出现的一些变化。②鼓励患者投入于自己感兴趣的有目标的事情中去,分散自己的注意力。③鼓励其与家人和朋友谈论他们的感受,让周围的人更好地理解他们。④耐心地开导,使他们能积极地看待问题。虽然他们的骨性关节不会痊愈,但对于其症状的控制,您还是大有可为的。⑤注意天气变化,避免潮湿受冷。

(二)人工关节置换的术前护理

1.心理护理　首先应考虑患者的主观要求,一般关节置换术的患者都经过长久的考虑,他们要求手术能解决行走疼痛。对于手术后如何防止脱位及加强指导下的功能锻炼作为术前谈话的内容,使患者对疾病和治疗有初步的认识,有利于术后功能锻炼的配合,同时患者对手术情况不了解,对手术效果也有疑虑,护理人员应消除其顾虑增强治愈疾病的信心,以良好的心态迎接手术。

2.了解病史　了解患者以往的过敏史、药物史,以往手术史及对麻醉的不良反应,患者心、肝、肾功能情况,近期有无呼吸道感染,皮肤感染等。

3.局部皮肤清洁　观察关节周围皮肤的条件,如有皮肤破损、虫咬搔痕、化脓性感染病灶、足癣等需治愈后才能手术。手术当日做备皮工作以减少感染的机会,同时避免损伤皮肤。

4.预防性抗生素的应用　预防性抗生素应在手术开始前使用,抗生素给予的量和类型各不相同,早期感染往往革兰阳性菌占主导地位,常用的抗生素有头孢类药物及合成青霉素,手术前静脉注入广谱杀菌药而不是抑菌药,常于术前 2～3d 开始应用,亦有人主张术前 2～3h 开始静脉滴入抗生素是维持血中抗生素浓度的最有效的方式。

5.床单位准备　床边备吸氧装置、床上需置 T 形枕、铺一次性中单、放置小海绵垫。

6.术前康复训练　人工髋关节置换术的患者术前康复训练的目的是使患者预先掌握功能锻炼的方法并明确注意事项。

(1)体位指导:向患者说明术后为防假体脱位应采取正确的体位。可平卧或半卧位,但患髋屈曲<60°,不侧卧,患肢外展 30°并保持中立,两腿间放置 T 形枕,必要时准备合适的防旋鞋,将患者安排至有床上拉手的病床。

(2)训练引体向上运动:平卧或半卧,患肢外展中立位,健侧下肢屈膝支撑于床面,双手吊住拉环,使身体整个抬高,臀部离床,停顿 5～10s 后放下。

(3)训练床上排便:目的是防止术后因体位不习惯而致尿潴留及便秘。注意放置便盆时,臀部抬起足够高度并避免患肢的外旋及内收动作。给女患者使用特制的女式尿壶以避免过多使用便盆,增加髋部运动。

(4)指导下肢肌肉锻炼方法:等长收缩训练:踝关节背屈,绷紧腿部肌肉 10s 后放松,再绷紧一放松,以此循环。等张收缩训练:做直腿抬高、小范围的屈膝屈髋活动、小腿下垂床边的踢腿练习。直腿抬高时要求足跟离床 20cm、空中停顿 5～10s 后放松。每日做 3 组,每组 30 次左右。

(5)关节活动训练:指导其健肢、患肢的足趾及踝关节充分活动,患肢屈膝屈髋时,髋关节屈曲<60°,并避免患髋内收、内旋。

(6)指导正确使用助步器或拐杖:准备四脚助步器或合适的双杖,使拐杖的高度及中部把手与患者的身高臂长相适宜,拐杖底端配橡胶装置(防滑),拐杖的顶端用软垫包裹(减少对腋窝的直接压力),对术前能行走者训练其掌握使用方法,练习利用双杖和健腿的支撑站立,以及在患肢不负重状态下的行走。

人工膝关节置换术的患者,常伴有不同程度的股四头肌萎缩,为实现术后改善膝关节稳定的目的,术前必须指导患者作股四头肌锻炼,帮助患者掌握锻炼方法,具体步骤可嘱患者作下肢足背屈练习,或护士手掌按压股四头肌嘱患者做股四头肌静力性收缩,坚持每日 3 次,每次 10～15min,循序渐进。首先应加强患肢股四头肌的静力性收缩练习,以及踝关节的主动运动,要求股四头肌每次收缩保持 10s,每 10 次为 1 组,每日 100 次。此外,还应教会患者如何使用拐杖行走,为术后执杖行走作准备。

(三)人工关节置换的术后护理

1.髋关节置换术后护理

(1)老年患者术后护理特点:髋关节人工关节置换术大多是老年患者,老年患者全身免疫系统功能低下,临床上以心肺功能低下尤为明显,长期卧床易发生心肺疾患。手术中接受了相当多量的输血和补液,所以术后要严密观察患者的血压、脉搏、尿量、中心静脉压,严格控制输液量和滴速。为预防肺部并发症,麻醉清醒后就可以给予头高位 45°,使患者有较好的通气量。定期协助患者抬臀、叩背,帮助搬动患肢,并鼓励患者做深呼吸和咳嗽排痰,预防肺部感染。

(2)基础护理。预防压疮,保护骨突部位,用海绵、软枕分垫臀部、下肢。使其卧位舒适,同时鼓励患者多吃蔬菜、水果、多喝水,预防便秘。

(3)体位:术后患肢置于外展中立位,用 T 形枕固定在两下肢之间,以避免患者在苏醒过程中发生髋关节极度屈曲、内收、内旋,而造成髋关节脱位。T 形枕可固定 5～14d,患肢膝关节和小腿下放置棉垫,以避免皮肤和神经干的不必要的压迫。搬运患者及使用便盆时要特别注意,应将骨盆整个托起,切忌屈髋动作,防止脱位。如果患者发生剧烈的髋关节疼痛,肢体变得内旋或外旋位及短缩时,应立刻报告医师,进一步明确有无脱位的可能。

(4)深静脉血栓的护理:术后患肢肿胀、疼痛、浅静脉曲张,体温多不超过 38.5℃,常有轻度全身性反应时,应警惕深静脉栓塞的可能,如发生应嘱患者患肢制动并报告医师给予处理。

(5)功能锻炼:术后 3～5d 根据医嘱协助患者可扶双拐下地不负重,3 个月后脱拐行走。

(6)出院指导:

①继续加强功能锻炼,术后 6 周时,髋关节屈曲可达 90°。

②2 个月后给予翻身,但两腿之间夹一枕头。

③日常个人卫生,如上厕所、洗澡等,应避免髋关节过度屈曲,不坐低凳,若有胸痛、小腿肿胀、髋部红肿或切开部位出血或流脓,或尿路感染等应及时就医。

④术后 6 周复查 X 线片,观察假体松动或位置有无改变,如果患者情况良好,应鼓励患者增加活动量,特别加强髋关节外展肌,屈髋、屈膝肌的锻炼。但必须避免髋关节遭受应力,如爬梯、跳、跑、提重物等。

⑤手术后因肺炎、龋齿、尿路感染等引起菌血症,从而导致髋关节晚期感染的发生,因此全髋术后患者如需拔牙或泌尿生殖系统手术等任何可能引起菌血症的情况,均应给予预防性服用抗生素治疗,并要严密观察髋关节有无任何感染症状。

⑥肥胖患者适当减肥。

2.膝关节置换术后护理　全身护理与髋关节人工关节置换术相同。

(1)石膏护理:术后患肢可用石膏筒或托固定,须抬高患肢,高于心脏 15～20cm,冬天用护架撑被,避免重物压迫足趾,严密观察伤口渗血及足趾血液循环,如有发绀、苍白、皮温降低、按压后回血缓慢等血液循环障碍,石膏压迫过紧的表现时,应及时放松绷带.石膏筒正中切开或给予局部开窗减压等措施,要认真听取患者的主诉,不随便给镇痛药。

(2)引流管护理:严格灭菌,保持引流管通畅是防止膝关节感染的重要因素之一,术后可采用负压引流,为防止引流管滑脱和曲折,用别针将引流管固定在床单上,保持有效的引流通畅,要注意在锻炼时将引流管关闭,防止引流液倒流而引起感染。注意观察引流液的色、质、量并记录,一般 24h 拔除引流管。由于目前手术技术的改进,术后出血量并不多,已逐步取消引流管的放置,从而也减少了术后感染的途径。

(3)功能锻炼与康复:术后 6h 即可在床上进行股四头肌等长收缩练习,通过肌肉的收缩和舒张活动,促进肢体血液循环,以利于肿胀的消退和积液的排出,并为抬腿运动做好准备。从术后第 2 日起,应每日进行直腿抬高运动。具体做法是:先用力使脚背向上勾,再用力将膝关节绷直,然后整条腿抬高到与床面成 45°角,维持这个姿势 10～30s,最后将腿放下,并完全放松。分组练习,每组 5～10 次,每日 3～5 组,并逐渐增加。如果一开始运动量过大,出现膝关节后部和小腿肌肉疼痛时,应适当减少运动量。如果关节腔内积液消退,可做膝关节的屈膝锻炼和压腿运动。①屈膝锻炼可在床侧进行,先用健侧托住手术一侧的腿,使身体坐起并转到床旁,膝关节凭借重力垂到床下,即能达到 90°。然后再用好腿放到患侧小腿的前方,轻轻用力向后压,即可增加屈膝角度。用力的大小以能够忍受为度。如果能在一定的屈膝角度上维持用力 10min 或更长一些时间,则效果更好。②压腿运动的目的是恢复膝关节的伸直和超伸功能。方法是将腿放于病床上,膝下垫软枕,患者自己用手持续在膝部加压。压力应恒定持久,不应使用冲击动作。如由他人帮助按压,左右手应分别放于大腿和小腿上,不应将压力直接作用于髌骨,以免引起不适。③每日的屈伸活动不仅要保证数量,而且要注意质量。要尽量伸直和屈曲关节,达到一定的程度,使每日都有进步。如果活动次数过多会出现关节水肿和积液,此时必须减少屈伸活动次数,并注意暂时不能热敷。术后3~4d给予 CPM 机辅助锻炼,开始角度为 20°,2min 完成一个来回,2/d,每次 30min,每次增加 1°,当患者关节主动运动达 90°可停用,同时进行健肢及上肢锻炼,以增加运动协调性,术后第 2 周,康复重点为关节活动范围。应常规进行直腿抬高锻炼和逐步增加活动范围。如果活动范围和肌张力得到恢复,可以进行有限制的活动,包括行走。术后第 3、4 周,鼓励患者进行比较强烈的锻炼,逐步增加踝部的阻力,使患者恢复到正常活动。术后第 2 个月,恢复正常的体育锻炼。鼓励患者逐步增加锻炼的阻力,为了保持肌力,患者可骑自行车、游泳、打太极拳、慢跑或步行等。但是,任何一种锻炼都应在愉快轻松的条件下进行,这样才能更好地发挥作用。

(4)注意事项:术后康复及功能锻炼是一个缓慢而且比较辛苦的阶段,应向患者讲明其重要意义,鼓励患者坚持锻炼,不能急于求成,术后由于锻炼不当会导致功能不能良好恢复,严重者可出现肌肉挛缩、关节挛缩、组织水肿、伤口感染等表现,要得到最大功能康复必须循序渐进地进行行之有效的、严格的膝关节功能锻炼。①术后防止感染,要全身或局部应用抗生素;②每日训练前询问患者情况,有无局部不适,以了解运动量的大小,并注意浮髌试验的结果,加浮髌试验阳性则抽液减压。

(田 菊)

第四节 骨质疏松症

一、概述

骨质疏松症是以骨矿物质密度(BMD)下降和骨组织微观结构衰退为特征的全身性骨骼异常骨质疏松症(OP)及其并发的 OP 性骨折已成为全球公众的健康问题,世界卫生组织(WHO)将 2000～2010 年定为"骨关节十年",目的在于团结号召各方力量共同对抗 OP 等骨关节疾病。正常成熟骨的代谢主要以骨重建形式进行,在调节激素和局部细胞因子等的协调作用下,骨组织不断吸收旧骨,生长新骨。如此周而复始的循环进行,形成了体内骨转换的相对稳定状态。成年以后,骨转换的趋势是:①随着年龄的增加,骨代谢转换率逐年下降,故骨矿物质密度(BMD)或骨矿物质含量(BMC)逐年下降。正常情况下,每年的 BMC 丢失速度约为 0.5%;②老年男性的 BMC 下降率慢于老年女性,因为后者除老年因素外,还有雌激素缺乏因素的参与;③BMC 的丢失伴有骨微结构的紊乱和破坏,当估量丢失到一定程度时,骨的微结构发生变化,有的结构(如骨小梁)无法维持正常形态,发生骨小梁变窄,变细、弯曲、错位甚至断裂(微损害,微骨折)。有的被全部吸收,形成空洞:骨皮质变薄、小梁骨数目减少,脆性增加,直至发生自发性压缩性骨折(如锥体)或横断性骨折(如股骨颈、桡骨远端)。

原发性骨质疏松症的病因和发病机制仍未阐明。凡可使骨的净吸收增加,促进骨微结构紊乱的因素都会促进骨质疏松症的发生。

二、骨质疏松的分类

骨质疏松分为 3 类：

1.原发性骨质疏松症,主要是由于增龄所致的体内性激素减少及生理性退变所致如绝经后骨质疏松症和老年性骨质疏松症。

2.继发性骨质疏松症,由药物和疾病所诱发。

3.特发性骨质疏松症,多见于青少年常伴有遗传病史,妇女哺乳和妊娠期所致的骨质疏松症也列入此类。

三、临床表现

骨质疏松症临床上无明显症状而常不引起注意,多数患者是因轻微的外伤而发生骨折才发生本病。

1.疼痛　感到腰酸脊痛最多,其次是肩背、颈部或腕踝部酸痛,同时可感到全身无力,疼痛部位广泛,可有变化,与坐、卧、站立或翻身等体位无关,症状时轻时重。

2.骨骼变形　主要由于脊柱椎骨塌陷,引起身材变矮、弓腰屈背。

3.骨折　因骨骼强度和刚度下降,轻微暴力也可造成骨折。常见部位是脊柱椎骨、腕部和髋部。

四、治疗原则

骨质疏松症的主要治疗目的是:积极纠正原发性病病因,止痛,处理并发症,如骨折,纠正不合理饮食习惯,保持蛋白质和维生素摄取,加强功能,每日补充钙 2g 以纠正负钙平衡。如果伴有骨软化症者可用维生素 D,每日单位约为 1000 单位。对长期制动的患者可考虑应用无机磷酸盐,以改善由于长期制动或骨折后的骨质疏松。

五、护理

(一)骨质疏松症的一般护理及保健方法

专家指出,预防和治疗骨质疏松症,关键在补钙,时下壮骨、葡萄糖酸钙口服液等补钙保健品风靡全国,许多老年人在服用。显然他们已经认识到补钙的重要性。可是,有的效果并不好。原来人体吸收钙需要维生素 D 的协助。如果缺少维生素 D,尽管食物中钙质丰富,依然不能吸收。下面就介绍几种关于骨骼疏松症的自我护理与保健方法。

1.运动疗法　生命在于运动,运动可促进血液循环,增进肌肉力量,同样可促进钙质在骨骼中的沉积,提高骨骼的运动。根据不同年龄选择不同的运动,如走路散步、爬山、游泳、体操等,为建立骨骼的钙质储备。对昏迷、瘫痪等患者,应进行被动的关节活动练习。

2.饮食疗法　保持均衡饮食,以确保摄取足够的钙质与维生素 D。

高钙低脂的鲜奶及芝士,有骨的鱼类及深绿色蔬菜都是好的选择。骨质疏松症就是骨内基质矿物质等比例的减少,即骨胶原、蛋白多糖复合物、脂质和钙、磷的减少。故从饮食上合理配餐有助于骨质疏松症的预防和治疗。成人每日最低需要量为 600mg、中国人自乳制品摄取钙量很少,应该注意从蔬菜、水果和鱼类摄取。注意不要过量饮酒。有报道烟草、咖啡、可口可乐可引起人体维生素 D 缺乏,影响小肠对钙的吸收。不要吃太多肉,以免蛋白质促使钙质排出,而导致钙质流失。减少盐类,以免更多的钙质随着钠在尿液中被排出。注意磷酸的摄取量,理想的摄取量钙质与磷酸应是 1:1,因钙质较不易被吸收,所以应增加钙质的吸收量。服用钙质补充物,可将钙质补充物置于一定量的醋中,若能裂成数块,则较易溶于胃里,若无,应更换其他品牌。从饮食中摄取足够的钙质,熬骨头汤时应加些醋,可帮助溶解骨头中的钙。一些中药方剂能有效改善原发病性骨质疏松。另外目前尚有一部分的肥胖儿童或青少年,为了减肥而采取少食或只吃单一食品来追求减肥效果,这是错误的,研究发现骨质疏松的发生与年轻时骨骼含钙量少有直接关系,年轻时若有充足的骨钙的沉积就会推迟骨质疏松的发生,相反则不然,因此不必要的饮食限制对青少年的骨骼健康是不利的。

3.骨钙沉着 提倡户外活动,接受阳光照射。老年人接受阳光照射,并非意味着冒着高温,刻意在烈日下炙烤。只要经常注意在户外活动即可。冬天气候寒冷,老年人体质较差,往往足不出户,便可能发生维生素 D 缺乏。春天一到,风和日丽,是户外活动接受阳光普照,补充维生素 D 的好时机。有一点需要注意,红外线不能透过玻璃,因而隔着玻璃晒太阳,对增高体内维生素 D 是没有用处的。

4.物理疗法 电疗、磁疗、水疗、温热治疗对预防骨质疏松症、减轻疼痛是非常有利的。

5.药物疗法 原发性 I 型骨质疏松症属高代谢型,是由于绝经后雌激素减少,使骨吸收亢进引起骨量丢失,因此应选用骨吸收抑制药如雌激素、降钙素、钙制剂。原发性 II 型骨质疏松症,其病因是由于增龄老化所致调节激素失衡使骨形成低下,应用骨形成促进药,如活性维生素 D、蛋白同化激素(苯丙酸诺龙)、钙质剂、氟化剂和维生素 K_2 等。下面推荐几种可以治疗骨质疏松症的治疗方法:

(1)没有禁忌证的妇女绝经前应维持每日摄入 1000mg 的钙,绝经之后每日 1500mg。

(2)补钙应该用于绝经后妇女那些已经有骨质疏松症的人作为辅助治疗。绝经时,对没有禁忌证的妇女应选择使用雌激素来预防骨质疏松症。

(3)达到推荐饮食中所有维生素 D 补充剂标准应用于没有足够饮食摄入或日光浴的患者。

(4)当可能时,碳酸钙应该成为主要的钙补充剂,因为它经济而且含钙最高。

(5)在可能有胃酸缺乏的老年人中碳酸钙应该和食物同服,或选择较好吸收的另一种钙形态。

(6)对依从性好的患者,钙应该分 2~3 次服用。

(7)了解更多有关锻炼和骨质疏松症的知识,应规定促进心血管健康的低强度锻炼。一种适合的疗法是快走 1 小时,1 周 3 次。

(8)应用维生素 K 和维生素 C 作为本症的辅助治疗。

6.注意事项 骨质疏松症患者是需要避免跌倒而引发骨折。

患者往往年纪较大,走路容易摔倒。当地面有水或冬天地面结冰时,上下阶梯,路面不平,过马路,在浴室洗澡时,多要小心,必要时需人帮助。因此骨质疏松症的患者的家里设施应该要注意以下几点。①地面要采用防滑地面,地毯不要松脱,不要在地面上洒水。②浴室和厨房地面不滑,并应尽量保持干燥。③家具不能经常变换位置,要考虑到老年人的习惯和适应能力,不要影响行走。④室内和走廊灯光必须明亮,以免老年人发生碰撞和跌倒。

(二)骨质疏松症的预防

退行性骨质疏松症是骨骼发育、成长、衰老的基本规律,但受到激素调控、免疫状况、遗传基因、生活方式、经济方式、经济文化水平、医疗保障等方面的影响。若能及早加强自我保健,提高自我保健水平,积极进行科学干预,退行性骨质疏松症是可以预防的。具体可以分为以下三级预防:

一级预防:从青少年做起。注意合理膳食营养,坚持科学生活方式,不吸烟、不饮酒,少喝咖啡、浓茶及含碳酸饮料,少吃糖及盐,动物蛋白也不易过多,晚婚、少育,哺乳期不易过长,尽可能保持体内钙质;将骨峰值提高到最大值,是预防老年骨质疏松症的最佳措施。

二级预防:中年尤其妇女绝经后,骨丢失量加速。此时期应每年做一次骨密度检查;对快速骨量减少人群,应及早采取防治措施。近年欧美多数学者主张,妇女绝经后 3 年内即开始长期雌激素替代治疗,同时坚持长期预防性补钙,以安全、有效的预防骨质疏松。日本用活性钙(罗盖全)及钙预防骨质疏松。注意积极治疗与骨质疏松症有关的疾病,如糖尿病、类风湿关节炎、脂肪泻、慢性肾炎、甲状腺功能亢进(甲亢)、骨转移癌、慢性肝病、肝硬化等。

三级预防:对退行性骨质疏松症患者,应积极采用抑制骨吸收、促进骨形成的药物治疗,还应注意防摔、防碰、防绊、防颠等。中老年骨折患者应积极治疗,早期活动、体疗、理疗心理,营养、补钙、促进骨生长、遏制骨丢失,提高免疫功能及整体素质等综合治疗。

(三)骨质疏松症的治疗与护理

1.疼痛的治疗　疼痛是骨质疏松症的主要症状之一,有效控制疼痛,可提高患者的生存质量,Micalcic 是人工合成的鲑鱼降钙素,能有效减轻骨质疏松症疼痛。其特点是生物活性比人降钙素高 20～40 倍,作用持久,因此是治疗骨质疏松症理想药物。Micalcic 长期使用可防止骨矿含量的进一步丢失,并使骨密度有一定程度的增加,而短期使用 Micacic 可控制骨质疏松伴随的疼痛。护理上除按医嘱给药外,应向患者讲解 Micalcic 的确切疗效。与患者探讨使用非药物治疗止痛的方法:如调节情绪,以适当娱乐,听音乐、冥想,使情绪放松以减轻疼痛。骨质疏松症患者脆性增加,易发生骨折,骨折时加剧疼痛,嘱患者活动幅度要小,避免关节负重引起(如提重物)的疼痛。疼痛明显时应卧床休息,给予适当的体位和姿势,尽量保持关节的伸展位置。行走时防止跌倒,预防骨折。

2.经皮椎体成形术治疗骨质疏松性骨折　脊柱压缩性骨折是骨质疏松症重要并发症之一。

(四)骨质疏松症术前护理

1.心理护理　经皮椎体成形术是一种新引进的手术,患者有思想顾虑,首先要解除患者心理负担,减少心理刺激,运用所学过的知识向患者讲解手术过程中注意事项及成功的例子,使之对疾病有充分的了解,稳定患者情绪,保持最佳精神状态。

2.术前准备　术前常规检查凝血功能、心肺功能及相关的生化检查,密切观察生命体征。术前日做碘过敏试验、备皮,术前 30min 肌内注射安定 10mg。

3.体位训练　骨质疏松性压缩骨折一般为老年人,其多伴有心肺功能不全,而手术方式则要求患者采取俯卧位,因此术前嘱患者练习俯卧位,以保证手术顺利进行。

(五)术后护理

1.体位护理　手术后平卧 2～3h,以利于压迫止血。3h 后可协助患者翻身,翻身时保持脊柱在同一条力线和冠状面上,防止腰部扭曲,避免脊柱旋转损伤神经根。

2.脊柱神经的观察　骨水泥外漏,相对较为常见,主要是患者椎体骨质破坏,骨水泥向椎旁软组织、椎间隙、椎间孔静脉渗漏,可压迫神经根或骨髓,导致神经功能障碍。因此要注意观察双下肢肢体的感觉、皮温及活动情况,发现异常及时报告医师进行处理。

3.疼痛的观察　一般情况下经皮椎体成形术后患者疼痛立即缓解,但有些患者疼痛可能比术前加重,主要是骨水泥外漏后刺激相应神经根引起的反应,给予解热镇痛及抗生素口服 2～5d,症状有效缓解。

4.功能锻炼指导　功能锻炼体现了中医动静结合起的原则,正确的功能锻炼可推动和加速瘀去新生的过程,防止脊神经粘连。术后第 2 日指导患者行直腿抬高及登自行车动作,在护士指导下带腰围下地行走。

5.健康宣教及出院指导　健康教育是提高人群自我管理的有效途径。受到教育的患者自我管理能力明显高于未接受教育者,因此做好健康宣教及出院指导非常重要。嘱患者纠正不良姿势,指导患者了解有关骨质疏松的保健知识及用药常识,增加户外活动促进钙的吸收,同时在医师指导下服用适量雌激素、双磷酸盐、钙剂等,指导患者出院后3个月内带腰围行走,不能提重物。

(田　菊)

第五节　脊柱退行性病变

一、概述

脊柱位于背部中央,构成人和脊椎动物的中轴。人类脊柱由24块椎骨(颈椎7块,胸椎12块,腰椎5块)、1块骶骨和1块尾骨借韧带、关节及椎间盘连接而成。脊柱上端承托颅骨,下连髋骨,中附肋骨,并作为胸腔、腹腔和盆腔的后壁。脊柱内部有纵行的椎管容纳脊髓。脊柱侧面观,有颈、胸、腰、骶4个生理性弯曲。这些弯曲增加了脊柱的弹性,起到缓冲作用。脊柱具有支持躯干、保护内脏、保护脊髓和进行运动的功能。因椎间盘组织退行性改变及其继发性病理改变累及周围组织结构(神经根、脊髓、椎动脉等),出现相应的临床表现者,称之为脊柱退行性病变,包括颈椎病、椎间盘突出、椎管狭窄症、韧带骨化症等。

(一)颈椎病

1.定义　因椎间盘组织退行性改变及其继发性病理改变累及周围组织结构(神经根、脊髓、椎动脉等),出现相应的临床表现者,称为颈椎病。临床上根据其症状将其分为神经根型颈椎病、脊髓型颈椎病、椎动脉型颈椎病、颈型颈椎病及混合型颈椎病。

2.病理生理　颈椎病的发生和发展必须具备以下条件:一是以颈椎间盘为主的退行性变;二是退变的组织和结构必须对颈部脊髓、血管或神经等器官或组织构成压迫或刺激引起临床症状。

从病理角度看,颈椎病是一个连续的病理反应过程,可将其分。为三个阶段。

(1)椎间盘变性阶段:纤维环变性所造成的椎节不稳是髓核退变加速的主要原因。纤维环可发生变性、肿胀、断裂及裂隙形成;髓核脱水,内部可有裂纹形成,变性的髓核可随软骨板向后方突出。

(2)骨刺形成阶段:骨刺形成阶段也是上一阶段的延续。从病理角度看,多数学者认为骨赘来源于韧带-椎间盘间隙血肿的机化、钙化或骨化。后期可有广泛的骨质增生,黄韧带、后纵韧带亦可同时增生。位于椎体后缘的骨赘主要刺激脊髓和硬膜。钩突、小关节等侧方骨赘主要刺激根袖而出现根性症状。椎体前缘的骨刺十分巨大时,才有可能刺激食管。由于$C_{5\sim6}$处于颈椎生理前屈的中央点,椎间盘所受应力较大,所以$C_{5\sim6}$椎间盘的骨赘最多见,其次为$C_{4\sim5}$及$C_{6\sim7}$。

(3)脊髓损害阶段:脊柱对脊髓的压迫可来自前方和后方,也可两者皆有。前方压迫以椎间盘和骨赘为主。前正中压迫可直接侵犯脊髓前中央动脉或沟动脉。前中央旁或前侧方的压迫主要侵及脊髓前角与前索,并出现一侧或两侧的锥体束症状。侧方和后侧方的压迫来自黄韧带、小关节等,主要表现以感觉障碍为主的症状。

3.临床表现

(1)颈型颈椎病:以青壮年居多。表现为颈部酸、胀、痛等不适感,以颈后部为主。患者常诉说不知把头颈放在何位置才舒适,部分患者有颈部活动受限,少数患者可有一过性上肢麻木,但无肌力下降及行走障碍。

(2)神经根型颈椎病:根性痛是最常见的症状,疼痛范围与受累椎节脊神经分布相一致,另伴有该神经分布区的麻木、过敏、感觉减弱等感觉障碍。早期还伴有根性肌力障碍、腱反射异常。患者颈部不适,颈旁可有压痛。

(3)脊髓型颈椎病:患者先从下肢双侧或单侧发麻、发沉开始,随之出现行走困难,下肢肌肉发紧,抬步慢,不能快走,双足有踩棉花样感觉。自述颈部发硬,颈后伸时易引起四肢麻木,上肢一侧或两侧先后出现麻木、疼痛。除四肢症状外,往往有胸以下皮肤感觉减退、胸腹部发紧,即束带感。

(4)椎动脉型颈椎病:头颅旋转时引起眩晕发作是本病的最大特点。患者还会有头痛,以跳痛和胀痛多见,常伴有恶心、呕吐、出汗等自主神经紊乱症状。猝倒是本病一种特殊症状,患者摔倒前觉下肢突然无力而倒地,但意识清楚,并能立即站起来继续活动。也有患者会有视力及面部感觉障碍。

4.影像学检查

(1)X线:侧位片多能显示颈椎生理前屈消失或变直,大多数椎体有退变,表现为前后缘骨赘形成,椎间隙变窄。伸屈侧片可显示受累节段不稳,相应平面的项韧带有时可有骨化。值得注意的是,X线片上退变最严重的部位有时不一定是脊髓压迫最严重的部位。

(2)CT:对椎体后缘骨刺、椎管矢状径的大小、后纵韧带骨化、黄韧带钙化及椎间盘突出的判断比较直观和迅速。而且能够发现椎体后缘致压物是位于正中还是有偏移。CT对于术前评价,指导手术减压有重要意义。三维CT可重建脊柱构象,可在立体水平上判断致压物的大小和方向。

(3)MRI:分辨能力更高,优点是能从矢状切层直接观察硬膜囊是否受压。枕颈部神经组织的畸形也可清晰显示。脊髓型颈椎病常表现为脊髓前方呈弧形压迫,多平面的退变可使脊髓前缘呈波浪状。病程长者,椎管后缘也压迫硬膜囊,从而使脊髓呈串珠状。脊髓有变性者可见变性部位也即压迫最重的部位脊髓信号增强。严重者可有空洞形成。脊髓有空洞形成者往往病情严重,即使彻底减压也无法恢复正常。MRI较X线片更准确可靠。

(二)胸椎间盘突出症(TDH)及胸椎椎管狭窄症

胸椎间盘突出及胸椎椎管狭窄症是临床少见的疾病,远较颈椎、腰椎的椎间盘突出及狭窄少见。本症的发病率仅占整个脊椎椎间盘突出症的0.25%~0.75%。Benson报道占椎间盘突出症的0.5%。该病发病早期临床表现缺乏特异性,故诊断较困难,延误诊断时有发生。近20年来随着CT扫描和MRI检查的临床应用,明显提高了胸椎间盘突出症的诊断率,同时亦发现大量无症状性胸椎间盘突出及胸段多间盘病变。据报道,症状性胸椎间盘突出症(PTD)发生率为每年百万分之一。原因可能是胸椎活动范围局限和承受重力轻。胸椎间盘突出症多发生在40岁以上,男女基本相同,可发生在胸椎的各椎间隙,但以下胸段发病机会较多。胸椎间盘突出的症状持续时间通常较长,平均为2年左右。

1.病因及发病机制 椎间盘及其部分纤维环的营养不足;椎体间的运动造成椎间盘纤维环的磨损,以后逐渐发生纤维性变;各种外伤,如扭伤、损伤、负重等。以上原因可能只是诱因,而椎间盘本身的病理化可能更重要。也有人认为发病的原因主要为损伤,以后纤维环发生退化萎缩,髓核及其周围组织逐渐减弱。在临床胸椎间盘突出症的病例中,下胸段发生率最高,T_8水平以下约占75%,这主要与下胸椎稳定性较差、活动范围大、应力集中易退变有关,同时不排除职业因素的作用。最近有研究提出中老年人的PTD多是由于胸椎间盘退行变或慢性劳损基础上遭受轻微的外伤所致,大多合并钙化和骨赘形成,成为硬性突出。年轻人胸椎间盘突出以外伤性常见,其椎间盘变性不明显,成为软性突出。$T_{8\sim9}$胸椎间盘突出最常见。

2.临床表现 PTD患者可表现为疼痛:局部痛、根性放射痛、下肢痛(非典型根性放射痛),咳嗽、打喷嚏时加重,呈现不同程度的胸、腰部束带感;步态障碍:因无力步行的功能障碍、因疼痛步行功能障碍;下肢、会阴区感觉障碍;运动障碍;二便功能障碍:表现为尿失禁、尿潴留、便秘、马鞍区感觉障碍,可伴有性功能低下。

3.影像学检查

(1)X 线:胸椎间盘突出表现为椎间隙变窄,椎间盘钙化。

(2)CT:可显示髓核的突出范围和部位,从而为诊断提供进一步的资料,突入椎管内骨赘及钙化物显示尤为清楚,还能清楚地显示椎弓根、关节突及所组成的椎间孔,在临床上有一定的价值。

(3)MRI:能辨认硬膜内和硬膜外肿瘤、椎间盘退行性变、神经根压迫和椎间盘突出。

(三)腰椎间盘突出症(PLID)及腰椎管狭窄症

是由于各种因素(退变、外伤、失稳、畸形、新生物、炎症及其他)造成一个腰椎间盘变性、破裂(或脱出)后髓核突出引起多个腰椎管腔狭窄,内径小于正常值,压迫马尾神经根而产生一系列临床症状或体征者。

1.发病率　本病多见于青壮年,其中80%为20~40岁,男性与女性之比为(7~12):1,这与男性劳动强度大及外伤机会多有关。腰椎各节段均可发生,但由于腰骶部活动度大,处于活动的脊柱与固定的骨盆交界处,承受的应力最大,椎间盘易发生退变和损伤,故 L_4~L_5、L_5~S_1 椎间盘发生率最高,占90%以上。

2.诱发因素

(1)腰部过度负荷:从事重体力劳动和举重运动,常因过度负荷造成椎间盘早期退变。长期从事弯腰工作,如煤矿工人或建筑工人,需经常弯腰提取重物,使椎间盘内压力增加,易引起纤维环破裂,髓核突出。

(2)腰部外伤:在腰部失去腰背部肌肉保护的情况下,腰部的急性损伤,可能造成椎间盘突出。临床上严重的脊柱骨折,椎体压缩超过 1/3~1/2,可能引起纤维环破裂,使椎间盘髓核突入椎管内。不足以引起骨折脱位的创伤,有可能使已退变的髓核突向椎管内,或进入椎体前方引起前方型髓核突出。

(3)腹内压增加:临床上约有 1/3 病例发病前有明显的使腹内压增加的因素,如剧烈的咳嗽、打喷嚏、屏气、便秘、妊娠等,均可使腹内压升高而影响椎节与椎管之间的平衡状态,造成髓核突出。

(4)体位不正:无论是睡眠时或日常生活、工作中,当腰部处于屈曲位的情况下,如突然加以旋转易诱发髓核突出。

(5)其他:如脊柱突然负重,长期振动,脊柱畸形,腰椎穿刺不当,以及遗传因素等。现又有报道指出糖尿病也会引起椎间盘的退变,从而引发腰椎间盘突出症。

3.临床表现

(1)腰腿痛:是腰椎间盘突出症的最常见症状,也是最早出现的症状。

(2)马尾神经受损症状:表现为会阴部麻木、刺痛、大小便功能和性功能障碍及双下肢根性疼痛。严重者可出现大小便失禁及双下肢瘫痪。

(3)间歇性跛行:随着行步距离增加,引起腰痛不适,患肢疼痛麻木加重,当取蹲位或卧床后,症状逐渐消失;肌肉麻痹出现足下垂。下肢麻木感;自觉肢体发凉,尤其足趾远端为重。多数单侧 PLID 患者患侧足背动脉搏动较健侧明显减弱(占54.1%),患侧臀肌肌张力减弱、肌肉萎缩。

4.影像学检查

(1)X 线:有的腰椎间盘突出症患者无异常改变,有的可存在一些非特异性变化;腰椎正位片上重度单侧椎间盘突出者,几乎都存在脊柱侧凸;腰椎侧位片上大多数患者的腰椎生理前凸减小或消失,急性发作时尤为明显。

(2)脊髓造影:显示硬膜囊受压情况,可见椎间盘突出物从椎管的前壁突入椎管内,形成弧形压迹,甚至中断。

(3)CT:因突出物钙化,椎管前方可见异常钙化影。同时可显示黄韧带增厚、小关节肥大、椎管及侧隐窝狭窄等改变。由于椎间盘的密度较硬膜和神经根的密度高,椎间盘突出者,可显示纤维环后部存在向正中或侧方突入椎管的软组织致密阴影,硬膜囊受压变形或神经根被推压移位。

(4)MRI:腰椎间盘变性者,其信号强度减低,椎间隙变窄以及在信号减低的椎间盘内出现信号更低的裂隙,这与髓核脱水和纤维环存在不同程度的断裂有关;腰椎间盘膨出者,可见椎间盘呈对称性向四周膨隆,超过椎体边缘;腰椎间盘突出者,可见纤维环破裂、后纵韧带断裂,髓核突出、压迫硬膜或神经根;游离型椎间盘突出者,可见突出物与母核分离,位于后纵韧带的前方或后方,或穿破后纵韧带进入硬膜外间隙,有的甚至穿破硬膜进入蛛网膜下隙内。

二、脊柱退行性病变的非手术治疗及护理

(一)颈椎病非手术治疗及护理

1.治疗方法

(1)物理疗法。①离子导入疗法。应用直流电导入各种中西药物(盐酸普鲁卡因、碘化钾、陈醋、冰醋酸、威灵仙等)治疗颈椎病。根据病情特点选用不同的药物,有一定治疗效果。②高频电疗法。主要作用为局部解痉,消肿,常用的有短波,超短波,微波等高频电。③石蜡疗法。利用加热后的石蜡敷贴于患处,组织受热后,局部血管扩张,血液加速,细胞通透性增加,有利于组织水肿的消散,血肿吸收。④超声波疗法。适应于颈型和脊髓型颈椎病患者。⑤超刺激疗法。采用波宽 2ms,频率为 100Hz 方形波,用大电流(可耐受)作用于颈椎部分,可达到活血止痛的效果。

(2)药物对症处理。①镇痛药。疼痛严重者可服用吲哚美辛(消炎痛)等非甾体类抗炎药物。②扩张血管药物。可以扩张血管,改善脊髓的血液循环。③解痉类药物。可解除肌肉痉挛,适用于肌张力增高,并有严重阵挛者。④营养药和调节神经系统的药物。可调节神经系统的功能。如维生素 B_1、维生素 B_{12} 等有助于神经变性的恢复。

(3)佩戴颈围:制动作用,可维持颈椎正常生理位置。

(4)枕颌带牵引:可减轻骨化物对脊髓的压迫。

护理:①牵引过程中注意观察患者是否有不良反应,如颈部酸痛加重、头晕、恶心、心慌等。出现以上症状应检查牵引力线是否与患者纵轴一致,角度是否符合要求,牵引重量是否合适,患者是否在牵引时作颈部肌肉收缩对抗牵引等,随时作必要的调整。②对长期牵引者应注意局部皮肤是否出现刺激性炎症;可在皮肤接触部以凡士林纱布保护,出现者可在局部加棉垫缓解压力。③观察牵引绳长度:应保持牵引锤悬空和不靠床沿,牵引锤一般距地面 20~60cm。④牵引结束后嘱患者静卧几分钟再起床,轻轻按摩颈肩部或让患者轻轻活动双上肢及颈肩部,以缓解肌肉紧张和牵引后的不良反应。

(5)推拿按摩治疗:推拿按摩疗法对颈椎病是一种较为有效的治疗措施。推拿按摩治疗是采用中医经络理论,通过手法作用于人体体表特定部位,调节机体的功能状态,达到治疗的目的。推拿按摩可以改变肌肉系统与神经血管系统的功能,调整功能失常的生物信息以使整个机体的功能平衡,可以使神经或软组织粘连松解,肌痉挛缓解,还可帮助肌肉关节运动,减少肌肉萎缩和关节僵硬。推拿按摩医师必须有扎实的医学理论与系统的基本功法,否则难以做到得心应手。

颈椎的推拿,应当遵循合乎中西医理论的原则,即不超越生理极限,操作手法不应千篇一律,操作人员应经严格培训,整复性操作应与临床医师密切配合,患者不可长期接受按摩推拿。

（二）胸腰椎退行性病变的非手术治疗和护理要点

非手术疗法主要包括卧床休息、牵引、推拿、硬膜外注射疗法等。非手术治疗对椎管狭窄症所起的作用，仅仅是缓解部分的临床症状，对部分腰椎间盘突出症者，尤其是初次发作，症状较轻者效果较好。因此，其适用于大多数早期或轻型患者。

1.卧床休息　一般取屈髋、屈膝位侧卧，休息3~5周症状缓解或消失。这样对缓解严重椎管狭窄对神经根的挤压有一定的帮助。但长时间卧床易引起肌肉萎缩、深静脉血栓及肺炎等并发症，故最长卧床时间不宜超过2周。腰椎间盘突出症急性发作期要求患者绝对卧床休息，只允许在床上翻身，而不允许坐起及站立。3周后，腰围固定后可起床，腰围固定3个月。本方法简单易行，适用于轻型和早期患者。

2.药物治疗　在卧床休息期间可给予适量的非类固醇类抗炎药物。此药物主要作用在后关节突，对改善患者因腰痛后伸运动受限有明显效果。

3.功能锻炼　由于腰椎屈曲可使椎管容量和有效横截面积增大，从而减轻因退变组织对马尾神经的挤压。此外，腹肌肌力的增强也可拮抗神经组织所受到的椎管机械性压力，因此屈曲锻炼对缓解椎管狭窄症状有一定的帮助。

4.支具应用　腰围（或腰椎保护性支架）应用较普遍，这对短期内改善腰腿痛症状是有一定作用的，可能是由于支具减轻了脊柱运动时关节突及椎间盘对马尾神经根动态的牵拉及压迫的作用。但长期应用以代替腰背肌和腹肌功能，容易造成肌肉萎缩等，并不十分利于疾病的康复。因此正确指导患者，合理使用。

5.硬膜外腔类固醇注射疗法　1953年Livre等首先采用硬膜外注射氢化可的松治疗腰椎间盘突出症。本方法可使神经根炎症消退和消除肿胀，从而消除或缓解症状。

三、脊柱退行性病变的手术治疗及围手术期护理

（一）适应证

1.颈椎病　①出现明显的脊髓、神经根、椎动脉损害，经非手术治疗无效即应手术治疗；②原有颈椎病的患者，在外伤或其他原因的作用下症状突然加重者；③伴有颈椎间盘突出症经非手术治疗无效者；④颈椎出现某一节段明显不稳，颈痛明显，即使无四肢的感觉运动障碍也应手术治疗。

2.胸、腰椎　①非手术治疗无效，有马尾神经受压，出现括约肌功能障碍者；②症状严重、X线片上骨化严重；③持续性腰痛或坐骨神经痛影响工作或生活者。④其他：轻型患者因职业需要腰部活动（运动员、舞蹈演员、野外工作者）多者。

（二）脊柱退行性病变术前护理

1.心理护理　由于脊柱退行性病变的病程较长，且以老年人较多见，患者长期遭受病痛的折磨，因此患者的思想负担往往很重，作为护理人员，除了完成一般的工作外，更应熟悉病情，深入了解患者的心理状况，消除患者的心理障碍，使患者积极配合治疗，争取早日康复。一般可以从以下几个方面进行耐心细致的解释工作。①消除悲观心理，用科学的态度向患者作宣传和解释，除了颈椎外伤所引起的瘫痪，即使是脊髓型颈椎病，只要治疗得当也可避免瘫痪或好转，甚至痊愈。②避免急躁情绪：由于脊柱退行性病变发病缓慢，治疗上也需要相当长的时间，患者往往情绪急躁，我们应向患者说明过分急躁，不仅影响治疗，而且使情绪长期处于不稳定状态，影响治疗效果。③应详细观察老年患者的精神状态是属于老年性精神失常，还是由于颈椎病所致。④社会及家庭的支持有利于患者的心理健康，尤其是家庭支持更为重要。告诉家属多关心和安慰患者，鼓励其树立战胜疾病的信心。

2.术前训练

(1)卧位练习:①颈椎前路手术卧位的练习。患者取仰卧位,肩后部垫一薄枕,使颈部后伸,充分暴露颈部。每日锻炼 2～3 次,从 30min 开始直至 2～3h。②颈后路手术卧位的练习。患者俯卧于石膏床上,两手平放于身体两侧,额部垫一薄枕,注意不要将口鼻捂在枕头上,以免影响呼吸。每日锻炼 2～3 次,从 30min 开始直至 2～3h。③胸腰椎后路手术卧位的练习。患者取俯卧位,胸部下垫一枕头。每日锻炼 2～3 次,从 30 分钟开始直至 2～3h。

(2)练习床上大小便:手术以后患者需在床上大小便,许多患者由于术前没有练习床上大小便,术后因不习惯而发生尿潴留。因此术前我们要向患者耐心解释,说明在术前练习床上大小便的重要性,并给予正确的指导。

(3)颈前路手术的食管气管推移练习。

(4)呼吸功能练习:指导患者进行有效的咳嗽排痰及深呼吸运动,以利痰液排出,增加肺活量。方法见脊柱肿瘤术前护理。

(5)床上肢体功能练习:主要是上下肢的伸屈,持重上举与手、足趾活动。下肢的直腿抬高。这样既有利于术后功能恢复,又可增加心搏量而提高患者术中对失血的适应能力。术后卧位训练:侧卧及翻身时头、颈与躯干保持一条直线,教会其配合翻身方法。

3.饮食指导　对于过度肥胖者,应适当控制饮食,防止体重增长过快。以免由于肥胖影响手术部位的暴露。

4.术前准备

(1)颈椎手术配置合适的颈托,胸腰椎手术配置合适的腹带、腰背部支具或腰围术前给予试戴一段时间。说明使用的重要性——限制颈椎活动,并教会患者如何使用。

(2)术前当日备皮。注意手术部位有无毛囊炎,以防切口感染。

(3)术晨禁食水。

(4)物品准备:沙袋、颈椎小枕、床边氧气-心电监护仪、气切包、吸引器等。

5.特殊观察　了解患者的睡眠情况,有无睡眠打鼾史及呼吸道疾病。了解患者术前四肢功能情况,以便术后观察疗效作为对比的依据。

(三)脊柱退行性病变术后护理

1.术后搬运　颈椎手术完毕回病房搬运患者时注意保持颈部自然中立位,戴上颈围,3～4 人将患者平移至病床上,搬运时注意保持脊柱处于水平位,一人固定头颈部,搬运完毕后取下颈围,24h 内不宜戴颈围,这是为了便于观察伤口渗血情况,颈部两侧沙袋固定,去枕平卧 6h,嘱咐患者不要随意活动颈部。对胸腰椎术后患者搬运时注意保持脊柱的制动,将患者轴性水平移至床上。注意保护各种导管不要脱落。持续低流量氧气吸入,调节输液、输血速度。

2.与手术室人员交接

病情交接:生命体征、输液量、引流管等。

皮肤交接:压疮。

物品交接:影像学资料、衣服、石膏床、颈托、病例。

3.病情观察　①根据医嘱测量生命体征,一般常规是测血压、脉搏、呼吸每小时 1 次,连续 6h,稳定后改为 2～4h 1 次,特殊情况根据医嘱增加次数,注意血压、脉搏的改变。②注意呼吸改变。颈椎手术部位高,如果术中误伤气管或有血肿压迫气管,便可出现呼吸困难。当发现患者呼吸困难并伴有颈部增粗者,应考虑到是颈深部血肿所致,需做紧急处理。③观察伤口局部渗血、渗液。注意伤口渗液的量、颜色,伤口内置负压引流管的患者,要准确记录引流量,术后24h即可拔除引流管,最长不超过72h。④观察患者吞咽与进食情况。颈椎前路手术24~48h后,咽喉部水肿反应逐渐消退,疼痛减轻,其吞咽和进食情况应该逐渐改善好转,如反而加重,则有植骨块滑脱的可能,应及时汇报医师,采取措施。

4.体位护理　术后取去枕平卧位6h,护士协助翻身,预防压疮。虽然使用了内固定器材固定植骨块,提高了脊柱的稳定性,但仍不可忽视术后保持正确体位的重要性。颈椎、上胸椎手术后采用平卧(侧卧、仰卧、半卧)位。颈椎术后1~2d戴颈托可以下床活动。下胸椎、腰椎术后可以采用平卧(侧卧、仰卧)位,需要持续卧床6~8周或遵医嘱。

5.呼吸道管理　大量输液时观察肺功能情况,防止肺水肿,颈椎前路手术术中气管牵拉、气管插管,气道损伤分泌物多,防止窒息,术后立即雾化吸入及沐舒坦等祛痰药物。对重患者应协助其翻身拍背,以利痰液排出。

6.各种管道护理　①负压引流管,保持引流管不扭曲、通畅。注意观察引流量、引流液颜色。必要时正压吸引与负压吸引,注意观察脑脊液瘘、渗血量。②留置尿管保持尿管不扭曲、通畅。注意观察尿量、颜色。会阴护理每日2次,更换尿袋每日1次。训练膀胱功能:定时夹管。预防感染:嘱多饮水。③深静脉留置管。保持管留置管不扭曲、通畅。注意观察针眼有无红肿。更换贴膜3日1次。

7.饮食护理　胸腰椎患者术后早期鼓励多饮水,保持体液量,减少输液。肠蠕动恢复。可进食高蛋白、易消化的食物,保持大便通畅,降低腹压。鼓励患者多饮新鲜果汁,增加维生素,促进伤口愈合。颈椎术后6h进流质饮食,2~3d后改半流质饮食,1周后改普通饮食。术后吞咽时咽部疼痛2~3d后可减轻。应鼓励患者少量慢食,增加营养,促进身体康复。

8.伤口护理　术中安放引流条,应适时查看切口渗出情况,有较多渗出时及时更换敷料。如发现切口张力高,表面隆起,则有可能发生血肿,应立即通知医师,积极采取治疗措施。

9.疼痛　据我们观察,施行手术后,患者均感切口疼痛,髂骨取骨处疼痛较剧烈持久。①翻身时动作缓慢、轻柔保护伤口,防止扭曲;②应用止痛药。术后镇痛药持续滴入,维持24~72h。

10.功能训练　①根据患者术后肢体活动改善情况,制订功能锻炼计划。②手功能训练。脊髓椎病脊髓受压损害后,可造成脊髓病(指间肌麻痹,致手指并拢及握拳障碍)手术后应锻炼手的捏与握的功能:如拇指对指练习、手握拳后用力伸指、手指夹纸或揉转石球、拧毛巾等。每日练习3~4次,每次20~30min。③术后1~2d患者可戴颈托在护士指导下下床活动。活动应适度,逐步练习步行、穿衣、扣纽扣等。下肢肌力锻炼防止神经根粘连、下肢肌肉萎缩及深静脉血栓的发生。包括以下几种:①直腿抬高式。术后24h开始。患者仰卧位,膝关节伸直,脚上举,鼓励其主动抬高至最大幅度,他人协助进一步抬高,幅度以30°为宜,双下肢交替进行。②踢腿式。取仰卧位,主动屈髋屈膝后再伸腿放下,左右腿交替伸屈,次数不限,以患者不感到疲劳为宜。③伸腿式。取俯卧位,交替后伸双下肢,保持膝关节不屈曲。④展腿式。取侧卧位,下肢伸直位外展,复原,完成2次后转对侧卧位并进行相反肢体锻炼。双下肢交替进行,保持膝关节伸直位。⑤局部关节锻炼。屈伸患侧膝关节、踝关节和各趾关节,并可行抗阻力锻炼。腰背肌功能锻炼术后第10日开始进行腰背部肌群功能锻炼,以提高腰背部肌肉的力量,增强脊柱稳定性、灵活性、耐久性和促进髓核回纳。

(陈修芳)

第六节　脊柱结核

脊柱结核又称 Pott 病，最早在 18 世纪由 Pott 详细报道。以儿童及青少年多见，年龄越大，发病越少，与机体免疫力有关。在骨与关节结核中发病率居于首位，约占 40％～50％，发病部位以腰椎最多，胸椎次之，胸腰段占第 3 位，颈椎、骶尾椎最少。绝大多数为椎体结核，单纯椎弓结核很少。

一、病因

脊柱结核是一种继发病变，是全身结核病的局部表现，原发病灶多在肺部。当营养不良，精神消沉或者接受化疗、放疗及免疫抑制药治疗等机体抵抗力减弱时，结核杆菌可通过血流或淋巴到达脊柱局部，原在脊柱局部潜伏或者已经静止的病灶也可重新活动起来而发生脊柱结核。儿童脊柱结核多在结核活动期发病，因为对结核菌的抵抗力弱，感染后容易发病、扩散。脊柱结核可发生于原发灶的活动期，也可发生在原发病灶形成甚至静止的几个月、几年或几十年后。

二、病理

脊柱结核主要是在结核杆菌血源性播散的基础上发生的继发性疾病。原发病灶多在肺部，其他内脏器官和淋巴结少见。脊柱结核的病灶大多数位于椎体，主要由于椎体容易劳损，椎体上肌肉附着少，椎体内骨松质成分多，且椎体滋养动脉多为终末动脉。

1.根据病灶发生部位不同而将椎体结核分为 3 种类型

(1)边缘型：临床上最常见，多见于成年人。以溶骨性破坏为主，死骨较少或者不形成死骨。严重时相邻椎体发生塌陷，可导致后凸畸形。

(2)中心型：多见于儿童，成人少见。以骨质破坏为主，较易形成死骨，亦可引起椎体后凸畸形。晚期可破坏整个椎体，发生病理骨折，或椎体压缩呈楔形。

(3)骨膜下型：临床较为少见，极少发生畸形。无死骨形成，呈溶骨样改变，亦可由椎体外结核病变侵蚀所致。

2.病理改变

(1)骨质破坏、增生与硬化：骨质破坏部位与病理分型密切相关。骨质破坏表现为溶骨性和虫蚀状或鼠咬状改变，周围伴有骨质增生硬化，并可早期发现较小的骨质破坏。

(2)脓肿的形成和发展：结核肉芽组织、炎性渗出物和坏死组织等可穿破骨皮质向椎体外浸润，内含干酪样物质液化形成寒性脓肿。脓液中结核杆菌繁殖增多，脓液向周围组织薄弱处流出，形成流注脓肿。还可侵蚀其他骨质造成继发性骨损害，或穿破皮肤形成窦道。

(3)脊柱畸形的形成和发展：最常见后凸畸形，侧凸畸形较少见。颈椎和腰椎原有生理性前凸，抵消部分病理性后凸，因而外观上畸形不如胸椎明显。凡椎体破坏在两节以上者，往往产生严重的后凸畸形。受累椎体数目较多，往往出现圆拱形驼背。受累椎体数目少但破坏严重，后凸畸形很尖锐，呈角形驼背。严重的后凸畸形可致躯干短缩、发育迟缓、心肺功能受损。

(4)截瘫的发生和发展：脊柱结核截瘫发生率为 8％～40％，多发生于病变早期。胸椎发生率最高，颈椎次之,腰椎最少。产生原因为结核性物质直接压迫脊髓、增生纤维组织或骨化压迫脊髓、脊髓结核和脊髓血管栓塞。

三、临床表现

本病起病隐匿,病程进展缓慢,部分患者既往有结核病史或者结核病患者接触史。早期症状较轻,常不被重视而误诊为其他疾病,症状及体征如下。

1.全身症状　早期症状很轻微,多不引起注意。常有全身不适、倦怠乏力、食欲减退、身体消瘦、午后低热、夜间盗汗、脉率加快、心慌心悸和月经不调等轻中度自主神经功能紊乱症状。发热多为午后低热,次日晨降至正常。病程较长,常为数月到数年、甚至数十年。如发生脓肿可出现高热。儿童发热比较明显,常有性情急躁,不喜玩耍,抱时啼哭和夜间惊叫等现象。大部分患者有营养不良及贫血。若合并有肺结核,可以出现咳嗽、咳痰、咯血或呼吸困难等。合并有泌尿系统结核,可出现尿频、尿急、尿痛和血尿等症状。

2.局部症状　持续性钝痛为脊柱结核的主要症状,劳累后加重,卧床休息后可减轻,咳嗽、打喷嚏或持重时加剧,可有放射痛。夜间疼痛不明显,睡眠较好,经休息及抗结核药物治疗后能减轻。早期局部压痛及叩击痛不明显,病变重时可出现棘突的压痛和叩击痛。

3.姿势异常及脊柱活动受限　"僵"是脊柱结核的重要体征,由于病变周围肌肉的痉挛,可出现脊柱僵硬及活动受限。颈椎结核患者可出现低头视物时连同躯干一同转动,有些出现斜颈畸形;部分患者可出现Rust征,表现为头前倾、颈短缩、喜欢用双手托住下颌部以免在行动中加剧疼痛。胸腰骶椎结核患者可出现站立或行走时尽量将头及躯干后仰,坐位时喜用手扶椅,以减轻对受累椎体的压力。拾物试验阳性:拾物时常以屈髋屈膝代替弯腰,起立时用手撑于大腿前部。

4.脊柱畸形　以后凸成角畸形最常见。病椎棘突后凸或侧凸,以角形后凸最常见,侧凸少。卧位或站立位检查,常可扪及椎旁肌痉挛,腰椎生理前凸消失,角形后凸。

5.寒性脓肿及流脓窦道　有时寒性脓肿的出现可为脊柱结核的第一个体征,若颈前脓肿形成,轻者可有咽喉部不适、发音声调改变、睡眠时鼾声大作,重者可出现呼吸与吞咽困难,部分患者吸气时可出现喘鸣。少数患者自口腔吐出脓汁、死骨片和干酪样物质,系咽后脓肿或者食管后脓肿破溃穿入咽腔或者食管所致。

6.脊髓、神经根受压　可出现不全瘫痪或完全瘫痪。早期可表现为肢体无力、肌力下降、易跌倒、肢体僵硬,最后完全瘫痪。同时表现出感觉异常、括约肌功能改变等症状。

四、实验室检查

1.常规检查　包括血沉、血常规、尿常规和肝肾功能测定等。

2.结核菌素试验　对5岁以下没有接种卡介苗的儿童在早期诊断上有帮助,阴性表明未感染结核菌,阳性表明已经感染过结核病。如果由阴性转为阳性,表明结核感染发生不久。至于5岁以上的儿童及成人,帮助不大。但出现强阳性反应时,应该予以足够重视。

(1)注射方法:皮内注射法,将OT或PPD-C 0.1ml(5TU)缓缓注入左前臂掌侧中部中央皮内,局部出现6～8mm大小的圆形橘皮样皮丘。如近期须做第2次试验,注射部位应在第1次部位的斜上方5cm,或在另一侧前臂,以免发生结核菌素增强反应。

(2)注意事项:必须专用,专人保管,一人1个针头。溶解后使用不得超过2h,亦不得强烈振荡,以免降低效价,出现假阴性。必须准确地把 0.1ml 注入皮内。如有漏药或过深,应在离开原部位 3～4cm 处重新注射。

(3)结核菌素反应判断时间:我国规定以 72h 为观察反应的时间(48～96h 内均可)。

(4)结核菌素反应的分级:阴性反应:无硬结或硬结平均直<5mm 者。阳性反应:硬结平均直径在 5mm 或 5mm 以上者为阳性。5～9mm 为一般阳性;10～19mm 为中度阳性;硬结≥20mm(儿童 ≥15mm),不足 20mm,但有水疱、出血、坏死及淋巴管炎者均为强阳性。

3.动物接种试验　阳性率较高,对诊断有帮助。但是手续复杂,需要时间较长,费用较贵,有必要、有条件时可以采用。

五、影像学检查

1.X 线平片　包括胸部 X 线片和脊柱 X 线片。胸部 X 线片可了解肺部有无结核病灶。如果有结核病灶,则观察其范围和活动情况。

脊柱结核起病时 X 线表现多不明显,一般在发病数月至 1 年后才有阳性发现。

2.CT　脊柱 CT 能够显示椎体甚至附件的微小病灶,多采用横断面扫描。CT 三维重建可更直观地观察病变椎体及附件破坏程度,对现有脊柱畸形情况有更加明确的认识。

3.MRI　能更早发现脊柱结核病灶,可以减少骨质破坏、后凸畸形及截瘫的发生。

4.骨扫描　当结核侵犯部位出现核素浓聚现象,可以帮助了解其他部位有无结核病灶。此检查敏感性好,但特异性不强,需要结合其他检查参考。

5.超声波检查　脊柱 B 超可以帮助确定脊柱寒性脓肿的性质及大致范围。尤其是脊柱深部体检无法触及的寒性脓肿。在超声波引导下,还可以进行寒性脓肿的穿刺针吸活检术。

六、治疗

在强调手术治疗的同时不应忽视全身性治疗,特别是行之有效的非手术治疗手段。

(一)非手术治疗

包括抗结核药物治疗,局部制动,一般支持治疗等,是本病治疗的基础。血运丰富的脊柱病变吸收快,修复能力强。因此,不少病例可以通过非手术治疗获得治愈。

1.一般治疗　中毒症状明显时应卧床休息,加强营养,保持充足的睡眠。中毒症状较严重者可在应用抗结核药物基础上给予皮质类固醇药物。对于原发病灶所致的一些症状可给予对症处理。病变较轻者可适当参加一些户外活动。休息和营养作为改善全身情况是不可缺少的。改善营养状况也很重要,可给予可口、易消化、富于营养的食物。营养状况较差者可补充鱼肝油、B 族维生素、维生素 C 等,贫血者可给予铁剂、维生素 B_{12}、叶酸等,严重贫血者可间断输血,每周 1～2 次,每次 100～200ml。肝功能受损需进行保肝治疗。合并感染的可给予广谱抗生素,或者根据药物敏感试验给敏感药物。对于截瘫患者应该加强护理,预防压疮,防止肺部感染和泌尿系感染。

2.局部制动　脊柱制动非常重要,可缓解、防止增加畸形,避免病变扩散、减少体力消耗,及时让患者休息,必要时可予牵引治疗。病情较重或者已发生截瘫者,应该绝对卧床,以避免刺激局部病变,防止出现畸形。病情稳定者可在腰围、支架保护下适当下地活动。

3.抗结核药物治疗　药物治疗脊柱结核应遵循早期、足量、联合、长期的原则。常用的一线药物有异烟肼(INH)、利福平(REP)、吡嗪酰胺(PZA)、乙胺丁醇(EMB)和链霉素(SM)。二线药物包括阿米卡星、卡那霉素、环丝氨酸、乙硫异烟胺等。

(1)异烟肼(INH):早期杀菌作用最强,能较好地预防结核菌产生耐药性。口服吸收快,容易渗入胸腔、腹腔、脑脊液和关节液中,且能渗入细胞内。异烟肼对肝功能有损害,还可引起周围神经炎及精神症状,服用期间注意定期复查肝功能,大量服用异烟肼时可加服维生素 B_6。

(2)利福平(RFP):灭菌作用最强。口服后经肠道吸收,在血液中能较长时间维持高浓度,能通过血—脑脊液屏障进入脑脊液,对结核病的治疗效果最好。利福平有肝功能损害、胃肠道反应、皮肤反应、流感样反应等不良反应,故肝功能严重损害及胆道有梗阻的患者忌用。老年人、儿童、营养不良者慎用。

(3)吡嗪酰胺(PZA):对酸性环境中细胞内结核菌群具有灭菌作用。不良反应为肝功能损害,可引起关节疼痛,偶见过敏发热、皮疹和其他皮肤反应。

(4)乙胺丁醇(EMB):抗结核作用较强,可弥散到人体各组织中。最主要的不良反应是对球后视神经的损害。孕妇、肾功能损害、白内障、糖尿病视网膜炎者慎用。

(5)链霉素(SM):属于抑菌药,仅对细胞外的结核杆菌有杀灭作用。口服不易吸收,肌内注射可以渗透到各种组织中,很少通过血-脑脊液屏障。长期服用可有听神经损害和肾功能损害,注意定期检查肾功能。

联合用药方案很多,目前应用较多的为以链霉素、异烟肼和利福平三药合用为主的短程治疗,疗程一般为 6～9 个月,一般不超过 1 年。

(二)手术治疗

目的在于清除病灶,预防或减轻脊柱病理性骨折、畸形,解除脊髓、马尾受压,恢复和重建脊柱的生理功能。

1.适应证　①较明确的寒性脓肿;②病灶内有较大的死骨或空洞;③窦道经久不愈;④出现神经功能损害,存在脊髓、马尾受压征象;⑤严重的脊柱畸形。

2.禁忌证　①身体其他部位有活动性结核病灶(如浸润性肺结核、结核性脑膜炎等)。但如经合理治疗,病灶稳定或痊愈后,仍可考虑施行病灶清除术。②全身多发性结核,一般情况不佳者。③脊柱结核并发截瘫,已有广泛压疮、严重泌尿系感染、贫血、水肿等全身情况不良者,应积极治疗,好转后争取手术。④经链霉素及其他抗结核药物治疗后,全身中毒症状无明显改善者。⑤老年人对手术的耐受力较差,婴幼儿的修复能力较强,均应先采用非手术疗法。

3.术前准备　①抗结核药物至少应用 2 周以上;②患者一般状况和血沉好转;③对长期卧床的截瘫或脊柱不稳患者应指导其作抬头扩胸、深呼吸和上肢运动,增强其心肺适应能力;④纠正营养不良状态,纠正贫血和低蛋白血症等,必要可输血、输注人体白蛋白;⑤伴有混合感染体温升高者,应先引流并控制混合感染。

4.手术方法　包括病灶清除术、病灶清除神经减压术、脊柱融合术、脊柱畸形矫正术等多种术式。

5.术后处理及护理　一般应该卧床休息,儿童患者可以支具或石膏制动,一般需要 1 个月左右,经 X 线检查,证明病灶已经稳定,植骨已经融合,且血沉已经恢复正常时,方可下地活动。下地活动时需要颈围或者支具保护。一般要维持保护 10～16 周。术后继续使用抗结核药物,术后可以使用抗生素 7～10d 预防感染。加强营养和全身支持治疗,定期复查肝肾功能、血沉和 X 线片以了解病灶愈合和病变稳定情况。其他护理措施同脊柱手术护理常规。

七、痊愈标准

1.全身症状消失，活动时患部基本不痛，关节功能改善，原有体表和（或）深部寒性脓肿或窦道消失，无脊髓神经症状，截瘫大部分或完全恢复。

2.X线摄片骨病灶轮廓清晰较治疗前有所修复，或病灶周围有硬化区，有纤维性或骨性愈合，病灶周围软组织的阴影接近正常。

3.常规化验特别是血沉正常。

符合上述3项者表示病变已停止。起床活动1年或工作半年后仍能保持上述3项指标者，表示已基本治愈，若术后经过一段时间的活动后，一般情况变差，症状复发，血沉增快，表示疾病未治愈，或静止后又趋于活动，仍应继续全身治疗；若X线检查再次出现脓肿及死骨，或发现原来病灶清除仍不彻底，应考虑再次手术。

八、预防

（一）健全防治机构

近年来结核病发病率出现上升趋势，提醒人们对结核病的防治工作不能松懈。应加强宣传和教育，普及结核病的防治方法，建立和健全各级结核病防治机构，保证人力和物力，及时发现结核病，实行标准化、规范化治疗。

（二）保护易感者

加强体育锻炼，增强体质，积极提高机体抵抗力。尤其是老人、儿童以及各种免疫功能损害患者，更应该注意身体锻炼。开展卡介苗接种工作，保护易感人群。

（三）消除感染源

早期发现和彻底治疗开放性肺、肠、骨关节、肾或淋巴结结核，使病变治愈，患者不再排菌。

（四）切断感染途径

加强消毒隔离，切断感染途径。彻底消毒处理结核患者的排泄物。做好结核患者的隔离工作，减少接触。

（田　菊）

第七节　脊柱畸形

一、枕颈部畸形

（一）概述

枕颈部畸形是指枕骨和寰枢椎及其附属结构（包括周围神经血管组织）由于先天发育不良造成的解剖结构异常，常伴有邻近骨组织和神经组织畸形，甚至远处畸形。枕颈部先天性解剖变异和畸形，会加速该部位正常椎间关节的生理退变过程，出现骨结构的不稳定，诱发或加重畸形骨组织和韧带组织对相邻神经组织的压迫,临床表现为高位脊髓、延髓、小脑和局部血管受压症状。

(二)分类

1.寰椎关节或寰枢关节左右不对称。

2.隐形脊椎裂。

3.枕椎 第四枕节未与其前的枕生骨节融合而形成枕椎。

4.扁平颅底 颅底角大于148°,常合并颅底凹陷。

5.颅底凹陷 颅底向上凹入或内陷。

6.先天性枕骨寰椎融合(或称寰椎枕骨化) 骨性融合处大多发生在颅底与寰椎前弓之间,但也可累及后弓、横突与侧块,致枕寰关节间隙消失。

7.齿状突分离 齿状突与枢椎椎体的先天性不融合。

8.齿状突缺如 常继发寰枢椎脱位。

(三)临床表现

枕颈部畸形临床症状出现较晚,许多畸形可以终身不出现症状或者仅有轻微的局部症状。多在成年以后,往往由外伤和感染等因素诱发起病。也可突然发病,此时病情进展快,症状较重。

1.特殊外貌特征 短颈畸形、斜颈畸形、发际低平、头颈部旋转活动受限、面部发育不对称等。

2.局部症状 枕颈部酸痛、麻木、感觉过敏,是由寰枢椎关节不稳定的异常活动对高位颈神经根,特别是第2颈神经根刺激、压迫和牵拉所致。

3.锥体束受损的症状和体征 由脊髓前方的压迫所致,轻者四肢运动自如,神经系统检查可发现阳性体征,如腱反射亢进,病理征阳性等。重者肢体活动无力,步态不稳,肌张力增高,踝阵挛阳性。

4.本体感觉、触觉减退 由脊髓后方的压迫所致。

5.中枢神经系统表现 小脑受累可出现小脑性共济失调和眼震颤;脑干受压可出现呼吸功能减退和异常的呼吸方式;累及后组脑神经出现吞咽和构音方面的功能障碍。

6.椎动脉供血不足表现 表现为头晕,记忆力减退,晕厥和癫痫发作。

7.感觉分离 由枕颈部神经组织畸形(Arnold-Chiari畸形)所致。

(四)手术治疗

手术治疗的主要原则和目的是解除神经压迫促进受累神经恢复,植骨融合固定重建枕颈部的稳定性。常用的几种手术方式和相应的适应证包括:①后路单纯寰枢椎融合术(可完全复位的寰枢椎不稳的畸形);②寰椎后弓切除减压和枕颈融合术(无法复位合并寰椎后弓压迫的畸形);③寰椎后弓切除、枕骨大孔扩大减压和枕颈融合术(无法复位合并后方压迫的畸形或前后方均存在压迫的畸形或Arnold-Chiari畸形Ⅱ型);④经口咽或劈开上颌骨途径寰椎前弓和齿突切除减压融合术(存在前方压迫的畸形);⑤侧方寰椎侧块和齿突切除术(存在前方压迫或侧方压迫的畸形);⑥寰椎后弓切除、枕骨大孔扩大减压、枕颈融合和脊髓空洞蛛网膜下隙分流术(Arnold-Chiari畸形Ⅰ型)。

(五)护理措施

1.心理护理 ①对待患者要热情、和蔼、关心、同情,以熟练的技术获得患者的信赖,改变患者的心理状态。②向患者交代术前准备,简单介绍手术过程,增加患者的安全感,使其精神上有所放松。③对术后需吸氧、使用引流管、导尿管者,术前应向患者说明,使患者醒来后不致恐惧。④对于危险性大、手术复杂、心理负担特重的患者,护士可有意识地组织患者交流同类手术成功的例子,来增强患者的信心。

2.术前准备

(1)感染的预防:注意患者口腔清洁;有吸烟习惯的患者应在术前1~2周劝其停止吸烟,对痰多黏稠者给予雾化吸入,或使用祛痰药。指导患者训练深呼吸运动和咳嗽运动,可增加肺通气量,有利痰液排出,避免发生坠积性肺炎。

(2)俯卧位训练:开始时每次 10～30min,逐渐增加至 3～4h。对涉及高位脊髓手术者,为防止术中意外造成呼吸骤停,应给患者分别预制胸、腹侧石膏床各 1 个。对有可能复位的,术前应行牵引治疗 2～3 周。

(3)训练床上大小便:术前养成床上大小便习惯。

(4)床上肢体功能锻炼:主要为上、下肢体的伸屈,持重上举与手、足的活动。

3.术后护理

(1)早期护理

①病情观察。定时观察患者的面色、表情、血压、脉搏、呼吸、体温等。密切注意呼吸情况,术后出现呼吸困难者,则多系局部血肿压迫或局部水肿反应所致,应立即采取相应措施,并准备气管插管和呼吸机备用。

②局部制动。不仅可减少出血,而且可防止植骨块或人工关节的滑出,因此,术后尤其是 24h 内应尽可能减少局部的活动次数及幅度。

③伤口引流。保持引流通畅,观察引流液的色、量、质,若有异常及时汇报医师。若发现引流为清亮液体或淡粉色液体,表示有脑脊液漏出应及时报告医师,同时去枕平卧,切口处垫软枕压迫,以减少脑脊液漏出,并按医嘱给予镇静、止痛药,以减轻患者头痛的症状。

④防止压疮。对瘫痪、老年、消瘦以及神志不清者应注意防止压疮。由于头颈部要求制动,大幅度的翻身是不恰当的,可定时(一般不超过 2h)对易发生压疮的骨凸处(包括后枕部),用手掌托起减压,或予以小翻身。

⑤预防脊髓反应性水肿。由于手术创伤的刺激,脊髓本身及周围组织易出现水肿反应,尤其在伤后 24～72h 以内,要注意观察四肢活动度。

⑥预防感染。早期预防尤为重要,因为口腔及鼻腔的分泌物及食物等易污染伤口。因此,除全身应用抗生素外,应注意对伤口局部的保护。一旦发现敷料被污染,应及时予以更换。

⑦减少呼吸道分泌物。常规雾化吸入每日 3 次,以减少咽喉部的水肿与充血。并予以口服鲜竹沥液 10ml,每日 3～4 次,连续 3～5d。

⑧切口疼痛的处理。手术后切口出现疼痛是患者的一大痛苦,由于切口疼痛患者不敢翻身活动及不敢深呼吸和咳嗽,容易发生肺部并发症,因此,术后尤其是术后第 1 日可给予适量的镇痛药,如杜冷丁 50mg 或吗啡 8～10mg 肌注。

(2)术后第 2 日以后护理

24h 以后,对此类患者仍应重点护理,一般不少于 5～7d,除上述观察内容外,尚应注意:

①观察患者吞咽与进食情况。颈后路手术 1～2d 后,咽喉部水肿反应逐渐消退,疼痛减轻,其吞咽与进食情况应该逐渐改善好转。但如反而加重,则有植骨块滑脱之可能,此时应及时向主管医师报告,并采取相应措施。

②术后拍片。术后 2～5d 均应拍片,除观察植骨块是否有移位外,尚可确定减压的部位是否准确,以及减压的范围。

③预防肺部并发症,鼓励患者咳嗽与深呼吸,此既有利于增加肺活量,清除分泌物,又可防止肺不张。注意体温与血象的变化。

④预防尿路并发症。对带有导尿管者,平时要注意局部卫生。引流尿袋要及时更换,定期开放排尿(一般 2～4h)。每次开放后,应在膀胱区加压,使其排空以消除残余尿液。有感染者,则需每日膀胱冲洗

2 次。

⑤定期化验复查。一般手术次日及一周时复查血、尿常规,以判定患者全身状态。血红蛋白过低者,应少量输血。

⑥拔除引流条及拆线。一般于术后 24~36h 后拔除引流条,5~7d 拆线。

⑦戴石膏或颈托下床活动应注意以下几点。下床前先让患者在床上坐起,待其适应后才逐渐下床,根据病情及手术情况行颈部石膏颈围或塑料颈围保护,或颌颈胸石膏、头颈胸石膏固定,刚下床时,应有专人监护,以防跌倒。病情较重不适合下床者切勿勉强。

⑧功能锻炼。术后功能的恢复和重建与其锻炼情况有着直接关系。不仅脊髓功能恢复者需要加强锻炼,以提高疗效,就是无神经恢复,甚至恶化者,也应积极锻炼,以防肌肉失用性萎缩。

(3)出院指导。患者出院后仍需颈围固定 3 个月,控制颈部活动,嘱患者继续口服神经营养药、补钙,增加含蛋白质高的食物,连续不断地锻炼四肢功能。3 个月、6 个月、1 年定期复查。

二、腰骶部畸形

(一)概论

腰骶部畸形包括形状异常的蝴蝶椎、数目增减的腰椎骶化、骶椎腰化或腰椎胸化、横突过长(以第三腰椎为多见)、钩棘即小关节异常、椎骨缺损的脊椎裂、浮棘及吻棘等、椎间关节缺如的锥体融合以及发育性椎管狭窄等。可能的致病原因包括中胚叶分节不全,先天性代谢不全,骨、软骨及结缔组织发育障碍,子宫内病变以及各种药物、病毒、放射线照射等对胎儿的影响等。严重畸形多伴有全身其他畸形,常引起早期死亡。大多数先天性畸形并无症状,多在作放射性检查时发现。

(二)分类及手术方式

1.脊椎裂

(1)显性脊椎裂:手术原则是将后突的脊髓或神经根放归椎管(先分离松解四周的粘连),之后切除多余之硬膜囊及修补椎板缺损处(植骨等)。

(2)隐性脊椎裂:吻棘症伴有明显的腰部后伸痛者,可行手术将棘突尖部截除之。

2.移行脊椎　包括腰椎骶化、胸椎腰化、骶椎腰化、骶尾椎融合。手术方式有切骨减压术、关节融合术、神经支切断(或松解)术、脊柱融合术。

3.短腰畸形　包括先天性脊柱崩裂滑脱、先天性椎体融合、半椎体畸形。单纯短腰畸形者无须特殊处理。伴有腰脊神经根或马尾神经受压者可行减压术治疗。形成驼背畸形可行驼背畸形矫正术。

4.椎体畸形

(1)半椎体畸形:包括单纯剩余半椎体、单纯楔型半椎体、多发性半椎体、多发性半椎体合并一侧融合、平衡性半椎体、后侧半椎体。严重脊柱侧弯(伴或不伴旋转)畸形者应按脊柱侧弯行手术治疗;严重驼背畸形已定型,可行截骨术治疗;青少年病例可对脊柱的凸侧一至数节先行植骨融合术。轻度畸形者可辅以支架,并加强背部肌肉锻炼。

(2)椎体纵裂畸形:呈对称性,无须特殊处理。

(3)蝴蝶椎体畸形:呈对称性,视畸形不同采取相应的治疗措施。

5.椎骨附件畸形

(1)第三腰椎横突过长畸形:手术将过长的横突部分切除。

(2)关节突畸形:可行关节突部分切除术或椎节融合术。

（3）棘突畸形：轻者非手术治疗，重者则行手术切除，对伴有滑囊或假关节者，一并切除。

（4）椎板畸形：引起神经症状者，可行探查术。

6.脊髓圆锥牵拉症　行椎管内手术。

（三）护理措施

1.心理护理　向患者交待手术前后大致程序，提出要求患者配合的事项和手术前后应注意的问题，以取得患者的信任和配合。

2.术前护理

（1）大、小便训练：术前2d内患者应学会在卧位大便和小便。

（2）呼吸训练：包括充分的深呼吸和有效咳嗽。

（3）肢体活动训练：适当的肢体活动，术前可改善心肺功能，提高手术耐受性，术后可促进血液循环，避免深静脉血栓形成。

（4）手术卧姿的训练：脊柱后路手术需在俯卧进行时，术前应训练患者逐步延长俯卧时间，直到能支持2h以上状态。

3.术后护理

（1）接诊术后患者：协助将患者抬上病床，交接输血、输液情况，并迅速测量血压、脉搏，保持脊柱位置稳定，确保切口负压引流及导尿管通畅不扭曲，确保输血输液通畅。

（2）观察记录神志、血压、脉搏、呼吸；引流液的颜色和量，手术创口的渗出情况；小便排出的时间和量；静脉通道有无阻塞，有无输血、输液并发症；术后医嘱执行情况。

（3）检查患者的神经功能：密切观察神经功能恢复情况，麻醉未醒者，可检查踝、膝腱反射和Babinski征。如腱反射和病理征存在，说明脊髓无明显损伤，只是因为麻醉而失去上位神经控制；如腱反射消失，病理征不能引出，应高度怀疑脊髓受损伤而发生了脊髓休克，立即报告医师分析和查明原因，给予处理。患者完全清醒后，应及时进行神经系统检查，主要了解下肢的主动运动，尤其是足趾和踝关节的伸屈功能。将结果与术前对比，判断手术对脊髓功能的影响。

（4）饮食：指导患者合理饮食，给予营养丰富的食物。多食高蛋白、高维生素、高钙质、粗纤维、易消化、不胀气的食物，多饮水。腰椎前路手术后，胃肠功能恢复后才能进食，其标志是肠鸣音正常，肛门已经排气。

（5）卧位及床上活动：患者回病房后，平卧位，平卧位有利于压迫止血，减少渗出。硬膜外麻醉平卧6h、全麻术后2～3h可以进行翻身变换体位，防止发生压疮，翻身时忌拖、拉，应轴线翻身。24h后可做直腿抬高练习，目的是为了防止术后神经根粘连及肌肉萎缩。练习时注意膝关节不能屈曲，足背90°背屈，循序渐进，双下肢由低到高、次数由少到多交替进行，每日3～4次，每次20～30下，以不过度劳累为宜。

（6）引流管的护理：注意保持引流管通畅，避免扭曲、脱落，并定时挤压，观察引流液的颜色、性质、量。引流量在术后第2～3日还不减少，应考虑和鉴别有无内出血或脑脊液漏发生。

（7）切口的护理：只有干燥敷料才能起到有效隔离细菌、保护创面的作用。因此，只要敷料有污染，均需立即更换。

（8）便盆的放置：腰椎患者术后需长时间的卧床，大小便都得在床上进行。方法是：帮助患者脱裤，将患者转向一侧，备一软枕平铺于床上，把便盆对着患者臀部，护士一手紧按便盆，另一手帮助患者向回转身至便盆上。软枕的放置位置为患者平睡时正好平躺于软枕上，以减少患者背部之疲劳及伤口的疼痛。

（9）指导患者下床的时间及方法：凡脊柱稳定的患者，术后应鼓励早期下床活动；早期活动有增加肺活量、减少肺部并发症、改善全身血液循环、促进切口愈合、减少因下肢静脉淤血而形成血栓的优点。

下床时间:各异。一般为卧床 3 周后离床适度活动,3 个月后恢复正常活动。

具体做法:由医护人员协助下下床,先练习下床站立,练习室内行走。一般室内练习 1～2 次上下床后再到室外活动,活动量由小到大逐渐增大。下床时一定要带好腰围。有些患者因长期卧床,起床时会出现直立性低血压或虚脱,因此第 1 次下床,医护人员要在旁边进行指导和协助。

下床方法:患者俯卧在床的一侧,保持腰脊平直放松,屈前肘前臂与肩同宽,双腿先后着地,肘及前臂稍用力撑床抬起上身,双手扶物站立。上床方法:站床一侧,双腿屈膝,两手扶床,上身俯卧床上,双腿先后上床。

4.功能锻炼　基本原则:尽早开始,有计划地循序渐进,以恢复功能为主,有始有终,持之以恒。

下肢训练:即双下肢直腿抬高练习。

腰背肌功能锻炼:主要有拱桥式和飞燕式。

(1)拱桥式:又分为三点式、四点式、五点式、七点式。

①七点式。患者仰卧于床上,屈膝屈肘,双足双肘双肩及头部七点着床,支撑向上挺腰到最大限度后停留片刻,然后放下休息片刻,这样反复进行锻炼 10～20 次。

②五点式。体位同上,患者双足双肩及头部五点着床,方法同上。

③四点式。体位同上,患者双手及双足四点着床,支撑向上挺腰到最大限度后停留片刻,然后放下休息片刻,这样反复进行锻炼 10～20 次。

④三点式。体位同上,患者双手放于胸前,头部及双足三点着床,支撑向上挺腰到最大限度后停留片刻,然后放下休息片刻,这样反复进行锻炼 10 次左右。

(2)飞燕式:患者俯卧于木板床上,两臂靠在身体两侧伸直,然后头和肩以及双臂向后上方抬起与此同时,双腿伸直向上抬高,使整个身体像一只飞燕,反复做 10 次。或双手置于臀部,让患者同时挺胸、仰颈及双下肢呈伸直状后伸,以使全部身体及腹部与床面相接触。起练时间视具体情况而定,一般为术后 1 周,植骨融合术者时间延长。

5.康复宣教　除了在院期间护理的注意点再向患者作进一步的强调之外,还应交代复查时间:一般为术后 6～8 周;忌重体力劳动,避免脊柱过载促使和加速椎间盘退变;加强肌肉锻炼;家庭生活中预防:改善劳动姿势、纠正不良的劳动姿势,如熨烫衣物台面高度要适宜,避免过于弯腰,取物时应避免弯腰或扭腰,地下拣东西时要先弯曲膝关节,再弯腰,避免直接弯腰取物等均是减少腰部负荷的措施;女患者少穿高跟鞋,防腰部扭伤;无论是站或坐都不要使腰椎保持一个姿势过久,要做一下向前挺腰的动作,动作要轻柔。在佩戴腰围时注意腰围的规格要与自身腰的长度、周径相适应,其上缘须达肋下缘,下缘至臀裂。腰部症状较重时,应经常戴用,不要随时取下,病情轻的患者,可以出外时或长时间站立或一个姿势坐着时戴上腰围。

三、脊柱侧弯畸形

(一)概述

正常人脊柱从后面看是直的,在枕骨中点至骶骨棘的连线上,由枕骨结节或第 7 颈椎棘突系一线锤垂直于地面,正常人线索通过臀沟,并通过各个棘突。脊柱侧弯时脊柱的一段或几个节段偏离中线向侧方弯曲,形成一个弧度。胸廓、肋骨、骨盆,甚至下肢的长度都会随之变化。严重时影响呼吸功能、心脏变位,甚至脊柱畸形,弯度特大者会有截瘫产生。

（二）分类

1.非结构性或功能性的脊柱侧弯

(1)姿势性侧弯：由于身体姿势不正,长期偏向一方,习惯于用一侧肩负重等原因所造成。

(2)倾斜性侧弯：身体一侧腰神经受刺激引起椎旁肌痉挛造成脊柱倒向一边,如胸椎间盘突出症、马尾肿瘤所引起的侧弯。

(3)下肢不等长：如小儿麻痹后遗症或骨骺发育不等造成肢体不等长,引起骨盆倾斜,继而发生腰椎的侧弯,实际上是一种代偿性侧弯。

(4)癔症性侧弯：侧弯是癔症的一种症状。

2.结构性或器质性脊柱侧弯

(1)特发性脊柱侧弯症：又称原发性脊柱侧弯,最常见,占总数的75%~8s%。按年龄分为婴儿型(4岁以下)、青少年型(4~10岁)和青年型(11岁至发育成熟)3型。

(2)先天性脊柱侧弯：可分为分节不良型、脊椎形成不良型和混合型3型。

(3)肌肉神经性脊柱侧弯：是脊柱旁肌左右不对称所造成的侧凸。

(4)神经纤维瘤病合并侧弯：是一种特殊类型的脊柱侧弯,皮肤上常有牛奶咖啡斑。侧弯分为特发性侧凸和脊椎骨发育不良两类。

(5)间质病变所致脊柱侧弯：如马方综合征。

(6)后天获得性脊柱侧弯：如强直性脊柱炎、脊柱骨折、脊柱结核、脓胸及胸廓成形术等胸部手术后等引起的脊柱侧弯。

（三）治疗

1.非手术治疗　常用有体表电刺激疗法、支具疗法,可辅助以体操疗法。Cobb角20°以内的特发性脊柱侧弯,先不予治疗,进行严密观察,如每年加重超过5°,则应进行治疗。首诊30°~40°脊柱侧弯,应进行非手术疗法;40°~50°脊柱侧弯,有主张手术治疗,也有持反对意见。

2.手术治疗　大于50°的脊柱侧弯均应手术治疗,成人疼痛性脊柱侧弯,应进行减压及矫正脊柱侧弯。常用的手术方式有:①前路椎间盘切除,融合和内固定;②后路脊柱矫形融合内固定;③前路脊柱融合联合后路内固定与融合;④脊柱三维矫形术等。

（四）脊柱侧弯后路手术的围手术期护理

1.术前准备

(1)术前宣教：向患者说明手术后的注意事项,避免术后发生撑开棍折断,钩滑脱或上关节突骨折等并发症。术前要指导患者在床上进食和解大小便。

(2)锻炼脊柱柔软度：畸形较严重的患者,入院后即应开始牵引治疗,以达到背部肌肉和韧带松弛,增加脊柱的柔软度,取得较好的矫正度。多采取枕颌带悬吊牵引法和枕颌带骨盆牵引法。

(3)锻炼肺功能：术前行肺功能和血气分析检查,增强呼吸功能锻炼,如做深呼吸,吹大气球等。

(4)术前检查：术前护士要协助医师做仔细的神经系统的检查,了解患者双下肢关节运动有无异常,是否有脊髓空洞症,隐性椎板裂,脊膜膨出,神经纤维瘤等疾病,为术后观察病情变化作为对比的依据。

(5)预防感染：脊柱侧弯矫形术需在患者体内放置金属异物,手术剥离范围较广,切口长达30~40cm,因此预防感染是非常重要的。除按骨科常规准备外,要注意备皮范围,要求上至颈椎,下至尾椎,左右要至腋中线。注意备皮刀使用的手法,因为脊柱侧弯的患者,特别是第2次手术的患者,背部凹凸不平,有手术缝线瘢痕,故很容易刮破皮肤或刮出划痕,所以备皮时护士应动作轻柔,避免因皮肤准备工作不完善而延误手术。

2.术后护理

(1)接诊术后患者:人力要足够,3～4人(根据患者的体重决定),动作要一致,保持脊柱水平位,不要扭转。全麻未醒的患者给予平卧位,头偏向一侧。

(2)监测血压和脉搏:脊柱侧弯矫形术创伤大,出血量多,患者易发生血容量不足,因此术后要密切观察血压、脉搏的变化,切口有无渗血,引流液的量及性质,术后1日应复查血常规,必要时给予输血,以防发生失血性休克。

(3)注意呼吸音:应注意患者双肺的呼吸音,预防肺部并发症。

(4)观察下肢感觉和活动状况:脊柱侧弯矫正畸形的过程中,脊髓可能被牵拉或因缺血受损,出现神经症状,甚至瘫痪,如有严重活动障碍,双下肢麻木,疼痛难忍,立即告之医师。

(5)术后患者的翻身问题关系到手术的成败,必须引起每个护理人员的重视。应轴线翻身至身体与床面呈45°的位置,身下垫软枕,防止脊柱上下部分反向扭转。更换时体位时,可以从左侧位45°至平卧再至右侧位45°;每2h翻身1次,必须由护士操作,最好有两人同时进行。

(6)引流管护理:负压引力要适宜,妥善固定,保持引流通畅。引流量少于50ml/d,即可拔除引流管。

(7)晚期截瘫的防治:手术后2～3日,随着水肿高峰的出现,可造成晚期截瘫。因此,术后给予激素或脱水药治疗1～2d。

(8)术后12～14日切口拆线,患者下床后,即可给予石膏背心或使用脊柱支具外固定。打石膏后要注意听取患者的主诉,及时给予处理,预防发生石膏压疮。

(五)脊柱侧弯前路手术的围手术期护理

脊柱侧弯前路手术是经前路矫正胸腰段、腰段脊柱侧弯的方法。此类手术具有脊柱融合区域短、去旋转效果好等优点,目前已在世界范围内广泛应用。由于前路手术具有开胸等特殊性,术后护理既要保证脊柱内固定的稳定性,又要兼顾胸腹部手术后的护理,防止术后并发症的发生。因此,对护理的要求也从单一骨科专业提高到多科综合性护理的水平。

1.术前准备　脊柱侧弯前路手术前除一般的各种检查(血液学、影像学、肺功能、血气等)和脊柱手术前常规准备(牵引、备皮、床上用便器等)以外,应针对此类手术的特点,训练患者掌握正确的咳痰方法,侧卧呼吸及腹式呼吸的方法。术前应了解患者的足趾、双下肢的感觉、运动情况,以便与手术后做比较。除此以外,术前应做好心理护理及术前宣教,帮助患者了解手术经过、手术方法及手术后的效果,解除患者精神紧张;向患者讲明手术后的注意事项,并指导患者术后配合治疗的方法;同时让患者提出问题,护士尽可能的给予解答,以便使术后护理顺利进行,患者尽早康复。

2.术后护理　脊柱侧弯前路手术后护理,同一般脊柱矫形手术有许多共同点,这里仅介绍一些应特别注意的护理问题。

(1)一般护理:当患者返回病室时,首先应注意血压、心率、呼吸深度和频率、意识状况;保持脊柱水平位将患者搬于床上有条不紊地管理好胸腔闭式引流管、尿管,保持其通畅。此类手术在腹部不放置引流,故腹膜后的出血、渗血不易估计,应密切观察生命体征的变化。此类手术在矫正侧弯的同时,可能会引起脊髓供血不足和脊髓牵拉,从而引起神经功能障碍,甚至截瘫。因此,应特别注意足及足趾的活动,皮肤感觉,尿道牵拉感觉(牵拉导尿管的检查),一旦发现异常,需紧急处理,否则难以恢复。此外,由于此类手术采取胸腹联合切口,手术创伤大,伤口疼痛剧烈,且大多有胸腔引流管,患者常采取习惯卧位(多卧向伤口对侧),即使是被动轴向翻身也不愿意,此时,护士在向患者说明此种卧位不利于引流的同时,应严格按时给予轴向翻身,每2h翻身一次,防止压疮发生。

(2)胸部护理:脊柱手术护理有严格的体位要求,要保持脊柱水平位,限制患者躯干的随意运动,但此类手术有开胸及胸部置胸腔引流管等胸部大手术的特点,却又不能采取胸外科手术后常采用的半坐卧位,否则会造成内固定物的断裂或脱出。因此,我们采取抬高床头30°~40°(即床头垫高),使患者呈头高足低位,而又保持手术部位脊柱不弯曲。术后前3日开胸及胸腹联合切口侧置胸腔闭式引流,应特别注意引流效果,防止引流不畅而产生的血胸、脓胸。积极预防坠积性肺炎的发生,除应用预防性抗生素外、促使气道分泌物排出和肺膨胀就显得十分重要。利用手术切口侧在下方的侧卧位,此时切口不会产生幅度很大的牵拉,鼓励患者进行深呼吸咳嗽,尽量咳出分泌物;当手术切口侧在上的卧位时,嘱患者保持平稳呼吸,减少刺激,若此时有痰,应保护好伤口,轻轻拍背,帮助患者做有效的咳嗽,以避免因咳嗽引起剧烈疼痛,产生呼吸抑制。为促使排痰,还可使用超声雾化吸入湿化呼吸道,雾化液中加入庆大霉素及糜蛋白酶,以减轻分泌物的黏稠度,增加呼吸道抵抗力。

(3)腹部护理:由于此类手术主要操作在腹膜后进行,一侧腹肌切断,加上局部的渗血、淤血,手术后肠道功能可受到抑制,出现肠麻痹等一系列改变。这个时期的长短因术中刺激大小、腹膜后渗血情况及患者的个体差异而有别。脊柱手术患者术后需绝对卧床,因此应鼓励并帮助患者多活动四肢,尤其是下肢,多做四肢的伸屈活动;也可帮助患者做腹部按摩,促使肠道功能恢复,待肠蠕动恢复后方可解除禁食,然后由流质饮食逐渐过渡到普食。在禁食期间,要计算液体出入量,以调节患者水、电解质的平衡,从而控制好输液速度。若进食2~3d仍无排便,可根据医嘱给予缓泻药,以解除便秘。

(六)出院指导

脊柱畸形矫治手术实施后并非治疗的结束,最终疗效还与出院后患者的自我维护有关。出院后注意事项:

1.1个月上下床注意事项　下床时先俯卧,双脚着地后用两只手支撑在床上,保持上身直立姿势。上床时则反之。

2.注意两肩的高低　在家中安放一面大镜子,观察自己的双肩高度是否对称,努力使肩膀高度一致及头部位于躯干中央,纠正以往不良姿势。

3.活动　不要做上身前屈的动作,不能坐低沙发,上肢禁止提拉重物,尽量减少脊柱的活动(向前、向后、向两侧弯腰等)。石膏背心或脊柱支具固定。3个月后可游泳,但不能跳水。半年内不能参与有接触性的体育活动(如各种球类活动等),9个月内不骑自行车。1年后可参加竞赛性体育活动如慢跑、骑自行车等。一年半至两年后可恢复正常生活,但应避免跳伞、过山车等冒险性体育活动。

4.职业选择　避免从事一些过度增加脊柱负荷的工作,如长途驾驶、搬运、体育教师。

5.内固定　内固定不是每人都要取出。如患者思想负担过重,或有其他情况如感染、有症状的断钉等则需将内固定取出。

6.随诊　出院后必须复查,1年内每3个月复查1次,1年后每6个月复查1次,2年后每3~5年复查1次。

(陈修芳)

第八节　骨肿瘤

一、概述

　　骨肿瘤包括的范围较广,骨、软骨、纤维组织、脂肪组织、造血组织、神经组织等与骨骼系统相关组织的原发性良、恶性肿瘤或继发性肿瘤均包含在其中。除此之外,还包括了部分骨组织或其附属组织内的瘤样病损,这些瘤样病损严格来说不是肿瘤,或尚未确定其性质是否属于真正的肿瘤,如纤维结构不良,骨囊肿,动脉瘤样,嗜酸性肉芽肿等。以总发病率排列,骨盆肿瘤在全部骨肿瘤中所占比例较小,但恶性肿瘤相对较多,以软骨肉瘤发病率最高,约占30%以上,其次为转移性肿瘤、骨肉瘤、尤因肉瘤、脊索瘤、多发性骨髓瘤等。骨盆良性肿瘤中骨软骨瘤最多,其次为软骨瘤、骨瘤、神经纤维瘤等。骨盆瘤样病变以孤立性骨囊肿为多见,其次为嗜酸性肉芽肿、纤维结构不良、动脉瘤样骨肿瘤等。脊柱肿瘤可发生于脊柱的任何部位和任何组织,其中以侵犯胸椎为最多见,其次是腰椎、颈椎和骶骨。受累椎骨中,侵犯椎体为最多见,侵犯椎弓则较少。

(一)临床表现

　　1.疼痛　是骨肿瘤的一个主要症状,休息后不能缓解,由于外界刺激减少而夜间疼痛加重,尤其是恶性骨肿瘤夜间痛,静止痛更明显,是与创伤及炎症疾病造成的疼痛的主要区别。良性骨肿瘤病程多较为缓慢,疼痛不重或没有疼痛。恶性肿瘤早期即可发生疼痛,疼痛也可由于良性肿瘤压迫神经血管所致,并常见于肿瘤发生病理性骨折时。疼痛往往由轻到重,由间歇性到持续性。骨盆肿瘤可表现为不同部位、不同程度及不同性质的疼痛。

　　2.肿块　往往表现在肢体或躯干的异常隆起,需注意肿块部位、大小、局部温度、质地、边界、有无压痛、表面性质、活动度及其生长速度。肿瘤部位较浅者,肿块出现早,肿瘤部位深者则出现较晚。肿块出现可在疼痛之前或之后,一般局部肿块在疼痛一段时间后出现,恶性骨肿瘤常在疼痛之后出现肿块。恶性肿瘤生长迅速,病史常较短,增大的肿瘤可有皮温增高和静脉曲张,位于长骨骨端、干端者可有关节肿胀和活动障碍。位于盆腔的肿瘤可引起机械梗阻,有便秘与排尿困难。位于长管状骨骨内的成软骨细胞瘤可以引起关节肿胀、积液、血沉和血象的改变,需与急、慢性骨髓炎鉴别。颈背部触及肿块和脊柱畸形的出现时,应考虑到脊柱肿瘤。

　　3.发热　常见于恶性肿瘤,如骨肉瘤和尤因肉瘤,表现为发热及局部皮温升高、红肿并可伴体重下降、贫血等中毒症状。有时表现与急性血源性骨髓炎相似,用抗生素治疗后体温可暂时控制,应注意鉴别诊断。

　　4.功能障碍　由于肿瘤疼痛或占位,尤其是合并病理性骨折或脱位时,患者往往跛行明显或功能障碍,甚至完全不能行走。

　　5.病理性骨折　轻微外伤引起的病理性骨折往往成为最早的诊断依据。病理性骨折和单纯外伤骨折一样具有肿胀、疼痛、畸形和异常活动等,并没有特征性的改变。这也是骨肿瘤、骨转移瘤常见的并发症。

(二)影像学检查

　　1.放射线检查　对明确骨肿瘤性质、种类、范围及决定治疗方针都能提供有价值的资料,是骨肿瘤重要的检查方法。然而X线片仅是骨肿瘤的投影,骨肿瘤的X线表现不恒定,需密切结合临床表现和病理检查,才能作出准确诊断。良性骨肿瘤形态规则,与周围正常骨组织界限清楚,以硬化边为界,骨皮质因膨胀而变薄,但仍保持完整,无骨膜反应,恶性肿瘤的影像不规则,边缘模糊不清,溶骨现象较明显,骨质破坏,变薄,断裂,缺失,原发性恶性肿瘤常出现骨膜反应,其形状可呈阳光放射状,葱皮样及Codman三角。

2.电子计算机断层扫描(CT)　CT扫描主要用于观察躯干和肢体横切面。对组织密度改变高度敏感,分辨率较高,迅速安全,可在数毫米范围区分骨、肌肉、脂肪、主要血管和神经。

3.磁共振成像(MRI)　MRI图像对骨肿瘤的血管及其供血动脉的显示非常清晰。能清晰显示邻近关节内及髓腔内的病变,有助于肿瘤的诊断、分期、手术方案的制定及术后的评价。

4.动脉造影　对骨盆肿瘤是十分重要的,特别是数字减影技术(DSA),不仅可以勾画出骨盆肿瘤的大小、位置以及其与周围组织的关系,而且可了解肿瘤的血供是否丰富。

(四)病理学检查

【活组织检查的方法】

1.术前穿刺活检术　穿刺活检方法简便,可以在局麻下进行,对组织损伤小,出血少,并发症也少,不影响早期的放疗和化疗。其适应证:①临床上不能确诊的骨或软组织肿块,特别是难以排除是否恶性肿瘤时,应及时活检,明确诊断。②诊断意见尚未统一,帮助选择手术方式。③因恶性肿瘤拟行截肢术者,虽然有完整的临床资料及X线片,仍需有病理检查证实无误,才能截肢。④脊柱部位的肿块位置深,解剖结构复杂,切开活检困难较大,可以采用穿刺活检,争取以小创伤来明确诊断。⑤侵犯骨髓的肿瘤,如淋巴瘤、骨髓瘤,可以通过骨髓穿刺明确诊断。

2.术前切开活检术　切开活检时术者能在直视下见到肿瘤,取材准确,正确诊断率可达98%。但对组织损伤大,在某些血运丰富的肿瘤,可引起肿瘤播散和感染的机会也相应增多。其适应证:①临床上考虑为良性肿瘤或瘤样病变。②肿瘤生长在可以一次性完整切除的部位,如腓骨、肩胛骨体部、锁骨、肋骨等处,可将诊断性活检和治疗性切除结合起来,一次手术解决问题。③穿刺活检失败,必须明确肿瘤的性质。④怀疑为淋巴瘤、恶性淋巴瘤。

3.术中冷冻切片活检　少数病损只需做明确的手术切除而不做活组织检查。这样做若诊断有误,可能手术进行的不合适;它的优点是方便快速,良、恶性的定性基本准确,一次手术就能解决病痛。可以克服活组织检查可能引起的污染和播散,如软组织内污染和植入。

4.术后切除活检　分2种情况:①肿瘤较小、边界清楚、能够一次切除不致病变的,术前估计为良性病变或者恶性程度较低者,可以切除后直接送检,不必术中冰冻检查,缩短手术时间,减轻患者负担。②已经术前活检,术后切除的肿瘤标本常规送病理检查以进一步证实诊断。

【活组织检查的并发症】

骨折、血肿、感染、诊断遗漏或错误、肿瘤细胞扩散。

(五)实验室检查

1.外周血象　良性肿瘤、早期恶性肿瘤患者血常规检查及血沉均在正常范围内;晚期恶性肿瘤血沉可增快。

2.骨髓象　骨髓细胞学检查能协助诊断骨髓瘤,主要特征为骨髓中异常浆细胞增生并浸润骨骼及软组织。

3.血液生化　血清总蛋白正常值为6～8g/dl,当≥8g/dl为高蛋白血症,常见于恶性淋巴瘤,多发性骨髓瘤;当≤6g/dl为低蛋白血症,常见于恶病质患者。

(六)治疗

1.手术　用于良性肿瘤的主要的术式:肿瘤刮除填充术、肿瘤切除术。用于恶性肿瘤的主要术式:肿瘤截除术、截肢术、异体骨关节移植术、瘤骨灭活再植入手术、人工假体与复合人工假体。骨盆肿瘤切除术：骶尾骨肿瘤切除术；髂骨、耻骨、坐骨肿瘤切除术；半骨盆切除。

2.化学疗法　分全身化疗、局部化疗，常用的药物有阿霉素及大剂量氨甲蝶呤及顺铂。①强调术前化疗的重要性。增加术前化疗次数，一般为6次或更多，术前化疗时间都在8周以上。②根据切除肿瘤坏死率的高低，决定术后化疗方案。坏死率在90%以上者，继续术前化疗方案，坏死率在90%以下者需更改术前化疗方案。

3.放射疗法　放疗适用对放疗敏感的肿瘤，如尤因肉瘤；恶性肿瘤行广泛性切除后，局部辅助性放疗；术前放疗，使肿瘤缩小，为保肢创造条件；肿瘤失去手术时机，采取姑息性治疗；转移性骨肿瘤。在治疗初期，可能出现放射性皮炎，手术伤口或皮肤边缘坏死，深部愈合延迟。

4.微波治疗　在肿瘤与正常组织之间置入特制的循环水降温袋，将病灶部位和正常的软组织分离，使正常组织不受影响，然后在肿瘤组织内插入微波阵列天线原位灭活，再刮除灭活的肿瘤组织，最后用骨水泥和异体骨粉按1:1混合，加压填入骨缺损处，并选择适当的内固定，重建骨结构。

5.免疫治疗　包括非特异性免疫治疗、主动性免疫疗法、过继性免疫疗法、单克隆抗体及其偶联物的特异性导向疗法。

6.基因治疗　包括细胞因子基因疗法、造血干细胞介导的基因疗法、"自杀"基因疗法、抑癌基因疗法。

7.介入性治疗　分经血管性和非经血管性介入治疗。

二、常见骨肿瘤及一般护理

骨肿瘤一般可分为良性的和恶性的，恶性的又分为原发性的和继发性的两种，各种骨肿瘤都有一定的好发部位。一般来说，骨肿瘤好发于同类细胞生长最活跃的部位。如与软骨有关的肿瘤，多发在骨骺和干骺端，尤因肉瘤和骨髓瘤等，多发生于骨干或近骨干的干骺端，手部多见软骨瘤，扁骨多见骨髓瘤。脊柱多发生转移瘤，骶尾部以脊索瘤、畸胎瘤多见。任何年龄都可发生骨肿瘤，但在不同年龄期内往往有好发某类肿瘤的倾向。如：婴儿以急性白血病与神经母细胞瘤常见；少年以尤因肉瘤多见；青年好发成骨肉瘤；成年人多发生巨细胞瘤、软骨肉瘤、血管肉瘤及纤维肉瘤等。老年人多发生转移瘤及骨髓瘤。

骨肿瘤对患者的身心健康危害很大，尤其是恶性肿瘤，病情发展快，组织破坏力强、易转移、病死率高。此外，肿瘤治疗过程持续时间过长，对患者全身及局部的损伤较大，常常造成患者躯体外观上的改变和遗留残疾，肿瘤的发展或治疗本身可能造成生活自理能力下降。恶性肿瘤的晚期不仅疼痛、顽固，患者极度痛苦，还常常表现出全身衰竭和恶病质，恶性肿瘤转移早、病死率高，绝大多数患者在明确诊断后即表现出对死亡的恐惧、焦躁、焦虑不安、忧郁的心理。因此，对骨肿瘤患者的护理非常重要。

（一）心理护理

恶性骨肿瘤的手术多为截肢或广泛切除的肢体重建，这不仅影响肢体功能，且常常改变肢体的外观，加上化疗与放疗的不良反应，常给患者带来沉重的心理负担，甚至失去生活的信心。转移性骨肿瘤的患者晚期出现恶病质和全身衰竭，患者极度痛苦、恐惧。因此护士需具有深厚的同情心，充分理解患者恐惧、悲观的心理，多关心患者，给予足够的安慰、支持和鼓励，消除其消极的心理反应，保持情绪稳定，使之积极配合治疗，乐观地对待疾病和人生。

（二）肿瘤治疗阶段的护理

目前，恶性肿瘤的治疗方案主要有手术治疗、化学治疗、放射治疗、免疫治疗、中医治疗、对症治疗、支持疗法等。在任何阶段，患者无论选择何种治疗方案，护士都应与患者及其家属保持沟通，不断为他们提供有关信息,并且要让他们了解和知道有关治疗的不良反应、减轻或预防不良反应的方法等知识。通过这些方式来提高患者的自我控制和处理症状的能力。目前治疗肿瘤的方法很多,同时相伴的是大量潜在的不良反应,护士要协助医师合理选择适合个体的治疗方案,提供感情支持,让患者能顺利通过诊断、治疗,制定适合个体的整体护理计划,熟练掌握治疗骨肿瘤的新技术、各种仪器的使用方法、新药的临床应用。对患者及其家属进行健康教育,使之能对治疗中出现的不良反应,做出适当的处理。在工作中明确哪些是必须做的,及时解决患者接受治疗的需要。掌握疼痛护理的方法,提高患者的生活质量,根据每个患者的情况分别对待,随时对患者提供心理护理,缓解患者的不良情绪,帮助患者认识并熟记各种治疗的作用、不良反应以及减轻不良反应的方法。

以上护理措施说明,护士不是被动地执行医嘱,做一些重复的机械动作,而是全程治疗中的主导者。

(三)肿瘤康复阶段的护理

随着早期发展、早期诊断、早期治疗的进展,患者的康复护理被提到日程上来,但恶性肿瘤患者的康复较其他科系患者的康复,其心理因素和社会因素更复杂。一系列的康复项目等待护士耐心地有计划地、有步骤地一一实施,具体护理目标与措施如下表(表13-1)。

表 13-1　骨肿瘤康复护理目标与措施

护理目标	护理措施
减轻焦虑和压抑的心理应激	采取保护性措施,并照顾好患者家属,减轻他们的心理反应
促进患者对生存环境的再适应	早期预计个体患者的生理改变,有针对地预防和处理
帮助患者达到最大程度的康复	让患者参加各种健康知识讲座,如咨询与治疗性小组、教育与讨论性小组等,有助于帮助患者及其家属减轻不良反应、情绪反应
恢复自我应付、自我控制、自我护理能力	调节患者与家庭成员之间的"平衡"
帮助患者最大限度地调整和适应因肿瘤或治疗所致的生理性改变,使者恢复到正常生理状态	通过收集患者的生理改变的情况,与有关部门一起进行合理调节食欲缺乏,与营养师配合,进行调节等改变

(四)肿瘤晚期阶段的临终关怀与护理

临终关怀是在患者生命的最后几个月、几周或几天里接受的关怀与照料,临终关怀是随着人类文明发展的进程,科学地对待生命过程包括死亡过程而新兴的一门学科,也是肿瘤与护理研究的重大课题。随着生存时间的缩短,加上诊疗过程的不良反应与难以忍受的疼痛,患者变得焦虑不安,甚至导致自我控制能力差、生物节律紊乱、疲劳等,而对晚期肿瘤患者实施临终关怀的目的就是让患者在有生的日子里过得更有意义、更舒适,使他们能尊严地、安详地死去,同时,对患者家属进行关怀,帮助家属适应将要失去亲人这一事实,为患者及其家属提供全面的关怀与照顾,这种综合性、全方位的保健服务充分体现了现代生物、心理、社会医学模式的内涵和人类文明与社会道德的进展。具体措施:

【严密监护】

临终患者的病情随时都有可能恶化,护士要准确迅速的进行各项监测,即时做出正确判断和处理。监护内容有以下几项。

1.一般情况　生命体征、瞳孔、尿量、脏器功能、营养、大小便、皮肤、睡眠等。

2.性格行为　精神状态、心情烦闷、孤独少语、易怒、任性。

3.异常心理反应　悲观厌世、挑剔、敌意、抵触情绪、逆反心理、易情绪激动等。

4.实验室检查　肝功能、肾功能、尿常规、血常规、电解质、酸碱代谢、免疫变化等。

【控制疼痛，减轻症状】

　　根据有关文献报道，87%的晚期肿瘤患者主诉疼痛，疼痛不仅影响患者的饮食、睡眠、活动，还可以改变患者的情绪，加重患者的病情。因此当患者入院时，护士就应该告诉患者如何有效的缓解疼痛，必要时将方法介绍给患者，如运用逐步放松法、冷热敷法、按摩法等来缓解疼痛，然后再配合药物控制、手术、麻醉药的应用，以最终达到解除患者疼痛的目的。我们应该正确评估患者疼痛的程度，良好评估疼痛的基础是患者的主观感觉。目前无一种可靠的仪器能客观反映疼痛的程度，所以患者的疼痛报告是判断疼痛唯一可靠的参照。护士应仔细学习如何测量疼痛，使用疼痛测量法，并形成常规。当患者疼痛未缓解时，要像观察发热那样观察。对于疼痛明显的患者我们可以用药物治疗控制癌痛。

　　用药原则：WHO制定的三阶梯药物治疗癌痛。即第1个阶段用阿司匹林250mg，每日2次，口服，或500mg，每晚1次；第2阶段用可待因和阿司匹林共服；第3阶段是用以吗啡为主的阿片类药物。目前的方法是先用非麻醉药，如非类固醇类抗炎药物，然后用弱效麻醉药，最后选用强效麻醉药与复合止痛药联合使用；常用药物及方法如下：布洛芬60mg，与美沙酮(美散痛)2.5～5mg联合口服给药；吗啡，可口服也可肌内注射、静脉用药等，任何给药途径，均代谢迅速完全而又经济，止痛效果好，所以常被选用。给药方法：选用立即释放吗啡制剂，4h给药1次，每次5～20mg口服，可使患者尽快入睡。大剂量吗啡止痛，可较好地缓解严重的急慢性疼痛，应根据具体情况区别应用。此外还可使用中药止痛搽剂。

　　方剂组成：延胡索、丹参、乌药、蚤休、土鳖虫、血竭、冰片，用75%乙醇浸泡过滤后将药物浓度调到每毫升含生药1g。其止痛原理为延胡索、丹参、乌药可引气，丹参、土鳖虫、血竭可治血，蚤休能消肿且能息风定惊；冰片可开窍醒神，丹参有养血安神、镇静、抗焦虑的作用，可增强止痛效果。延胡索、丹参、冰片、血竭均为归心经药，可保护神经系统，减轻癌痛的不良刺激。护理要求为：洗净患者的疼痛部位，用棉签蘸取中药涂于疼痛皮肤处，用药面积要大于疼痛周边2～3cm，每日涂药3或4次，见效后可连续使用，若连用2d无效后可停止使用，一般无疗程限制，注意涂药时间用力要轻，以免擦伤皮肤或致肿瘤破溃出血。此方法简便、安全、有效、作用发挥快，易被患者接受。

　　另外可以利用行为疗法治疗癌痛，包括：

　　1.生物反馈　通过机器让患者本人感觉到自主神经系统的反射，包括体温、脉搏、血压、心电图等，通过附加自发反应条件，用意志来控制功能。

　　2.催眠疗法　相信肿瘤以从体内消失，可以减轻患者疼痛的反应、感觉。

　　3.按摩疗法　用双手按摩患者的全身，从上到下，一般每次按摩20～30min，每日1次，使患者注意力分散，达到缓解疼痛的目的。

　　4.改变姿势　每2h变换一下体位，减少局部受机会，减轻疼痛。

　　5.热敷疗法　可使局部血管扩张，有助于减轻疼痛。

　　6.图像疗法　通过交谈设计成图像，以提供给患者控制疼痛的感觉，也可减少止痛药物的用量。疼痛是患者个人主观上的反应，每个患者对疼痛的耐受能力也各有差异，并且情绪的变化、心理障碍和社会因素也可诱发疼痛。对此，医护人员不但要掌握控制疼痛的技术，同时还要准确掌握疼痛的程度和原因，还应尊重每位疼痛患者的个性、特性，在不同的方法治疗疼痛的同时，有效地做好心理护理也是非常重要的，并且护士应与患者、家属共同对解除疼痛的方案进行定期评估和确定，以达到肿瘤患者无疼痛。

　　7.心理护理　不同的患者面临死亡时往往有着不同的需求，护理人员要尽可能地满足患者的要求要最大限度地减轻其精神和身体的痛苦，使其平静安详地离开人间，这其中重要的一环就是做好心理护理。详细、耐心地观察患者在临终前的各种需要，及时给予心理护理与支持。

　　(1)求生欲望：耐心听取患者的倾诉，赞扬、鼓励患者，安慰患者，允许家属陪伴和专人守护患者，同时采取各种措施来满足患者的治疗需求,如:药物、按摩、音乐、文娱活动等,使患者有安全感,感到自己仍被关注。

(2)心事未了:了解患者的心事,尽力协助他们合理解决,并动员其单位家庭尽一切力量解决患者的实际困难,使患者心情舒畅。

(3)恐惧死亡:患者与生命垂危的患者隔离,尽量减少恶性刺激,提供一个安静的环境。

(4)精神寄托:尽量尊重患者的临终要求,若有不妥要求,不要批评、埋怨,应当表示同情与理解,并向其家属说明。

(5)建立良好的护患关系:调整患者的心理状态。当死亡不可避免地要来临时,患者所承受的心理压力、孤独、痛苦更加沉重,也更加希望与人亲近。护理人员应深知这一点,要允许最亲密的人日夜陪伴着患者,允许探视,尽力为患者创造出他喜欢的环境,使他感到人间的温暖和情谊,给患者坚强的心理支持。

(6)生活护理:护理人员对临终患者的一切生活护理都应一丝不苟。我们首先要创造一个舒适的休息环境,增加患者的生活内容和乐趣,以转移患者对疾病和死亡的注意力和减轻其恐惧感。做好预防和症状的控制,加强口腔护理、皮肤护理,及时处理恶心、呕吐、便秘、腹泻、压疮等症状,增加营养,做好给氧、活动、睡眠等的护理。指导其家属掌握有关的皮肤护理知识,给患者创造一个良好的离别气氛。按照患者的饮食习惯调节膳食的花样,鼓励患者自食,给予助消化药、止吐药,必要时用人工方法补充患者的营养需求。进食前后做好口腔护理。

(7)音乐疗法:主要是为缓解晚期癌痛的辅助疗法,音乐疗法不仅使人身体放松、疼痛缓解,还可使患者心情平静和得到安慰,促进与周围人的要求。此疗法可分为3个阶段:第1阶段了解患者的音乐爱好,选择患者喜欢的音乐来欣赏;第2阶段放下室内窗帘,调暗灯光,让患者闭上双眼,身心放松,然后让其陶醉其中;第3阶段听完音乐后,护士和患者共同评价音乐疗法的效果。

8.护士的作用　临终关怀病房的护士,为了满足患者的需要,要按具体情况制定护理计划,以满足患者生理、心理的需要。

护士必备的条件:临终关怀病房的护士要具备临床工作者、多方协调者、教育者及倾听者等多种角色。要经过严格的专业训练,内容有:临终患者的心理与行为、临终死亡过程、疼痛控制与止痛、悲痛过程与缓解、心理支持与伦理道德、宗教法律、家庭问题的处理等。护士还要具有高尚的职业道德,极富同情心和敬业精神,熟练掌握专业知识和专业技能,有较强的独立分析和处理问题的能力,有较强的社会技能,对生命和人的价值有着较深层的认识。

三、骨肿瘤的护理

骨肿瘤的围手术期护理依据治疗方法:术前化疗、截肢、保肢手术等展开。

(一)化学治疗的护理

分全身化疗、局部化疗,常用的药物有阿霉素及大剂量氨甲蝶呤,但药物的作用选择性不强,肿瘤细胞在分裂周期中不同步,都影响化疗的效果。免疫疗法:目前仍停留在非特异性免疫治疗阶段,因肿瘤抗原是一个复杂的问题,还没有理想的特异性免疫疗法。干扰素也在不断扩大应用范围,但其来源有限,还不能广为应用。放疗方法对骨肿瘤的治疗只能作为一种辅助治疗,目前也有一些改进(如快中子、射频等的作用)。化疗:20世纪70年代初应用大剂量甲氨蝶呤及甲酰四氢叶酸解救治疗骨肉瘤的化疗方案,使生存率增加,能控制病灶转移及疾病发展。术前化疗可实施大剂量甲氨蝶呤(MTX)加甲酰四氢叶酸(CF),并重复3次的化疗方案。

化疗护理:由于手术前后需采用大计量 MTX 及 CF 解救化疗,常出现严重骨髓抑制、消化道黏膜出血及肝肾功能障碍等不良反应。

1.化疗前相关检查　包括心、肺、肝、肾、血等检查,适当给予营养支持疗法,保证化疗方案实施。大剂量化疗期间应注意水肿和使尿液碱化。每日饮水及输液量在 3000ml 左右,每日尿量大于 3000ml,若少于 600ml.即有肾衰竭可能。在水化的同时必须使尿液碱化,每日口服碱性药如苏打和别嘌醇,随时监测尿 pH 值,一般保持 pH 值在 6.5 以上,如 pH 值小于 6,必要时补充苏打或静滴 5% 碳酸氢钠 250ml。化疗期间遵医嘱按时给患者注入解毒药,注意剂量准确,严格交接班。

2.放疗护理病情观察　一般患者,每日测体温、脉搏、呼吸各一次。体温超过 37.5℃ 时,每日测体温 4 次至体温正常 3 日止。每日测体温 1 次,以了解患者的全身情况及药物反应。同时根据体重计算化疗药物的剂量。

3.口腔护理　由于化疗药物的不良反应,影响口腔黏膜的改变,细菌趁机在口腔内繁殖,导致口腔感染。化疗期间嘱患者勤饮水,早晚各刷牙 1 次。根据病情可用 2%～4% 硼酸水或 1% 过氧化氢溶液漱口,每日 4 次;如有溃疡用 1% 甲紫涂患处;真菌感染者,用 3% 碳酸氢钠溶液漱口或使用制霉素粉涂患处,每日 2～3 次。

4.皮肤护理　经常保持床铺整洁、干燥,保持皮肤清洁,经常按摩皮肤受压部位,防止压疮发生。

5.发热护理　遵医嘱用药,如有感染,使用抗生素,发热 39℃ 以上者物理降温,同时鼓励患者多饮水。

6.静脉保护　长期化疗患者需要长期反复地从静脉给药,故护理人员在对患者进行治疗时,应有计划地选择穿刺部位,从患者的远端至近端;由小静脉至大静脉,每次变换注射部位,以免阻塞造成以后穿刺困难。静脉注射有刺激性药物时,避免将药液带到皮下,静脉注射时不移动针头,以免刺破血管壁导致药液外渗,拔出针头后应在局部按压 3～5min,不要揉局部,以免血液从针眼漏出形成淤斑而影响以后穿刺。

7.饮食疗法　为了预防呕吐、恶心,止吐必须连用 72h,即使没有症状出现也如此,在化疗前 24h 及化疗后 72h 避免食用香浓、辛辣、油腻性食物。少食多餐,恶心时不要勉强进食,尽量避免食用有使患者不愉快的味道,饭前、饭后及睡前均应刷牙。嘱患者最好在用化疗药的当日早晨 7:00 之前进高质量的早餐,化疗后 4h 内最好不进食。肿瘤患者身体消耗大,需要足够的营养来补充,加之化疗期间药物反应而引起恶心、呕吐、食欲缺乏,应选择高热量、高蛋白质、高维生素、低脂肪为佳,如新鲜鱼、肉、蛋、豆制品及富含维生素的水果、蔬菜等。经常变换食谱,同时还必须给患者创造一个良好的进食环境及条件。少食多餐,忌辛辣及烟酒。

8.化疗反应　化疗药物常引起消化道反应,护理人员视情况给予心理护理、中药止吐、音乐止吐、西药止吐等方法。此外,还可在用药期间出现独特的不良反应:脱发、出血性膀胱炎、周围神经炎、发热、寒战、肺炎、肺纤维化、心肌损害等。如症状轻微可做好心理护理。使患者坚持治疗;如不良反应较重,要立即报告医师及时处理。

9.其他护理　患者因治疗需要必须卧床,护士应主动实施床旁护理,包括协助进食、饮水、排便、清洁等,以满足患者的基本需要,消除其无助感。另外患者存在极大的心理压力和悲观失望的心理,担心术后肢体功能不能恢复,情绪低落甚至失去治疗信心。护理人员应关心、安慰、鼓励患者,执行一切护理治疗操作以减轻患者痛苦为前提,动作轻柔,保持患肢功能位置。并注意讲话方式,绝不在患者面前对预后作不良判断。稳定其情绪,减轻痛苦,以良好的心理状态配合治疗。

(二)人工肱骨头置换术护理

【术前护理】

1.心理护理　患者在获悉自己患恶性肿瘤后,都感到非常震惊和悲哀。虽然恶性肿瘤保肢术的发展给患者带来了福音,但对手术、介入治疗的恐惧及预后的担忧,仍使患者烦躁不安。针对患者的心理问题,我们采取支持诱导性护理措施,以信任、尊重的语言方式与患者交谈,使其感到自己被重视。在患者入院后,详细向其介绍手术、介入治疗的目的、方法,治疗期间如何配合及可能出现的问题和缓解方法,使患者了解有关疾病的治疗、护理及保健等知识。介绍以往成功治愈病例的情况,增强患者战胜疾病的信心,同时还做好家属工作,劝其勿在患者面前流露不安情绪,并要关心、体贴和安慰患者,减轻患者的心理负担,使患者积极配合治疗及护理。

2.肌力训练　患者因肿瘤引起慢性疼痛,患肢长期处于相对制动状态,肌肉代谢活动减退,导致肌肉轻度萎缩。为提高患肢肌力,减轻肌肉萎缩,为术后康复做准备,我们术前指导和督促患者做患肢握拳、腕关节、肘关节的屈伸、旋前、旋后及肩关节内收、外展等运动,每日5次,每次3～5min。由于患肢有肿瘤病灶存在,切勿对肿瘤部位拍打、按摩,患侧肩关节活动也不可过剧,以免促进肿瘤的扩散。

3.术前准备　由于患者术后早期未能下床活动,指导患者做深呼吸和有效的咳嗽、咳痰,训练床上大小便。为预防术后感染,术前3d应用抗生素,术前1d将术侧上肢、躯干、腋下毛发剃洗干净,备皮时注意防止损伤皮肤。

【术后护理】

1.病情观察　因该手术术野范围广,手术过程有可能损伤神经、血管,加上肱骨头的置换手术时间长,失血多,容易引起术后缺血、缺氧、术肢麻木和血运障碍、甚至低血容量性休克等并发症,因此术后必须严密观察患者神志、生命体征和非创伤性血氧饱和度以及术肢皮温、颜色、感觉、运动的变化,同时观察切口是否有活动性出血和负压引流管引流液的颜色、量的变化,一般伤口引流量24h＜200ml。以上观察若发现异常应及时报告医师处理。

2.预防肩关节脱位　由于早期置换的肱骨头周围的软组织尚未修复,以致关节未稳定,如患者体位不正确,肢体活动不当均可造成术侧肩关节脱位术后以平卧位、半卧位或健侧卧位为宜,保持术肩中立位,术肢屈肘90°,予三角巾悬吊于胸前,上臂垫软枕,使患者感到舒适,绝对禁止术侧卧位,因为术侧卧位会造成置换的肩关节局部受压,引发杠杆作用,导致肩关节前脱位。嘱咐患者术肢始终禁止激烈活动及大幅度投掷、挥动手臂,以免引起术侧肩关节脱位、假体松动甚至折断。

3.预防感染　感染是保肢手术后最凶险的并发症,一旦发生常需截肢。其原因可能与化疗降低患者的抵抗力、肿瘤局部切除后的大段骨缺损、植入物的异物反应、局部的软组织包盖欠佳、血肿以及操作过程的污染等有关。因此,预防感染的关键除术前做好预防措施和术中严格止血、无菌外,术后还必须做好以下工作:

(1)各项操作严格无菌,保持负压引流管的通畅,倒引流液或更换负压瓶时防止液体逆流。

(2)保持伤口敷料的干燥、清洁,密切观察伤口周围局部是否隆起,发现异常及时报告医师处理,防止伤口积液。

(3)术后遵医嘱应用抗生素,并根据抗生素的半衰期合理安排静脉输入。

(4)加强营养,增强体质,鼓励患者进食高蛋白、高维生素等营养丰富食物,食欲欠佳时从静脉输入人体白蛋白、氨基酸等以提高患者的抗病能力。另外做好皮肤护理和鼓励患者定时做深呼吸和有效咳嗽、咳痰,预防压疮和坠积性肺炎。

4.功能锻炼　首先向患者说明功能锻炼的重要性及讲解术后功能锻炼的程序,以取得患者的配合。

(1)手术当日麻醉清醒后即指导患者在胸前固定位做握拳、松拳及腕关节屈伸主动练习1～2次,每次2～3min,以后逐渐增加活动次数和活动量,直至每日5～6次,每次10min。

(2)1周后进行钟摆式运动,开始时健肢协助做术肢外展、内收、向前往后摆动被动练习,然后逐渐过度主动活动。

（3）第3周起除加强钟摆式主动活动外，还做肩内旋、外旋练习，并逐渐增加肩外展、后伸和外旋的抗阻力主动练习。

（4）第6周后去除上肢三角带，弯腰90°，术肢自然下垂，作耸肩活动，并增加肩前屈、外展、后伸、内旋和外旋的抗阻力主动练习。功能锻炼原则以主动活动为主，循序渐进，活动范围以不引起术肩疼痛或术肩略感疼痛为宜。

（三）截肢术后护理

【生命体征的观察】

术后15～30min实行监测生命体征1次，平稳后改为每2～4h1次，观察有无残端出血，为防止股动脉出血，床旁备野战止血带。

【伤口疼痛及局部的观察】

疼痛一直被认为是术后影响舒适的主要原因。采取术后留置硬膜外镇痛泵止痛，根据疼痛程度调节药量，以确保患者达到有效镇痛作用，术后48h拔除镇痛泵，并告诉患者轻微疼痛属正常现象，指导其分散注意力技巧：听音乐、看电视等，以减轻疼痛。术后常规残端伤口留负压球引流并保持负压球有效负压状态，避免折叠、扭曲，注意伤口敷料渗血，引流量的色、质、量并详细记录，术后1～2h内出血量一般在200ml，如术后10～12h内持续出血量超过1000ml要及时报告医师及时处理。

【正确的体位护理】

术后去枕平卧6h，动脉造影患侧直腿制动12h，穿刺口用2kg沙袋压迫止血4h，同时严密观察患侧血运、感觉、活动、穿刺口局部渗血情况。术后抬高残肢20～30cm不超过2d，并保持残肢在伸展位或功能位，两腿之间忌放枕，更不要把残端放在拐杖的手柄上，因为截肢后肌肉力量的不平衡，下肢截断部位以上的关节，常易发生屈曲外展畸形，可严重影响以后安装假肢。因此，术后固定或包扎患肢时，应维持截肢残端于伸展位，保持残端于功能位，即使为防止出血或肿胀而垫高患肢，2日后要尽快放平。

【截肢术后残端训练】

残端伤口无发热、无出血或渗液、无局部红肿、无剧烈疼痛时，即可进行功能锻炼。内容包括：①取平卧位，残端肌肉自然放松，用弹性绷带每日包扎4次，每次15～20min。并对残端给予均匀的压迫，以促进残端软组织收缩。②对残端进行按摩、拍打，每次50下，每日3次。③每日俯卧2次以上，每次30min以上，俯卧时腹部及大腿下放一软枕，嘱患者用力下压软枕，以增强伸肌肌力。在两腿间放一枕，残肢可向内挤压，以增强内收肌肌力，防止外展挛缩。

【出院指导】

1.嘱患者对残端给予经常和均匀的压迫，促使残端软组织收缩，另外可对残端进行按摩、拍打。用残端踩蹬，由软到硬，并逐渐增加残端负重，通常残肢于2～3个月缩至原来肢体的大小以适合穿戴假肢。

2.指导患者每日用中性肥皂清洗残端，但不能浸泡或在残端上涂擦冷霜或油，以免软化残端的皮肤，也不可擦酒精，以免皮肤干裂。

3.如伤口裂开嘱患者忌在残端上贴胶布，以免撕掉时和刺激皮肤时造成糜烂。

（沈艳萍）

第九节　运动医学骨科常见疾病

一、半月板损伤

【概述】

半月板位于股骨内、外侧髁与胫骨内、外侧髁的关节面之间,主要由纤维软骨构成,分为内侧半月板和外侧半月板。半月板是膝关节中的重要结构,具有限制股骨髁过度向前滑动,稳定膝关节、吸收震荡力、分散负荷、调整压力、润滑并促进关节内营养等重要功能。根据膝关节解剖学及生物力学试验研究发现:正常半月板传导了 50% 的力,当膝关节极度伸直时半月板吸收力为 80%,极度屈曲时半月板接受力为 100%。半月板切除后,膝关节吸收震荡力的能力将减少 20%,关节应力将增加 2.5 倍左右。

根据半月板损伤的病因可分为慢性退行性撕裂或急性外伤性撕裂。前者与老龄化和反复慢性损伤有关,由于长期的磨损和挤压,加上退行性改变,积累性损伤超出了半月板的承受力,容易造成半月板损伤。特别是从事足球、篮球、体操等运动项目的专业运动员最多见。半月板损伤后,失去正常功能,可引起关节疼痛、肿胀、反复绞索和肌肉萎缩,久而久之会引起股骨髁软骨损伤,继发创伤性骨关节炎,影响日常生活和运动生涯。急性外伤性撕裂,多见于青年人运动损伤所致。

【临床表现】

1.膝关节疼痛多伴随绞索症状出现,虽然半月板本身缺少血供及神经支配,但往往损伤时不仅限于半月板本身,而周围的软组织和滑膜、韧带和髌前脂肪垫等同时受到不同程度的损伤,故临床表现为膝关节疼痛。

2.绞索与弹响,近 50% 半月板损伤患者出现绞索和弹响。当关节伸屈活动时,在狭窄的关节腔内突然阻挡股骨在胫骨平台上自由滚动而产生绞索症状。

3.辅助检查

(1)MRI 表现:MRI 对半月板损伤的诊断和治疗有重要意义,准确率为 90%。半月板损伤时,在 MRI 上表现为半月板内高信号,宽度减小,矢状面显示残余的前角和后角变小或截断,半月板前(后)角增宽。

(2)物理检查:浮髌试验阳性说明膝关节有积液或积血;过伸试验时在膝前方疼痛则怀疑半月板前角损伤;侧方挤压试验阳性说明受压侧半月板阳性。

【治疗原则】

半月板损伤后,由于撕裂的半月板嵌压于胫股关节之间发生绞索症状,牵拉周围的关节囊引起疼痛。解除患者症状最有效的方法是手术切除半月板伤缘,消除对关节囊牵拉引起的疼痛,避免半月板进一步撕裂。关节镜手术的特点:切口小,视野广,术后创伤反应轻、痛苦小,术后功能恢复快。是对膝关节内疾病诊断准确性较高的检查手段,同时可对半月板损伤进行有效的治疗。根据损伤情况可行半月板缝合、部分切除、次全切除和完全切除。

【护理评估】

了解患者受伤经过及有无反复受伤史,病因及持续时间和严重程度,对日常活动和运动的影响。患肢是否肿胀及活动受限,局部皮肤是否完好,患肢末梢血供情况。有无其他疾病史及服药史。

【护理要点及措施】

1.术前护理

(1)全面评估患者:包括健康史、外伤史及相关因素、身体状况、患肢活动情况等。

(2)半月板损伤手术治疗在局麻下进行,做好术前宣教,告诉患者手术不影响进食及活动,缓解患者紧张情绪,教会患者功能锻炼方法。

(3)协助患者做好术前相关检查工作,如血液检查、尿便检查、心电图检查、X线胸片、影像学检查等。

(4)术前备皮、洗澡更衣、告知患者康复训练计划、准备好患肢抬高枕等。

2.术后护理

(1)严密观察患肢感觉血供情况:术后抬高患肢,高于心脏 20～30cm,利于静脉回流,减轻水肿;术后使用弹力绷带或抗血栓压力带加压包扎,注意保持平整,防止卷曲形成止血带样作用导致局部血液循环障碍;局部给予冷敷 12～24h,可减轻疼痛及减少局部积液的产生。如有积液发生,及时通知医师给予处理。给予关节腔穿刺抽吸积液者,做好配合。

(2)伤口的观察护理:观察切口渗出情况,及时给予换药,防止感染。

(3)支具的护理:半月板缝合术后需佩戴支具,以稳定膝关节。

(4)基础护理:患者术后自由体位,48h 内以卧床为主,减少患肢肿胀。满足患者生活所需,协助晨、晚间护理及进餐。

3.术后康复训练

(1)术后即开始踝泵练习:此练习可加强肌肉力量,促进积液吸收,防止下肢深静脉血栓的发生。患者用力伸直膝关节,距小腿关节背屈到最大限度,再努力收缩大腿和小腿肌肉至少 5s,然后再向下屈曲距小腿关节,做绷脚运动,达到最大限度时停留 5s,可根据患者具体情况酌情增减。直腿抬高练习:术后第 3 天开始练习。用力伸直膝关节,并使距小腿关节背屈,然后缓慢将整条腿抬高 30°,维持数秒钟后缓慢将腿放下,完全放松。练习应分组进行,每天 4～6 组或根据患者具体情况酌情增减。

(2)术后第 1 个月功能康复:术后加压包扎并抬高患肢,给予夹板支具固定。如半月板体部损伤,术后 4 周开始部分负重,负重 1/3～1/2,损伤在前、后角,术后带支具可以立即负重。膝关节被动活动度:术后第 1 周被动屈膝到 90°,第 2 周到 100°,第 3 周到 110°,第 4 周到 120°。膝关节主动活动度在术后 4 周内应在 90°以内。

(3)术后第 2 个月康复计划:半月板体部损伤的患者,患肢从部分负重逐渐过渡到完全负重(术后 6 周)。肌力练习:重点进行伸屈膝关节 0°～30°的练习,然后屈膝 30°半蹲练习。术后 2 月患膝可以完全负重,屈膝超过 120°,并可以主动练习屈膝活动。运动员术后 3 个月可以开始训练。

【健康教育】

1.出院前向患者及家属详细介绍如何办理出院手续及出院带药,并交代出院后有关事项,并将有关资料交与患者或家属,告知患者术后 1 个月或遵医嘱复查,以保证良好的关节活动度。

2.嘱患者按医嘱服药,抗生素及镇痛药饭后服用。

3.嘱患者继续功能锻炼,加强股四头肌收缩和直腿抬高练习,随着肌力的增强,可逐渐加大活动度,但练习时应注意个体差异,避免过度疲劳。

4.嘱患者出院后休息 3～4 周,日常生活自理,可适当户外活动,但避免长时间站立或行走。

5.注意保持伤口干燥,伤口完全愈合方可洗澡。

6.术后 3 周内关节腔都有可能出现肿胀、关节腔内积液,告知患者如出现上述情况可适当减少活动量,多卧床休息,并做好股四头肌收缩练习,以利于肿胀消退及积液吸收。

7.如关节肿胀经休息后仍不能缓解,并出现红、肿、热、痛现象,嘱患者立即到医院就诊。

二、交叉韧带损伤

【概述】

交叉韧带分为前交叉、后交叉韧带,均位于膝关节深部,从前方或者外侧看,前交叉、后交叉韧带彼此交叉在一起如十字,故又称为"十字韧带"。根据附着于胫骨前后不同将其分别命名为前交叉韧带和后交叉韧带(ACL和PCL)。交叉韧带作为膝关节重要的稳定结构,在关节发生正常或异常旋转运动时起作用。它们成铰链式连于股骨髁间窝及胫骨的髁间隆起之间,限制胫骨在股骨上的前后活动,并且有助于控制胫骨在股骨上的内外旋转。其中ACL是膝关节重要的静力与动力性稳定结构。在各种运动损伤中,有16.1%累及膝关节。运动伤中最容易造成ACL损伤,妇女比男子更容易发生。

ACL损伤多见于非接触性减速运动、跳跃或剪切动作。膝关节过度伸直,胫骨对股骨的强力内旋,可导致ACL股骨附着部的撕裂,膝关节伸直位内翻损伤和膝关节屈曲位下外翻损伤都可以使ACL断裂。ACL断裂可以导致关节不稳,并可引起关节内关节软骨及半月板的继发性损害。PCL损伤多见于交通事故、机动车挡板伤、竞技性体育运动损伤。当膝关节过伸、屈曲位由前向后暴力撞击,都可使PCL断裂,PCL损伤较少见,在膝关节韧带损伤中占3%～20%。

【临床表现】

1.交叉韧带损伤患者均有外伤史,典型表现为关节肿胀、疼痛、活动受限,肢体表面肿痛,关节不稳。

2.关节肿胀主要为关节积血所致,据研究,急性膝关节损伤(排除骨折者)出现膝关节积血者70%存在前交叉韧带损伤。值得提醒的是,半月板因为血供少,损伤多不会出现明显关节腔积血。

3.关节疼痛、伸屈活动受限,单纯前交叉韧带损伤多由于关节肿胀限制了活动。但有相当一部分前交叉韧带损伤合并半月板损伤,甚至是半月板"桶柄样撕裂",交锁于胫股关节之间,使膝关节出现绞索症状。患者主诉关节"卡住",关节固定于某一角度,难以活动。

4.肢体表面的肿痛,因为前交叉韧带损伤常合并膝关节侧副韧带损伤,尤其是内侧副韧带的损伤。因此可以在损伤的侧副韧带处出现肿痛。内侧副韧带损伤又多表现为膝内侧副韧带的附着点的表面肿胀、压痛。

5.关节不稳,前交叉韧带损伤没有得到及时诊疗,到慢性期关节积血被吸收后,如果没有绞索机制,关节活动可以逐渐恢复,患者主观感觉明显改善。但是,由于前交叉韧带是膝关节主要的稳定机制,损伤后膝关节是否仍然能够保持稳定,与膝关节周围肌肉的代偿能力,和患者所要求满足的功能水平密切相关。对于专业运动员、热爱体育运动者,对膝关节功能要求高的工作,可能主诉在奔跑、跳跃、甚至是行走时经常"打软腿",不能在快速奔跑中急转弯,跳起时患肢落地不能支撑等。

6.辅助检查

(1)X线检查:X线片对交叉韧带断裂没有诊断特异性。对于急性交叉韧带断裂,常见的表现为关节积液,偶尔可见关节内脂肪与关节液形成的脂-液面。对于慢性交叉韧带断裂,一般没有特异性的X线征象,长期的慢性断裂可能出现膝关节骨性关节病的相关表现。

(2)MRI:是目前显示膝关节韧带结构最好的影像学手段,MRI对ACL撕裂的准确率为70%～100%,表现为高信号;MRI对PCL损伤的敏感性和特异性均达100%,韧带损伤时信号强度增加。

(3)物理检查:前抽屉试验是检查ACL损伤最常用的方法之一,若前抽屉移动的距离较对侧多6～8mm,则提示ACL撕裂。后抽屉试验在PCL损伤中常用,有助于诊断。

【治疗原则】

ACL 损伤的治疗目的是减少或消除关节不稳,重建患膝的功能性稳定。治疗方式主要包括非手术治疗和手术治疗两大类。非手术治疗是在限制患膝运动量的基础上,通过患膝肌力、活动度和本体感觉的训练来达到功能性稳定的目的。手术治疗则是通过移植物重建正常 ACL 的稳定机制。选择治疗方案的参考因素有:患者的年龄,职业与运动量,有无其他韧带、半月板、软骨损伤等。非手术治疗的适应证包括急性单纯前交叉韧带损伤、急性单纯前交叉韧带损伤合并内侧副韧带损伤和部分前交叉韧带损伤。非手术治疗所采用的方法主要包括休息、冷敷、加压绷带包扎、石膏制动、膝矫形器(支具)控制、使用抗感染药物等。手术治疗:在关节镜下进行手术治疗:前(后)交叉韧带重建或修复术、前交叉韧带皱缩术。重建术包括自体肌腱移植、同种异体肌腱移植、人工韧带移植重建术。

【护理评估】

了解病变的持续时间和严重程度,对日常活动和运动的影响。有无外伤史,外伤时间、方式,伤后患肢疼痛特点,是否做过治疗。患肢活动度情况,局部皮肤情况,有无局部皮下淤血,患肢末梢血供情况。

【护理要点及措施】

1.术前护理措施及要点

(1)心理护理:前交叉韧带多见于运动或外伤,此组患者较年轻,正处在高中或大学学习阶段,外伤后由于患肢活动受限,影响上学及运动,对术后效果不了解,患者及家属易产生焦虑,因此要做好健康宣教,做好心理护理,缓解患者紧张情绪,教会患者功能锻炼方法。

(2)患肢活动受限或疼痛,做好生活护理,根据医嘱给予镇痛药物。

(3)协助患者做好术前相关检查工作及术前准备,告知患者康复训练计划。

2.术后护理措施及要点

(1)严密观察患肢感觉血供情况:术后抬高患肢,高于心脏 20~30cm,利于静脉回流.减轻水肿;术后使用弹力绷带或抗血栓压力带加压包扎,注意保持平整,防止卷曲形成止血带样作用,导致局部血液循环障碍;注意支具松紧度合适,局部给予冷敷 12~24h,减轻疼痛及减少局部积液的产生。

(2)伤口的观察护理:观察切口渗出情况,及时给予换药,防止感染。

(3)引流管的护理:术后伤口放置引流管,避免术后血肿发生,应妥善固定引流管,严防脱出,防止引流液倒流,最好使用防反流引流器。观察引流液量及性质,24h 时引流量小于 50ml 可考虑拔管。

(4)体温护理:交叉韧带重建术多使用内固定,异物刺激易引起滑膜增生,引起体温升高,因此术后要严密观察体温变化,如有体温升高,要及时根据医嘱给予降温处理。

(5)支具的护理:术后应佩戴支具保护患肢,尤其活动及下地行走时。

(6)泌尿系统护理:术后第 1 天即拔除尿管,鼓励患者多饮水,防止泌尿系感染。

(7)术后康复训练

①术后即开始踝泵练习:此练习可加强肌肉力量,促进积液吸收,防止下肢深静脉血栓的发生。患者用力伸直膝关节、距小腿关节背屈到最大限度,再努力收缩大腿和小腿肌肉至少 5s,然后再跖曲距小腿关节,做绷脚运动,达到最大限度时停留 5s,可根据患者具体情况酌情增减。

②直腿抬高练习:术后第 3 天开始练习。伸直膝关节,并使距小腿关节背屈,然后缓慢将整条腿抬高30°,维持数秒钟后缓慢将腿放下,完全放松。练习应分组进行,每组 10 次,每天 4~6 组或根据患者具体情况酌情增减。

③术后第 1 周,用支具将膝关节固定在伸膝位,第 2 周开始进行渐进的膝关节活动度训练,第 3 周开始本体感受器训练。术后六周,开始向前匀速慢跑训练;术后 3 个月内,在下地负重时需用可调节支具。术

后 3 个月,开始侧向跑步和后退步训练;术后 6 个月,开始向前变速跑步训练。

④膝关节活动度(ROM)训练及负重:前交叉韧带损伤术后患者,在术后 2 周内支具伸屈活动度达 0°～90°,但行走时锁定在 0°;渐进性负重,开始时扶拐 50％负重,逐渐增加负重重量,但要避免长时间站立、行走;术后 2～6 周,ROM 伸屈达到 0°～125°,支具活动范围调至 0°～50°,可耐受范围内逐步增加负重,间断扶拐步行以恢复正常步态,当步行无痛时可去掉拐杖;6～14 周 ROM 恢复正常。后交叉韧带术后 0～6 周 ROM 伸屈达到 0°～90°,坐位练习 ROM,4 周时屈曲至 70°,6 周时屈曲至 90°,在健肢帮助下主动伸直至 0°,术后 2 周内扶拐足尖着地逐步负重,术后第 4 周 50％负重,第 6 周 75％负重;术后 6～12 周,ROM 伸屈达到 0°～130°,扶拐在可耐受范围内逐步增加负重,步态正常后去拐,术后 12～20 周,ROM 恢复正常。

【健康教育】

1.出院前向患者及家属详细介绍如何办理出院手续及出院带药,并交代出院后有关事项,并将有关资料交与患者或家属,告知患者术后 1 个月或遵医嘱复查,以保证良好的关节活动度。

2.嘱患者按医嘱服药,抗生素及镇痛药饭后服用。

3.嘱患者继续功能锻炼,加强股四头肌收缩和直腿抬高练习,随着肌力的增强,可逐渐加大活动度,但练习时应注意个体差异,避免过度疲劳。

4.出院后休息 3～4 周,日常生活自理,可适当户外活动,但避免长时间站立或行走。

5.注意保持伤口干燥,伤口完全愈合方可洗澡。

6.术后 3 周内关节腔都有可能出现肿胀、关节腔内积液,告知患者如出现上述情况可适当减少活动量,多卧床休息,并做好股四头肌收缩练习,以利于肿胀消退及积液吸收。

7.如关节肿胀经休息后仍不能缓解,并出现红、肿、热、痛现象,嘱患者立即到医院就诊。

8.根据医嘱进行康复训练,如为运动员则应加强康复训练,以达到伤前运动水平。

三、膝关节骨性关节炎

【概述】

膝关节骨性关节炎(简称 OA)是一种多发于老年人的慢性退行性骨关节病,以关节软骨的退行性变伴半月板和滑膜病变为主要病理特征改变的疾病。是中老年人最常见的疾病和主要致残原因,严重影响患者生活质量和社会生产力。根据 WHO 的估计,全世界 60 岁以上的人口中有 10％患有 OA,OA 患者 80％有行动障碍,25％不能从事日常活动。随着世界人口老龄化的日益加剧,OA 的发病率在全球范围内呈现逐年上升状态。

OA 的病因仍不明确,目前认为与年龄、机械磨损、撞击因素有关。发生膝关节骨性关节炎常与下列因素有关。①损伤:关节内骨折、半月板损伤、髌骨脱位等原因造成关节软骨损伤;②过度负重:由于肥胖或关节内、外翻畸形而至关节面过度负重;③感染或炎症引起关节软骨破坏;④软骨下骨坏死,如干脆性骨炎发生关节内游离体,造成关节软骨面破坏。

【临床表现】

1.髌骨下疼痛 主动伸屈膝关节时引起髌骨下摩擦感及疼痛为早期症状。在上下楼梯或坐位站起等动作中,股四头肌收缩即引起髌骨下疼痛及摩擦音。被动伸屈时则无症状,有时也出现绞索现象、髌骨下压痛。

2.关节反复肿胀 积液多于不严重的外伤或轻度扭伤后引起关节肿胀积液,疼痛,关节周围压痛,膝关节肌肉挛缩。休息 1～2 个月或以后,症状可自然消退。可以很长时间没有症状,但可因轻微外伤而反复发作。由于股四头肌无力或因疼痛,膝关节可出现"闪失"症状。

3.关节畸形　病情逐步发展,膝关节出现内翻或外翻畸形,关节骨缘增大。关节主动及被动活动范围逐步减少,关节疼痛加重,在走平路及站立时也引起疼痛感。关节韧带松弛出现关节不稳感。有些患者不能完全伸直膝关节,严重者则膝关节呈屈曲挛缩畸形。由开始时活动时疼痛加重,休息后缓解,变为持续性疼痛。一般全身症状少见。

4.体征　可见膝关节粗大,股四头肌萎缩。偶尔可触及滑膜肿胀及浮髌试验阳性。髌骨深面及膝关节周围压痛。关节活动轻度或中度受限,但纤维性或骨性强直者少见,严重病例可见膝内翻或外翻畸形,侧方活动检查可见关节韧带松弛体征。

5.辅助检查　X线片所见:早期X线片常为阴性,偶尔侧位片可见髌骨上下缘有小骨质增生。以后可见关节间隙狭窄,软骨下骨板致密,关节边缘及髁间嵴骨质增生,软骨下骨有时可见小的囊性改变,多为圆形,囊壁骨致密。根据X线表现,将膝关节骨性关节炎依其严重程度分为5级:①关节间隙变窄(50%关节软骨磨损);②关节线消失;③轻度骨磨损;④中度骨磨损;⑤严重骨磨损及关节半脱位。

【治疗原则】

非手术治疗以全身用药和关节内局部用药为主,早期OA患者,可给予口服消炎镇痛药或活血化瘀药物治疗,以达到改善症状、提高生活质量的目的。对于轻度骨性关节炎可使用透明质酸经关节腔注射治疗,可减轻骨性关节症状,明显缓解疼痛和改善膝关节的功能,是一种安全有效的治疗措施。患者年龄>65岁,影像学显示关节间隙变窄时透明质酸补充治疗效果较差。手术治疗:对于关节疼痛、肿胀明显、行走功能障碍、MRI显示有软骨破坏、关节内有游离体、骨赘增生或伴有半月板损伤的OA患者,则应求助于外科手术。手术方法有:关节镜清理术、软骨全层损伤区钻孔减压微骨折术、胫骨高位截骨矫正力线术和人工关节置换术。

【护理评估】

了解患者病变的持续时间和严重程度,对日常活动和睡眠的影响。了解患者有无高血压、糖尿病、手术史、家族史、遗传史和药物应用情况,是否曾服用抗凝药物。评估患肢疼痛特点,有无外伤史,关节是否变形,是否影响行走及生活质量。观察血液检查结果,是否有贫血、低钾、血糖过高等。

【护理要点及措施】

1.术前护理措施及要点

(1)全面评估患者:包括健康史及相关因素、身体状况、生命体征、精神状态、患肢活动情况。

(2)心理护理:患者因为长期膝关节疼痛,又对膝关节手术不了解,所以会产生焦虑、紧张的心理。因此,术前对患者及家属做好解释,讲解疾病的相关知识,并介绍成功病例帮助患者及家属对此种手术有所认识,消除疑虑,树立信心。要通过积极与患者交谈,帮助患者建立有利于治疗和康复的最佳心理状态;同时做好家属工作,共同配合并给予患者心理支持。

(3)患肢皮肤护理:观察局部皮肤情况,保持皮肤完整性。

(4)饮食护理:观察患者进食情况,合理膳食,注意术前是否有贫血、低钾、低蛋白等,及时给予补充,使患者能够耐受手术。

(5)做好术前护理

①戒烟:吸烟会引起痰量增加,增加术后肺部感染危险,尼古丁可导致微小血管痉挛,影响伤口愈合。

②停药:阿司匹林等抗凝药物可增加术中、术后出血的危险,因此术前至少停药1周方可手术。

③训练:进行深呼吸、有效咳嗽、床上大小便、下肢肌肉收缩及床上抬起等训练,便于预防术后并发症,促进关节功能的康复。

④术前准备：术前 1d 备皮、备血、根据医嘱使用抗生素，术前晚协助患者排便，术晨测量生命体征，如患者血压增高及时通知医师给予处理。嘱患者去手术室前排尽尿液，去除所有饰品、义齿、眼镜等。

2.术后护理措施及要点

（1）严密观察患者生命体征：行人工膝关节置换术后，尤其是双膝关节置换术后早期，伤口引流量多，患者麻醉未完全恢复，反应能力差，此时生命体征是反映体内血流动力学改变的重要指标。可早期发现病情变化，防止休克的发生。如生命体征不平稳，伤口引流量多，应遵医嘱及时补充血容量。

（2）做好患肢护理：术后患肢足下垫软枕，使膝关节呈过伸位，患者有不适感可将软枕垫于小腿，可间断进行。术后患者弹力绷带包扎下肢，观察患肢血供，防止弹力绷带过紧造成压迫。拔出引流管后，患肢可逐渐出现肿胀及皮下淤血，正确指导患者抬高患肢，高于心脏 20～30cm，利于血液回流，减轻水肿，若皮下淤血过多，提示医师更改抗凝药剂量。

（3）引流管的护理：术后伤口放置引流管或自体血回输装置，避免术后血肿发生，应妥善固定引流管，严防脱出，防止引流液倒流，最好使用防反流引流器。观察引流液量及性质，可根据医嘱间断开放引流管，若短期有大量鲜红引流液（每小时大于 100ml 时）要严密观察是否有继发出血、休克发生。一般术后 4h 内引流量最大，呈血性，术后 24h 为出血高峰期，当 24h 引流量小于 50ml 时可考虑拔管。

（4）营养护理：关节置换术后患者由于麻醉、疼痛等影响进食，术后引流液多等原因易出现贫血、低蛋白血症，水、电解质紊乱等问题，造成患者营养缺失，不利于机体恢复。在术后当日和术后 1～2d，患者处于禁食或只能少量进食状态，此时采用静脉营养补充，要注意补充液体的顺序，先输入葡萄糖液再输入脂肪乳、蛋白，使营养更好的被吸收。患者病情平稳后，鼓励进食，初始进食少食牛奶等防止腹胀，可进高蛋白、高维生素、低脂易消化食物。术后患者由于卧床，肠蠕动减慢，易发生便秘，影响患者食欲，应注意增加粗纤维食物的摄入，多吃水果，也可饮蜂蜜水，此外可定时按摩腹部，由右上腹逆时针按摩，以促进肠蠕动，防止便秘。避免进食辛辣的食物及浓咖啡等刺激性食物。

（5）并发症预防护理

①继发性出血或休克的护理：文献报道人工关节置换术后 1～2h 出血量应在 200～400ml，若短期内引流量大，或术后 10～12h 持续出血量超过 1000ml，则应立即通知医师对症处理，密切观察引流量，建立静脉通道，急查血常规及生化，如血压过低，血红蛋白低于 80g/L，应急配血，加快输液速度，以纠正休克。

②贫血和低蛋白血症的护理：文献报道关节置换术后 24h 为出血高峰期，1～3d 为贫血较重阶段，术后第 3 天血红蛋白及血细胞比容均为最低值，且贫血临床表现也最重，如患者出现食欲减低、嗜睡、活动无耐力、结膜口唇苍白时应引起注意，因此在术后第 1 天、第 3 天、第 5 天复查血液结果，关注血红蛋白变化，此期要根据血液学检查结果及时给予补充，必要时遵医嘱输血，同时鼓励患者进食含铁丰富及高蛋白易消化的食物，如蛋白粉。

③水、电解质平衡紊乱的护理：有研究显示双膝关节置换术后 1～7d，低血钾的发生率为 10%，术后 3d 为高峰，应密切注意血生化指标，观察患者临床表现，如患者出现表情淡漠、精神委靡、出冷汗、心率增快、腹胀等症状时应及时报告医师，给予血液检查，根据结果遵医嘱及时补充，静脉补钾时，不宜过浓，选择较大血管使用静脉留置针输入，防止药液外渗。鼓励患者进食含钾高食物，如香蕉、橙子，或者口服补钾，但注意钾对消化道的刺激，宜饭后服用。

④防止深静脉血栓的发生：深静脉血栓（DVT）是人工关节置换术后常见并发症，膝关节置换术后深静脉血栓的发生率为 41%～85%，约 50% 的 DVT 在术后 24h 内形成。所以术后早期做好预防十分重要，术后给予抬高患肢，高于心脏水平，指导患者做踝泵练习，鼓励患者尽早下地活动，穿长腿梯度压力袜、使用下肢静脉泵，术后遵医嘱使用抗凝药物等，使用抗凝药物注意观察皮下淤血情况。

⑤预防并发症的发生,防止泌尿系、肺部感染及压疮的发生:患者术后营养差,留置尿管,麻醉及卧床,易导致泌尿系、肺部感染和皮肤完整性受损。术后做好基础护理是防止并发症的关键,使用危险因素评估表对患者全面评估,并做到保持床单位清洁整齐,有污染时及时更换,按时翻身,必要时使用气垫床;做好晨、晚间护理,术后第1天即可协助患者坐起,鼓励咳嗽,必要时给予雾化吸入;术后第1天即拔出尿管,鼓励患者多饮水,做好会阴冲洗。

⑥心理护理:关节置换患者术后往往因切口疼痛而有焦急烦躁心理,害怕锻炼时疼痛,不能很好地配合。在进行早期康复锻炼时,护士应注意观察患者的心理反应,用鼓励性语言对患者的每一个动作都给予耐心的指导和肯定,使患者树立自信心,自觉地进行主动练习。组织患者之间交流、互相介绍锻炼感受和经验,以提高锻炼效果。

(6)康复训练计划:人工膝关节置换术后康复锻炼对关节功能恢复至关重要,主动患肢锻炼不仅可加强肌肉力量、促进患膝功能恢复,还可有效预防下肢深静脉血栓的发生。

①踝泵练习:手术后麻醉恢复即可开始做此运动。患者用力把膝关节伸直,距小腿关节背屈到最大限度,再努力收缩大腿和小腿肌肉至少5s,然后再向下屈曲距小腿关节,做绷脚运动,达到最大限度时停留5s,可根据患者具体情况酌情增减。

②压腿练习:术后即可开始练习按压膝关节。将腿伸直放在床上,于足跟处垫过伸枕,使腿尽量伸直,每次要维持5min左右,到患者可以忍受疼痛的程度为止。术后第1d可使用1～2kg沙袋放于膝关节处,使膝关节伸直。

③直腿抬高练习:术后第3天开始练习。用力伸直膝关节,并使距小腿关节背屈,然后缓慢将整条腿抬高30°,维持数秒钟后缓慢将腿放下,完全放松。练习应分组进行,每组10次,每天4～6组或根据患者具体情况酌情增减。

④弯腿练习:术后拔除引流管起开始练习。开始时可在床侧进行,患者坐于床边自然放松,小腿凭借重力垂到床下,达到90°,然后将健肢放到患肢前方,向后压,即可增加屈膝角度,用力大小以能够忍受为度。出院时最小达到主动弯腿90°。

⑤辅助器辅助行走:拔除引流管后,根据全膝关节置换术后X线片表现,根据医嘱可借助助行器辅助行走,患肢逐渐负重。

⑥持续被动活动器(CPM)练习:患者主动弯腿练习效果一般时可使用CPM机辅助练习,初次屈伸遵医嘱进行,一般由0°～60°开始,每日2次,每次30min,根据患者情况逐渐增加角度,术后2周应达到120°。

【健康教育】

1.出院前向患者及家属详细介绍如何办理出院手续及出院带药,并交代出院后有关事项,并将有关资料交与患者或家属,告知患者术后1个月必须复查,以保证良好的关节活动度。术后1个月、3个月、6个月、12个月各复查1次,以后每年1次。复查时,拍摄膝关节X线片,抽血化验红细胞沉降率、C反应蛋白、血常规等。

2.嘱患者遵医嘱服药,抗生素及镇痛药饭后服用。

3.嘱患者继续功能锻炼,以防关节屈曲、伸直受限,影响日常生活。

4.房间内应清理多余的物品,保证室内宽敞,地面无杂物,便于用助行器完成功能锻炼,出院后生活可自理。

5.平时不要穿拖鞋或系带鞋,防止走路不便或绊倒,最好穿厚底鞋,上楼时健侧先迈上,然后利用扶手保持平衡,这样体重就不会落到患肢上,下楼时与上楼相反,患肢先迈出。

6.避免剧烈运动,如打篮球、打排球、登山、跑步,可以散步、游泳、打保龄球,可以完成家务、购物。

7.卧床休息时保持膝关节伸直位,防止屈曲畸形。

8.术后感染是一个灾难性并发症,可造成手术失败。患者要养成良好的卫生习惯;预防感冒;应定期复查。告知患者若出现患肢疼痛,体温升高,局部红肿及时就诊。

四、距小腿关节炎

【概述】

距小腿关节是人体负重最大的关节,站立时全身重量均落到距小腿关节上,行走时的负重约为全身重量的5倍。日常生活中行走、跳跃活动,主要依靠距小腿关节的背伸、屈运动。距小腿关节骨性关节炎是一种常见的退行性关节疾病,包括软骨损伤、骨赘形成、游离体形成和滑膜炎。距小腿关节骨性关节炎可分为原发性骨关节炎和继发性骨关节炎。原发性骨关节炎的病因仍有不同意见。一些学者认为它是一种慢性炎症性疾病,而另一些学者认为它是滑膜关节在各种刺激下(包括衰老)所进行的修复过程。而继发性骨关节炎则由于创伤后骨折、脱位,关节软骨损伤,或关节畸形引起应力集中造成。

【临床表现】

1.关节疼痛　开始活动时疼痛出现,稍活动后疼痛可缓解,如果继续活动疼痛再次加重。病变早期距小腿关节活动不便,以后活动度逐渐减少。

2.X线检查　关节间隙变窄,软骨下致密,有硬化和囊变,关节边缘骨质增生。晚期关节变形,关节面不平整,关节腔内可有游离体。

【治疗原则】

休息,减少活动。支具保护,理疗。镇痛药,非甾体消炎镇痛药物。非手术治疗无效时,可采用关节镜清理。

【护理评估】

了解患者的健康史,有无外伤史,患者发病年龄、行走步态变化情况。距小腿关节是否有肿胀。全身是否有内科疾病。

【护理要点及措施】

1.术前护理措施及要点

(1)心理护理:距小腿关节手术治疗在局部麻醉下进行,做好术前宣教,告诉患者手术不影响进食及活动,缓解患者紧张情绪,教会患者功能锻炼方法。

(2)患肢活动受限或疼痛,做好生活护理,遵医嘱给予镇痛药物。

(3)协助患者做好术前相关检查工作及做好术前准备,告知患者康复训练计划。

2.术后护理措施及要点

(1)严密观察患肢感觉、血供情况:术后抬高患肢,高于心脏20～30cm,利于静脉回流,减轻水肿;术后使用弹力绷带加压包扎,注意保持平整,局部给予冷敷12～24h,减轻疼痛及减少局部积液的产生。如有积液发生,及时报告医师,给予关节腔穿刺抽吸积液者,做好穿刺配合。

(2)伤口的观察护理:观察切口渗出情况,及时给予换药,防止感染。

(3)基础护理:①患者术后自由体位,48h内以卧床为主,减少患肢肿胀。使用助行器辅助行走的患者,下地活动时防止摔伤。②满足患者生活所需,协助晨、晚间护理及进餐。

(4)康复训练:术后鼓励患者活动足趾,促进血液循环。

①负重:距小腿关节损伤或手术后负重要依损伤类型、手术方式、骨折部位、固定技术、骨痂愈合影响

等情况而定。非负重区较小骨及软骨损伤后,2周负重为0,3～4周负重为25%～50%,4～6周负重75%,6～8周负重100%。负重区骨及软骨损伤推迟负重时间2～4周。

②康复方法:距小腿关节踏板(踏墙),坐位,训练距小腿关节背伸活动度。要求不感觉疼痛为度。负荷应小于体重的1/4;站立位,足站立在距小腿关节踏板(45°角),5min;逐渐增加角度与时间。

③器械训练:立式踏步器的应用(坐位蹬踩)小腿肌力练习,踏车或卧位踏车(关节活动度＞15°),关节活动度训练。

④距小腿关节辅助被动牵张手法。

【健康教育】

1.出院前向患者及家属详细介绍如何办理出院手续及出院带药,并交代出院后有关事项,并将有关资料交与患者或家属,告知患者术后1个月复查。

2.嘱患者按医嘱服药,抗生素及镇痛药饭后服用。

3.出院后休息3～4周,日常生活自理,可适当户外活动,但避免长时间站立或行走。

4.注意保持伤口干燥,伤口完全愈合方可洗澡。

5.术后3周内关节腔有可能出现肿胀、关节腔内积液,告知患者如出现上述情况可适当减少活动量,多卧床休息,以利于肿胀消退及积液吸收。

6.如关节肿胀经休息后仍不能缓解,并出现红、肿、热、痛现象,嘱患者立即到医院就诊。

7.如为痛风等内科疾病引起距小腿关节炎,应继续内科治疗,以达到更好的疗效。

五、臀肌挛缩综合征

【概述】

臀肌挛缩综合征是由多种原因引起的臀肌及其筋膜纤维变性、挛缩,引起髋关节功能受限所表现的特有步态、体征的临床症候群。

自1970年Valderrama报道以来,国内外已有众多报道,但病因尚不十分明确。与以下因素有关。

1.注射因素　多数学者认同该病与反复多次的臀部注射有关,肌内注射后局部形成硬块即为肌纤维炎表现。

2.儿童易感因素　大量儿童接受肌内注射,但发病者仅为少数,研究发现儿童臀肌挛缩患者有免疫调节功能紊乱、瘢痕体质,国外报道1例患儿为双侧三角肌挛缩和臀肌挛缩,而其母也有双侧三角肌挛缩,单纯用注射无法解释,可认为与遗传有关。

3.外伤、感染等因素　先天性髋关节脱位术后并发症,国内曾报道数例双侧先天性髋关节脱位行开放复位、Salter截骨术后3～4个月发现臀肌挛缩;臀肌筋膜间室综合征后遗症;臀部感染。

【临床表现】

1.本病常为双侧性,单侧少见,亦有报道男多于女。

2.髋关节功能障碍:患者髋关节内旋内收活动受限。站立时下肢外旋位,不能完全靠拢。行走常有外八字、摇摆步态,快步呈跳跃状态。坐下时双腿不能并拢,双髋分开蛙式位,一侧大腿难以搁在另一侧大腿上(交腿试验)。下蹲活动时轻者蹲时双膝先分开,然后下蹲后再并拢(划圈征)。重者只能在外展、外旋位下蹲,蹲下时双髋关节呈外展、外旋姿势,双膝不能靠拢,足跟不着地,呈蛙式样。

3.臀部外上注射部位皮肤与浅筋膜粘连,呈"酒窝样"凹陷。由于臀肌挛缩带的限制影响臀肌发育,臀部出现挛缩带和凹陷沟。体检可发现臀部外上部有皮肤凹陷,髋内收时凹陷更明显,臀部可及紧缩感,下肢呈外展外旋位,髋内收、内旋受限,下肢中立位屈髋活动受限,必须患髋外展、外旋,使患侧髋向外划一半圆形后方能再回入原矢状面完全屈曲。股骨大粗隆弹跳感。Ober 征阳性。

4.骨盆变形:病程长、程度重者可有髋臼底凸向盆腔,形成 Otto 氏骨盆。臀中小肌挛缩的患儿有大转子骨骺肥大。双侧不对称性臀肌挛缩患儿可有骨盆倾斜及继发性腰段脊柱侧弯。严重侧髂前上棘较轻侧低,重侧脐踝距离长于轻侧,而两侧大转子到踝部距离相等。

5.辅助检查:X 线表现多报道为正常。挛缩患儿 X 线研究发现 CE 角增大(X＝36.62),颈干角增大(X＝153),股骨头指数下降(X＝0.44)。术后随访时早期手术有助于以上继发性改变的恢复。某学者对臀肌挛缩患者术前行 CT 断层扫描显示早期炎症病变可见密度减低区,晚期随着病情的发展累及多组肌束,肌纤维为结缔组织替代,表现为肌肉体积缩小、密度增高,肌筋膜间隙增宽,最后形成瘢痕时呈条索影。扫描可为明确病变的部位、范围及严重程度提供有价值的临床资料。

【治疗原则】

手术松解被认为是最有效的治疗方法,手术的方法是切断挛缩带,达到松解的目的。术后步态和功能改善优良率为 90.6％～95.9％。手术治疗包括开放手术和关节镜监控下手术。关节镜下手术有视野清晰、避免广泛剥离肌肉组织、创伤小、出血少,不干扰正常组织,手术切口小,术后组织反应轻有利于早期功能练习和康复的优点。

【护理评估】

评估患者有无反复肌内注射史,家族中有无类似病例,患者下蹲受限程度,髋关节有无弹响。了解患者发病年龄、行走步态变化情况。臀部是否有"酒窝样"凹陷。是否可下蹲,有无明显八字步。

【护理要点及措施】

1.术前护理要点及措施

(1)全面评估患者:包括健康史及相关因素、身体状况、生命体征、精神状态、下蹲受限情况。

(2)心理护理:本组患者大部分为 20 岁左右,因为行走步态异常,臀部挛缩带和凹陷沟影响美观及社交,对术后是否能恢复缺乏了解,会产生焦虑、紧张的心理。因此,术前对患者及家属做好解释,讲解疾病的相关知识,并介绍成功病例,帮助患者及家属对此种手术有所认识,消除疑虑,树立信心。要耐心地与患者交谈,告诉患者术后功能锻炼的重要性,帮助患者建立有利于治疗和康复的最佳心理状态;同时做好家属工作,共同配合并给予心理支持。

(3)评估患者下蹲及交叉腿受限情况,制定术后康复计划。

(4)观察患者进食情况,合理膳食,注意术前是否有贫血、低钾、低蛋白等,及时给予补充,使患者能够耐受手术及术后大量的功能康复锻炼过程。

(5)做好术前护理。①训练:进行深呼吸、有效咳嗽、下肢肌肉收缩及康复训练内容指导,便于术后顺利康复。②术前准备:术前 1d 备皮、术前晚协助患者排便,术晨测量生命体征,嘱患者去手术室前排尽尿液,去除所有饰品、义齿、眼镜等。

2.术后护理要点及措施

(1)观察患者生命体征,防止液体补充不足影响下地活动。

(2)体位的护理:患者返回病房后,将患者双下肢呈左右交叉体位,每隔 30min 更换 1 次;或用绷带或其他约束带捆绑双膝,使双下肢呈内收位。术后仰卧 4h 后更换体位。

(3)营养护理:患者术前及术后早期禁食、水,术后伤口渗液多,患者下床活动时容易发生晕厥,在下床前 30min 进食巧克力,多饮水,可增强患者体力,防止晕厥。患者排气则可进食,保证患者营养充分,促进康复。

（4）心理护理：创伤，疼痛，出血等刺激，患者的身体、心理均受到很大影响，患者往往紧张、无助、恐惧。因此在患者心理护理过程中，护士应细心观察，及时与患者沟通交流，掌握患者心理变化过程，及时给予正确的帮助和疏导，认真解释术后功能锻炼的目的，具体措施，取得家属及患者的配合。

（5）康复训练计划：术后第 1 天即开始将双下肢并拢固定，或双下肢交叉进行髋关节的屈、伸运动；将双下肢并拢做下蹲运动，锻炼初期应循序渐进，以患者可以耐受并无明显疲劳感为宜，下地行走时走"模特步"或交叉行走。一般术后 6～12 个月可完全恢复正常步态。

【健康教育】

1.告知患者及家属术后 3～4 周遵医嘱复查，此后每隔 4 周复查 1 次，直至功能恢复良好为止。

2.由于臀部脂肪较厚，切口容易脂肪液化而延迟愈合，告知患者出院后发现切口流出黄色液体，不要惊慌，用干净纱布包裹后，及时去医院请医生处理。

3.保持正确体位，睡觉时可用三角巾固定膝关节处，将双下肢并拢，此体位维持 4 周即可。

六、肩袖损伤

【概述】

肩袖损伤的病因概括起来有退变外伤和撞击两大学说。肩袖退变是全身各部位退变的一部分，特别是从事体力劳动者和优势手一侧易发生肩袖撕裂，过度磨损是造成肩袖损伤的主要因素之一。撞击学说：当肩关节外展上举时，肩袖受到肩峰和喙肩弓反复的、微小的撞击和拉伸，肩峰前下方骨赘形成，使肩袖撞击发生充血水肿、变性乃至冈上肌腱断裂。肩袖撕裂是肩袖退变和外伤共同作用的结果。

【临床表现】

1.肩关节疼痛是肩袖损伤的早期症状　最典型的疼痛是颈肩部的夜间疼痛和"过顶位"活动受限，当患肢高举超过头顶时疼痛。如有慢性肩峰下滑囊炎存在，疼痛呈持续性和顽固性。疼痛分布在肩前方及三角肌区。搬运重物、肩部剧烈活动或创伤是本病常见诱发因素。特别是运动员、从事体力劳动和中、老年患者，以优势手侧发病率较高，多有肩关节反复劳损或撞击病史。

2.肩关节无力和功能障碍　根据肩袖损伤的部位不同，可表现为外展无力、上举无力或后伸无力。由于疼痛和无力，使得肩关节主动活动受限，不能上举外展，影响肩关节的功能，但肩关节被动活动范围通常无明显受限。由于肩关节疼痛及病史较长，肩关节活动受限，肩周肌肉出现不同程度的失用性萎缩，以冈上肌、冈下肌和三角肌萎缩明显。

3.主要阳性体征

（1）当肩峰前下方与肱骨大结节之间压痛，活动时可听到弹响或触及摩擦感。

（2）关节继发生性挛缩：病程超过 3 个月以上，肩关节活动范围有程度不同的受限。以外展、外旋、上举受限程度较明显。严重肩袖撕裂的患者，上举及外展功能明显受限。外展及前举活动范围小于 45°。

（3）臂坠落试验阳性：即患者因不能主动上举上肢或上肢上举后因疼痛或无力而不能持住患肢，使患肢坠落体侧。

（4）撞击试验阳性：患肩被动外展 30°，前屈 15°～20°，向肩峰方向叩击尺骨鹰嘴，使大结节与喙肩弓之间发生撞击，肩峰下间隙出现明显疼痛为阳性。

（5）盂肱关节内摩擦音：盂肱关节在被动或主动运动中出现摩擦或碾轧音，常由肩袖断端瘢痕引起。少数病例在运动时可触及肩袖断端。

（6）疼痛弧征：疼痛弧征阳性仅对肩袖挫伤及部分撕裂的患者有一定诊断意义。患臂上举外展 60°～

120°时由于肩袖受到的压力最大而出现明显的肩前方疼痛。如果掌心由向下变为朝上,再抬举上肢时疼痛消失,这是由于上肢外旋后肱骨大结节和破损的冈上肌腱避开了与肩峰的撞击。肩峰下滑囊注射局麻药后再行撞击试验,疼痛症状可得到暂时性消失或明显减轻。

4.相关检查

(1)X线检查:X线片对急性肩袖撕裂无直接诊断价值。但常规拍摄肩关节中立位、内旋、外旋位的前后位及轴位 X 线片是非常必要的。主要显示肩峰、肱骨头、肩盂及肩锁关节。对大块肩袖撕裂继发肩袖关节病的诊断是有帮助的。如出现肩峰下间隙狭窄、肱骨头、大结节、肩峰以及肩锁关节的退变,在 X 线片上是可以显示的,表现为肩袖断裂可使肱骨头上移,肩峰下间隙狭窄;部分病例大结节部骨皮质硬化,表面不规则,骨松质萎缩,骨质稀疏;肩峰下关节面硬化、不规则,以及大结节结构异常等改变;常规 X 线片发现肩袖损伤者肱骨头上移和肱骨大结节畸形,其阳性率 78%,特异性 98%。肩峰过低呈钩状或曲线形肩峰;肩峰下、肱骨大结节致密或骨赘形成;前肩峰或肩锁关节、肱骨大结节脱钙、侵蚀、吸收或骨致密;肱骨大结节圆钝,肱骨头关节面与大结节之间界限消失,肱骨头变形;肩峰-肱骨头(A-H)间距离缩小。正常 A-H 间距的范围为 1~1.5cm,<1.0cm 为狭窄,<0.5cm 提示有广泛性肩袖撕裂。此外 X 线平片检查有助于肩关节其他骨、关节疾病的鉴别诊断。

(2)肩关节造影:肩关节腔造影是对肩袖损伤的传统影像学诊断方法,具有实用、简便、廉价等特点,特别是对全层肩袖损伤有较高的准确性和重要价值,文献报道双重对比造影对诊断全层肩袖破损准确率达90%~94%,能提供肩袖的厚度、撕裂的大小、位置和残端退变情况。对关节两侧的肩袖部分撕裂和冻结肩均有较高的诊断价值。关节造影术应严格遵循无菌操作,有碘过敏史者禁忌使用碘剂造影。

(3)超声诊断:超声诊断肩袖损伤的优点是:无创伤、可动态观察、重复性及准确率高、能发现冈上肌以外的其他肩袖肌腱的撕裂;操作方便、省时、费用低;能同时对肱二头肌长头腱疾病作出诊断;对肩袖撕裂术后随访有独特的价值。其诊断的准确率为 90%。缺点是:诊断标准不易掌握;诊断的准确率与个人的操作技术和经验有很大的相关性。

(4)MRI 检查:诊断准确率较高。Zlatkin 报道对肩袖较大撕裂的敏感率为 90%,特异性 88%。肩袖损伤 MRI 影像表现为 T_1 加权像肌腱区内强信号,如肌腱肌腹连接处回缩、肌腱的连续性中断,肌腱的外形也随之发生改变。MRI 可以显示肩袖损伤的程度、大小和残余肩袖组织的情况,对选择治疗方案具有重要的意义。

【治疗原则】

肩袖损伤在前 3 个月可采用康复治疗,其治疗方法的核心是避免肩部受过度应力作用,锻炼肩袖及肩部肌肉,以恢复肩袖与三角肌平衡。还应给予 MSAIDS 药物。原则上肩袖撕裂伤的手术治疗分为开放手术和关节镜下手术。肩袖撕裂 10~30mm 的破损可在关节镜下手术,大的和巨大的肩袖撕裂,由于冈上肌腱回缩、粘连、滑囊瘢痕化,应开放手术修复大的和巨大撕裂伤。均伴有冈上肌腱断裂和肱二头肌长头腱断裂者,是开放手术治疗的适应证。

【护理评估】

评估患者局部的疼痛程度和肩关节稳定性、功能、活动度及肌力等情况。对患者的日常生活能力、精神状态及心理状态进行综合评估。

【护理要点及措施】

1.全面评估患者 包括健康史及其相关因素、身体状况、生命体征,以及日常生活能力、精神状态、心理状态、患肢活动能力等。

2.心理护理 根据患者的社会背景、人格类型及不同生活习性,对每位患者提供个体化心理支持,并给予心理疏导和安慰,以增强战胜疾病的信心。

3.做好术前护理　注意患者的肢体功能,协助必要的生活护理。术前 1d 备皮,备皮后洗头、洗澡、更衣,修指(趾)甲,嘱患者在术前一晚或术晨排便 1 次,若不能自行排便,可使用开塞露纳肛协助排便。准备好术后需要的各种物品等,嘱患者术前晚 21:00 以后禁食水,术晨取下义齿,贵重物品交由家属保管等。

4.术后常规护理　严密观察患者生命体征的变化,包括体温、血压、脉搏、呼吸。同时注意切口渗血情况。用软枕抬高患肢,以利血液回流,减轻患肢肿胀。患者清醒后,可改为半卧位,以利于减轻切口的张力,减轻疼痛。加强生活护理,患者卧床期间,应协助其保持床单位平整、干净和卧位舒适,病室安静、清洁、空气新鲜。协助洗漱、进餐、排便等生活护理。

5.专科护理　观察患肢末梢血液循环是最基本也是最重要的内容之一,包括患肢的颜色、温度、感觉、运动、远端动脉搏动、毛细血管充盈度、肿胀程度。如出现皮肤温度下降、颜色变深、动脉搏动减弱、麻木、毛细血管充盈时间延长、被动活动手指时引起剧痛,应立即报告医师给予必要的处理。术后必须班班交接,加强观察。术后及早恢复患肢功能锻炼,加强肌肉主动收缩活动,促进静脉血液回流。

6.疼痛护理　引起疼痛的原因有很多种,评估疼痛的性质、程度再针对性处理。不可简单的给予镇痛药。

7.饮食护理　给予高维生素、高蛋白、高能量的饮食。

【健康教育】

1.出院前向患者及家属详细介绍出院后有关事项,并将有关资料交给患者或家属,告知患者出院后 1 个月来院复诊。

2.嘱患者遵医嘱口服消炎镇痛药物。

3.嘱患者出院后遵医嘱加强肩关节功能锻炼。先做肩关节无重力钟摆活动,每小时 1 次,每次 5min,摆动频率不可过快,运动范围以能忍受疼痛为度。待肩部肌力增强后,做手指爬墙运动及患肢上举运动,并辅以理疗。

4.告诫患者康复训练应循序渐进,不可操之过急,另外注意劳逸结合,避免过度劳累,可适当进行户外活动及轻度体育锻炼,以增强体质,防止感冒及其他并发症,6 个月内戒烟,禁酒。

5.保持心情舒畅和充足的睡眠,每晚持续睡眠应达到 6～8h。

6.告诫患者如有异常情况应及时来院就诊。

七、肩关节周围炎

【概述】

肩周炎表现为肩痛及运动功能障碍的症候群,它并非是单一病因的疾病。广义的肩周炎包括肩峰下滑囊炎、冈上肌腱炎、肩袖破裂、肱二头肌长头腱腱鞘炎、喙突炎、冻结肩、肩锁关节病变等多种疾病。狭义的"肩周炎"在国内习惯称"冻结肩"或"五十肩"。随着解剖学、病理学、生物化学、免疫学及生物力学的进步,对本病的病因、发病机制、病理表现及转归等认识也不断深化,特别是 MRI、CT 和肩关节造影等影像学技术在临床的应用,对本病的诊断与鉴别诊断有了长足的发展,起到了不可估量的作用,从而对肩关节周围炎的命名、分类以及临床诊断和治疗更趋于正确合理。

【临床表现】

1.肩周炎是肩关节周围病变的统称,临床上根据其发病部位及病理变化的不同可分为 4 大类:即肩周围滑液囊病变,盂肱关节腔病变,肌腱和腱鞘的退行性病变及肩周围其他病变。肩关节周围炎可累及肩峰下滑囊,喙突表面滑囊,病理变化包括滑囊渗出性炎症、粘连及钙质沉积。

2.冻结肩是中老年常见的肩关节疼痛症,具有自愈倾向的自限性疾病。经数月乃至数年时间炎症逐渐消退,症状得到缓解。命名甚多,有称为"凝肩"或"漏肩风"、疼痛性肩关节挛缩症、粘连性肩关节周围炎。本病在 50 岁前后是高发年龄,故又称"五十肩"。本症发病过程分为急性期、慢性期和功能恢复期 3 个阶段。

(1)急性期:又称冻结进行期。起病急、疼痛剧烈、肌肉痉挛、关节活动受限。夜间疼痛加重难以入眠。压痛范围广泛,喙突、喙肱韧带、肩峰下、冈上肌、肱二头肌长头腱、四边孔以及肩三点即肩胛提肌、大、小菱形肌在肩胛骨脊柱缘的附着点等部位均可出现压痛。关节镜观察可见滑膜充血,绒毛肥厚、增殖,充填于关节间隙及肩盂下滑膜皱襞间隙,关节腔狭窄、容量减少。急性期可持续 2～3 周。

(2)慢性期:又称冻结期。此时疼痛症状相对减轻,但压痛范围仍较广泛。由急性期肌肉保护性痉挛造成的关节功能受限发展到关节挛缩性功能障碍。肩关节僵硬、梳头、穿衣、举臂托物等动作均感困难。肩关节周围软组织呈"冻结"状态,冈上肌、冈下肌及三角肌出现萎缩。关节镜检盂肱关节囊纤维化,囊壁增厚,关节腔内粘连,肩盂下滑膜皱襞间隙闭锁,关节容积缩小,腔内可见纤维条索及漂浮碎屑。本期可持续数月乃至 1 年以上。

(3)功能恢复期:盂肱关节腔,肩峰下滑囊,肱二头肌长头腱滑液鞘以及肩胛下肌下滑囊的炎症逐渐吸收,血液供给恢复正常,滑膜逐渐恢复滑液分泌,粘连吸收,关节容积逐渐恢复正常。在运动功能逐步恢复过程中,肌肉的血液供应及神经营养功能得到改善。大多数患者肩关节功能能恢复到正常或接近正常。肌肉的萎缩需较长时间的锻炼才能恢复正常。

3.辅助检查:X 线检查常无明显异常;肩关节造影则有肩关节囊收缩,关节囊下部皱褶消失等改变。慢性期 X 线摄片偶可观察到肩峰、大结节骨质稀疏,囊样变。关节造影,腔内压力高,容量减少至 5～15ml(正常成年人容量 20～30ml);肩胛下肌下滑囊闭锁不显影,肩盂下滑膜皱襞间隙消失,肱二头肌长头腱腱鞘充盈不全或闭锁。

【治疗原则】

1.非手术治疗　急性期阶段由于剧烈疼痛,其治疗原则是镇痛,解除肌肉痉挛。应用三角巾悬吊制动,用镇静、镇痛及肌肉松弛性药物。也可以采用利多卡因和皮质激素的混悬液局部注射。注射部位包括各压痛点及盂肱关节腔内。疼痛十分剧烈还可做肩胛上神经封闭及星状神经节阻滞,具有一定效果。

冻结期阶段,剧烈疼痛已减轻,关节挛缩功能障碍加重。治疗原则是在镇痛条件下做适当的功能练习,防止关节挛缩加重。在药物镇痛,物理治疗及针灸的配合下做一些温和的被动和主动功能练习以及肩周肌肉的按摩。弯腰、垂臂做前后,左右钟摆式的摆动运动有助于达到上述目的。

在疼痛基本缓解之后,则着重于关节功能的恢复,强化关节功能的主动运动训练。以物理治疗和体疗作为康复治疗的主要内容。

2.手法松解术　适用于无痛或疼痛已基本缓解的肩关节挛缩症患者。在全身麻醉下,进行手法松解,松解过程中可闻及粘连撕裂声,松解程度必须使患侧达到健侧相同的活动范围。松解完毕,穿刺盂肱关节腔,一般可抽取 5～10ml 血性液,系剥离创面出血。抽除积血,注入皮质激素和透明质酸酶,以防止粘连。

对已由冻结期进入功能恢复期的患者,肩关节上举＞90°,外展＞70°的患者,一般无需做手法松解术,采用物理疗法及功能练习能使关节功能进一步改善和恢复。对高龄或有重度骨质疏松患者,手法松解术应列为禁忌。

3.手术治疗　适应证是冻结期患者,伴重度关节挛缩及功能障碍者,经非手术治疗无改善,可用手术方法剥离粘连,松解挛缩的关节囊。

【护理评估】

同肩袖损伤护理。

【护理要点及措施】

同肩袖损伤护理。

【健康教育】

1.出院前向患者及家属详细介绍出院后有关事项,并将有关资料交给患者或家属,告知患者出院后1个月遵医嘱来院复诊。

2.嘱患者出院后继续遵医嘱口服消炎镇痛药物。

3.嘱患者术后加强肩关节功能锻炼具体锻炼方法如下。

(1)术后4h～3d功能练习动作:双臂上举,扩胸运动,双臂过伸180°,向后伸30°～50°。

(2)3～6d功能练习动作:双臂上举,扩胸运动,双臂向后伸50°～70°,双臂做提拉运动。

(3)6～10d功能练习动作:双臂向后伸90°,举重10～20kg,双臂支撑运动,双臂提拉运动,每次30kg,同时配合器械练习。

4.告诫患者康复训练应循序渐进,不可操之过急,另外注意劳逸结合,避免过度劳累,可适当进行体育锻炼,如太极拳、太极剑、保健操等适合自身特点的体育锻炼。

5.保持心情舒畅和充足的睡眠,每晚持续睡眠应达到6～8h。

6.告诫患者如有异常情况应及时来院就诊。

八、腕管综合征

【概述】

腕管综合征是正中神经在腕管内受压而引起的手指麻木等症状。当局部骨折脱位、韧带增厚或管内的肌腱肿胀、膨大引起腕管相对变窄,致使腕部正中神经慢性损伤产生腕管综合征。腕管综合征又称为迟发性正中神经麻痹,属于"累积性创伤失调"症,好发于30～50岁年龄段的办公室女性,是指人体的正中神经进入手掌部的经络中,受到压迫后产生的示指、中指疼痛、麻木和拇指肌肉无力感等症候。

【临床表现】

1.腕管综合征的临床表现主要为正中神经受压,示指、中指和环指麻木、刺痛或呈烧灼样痛,白天劳动后夜间加剧,甚至睡眠中痛醒;局部性疼痛常放射到肘部及肩部;拇指外展肌力差,偶有端物、提物时突然失手。检查:压迫或叩击腕横韧带、背伸腕关节时疼痛加重;病程长者,可有大鱼际肌萎缩。

2.腕部、手掌面、拇指、示指、中指出现麻、痛,或者伴有手动作不灵活、无力等;疼痛症状夜间或清晨加重,可放射到肘、肩部,白天活动及甩手后减轻;上述部位的感觉减弱或消失;甚至出现手部肌肉萎缩、瘫痪。

【治疗原则】

1.外固定,症状明显者,用石膏托或夹板固定腕部于轻度背伸位1～2周。

2.腕管封闭:用普鲁卡因和泼尼松龙(激素)做腕管内注射,每周1次,共3～4次。

3.服消炎镇痛类药物。

4.手术治疗:非手术治疗无效或症状加重或有大鱼际肌萎缩者,应及早进行手术治疗,如切断腕横韧带,解除对正中神经的压迫。但大多数患者以腕管封闭为主,可辅以消炎镇痛类药物。

【护理评估】

了解患者腕关节局部的疼痛程度、功能、活动度及肌力等情况。其次对患者的日常生活能力、精神状态及心理状态进行综合评估。

【护理要点及措施】

同肩袖损伤护理。

【健康教育】

1.出院前向患者及家属详细介绍出院后有关事项,并将有关资料交给患者或家属,告知患者出院后1个月来院复诊。

2.嘱患者遵医嘱口服消炎镇痛药物。

3.嘱患者出院后遵医嘱加强患肢功能锻炼。

4.告诫患者康复训练应循序渐进,不可操之可急。为了预防再发生腕管综合征,平时应养成良好的坐姿,不论工作或休息,都应该注意手和手腕的姿势。如电脑的键盘应正对着你,如果斜摆在一边,可能会导致手腕过度弯曲紧绷;把椅子调整到最舒适的高度,坐下时双脚正好能平放在地面;让屏幕处于视线水平或稍低。保持手腕伸直,不要弯曲,但也不要过度伸展;肘关节呈90°;坐时背部应挺直并紧靠椅背,而且不要交叉双脚,以免影响血液循环。此外,还应注意手部的休息。

5.保持心情舒畅和充足的睡眠,每晚持续睡眠应达到6~8h。

6.告诫患者如有异常情况应及时来院就诊。

九、髋关节骨性关节炎

【概述】

髋关节是骨关节炎的最好发部,而骨关节炎又是髋关节疾病中最常见的疾病。其特征是髋关节软骨发生原发性(生理性)或继发性(病理性)退行性改变,并在关节边缘有骨赘形成(俗称骨刺),由此而产生疼痛、功能障碍等症状。原发性骨关节炎无明显的局部致病原因,而是一种生理性的退行变性。它多见于老年人,随着年龄的增长,发病率也随着增高。其发生可能与遗传和体质有关,肥胖超重的老年人容易患此病。继发性骨关节炎是指由于各种原因造成股骨上端或髋臼外形或结构的异常,如畸形、创伤、感染等。原发性骨关节炎与继发性骨关节炎的病理变化相似,都是以髋关节软骨变性及软骨下骨质病变为主。

【临床表现】

髋关节骨关节炎的临床表现有如下几个方面的特点。

1.原发性骨关节炎多见于50岁以上老年人,女性略多一些。继发性骨关节炎发病年龄小,常继发于先天性髋关节脱位、髋臼发育不良、股骨头缺血性坏死、骨折、脱位、炎症之后。

2.起病缓慢,有时因受凉、劳累或轻微外伤感到局部不适、酸胀、疼痛。

3.疼痛开始为早晨起床时出现,可伴有活动受限。以后白天也感到疼痛并逐渐加重,有时可向膝部反射。可因肌肉痉挛引起屈曲、内收、外旋畸形。病变继续发展可出现髋关节畸形及强直而影响日常生活,如下蹲、起立、上下楼梯、穿鞋、脱袜等均可有不同程度影响。病变晚期可因局部动脉充血、静脉淤滞导致髓内压增高而出现静止痛。

4.病程晚期还可因髋关节畸形、功能受限而使髋关节、腰椎处于不利的生物力学位置,而引发下腰部疼痛症状。

5.辅助检查:髋关节骨关节炎的确诊一般借助X线片即可。X线上特征性改变首先是关节间隙狭窄,然后出现骨赘、软骨下骨质硬化及囊肿。骨赘多位于股骨头内下方,骨质硬、囊肿多见于股骨头及髋臼上方。X线片上的变化程度与临床症状并不一定成正比,这在诊断时应引起注意。

【治疗原则】

人工髋关节置换在髋关节疾病的手术治疗中占有很重要的地位,主要适应以下疾病。

1.陈旧性股骨颈骨折,股骨头和髋臼均已破坏,伴有疼痛,功能受限者。

2.股骨头缺血性坏死,股骨头和髋臼受损,严重功能障碍。

3.退行性骨关节炎,多见于60岁以上的老年人,髋臼受损,股骨头变形。

4.类风湿关节炎,疼痛难忍,活动范围小等。

5.炎症、结核后髋关节强直,髋关节疼痛是最主要的手术指征。

6.慢性髋关节脱位,先天性髋脱位,髋臼发育不良,创伤所致髋脱位。

7.关节成形失败,手术的主要指征是髋关节疼痛。

8.骨肿瘤,位于股骨头颈部或髋臼的低度恶性肿瘤。

【护理评估】

1.健康史及相关因素　包括患者的年龄、性别、职业、婚姻状况、营养状况、身高、体重及一般健康状况;尤其注意与现患疾病相关的因素和药物应用情况及过敏史、手术史、家族史、遗传病史和女性患者生育史等。有无吸烟或饮酒嗜好;有无糖尿病、心脏病、高血压、皮肤病等疾病,存在上述疾病需经过系统内科治疗,病情稳定后方可进行手术。了解患者有无全身隐匿性感染病灶,如龋齿、中耳炎、鼻窦炎、牙龈炎、甲沟炎等,亦需控制后方可手术。

2.身体状况

(1)局部:对于髋关节,主要评估关节的活动度、股四头肌肌力、步态、锻炼方式和活动情况,测定手术肢体的长度,髋关节的功能评分和运动评分。

(2)全身:了解原发疾病的病程,既往治疗经过、治疗效果和诊断。了解类风湿关节炎患者的红细胞沉降率、C反应蛋白等的化验结果,判断病情是否稳定;术前需要停服非甾体类药物,以防出血或影响肾功能和术前疼痛评估。

【护理要点及措施】

1.全面评估患者　包括健康史及其相关因素、身体状况、生命体征,以及神志、精神状态、活动能力等,必要时协助部分生活护理。

2.心理护理　对患者给予同情、理解、关心、帮助,告诉患者不良的心理状态会降低机体的抵抗力,不利于疾病的康复。解除患者的紧张情绪,更好地配合治疗和护理。部分患肢活动能力差的患者可出现紧张和焦虑情绪,应给予疏导。

3.术前护理

(1)协助患者做好术前相关检查工作:如影像学检查、心电图检查、X线胸片、血液检查、尿便检查等。

(2)术前指导患者禁烟。避免在患侧进行肌内注射,以防止各种感染的发生。

(3)做好术前护理:术前1d遵医嘱给予备血,做药物过敏试验,应用抗生素;备皮,修指(趾)甲,嘱患者在术前1晚或术晨排便1次,若不能自行排便,可使用开塞露协助排便。

(4)做好术前指导:嘱患者保持情绪稳定,避免过度紧张焦虑,备皮后洗头、洗澡、更衣,准备好术后需要的各种物品如一次性尿垫等,嘱患者术前晚21:00以后禁食水,术晨取下义齿,贵重物品交由家属保管等。

(5)教会患者术后肢体功能锻炼及床上移动身体和有效咳嗽、咳痰、大小便的方法。

4.术后护理

(1)严密观察患者生命体征的变化,尤其是血压、脉搏的变化,血压 4h 以内每 15min 监测 1 次,24h 以内每 2 小时监测 1 次

(2)引流管护理:术后患者留置伤口引流管及尿管,活动、翻身时要避免引流管打折、受压、扭曲、脱出等。引流期间保持引流通畅,定时挤压引流管,避免因引流不畅而造成感染。准确记录和观察引流液的颜色、性质和量,如在短时间内引流出大量血性液体,应警惕发生继发性大出血的可能,同时密切观察血压和脉搏的变化,发现异常及时报告医生给予处理。

(3)体位护理:术后 6h 内应平卧,6h 后可取半卧位,但床头抬高不宜超过 30°,以免关节向后脱位,术后第 1 天起可取床头抬高 45°～60°的卧位,但应半卧和平卧位交替进行,防止髋关节内收肌挛缩,床头不宜超过 90°,术后两周内禁止侧卧。指导患者正确的卧位,平卧位患肢置外展中立位,双下肢之间用梯形枕固定,以防止髋关节内收后向外脱位,腘窝处用软枕抬高,保持膝关节屈曲 10°～15°的功能位。协助患者使用便器时,切忌屈髋,应将骨盆整个托起,防止脱位。

(4)基础护理:患者卧床期间,应协助其保持床单位整洁、干燥和卧位舒适,定时移动身体,防止皮肤发生压疮。满足患者生活上的合理需求。做好晨、晚间护理。女性患者给予会阴冲洗,1/d。

5.疼痛护理　疼痛是术后最常见的症状,除造成患者的痛苦不安外,重者还可以影响各器官的生理功能及手术关节功能的正常恢复,必须有效地解决。可持续使用镇痛泵或口服镇痛片,或肌内注射布桂嗪 100mg、哌替啶 50～100mg,随手术区域瘢痕的成熟及关节功能的逐渐恢复,疼痛逐渐缓解。

6.饮食护理　指导患者术后可食清淡易消化的高蛋白、高维生素饮食,避免油腻及产气食品,如牛奶、豆浆等。

7.心理护理　有些患者术前对手术寄予很大希望,认为只要手术成功,就能解除痛苦,这种患者在术后恢复不满意或体会到康复锻炼的艰苦的情况下会出现意志下降,康复欲望减退,满足于已获得的功能。这就要求医护人员耐心向患者解释病情,给患者以鼓励,增强其康复信心。

8.专科护理　观察肢体温度、颜色、肿胀程度、静脉充盈情况及感觉,可与健侧肢体对比。如肢体远端有凹陷性水肿、皮肤发绀伴浅静脉充盈及活动受限,提示有深静脉血栓,应及时处理。

9.术后康复锻炼

(1)术后 6h 即可鼓励患者进行股四头肌等长收缩运动,每小时锻炼 5min。

(2)术后 3d 引流管内引流液少于 50ml 即可拔除,拔除引流管后拍髋关节 X 线片,确定髋关节位置良好,可鼓励患者下床活动,并教其正确使用助步器。应先教会患者正确的站立姿势,使患者体会患肢部分负重,然后逐渐在助步器辅助下行走。

【健康教育】

1.出院前向患者及家属详细介绍出院后有关事项,并将有关资料交给患者或家属,告知患者出院后 1 个月来院复诊。

2.嘱患者遵医嘱口服消炎镇痛药物。

3.告知患者 6 个月内避免做内收、外旋、屈髋大于 90°的动作;平日坐高凳,不宜坐低凳;如厕应为坐式,不宜用蹲式;不要下蹲拾物;不要做盘腿和"跷二郎腿"的动作。患者翻身时应将健肢放于下方,双下肢之间放软枕,以防止髋关节脱位。双下肢之间的梯形枕可于出院后 1 个月撤掉,同时可让患者练习患肢的内收,有利于步行锻炼,防止患肢外展畸形。遵医嘱定期复查。

4.告诫患者康复训练应循序渐进,不可操之可急,另外注意劳逸结合,避免过度劳累,可适当进行户外活动及轻度体育锻炼,以增强体质,防止感冒及其他并发症,6 个月内戒烟,禁酒。

5.保持心情舒畅和充足的睡眠,每晚持续睡眠应达到6~8h。

6.告诫患者如有异常情况应及时来院就诊。

(田　菊)

第十节　四肢骨折患者的康复护理

一、概述

(一)四肢骨折概述

四肢骨折包括上肢骨折和下肢骨折,常见的四肢骨折有肱骨干骨折、肱骨髁上骨折、尺桡骨干双骨折、Colles骨折、股骨颈骨折、股骨干骨折和胫腓骨干骨折等。其病因是骨组织受暴力作用,或患病骨骼遭受轻微外力,而发生骨折。主要原因是直接暴力、间接暴力、肌肉牵拉、积累性损伤、骨科疾病。按骨折处是否与外界相通分为闭合性骨折和开放性骨折。根据骨折的程度分为完全性骨折和不完全性骨折。根据骨折的形态分为裂缝骨折、青枝骨折、横形骨折、斜形骨折、螺旋形骨折、粉碎性骨折、嵌插骨折、压缩性骨折、凹陷性骨折、骨骺分离。根据骨折端的稳定程度分为稳定型骨折和不稳定型骨折。依据骨折后的时间分为新鲜性骨折和陈旧性骨折。

多数骨折有不同程度的移位,其发生与以下因素有关:暴力的大小、作用力的性质及方向、肢体远端的重量、肌肉牵拉力、搬运及治疗是否适当。骨折端常见的移位方式有以下五种:成角移位、侧方移位、短缩移位、分离移位、旋转移位。骨折的愈合过程基本经历血肿炎症机化期、原始骨痂形成期、骨板形成塑性期。

(二)临床表现

1.主要表现　①休克:多见于骨盆骨折、脊柱骨折、股骨骨折和严重的开放性骨折等。患者常因大量出血,广泛的软组织损伤,剧痛或合并其他损伤等引起休克。②体温升高:一般骨折体温正常,当骨折内有大量出血、血肿吸收以及组织损伤后产生的反应,可导致体温略有升高,一般不超过38℃。

2.专有体征和一般症状

(1)专有体征:畸形、反常活动、骨擦音或骨擦感。以上三项体征,只要发现其中之一,即可确诊。但是,不完全骨折、嵌插骨折等常不出现骨折专有体征。检查时不可故意摇动伤肢,使之产生异常活动和骨擦音,以免增加患者痛苦,或使锐利骨折端损伤血管、神经及其他软组织。

(2)一般症状:与其他组织损伤类似的症状。主要表现为疼痛和压痛、局部肿胀与淤斑、功能障碍。

(三)并发症

1.早期并发症　休克、败血症、气性坏疽、脂肪栓塞综合征、骨筋膜室综合征、大血管损伤、内脏损伤、神经损伤等,这些并发症对于患肢乃至全身的损害,有时比骨折本身更严重。

2.晚期并发症　因长期卧床、治疗不当所致,如坠积性肺炎、压疮、泌尿系统感染、深静脉血栓形成等。

二、治疗进展

（一）治疗骨折的原则

1.复位　根据骨折的部位和类型，选用手法复位、牵引复位或手术切开复位。主要用对位（指骨折端的接触面）和对线（指骨折段在纵轴上的关系）来衡量。完全恢复到正常解剖学位置，称为解剖复位。虽未达到解剖关系的对合，但功能无明显影响者，称为功能复位。大多数骨折均可用手法复位，应尽早复位，但有时肢体肿胀严重，甚至有张力性水疱，或者血液循环不畅，可抬高患肢，待消肿后及时进行复位。手术切开复位仅适宜于：①手法复位或牵引复位失败；②骨折端有软组织嵌入；③关节内骨折手法复位后达不到解剖复位；④骨折合并主要血管、神经损伤；⑤多处或多段骨折；⑥陈旧性骨折已不能达到复位者。

2.固定　已复位的骨折必须持续地固定在良好位置，直至骨折愈合。要注意观察肢体的血液循环状况。常用的外固定用物有夹板、石膏绷带、骨折外固定器、外展支架等。常用的内固定用物有接骨板、螺丝钉、髓内钉、加压钢板、自体或异体植骨片。有些内固定术必须加用外固定。

3.功能锻炼　功能锻炼是治疗骨折的重要组成部分，可使患者迅速恢复正常功能。必须充分发挥患者的主观能动性，指导患者按一定方式循序渐进地进行功能锻炼。不同类型的骨折，治疗方法和预后也不同。

（二）四肢骨折的治疗

1.肱骨骨干骨折治疗原则　①无移位或移位不明显的骨折：以夹板或石膏固定4～6周。②移位明显的骨折采用手法复位，小夹板或超关节夹板固定。屈肘90°，前臂置于中立位，以三角巾悬吊6～8周。横断骨折可以用U形石膏，斜形或螺旋形骨折可用石膏固定4～8周。③手法复位失败或开放性多段骨折，或伴桡神经损伤患者采用切开复位，可用螺丝钉或髓内钉做内固定。

2.肱骨髁上骨折治疗　①手法复位，小夹板或石膏做外固定，较常见。②持续鹰嘴牵引，用于肿痛严重者，可牵引3～5天后，再行手法复位。③手术治疗，用于手法复位失败或血管受压者，可行切开复位，克氏针交叉做内固定。

3.尺桡骨骨干双骨折治疗　治疗中恢复尺桡骨的轴线及两骨之间的骨间隙十分重要，否则将影响前臂的旋转功能。手术治疗尺桡骨骨干骨折，只限于断端复位不良、骨间隙消失或骨折端疑有软组织嵌入者。

4.Colles骨折治疗　手法复位，用小夹板或石膏做外固定。

（1）无移位的骨折，采用前臂背侧石膏托固定，将手和腕固定于功能位4周。

（2）移位型骨折，骨折整复后，用前臂背侧石膏托固定，将腕部固定于旋前及掌屈尺偏位4周。

（3）不稳定型骨折，采用穿针外固定的方法。例如，在前臂近端和掌骨横穿细钢针，牵引复位，然后将钢针固定在管形石膏内，起维持牵引、防止骨折端移位的作用。

（4）Colles骨折畸形愈合的手术治疗，手术指征是患腕向桡侧倾斜，腕关节功能严重受限，下尺桡关节分离且疼痛。手术方法如下：①尺骨下端切除术，适用于因下尺桡关节炎或脱位引起腕部疼痛和旋转受限者。②桡骨下端截骨植骨术及Campbell's手术，适用于桡骨下端骨折畸形愈合、关节面向背侧倾斜和桡骨短缩明显者。

5.股骨颈骨折治疗　股骨颈骨折愈合较慢，一般需5～6个月，而且骨折不愈合率较高，均为15%。影响骨折愈合的因素与年龄、骨折部位、骨折类型、骨折和移位程度、复位质量及内固定坚强度有关。

（1）外固定：持续皮牵引，用于无明显移位的外展稳定型骨折。一般多采用患肢牵引或穿抗足外旋鞋8～12周，防止患肢外旋和内收，需3～4个月愈合，极少发生不愈合或股骨头坏死。骨折在早期有错位的可能,故有人主张采用内固定为妥。至于石膏外固定已很少应用,仅用于较小的儿童。

(2)手法复位内固定:用于内收骨折或有移位的骨折及青少年骨折,即在 X 线透视下,手法复位,证实骨折断端解剖复位后再行内固定,内固定的形式很多,归纳为以下几种类型。①Smith-Petersen 三刃钉内固定:自 1929 年 Smith-Petersen 首次创用三刃钉以来,使股骨颈骨折的疗效显著提高,至今仍为常用的内固定方法之一。②滑动式内固定:现有各种不同式样的压缩钉或针。压缩钉或针可在套筒内滑动,当骨折线两侧有吸收时,压缩钉或针向套筒内滑动缩短以保持骨折端密切接触,早期承重更利于骨折端的嵌插。③加压式内固定:此种内固定物带有压缩装置,能使骨折端互相嵌紧以利于愈合。常用的有 Charnley 带有弹簧的压缩螺丝钉和 Siffert 使用的螺丝栓等。④多针或钉内固定:根据股骨上端骨结构和生物力学原则分别插入 2~4 根螺丝钉或钢钉,不但固定牢靠,而且可减少对股骨头的损伤,如 Moore 针或 Hagia 针等。

(3)内固定同时植骨:对于愈合较困难或陈旧性骨折,为了促进其愈合,于内固定同时植骨,植骨方法有以下两种。①游离植骨:如取腓骨或胫骨由大转子下插入股骨头,或用松质骨填充骨缺损等。②带蒂植骨:较常用的是缝匠肌蒂骨瓣植骨术。随着显微外科技术的进展,已开展带血管蒂植骨术,如旋髂深动脉骨瓣的骨移植术。

(4)人工股骨头置换:用于年龄在 60 岁以上,股骨头下型骨折有明显移位或旋转者,陈旧性股骨颈骨折,骨折不愈合,或股骨头缺血性坏死,若病变局限在股骨头或颈部,可行人工股骨头置换,若病变已损坏髋臼,需行全髋置换术。目前较常用的有钴合金珍珠面人工股骨头、注氮钛合金微孔面人工股骨头、双动中心锁环型人工股骨头等,髋臼损害的用高分子聚乙烯人工髋臼置换,临床应用均取得了较好的效果。

(5)老年患者采用综合治疗:①尽可能不采用手术,尽量减小创伤对已损伤部位的破坏;②早期活动,早期功能锻炼,促进血液循环,减少关节僵硬;③通过药物扩张剩余毛细血管和修复破损毛细血管,促进血液供应,保证药物有效成分到达病变部位。

6.股骨骨折治疗   无论是开放性还是闭合性股骨骨折,如有合并伤,必须考虑优先处理,如贻误诊断或处理不恰当,常为造成死亡的重要原因。由于股骨骨折,常有周围软组织严重挫伤,如急救输送时未做好固定,骨折端活动反复刺伤软组织(如肌肉、神经、血管等),特别是股动静脉、腘动静脉的破裂,可以引起大出血。股骨骨折后骨髓腔的出血量也常达 1000~1500mL。因此观察和治疗休克是治疗股骨骨折重要的一环,不可忽略。

(1)非手术治疗:股骨完全骨折不论何种类型,皆为不稳定型骨折,必须用持续牵引克服肌肉收缩,维持一段时间后再用外固定。常用牵引方法有以下几种。①悬吊牵引法 3~4 周经 X 线检查有骨痂形成后,去掉牵引,开始在床上活动患肢,5~6 周后负重。②动滑车皮肤牵引法(罗索氏牵引法):适用于 5~12 岁儿童。在膝下放软枕使膝部屈曲,用宽布带在腘窝向上牵引,同时小腿行皮肤牵引,使两个方向的合力与股骨干纵轴成一直线,合力的牵引力为牵引重力的两倍。有时亦可将患肢放在托马氏夹板及 Pearson 连接架上,进行滑动牵引。牵引前可行手法复位,或利用牵引复位。③平衡牵引法:用于青少年及成人股骨骨折。

(2)手术治疗:近年来由于外科技术的提高和医疗器械的改善,手术适应证有所放宽。具体的手术适应证如下。①牵引失败。②软组织嵌入:骨折端不接触,或不能维持对位,检查时无骨擦音。③合并重要神经、血管损伤,需手术探查者,可同时行开放复位内固定。④骨折畸形愈合或不愈合者。股骨上 1/3 或中上 1/3 骨折多采用髓内针固定术。此法具有术后不用外固定及早期下床活动的优点。过去用开放式打入髓内针的方法,近十年来已被在 X 光电视机(XTV)控制下、仅在穿针处做小切口、不显露骨折端的闭合穿刺法所代替。闭合穿刺法损伤小,出血少,不破坏骨折端的血液供给,有利于骨折愈合。

7.胫腓骨骨干骨折治疗   胫腓骨骨干骨折的治疗原则,主要是恢复小腿的长度和负重功能。因此,必须重点处理胫骨骨折。对骨折端的重叠、成角和旋转移位,应完全矫正,避免影响小腿的负重功能和发生关节劳损。无移位的骨折可仅用夹板固定,直至骨折愈合。胫腓骨骨干骨折的治疗方法应根据骨折类型和软组织损伤程度选择:①手法复位后用小夹板或石膏外固定:用于稳定型横骨折或短斜骨折。②跟骨牵引:用于斜形、螺旋形或轻度粉碎性骨折,牵引 5 周后,再改用外固定。③切开复位内固定:用于手法复位失败者。

(三)康复护理

在骨折的康复过程中,复位、固定与功能锻炼是三个重要环节,缺一不可。不少患者以为复位、固定完后便万事大吉,不注重功能锻炼,结果骨折愈合后,肢体却发挥不了正常功能。由于四肢出现骨折时,有时会合并神经损伤,如果四肢骨折后对肢体感觉运动变化的关注不足,康复护理不力,同样也会导致严重的后果。因此,术后及早进行康复护理,加强功能锻炼和神经功能的治疗,不仅能加快骨折愈合,防止发生毗邻未受伤关节的功能障碍,更重要的是可以防止因肌肉粘连、关节僵硬及肌肉萎缩所引起的受伤关节的功能障碍,恢复患者的肢体功能,最大限度地防止、减少骨折的后遗症和并发症。

1.骨折患者的分阶段康复护理

(1)骨折早期:伤后 1~2 周,局部肿胀、疼痛,骨折未愈合,活动关节的杠杆不稳,加上外固定的限制,妨碍了患肢和关节的活动。此期功能锻炼视骨折的部位和严重程度而异,主要形式是使肌肉行等长收缩,每天进行多次,每 5~20min 做 100 次收缩。肢体末端的关节,如上肢的手指或下肢的足趾,只要未包括在外固定之内,每日应多次进行活动锻炼。骨折部位上下关节暂不活动.而身体其他未骨折的各部位关节、肢体均应进行功能锻炼。上肢用力握拳和充分屈伸活动手指,反复交替进行,下肢以股四头肌收缩锻炼,用力使踝关节背伸、跖屈,及伸屈活动足趾等为主,促使受伤肢体消肿。

①握拳伸指的动作:将患肢的手掌及五指伸开,然后握拳,进行一伸一握,次数由少到多,握拳伸指动作能改善腕部及前臂肌肉的血液循环,增加肌张力,以避免掌指的关节囊粘连及肌肉萎缩,适用于上肢各部骨折锻炼。

②吊臂屈肘的动作:用颈腕带将患肢的前臂悬吊于胸前,用力握拳,使前臂的肌肉紧张,接着屈曲肘关节,然后伸屈至颈腕带容许的范围,亦可用健肢托住患肢的腕关节,进行肘关节的屈曲锻炼,此动作有改善上肢的血液循环、防止关节粘连和肌肉挛缩的作用,适用于上肢各部位的骨折。

③跖踝屈伸的动作:取仰卧位或坐位将患肢的踝关节尽量跖屈和背伸,此动作有促进下肢血液循环,及防止踝关节粘连、强直的作用,适用于下肢骨折。

④股四头肌收缩的动作:取仰卧位做股四头肌收缩和舒张动作,此动作有促进下肢血液循环、防止股部肌肉萎缩的作用,适用于下肢骨折。

(2)骨折中期:伤后 2~8 周,局部疼痛消失,骨折部位日趋稳定,已经固定的关节其关节囊、韧带等粘连或挛缩,肢体肌肉明显萎缩,力量减弱。除继续进行患肢肌肉等长舒缩活动外,应帮助患者活动上、下关节,动作应缓慢,活动范围由小到大,活动幅度和力量逐渐加大。先做单一的关节屈伸活动,而后几个关节协同锻炼,活动范围由小到大,但不能太粗暴、剧烈,以逐步恢复肢体功能,同时限制各种不利于骨折连接和稳定的活动,可选择空拳屈腕、抬臂屈伸、摩肩旋转、顶颈耸肩和抬腿屈膝等动作。

①空拳屈腕的动作:患肢的手半握拳,前臂置于中立位,腕关节尽量掌屈,然后伸屈至中立位,活动的幅度逐渐加大,此动作有恢复腕关节屈腕功能的作用,避免腕关节囊及屈伸肌腱的粘连,适用于上肢骨折。

②抬臂屈伸的动作:用健肢托住患肢的腕部,使肘关节尽量屈曲,然后伸直,屈曲、伸直的幅度由小到大,此动作能促进上肢血液循环,防止肘关节粘连,适用于上肢骨折的中、后期。

③摩肩旋转的动作:用健肢托住患肢的前臂,以辅助患肢的肩关节做前、后、内、外旋转活动,幅度由小

到大,逐渐增加次数,此动作有松解肩关节囊粘连的作用,适用于上肢骨折的中、后期。

④顶颈耸肩的动作:患肢肘关节屈曲90°,上臂紧贴胸壁,以保持上肢正常轴线,这时用力将上臂的肌肉收缩,产生对骨折端的纵向挤压力,使肩关节向上提升,此动作能促进上肢血液循环,增强上臂的肌张力,使骨折端紧密嵌插,避免骨折端的分离移位,适用于上臂骨折中、后期。

⑤抬腿屈膝的动作:取仰卧位,将股部的肌肉用力收缩,接着用大腿带动小腿进行膝关节屈曲,然后放松,伸直下肢,此动作有促进下肢血液循环,增加肌张力,预防股部肌肉萎缩和膝关节粘连强直的作用,适用于下肢锻炼。

(3)骨折后期:此期骨折已愈合并除去了外固定,骨折部的骨痂部分已愈合,关节活动范围已经逐渐恢复正常,锻炼的重点应放在肌肉和关节的全面锻炼上,以逐步恢复机体的功能。功能锻炼的目的是增强肌力、克服痉挛与恢复关节活动度。增强肌力的措施,主要是在抗阻力下进行锻炼,从最简单的上肢提重物、下肢踢沙袋等开始,到各种机械性物理治疗,如划船、蹬车等。关节活动练习有主动锻炼与被动活动,或用关节练习器,可选择上肢鲤鱼摆尾、单手擎天、径直下蹬、伸膝抬腿、脚底滚筒、屈髋下蹲等动作。

①上肢鲤鱼摆尾的动作:患肢的前臂取中立位,手半握拳,将腕关节背伸,然后掌屈,状如鱼尾摆动,此动作能加大腕关节屈伸的功能锻炼,有增强肌张力的作用,适用于上肢各部位骨折的锻炼。

②单手擎天的动作:健手置于胸前,患肢的腕关节呈背伸,上臂紧贴胸壁,将肩关节向前上方高举,并伸直肘关节,然后徐徐放下,此动作可预防肩关节囊粘连及肌肉挛缩、增大肌张力。

③径直下蹬的动作:取仰卧位,将下肢伸直,保持正常的轴线,用力将脚跟部往床板上做蹬的动作,能使骨折端受到纵向力的挤压,刺激骨折端有利于骨折愈合,适用于下肢骨折中、后期及小腿骨折。

④伸膝抬腿的动作:取仰卧位,将股部的肌肉用力收缩,使整个下肢伸直抬高约45°,然后徐徐放下,此动作能促进下肢血液循环,增强肌张力,预防股四头肌萎缩,适用于下肢骨折的锻炼。

⑤脚底滚筒的动作:取站立位,小腿自然下垂,地面放置一个直径5~10cm的竹筒或铁管,脚踏在竹筒或铁管上,进行来回推拉滚动,使膝关节伸直、屈曲,此动作有助于膝、踝关节屈曲功能的恢复。

⑥屈髋下蹲的动作:患者的脚分开与肩同宽,双手扶在双膝上,徐徐下蹲,使髋、膝关节屈曲,增强肌张力,恢复髋、膝关节的屈曲功能,适用于下肢骨折的功能锻炼。

2.训练关节活动度和肌力 早期关节活动度训练以被动活动为主,如他人帮助患者活动关节,有条件的可使用CPM机进行功能锻炼。术后3天可开始逐步加强主动的关节活动,如腕关节骨折后,可自主活动腕关节等。康复训练要逐步加大并维持关节的最大活动度,切忌小范围快节奏活动,这样不仅无助于关节活动度的改善,而且对骨折局部也有影响。肌力训练以主动锻炼为主。人体上、下肢的功能各有侧重:上肢侧重于精细动作,这些功能的恢复是功能锻炼的重点,锻炼时要注意手指屈伸都要达到最大限度,以防止手部关节僵硬、粘连;下肢的主要功能是负重,但在下肢骨折愈合前如果过度负重会造成固定物松动、折断,所以下肢骨折的康复一定要遵循"早活动、逐步负重"的原则。

3.高度关注神经功能的变化 骨折时,若伴有周围神经受损,未得到及时(术后3个月内)有效的治疗,则该神经所支配肢体的感觉、运动功能将减低或丧失。因此,骨折后如果出现肢体感觉减退、缺失和过敏(包括麻木、痛觉过敏等)以及骨折远端活动功能受损等情况,应高度警惕是否为骨折时合并神经损伤,最好及时就诊处理,以免引起肢体的功能障碍。一旦超过3个月,再想治疗恢复极为困难。

对于骨折合并神经损伤且已行过神经吻合术的患者,如果上述异常情况持续存在,最常见的有三种可能:①神经损毁相当严重;②受损的神经部位距离其支配区域太远,恢复十分缓慢或难以恢复;③术后局部瘢痕形成,卡压神经。四肢骨折合并神经损伤后的具体情况非常复杂,患者一定要及时复诊,应在医生的指导下进行功能锻炼并确定进一步治疗的方案。

4.术后患者康复护理的注意事项

(1)功能锻炼必须在医务人员的指导下进行。

(2)功能锻炼应根据骨折的稳定程度,可从轻微活动开始逐渐增加活动量和活动时间,不能操之过急,若骤然做剧烈活动可使骨折端再移位,同时也要防止有些患者不敢进行锻炼,对这样的患者应做耐心说服工作。

(3)为了加速骨折愈合与恢复患肢功能,对骨折有利的活动应鼓励患者坚持锻炼,对骨折愈合不利的活动要严加防止,如外展型肱骨外科颈骨折的外展活动、内收型骨折的内收活动、伸直型肱骨髁上骨折的伸直活动、屈曲型骨折的屈曲活动、前臂骨折的旋转活动、胫腓骨干骨折的内外旋转活动、桡骨下端伸直型骨折的背伸活动等都应防止。

(4)建议患者术后多食含钙丰富的食物;补充维生素 D、维生素 C;多吃富含胶原的猪皮和猪蹄等食物,以促进骨痂生长和伤口愈合;鸡蛋、瘦肉等高蛋白质的食物,都有利于骨骼的形成;多食富含粗纤维的薯类和果蔬,以防骨折后较长时间卧床而发生便秘。

骨外固定器治疗骨折的康复护理

一、概述

骨外固定是治疗骨折的一种方法,它是指在骨折的远、近端经皮穿放高强度钢针,再将体外稳定系统与裸露于皮外的针端连接起来,以达到固定骨折的目的。此固定体系称为骨外固定器或外固定架,此法既非一种内固定,也不同于外固定。使用骨外固定器治疗骨折已有 160 余年历史,但直到第二次世界大战后才真正受到重视和发展,近 20 年来,由于材料力学、骨生物力学和骨折愈合基础理论等相关学科的发展,以及高能量外力所致的严重开放性粉碎性骨折的技术日臻完善,骨外固定器现已成为治疗骨折的标准方法之一,并扩大应用于截骨矫形和一些骨病的治疗。

促进骨外固定器治疗骨折成为一种公认的标准方法的人当属苏联著名学者 Ilizarov,他发明的多孔性全环式外固定器,使得骨外固定稳定性和针道感染两个最主要问题得到较满意的解决。Ilizarov 早在 20 世纪 50 年代即广泛开展骨外固定治疗严重开放性骨折、骨不连和骨缺损,并发表了一系列的文章,但未引起西方国家的注意,直到 20 世纪 70 年代以后,才由 Monticell 介绍到欧洲,10 年后掀起了 Ilizarov 技术热,成立了 Ilizarov 方法应用和研究协会。与此同时,半环槽式外固定器研制成功,并广泛用于临床,用于数百例开放性骨折和骨不连、骨缺损伴肢体短缩者的治疗,几乎全部愈合,取得了显著疗效,目前国内使用最为广泛的骨外固定器有李氏半环槽式外固定器和仿 De Bastiani 的单边式外固定器。

(一)设计要求

任何骨外固定器都包括固定针、固定针握持夹和体外连接杆三种基本部件。最理想的骨外固定器,应该是固定的稳定性好、易于多方向穿针、钢针的生物相容性好与强度高、固定后可留有足够的空间、材料可供选择以适应不同部位治疗需要,上述因素是设计新型骨外固定器时所必须考虑的因素。

(二)分类

骨外固定器在不断改进与发展,其形式很多,通常按功能、构型与力学结构来分类。

1.功能分类法

(1)单纯用于固定的骨外固定器:固定前先要整复骨折,骨折整复对位后再行安装。

(2)兼备整复和固定的骨外固定器:李氏半环槽式外固定器属于此类。固定后能进行复位和必要的再调整,以纠正轴线偏差。但是,这类外固定器均还不够理想,主要是灵巧性差。

2.构型分类法 按骨外固定器的几何学构型,现代的各种骨外固定器可归结为以下六型。

(1)单边式(亦称半针或钳式):这是最简单的构型,其特点是螺钉仅穿出对侧骨皮质,在肢体一侧用连接杆将裸露于皮外的钉端连接固定。

(2)双边式(亦称杈针或框架式):螺钉贯穿骨与对侧软组织和皮肤,在肢体两侧各用1根连接杆将螺钉端连接固定,如 Charnley、Anderson 与 AO 双边式外固定器均属这种类型。

(3)四边式(亦称四边框架式):这是 Hoffmann 外固定器复杂的组合,其特点是肢体两侧各有两根伸缩滑动的连接杆,每侧的两杆之间也有连接结构。Vidal-Adrey 外固定器为其代表。这种骨外固定器的稳定性更好,但体积庞大,调整的灵活性也最差。

(4)半环式:这类骨外固定器有牢固的稳定性,特别适用于严重开放性骨折和各种骨不连及肢体延长者,以国内李氏半环槽式骨外固定器为代表。

(5)全环式:这种类型的骨外固定器将全环套放于肢体上,可实施多向性穿针固定,但不及半环式简便。

(6)三角式(亦称三边式):可供 2 或 3 个方向穿针,多采用全针与半针相结合的形式实现多向性固定。以 AO 三角式管道系统为代表。Vidal 在其设计的四边形框架基础上于矢状面加放第 5 根连接杆与半针固定,形成 Vidal 三角式外固定器,从而加强了抗前后弯曲力。

3.力学结构分类法 骨外固定器的几何构型是其力学性能的主要因素,基本反映了固定的牢固程度,即固定刚度。但就其力学结构的稳定性而言,目前使用的骨外固定器,可简单分为单平面半针固定型、单平面全针固定型、多平面固定型三类。

(三)优点与缺点

1.优点 骨外固定之所以被公认为治疗骨折的方法之一,是由于它具有以下几个优点。

(1)能为骨折提供良好的固定而无需手术:经皮穿针外固定创伤小,失血量极少,可迅速将骨折端固定,这在有紧急的胸、腹或颅内伤等多发伤时尤为重要。采用骨外固定器稳定地固定骨折端,亦有利于减少失血和便于搬动患者、做必要的检查或立即手术,以减少威胁生命的有关损伤。

(2)便于处理伤口的创面而不干扰骨折复位固定:对于需要保持开放的伤口,便于再清创、更换敷料及观察损伤的组织,也不妨碍带血管蒂的复合组织瓣的应用。骨外固定器应留有足够的空间,以便于逐步准备创面,供施行修复手术。

(3)可根据治疗需要对骨折断端施加挤压力、牵伸力或中和力,固定后尚可进行必要的再调整,以矫正力线偏差。

(4)可提供固定性:固定强度主要取决于骨外固定器和骨组织的几何构型与材料性能,骨外固定器和骨组织相连后其固定性可以调整。例如,增加或减少连接杆和钢针数目,即可改变固定性。在骨折初期用高刚度固定,这对软组织愈合十分有益。骨折后期改用弹性固定,以利于骨折愈合与重建。固定强度的可调整是骨外固定器突出的优点。

(5)允许早期活动骨折上下的关节:稳定地固定后,疼痛可逐渐消失。无痛性早期活动有利于改善血液循环、减轻肿胀与防止肌肉萎缩。早期功能锻炼,有促进骨折愈合和患肢功能恢复的效果。

(6)适用于治疗感染性骨折与感染性骨不连:局部软组织菲薄或瘢痕广泛的骨不连,骨外固定器也常是首选的治疗方法,有避免分期手术治疗的优点。

(7)便于抬高患肢以利于血液循环,可避免压迫肢体后侧组织,这在骨折合并肢体烧伤或皮肤广泛剥脱伤时尤为重要。

(8)易于卸除,无需再次手术摘除固定物。

2.缺点

(1)与石膏和小夹板相比,用骨外固定器治疗需要经皮穿放钢针或螺钉,而穿钉不仅要求技术,也要求对皮肤与针道进行护理,针孔处将遗留难看的瘢痕。

(2)占用一定的空间,不便穿脱衣裤,患者可能因美学原因不接受骨外固定器。某些患者,甚至对骨外固定器有恐惧感。

(3)针道需要穿越肌肉时,将影响肌肉收缩,使钢针平面下的关节活动受到一定程度的限制。

(4)不像金属内固定能长期放在骨上,使用骨外固定器时,钢针松动与针道感染有一定的发生率,针道一旦发生感染,则难以及时采用切开复位和内固定。

二、治疗进展

骨外固定器曾经被认为是治疗开放性骨折的最佳选择,而经过一段时间的实践,人们发现在许多情况下,对开放性骨折早期行内固定治疗是安全的。近年来,随着 BO 理念的发展,微创、保护损伤部位血液循环的有效固定原则越来越深入人心,骨外固定器已经不是内固定无法使用时的替代治疗,而是与内固定并驾齐驱,它不仅可以维持骨折部位的稳定、便于软组织的观察和护理、可早期进行术后锻炼、减少开放手术相关的软组织损伤、不需要第二次手术取出置入的金属异物,而且缩短了手术时间,为肢体创伤的治疗提供了更广阔的空间。

(一)适用范围

1.伴有广泛软组织损伤的严重开放性骨折,如污染严重的胫腓骨骨干骨折。

2.伴有软组织损伤严重的近关节部位的骨折,尤其是胫骨的近、远端的骨折,以及桡骨远端的骨折。

3.多发伤(如合并严重的脑外伤、颅内压增高或肺挫伤、呼吸困难)时,患者全身情况尚不稳定,而全身出现多处肢体骨折。在休克复苏成功后,应早期固定不稳定的骨折和复位脱位的关节。

4.它是治疗儿童长骨骨折的一种选择。

5.非创伤性疾病,创伤后骨折畸形或不愈合的情况。

(二)常用的骨外固定器

1.Hoffmann 外固定器　它不仅是临时性急救治疗方法,而且还满足了微创手术的全部要求,主要用于治疗开放性骨折和假关节感染。

2.Ilizarov 外固定器　具有多向、多平面,可牵伸、可加压的多种功能的全环式外固定器,适用于治疗肢体不等长、骨折对线不良或骨折延迟愈合。

3.半环槽外固定器　用克氏针做多平面固定的骨外固定器。

4.Bastiani 外固定器　单边单平面式,可行骨折复位、固定、延伸和加压。

5.AO 外固定器　典型的简单针外固定器,轻巧牢固,可在任何平面对骨折进行复位或加压,有良好的可调性。

6.沟槽式外固定器　可随骨折复位和固定的需要进行各个方向和各种角度的调节,可矫正骨折缩短、分离、成角和侧方移位。

7.组合式外固定器　目前创伤骨科较为理想的外固定器,在我国已广泛使用,治疗骨折以固定功能为主,还有牵伸和加压作用,用于延长肢体。

8.无针外固定器　固定钳代替固定针,使用方便,可迅速固定患肢,主要用于复杂的小腿骨折的临时固定,为后期进一步手术提供方便。

（三）骨外固定器的并发症

1.针道感染　针道感染是最常见的并发症,感染的固定针可能会发生松动,失去固定功能,并可能带来慢性骨髓炎。

（1）无菌性炎症反应:主要表现为针道口肿胀,有渗液,但细菌培养呈阴性,往往不涉及深部软组织,也不影响整个治疗过程。

（2）针道细菌性感染:主要表现为针道分泌物增多,呈脓性,细菌培养呈阳性,针道口周围皮肤和软组织红肿,局部疼痛。进一步发展至深部,可造成骨髓炎和关节感染。

2.骨外固定器松动　这是骨外固定器治疗中常见的问题,它影响骨外固定系统的稳定性,导致骨折愈合不良和继发感染。其原因如下。

（1）固定针被周围皮质骨破坏,可逐渐由正常的骨改建所代偿。

（2）螺钉与胫骨骨干不垂直、不平行,导致受力不均匀引起松动。

（3）多数为过早下地,骨折断端移位以及跌倒、碰撞也可使骨外固定器松动。

3.骨折延迟愈合与骨不连　骨折延迟愈合与骨不连是骨外固定器治疗的另一个主要并发症,发生率较高,主要因素如下。

（1）骨外固定器类型不适合。

（2）适应证的选择和使用技术不当。

（3）患者的全身状况较差和损伤严重。

4.神经和血管损伤　这类并发症少见,操作者要有良好的局部解剖知识,这类并发症是完全可以避免的。固定针直接对着神经或血管时虽常将其推到侧方,但直接贯穿神经或血管也是有可能的。如固定针紧贴血管或神经,可因慢性蚀损而造成神经或血管损伤。因此,预防方法是注意避开血管或神经,另外针道可能经过神经、血管,穿针时要准确缓慢,避开高速电钻。发生神经和血管损伤的主要原因如下。

（1）在穿针过程中直接刺伤血管。

（2）钻入时热损伤。

（3）进针部位缠绕。

5.关节挛缩及活动受限甚至脱位　主要原因如下。

（1）关节挛缩多见于肢体延长的患者,发生率为$1\%\sim7\%$,由于延长牵伸时,影响跨越双关节的肌肉,导致肌力不平衡。

（2）关节活动受限,特别是股骨干骨折时,往往产生膝关节受损,其主要原因可能是固定针影响了髂胫束的活动。

（3）关节脱位:发生于骨延长过程中,尤其是关节发育不良,关节处于不稳定状态下,出现不对称的肌张力改变时,发生关节脱位及半脱位。

三、康复护理

骨外固定的成功,像其他任何手术一样需要做好充分的术前准备,术中严格执行操作规程,术后进行良好的护理和康复治疗。骨外固定器操作简便、安全,能使患者术后早期下地活动及进行功能锻炼,减少患者因长期卧床及超关节固定而产生多种并发症。正确的护理与康复训练,可帮助患者树立战胜疾病的信心,加深对骨外固定器的认识,有效减小并发症,并获得最佳疗效。

(一)术前护理

1.心理护理　大多数患者对骨外固定器的结构和性质不了解,从而对其治疗效果持怀疑态度。针对患者这种心理,可把骨外固定器拿至患者床边,介绍其结构、固定原理及其优越性,说明应用该固定器后能早期进行患肢功能锻炼,减少并发症,缩短骨折愈合时间,而且可以避免常规内固定手术痊愈后取内固定物的痛苦。将手术成功的病例介绍给患者及其家属,以此解除患者及家属的疑虑心理,使其能积极配合。

2.术前准备　首先做好患者全身情况的检查及准备,鼓励患者加强营养支持。术前进行严格的备皮操作,减少伤口感染的机会,目前主张手术当日备皮,择期手术者提前1天洗澡更衣,对于开放性骨折应立即做好术前的准备。

(二)术后护理

1.密切观察患者血压、脉搏、呼吸　对于有高血压、心脏病的患者最好进行心电监护。

2.预防和消除肢体肿胀　术后将患肢置于功能位,抬高30°,以利于静脉回流、减轻肿胀。术后要注意观察患肢末梢的颜色、甲床充盈的情况、皮温感觉变化,发现问题及时向医生汇报,及时处理。

3.预防针眼处感染　用骨外固定器治疗骨折,不论是开放性或闭合性,针眼处皮肤护理极为重要。护理措施如下。

(1)针道周围用敷料轻轻遮挡,以防污物流入,若填塞过紧,分泌物排泄不畅,可反复感染。

(2)针道后期护理:一般可用敷料轻轻遮挡针道,亦可单纯用75%酒精润湿针孔,2～3次/天,同时密切观察针孔有无红、肿、分泌物及发热等,如发现上述情况,应加强局部换药。

(3)遇有针道严重感染的患者,要立即报告医生,加强局部护理,保持引流通畅,加强全身支持治疗及抗感染治疗。

(4)注意观察骨外固定器是否有松动的情况,术后患者需要进行功能锻炼,由于部分患者运动量过大或者骨质疏松容易造成钢针松动,故应定时检查螺丝情况,及时拧紧螺母,以保证骨外固定器对骨折端的牢固固定。在进针处的皮肤与骨外固定器间填塞纱布,防止皮肤滑动,发现问题应随时向医生汇报。

(5)骨折患者恢复功能锻炼很关键,整复和固定只是治疗的基础,功能锻炼才是治疗的开始。运用骨外固定器治疗骨折最大的优点是可以早期进行功能锻炼。尽早开始受伤部位上下关节的活动:如全身情况允许和固定有足够的稳定性,则应鼓励患者早日扶拐下地练习患肢部分负重行走。功能锻炼的强度以不应引起疼痛为宜,关节活动幅度要大,但频率要小。

①术后第1天,可要求其活动足趾、手指等。

②术后第3天可指导患者在床上进行肌肉收缩、舒张等锻炼,以后每天逐渐加大运动量,患者主动或被动活动关节,可有效促进静脉血液、淋巴液等回流,减少手术区组织液的渗出,有利于肢体血液循环,促进肿胀消退,防止关节僵硬、肌肉萎缩,有利于骨折愈合和肢体功能恢复。

③术后2周可扶拐杖下床活动,早期宜不负重行走。

④术后4周X线片与术后第一次X线片进行比较,若骨痂生长,固定可靠,同时能够耐受疼痛,可逐渐负重行走。若出现患肢肿胀、青紫等属于正常现象,应及时向患者解释清楚。

⑤术后12周,当所有关节内的骨折线及植骨均愈合牢固后才可以完全负重,一旦X线片显示骨折已经愈合牢固,可去除骨外固定器。下肢骨外固定器可配合戴铰链式膝部支具,辅助进行康复锻炼。

⑥可给予电脑骨折治疗仪(EDIT)和CPM机治疗。EDIT可促进骨折愈合,通过电磁波刺激,有利于成骨细胞的生长,加快愈合,促进肢体肿胀消退,有很好的辅助治疗作用,下肢骨折患者可进行CPM机锻炼1次/天,每次30～60min,循序渐进,每日增加5°～10°,以不引起疼痛为宜。

（三）健康指导

1.嘱患者保持针孔周围皮肤干燥，每日用75％酒精润湿2次，隔天更换敷料1次。

2.每日坚持功能锻炼，由于固定针与软组织摩擦，针道周围皮肤可能出现红肿、微痛及少量浆液渗出，特别是固定针穿过肌肉丰富的上臂、大腿时更易发生，一旦发生，应减少或停止锻炼，加强针孔护理，分泌物较多时应及时就诊。

3.定期门诊复查，通常是在4～6周时，对患肢进行X线检查，评价骨折愈合与负重的进展程度。

4.加强营养，摄入高蛋白质、高热量、高维生素饮食，增强机体抵抗力，促进骨折愈合。

负压封闭引流技术在开放性骨折中的应用与康复护理

一、概述

负压封闭引流（VSD）技术是一种处理各种复杂创面和用于深部引流的全新方法，相对于现有各种外科引流技术而言VSD技术是一种革命性的进展。该技术于1992年由德国乌尔姆大学创伤外科Fleischmann博士所首创，最先用于骨科领域治疗软组织缺损和感染性创面。1994年，某学者在国内率先引进这一新型引流技术。近十余年来国内外诸多学者将其应用于各种急慢性复杂创面的治疗或促进移植皮肤的成活方面，并取得了良好的效果。经过近年来的临床应用和积极发展，VSD技术已成为处理骨科和外科多种创面的标准治疗模式。

（一）适应证

1.急性创面。

2.感染创面或伤口。

3.各种慢性创面及难愈性创面。

4.各种位于体表的窦道和瘘管。

5.外科术后需要引流的伤口。

6.大面积皮肤缺损。

7.陈旧性烧伤创面、新鲜性烧伤创面、糖尿病性溃疡。

（二）禁忌证

活动性出血、癌症溃疡伴出血伤口。

（三）操作注意事项

1.操作时禁止拖拽引流管，以免造成漏气或将引流管拽出医用贴膜。

2.更换负压罐时，先关夹子，再拔掉导管，防止渗液回流。

3.本产品禁止用于创面负压引流以外的临床操作。

4.一次性使用，用后销毁。

5.打开包装，立即使用。

6.主要的配件已灭菌，如包装破损，则禁止使用。

7.包装内发现异物禁止使用。

8.只能用于临床创面负压引流。

9.各配件要连接紧密，形成密闭系统。

(四)医用海绵或吸水敷料使用说明

1.开启密封包装袋取用。

2.吸引连接管长管连接梯形接头(或 Y 形连接器)与负压罐盖的侧面出口。

3.吸引连接管短管连接负压罐盖的上方出口与阻水过滤器。

4.另一吸引连接管短管连接阻水过滤器与微电脑创面负压治疗机(或其他适合创面负压治疗的负压源)。

5.将医用海绵或吸水敷料裁剪成合适大小,覆盖或填塞至患处,最后用医用贴膜将整个伤口密封好(密闭伤口时可以采用固定胶进行辅助固定)。

6.根据需要调节微电脑创面负压治疗机。

7.如果需要冲洗伤口可以用三通阀连接。

(五)注意事项

1.早期合理应用:对有明显适应证的患者早期使用可起到事半功倍的疗效,而对创面小、无明显感染或无严重感染威胁的且经济状况差的患者,可酌情使用。

2.彻底清创,不留死腔,注意血液循环情况:引流不能代替清创,适度地清创仍是必要的,良好的血运是肉芽组织生长的基础,必要时需重建血液循环通道。

3.配合抗感染治疗:尽管 VSD 技术使创面处于负压、相对隔离和清洁状态,但抗厌氧菌治疗也不应忽视。

4.每天吸出的渗出物中含大量蛋白质、液体、电解质等,应防止发生负氮平衡和水、电解质及酸碱紊乱,加强患者全身营养,增强抗病能力。

5.选择床头中心负压吸引较理想,若无条件可用电动吸引,但噪声较大。吸引压力维持在－450～－125mmHg。引流物不多时使用负压引流瓶较方便,每日小于 20mL 时可以拆管。

6.若吸引连接管连续负压吸引瓶后发生塌陷,敷料干硬、引流管堵塞或漏气、出血,应及时处理,如经管注射生理盐水、冲管、更新管道或重新封闭、查看出血原因等。

7.一般敷料 5～7 天后拆除,有时也可 2～3 天后拆除,最长不超过 10 天,视创面需要,必要时可使用敷料 2～3 次,甚至 4～5 次。

8.尽管 VSD 技术有着与传统疗法难以达到的优势,但只是一个过渡手段,最终还需二期手术——植皮。VSD 技术以医用泡沫作为中介,利用高负压,能够彻底去除腔隙或创面分泌物和坏死组织,促进创面愈合。VSD 技术是外科引流技术的革新,临床实践证明,该技术疗效显著可靠、安全、应用简便,对治疗各种复杂创面是一种简单而有效的治疗方法,疗效远优于常规治疗。VSD 技术也使医疗费用得以降低,明显减轻了患者的痛苦,值得在临床上广泛推广和应用。

二、治疗进展

VSD 技术是我国开展的一种创伤新治疗法。该方法是利用生物半透膜阻止外界细菌入侵,持续的负压状态可改变细菌生长的环境,刺激组织新生良好的肉芽创面,减少毒素的吸收.减轻组织的水肿,促进局部血液循环;创伤早期使用生物半透膜将开放伤口闭合,使组织渗出液经生物半透膜滤过,将无营养的坏死组织废物经硅管引流,保持伤口清洁。有些医院采用 VSD 技术治疗四肢皮肤软组织缺损合并肌腱、骨骼外露,创口污染严重,有可能截肢的患者,效果显著。其优点是能够彻底去除腔隙、创面的分泌物或坏死组织,促进愈合,粘贴生物半透膜,可阻止外界细菌的入侵,使之处于封闭状态。VSD 技术是处理体表创面及进行深部体腔引流的一种新方法,创面修复是一个复杂的生物学过程,受许多因素影响。临床上有多种方法和手段可促进创面愈合,VSD 技术是其中之一。

负压封闭引流的创面淋巴细胞浸润消退较快,增生期胶原合成出现较早,修复期可见到收缩性纤维合成增强。其治疗方法如下。

1.彻底清除创面的坏死失活组织或容易坏死的组织、异常分泌物和异物等,开放所有腔隙,确保软组织和骨组织的血供,清洗创周皮肤。

2.按创面大小和形状设计、修剪带有多侧孔的引流管的 VSD 敷料,使引流管的端孔及所有侧孔完全为 VSD 敷料包裹。每 1 根引流管周围的 VSD 敷料不宜超过 2cm,即 4～5cm 宽的 VSD 敷料块中必须有一根引流管。遇大面积创口时将引流管串联合并,降低引流管数量,引流管出管的方向以方便引流管密封为原则。覆盖填充敷料,将设计好的 VSD 敷料加以缝合固定,使敷料完全覆盖创面,如创面较深,须将 VSD 敷料填充底部,不留死腔。

3.擦干净创面周围皮肤,用生物半透膜封闭 VSD 敷料覆盖着的整个创面。良好的密封是保证引流效果的关键,耐心、细致、灵活地完成密封工作可以用"叠瓦法"粘贴敷料。用"系膜法"封闭引流管超出创面边缘的部分,即用薄膜将引流管包绕,多余的薄膜对贴成系膜状,可以有效地防止松动和漏气,或用"戳孔法"密封引流管,遇到特殊部位如手足部就用包饺子法粘贴,生物半透膜的覆盖范围应包括创周健康皮肤 2cm 的范围。

4.根据需要用三通管将所有引流管合并为一个出口,引流管接负压装置,开放负压。

5.将负压调节在－450～－125mmHg 的范围,负压有效的标志是填入的 VSD 敷料明显瘪陷,薄膜下无液体积聚。

6.确保负压封闭引流正常后,一般 5～7 天拆除 VSD 敷料,有时最短 2～3 天,最长不超过 10 天。检查创面,如果肉芽组织生长饱满、鲜红嫩活,随即植皮闭合创面,否则可重新填入 VSD 敷料继续引流,有时要更换敷料 2～3 次,甚至 4～5 次,直至创面新鲜再行植皮手术,修复创面。

三、康复护理

VSD 技术是近年来发展起来的用于治疗创面的一项新技术,它利用生物半透膜使开放创面封闭,使用专用负压机产生一定的负压,通过引流管和敷料作用于清创后的创面。目前的研究证明,该疗法能够快速增加创面血管内的血流,显著促进新生血管进入创面,刺激肉芽组织的生长、充分引流、减轻水肿、减少污染、抑制细菌生长,能够直接加快创面愈合,或为手术修复创造条件,是一种高效、简单、经济、促进创面愈合的纯物理疗法。

(一)术前护理

1.心理护理　一般这种患者都是经历了突发外伤打击,常表现为极度的悲伤、抑郁、悲观甚至恐惧。患者的情绪波动大、变化快,容易发脾气,不配合家人和医疗人员的工作。所以在日常的护理工作中,每一位责任护士都应当积极做好心理护理工作,要以微笑面对患者,主动热情地和患者进行情感上的交流,如倾听患者的受伤经历,让患者通过倾诉释放内心的压力和抑郁。同时护士对患者表示同情和关心,通过日常巡视和查房的机会,多鼓励患者和对患者进行健康教育,介绍必要的相关知识,如手术具体过程、手术前和手术后需要注意的事项。对患者疾病相关的疑问给予全面、细致的解答,解除患者的顾虑。也可以组织患者间相互沟通、交流,使其相互传递经验,增强认同感和给予心理安慰,以此来减轻患者的心理负担,以更好的心态、更积极的态度来配合医院的治疗和护理。同时护士还应该注重患者的个体差异,根据这些差异特点,给予个性化的心理护理,使其更好地适应各种治疗。

2.备皮　多毛部位需要备皮,以利于手术后生物半透膜的紧密粘贴,防止皮肤毛孔内的细菌繁殖而引起感染。

3.用物准备　应在患者回病房前备好负压装置,防止血液凝固堵塞引流管。

(二)VSD 技术术后护理

1.术后观察和处理　注意观察体温、脉搏、呼吸、血压、创面边缘皮肤情况。引流 1 周左右揭除生物半透膜,肉芽新鲜组织行 II 期缝合或植皮。VSD 后,将引流部位抬高 10°～20°,同时确保引流管出口处于低位。

2.封闭持续负压的观察和护理　在治疗过程中必须时时保持密封有效的负压状态,这是 VSD 技术成功的关键。有效的封闭持续负压吸引使渗出的组织液能有效地经过 VSD 敷料过滤,将吸附在组织上的组织细胞保留下来,过多的组织液通过引流吸引管被及时循环利用,这样才能加速新鲜肉芽组织的生长,在植皮后成活率才能提高。负压维持的时间应注意以下几点。

(1)一次性负压封闭引流可维持有效引流 5～7 天,一般在 7 天后拔除或更换引流管。

(2)对于大面积股骨外露、肌腱外露等,考虑到周围肉芽组织生长速度,一般行 VSD 3～4 次,时间达 15～30 天。

(3)对污染比较严重的创面,如碾挫伤、散弹枪击伤、爆破伤等一般行 VSD 2～3 次,时间可能长达 15～20 天。

(4)植皮后采用 VSD 加压打包,负压状态需要维持 12～15 天。

(5)负压引流的压力范围调节在 -450～-125mmHg。有研究报道,在 -125mmHg 压力下能较快消除慢性水肿,增加局部血流,促进肉芽组织生长。负压有效的标志是填入的 VSD 敷料明显瘪陷,薄膜下无液体积聚。如在负压下瘪陷的医用泡沫恢复原状,生物半透膜下出现积液或负压瓶上的压力指示器伸展,是负压失效的标志,应立即给予处理。负压失效最常见的原因是漏气,听到漏气声应查找漏气位置,最常见的漏气位置为引流管或固定钉的系膜处,以及三通接头的连接处和边缘有液体渗出、皮肤褶皱处,甚至是无序贴膜导致膜与膜之间有"漏贴空白"处,这时需要用生物半透膜密封漏气处。

(6)对于裸露的肌腱和骨骼周围在 1 周内就能生长出新鲜的肉芽组织,从孔道中长出新鲜的肉芽组织会逐渐生长和周围肉芽组织汇合,逐渐覆盖创面。

3.引流管的护理　密切观察引流管的通畅情况,检查各引流管接头连接良好,引流管无受压、扭曲,引流管内有液体柱流动,在无引流液引出的情况下看不到液体流动,此时通过负压值判断负压泵的运转情况;引流管的管形存在,VSD 敷料密封严密无塌陷,若医用泡沫由瘪陷转入鼓胀,生物半透膜下出现积液而负压瓶上的压力指示器仍显示正常负压,是引流管被堵塞的标志,应立即通知医生,可逆行缓慢注入生理盐水浸泡,堵塞的引流物变软后,重新接通负压源,如仍被堵塞,需要多次操作,甚至更换 VSD 敷料,确保负压引流管的通畅。

4.疼痛的观察与护理　护士应了解疼痛的性质、程度,正确评估疼痛的程度,了解其影响因素,可安慰患者,借助看书、看电视、听音乐分散其注意力,减轻疼痛,必要时遵医嘱给予镇痛剂。

5.营养的观察与护理　鼓励患者进食高热量、高维生素、易消化饮食,以促进创面内肉芽组织的生长,防止并发症的发生。

6.心理活动的观察与护理　向患者详细介绍 VSD 治疗创面的相关知识,消除患者的紧张心情,鼓励患者积极配合、坚持治疗和护理,有利于早日康复。

（三）术后患肢护理

术后患肢护理需要注意以下几点。

1.易压迫的部位，如背部、骶尾部等处，应经常更换患者的体位，用垫圈、被子等将其垫高、悬空，防止 VSD 的引流管被压迫或折叠，因而阻断负压源。

2.应选择透明的吸引瓶，并经常更换，在更换吸引瓶时，为防止吸引瓶内的液体逆流，可先夹住引流管，再关闭负压源，最后才能更换吸引瓶。

3.注意观察 VSD 敷料是否塌陷，引流管管形是否存在，有无大量新鲜血液吸出。当发现有新鲜血液大量吸出时，应立即通知医生，仔细检查创面内是否有活动性出血，并作出相应的正确处理。

4.VSD 敷料内有少许坏死组织和渗液残留，有时会透过生物半透膜散发出臭味，甚至出现黄绿色，应特殊处理。

5.指导功能锻炼：为了防止关节僵硬、肌肉萎缩，应行局部的肌肉收缩运动，并进行远端关节的功能锻炼。

（1）早期：

1）主动运动：消除水肿最有效、最可行和花费最少的方法。主动运动有利于静脉和淋巴回流。远端未被固定的关节，需要各个方向的全范围运动，一天数次。以保持各关节活动度，防止其挛缩。尽可能进行主动运动和抗阻力运动，以防止肌肉萎缩及拇指外展。有困难时，可进行助力运动或被动运动。在上肢应特别注意肩外展及外旋、掌指关节屈曲及拇指外展，在下肢则注意踝背伸运动。中老年人发生关节挛缩的可能性很大，更应该特别注意。

2）局部肌肉等长收缩练习：有节奏的肌肉等长收缩练习可防止失用性肌萎缩，无痛时可逐渐增加用力程度，每次收缩持续 5s，每次练习收缩 20 次，每天进行 3～4 次。开始时可在健侧肢体试行练习，以检验肌肉收缩情况。

3）对健侧肢体和躯干应尽可能维持其正常活动，尽可能尽早起床。必须卧床的患者，尤其是年老体弱者，应每日做床上保健操，以改善全身情况，防止压疮、呼吸系统疾病等并发症。

（2）后期：主要是通过运动疗法，促进肢体运动功能的恢复。若基本运动功能恢复不全，影响日常生活自理能力时需要进行日常生活活动能力（ADL）训练和步行功能训练。以适当的器械治疗为辅助，装配矫形器、拐杖、手杖、轮椅等作为必要的功能替代工具。

1）主动运动恢复关节活动度：受累关节进行各种运动轴向的主动运动，轻柔牵伸挛缩、粘连的组织。运动时应遵守循序渐进的原则，运动幅度逐渐增大。每个动作重复多遍，每日数次。

2）助力运动和被动运动：可先采用主动助力运动，以后随着关节活动范围的增加而相应减少助力。对组织挛缩、粘连严重者，可使用被动运动，但被动运动的方向与范围应符合解剖及生理功能。动作应平稳、缓和、有节奏，以不引起疼痛为宜。

3）关节松动技术：对僵硬的关节可配合热疗进行手法松动。治疗师一手固定关节近端，另一手握住关节远端，在轻度牵引下，按其远端最需要的方向做前/后、内/外、外展/内旋松动，使组成关节的骨端能在关节囊和韧带等软组织的弹性范围内发生移动。

4）关节功能牵引：轻度的关节活动障碍经过主动运动、助力运动及被动运动练习，可以逐步消除。存在较顽固的关节挛缩、粘连时，可进行关节功能牵引，特别是加热牵引，这是一种较好的治疗方法。

（3）恢复肌力：逐步增加肌肉训练强度，引起肌肉的适度疲劳。若患处肌力在 3 级以上，则肌力练习应以抗阻力练习为主，可以按渐进抗阻力练习的原则做等长、等张或等速练习。等张、等速练习的运动幅度随关节活动度的恢复而加大。肌力练习应在无痛的运动范围内进行，若关节内有损伤或其他原因致运动达一定幅度时有疼痛,则应减小运动幅度。受累的肌肉应按关节运动方向依次进行练习,并直至肌力与健侧相等或相差小于10%为止。肌力的恢复为运动功能的恢复准备了必要条件,同时亦可恢复关节的稳定性,防止关节继发退行性变,这对双下肢负重关节尤为重要。

(4)物理治疗:局部紫外线照射,可促进钙质沉积与镇痛;红外线治疗、蜡疗可作为手法治疗前的辅助治疗,具有促进血液循环、软化纤维瘢痕组织的作用;超声波可软化瘢痕、松解粘连;局部按摩对促进血液循环、松解粘连有较好的作用。

(5)恢复 ADL 及工作能力:改善动作技能与技巧,增强体能,从而恢复至患者伤前 ADL 及工作能力。

(6)平衡及协调功能练习:应逐步增加动作的复杂性和精确性,并进行速度的练习与恢复静态、动态平衡及防止倾倒的练习。下肢肌力及平衡协调功能恢复不佳,是引起跌倒或其他损伤的重要原因,尤其是对老年人威胁最大,需要特别注意。

(田　菊)

第十一节　颈椎患者的康复护理

一、概述

颈椎病是因颈椎、颈椎间盘、韧带退行性改变,导致颈椎失稳,刺激或压迫临近组织、结构如脊神经根、脊髓、椎动脉、交感神经而引起的一系列症状。颈椎位于头颅和活动度较小的胸椎之间,活动度大,容易受到慢性损伤,产生退行性变。好发于中老年人,男性多于女性。颈椎间盘退行性变是颈椎病发病的主要原因。发育性颈椎椎管狭窄是颈椎病的发病基础。慢性劳损是颈椎骨关节退变的最主要因素,颈椎病约有半数的病例的发病与外伤有关,喉咙部炎症可诱发颈椎病的症状出现或使病情加重。根据颈椎病的症状,临床上常将其分为颈型、神经根型、脊髓型、交感型、椎动脉型。各型颈椎病临床表现如下。

1.颈型颈椎病

(1)颈项强直、疼痛,肩背疼痛发僵,不能做点头、仰头及转头活动,呈斜颈姿势。需要转颈时,躯干必须同时转动,也可出现头晕的症状。

(2)少数患者可出现反射性肩臂手疼痛、胀麻,咳嗽或打喷嚏时症状不加重。

2.神经根型颈椎病

(1)颈痛和颈部发僵,常常是最早出现的症状。有些患者还有肩部及肩胛骨内侧缘疼痛。

(2)上肢放射性疼痛或麻木。这种疼痛和麻木沿着受累神经根走行和支配区放射,具有特征性,因此称为根型疼痛。疼痛或麻木可以呈发作性,也可以呈持续性。有时症状的出现与缓解和患者颈部的位置和姿势有明显的关系。颈部活动、咳嗽、喷嚏、用力及深呼吸等,可以使症状加重。

(3)患侧上肢感觉沉重、握力减退,有时出现持物坠落。可有血管运动神经的症状,如手部肿胀等。晚期可出现肌肉萎缩。

3.脊髓型颈椎病

(1)多数患者首先出现一侧或双侧下肢麻木、沉重感,随后逐渐出现行走困难,下肢肌肉发紧、抬步慢,不能快走。继而出现上下楼梯时需要借助上肢扶着拉手才能登上台阶。严重者步态不稳、行走困难。患者双脚有踩棉花感。有些患者起病隐匿,表现为自己想追赶即将驶离的公共汽车,却突然发现双腿不能快走。

（2）出现一侧或双侧上肢麻木、疼痛,双手无力、不灵活,写字、系扣、持筷等精细动作难以完成,持物易落。严重者甚至不能自己进食。

（3）躯干部出现感觉异常,患者常感觉在胸部、腹部或双下肢有如皮带样的捆绑感,称为束带感。同时下肢可有烧灼感、冰凉感。

（4）部分患者出现膀胱和直肠功能障碍,如排尿无力、尿频、尿急、尿不尽、尿失禁或尿潴留等排尿障碍,大便秘结。性功能减退。病情进一步发展,患者须拄拐或借助他人搀扶才能行走,直至出现双下肢呈痉挛性瘫痪,卧床不起,生活不能自理。

4.交感型颈椎病

（1）头部症状:如头晕或眩晕、头痛或偏头痛、头沉、枕部痛,睡眠欠佳、记忆力减退、注意力不易集中等。偶有因头晕而跌倒者。

（2）眼耳鼻喉部症状:眼胀、干涩或多泪、视力变化、视物不清、眼前好像有雾等;耳鸣、耳堵、听力下降;鼻塞、过敏性鼻炎、咽部异物感、口干、声带疲劳等;味觉改变等。

（3）胃肠道症状:恶心甚至呕吐、腹胀、腹泻、消化不良、嗳气及咽部异物感等。

（4）心血管症状:心悸、胸闷、心率变化、心律失常、血压变化等。

（5）面部或某一肢体多汗、无汗、畏寒或发热,有时感觉疼痛、麻木但是又不按神经节段或走行分布。以上症状往往与颈部活动有明显关系,坐位或站立位时加重,卧位时减轻或消失。颈部活动多、长时间低头、在电脑前工作时间过长或劳累时明显,休息后好转。

5.椎动脉型颈椎病

（1）发作性眩晕,复视伴有眼震。有时伴随恶心、呕吐、耳鸣或听力下降。这些症状与颈部位置改变有关。

（2）下肢突然无力而猝倒,但是意识清醒,多在头颈处于某一位置时发生。

（3）偶有肢体麻木、感觉异常,可出现一过性瘫痪和发作性昏迷。

二、治疗进展

（一）非手术治疗

1.非手术治疗的适应证　神经根型颈椎病,颈型颈椎病,早期脊髓型颈椎病,手术治疗后的恢复期治疗,实验性治疗。

2.非手术治疗方法　颈椎牵引;颈椎制动,包括石膏围领及颈围;轻手法按摩;避免有害的工作体位,如长时间低头者;保持良好的睡眠休息体位,睡眠时保持正确的睡姿和睡枕的合适高度;理疗、封闭疗法、针灸和药物外敷。

（二）手术治疗适应证

颈椎髓核突出及脱出者,以椎体后缘骨质增生为主的颈椎病,颈椎不稳症,吞咽困难型颈椎病,后纵韧带骨化症。

三、康复护理

（一）术前护理

1.心理护理　颈椎病由于病程长或伴有进行性的肢体活动功能障碍,而且手术部位高,易发生高位截瘫或死亡,患者存在高度精神和情绪不安,对术后机体康复持怀疑态度等,产生各种各样的情绪反应,术前恐惧心理和不同程度的焦虑,直接影响手术效果。因此,护士应对患者的情绪表示了解,关心和鼓励患者,介绍疾病相关知识,介绍手术目的及优点,讲解一些成功的案例,使患者产生安全感。

2.体位训练　拟行颈椎后路手术患者,术中患者需要俯卧在手术台的支架上,以两肩、上胸及两髂部为支撑点,胸腹部悬空以减轻腹压,减少术中椎管内出血,并有利于呼吸。因为手术中俯卧时间很长,患者在手术时难以忍受,因此术前训练尤为重要,瘫痪患者不宜进行此训练,避免加重脊髓损伤而危及生命。方法:将被褥与枕头垫起放置于床的中间,患者俯卧其上,头颈前倾,双上肢自然后伸,同时可将小腿下方垫枕,保持膝关节适当屈曲以缓解肌肉紧张及痉挛抽搐。开始时10~30分/次,2~3次/天,以后逐渐增加至每次2~4h,初练时感觉呼吸困难,3~5天后即能适应。颈椎前路手术患者指导患者去枕仰卧,肩部垫枕,使颈稍后伸并制动。

3.气管、食管推移训练　气管、食管推移训练主要是为颈前路手术做准备。因颈前路手术入路系经内脏鞘(包括甲状腺、气管、食管)与颈血管神经鞘(包括颈总动脉、颈内动脉、颈内静脉、迷走神经)间隙而抵达椎体前方,故术中需将内脏鞘牵拉向对侧方可显露椎体前方或侧前方,为避免术中牵拉损伤,减轻术后患者咽喉部及食管的不适症状,术前护理人员应教会患者自己用2~4指插入切口一侧的颈内脏鞘与血管鞘之间,持续地向非手术侧牵拉推移。因为颈血管鞘、颈内脏鞘间和椎体间隙均为疏松结缔组织,张力较低,经过多次、反复、持续的气管食管推移训练可使其间的疏松结缔组织获得松解。

(1)气管食管推移训练前向患者解释训练的目的和要求,使其理解和配合,一般在手术前5~7天进行,推移宜在饭后1h进行,以免推移牵拉时刺激引起患者恶心、反胃等不适。

(2)推移训练时取仰卧位,枕头垫于肩下,头后伸,训练者用2~4指指端在皮外置于气管侧旁,将气管食管持续向非手术侧推移,开始时用力尽量缓和,频率为5分/次左右,使患者有个适应过程。

(3)患者刚开始推移时若出现不适、局部疼痛、恶心,甚至头晕、心跳加快等症状,可休息10~15min后再继续推移,直至能适应推移训练,并尽可能避免牵拉过程中断,开始每天一般为3次,每次15~20min,以后每天逐渐延长推移时间,增加到每天3~5次,每次60min,训练到符合手术要求时为止,即气管被推移过中线持续1h以上,患者无明显不适。

(4)如体形较胖,颈部粗短者,推移训练应适当加强,为获得较好的推移效果,以便术中暴露椎前间隙,要求必须将气管推移越过颈部中线。

(5)对老年体弱者进行推移训练,开始时应动作轻柔,幅度由小到大,间隔时间由长到短,持续时间由短到长,让其逐渐适应,增加其耐受性,以免发生意外。

4.呼吸功能训练　脊髓型颈椎病患者老年人居多,由于颈髓受压呼吸肌功能降低,加上长期吸烟等因素,伴有不同程度的肺功能低下,表现为潮气量减少,肺的通气量下降,易引起肺部感染,因此,术前指导患者练习深呼吸、吹气球等肺功能训练,以增加肺活量。

5.术前肢体运动感觉情况评估　包括四肢肌力、肌张力、各种反射、感觉异常平面、括约肌的功能等。

6.术前常规护理　责任护士术前了解病情,评估患者全身情况,遵医嘱完善各种术前检查。术前6h禁食,4h禁水,遵医嘱备血。

（二）术后护理

1.病情观察　密切观察患者血压、心率、呼吸情况,四肢皮肤温度情况,感觉运动情况,伤口处敷料的渗血情况,如有异常,及时汇报医生,协助处理。

2.引流管护理　保持切口引流管的在位通畅,防止扭曲受压滑脱,观察引流液的色、质、量,一般24h不超过100mL,如超过100mL提示可能有活动性出血,24h引流量小于20mL即可拔管,观察有无脑脊液外漏,若术后引流量多,且色淡,切口敷料有无色或淡红色均匀渗出液,提示有脑脊液外漏。一般术后24h伤口引流量在20～90mL,无颈前血肿和脑脊液外漏发生,均在术后2～3日拔除引流管。

3.体位护理　术后患者颈部佩戴颈托制动,可减少出血,还可防止植骨块的滑脱。首先去枕平卧6h,6h后颈部可垫一个5cm厚的软枕,保持脊柱水平,24h内应禁止颈部的活动,术后第2天开始肢体放松及伸屈活动锻炼。

4.呼吸道的护理　给予氧气3L/min吸入,保持呼吸道通畅,床边备吸痰装置,及时吸出呼吸道分泌物。痰液黏稠、喉头水肿者予以雾化吸入,常规采用生理盐水10mL、庆大霉素8万单位、α-糜蛋白酶4000单位,每日2次,以减少喉头水肿和稀释分泌物,利于痰液排出,缓解咽部不适感。床边备气管切开包,以便急需时使用。

5.预防压疮的护理　颈椎术后严格制动,皮肤护理尤为重要,既要求勤翻身,又讲究翻身方法。具体措施:患者回房后先平卧6h,6h后酌情每2～4h轴线翻身1次;翻身时头下垫一软枕,脊柱保持平直,勿屈曲、扭转,避免拖、拉、推,至少两人翻身,一人扶头、肩,另一人扶躯干、四肢,同步翻身,使脊柱保持一条直线;同时注意保持床铺整洁、无渣屑皱折潮湿,必要时可睡卧气垫床。

6.预防尿路感染　每日温水清洗尿道口2次,保持导尿管通畅,注意尿液的色、质、量的变化。指导患者多饮水,每日多于2000mL,夹管定时放尿,训练膀胱功能,指导患者使用腹压或做下腹部按摩,术后3天左右拔除导尿管,鼓励患者自主排尿。

7.饮食指导　术后告知患者禁食禁水6h,然后由流质开始向半流质饮食、软食、普食过渡。指导其术后三期饮食。①早期(1～2周):宜进食清淡易消化有营养之品,如乌鱼汤、瘦肉汤、蛋花汤等,忌食牛奶、豆浆等产气食物,多吃新鲜蔬菜、水果。②中期(3～4周):宜进食清补食品,如鸽子汤、黑木耳、鸡肉等健脾益气之品。③后期(5周后):宜补益肝肾、强筋骨之品,如枸杞核桃猪脊汤、栗子、花生、杏仁、牛肉、羊肉等食物,但切忌过补,忌辛辣、煎炸、油腻及海腥发物,如辣椒、花椒、烟酒、虾蟹、鲤鱼、老鹅、大公鸡等。

（三）康复训练

术后鼓励患者及早进行功能锻炼,可早期了解神经恢复情况,并可减轻肌肉无力、萎缩,促进血液循环,防止静脉血栓。

1.四肢功能锻炼　术后第1天即可开始进行,上肢锻炼具体方法:指腕关节运动,伸腕、屈腕、伸指、屈指活动,屈肘、伸肘、上臂外展、内收运动。每日上午、下午各进行1组,每组20～30次。下肢锻炼的方法:股四头肌舒缩运动,患者平卧腿伸直,足尖向下,绷紧5～10s,然后放松,两腿交替。进行直腿抬高运动及趾踝关节的屈伸训练。对肢体不能活动者,应指导其家属做好各关节的被动活动,以防肌肉萎缩和关节僵硬。

2.行走功能锻炼　对于植骨稳定、切口愈合良好的患者,术后3天至1周可进行行走训练。须遵循循序渐进的原则,首先帮患者佩戴合适的颈托,先扶患者取90°坐位,再取床边坐位,床边站位,床旁行走,屋内行走,走廊行走。行走训练时,专人在患者旁指导并起保护作用,防止患者出现体位性低血压。

（四）出院指导

1.出院后继续佩戴颈托3～6个月,避免颈部屈伸和旋转活动。

2.若颈部出现剧烈疼痛或吞咽困难、有梗阻感,可能为植骨块移位或脱落,应立即回院复查。

3.继续肢体的功能锻炼,术后 3 个月,经拍 X 线片示植骨椎间隙已完全融合后,可进行颈部功能锻炼,开始时做颈部屈伸、旋左、旋右活动,然后再做颈部旋转活动。

4.日常生活中注意勿久坐低头,以防复发。

（陈修芳）

第十二节　常用检查和治疗护理

一、膝关节支具的护理

矫形器是用于改变神经肌肉和骨骼系统的功能特性或结构的体外装置。是一种作用于人体四肢、躯干等部位,通过力的作用以预防、矫正畸形,治疗骨骼、关节、肌肉和神经疾患并补偿其功能的器械。支具最基本的功能是控制身体某些部位的活动,一个理想的支具,不但能控制异常或不理想的运动,且能允许正常活动以发挥其功能。

（一）膝关节支具的作用

1.髌骨病变　此种支具是用来帮助控制膝关节活动时的髌骨运动轨迹。髌下固定带,环形固定于髌下膝关节。

2.成角稳定　髁上膝关节支具可以限制膝关节过伸,侧方稳定性可通过标准的膝关节支具的支条完成。

3.轴性旋转　许多支具可以用来保护成角及旋转稳定性。

4.膝关节固定带　适用于膝关节损伤及术后固定,现临床多用。可通过关节辅助支架上的按钮调节角度,利于术后康复训练。

（二）矫形器的材料

1.钢材　包括碳钢和不锈钢两类。碳钢的优点是强度较高,容易加工,而且价格便宜,缺点是较笨重,不耐腐蚀,需要电镀来防锈。不锈钢具有较好的耐腐蚀性,又不需经过电镀处理,逐渐取代了普通钢材而长期使用。

2.铝合金　具有较高的强度和耐腐蚀性,且重量轻巧,使其成为矫形器材料的首选。

3.皮革　多用于矫形器的固定装置,如压力带,拉力带等,同时又是制作矫形鞋的重要材料。

4.橡胶　具有较好的弹性,常用来制作矫形器的牵引装置。

5.塑料　具有轻便,美观,卫生,可塑性好,加工方便的特点,可根据修整后的石膏模型准确快速的成型,使制成后的矫形器更加符合生物力学要求。

6.各种纤维　主要用于保护肢体,制作衬垫,固定装置。

（三）使用方法

1.先将膝关节固定带本体上的尼龙粘扣全部解开。

2.在膝关节伸直的状态下从其后侧将支具放于腿下。

3.拉伸支具前、后部,按对应关系粘贴粘扣,此时,髌骨和支具的半圆形切口部应对齐。

4.必要时可对各个粘扣分别加以调整,使膝关节感到舒适自然,两侧的关节辅助支架必须对齐膝关节两侧的中心部分。

5.粘贴固定带,注意调节好松紧度,以能伸入 2 指为宜。

6.调节角度方法:取下支具,松开调节按钮,将支具调整到所需角度,安回调节按钮,靠近髌骨处为伸直角度刻度,靠近腘窝处为屈曲角度刻度。

(四)护理

1.遵医嘱使用支具,禁止随意调整膝关节活动度。

2.切口液渗出时注意保持支具清洁。

3.切口引流管应从支具的半圆形切口部引出,注意防扭曲,脱落。

4.注意观察患肢感觉运动情况。

5.患者在清醒情况下,可以松解支具减轻患肢压力,但在睡觉、功能锻炼及下地时必须佩带支具。

6.洗涤支具时应将关节辅助支架取出。

7.注意在使用过程中上下、内外不得相反使用。

8.当患者皮肤处于敏感状态时应暂停使用。

二、脊柱疾病常用的微创手术治疗

(一)局麻椎间盘镜下行腰椎间盘髓核摘除术

现代外科的发展趋势就是手术的微创化发展,腰椎间盘突出症的外科治疗发展史便充分地体现了这一发展趋势。1934 年美国 Mixter 和 Barr 首次报道了采用椎板切除突出的椎间盘治疗腰椎间盘突出症,获得成功。此后该手术被广泛应用并不断改进。由最经典的椎板切除椎间盘摘除术开始,逐渐出现了经椎板开窗腰椎间盘切除术、显微外科腰椎间盘切除术和近年来发展起来的微创手术,如经皮腰椎间盘切除术,手术创伤不断减少,向着更精确,更局限,微创化方向发展。在 20 世纪 80～90 年代,随着光纤技术,显微摄像技术及微创手术器械的不断进步,脊柱内镜手术取得了飞速发展。手术医生可以在更小的工作通道中,在清晰的手术视野下进行脊柱手术,各种类型的椎间盘镜手术系统应运而生。其手术途径有:a.后外侧入路;b.经椎间孔途径;c.后路经椎板间隙途径;d.前路途径(借助腹腔镜或胸腔镜行椎间盘切除,椎间融合,内固定等)。

1.适应证

(1)非手术治疗无效椎间盘突出。

(2)部分术后复发的病例。

(3)特殊类型的椎间盘突出。

(4)年龄轻、病史短的钙化椎间盘突出。

2.禁忌证

(1)腰椎间盘突出合并严重脊柱退变和脊柱不稳。

(2)多阶段后纵韧带钙化和纤维软骨板骨化者。

(3)复发性腰椎间盘突出症,由于解剖结构不清,定位及操作均不便。

(二)微创手术治疗腰骶椎结核

微创手术治疗腰骶椎结核的意义不在于复杂和高超的手术技巧,在于局部应用大剂量的化疗药物(异烟肼),杀死病原菌,尽快中止病理病变的发展。脊柱结核全身用药遇到的困难就是如何有效提高病灶内药物浓度的问题,由于局部病理改变的特殊性以及耐药菌逐渐增加,结核化疗所提倡的长期大剂量,联合用药,顿服等手段都是针对于此。而微创的方法不仅以最直接的方式解决了这一难题。微创手术仅仅是在 CT 引导下建立和放置了直达原发病灶和继发病灶的管道,不具备彻底清除病灶、脓肿、空洞、死骨,不具备矫正畸形的能力,为什么能适应于许多腰骶椎结核的治疗? 核心是提高了病灶内的药物浓度,是杀死致病菌最有力的武器。不断冲洗、引流病灶产生的脓肿等坏死产物,为很快改善机体的一般状况,为机体战胜疾病奠定了良好的基础。甚至对一些窦道形成的患者,采用微创的方法,提高病灶内药物浓度,大大增加了不经开放手术愈合的可能性。

1.适应证　微创治疗适应于大多数腰骶椎结核,腰骶椎椎管内主要是周围神经,腰骶椎椎管本身容积较大,周围神经对压迫的耐受性强,因而腰骶椎结核大多数没有神经压迫症状,为微创治疗提供了可能。微创强调的是阶梯治疗的理念,将患者一般情况改善,脓肿消除后,根据进一步的病情决定未来的治疗。多数患者可顺利康复,对于神经症状加重的患者,这也为施行进一步的开放手术,提供了安全保障。对于神经压迫和后凸畸形严重的患者,微创治疗过程中,可以观察患者的神经压迫症状是否有改善,有改善即可进一步非开放手术治疗,加重即改为开放手术治疗。

2.禁忌证　矫正脊柱畸形,无法解除椎管内压迫微创对于后凸畸形的改善。

(三)局麻下行骨水泥注入椎体成形术

在影像装置监视下.经皮穿刺向骨内注射骨水泥等凝固性材料,治疗脊柱转移性破坏及钙缺失病变的一种新技术。1987 年法国 Galibert 等,首先报道了应用经皮穿刺注射骨水泥治疗椎体血管瘤,取得了良好的效果。1990 年 Dera-mond 将该技术应用于治疗骨质疏松性椎体压缩性骨折。骨质疏松症患者会出现顽固性的腰背痛,一旦外伤后发生骨折,则疼痛更为剧烈,而骨水泥注入后,疼痛能迅速得到缓解,其机制尚未完全阐明,一般认为与下列因素有关:骨水泥注入后其机械作用使局部血管截断;骨水泥的化学毒性作用与其聚合时产生热效应,均可杀死末梢神经细胞;骨水泥注入加强了椎体的稳定性,其本身的固定作用减轻了骨折应力,另外减轻了骨折区对椎体神经的刺激,使疼痛减轻。

1.适应证　椎体血管瘤、椎体溶骨性转移瘤、椎体骨髓瘤及椎体骨质疏松性压缩骨折。

2.禁忌证　椎体骨折线越过椎体后缘或椎体后缘骨质破坏、不完整者,椎体压缩程度超过 75% 者;凝血功能障碍,有出血倾向者;体质极度虚弱,不能耐受手术者,成骨性转移性肿瘤者以及脊髓受压者。

(四)局麻下行腰椎间盘突出冷凝汽化术

等离子射频消融术是最前沿的腰椎间盘突出医治的办法,等离子体通过工作刀头的设计结构,能够精确聚焦于靶组织,通过撞击靶组织的分子键达到低温分解组织的效果。汽化、皱缩髓核,瞬间降低间盘压力,有效解除突出髓核对椎间盘周围组织(神经根、脊髓等)的压迫,消除和缓解临床症状,同时最大限度保护纤维环、血管的作用。它的优点:定位准确、不伤神经、分辨率高、温度的可控性、治疗面积精确、微创。

1.适应证

(1)椎间盘源性腰痛:椎间盘内紊乱、退变性椎间盘疾病。

(2)年龄小于 50 岁、病程小于 5 年、椎间盘突出<6mm。

(3)椎间盘膨出和包容性突出。

2.禁忌证

(1)节段不稳:脊柱前移、脊柱后移、退变性脊柱滑脱、脊柱向后侧方滑移、退变性脊柱侧弯、医源性脊柱不稳。

(2)非包容性椎间盘突出即纤维环不完整者。

(五)局麻下行脊柱转移瘤粒子植入术

脊柱多发性转移肿瘤是临床上一个非常棘手的问题,其常引起剧烈痛、椎体病理性压缩性骨折及截瘫的发生,给患者带来极大的痛苦,目前缺乏有效的治疗方案。我科率先利用微创技术开展经皮穿刺脊椎转移瘤 I125 粒子植入术,该技术是一种微创手术,见效快,可以达到镇痛、稳定脊柱、抗肿瘤的效果。I125 粒子永久植入术,被医学界称为"放射性粒子种植治疗法",俗称"粒子刀",它的主要原理就是通过植入体内的放射性粒子,在衰变过程中释放出适量的 γ 射线不断地杀伤肿瘤细胞,使肿瘤细胞完全失去繁殖能力而达到理想的治疗效果。此技术为脊柱转移瘤患者的治疗开辟了一条全新的途径。适应证为脊柱多发性转移肿瘤患者及原发性肿瘤患者。

(六)手术治疗前准备

1.患者告知　向患者讲解微创手术的基本过程及详细的术前指导,术中可能出现的症状如疼痛、麻木等,手术后可能出现的并发症如全脊髓麻醉等。

2.物品准备　将患者所有影像学资料、病历和术中用药准备齐全,术日带入手术室。

3.患者准备

(1)给予患者摄片、抽血检查。

(2)术前给予患者备皮、洗澡、剪指甲、更换休养服。

(3)给予患者术前应用抗生素。

(4)患者术晨禁食水。

七、护 理

1.按骨科术后护理常规。

2.观察双下肢感觉运动,如出现双下肢麻木疼痛及时报告医生。

3.如有伤口灌注冲洗,观察管道是否通畅,伤口有无外渗,伤口灌注冲洗液的颜色和量,及时报告医生。

4.患者术后腰部疼痛及时报告医生,遵医嘱使用镇痛药物。

5.术后根据医生开的等级护理,鼓励患者多饮水,下床或床上排大小便。

6.术后患者饮食为普食,手术后即可用餐。

7.指导患者进行功能锻炼,促进神经恢复。

8.康复锻炼的方法:术后第 1 天在床上进行下肢静止收缩运动,仰卧位背伸双足 1min 休息 1min;趾屈 1min 休息 1min;仰卧位交叉单腿踩脚踏车动作;俯卧位小燕飞,背伸 1min,休息 1min,根据患者身体状况酌情练习,各种康复锻炼的原则都是不增加伤口和腰腿痛为原则。

(八)健康教育

1.手术后即可下地,但不是说伤口已经痊愈。手术伤口皮肤愈合需 10d 左右,整个伤口愈合、血肿吸收、瘢痕化一般是 4~6 周。

2.术后 10d 可以洗澡。

3.术后锻炼以不增加伤口和腰腿痛为原则,恢复工作的时间和强度也以不增加伤口和腰腿痛为原则。

4.3 个月后摄片复查。

5.出院后有何不适及时来医院就诊。

(陈修芳)

第十四章　眼科疾病的护理

第一节　斜视

【定义】

是指双眼不能同时注视目标,双眼运动不协同的状态,表现为眼位不正。多为眼外肌或支配肌的神经功能异常所致。按病因分为共同性斜视和麻痹性斜视两大类。

【护理措施】

1.通过沟通交流,使患者感受到护士的关心、爱心,解除自卑心理。

2.协助医师手术治疗。

(1)手术前护理

①按外眼手术前常规准备。对于需全麻手术的患儿,应教会家长所有术前准备工作,让其做好充分准备,配合手术顺利进行。

②配合医师做好眼部斜视检查,如为估计术后发生复视的可能性,需做三棱镜耐受试验或角膜缘牵引缝线试验。

③做好疾病相关知识讲解及心理护理,向患者(特别是患儿)及家属说明术后不能偷视以免影响手术效果,术后可能出现复视,一般会逐渐消失。

④成年人共同性斜视只能手术改善外观,要做好耐心细致地解释工作。

⑤患者入院后(特别是患儿),要注意预防感冒、上呼吸道感染、发热等,避免术中、术后呼吸道梗阻而窒息。

⑥练习双眼遮盖后的生活,以适应术后需要。

⑦全麻患者术前禁食 12h,禁饮 4～6h。

(2)手术后护理

①全麻患者按全麻术后护理指南。

②术后双眼包扎,使术眼得到充分休息,防止肌肉缝线因眼球转动而被撕脱。告知患儿及家属不要自行去掉健眼敷料,或自行观察矫正情况,不得揉眼,督促患者不能偷视。

③因术后双眼遮盖,应加强巡视,积极协助生活护理。

④观察患者有无恶心、呕吐现象,教其减轻恶心感的方法,如舌尖抵着硬腭等,以缓解症状。如有呕吐时,嘱患者侧卧位,头偏向健侧,防止污染敷料;向患者解释呕吐是由于手术牵拉眼肌引起,不必惊慌。呕吐剧烈时,记录呕吐物的量、次数、颜色并报告医师处理。

⑤密切观察术后感染症状,如发现分泌物增多,应报告医师,去除敷料,戴针孔镜,并嘱患者自行控制

眼部运动,以防缝线撕开。

⑥术后根据医嘱继续进行弱视及正位视训练,以巩固和提高眼功能。

【健康指导】

1.术后2周以休息为主,避免剧烈运动及碰撞术眼。

2.出院后遵医嘱继续滴眼药,教会患者及家属正确滴眼方法。

3.注意用眼卫生,不用脏手或不洁物品擦眼。

4.指导患儿及家属配合训练,力争早日建立正常的双眼视功能。

(1)矫正屈光不正:内斜伴远视、外斜伴近视或散光应全部矫正。对于使用阿托品散瞳验光的患儿,应向其家长解释阿托品具体用法,并告知使用后有持续约3周畏光和视近模糊的情况,嘱其不必紧张。

(2)配合弱视治疗或正位视训练,鼓励患儿及家属坚持规范训练。

5.指导患者定期门诊复查。如有眼痛、眼红等异常及时就诊。

(梁永霞)

第二节 葡萄膜与视网膜病

一、虹膜睫状体炎

【概述】

虹膜睫状体炎是由多种原因引起虹膜睫状体的炎症,为眼科常见疾病,多发生于青壮年,表现为眼痛、畏光、流泪和视力减退。常反复发作,引起严重并发症而致盲。

【护理】

1.护理评估

(1)健康史:患者有无反复发作史和全身相关性疾病,如风湿性疾病、结核病、溃疡性结肠炎、梅毒等。

(2)诱发因素:患者是否有细菌、病毒、真菌、寄生虫等病原体感染,或有外伤、手术等物理损伤和酸、碱及药物等化学损伤。

(3)症状和体征:评估患者有无眼痛、畏光、流泪和视力减退等症状,评估是否有睫状充血和混合充血、角膜后沉着物(KP)、房水混浊、瞳孔缩小、光反射迟钝或消失,虹膜水肿、纹理不清,并有虹膜粘连、虹膜膨隆等改变,是否出现并发症。

2.护理措施

(1)一般护理:嘱患者卧床休息,保证充足睡眠;饮食清淡,避免辛辣刺激性食物;局部湿热敷,每次15~20分钟,每天2~3次,能扩张血管、促进血液循环、减轻炎症反应并有止痛作用。

(2)药物治疗及护理:应用散瞳剂和糖皮质激素,注意观察药物的不良反应,尤其是眼压变化。①散瞳:眼局部点阿托品眼药水或涂阿托品眼药膏,滴药后压迫泪囊区3~5分钟,防止药物经鼻腔黏膜吸收致全身中毒。②糖皮质激素:常用0.5%醋酸可的松、0.1%地塞米松、点必舒滴眼剂(含地塞米松和妥布霉素),对于全身用药的患者要注意观察有无激素性青光眼、向心性肥胖、胃出血等不良反应。③非甾体类抗炎药和抗感染药:非甾体类抗炎药有吲哚美辛和双氯芬酸钠滴眼液;根据感染的病原体,选择抗感染药物。

3.健康指导

(1)指导患者正确的眼部护理方法,如热敷、点眼等。

(2)本病易反复发作,告知患者戒烟、酒,锻炼身体,提高身体抵抗力。

(3)使用散瞳药期间,外出可配戴有色眼镜,避免强光刺激。

4.护理评价　经过治疗和护理,患者能否达到:①眼痛、畏光、流泪等症状减轻。②视力逐步提高。

二、视网膜动脉阻塞

【概述】

视网膜动脉阻塞是指视网膜中央动脉或其分支阻塞,造成视网膜急性缺血,可导致患者视力严重下降,是致盲的急症之一。

【护理】

1.护理评估

(1)健康史:评估患者有无高血压、糖尿病、动脉硬化、心内膜炎等疾病。

(2)诱发因素:主要为血管阻塞、血管痉挛、血管壁的改变和血栓形成,以及血管外部的压迫等导致视网膜血管发生阻塞。

(3)症状和体征:评估患者有无突然发生一眼无痛性完全失明,分支阻塞者则为视野某一区域突然出现遮挡。眼底检查是否见视网膜呈灰白色,黄斑区是否可见樱桃红点。

(4)辅助检查:主要评估眼底荧光造影结果,如显示视网膜循环时间延长,动脉无灌注即可诊断。

(5)心理-社会评估:评估患者的情绪和心理反应。本病发病急,视力丧失突然且不易恢复,评估患者是否有严重的紧张焦虑心理。

2.护理措施

(1)急救护理:①降眼压:立即嘱患者自行按摩眼球,即闭眼后用手指压迫眼球数秒钟,然后立即松开手指数秒钟,重复数次。②前房穿刺放出房水,眼内压骤降使视网膜动脉扩张,促使栓子被冲到周边小分支血管中,减少视功能的受损范围。③吸氧:白天每小时吸入10分钟的95%氧气及5%二氧化碳混合气体,晚上每4小时吸入1次,能增加脉络膜毛细血管血液的氧含量,从而缓解视网膜缺氧状态,二氧化碳还可扩张血管。

(2)药物护理:①血管扩张剂:急诊时应立即吸入亚硝酸异戊酯或舌下含服硝酸甘油片;睫状神经节封闭或球后注射乙酰胆碱等药,可促使血管扩张。身体虚弱或心脏病患者不能忍受急速的血管扩张,要仔细地观察患者用药后反应。②纤溶制剂:对疑有血栓形成或纤维蛋白原增高的患者可应用纤溶制剂(如静脉滴注尿激酶),用药期间要监测血纤维蛋白原。

3.健康指导

(1)指导患者正确的眼部护理方法,如热敷、点眼等。

(2)本病易反复发作,告知患者戒烟、酒,锻炼身体,提高身体抵抗力。

(3)使用散瞳药期间,外出可配戴有色眼镜,避免强光刺激。

4.护理评价　通过治疗和护理,患者是否达到:①视力逐步提高;②知晓正确的眼部护理方法。

三、视网膜静脉阻塞

【概述】

视网膜静脉阻塞是比较常见的眼底血管病,临床上根据阻塞部位的不同,分为视网膜中央静脉阻塞和分支静脉阻塞两种。本病比视网膜中央动脉阻塞更多见,常为单眼发病,左、右眼发病率无差别。

【护理】

1.护理评估

(1)健康史:评估患者有无高血压、动脉硬化等疾病。

(2)诱发因素:主要为血液黏稠度高和血流动力学异常等导致视网膜血管发生阻塞。

(3)症状和体征:评估患者视力损害程度。评估患眼是否有视网膜静脉粗大、迂曲、视网膜水肿,病程长者是否可见一些黄白色硬性脂质渗出及黄斑囊样水肿。

(4)辅助检查:主要评估眼底检查结果,见视网膜静脉迂曲、扩张,沿静脉分布区域有出血、水肿、渗出等即可诊断。

(5)心理-社会评估:评估患者的情绪和心理反应。本病发病急、视力丧失突然且不易恢复,患者有严重的紧张焦虑心理。

2.护理措施

(1)观察和记录视力的恢复状况。

(2)用药期间注意观察药物不良反应,应用抗凝血药物时,应检查纤维蛋白原及凝血酶原时间,低于正常时,及时通知医生停药。

(3)协助患者生活护理,积极做好心理护理,增强患者疾病恢复的自信心。

3.健康指导

(1)指导患者严格按医嘱用药,定期复查,如出现视力严重下降并伴视野缺损等异常情况应及时就诊。

(2)饮食清淡、易消化、低脂、低胆固醇;保持大便通畅。

(3)积极控制高血压、糖尿病、高血脂等全身性疾病。

4.护理评价 通过治疗和护理,患者是否达到:视力停止下降并开始逐步提高。

(李 玫)

第三节 视神经炎

【定义】

视神经炎泛指能够阻碍视神经传导功能,引起视功能一系列改变的视神经病变,如感染、非特异炎症、退变及炎性脱髓鞘疾病。临床上常分视神经盘炎和球后视神经炎两类。

【护理措施】

1.根据医嘱向患者解释用药的方法,告知患者本病药物治疗时间较长,使患者有充分思想准备,嘱患者严格按医嘱用药,不可随意减量或停药。

2.患者眼部疼痛的原因及缓解疼痛的方法。

3.家属协助患者起居饮食,指导患者通过转头、转体扩大视野,避免因视野小所造成的不必要的伤害。

4.大剂量使用糖皮质激素者,应向患者交代用药的目的、不良反应及用药注意事项。应注意观察患者有无上消化道不适感或出血征象,告知患者如何观察大便颜色。注意观察患者睡眠情况,必要时遵医嘱给予安定类药物。给予低盐饮食。

5.鼓励患者多食含钙食物或给予补钙,避免骨质疏松或股骨头坏死。

6.向患者及家属讲解疾病相关知识及预后,使其对自己的疾病有一定的了解,树立战胜疾病的信心,更好地配合治疗。

【健康指导】

1.指导患者避免疲劳、精神紧张及各种不良刺激,保持良好的情绪。适当活动,保证充分的睡眠。防止过度用眼,注意用眼卫生。

2.使用糖皮质激素的患者,出院时严格按照医嘱用药,不得擅自减量或停用。

3.多食富含维生素、蛋白质的食品,增加营养。

4.定期复查。出院后1个月内每周到医院复查1次,以后视病情1～2个月复查1次,坚持随访6个月以上。注意视力及视野变化,如有异常及时就诊。

(梁永霞)

第四节　视网膜脱离

【定义】

视网膜脱离是指视网膜色素上皮质与神经上皮质的分离,分为孔源性、牵引性和渗出性3种类型。孔源性视网膜脱离又称原发性视网膜脱离;牵引性和渗出性又称继发性视网膜脱离。

【护理措施】

1.向患者讲解视网膜脱离的病因、治疗方法、控制原发病的意义。消除患者思想顾虑,树立信心。特别要告知患者手术治疗的重要性及围术期的注意事项,以得到患者的积极配合。

2.手术前护理。

(1)按眼部手术前护理指南。

(2)体位:根据视网膜脱离部位的不同采取不同卧位,原则是使裂孔位置在最低位。

3.手术后护理。

(1)按内眼手术后护理指南。

(2)体位:外路显微手术眼内没有注气者,体位应保持裂孔位置处于最低位。对于眼内注入硅油或气体者,术后严格限制体位。原则上使裂孔位置处于最高点。同时观察患者有无特殊体位引起的不适,及时给予指导。

(3)病情观察:观察术眼伤口敷料有无松脱或移位、渗血、渗液,及时更换眼垫;观察患者有无头痛、眼胀痛等高眼压表现,如有异常,评估患者眼压情况,并及时通知医师处理;观察患者有无结膜充血、水肿,发热等术后感染症状,高度怀疑者应做细菌培养;观察患者有无恶心、呕吐、疼痛等不适症状,需要时可遵医嘱给予止吐药、镇痛药对症治疗。

(4)活动与休息:指导患者手术当日卧床休息,避免头部剧烈震荡、用力挤眼等动作;手术次日始可进行适当的活动,但必须保持头低位,且避免持重及意外撞击等。

(5)正确给药:遵医嘱准确及时给予抗感染、散瞳、激素类药物,做好查对工作。

【健康指导】

1.严格遵医嘱使用扩瞳药和抗感染药等。

2.6个月内避免剧烈运动或重体力劳动。注气或注油的患者应按医嘱继续保持俯卧位或侧卧位,以保证疗效和预防并发症。

3.定期复查,以了解疾病康复的情况,如有眼部闪光、眼前黑影、视力下降,视物变形等,应及时复诊。

（梁永霞）

第五节　糖尿病性视网膜病变

【定义】

糖尿病性视网膜病变是糖尿病最严重的并发症,是50岁以上人群的重度致盲眼病之一,发病率与血糖控制情况、糖尿病的病程有关。

【护理措施】

1.根据患者的年龄、文化程度、性格等主动与患者进行沟通,进行全面、有效的心理指导,帮助患者正视疾病,调节好心态,缓解患者对于视力损害乃至失明的恐惧,提高自我适应和自我控制能力。

2.让患者充分了解糖尿病及其并发症的危害,以及控制血糖的重要性。强调均衡饮食,保持健康的生活方式,遵医嘱正确使用降糖药物。

3.饮食应根据患者的身高、体重、性别、每日活动量等计算每日需要的热量,合理搭配。

4.定期监测患者的视力,如有异常及时通知医师处理。

5.观察患者有无面色苍白、出汗、昏迷等低血糖表现,一旦发生可协助患者进食高糖食物,严重者可以静脉注射葡萄糖溶液急救。

6.对出现视力下降的患者,协助其做好日常生活护理,提高生活自理能力。例如,住院期间应帮助患者熟悉病室环境及各种用物摆放的位置。

7.确保患者的安全,防止意外损伤的发生。保持病室地面干净整洁、无异物,必要时给患者加用床档,防止其跌倒或坠床。

8.进行适当的体育活动,如打太极拳、散步、慢跑等,但避免清晨空腹运动。定期检查血糖及眼部的情况,以便及时掌握和调节运动量。

【健康指导】

1.防止意外损伤　对视力下降的患者出院后应指导患者及家属尽可能将患者的日常用品放在相对固定的位置,方便患者取用。指导患者和家属营造安全的居家环境,如不要在患者经常走动的地方堆放杂物,不要忘记及时开闭窗户等。

2.用药护理

(1)教会患者及家属如何识别低血糖反应,掌握自救方法。

(2)使用胰岛素的患者应严密观察有无低血糖反应、注射部位有无感染的发生。

(3)告知患者慎用糖皮质激素。

3.饮食护理　指导患者饮食应定时定量。主食多食南瓜、赤豆,副食中以含糖类少的蔬菜为主,如芹菜、卷心菜、冬瓜、番茄等。适当补充富含维生素C和维生素E的食物,如西兰花、南瓜等。

4.定期门诊复查。

（梁永霞）

第六节　酸碱烧伤

【定义】

酸碱化学伤是以酸、碱为主的化学物质所致的眼部损伤。多发于化工厂、施工场所或实验室。化学烧伤的程度与化学物质的种类、浓度、剂量、作用方式、接触时间、接触面积、化学物质温度等有关。酸与泪液反应引起表层组织蛋白凝固，形成一层屏障，从而阻止酸的进一步渗透。因此，对组织的损害相对较轻。碱为脂溶性，能迅速穿透亲脂性的角膜上皮，并与组织中的类脂质起皂化作用，破坏细胞膜，导致细胞分解坏死，因此，碱性物质极易渗透到深部组织，后果十分严重。

【护理措施】

1.治疗与用药护理

(1)急诊入院后，立即通知医师，协助医师采取急救措施，用生理盐水冲洗结膜囊，迅速彻底清除化学物质。特别是穹窿部和睑板下沟处。也可根据致伤物质选择合适的冲洗液。酸性物质用3％碳酸氢钠溶液；碱性物质用3％硼酸溶液。冲洗不少于1000ml。

(2)结膜损伤严重者，做放射状球结膜切开，进行冲洗。

(3)防止睑球粘连，用玻璃棒分离结膜囊，并涂以大量抗生素眼膏。

(4)根据医嘱局部给予抗生素滴眼液、1％阿托品滴眼液或眼膏充分扩瞳。

(5)眼化学伤可伴有全身的损伤，甚至可危及生命，故应严密观察患者的病情变化及生命体征变化。遵医嘱给予相应的药物。

2.心理护理

(1)加强沟通，给予患者心理支持，减轻患者及家属的恐惧心理，配合治疗与检查。

(2)讲解疾病相关知识及可能的预后状况，增强战胜疾病的信心。

(3)为患者提供良好的休养环境，避免不良刺激。

3.安全护理

(1)注意患者行走的通道没有任何障碍物，保持地面清洁、干燥，防止跌倒等意外。

(2)保持患者身边随时有家属陪伴，家属外出时，护士协助患者进行各种生活护理。

(3)床单位设置护栏，保证患者睡眠时的安全。

【健康指导】

1.工作时注意安全，做好必要的职业防护。发生化学烧伤后应争分夺秒，就地取材，利用可得到的水源彻底冲洗患眼，至少30min，再送到医院，减少损伤程度。

2.有儿童的家庭应特别注意，不要把石灰等易致化学烧伤的物品放在孩子能触及的地方，避免意外发生。

(李　玫)

第七节　角膜移植术

【定义】

角膜移植术是用透明的角膜片置换混浊或有病变部分的角膜,以达到增视、治疗某些角膜病和改善外观的目的。

【护理措施】

1.手术前准备

(1)手术需要新鲜角膜材料,向患者解释,有随时进行手术的可能性,让患者有思想准备。

(2)术前遵医嘱充分缩瞳。

(3)应用降眼压药物,使眼压保持在适宜手术的范围内。

(4)按内眼手术前准备。

2.手术后护理

(1)休息与活动:多闭眼卧床休息,减少眼球转动、头部活动。不要用力闭眼,避免打喷嚏、咳嗽,避免低头弯腰动作,避免碰撞术眼。

(2)饮食护理:术后当日进半流质饮食,以后改为普食。多食易消化、粗纤维食物,补充各种维生素,避免辛辣及过硬的食物,保持大便通畅。

(3)观察病情:如眼部敷料有无松脱、渗血、渗液,角膜移植上皮愈合情况,眼痛情况,眼压变化等。如患者突然出现眼部剧痛、头痛、恶心、呕吐等情况应及时报告医师,检查眼部有无感染、继发性青光眼或免疫排斥反应等。

(4)用药护理:根据医嘱使用糖皮质激素,注意观察长期应用糖皮质激素可能产生的不良反应,如消化道出血、低钾等。

【健康指导】

1.帮助患者了解角膜移植手术的相关知识,介绍角膜排斥反应的症状,若出现眼红、眼痛、视力下降、移植片混浊,及时到医院就诊。

2.指导患者继续眼部用药,教会患者正确滴眼、涂眼膏。

3.术后角膜移植片知觉尚未恢复,讲解自我保护术眼的知识,继续戴防护眼罩至少1个月,患眼不能热敷,外出戴防护眼镜,不能从事游泳、打篮球、踢足球等剧烈运动,可以慢跑、打太极拳。

4.角膜缝线未拆除时,坚持定期复查。

5.预防感染,不用手或不洁物品擦眼,仰卧位洗头,尽量避免洗头水进入眼内,如果水不慎进入眼内,立即用干净布擦干,并用抗生素滴眼液滴眼。

6.保证充足睡眠,防止眼过度疲劳,避免强光刺激,少看电视、电脑,阅读时间每次不超过1h。

(李　玫)

第十五章　手术室护理

第一节　手术室护理技术操作

【手术室常用穿刺技术】

（一）外周静脉穿刺置管技术

外周静脉穿刺置管技术是应用特制静脉置管针（套管针）穿刺浅静脉，使塑料管进入静脉，供临床输液、输血及静脉采血用，其特点是置入静脉的塑料管可保留7d，既可减轻患者反复穿刺的痛苦，又可减轻护理人员的工作负担；而且可较长时间维持静脉通道的通畅，更方便用药及抢救。

1.适应证

（1）各种疾病需输液治疗，纠正水、电解质失调。

（2）手术治疗需建立输液、输血、给药通道。

（3）外周静脉充盈度好，便于穿刺置管。

2.用物准备　棉签、皮肤消毒剂（安尔碘）、套管针（不同型号）、输液贴膜、三通管、一次性输液器、止血带、液体。

3.操作步骤

（1）严格无菌操作及查对制度，按常规进行输液排气，连接好三通管。

（2）选择血管及套管针型号：一般选择上肢浅静脉，常用20号套管针；也可根据血管静脉局部条件、输液的目的（手术大小）、患者年龄等需要，进行型号选择。

（3）绑好止血带、消毒穿刺部位皮肤：消毒范围以穿刺点为中心，环形消毒直径为8cm。

（4）检查产品的有效灭菌日期及完整性，打开套管针包装，驱除针套及输液贴包装。

（5）旋转松动外套管，以避免套管与针芯的粘连，影响送管。

（6）左手绷紧皮肤，右手拇指与示指握住套管针回血腔两侧（直型）稳定穿刺手势。

（7）以15°～30°角进针，直刺静脉，进针速度要慢，以免刺破静脉后壁，同时注意观察回血。

（8）见回血后，降低穿刺角度，将穿刺针顺静脉走行继续推进1～2mm，以保证外套管在静脉内。

（9）右手固定针芯，以针芯为支撑，将外套管全部送入静脉。

（10）左手松开止血带，以左手拇指压住套管前端静脉，防止溢血；取出针芯，连接输液器。

（11）用输液贴固定留置针及护翼，调节滴速。

（12）记录穿刺日期、开始时间及穿刺者姓名。

（13）整理用物，注意针芯不可乱放，应置于硬质容器做无害化处理。

4.注意事项

（1）操作者应戴手套，尤其是给有传染性疾病（乙型肝炎等）患者穿刺时，以防交叉感染。

（2）选择静脉，应选择触诊柔软、富有弹性且走行较直的静脉，避免在上方有静脉瓣的静脉穿刺。

（3）禁止在手术同侧肢体及患侧肢体穿刺静脉。

（4）提高进针角度（<45°），直刺静脉，缓慢进针及送管，可有效提高穿刺成功率。

（5）遇静脉暴露不明显（肥胖、恶病质、长期输液、病情垂危等），穿刺困难，需触摸血管引导穿刺时，必须严格消毒触摸手指，避免感染。

（二）颈外静脉穿刺置管技术

1.适应证　特别适用于小儿、外周静脉无法穿刺者。

2.禁忌证

（1）有心肺疾患、缺氧症状，病情危重及出血倾向者禁用。

（2）惊厥、低钙抽搐者慎用。

（3）头、颈部手术者禁用。

3.解剖特点　颈外静脉收集面部和耳周围静脉血流，在颈根部回流到锁骨下静脉，容易穿刺插管。

4.用物准备　与"外周静脉穿刺置管技术"相同。

5.操作步骤

（1）患者仰卧，垂头位，头转向穿刺对侧，选择颈外静脉暴露明显的一侧穿刺。

（2）常规消毒。

（3）左手拇指将静脉隆起处皮肤绷紧，其余四指压迫颈根部，使颈外静脉充盈。

（4）右手持套管针（小儿用 22G）直刺充盈静脉，针与皮肤呈 30°角，见回血后，退针芯，置入套管。

（5）连接输液器，固定。

6.注意事项

（1）选择进针点应适当，可先用穿刺针测试角度，再穿刺，避免因进针角度难以调整，造成穿刺失败。

（2）穿刺成功后勿拔出针芯，应采用针芯及套管一起送入静脉的方法。

（3）连接输液器时，勿直接与三通管相连，以免影响患者头颈部活动；或头重脚轻，套管被坠出。

（三）颈内静脉穿刺置管技术

经体表穿刺至相应的静脉，插入各种导管至大血管腔内或心腔，利用其测定各种生理学参数，同时也可为各种治疗提供直接便利通路，是重症病房、大手术抢救治疗危重患者不可缺少的手段。

1.适应证

（1）外周静脉穿刺困难。

（2）长期输液治疗。

（3）大量、快速扩容通道的建立。

（4）危重患者抢救和大手术期行中心静脉压监测。

（5）用有刺激性或毒性的药物治疗。

（6）血液透析，血浆置换术。

2.禁忌证

（1）广泛上腔静脉系统血栓形成。

（2）穿刺局部有感染、损伤、肿瘤或血管炎等。

（3）凝血功能障碍。

（4）不合作、躁动不安患者。

3.解剖特点　颈内静脉从颅底颈静脉孔内穿出，颈内静脉、颈动脉与迷走神经包裹在颈动脉鞘内，与颈内和颈总动脉伴行。

（1）上段位于颈内动脉后侧，胸锁乳突肌胸骨头内侧。

（2）中段位于颈内与颈总动脉的外侧，胸锁乳突肌两个头的后方。

（3）下段位于颈总动脉前外方，胸锁乳突肌胸骨头与锁骨头之间的三角间隙内。

（4）末端后方是锁骨下动脉、膈神经、迷走神经和胸膜顶，在该处颈内静脉和锁骨下静脉汇合，汇合后右侧进入右头臂静脉，左侧进入左头臂静脉。

（5）右胸膜圆顶较左侧低，右侧颈内静脉与右头臂静脉和上腔静脉几乎成一直线，容易穿刺，而且右侧无胸导管，是优先选择的穿刺部位。

4.用物准备

（1）静脉穿刺包1个，包括套管针（成人16G、小儿18G）、穿刺针、扩张器、导引钢丝、深静脉导管1根（双腔或三腔）、消毒用海绵刷、注射器（5ml、10ml各1副）、洞巾、无菌手套、持针器、缝合针（三角）、4号丝线、无菌输液贴（透明）。

（2）药品：消毒剂（安尔典等）、生理盐水、肝素生理盐水（500ml生理盐水加肝素1支配制）、1%普鲁卡因或2%利多卡因。

5.穿刺路径的选择

（1）前路法：于颈动脉三角处触及颈总动脉，旁开0.5～1.0cm处进针，针杆与皮肤冠状面呈30°～45°，针尖指向同侧胸锁乳突肌中段（即喉结/甲状软骨上缘水平）后面进入颈内静脉。

（2）中路法：于距锁骨上缘2～3横指颈总动脉前外侧进针，针杆与皮肤冠状面呈30°，紧靠胸锁乳突肌锁骨头内侧缘直指同侧乳头进入颈内静脉。

（3）后路法：于距锁骨上缘2～3横指进针，针杆置水平位，在胸锁乳突肌的深部，指向胸骨柄上窝，进入颈内静脉。

6.操作步骤

（1）去枕、平卧、头后仰、头转向穿刺对侧，必要时肩背部垫高，头低位呈15°～30°。

（2）常规消毒铺洞巾。消毒范围以穿刺点为中心，直径为20cm。

（3）穿刺点用1%普鲁卡因或2%利多卡因作局部浸润麻醉。

（4）试穿，用套管针穿刺探明位置、方向和深度，确定进针方法。

（5）穿刺血管：常选用中路法，将肝素生理盐水的注射器接上穿刺针，左手示指定点，右手持针，进针方向与胸锁乳突肌锁骨头内侧缘平行穿刺，针尖对准乳头。

（6）边进针边抽回血，进入静脉有突破感，回血通畅，呈暗红色，固定好穿刺针位置，不可移动。

（7）旋转取下注射器及穿刺针针芯，压迫穿刺点，防止血液由穿刺针流出。

（8）将导引钢丝插入套管针至静脉，退出套管针外套管。

（9）插入静脉扩张器扩张皮下或静脉。

（10）将导管套在导引钢丝外面，送入静脉后，边退钢丝，边插导管，直到右心房开口处（一般成人从穿刺点到上腔静脉右心房开口处约10cm），退出钢丝。

（11）再次回抽血液，用肝素生理盐水冲洗后，连接中心静脉压测压装置及输液管道。

（12）固定导管，用4号丝线皮下缝合固定，再用输液贴覆盖。

7.注意事项

（1）严格无菌操作。皮肤消毒范围应符合要求，操作者必须戴无菌手套。

（2）正确掌握进针深度。进针深度与颈部长短和胖瘦有关，一般1.5～3.0cm，肥胖者2～4cm。以针尖不超出锁骨为度，太深易损伤胸膜或穿破其他血管。

（3）插入导引钢丝时不能遇到阻力，若有阻力应调整穿刺针位置，包括角度、针尖斜面的方向和深浅等;或再接上注射器回抽血液直至通畅为止。

(4)送入导管,注意导管尖端接近穿刺点时,导引钢丝必须伸出导管尾端,用手拿住,右手将导管与钢丝一同部分插入,待导管进入颈内静脉后,再边退钢丝,边插导管。

(5)准确掌握置管的长度,一般男性插入 13～15cm;女性 12～14cm;小儿 5～8cm;若置管过深,易发生心包填塞。

(6)操作中,始终用手指堵住针尾,避免空气进入血管造成空气栓塞,尤其是深吸气进针时,中心静脉压低,很容易造成空气栓塞。

(7)有回血,送导管困难,不要急于拔管,可考虑顶于对侧血管壁,调整方向后再进。

(8)注意患者体位和局部解剖标志,避免一种进路反复多次穿刺。

8.并发症的处理

(1)误穿动脉:若穿刺针进入血管时,回血压力高,血呈鲜红色,应考虑为误穿动脉,常见于颈动脉及锁骨下动脉。处理应立即拔针,指压穿刺部位 5～10min。

(2)气胸:大多发生经锁骨下穿刺的患者。发生原因多为操作不熟练,患者不配合、烦躁不安,患者有胸廓畸形、胸膜有粘连等。患者表现为呼吸困难,同侧呼吸音减低,胸透可以确诊,治疗可以采用胸膜腔穿刺。

(3)空气栓塞:少见,但可致命。穿刺置管过程中,只要按操作常规进行,发生的可能性极小;导管接头脱开,占气栓发生率的 71%～98%。患者表现突发呼吸困难,右室流出道阻塞,缺血、缺氧。处理应立即左侧头低位,通过导管抽吸空气;经皮行右室穿刺抽气,或急诊行体外循环。

(4)心包填塞:不常见。主要因心脏原有病理改变或置管过深,导管质地较硬,不光滑,钝圆而诱发。常表现为突然发绀,颈静脉怒张,恶心,胸骨后疼痛,呼吸困难,血压低,脉压变窄,奇脉,心音低远。处理应立即中止经深静脉导管输液,并将中心静脉输注器的高度降到低于患者心脏水平。

(5)感染:常因无菌操作不严,患者全身情况差,抵抗力低,导管留置时间过长(不宜超过 4 周),局部组织损伤、血肿、感染灶等原因引起。患者出现不能解释的寒战、发热,局部有压痛和炎症反应,查血白细胞数增高。血培养可确诊。处理应立即拔除导管,并作细菌培养,指导治疗。

(6)神经和淋巴管损伤:颈内静脉穿刺进针太偏外侧,损伤臂丛神经。患者表现上臂有触电样麻木感或酸胀感或上臂抽动。处理应立即退出穿刺针,调整后重新穿刺或重选穿刺部位。淋巴管损伤,在左侧穿刺置管时才会误损伤。

(四)锁骨下静脉穿刺置管技术

1.解剖特点

(1)锁骨下静脉是腋静脉的延续,起于第 1 肋骨外侧缘,于前斜角肌的前方、跨过第 1 肋骨,成人长 3～4cm,直径 1～2cm。

(2)静脉在锁骨下内 1/3 及第 1 肋骨上行走,在前斜角肌内缘与胸锁关节后方,与颈内静脉汇合,分别形成左、右头臂静脉。

(3)锁骨下静脉的后侧有胸膜顶。

(4)锁骨下静脉正位时最高点在锁骨中点偏内,侧位时位于锁骨下动脉的前下方,其间有前斜角肌分隔,成人厚达 1.0～1.5cm。

2.用物准备 与"颈内静脉穿刺置管技术"相同。

3.穿刺路径的选择

(1)锁骨下径路:在锁骨中,内 1/3 交界处下方 1cm 处进针。针尖向内偏向头端,针杆与平面呈 25°～30°,进针 3～5cm。

（2）锁骨上径路：在胸锁乳突肌和锁骨头外侧缘，锁骨上约 1.0cm 进针，针尖与锁骨或矢状切面呈 45° 角，在冠状面针杆呈水平或略前偏 15°，朝向胸锁关节，进针 1.5～2.0cm。

4.操作步骤

（1）体位：选择锁骨下径路，上肢垂于体侧并略外展，头位高 15°，肩后垫小枕（背屈），使锁肋间隙张开，头转向对侧；选择锁骨上径路，肩部垫小枕即可。

（2）常规消毒铺巾及局部浸润麻醉。

（3）锁骨下法最常用。右手持连接注射器之穿刺针，保持针与额面平行，左手示指放在胸骨上凹处定位，穿刺针指向内侧稍上方，紧贴在锁骨后，对准胸骨柄上切迹进针，一般进针 3～5cm，即可抽到回血。

（4）抽到回血后，旋转针头，斜面朝向尾侧，固定外套管。

（5）拔除针芯，插入导引钢丝及导管等。

5.注意事项

（1）因解剖位置的缘故，操作时易穿破胸膜，故应准确掌握进针位置及深度。

（2）因本方法并发症较多，出血和血肿不易压迫止血，建议尽量少选用此方法穿刺置管，而在其他静脉穿刺困难时选用。

（五）股静脉穿刺置管技术

1.适应证

（1）基本与"颈内静脉穿刺置管技术"相同。

（2）颈部、胸部手术者。

2.禁忌证

（1）下肢、腹部、会阴部手术者。

（2）穿刺局部有感染、损伤者。

3.解剖特点

（1）股静脉为下肢最大静脉，是股静脉的延续，在大腿根部腹股沟韧带下方与股动脉同行于股血管鞘内，位于动脉的内侧，外侧为股神经。

（2）在腹股沟韧带下 1.5～2.0cm 处有大隐静脉汇入，即使是股动脉搏动微弱或摸不到的情况下，也易穿刺成功。

4.用物准备　　与"颈内静脉穿刺置管技术"相同。

5.穿刺路径的选择

（1）以腹股沟韧带下方 3～4cm，股动脉搏动的内侧作为穿刺进针点，穿刺针杆与腿纵轴平行，与皮肤夹角为 30°～45°，针尖指向剑突，进针 2～4cm。

（2）在休克、心跳呼吸骤停等情况下，股动脉搏动扪不清，可将髂前上棘与耻骨结节之间的连线分为三等份，股动脉位于中内 1/3 段交界处，股静脉位于股动脉内侧 1.0～1.5cm 处，可在此点下方 3cm 处进针试穿。

6.穿刺步骤

（1）患者平卧，穿刺侧大腿外展，外旋 30°～45°，自然屈膝或不屈膝，不能平卧者可取半卧位。

（2）常规消毒、铺巾及局部麻醉。

（3）以右侧股静脉穿刺为例，操作者位于患者右侧，用左手示指、中指尖触及股动脉搏动，指示股动脉走向，右手持穿刺针靠近股动脉搏动的内侧进针穿刺股静脉。

（4）抽到回血，固定外套管，退出针芯。

（5）插入导引钢丝及导管等，以后步骤同"颈内静脉穿刺置管技术"。

7.注意事项

(1)穿刺前应清洁会阴部、穿刺点及周围皮肤。

(2)穿刺点用透气性无菌薄膜敷贴密封,接头处消毒后用无菌敷料包裹。

(3)注意保持穿刺部位干燥,避免污染。

(4)留置导管时间不宜过长,建议不要超过72h。

(六)桡动脉穿刺置管技术

1.适应证

(1)各类大手术,需监测动脉压及做血气分析者。

(2)严重创伤和重危患者手术、救治时。

(3)低温麻醉和控制性降压。

2.解剖特点　腕部桡动脉位于桡侧屈腕肌腱和桡骨下端之间的纵沟内。桡动脉构成掌深弓、尺动脉构成掌浅弓。两弓之间存在侧支循环,掌浅弓的血液99%来自尺动脉。

3.用物准备

(1)动脉穿刺针(套管针):成人用20G,小儿用22G,测压装置1套(包括压力换能器的圆盖、三通开关、延长管及输液器和加压袋(或输液泵)。

(2)50ml注射器或输液袋,内配有肝素生理盐水(肝素1~2U/ml),常规消毒皮肤、用物常规使用局部麻醉药物等。

(3)托手板及垫高手腕部用的垫子、绷带、输液贴。

4.操作步骤

(1)患者平卧,上臂外展(常选用左手),固定托手板上,腕下放垫子,背屈或抬高60°。

(2)操作者左手中指摸及桡动脉搏动,示指在其远端轻轻牵拉,确定穿刺点(在搏动最明显处的远端约0.5cm)。

(3)常规消毒铺巾及局部麻醉,操作者戴无菌手套。

(4)穿刺桡动脉,套管针与皮肤呈30°角,对准中指摸到的桡动脉搏动方向,直刺入动脉,观察回血。

(5)抽出针芯,如有血喷出,可顺势推进套管,血外流通畅表示穿刺置管成功。

(6)如无血流出,可将套管压低呈15°角,并后退套管,直至尾端有血畅流为止,然后再将导管沿动脉平行方向推进。

(7)连接测压系统,用输液贴固定。

(8)取出腕下垫子,用肝素盐水冲洗1次,即可测压。

5.注意事项

(1)穿刺成功后,固定要牢靠,以防套管滑出。

(2)若穿刺失败,须换另一侧,必须将腕部进行加压包扎,以防溢血而引起皮下血肿。

【常用手术体位】

手术体位是暴露手术野,便手术顺利进行的重要措施,无论何种体位均应注意保持患者的呼吸道通畅及循环功能的正常运行,避免因肢体神经压迫造成麻痹等不良后果。因此,手术室护士必须熟悉各种体位的操作方法。

(一)手术体位的安置原则

1.手术体位应使患者感到安全舒适,手术部位应显露充分。

2.保持呼吸道通畅,注意不应使呼吸运动功能受限。特别是俯卧位时,枕垫之间要留一定的空隙。

3.不使大血管,神经受压,静脉应回流良好。固定肢体时要加衬垫,松紧适度。

4.上肢外展不得超过 90°,以免损伤臂丛神经;下肢体位安置时要保护好腓总神经,不可受压;俯卧位时小腿要垫高,使足尖自然下垂。

5.四肢不可过分牵引,以防关节脱位。

6.保持静脉输液、输血的通畅,保证术中方便的补液及给药途径。

(二)仰卧位

仰卧位即平卧位,包括水平仰卧位、垂头仰卧位和侧头仰卧位。

1.水平仰卧位　适用于前胸、腹部、下肢手术。

(1)物品准备:小方枕或长方枕 1 个,约束带 1 条,软垫 1 个。

(2)方法与步骤:①患者仰卧于手术床上;②双上肢置于身体两侧,用中单固定;③膝下放 1 个软垫,避免患者因膝部伸直过久而带来不适或致神经损伤;④用约束带固定膝部。

肝、胆、脾手术时,术前背部侧垫 1 个小方枕,或利用手术床的桥架,术前对准肋缘下,使用时摇高桥架 15°,使手术部位充分暴露。进行膀胱、前列腺手术,子宫全切除术等,须在骶尾部垫 1 个软枕,手术床头部摇低 20°,腿部下垂 30°,两侧肩部各放 1 个肩托用棉垫垫好,以防滑动。

2.垂头仰卧位　适用于甲状腺、颈前路、腭裂修补、全麻扁桃腺等手术。

(1)物品准备:长方枕 1 个,头圈 1 个,约束带 1 条。

(2)方法与步骤:平卧,头偏向一侧,患侧在上,肩颈下垫 1 个长方枕,头下垫头圈。

4.上肢外展仰卧位　适用于上肢、乳腺手术。

(1)物品准备:托手器械台或托手板 1 个,小方枕 1 个。

(2)方法与步骤:平卧,患侧上肢外展于托手器械台或托手板上。若为乳腺手术,患侧背部垫 1 小方枕,以充分暴露腋窝,便于手术。

(三)侧卧位

1.肾手术侧卧位　适用于肾、输尿管中、上段手术。

(1)物品准备:长方枕 2 个,小方枕 2 个,托手架 1 个,骨盆固定架 1 副,束臂带 2 条,约束带 1 条,中单 1 块。

(2)方法与步骤:①患者侧卧 90°,患侧向上,肾区对准手术台桥架;②腋下横垫 1 个长方枕,距腋窝约高 10cm,下侧上肢固定于托手板上;③下侧的腿屈曲 90°,上侧的腿伸直,两腿之间斜垫 1 个长方枕;④骨盆两侧各垫 1 个小方枕,用骨盆固定架固定,注意固定架勿与身体直接接触;⑤臀部覆盖多折中单,并用约束带固定;⑥上侧的上肢屈肘固定于托手架上;⑦将手术床的桥架摇起对准肋缘下 3cm 处;⑧将手术床的头部、尾部适当摇低,使腰部抬高,手术野充分暴露。

2.胸部手术侧卧位　适用于肺、食管、侧胸壁、侧胸椎手术等。

方法与步骤:患者侧卧 90°,腰部无须对准手术床桥架。

3.颅脑手术侧卧位　适用于颅后窝(包括小脑、四脑室、天幕顶)、枕大孔区手术等。

(1)物品准备:头圈 1 个,一次性油布 1 块,肩带 1 条。

(2)方法与步骤:①患者侧卧 90°,头下垫头圈,注意下耳郭置.于圈中,防止受压,上耳孔塞棉球,防止进水;②腋下垫 1 个长方枕,下侧上肢固定于托手板上,上侧上肢置于托手架,注意勿外展,尽量靠近侧胸壁;③上侧肩部用肩带向腹侧牵拉,固定于手术床两边,以充分暴露手术野;④下方腿伸直向前,上方腿屈曲。

4.半侧卧位　适用于胸前肋间切口手术(如二尖瓣分离术)、腋窝等部位手术、胸腹联合切口手术等。

(1)物品准备:小方枕 1 个,治疗巾 1 块,绷带 1 个,约束带 1 条。

(2)方法与步骤:①患者上半身侧卧 45°,患侧背部垫 1 个小方枕;②患侧上肢屈曲抬高,用治疗巾包裹,用绷带缠绕固定于麻醉头架上;③健侧上肢置于身旁,用中单固定;④两腿平放,膝部用约束带固定。

5.髋部手术侧卧位　适用于髋部手术(包括股骨干骨折开放复位、人工股骨头置换、人工髋关节置换、股骨肿瘤、股骨颈骨折或股骨粗隆间骨折内固定和股骨上端截骨术等)。

方法与步骤:

(1)患者侧卧 90°,患侧向上。

(2)腋下横垫 1 个长方枕,双上肢固定于托手板上。

(3)固定上身,注意先固定腹侧,待消毒手术野皮肤后,覆盖无菌巾时再垫 1 个小方枕,再固定背侧骨盆架。

(4)两腿间斜垫 1 个长方枕,使用约束带固定长方枕与下侧下肢。

(四)俯卧位

适用于颅后窝、颈、胸、腰椎后路、背部、骶尾部手术。

1.物品准备　长方枕 3 个,头圈 1 个。

2.方法与步骤

(1)患者俯卧,头转向一侧或支撑于头架上(颅后窝、颈椎后路手术)。

(2)两侧锁骨下横垫 1 个长方枕。

(3)耻骨、髂棘两侧横垫 1 个长方枕,使胸腹部悬空。

(4)双下肢踝部横垫 1 个长方枕,使踝关节自然下垂,保持功能位。

(5)双上肢向前屈曲,置于头部两侧或平放于身体两侧,中单固定(颅后窝、颈椎后路手术)。

(五)膀胱截石位

适用于会阴部及尿道等手术,包括腹会阴联合切口手术、阴道手术、经阴道子宫切除术、膀胱镜检查、经尿道前列腺电切术、肛瘘切除术等。

1.物品准备　薄方枕 1 个,棉垫 2 个,绷带 2 卷,治疗巾 2 块,腿架 2 个,油布 1 块。

2.方法与步骤

(1)患者仰卧,两腿分放在腿架上,腘窝部用棉垫衬垫好,两腿高度以患者屈髋、屈膝自然为度。

(2)摇下或取下手术床尾部,臀部移出手术床边缘。

(3)臀下垫一薄方枕及油布。

(4)用绷带缠绕固定双腿膝部。

(5)双上肢置于身体两侧,用治疗巾包裹手臂,并用中单固定。

(6)将手术床后仰 15°,以抬高臀部,便于手术。

(六)坐位

适用于鼻及咽部手术,包括鼻中隔矫正、鼻息肉摘除、局部麻醉扁桃体摘除术、乳房再造术或缩小术等。

1.物品准备　手术座椅或使用手术床的座位功能,立式手术灯。

2.方法与步骤

(1)患者仰卧于手术床,注意臀部及膝关节应置于手术床的两个关节处。

(2)将手术床头端摇高 75°,床尾摇低 45°,两腿半屈膝。

(3)头与躯干依靠在抬高之手术床上,整个手术床后仰 15°。

(4)双上肢置于身体两侧,中单固定。

(七)骨科牵引手术床的应用

适用于股骨粗隆间骨折、骨干骨折闭合内固定手术。

1.物品准备 牵引床有关配件(会阴柱、牵引臂、延长臂或缩短臂、牵引架、腿架、双侧足托架等),棉垫4块,双层布套1个。

2.方法与步骤

(1)患者麻醉后,将牵引架固定手术床两侧。

(2)向床尾移动患者至会阴柱。

(3)拉出牵引臂,并分开45°。

(4)根据患者身高调节活动臂的长短。

(5)在术侧安装牵引架,对侧安装足托架。

(6)将患者双足置于足托架上,并妥善固定。

(7)取下手术床腿板,调整双足及牵引架位置,保持踝关节的功能位。

3.注意事项

(1)会阴柱上应加软布套,防止会阴部皮肤与会阴柱直接接触,压伤会阴部。

(2)移动患者时,注意会阴与会阴柱之间留有少许间隙,以免过度牵引时挤压患者会阴部。

(3)足跟、踝关节应用棉垫衬垫,防止压伤皮肤。

(4)牵引床各个关节要固定牢靠,避免手术中摇动造成不良后果。

(5)熟练掌握牵引架的操作方法,避免弄错,影响手术进行。

【手术器械传递方法】

(一)锐利器械传递方法

洗手护士应与主刀医师站于同侧。

1.手术刀传递方法

(1)安、取刀片方法:安装时,用持针器夹持刀片前端背侧,轻轻用力将刀片与刀柄槽对合;取刀片时,用持针器夹住刀片尾端背侧,向上轻抬,前推出刀柄槽。

(2)传递手术刀方法:拇指与四指夹持刀背,刀刃向下,尖端向自己并水平传递。

2.剪刀传递方法 洗手护士右手握住剪刀的锐利部,利用手腕部的运动,适力将柄环部拍打在术者掌心上;弯剪应将弯侧向上传递。

3.持针器传递方法

(1)持针器夹针引线方法:右手拿持针器,用持针器开口处的前1/3夹住缝针的后1/3;然后将持针器交予左手握住,右手拇指与示指捏住缝线前端,中指扶住持针器,将缝线穿入针孔;右手拇指顶住针孔,示指顺势将线头拉出针孔,并反折(持针器的1/3)合并缝线卡入持针器的头部;若为线轴,右手拇指与示指捏住缝线,中指向下用力弹断线尾。

(2)传递持针器方法:洗手护士右手捏住持针器的中部,针尖向外侧,利用手腕部的运动,适力将柄环部拍打在术者掌心上。

(二)钝型器械传递方法

1.止血钳传递方法

(1)单手传递方法:洗手护士右手握住止血钳前1/3处,弯侧向掌心,利用腕部的适力运动,将柄环部拍打在术者掌心上。

（2）双手传递法：常用于颅脑手术。双手交叉同时传递止血钳,注意传递对侧器械的手在上,同侧的手在下,其余同单手法。

2.镊子的传递法　洗手护士右手握住镊子夹端,并闭合开口,水平式或直立式传递,让术者持住镊子的中上部。

3.拉钩传递法洗　手护士右手握住拉钩前端,将柄端水平传递,注意传递前拉钩应用盐水浸湿。

4.骨刀（凿）、骨锤传递法　洗手护士左手递骨刀,右手递骨锤,手握刀端及锤,水平递给术者。

（三）缝线传递法

1.徒手传递法　洗手护士左手拇指与示指捏住缝线的前 1/3 处并拉出缝线,右手持线中后 1/3 处,水平传递给术者;术者的手在缝线的中后 1/3 交界处接线。

2.吊线、吊带传递法　洗手护士左手拇指与示指捏住线的前端,右手打开止血钳,夹住线头约 2mm,注意勿夹持过多,避免止血钳跨越组织时缝线移位,交接丢失,失去带线作用。传递方法同传递持针器。

（四）敷料传递法

1.纱布、纱垫传递法　将纱布打开,洗手护士双手分别拿住纱布两端,成角传递。

2.棉片传递法　将棉片浸湿,洗手护士右手捏住尾线,平放于左手背,水平传递,术者用镊子夹持棉片的端部。

3.皮筋传递法　右手拇指、示指、中指及环指将皮圈撑开,套在术者右手上。

4.头皮夹传递法　先将皮夹钳按持针器传递法传给术者;术者将右手拇指及环指套手柄环,微打开钳端,洗手护士右手拇指、示指、中指捏住皮夹,套于皮夹钳端。

（五）传递器械、敷料注意事项

1.传递器械应做到稳、准、轻、快,用力适度,以达到提高术者注意力为限。

2.传递器械的方式应准确,以术者接过后无需调整方向向即可使用为宜。

3.传递锐利器械时,刃口向下,防止自伤及他伤。

4.向对侧或跨越式传递器械,禁止从医师肩后或背后传递。

5.传递带线器械,应将缝线绕到手背,以免术者接钳时抓住缝线,影响操作。

6.传递纱布、纱垫、棉片进行填塞止血时,一定做到心中有数,应提醒医师将纱垫带或线头留于切口外,并按数取出。

7.随时清除手术野周围不用的器械,避免堆积,并防止掉地。

（张卫平）

第二节　头颈外科手术

一、喉全切除术

喉全切除术除将喉全部切除外,一般尚需同时切除舌骨和会厌前间隙组织。

【应用解剖】

1.喉为呼吸及发声器官,位于颈前部,上通喉咽,下接气管,位于颈前正中,在成人相当于第 3～6 颈椎平面。由软骨、肌肉、韧带、纤维结缔组织和黏膜构成。

2.软骨构成喉的支架。甲状软骨是喉部最大的软骨,形状如同竖立的向后半开的书,两侧由左右对称的甲状软骨板在颈前正中汇合形成一定的角度,男性夹角较小且上端向前突出,称喉结。甲状软骨上缘正中有一V形凹陷称甲状软骨切迹。甲状软骨板的后缘上、下各有一角突起,分别称为上角和下角,上角长,借韧带与舌骨大角相连,下角短,其内侧面与环状软骨喉外侧面形成环甲关节。环状软骨位于甲状软骨之下,第1气管环之上,前部较窄,后部较宽,该软骨为喉气管中惟一完整的环,受损可引起喉狭窄。会厌软骨呈叶片状,附着于甲状软骨前角的内面。杓状软骨位于环状软骨环后上缘,呈三角锥形,左右各一,其底部与环状软骨连接成环杓关节,该关节活动带动声带内收及外展。

3.喉的各软骨之间、喉和周围组织之间均由纤维韧带组织互相连接。甲状软骨上缘和舌骨下缘间的弹性纤维韧带组织称甲状舌骨膜,喉上神经内支与喉上动、静脉从此膜两侧穿入喉内。甲状软骨下缘与环状软骨弓上缘之间为环甲膜,严重喉源性呼吸困难时,可经此膜切开以解除窒息。环状软骨下缘与第1气管环之间为环气管韧带。

【手术适应证】

1.声门癌已发展至对侧声带,侵犯声门上区或声门下区,伴一侧声带活动受限或固定者。

2.声门上型喉癌侵犯会厌、舌根或向下侵犯声带或前联合者。

3.声门下型喉癌侵犯声带且伴有一侧声带活动受限或固定者。

4.喉癌侵犯会厌前间隙或穿破甲状软骨板及环甲膜,累及喉外软组织者。

5.喉裂开或喉部分切除术后复发的癌肿。

6.放疗后复发或对放疗不敏感,肿瘤继续发展者。

【麻醉方式、手术体位与切口】

全身麻醉。患者取仰卧位,肩下垫枕。行颈前切口。

【器械、敷料与物品准备】

喉切除敷料包,气管切开,喉切除器械,电锯,高频电刀,骨剪,全喉套管。

【手术步骤及配合要点】

以上行切除法为例。

局部麻醉下行低位气管切开术,置入麻醉插管。

1.切口　切口种类多种多样,根据病情需要和术者习惯选用,一般采用垂直、T形、横I形、U形等。

2.切开及分离皮瓣　将皮肤、皮下组织、颈浅筋膜、颈阔肌一并切开分离,用血管钳牵开皮瓣,暴露颈前肌肉。

3.切断喉前带状肌　分离胸骨舌骨肌、肩胛舌骨肌及甲状舌骨肌,在舌骨下方1cm处予以切断,在甲状软骨附着处切断胸骨甲状肌。

4.切断甲状腺峡　用弯止血钳沿气管前壁分离峡部至其下缘,再用钳分别夹持两侧腺叶,在中间切断,然后用丝线缝合结扎。

5.松动喉体　先于甲舌膜两外侧甲状软骨上角上方,分出喉上动、静脉,结扎切断,同时切断喉上神经,用骨剪剪断甲状软骨上角,沿甲状软骨翼板后缘切断咽下缩肌。

6.切除舌骨　分离切除舌骨上诸肌,然后切除舌骨体或整个舌骨。

7.切断气管取出喉体　在环状软骨下缘切断气管直达气管后壁,沿气管食管壁之间分离,喉体即可取出。

8.闭合喉咽腔　术者、助手更换手套,检查术野,充分止血和冲洗创口后,缝合喉咽黏膜第1层,用0号丝线行黏膜切缘下间断缝合,第2层行褥式缝合黏膜下层,第3层舌骨下肌如未切除可行肌层缝合。

9.缝合气管断端　从气管后壁与食管分离,到气管能抬起与周围皮肤拉拢至无张力止。用丝线将气管游离端缝合到胸骨骨衣上,然后将皮肤切缘与气管断缘黏膜用丝线行间断缝合,皮缘要将气管断缘覆盖,形成气管造口。

10.放置引流管　放置两根引流管,从颈部两侧皮肤穿出缝合固定于两侧颈下部。引流管连接负压吸引装置。

11.缝合皮肤切口　依次缝合皮肤及皮下切口。

12.更换气管套管　待患者麻醉变浅,呼吸平稳后,充分吸尽气管内分泌物拔除气管内麻醉插管,放入全喉切除气管套管。

13.包扎　颈部创口放置消毒纱布,用绷带行颈部加压包扎。

【手术护理重点】

1.全喉套管有型号区分,根据患者情况选择不同型号。

2.术前提醒主管医师将术中用抗生素带入手术室,巡回护士核对皮试结果,便于术中用药。

3.术后套管芯用胶布贴在患者的胸前,并向主管医师交代清楚,防止管芯丢失。

4.注意无瘤操作,喉切除后,凡接触过瘤体的器械全部视为污染,手术医师更换手术衣及手套后,用碘伏擦拭术腔2遍,最后用注射用水冲洗。

二、根治性颈廓清术

根治性颈廓清术是指同时切除一侧颈前部所有6个三角区内的全部淋巴组织。切除范围的上界为下颌骨下缘,腮腺下极,二腹肌下缘;下界是锁骨平面;前界系颈中线带状肌外缘;后界为斜方肌前缘;其浅面起至颈阔肌以下,深达椎前筋膜浅面。切除内容包括胸锁乳突肌,肩胛舌骨肌,颈内、颈外静脉及其分支,副神经,颈神经丛皮支,颌下腺及腮腺下极在内的所有淋巴组织和脂肪结缔组织,保留颈总和颈内动脉、迷走神经、喉返神经、舌下神经、舌神经与面神经下颌缘支。

【应用解剖】

1.颈部呈左右对称的圆锥形,正中为颈白线,其两侧各为胸骨舌骨肌和胸骨甲状肌,此二肌又统称为颈部带状肌,以斜方肌为界分为前后两部。前颈部由胸锁乳突肌分成颈前三角区和颈后三角区。颈前三角区又分为颌下三角、颏下三角、颈动脉三角、肌三角。颈后三角又分为锁骨上三角及枕三角。

2.前颈部由浅及深依次为皮肤、皮下组织、颈浅筋膜(颈三角即在此层内)、颈外静脉、颈浅淋巴结及颈丛皮神经、颈深筋膜及其包含的颈部主要器官和结构,包裹颈总动脉、颈内动脉、颈内静脉及迷走神经筋膜,称颈动脉鞘或颈鞘。

3.颈部有复杂的淋巴管网与淋巴结连接,头颈部淋巴结全体按横行及纵行分布。横行链包括枕、耳后、面、颌下、颏下淋巴结群;纵行链主要为沿颈内静脉排列的颈深淋巴结及沿副神经排列的副神经淋巴结群以及颈浅、颈前、咽后、内脏旁淋巴结群。

【手术适应证】

1.头颈部原发癌已经确诊,颈淋巴结阳性者。

2.原发肿瘤难以查明,颈淋巴结肿大,并经病理证实为阳性者。

3.原发肿瘤已行放疗控制和手术切除后颈淋巴结阳性者。

4.晚期头颈癌,虽然颈淋巴结阴性,但高度怀疑颈转移者。

5.颈淋巴结阳性,经 B 超和 CT 扫描证实已侵犯颈动脉者。

【麻醉方式、手术体位与切口】

全身麻醉。患者取仰卧位,垫肩,头偏向非手术侧。行颈前切口。

【器械、敷料与物品准备】

同"喉全切除术"。

【手术步骤及配合要点】

1.切口　选择的原则为:能充分暴露,便于切除肿瘤,切开的皮瓣不发生坏死,并避开颈动脉。单侧颈廓清术常采用 L 形切口,上起自乳突尖沿胸锁乳突肌后缘,下行至环状软骨平面斜向中线。如行喉切除术同时行双颈廓清术,则采用 U 形切口,切口上起自乳突尖,沿胸锁乳突肌向下至环状软骨平面汇合。

2.分离皮瓣　在颈阔肌深面分离皮瓣,将颈阔肌与皮肤一并掀起,上方分离至下颌骨下缘,下方达锁骨,前方至颈前中线,后方至斜方肌。

3.颈廓清　从颈外侧区开始,先解剖肩锁三角。在斜方肌前缘与锁骨交界处为肩胛舌骨肌下腹,予以切断,继续分离可见颈横动脉、静脉,将其分支结扎切断,可见斜角肌和前斜角肌。解剖颈前三角区,用钳夹胸锁乳突肌断端向上牵拉分离,横切开颈动脉鞘,暴露出颈内静脉、颈总动脉和迷走神经,用弯钳仔细分离颈内静脉,在锁骨上 1.5～2cm 处将颈内静脉结扎切断。

4.闭合创口　先用生理盐水冲洗创口,检查有无出血,充分止血,放入引流管,连接负压引流,依次缝合皮下、皮肤,置无菌敷料加压包扎。

【手术护理重点】

1.术中切除的淋巴结,洗手护士及时交给巡回护士,巡回护士做好标记后交给台下医师,由台下医师亲自送冷冻标本和接听检查结果,防止标本错位和遗失。

2.颈廓清手术和原发肿瘤(喉、咽喉、食管颈段)同时手术,手术顺序应先行颈廓清术,以减少术野的污染机会,也便于手术操作,有利于彻底切除颈部转移的大块组织。

3.颈大块标本切除后,术者更换手套,重新更换手术器械,方可缝合。

三、颈侧切开咽旁肿物摘除术

颈侧切开术,亦称咽侧切开术,是切除喉上部、咽喉及食管上端肿瘤的常用手术方法之一。切除咽旁隙肿瘤时也常用之。手术多取胸锁乳突肌前缘径路,切除部分舌骨及甲状软骨进入咽喉。肿瘤位于咽旁隙者,则不切开咽黏膜。

【应用解剖】

咽旁间隙又称咽侧间隙或咽上颌间隙,位于咽腔侧方,呈倒锥体形,上界为颅底,下达舌骨大角平面。内界为咽上缩肌,外界为翼内肌和腮腺深叶。咽旁隙由茎突及其附着肌组将其分为前、后两隙,前间隙仅有咽升动脉和颈外动脉的扁桃体支及淋巴结和疏松结缔组织,后间隙内有颈内动脉和舌咽神经、迷走神经、副神经和舌下神经。

【手术适应证】

1.声门上区癌,肿瘤较小。

2.喉咽部巨大良性肿瘤不能经口内径路切除者。

3.较大的咽旁良性肿瘤不能经口内径路切除者。

4.局限于喉咽后壁、侧壁或颈端食管较小的恶性肿瘤。

5.咽喉或食管上端黏膜下埋藏性异物,或异物已穿入颈深间隙者。

【麻醉方式、手术体位与切口】

全身麻醉,患者取仰卧位,肩下垫枕,头后伸并偏向非手术侧。行颈侧切口。

【器械、敷料与物品准备】

喉切除敷料包,喉切除器械,电刀。

【手术步骤及配合要点】

1.切口　胸锁乳突肌前缘切口,长短视病变部位及范围而定。

2.暴露肿瘤　沿切口分离皮下组织及颈阔肌,暴露胸锁乳突肌,将其向外后方牵开。必要时结扎切断部分向前分支的血管,肿瘤即可暴露。如肿瘤位置较高,可用拉钩将下颌骨升支向前拉开,使下颌骨半脱位,术野得以扩大。对暴露特别困难的高位肿瘤,可将下颌骨(宜在下颌角处)予以暂时切断,以便术野获得充分暴露。

3.切除肿瘤　详细检查肿瘤包膜与周围组织的粘连情况,用手指于肿瘤包膜外面进行钝性分离,注意不要损伤颈部重要血管与神经。分离肿瘤内侧时,如舌骨、甲状软骨或腮腺妨碍操作,必要时可将上述组织加以部分切除。分离时尽量贴近肿瘤包膜,勿损伤咽、喉黏膜。肿瘤组织完全分离后,即可完整去除。

4.缝合切口　详细检查伤口,妥善止血,置橡皮引流条,然后缝合。

【手术护理重点】

1.体位摆放准确,肩下垫枕,头尽量后伸并偏向健侧,以充分暴露手术部位。

2.对肿瘤可能进入咽腔的手术,备气管切开器械,麻醉前可先行气管切开术,插入气囊套管,以防血液及分泌物流入下呼吸道。

3.对暴露特别困难的高位肿瘤,备下颌骨切断器械,以暂时切断下颌骨,使术野获得充分暴露。

(张卫平)

第三节　气管、支气管手术

【应用解剖】

1.气管上接喉部,下端经隆凸与左右主支气管相连。成人气管自环状软骨下缘至隆凸的顶点,全长10～13cm。

2.气管的前壁和两侧壁由呈"C"字形的20～22个软骨环为支架,软骨环间由平滑肌连接形成管道状,其后壁由膜样纤维平滑肌构成,称为膜样部,以疏松的结缔组织与食管相贴连。气管的前壁呈弧形,后壁平坦,横断面为"马蹄形",前后径1.8～2.0cm,横径2.0～2.2cm,女性略小于男性。主支气管以下各级支气管口径逐渐变细,至末梢支气管仅0.1cm左右。

3.气管壁由外到内有外膜、肌层、软骨、黏膜下层和黏膜。外膜菲薄,由纤维结缔组织组成。肌层为弹性平滑肌,维持气管壁的弹性。软骨环宽3～4cm,占气管断面的2/3。黏膜下层充满微血管、淋巴管和神经纤维。黏膜为柱状上皮,表面有纤毛,可将分泌物向上推送。

4.气管的血液供应来自甲状腺下动脉的分支,其下端亦有来自支气管动脉的分支;静脉汇入甲状腺静脉丛,淋巴引入气管前和气管旁淋巴结;肌肉纤维受喉返神经支配。

5.主支气管在第2肋软骨平面隆凸处,气管分为左、右两主支气管,其确切界限难分辨。分叉角度通常为60°～75°,右主支气管与中线的角度较小,为20°～25°,几乎与气管延续。左主支气管与中线的角度较大,为 $40°\sim45°$ 。自隆凸至右上肺叶支气管开口一般称右主支气管,长 $10\sim25mm$;自隆凸至左上肺叶支气管开口一般称左主支气管,长 $45\sim55mm$ 。气管隆凸位置偏左,右主支气管横过胸椎,当胸部前后被挤压伤时,易遭致断裂。

6.主支气管的结构基本与气管结构相似,其血液供应来自支气管动脉;神经来自肺丛。在肺门支气管上前方为肺动脉,动脉下方为肺静脉。支气管周围有支气管动脉、淋巴结和神经丛。

一、隆凸支气管切除和成形术

【手术适应证】

1.治疗隆凸或气管、支气管新生物。选择性地用于早期癌肿。

2.隆凸部或其邻近区受肿瘤侵犯时,将隆凸部切除,重建呼吸道。

【麻醉方式、手术体位与切口】

1.麻醉方式　气管插管静脉复合麻醉。

2.手术体位　颈仰卧位或左侧卧位。

3.手术切口　颈部横切口或右后侧胸壁切口。

(1)涉及气管上 1/2 到 2/3 的病变,可通过常规颈部领状切口获得满意暴露,有时需要延长切口,切开胸骨。

(2)气管下 1/3 病变一般通过第 4 肋间右后外侧切口开胸手术。

【器械、敷料与物品准备】

1.器械　常规开胸手术器械。

2.敷料　常规胸科手术包。

3.特殊用物　规格不等的无菌气管插管和延长螺纹管,无损伤针线。

【手术步骤及配合要点】

1.切口　常规消毒铺单,常规颈部领状切口或右后外侧切口。

2.显露后纵隔　结扎切断奇静脉,将肺向上、向内牵拉,显露后纵隔,切开纵隔胸膜。

3.游离隆凸　用 7 号丝线牵开迷走神经,游离出气管下部及隆凸,用牵引带将气管及左、右主支气管分别牵起。

4.切断主支气管　将麻醉气管内插管送入右主支气管内供氧,隆凸及支气管下垫 2 块干纱布,切断左侧主支气管,用无菌的另一气管插管,经术野插入切断的左主支气管远侧端内供氧或高频通气。

5.切除隆凸　吸除原气管插管内的分泌物,松开气囊,将该管自右主支气管缓慢拔退至气管内,切断右主支气管,然后再切断肿瘤上方的气管,取出隆凸段。

6.缝制新隆凸　先从左右主支气管的内侧软骨部缝合,缝制成新隆凸。

7.吻合　将左主支气管的外侧壁与气管进行吻合,继而缝合气管与左、右主支气管的前壁,约将软骨吻合半周左右时,缝合膜样部。当全周吻合 2/3 左右后,拔出无菌插管,将气管内插管送入左主支气管内,继续缝合剩余的部分。

8.检查吻合口　吻合完毕,插管退回至气管内。吻合时软骨部尽量做黏膜下缝合,膜样部可全层缝合。检查吻合口有无漏气及出血,必要时做组织片被覆。

9.关胸　大量无菌温生理盐水冲洗胸腔,放置胸腔引流管,清点器械、纱布、纱垫、缝针等无误后关闭胸腔。

10.做皮肤缝线　10#丝线缝合下颌与前胸皮肤,使下颌贴靠胸壁,保持颈项前屈位15°~30°位置2周,以减少气管吻合处张力。

【手术护理重点】

1.因病变压迫气管,术中应严密观察呼吸和血气监测指标的变化,特别是在更换气管插管时,注意呼吸节律的改变及有无缺氧的发生。

2.注意控制术中输液、输血的量及速度,准确地观察并记录术中尿量及出血量,密切观察生命体征,发现问题及时报告处理。

3.术中严格无菌操作技术,在更换无菌气管插管时,注意防止气管内分泌物对术野的污染,了解手术步骤,配合默契。

二、气管切除吻合术

【手术适应证】

1.局限性气管狭窄(由于放置气囊气管插管的时间过久而引起的局部损伤或气管切开的并发症)。

2.呼吸道烧伤引起的局部瘢痕狭窄。

3.特异性或非特异性局部气管炎症引起的狭窄。

4.气管新生物。

【麻醉方式、手术体位与切口】

1.麻醉方式　气管插管静脉复合麻醉。若已放置气管切开导管,用以进行诱导,可由此插管。狭窄不严重时,尽量保持插管位于病变之上;狭窄严重(口径小于4mm)时,术前可以用内镜进行扩张,但不应强行,以免造成额外损伤和炎症,影响手术操作。

2.手术体位　根据病变部位的不同,决定手术体位。颈仰卧位或左侧卧位。

3.手术切口　根据病变部位的不同决定。

(1)病变位于气管上部者,可采用颈部横切口,加向下正中切口。劈开胸骨上半部分,不仅可充分暴露颈部和纵隔气管,而且还可行肺门心包内游移。不切开胸膜腔,有利于肺功能差的病员。

(2)对下1/3气管病变,常采用右后侧胸壁切口。该切口不仅有利于气管隆突部的切除和成形,而且便于肿瘤的切除。

【器械、敷料与物品准备】

1.器械　常规开胸手术器械。

2.敷料　常规胸科手术包。

3.特殊用物　规格不等的无菌气管插管和延长螺纹管,无损伤针线。

【手术步骤及配合要点】

1.切口选择　常规消毒铺单,病变位于气管上部者,可采用颈部横切口,加向下正中切口。对下1/3气管病变,常采用右后侧胸壁切口,经第4肋间隙或第4肋骨床进入胸腔。

2.游离病变　递血管钳紧贴气管进行游离,暴露环状软骨到隆突间的气管。

3.切除病变　气管充分显露后,探查判断气管肿瘤的位置、毗邻关系、有无外侵。在切除部位的近、远端各2cm处,递7×20圆针、7#线,在气管的两侧各缝一牵引线,递刀在病变的下方切开气管,观察病变的极界,予以切断,尽量保留正常的气管。

4.放入气管插管　将带气囊的气管插管迅速放入气管远端,保持通气和辅助呼吸,充起气囊,吸引器及时吸除远端的血液和囊上的积血。牵起病变气管的近端,血管钳游离至正常分界,予以切除。

5.对端吻合 拉拢上下方气管牵引线,使上、下端切口对拢。对拢后,将颈项放于中位,以 4-0# 可吸收线间断缝合后壁,待后壁缝完,撤去术野中气管插管,将原经口腔气管插管越过吻合口插入远侧气管,继续缝前壁(如颈部切口者,先吻合气管后壁;胸部切口者,先吻合气管前壁),完成气管吻合。

6.检查吻合口 检查吻合口有无漏气及出血,必要时可用邻近胸膜或心包瓣缝盖于吻合口。

7.常规对合 无菌生理盐水冲洗,放置胸腔引流管,清点器械、纱布、纱垫、缝针无误后逐层关闭切口。10# 线缝合下颌与前胸皮肤,使下颌贴靠胸壁,保持颈项前屈位 15°～30°位置 2 周,以减少气管吻合处张力。

(解晓慧)

第四节 食管手术

部分食管切除隧道式食管-胃吻合术是治疗食管癌常用手术方法之一。食管癌以中段多见,下段次之,上段较少见,应争取早期诊断,早期治疗。可根据病变部位选用胃、空肠、结肠代食管术。其中最常用的是食管胃吻合术。

【应用解剖】

1.食管系中空的肌肉管,自第 6 颈椎与环状软骨下缘相对处的咽喉部开始,至相当于第 10 胸椎处,穿过膈肌与胃相接。成年人食管长 25～30cm,确切长度随个体身高而变化。食管基本上位于中线,但在颈部偏向左侧。在胸部随脊柱的曲度位于中线的右侧,食管下端又偏向左侧并向前穿过膈裂孔。食管的这些偏移有重要的临床意义。颈段食管最好选择左侧入路。胸段食管从右侧,而下段及贲门部可由腹部及左胸腹途径进入。

2.食管按其部位可分为颈、胸、腹(或上、中、下)3 段,从食管开口至主动脉弓上缘平面为上段,肺静脉平面以下为下段,其间为中段。

3.食管有 3 个生理性狭窄:第 1 狭窄是咽与食管相接处;第 2 狭窄位于主动脉和气管分叉的后方;第 3 狭窄是食管通过膈肌食管裂孔处。

4.食管颈段由甲状腺下动脉分支供血,胸段上部食管由支气管动脉及降主动脉的食管支供血,胸段下部由主动脉或肋间动脉小支供血。腹段由腹主动脉的横膈动脉终支供血,食管上部的静脉回流至甲状腺下动脉,汇入上腔静脉,下部回流入胃冠状静脉,再汇入门静脉。

5.食管的神经由交感神经及副交感神经支配。交感神经有上、下颈交感神经节、第 4 及第 5 胸交感神经节、大小内脏神经节及腹丛的分支。副交感神经有迷走神经的分支及部分喉返神经的分支。

一、食管中、下段癌切除术

【手术适应证】

1.早期食管癌病变仅限于黏膜下层,无其他处转移,患者一般情况允许,则应积极手术。

2.中期患者,中下段病变长度≤5cm。

3.中期患者病变长度>5cm,无远处转移,且全身情况允许时,应采取术前放疗与手术切除的综合治疗。

4.复发性食管残端癌,其他部位无转移者。

5.放疗治疗后复发,一般情况好,无远端转移者。

6.良性食管疾病有恶变或并发食管癌者。

【麻醉方式、手术体位与切口】

气管插管静吸复合麻醉。患者右侧卧位。行左后外侧切口。

【器械、敷料与物品准备】

1.器械　常规开胸手术器械。

2.敷料　常规胸科手术包。

3.特殊用物　不同型号的吻合器、闭合器,荷包钳,荷包线,灭菌安全套2个,胃管1根,营养管1根,糖球1颗(以灭菌安全套包住后系在营养管末端备用)。

【手术步骤及配合要点】

1.隧道式食管-胃吻合术

(1)切口:常规消毒铺单,后外侧切口进入胸腔。

(2)探查病变:递生理盐水给术者湿手进行探查,更换深部手术器械,检查胸主动脉旁有无淋巴转移及粘连。

(3)切开纵隔:递长镊,长扁桃剪于膈上纵形剪开胸膜,牵开肺,显露后纵隔。

(4)游离食管及迷走神经:长分离钳游离食管,食管带穿过食管做牵引,组织钳固定。

(5)切开膈肌:2把长分离钳提起膈肌,电刀切开,长分离钳钳夹出血点,结扎或缝扎止血、7×20圆针、7号线缝扎膈动脉。

(6)分离胃网膜及其胃脾韧带、肝胃韧带:递中弯钳夹持,扁桃剪剪断,7号线结扎。

(7)结扎切断胃网膜左动脉及其分支:递3把长分离钳夹住胃左动脉,近端2把,远端1把,递10号刀切断,7号线结扎两端,近端7×20圆针、7号线再贯穿缝扎。

(8)离断胃:递2把柯柯钳,在距贲门1~2cm处夹胃体,长镊夹持干纱布保护切口周围;递10号刀切断(以下按污染手术处理),纱球消毒断端。5×20圆针、4号线全层缝合胃体断端后用荷包缝合包埋断端。灭菌安全套保护食管近端,10号线固定。

(9)"隧道"切口:于胃底最高点做垂直于胃长轴的两道平行切口,深度达黏膜层。

(10)游离"隧道":递3把长平镊,短扁桃剪将两道平行切口于浆肌层和胃黏膜层之间游离并贯通,形成宽约4cm,长约3cm的"隧道",5×14圆针、1号线行浆膜下缝合止血。

(11)固定食管与胃:5×20圆针、4号线3针将食管与胃固定,将食管从隧道内拉出。

(12)切断病变段食管:3块干纱布衬垫,保护吻合口周围,用心耳钳夹住食管近端(距离食管肿瘤上缘5cm处,在食管、胃固定缝合时要充分预留),柯柯钳夹远端;递刀切除病变段食管,纱球消毒断端。

(13)吻合食管、胃后壁:距食管胃固定线1.5~2.0cm处,扁桃剪修整食管吻合口,相应切开胃壁,吸引器头吸净胃内容物,递长镊、5×20圆针、4号线全层缝合胃及食管后壁。

(14)置胃管和营养管、吻合前壁:后壁吻合完后,递两块治疗巾保护切口,将无菌胃管与术前所置胃管连接后,自吻合口逆行引出,并用环钳协助将无菌胃管及营养管的引导糖球置入胃及十二指肠内,吻合食管前壁。

(15)固定食管:吻合完毕,用5×14圆针、1号线将食管固定在纵隔胸膜上3针,减少吻合口张力。

(16)缝合膈肌:检查胃左动脉结扎处及食管床,1号线结扎或电凝止血;4号线固定膈肌与胃壁以恢复膈裂孔;清点纱布,纱垫,缝针无误后,12×20圆针、10号线"8"字缝合膈肌。

(17)关胸:无菌盐水冲洗胸腔,放置胸腔引流管,清点纱布、纱垫、缝针无误后关闭胸腔。

2.食管-胃机械吻合术

(1)切口:常规消毒铺单,后外侧切口进入胸腔。

(2)探查病变:递生理盐水给术者湿手进行探查,更换深部手术器械,检查胸主动脉旁有无淋巴转移及粘连。

(3)切开纵隔:递长镊,长扁桃剪于膈上纵行剪开胸膜,牵开肺,显露后纵隔。

(4)游离食管及迷走神经:长分离钳游离食管,食管带穿过食管做牵引,组织钳固定。

(5)切开膈肌:2把长分离钳提起膈肌,电刀切开,长分离钳钳夹出血点,结扎或缝扎止血、7×20圆针、7号线缝扎膈动脉。

(6)分离胃网膜及胃脾韧带、肝胃韧带:递中弯钳夹持,扁桃剪剪断,7号线结扎。

(7)结扎切断胃网膜左动脉及其分支:递3把长分离钳夹住胃左动脉,近端2把,远端1把,递10号刀切断,7号线结扎两端,近端7×20圆针、7号线再贯穿缝扎。

(8)离断胃:递2把柯柯钳,在距贲门1~2cm处夹胃体,长镊夹持干纱布保护切口周围;递胃残端缝合器进行缝合关闭,10#刀在两排缝合钉之间切断胃(以下按污染手术处理),纱球消毒断端。5×20圆针、4号线全层缝合胃体断端后用荷包缝合包埋断端。灭菌安全套保护食管近端,10号线固定。

(9)做食管荷包缝线:在肿瘤上缘5cm预定切除食管部位,7×20圆针,7#丝线围绕食管纵轴一周做一贯穿食管壁全层的荷包缝线,暂不打结。在胃前壁另做一小切口并经此切口装入吻合器主件。

(10)插入抵钉座于食管腔内:在食管荷包缝线下方3~3.5cm之食管前壁顺其纵轴做一长3cm纵形切口,切开食管前壁并显露食管腔,经此切口将抵钉座向上插入食管腔内;结扎荷包缝线,7#丝线固定食管残端于抵钉座的中心杆上。

(11)切除肿瘤:于食管荷包缝线及结扎线之下0.5cm切除食管肿瘤,近侧断端用安尔碘纱球消毒。

(12)贯通胃壁:上拉胃至胸内,将吻合器主件内之塑料钉架一端从胃腔内抵住胃底最高点或预定吻合的部位,递10#刀片对准塑料钉架上的环形刀具中心戳一直径0.3~0.5cm戳口,用中弯钳略加扩大,贯通胃壁。

(13)食管-胃机械吻合:将抵钉座之中心杆尾端通过上述小戳口插至吻合器主体内,使两者重新对合并旋紧尾端螺丝,调节间距,使被吻合的食管和胃两端紧密靠拢。打开保险闸,用力合拢手柄,击发吻合器,完成吻合和切割。松开尾端螺丝,使吻合器离开吻合口和胃腔。

(14)置胃管和营养管:递两块治疗巾保护切口,将无菌胃管与术前所置胃管连接后,自吻合口逆行引出,并用环钳协助将无菌胃管及营养管的引导糖球置入胃及十二指肠内,吻合食管前壁。

(15)包埋吻合口:吻合口周围用5×14小圆针,1#线行间断浆肌层褥式缝合一周,并用胃壁组织包埋吻合口,使之浆膜化。胃体做适当缝缩,胃底部或胃大弯侧悬吊固定。

(16)缝合膈肌:查胃左动脉结扎处及食管床,1#线结扎或电凝止血;4号线固定膈肌与胃壁以恢复膈裂孔;清点器械、纱布、幺垫、缝针无误后,12×20圆针,10#线缝合膈肌。

(17)关胸:无菌盐水冲洗胸腔,放置胸腔引流管,清点器械、纱布、纱垫、缝针无误后关闭胸腔。

【手术护理重点】

1.保持呼吸道通畅。胸腔是一个内感受器极为丰富的体腔,这些感受器主要分布在肺门、主动脉弓部、膈肌以及肋间神经分布的胸壁部位,游离食管时刺激主动脉弓、膈肌、肋间神经常可引起纵隔摆动及反常呼吸加深,严重者可出现心动过缓、低血压等,故术中应加强循环和呼吸功能的观察。

2.密切观察术中失血量。胸壁切口出血及胸腔的深在部位出血常蓄积而不易察觉,术中应密切观察,测定失血量,保持输血、输液通畅。

3.了解手术过程,熟练掌握吻合器的使用。在使用器械吻合前洗手护士应仔细检查吻合器的性能及各配件的完整性,熟悉吻合器的工作原理及安装方法,避免错误安装。根据切除肿瘤位置的不同,选择不同型号的吻合器,确保吻合顺利。

4.严格无菌操作,处理胃、食管时按污染手术处理。

5.其他护理要点见开胸手术配合总论(略)。

二、食管上段癌切除术

【手术适应证】

1.早、中期食管癌的一部分情况较好的病人。

2.病人一般情况尚好,其心、肺功能可耐受全麻及手术。

3.复发性食管癌,其他部位无转移灶。

4.食管疾病有恶变或并发食管癌者。

【麻醉方式、手术体位与切口】

气管插管静吸复合麻醉。患者右侧卧位。行左后外侧切口、颈部切口。

【手术步骤及配合要点】

1.切口 常规消毒铺单,左后外侧切口进入胸腔。

2.探查病变 递生理盐水给术者浸湿手进行探查,更换深部手术器械,探查胸主动脉旁有无淋巴结转移及粘连。

3.切开纵隔 递长镊,长扁桃剪于膈上纵行剪开胸膜,牵开肺,显露后纵隔。

4.游离食管及迷走神经 长分离钳游离食管,食管带穿过食管做牵引,组织钳固定。

5.切开纵隔 2把长分离钳提起膈肌,电刀切开,长分离钳夹住出血点,结扎或缝扎止血,7×20圆针、7#线扎膈动脉。

6.分离胃网膜及胃脾韧带、肝胃韧带 递中弯钳分离、剪断,7#线结扎。

7.切断结扎胃左动脉及其分支 3把中弯钳夹住胃左动脉(近端夹2把,远端1把),递刀切断,7#线结扎两端,近端递吻合针4#线贯穿缝扎。

8.缝支持线 在胃大小弯用吻合针4#线缝支持线,两把蚊式钳夹线。

9.切断食管 两把血管钳夹住贲门上之食管,递刀切断,胃端用4#线结扎,7×20圆针,7#线"荷包"缝合一层。

10.结扎胸导管 递长分离钳分离,7#线结扎。

11.继续游离食管至主动脉弓上 递长分离钳分离,递刀切断,7#线结扎。

12.在胃底部缝支持线 5×20圆针,4#线缝合,递蚊式钳夹线,取下牵开器。

13.颈部切口 递安尔碘纱球消毒,依次切开皮肤、皮下组织,电刀止血,两块纱布保护切口。

14.游离并将食管胃牵出 将食管经主动脉后方提到胸膜顶部,再送至颈部切口,血管钳分离,4#线结扎。

15.食管胃吻合 5×20圆针,4#线缝两针支持线,间断缝合食管胃后壁,全层及前壁。

16.缝合膈肌 检查胃左动脉结扎处及食管床,1#线结扎或电凝止血;4#线固定膈肌与胃壁以恢复膈裂孔;清点器械、纱布、纱垫,缝针无误后,12×20圆针,10#线"8"字缝合膈肌。

17.关胸　无菌生理盐水冲洗胸腔,放置胸腔引流管,清点器械、纱布、纱垫、缝针,无误后关闭胸腔。

18.缝合颈部切口　递安尔碘纱球消毒切口,7×20圆针,4#线缝合皮下组织,9×28角针,1#线缝合皮肤。

19.覆盖伤口　包扎切口。

【手术护理重点】

同"食管中、下段癌切除术"。

三、结肠代食管术

高位食管癌,或食管化学性烧伤所致狭窄,由于病变位置高、手术难度大、术后原有的食管不能再被利用,必须采用病人的结肠代替食管来重建消化道。

【应用解剖】

1.结肠包括盲肠、升结肠、横结肠、降结肠和乙状结肠,长约130cm,约为小肠的1/4。

2.结肠比小肠短而粗,盲肠直径7.5cm,向远侧逐渐变小,乙状结肠末端直径只有2.5cm。

3.结肠的解剖特点①结肠带:为肠壁纵肌纤维形成的3条狭窄的纵行带。结肠带在盲肠、升结肠及横结肠较为清楚,从降结肠至乙状结肠逐渐不明显。②结肠袋:由于结肠带比附着的结肠短1/6,因而结肠壁缩成了许多囊状袋,称结肠袋。③肠脂垂:由肠壁黏膜下的脂肪组织集在结肠壁上,尤其是在结肠带附近有多数肠脂垂,在乙状结肠较多,多并有蒂。

4.食管系中空的肌肉管,自第6颈椎与环状软骨下缘相对处的咽喉部开始,至相当于第10胸椎处,穿过膈肌与胃相接。成年人食管长25～30cm,确切长度随个体身高而变化。食管基本上位于中线,但在颈部偏向左侧。在胸部随脊柱的曲度位于中线的右侧,食管下端又偏向左侧并向前穿过膈裂孔。食管的这些偏移有重要的临床意义。颈段食管最好选择左侧入路。胸段食管从右侧,而下段及贲门部可由腹部及左胸腹途径进入。

5.食管按其部位可分为颈、胸、腹(或上、中、下)3段,从食管开口至主动脉弓上缘平面为上段,肺静脉平面以下为下段,其间为中段。

6.食管有3个生理性狭窄:第1狭窄是咽与食管相接处;第2狭窄位于主动脉和气管分叉的后方;第3狭窄是食管通过膈肌食管裂孔处。

7.食管壁由黏膜、黏膜下层及肌层构成,食管壁无浆膜层,此为一个重要的解剖学特点。

8.食管的血液供应:食管颈段血管由甲状腺下动脉分支供应,胸段上部食管的动脉由支气管动脉及降主动脉的食管支供应,胸段下部由主动脉或肋间动脉小支供应。腹段由腹主动脉的横膈动脉终支供应。食管上部的静脉回流至甲状腺下动脉,汇入上腔静脉,下部回流入胃冠状静脉再汇入门静脉。

9.食管的神经由交感神经及副交感神经支配。交感神经有上、下颈交感神经节,第4及第5胸交感神经节,大小内脏神经节及腹丛的分支。副交感神经有迷走神经的分支及部分喉返神经的分支。

【结肠替代食管的优点】

1.结肠有足够的长度,可提到胸颈部任何高度进行重建吻合。

2.结肠血管粗大、系膜血管弓跨度大、血供丰富,有利于吻合口愈合。

3.结肠有较强的抗酸能力。

4.结肠有较好的收缩蠕动和通过固体物的能力,有利于食物团通过。

5.无胸内致命的吻合口瘘并发症之虑。

【手术适应证】

1.预计长期生存的食管先天性缺损或闭锁者。

2.高位食管良性肿瘤或狭窄切除后。

3.食管化学烧伤后。

4.多次抗反流手术无效或失败之后。

5.某些食管气管瘘患者。

6.部分高位食管癌或下咽癌。

7.胃本身病变或曾经手术过不能再利用者。

8.胃或空肠代食管均失败者。

【麻醉方式、手术体位与切口】

1.麻醉方式　气管插管静吸复合麻醉

2.手术体位　患者平卧位,胸部垫高30°。

3.手术切口　行右胸部前外侧切口、左腹正中旁切口、左颈部斜切口。

【器械、敷料与物品准备】

1.器械　胸科器械:供颈、胸部切口用;急腹腔器械:供腹部切口用。

2.敷料　常规胸科手术包、剖腹包。

3.特殊用物　结肠代补充包、血管器械、血浆管、橡皮引流条。

【手术步骤及配合要点】

手术分颈胸及腹部两组同时进行。

颈胸组:

1.切口　患者取仰卧位,右胸部垫高30°～35°,常规消毒铺单,颈胸组行右胸部前外侧切口,经第3或第4肋间进胸。

2.探查病变　进入胸腔后,递生理盐水给术者浸湿手进行探查,更换深部手术器械,S拉钩将肺向前牵开,在癌肿上方切开纵隔胸膜,探查癌肿范围、活动度以及有无向外浸润或局部淋巴结转移等情况。

3.游离胸段食管　递长分离钳由肿瘤上下方游离食管,各用一根食管带分别向外牵引,分离肿瘤左侧及后侧的粘连,向上至颈根部,向下至食管裂孔。

4.离断胸段食管　于膈肌上方2～3cm平面将食管用钳夹住切断,远端用5×20圆针、4#线间断贯穿缝合关闭,保留缝线。递安尔碘纱球消毒近端,7#线结扎,保险套保护。

5.颈部切口　递安尔碘纱球消毒,递手术刀、电刀、血管钳在左颈部胸锁乳突肌前缘依次切开皮肤、皮下组织,电刀止血,两块纱布保护切口。做左颈部斜切口显露颈部食管。

6.上提远端食管至颈部　递长分离钳游离胸段食管远端,递大弯钳扩通右胸到左颈的食管隧道,将胸段食管远端经右胸到左颈隧道引出,递刀切除颈段食管。

腹部组:

1.切口　递安尔碘纱球消毒腹部皮肤,递手术刀、血管钳,依次切开皮肤、皮下组织,电刀电凝止血,左腹正中旁切口进入腹腔,两块腹纱保护切口。

2.选择移植结肠段　进腹后递生理盐水给术者浸湿手进行探查,递血管钳分离显露结肠,检查结肠边缘动脉分布情况,选定使用的结肠段。

3.阻断结肠动脉血供　递无损伤血管夹,暂时夹住预计要切断的结肠及中结肠动脉,递套有橡皮管的肠钳,将预计要切断的结肠两端夹住10～15min,观察边沿动脉的搏动情况与肠管的色泽,观察使用结肠段的血供情况。

4.游离并切断结肠　分离钳游离选定的结肠段,递肠钳离断降结肠,远断端用消毒纱球处理,近残端用保护套套好结扎。递肠钳离断左半结肠及中结肠,7#线双重结扎动脉两断端,保留结肠血管弓,递血管钳离断结肠系膜。

5.肠肠吻合　递5×20圆针、4#线荷包缝合2~3层,对端吻合横结肠起始端与远断端降结肠。

6.胃肠吻　合切开胃肝韧带,将游离的结肠由胃后提至胃前方,递5×20圆针、4#线,双层内翻吻合横结肠起始部之远端结肠与胃小弯前壁。

7.胃造口　以胃前壁作为造口位置,递5×20圆针、4#线荷包缝合2~3层,递刀在荷包缝合中心切开胃壁,从胃前壁造口置入菌状管并固定。

做胸骨后隧道:

1.开辟隧道　颈胸组与腹部组人员相互配合,分别从胸骨上下两个方向开辟隧道。

2.贯通隧道　递咬骨钳,腹部组术者切除胸骨剑突,用手指紧靠胸骨后间隙向上及两侧分离。递刀,颈胸组术者切开附着在胸骨柄上缘的颈深筋膜,手指紧贴在胸骨后从胸骨后正中向下及两侧进行分离,使隧道上下贯通。或使用胸骨后隧道扩张器,操作更为方便。

3.上提结肠　在胃后网膜上做一切口,将移植结肠从胃后通过,用测量杆量出结肠所需长度,双10#线牵引将结肠经胸骨后隧道上提至颈部切口部位。

4.吻合　递5×20圆针、4#线,端端吻合结肠远端与颈部食管近残端。

5.缝合颈部切口　递安尔碘纱球消毒切口,置橡皮引流条,9×28角针、1#线固定。7×20圆针、4#线缝合皮下组织,9×28角针、1#线缝合皮肤。

6.关闭胸、腹腔　无菌盐水冲洗胸、腹腔,放置引流管,清点器械、纱布、纱垫、缝针,无误后逐层关闭胸、腹腔。

7.覆盖伤口　包扎切口。

【手术护理重点】

1.手术操作复杂,手术切口多,术前认真查阅病历,了解病情,熟悉手术步骤,了解所需的特殊用物。

2.因手术时间长,手术范围大,术前对病人的身体状况进行评估,针对病人情况做好体位防护。术中经常检查负极板放置位置是否正确,避免使用高频电刀时造成患者皮肤的灼伤。

3.术中严密观察呼吸的变化,注意呼吸节律的改变及有无缺氧的发生。保持呼吸平稳,保证手术的顺利进行。

4.手术操作易致出血,术中应严密监测循环系统的变化,以防出血过多造成的低血压和心动过缓。术前建立2条静脉通道,及时输血、输液,保持循环的稳定。

5.注意控制术中输液、输血的量及速度;准确观察并记录术中尿量及出血量;密切观察生命体征;随时与麻醉医生联系,发现问题及时处理。

6.术中严格执行无菌操作,颈胸部手术器械与腹部手术器械须严格分开,避免污染。处理胃、食管、肠道时按污染手术处理。

7.由于移植结肠血管蒂中的静脉容易受到损伤,因此在通过胸骨后隧道时准备热盐水,在上提结肠时淋洒于结肠上,防止结肠血管受冷刺激而痉挛。

8.关闭胸、腹腔时,应认真清点所有物品,切勿残留物品在体腔内。

(张卫平)

第五节　冠心病手术

一、非体外循环下冠状动脉旁路移植术

【应用解剖】

正常冠状动脉分左、右两主支。分别起自左、右主动脉冠状窦内,其主干及主要分支均在冠状沟和前、后室间沟中的心包脏层下行走,并在行径中分出许多支,以后的细小分支则进入心肌中。

心脏静脉根据其静脉特点可分成3个系统:①冠状静脉窦及其属支:冠状静脉窦位于右房室沟,主要引流左心室的血液。分支前室间沟静脉与左冠状动脉前降支伴行,汇入冠状静脉窦。邻近左冠状动脉主干分叉处,前室间沟静脉弯向左房行走在左房室沟内,称心大静脉。②右室前静脉:跨过右心室浅面与右房室沟处直接引流入右心房。③心脏表浅静脉:主要与右心房和右心室相通。

【手术适应证】

1.无症状或轻微心绞痛。

2.稳定型心绞痛。

3.不稳定型心绞痛。

4.急性心肌梗死。

5.经皮冠状动脉腔内成形术并发症。

6.再次手术。

【麻醉方式、手术体位与切口】

采用气管内插管,静脉复合麻醉的全麻方式。患者仰卧位,肩下垫一方枕。行胸骨正中切口。

【器械、敷料与物品准备】

1.器械　常规心脏外科器械,架桥外加,大阻闭钳,侧壁钳,不停跳牵开器。

2.敷料　体循包、体循外加、体循衣、体循单。

3.特殊物品　头灯,除颤器,Medronic真空吸盘式心脏固定系统,气雾喷射装置,冠状动脉血管分流器。4.7mm打孔器。

【手术步骤及配合要点】

1.准备血管　消毒胸前区及左右下肢,常规铺单,将预备取血管桥的下肢露出。胸骨正中切口,递乳内牵开器牵开左半侧胸骨,显露左侧乳内动脉,将电凝调至30W,游离乳内动脉,细小分支用电刀烧灼,较大分支应用银夹夹闭,测量血管桥长度后断离乳内动脉,并用小血管夹夹住断端,将断端用浸有罂粟碱的湿纱布包裹备用;同时取大隐静脉,将取好的血管桥浸入肝素氯化钠溶液中。

2.吻合冠状动脉　在需要搭桥的冠状动脉旁安装Medronic心脏固定器,用7-0#Prolene线先行左乳内动脉与前降支吻合,恢复部分冠脉血流。用主动脉侧壁钳夹住部分主动脉,根据所需吻合冠状动脉的支数,递打孔器在主动脉壁上打相应数量的孔,然后用6-0#Prolene线做近端吻合。吻合完近端,用血管夹夹住血管并松开侧壁钳;搬动心脏显露靶血管,用7-0#Prolene线行血管桥与靶血管吻合,打结前进行排气。

【手术护理重点】

1.应熟悉手术步骤,严格执行无菌技术,掌握各种冠脉器械的性能及用途。

2.巡回护士应密切关注手术进展,并备齐应急物品,随时建立体外循环。

3.大隐静脉取出后应做好标记,防止方向置反造成血流阻塞,并防钳夹造成内膜损伤。

4.准备好罂粟碱、肝素生理盐水、温生理盐水等,以便手术顺利进行,并记录其用量。

5.血管吻合时应随时调整灯光保证手术操作顺利进行。

6.固定器上的负压保持恒定状态,切忌在进行冠状动脉远端吻合时压力骤减导致吸盘脱落,使冠状动脉撕裂。

7.调整手术间温度、湿度,减少机体散热,在秋冬及初春季节,气温偏低,术前、术中保持体温很重要。因此,在患者进入手术室前,宜提前将室温提高至25℃左右,麻醉前要给患者盖好被子,提醒医师尽量缩短皮肤消毒时间。

二、体外循环下冠状动脉旁路移植术

【应用解剖】

同"非体外循环下冠状动脉旁路移植术"。

【手术适应证】

同"非体外循环下冠状动脉旁路移植术"。

【麻醉方式、手术体位与切口】

采用气管内插管,静脉复合麻醉的全麻方式。患者仰卧位,肩下垫一方枕。行胸骨正中切口。

【手术步骤及配合要点】

1.剥大隐静脉,乳内动脉同"非体外循环下冠状动脉旁路移植术"。

2.常规建立体外循环,插入冷灌针头,先选好靶血管,待温度降至30℃左右,递阻闭钳阻闭升主动脉。先行乳内动脉与前降支的吻合,再将修剪好的血管桥用7-0# Prolene线依次与靶血管吻合。吻合完后用血管夹夹住血管桥,开放升主动脉,用侧闭钳夹住部分主动脉,打孔器打相应数量的孔,用6-0# Prolene线吻合血管桥近端,吻合完毕后用4.5号针头排气。

3.停体外循环转流后拔除插管,常规止血关胸。

【手术护理重点】

1.应熟悉手术步骤,严格按无菌技术操作,掌握各种器械的性能及用途。

2.大隐静脉取出后应做好标记,防止方向置反造成血流阻塞,并防钳夹造成内膜损伤。

3.准备好罂粟碱、肝素生理盐水、冰袋等,以利手术顺利进行,并记录其用量。

4.血管吻合时应随时调整灯光,便于手术操作。

5.注意清点并记录纱布、敷料、手术器械数量,术毕清点核对,避免遗留在伤口内。

6.术前及术中,称干、湿纱布重量,计算好输血量,并保持输血、输液通畅。

7.送患者回病室时,注意各种引流管及导管等的通畅。

(张卫平)

第六节 先天性心脏病手术

一、动脉导管结扎术

【应用解剖】

动脉导管通常位于降主动脉与左肺动脉之间。右位主动脉弓患者,少数可位于无名动脉根部远端的主动脉和左肺动脉之间,双侧动脉导管者极为罕见。根据未闭动脉导管的解剖形态,可将其分成管形、漏斗形、窗形和动脉瘤形4种。

【手术适应证】

由于患有动脉导管未闭的儿童或成人远期自然预后不佳,且有并发感染性心内膜炎的危险,除症状不明显的幼儿可延期手术外,一般情况下,一经确诊即应手术治疗。根据我国目前医疗现状,较理想的手术年龄是3~5岁。

【手术禁忌证】

1.合并严重肺动脉高压。

2.合并其他复杂先天性心脏病。

3.主动脉弓离断。

【麻醉方式、手术体位与切口】

1.麻醉方式 采用气管内插管、静脉复合麻醉的全麻方式。

2.手术体位 取右侧卧位,右腋下放软垫垫高,左手臂摆于前方,可使术侧肋间隙增宽,同时肩胛骨向前上牵拉,利于手术野显露。

3.手术切口 较大儿童或成人多选用左胸后外切口,皮肤和胸壁肌肉切开应从肩胛骨下角下方1横指处绕过,以免术后肩胛骨活动时摩擦而引起疼痛。婴幼儿因胸廓小,术野浅,导管韧性较好,可选用左腋窝小的S形切口或直切口,第4肋间进胸。

【器械、敷料与物品准备】

1.器械 除常规器械外,另需准备s拉钩、肩胛拉钩及动脉导管钳。

2.敷料 体循包、体循外加、体循衣、体循单。

【手术步骤及配合要点】

1.右侧卧位开胸后,递一块打开的湿纱布包裹肺,用s拉钩将左肺上叶尖向前下牵拉,在主动脉峡部多数可见一膨出部并向肺动脉侧延伸,即动脉导管之部位。

2.递剥离剪,沿降主动脉纵轴中线剪开纵隔胸膜,上至左锁骨下动脉根部,下至肺门。用小圆针、4号丝线在纵隔胸膜边缘缝牵引线4~5针,牵拉并固定于消毒巾上,将肺组织和手术野隔开。

3.导管的游离是手术的关键,分离多采用先前壁,再下缘、上缘,最后分离后壁的顺序。根据导管的长度,适当扩大后壁用直角钳分离间隙,以便套过结扎线。

4.结扎线采用不可吸收的双10号丝线。准备结扎时,请麻醉师通过药物将主动脉压收缩至70~80mmHg,先结扎动脉导管的主动脉端,然后再结扎肺动脉端。

5.导管顺利结扎后,彻底止血并冲洗胸腔,纵隔胸膜间断用小圆针、4号线缝合4~5针,安放闭式引流,请麻醉师膨肺后,递大圆针双 10 号线关闭胸腔,10 号线、胖圆针缝合肌肉层,中圆针、4 号线缝合皮下组织,最后用 4-0# 可吸收线进行皮内缝合。

【手术护理重点】

1.摆好体位,注意舒适,勿使受压,手臂固定时,不宜过度外展,防止损伤臂丛神经。

2.保持输血、输液管道通畅。保证血库可随时供应配好的血。

3.结扎线应预先浸泡于抗生素溶液之中,既可减少污染机会,又可保持引套过程中滑润不涩。

4.关胸前清点器械、敷料等,避免遗留在伤口内。

5.送回病房前将引流管连接于引流瓶,注意勿折、勿污染。

二、法洛四联症根治术

法洛四联症是一种常见的先天性心脏病。根据四联症的病理特征,一般多选择四联症根治术,实行手术时较安全,效果颇为理想。

【应用解剖】

法洛四联症原发病理解剖改变,主要为右室流出道狭窄、室间隔缺损、主动脉骑跨与右心室肥大。

1.右室流出道狭窄 右心室流出道包括漏斗部、瓣环、瓣膜、肺动脉脉于和其分支 5 个部位。整个右心室流出道可以在一处或几处发生狭窄。

2.室间隔缺损 四联症的室间隔缺损不是膜部缺损,根据缺损的位置主要可分为两种类型,一是嵴内型缺损,另一是肺部动脉瓣下型缺损。

3.主动脉骑跨 在四联症中,主动脉骑跨有 3 个含义。

(1)主动脉根部顺时向转位,较正常位置转向右侧。

(2)主动脉根部扩大,比正常骑跨右心室较多。

(3)由于漏斗隔向前移位和巨大室间隔缺损,因此主动脉起源于两骑跨于心室间隔缺损之上,主动脉起源于两心室和骑跨在室间隔上。

4.右心室肥厚 四联症右心室肥厚是右室流出道狭窄的后果,与右心室压力高和室内分流有关,无须手术解除。

【器械、敷料与物品准备】

1.器械 除准备常规器械外,还应准备下列心血管手术器械。

(1)胸骨劈开刀:用于前胸正中切口,现偶尔应用再次手术病例。用作分段劈开胸骨,以避免引起心脏和大血管的损伤。

(2)高速电动胸骨锯:通过软轴引起带细齿的刀片上下振动,锯开胸骨。如果锯刀的振动为左右摆动,称作振动胸骨锯,用于二次切开胸骨。

(3)胸骨剪:适用于横断胸骨及婴幼儿胸骨切开。

(4)胸骨撑开器:由支架连接两个半弧形撑开翼组成,其宽度及深度适用于前胸壁的胸骨撑开。

(5)无损伤组织镊:镊的钳夹面为凹凸齿,夹持组织时不引起损伤,适用于心内手术操作。

(6)镶片持针器:在持针器的头部,持针侧嵌有硬质合金镶片,夹针牢且寿命长,持针器的手把部位涂有金色的金属镀层,尤其适用于缝瓣及心内及血管直视手术操作用。

(7)心房拉钩:用于显露心房切口,暴露病变,进行手术操作。

(8)心室拉钩:可分为直角和凹面半圆式两种,都有不同号码和宽度,适用于牵开心室、心房和室间隔缺损边缘等。

(9)大血管游离钳:用于游离上下腔静脉、主动脉及大、中等血管后壁组织置放束带用。常用的有蒂钳、直角钳。

(10)无损伤血管钳:具有各种形状,常用的无损伤血管钳有升主动脉阻断钳(凹凸齿)、心耳钳(凹凸齿)、动脉导管阻断钳以及各种动脉钳。

(11)心内吸引头:头部为硬塑料管,后部为软塑料管和接头,连接吸引泵,可按需要放入心脏内空腔,在任何部位,抽吸积血、积液都不会妨碍心内操作,使用时注意吸引头可能堵塞而引起不畅通。

2.敷料　体循包,体循外加,体循衣,体循单。

3.物品　手套,各型号无损伤涤纶线,各型号缝线,丝带,针头,套针,贴膜,敷贴,吸引器皮条,刀片,电刀头,胸骨锯,骨蜡,阻断管。

【手术步骤及配合要点】

1.建立体外循环　递胸骨锯正中劈开胸骨后,预留足够心包补片,展平后用 0.75％的戊二醛固定备用。递 1-0# 涤纶线大半针在主动脉上缝荷包,剥离剪剪开主动脉外膜,尖刀划开主动脉壁插入主动脉插管,心耳钳夹住右心耳并剪下,插入上腔静脉插管开始体外转流并降温;用 1-0# 涤纶线大半针在下腔静脉上缝荷包,插入下腔静脉插管并入体外循环;分别用蒂钳和直角钳分离下腔静脉和上腔静脉,套入阻断带。经右上肺静脉根部插入左心房减压管。在主动脉插管下方用 3-0# 涤纶线缝荷包,插入冷灌针;阻闭上、下腔静脉,递阻闭钳给一助阻闭升主动脉,冷灌开始。

2.解除右心室流出道阻塞　右心室流出道行纵切口或横切口,递剥离剪剪除肥厚壁束及隔束,达到解除右心室流出道阻塞的目的。合并肺动脉瓣狭窄者,应沿交界用半圆刀切开,有瓣环和肺动脉干狭窄者应跨过瓣环切开至狭窄上方。

3.室间隔缺损的修补　根据室缺大小剪下合适的涤纶补片,用 3/0 带垫片的涤纶线做间断褥式缝合,缝合 10～14 针。缝线分别穿过补片相应部分,将补片送下后结扎。现多采用国产涤纶补片或聚四氟乙烯补片修补室间隔缺损。

4.施行右心室流出道修补加宽　右心室内修复完毕后,递四联症探子测量右心室流出道。根据梗阻解除情况,决定是否用心包补片对流出道加宽,如需加宽,切开右心室流出道,用 4-0# 或 5-0# 聚丙烯线将固定好的心包补片连续缝合在右心室切口上。

5.房间隔缺损修补　有房间隔缺损时,则经右心房另做一切口进行修补。对左上腔静脉引流到左心房者,视情况矫正。对合并动脉导管未闭者,可在转流开始前分离出导管并结扎。

6.拔出心脏插管　停体循环转流后,拔出心脏插管并予缝合。

7.引流与缝合　手术结束后进行彻底止血,并放置纵隔及心包引流管,然后逐层缝合。

【手术护理重点】

1.用心包补片加宽右室流出道时,应用无菌生理盐水反复冲洗,防止补片上残留有戊二醛。加宽时用连续缝合法。

2.重症患者,术终应严密止血,防止再次开胸止血。

3.注意清点并记录纱布、敷料、手术器械数量,术毕清点核对,避免遗留在伤口内。

4.术前及术中,称干、湿纱布重量,计算好输血量,并保持输血、输液通畅。

5.按时记录血压、脉搏、呼吸。

6.随时记录术中各项用药。

7.送患者回病室时,注意各种引流管及导管等的通畅,勿使扭曲、受压、污染。

8.注意观察并记录尿排出量。

9.输大量胶体应以血浆为主。

（张卫平）

第七节　甲状腺手术

一、甲状腺大部切除术

【应用解剖】

1.组成及位置　甲状腺由左、右两个侧叶及连接两叶间的峡部组成。甲状腺的位置从第 5 颈椎至第 1 胸椎水平间。

2.毗邻关系　甲状腺毗邻组织较多,覆盖在甲状腺浅面的有胸骨舌骨肌、胸骨甲状肌和肩胛舌骨肌。甲状腺的内侧面与后方有气管、食管、喉返神经、喉上神经外支、甲状旁腺相邻。

3.血供　甲状腺的血液供应很丰富。每侧有 2 条动脉和 3 条静脉。

【手术适应证】

1.单纯性甲状腺肿引起临床症状者。

2.青春期后单纯性甲状腺明显增大。

3.结节性甲状腺肿伴有甲亢或有恶性变的可能者。

4.甲状腺囊肿,压迫气管引起呼吸困难者。

5.较严重的甲亢经药物治疗 1 年无明显疗效。

【麻醉方式、手术体位与切口】

颈丛神经阻滞麻醉或全身麻醉。患者仰卧,头后仰,肩下垫一长方枕,头高足低。于颈静脉切迹上方 2 横指处沿皮纹作弧形切口。

【器械、敷料与物品准备】

1.器械　甲状腺器械。

2.敷料　剖腹包、剖腹外加、剖腹盆、甲状腺外加。

3.物品　一次性无菌手术用品(手套、手术贴膜、吸引血皮管、引流管),体位垫,标本盆。

【手术步骤及配合要点】

1.切开皮肤,皮下组织,颈阔肌,颈深筋膜浅层;牵起切口上、下缘分离皮瓣,充分显露颈深筋膜外层。

2.沿胸锁乳突肌前缘切开筋膜,1 号丝线缝扎颈前静脉上下端,剪开颈白线,直达甲状包膜,分离舌骨下肌群并钳夹切断,4 号丝线缝扎。将肌肉上下牵开显露甲状腺侧叶。

3.钝性分离腺叶,勿损伤周围血管和神经。在预定切线上钳夹蚊式钳,切断腺组织,并缝扎残留的腺组织,减少渗血。

4.冲洗切口,检查出血,放置引流管,逐层关闭切口。

【手术护理重点】

1.密切观察患者呼吸情况,发现声嘶或呼吸困难时,应及时详细检查喉返神经。

2.多数患者不采用全身麻醉,巡回护士要注意术中的心理护理,减轻患者的心理压力。

二、甲状腺腺瘤切除术

【应用解剖】

同"甲状腺大部切除术"。

【手术适应证】

孤立性甲状腺结节,包括甲状腺腺瘤和甲状腺囊肿。

【麻醉方式、手术体位与切口】

颈丛神经阻滞麻醉或全身麻醉。手术体位与切口同"甲状腺大部切除术"。

【器械、敷料与物品准备】

同"甲状腺大部切除术"。

【手术步骤及配合要点】

1.切开皮肤、皮下组织,皮瓣分离、甲状腺前肌群切断分离同"甲状腺大部切除术",显露腺瘤。

2.切除腺瘤,6×14圆针、1号丝线缝扎或钳夹腺瘤表面甲状腺组织的血管,切开表面的甲状腺组织,用弯血管钳或手指沿腺瘤周围钝性分离直至蒂部,将腺瘤从周围甲状腺组织中剥出,将蒂部钳夹切断,4号丝线结扎。

3.止血,6×14圆针、1号丝线间断缝合甲状腺组织和甲状腺包膜。

4.冲洗,放置引流片,逐层关闭切口。

【手术护理重点】

同"甲状腺大部切除术"。

三、甲状腺癌根治术

【应用解剖】

同"甲状腺大部切除术"。

【手术适应证】

1.浸润型乳头状腺癌。

2.浸润型滤泡状腺癌。

3.髓样癌。

【麻醉方式、手术体位与切口】

全身麻醉。手术体位同"甲状腺大部切除术"。行颈部切口基础上,经患侧胸锁乳突肌内缘向上,直达乳突下缘形成"上"形切口。

【器械、敷料与物品准备】

同"甲状腺大部切除术"。

【手术步骤及配合要点】

1.切开皮肤、皮下组织及颈阔肌,分离胸锁乳突肌,切除舌骨下诸肌,7×17圆针、4号丝线缝扎。

2.切除患侧甲状腺,处理颈内静脉,将颈内静脉分离至颌下三角区,在下颌骨下缘将舌骨下诸肌、颈内静脉、甲状腺组织一并切除。

3.清除锁骨上淋巴结,勿损伤臂丛神经。

4.彻底止血,冲洗,放置引流,逐层缝合切口。

【手术护理重点】

患者采取全身麻醉,巡回护士注意患者手术体位的摆放,要安全、舒适。

(张卫平)

第八节 胃肠手术

一、胃大部切除术

【应用解剖】

1.胃大部分位于左季肋区,小部分位于上腹区,它的形态随个体的年龄、性别和体型而异,可呈钩形、三角形或靴形。

2.胃分为胃底、胃体和幽门3部分。与食管相连的部分称贲门,贲门左上方膨出部分为胃底,在胃小弯作为分界标志的角切迹的右方为幽门部。

3.胃的左下部前面为腹前壁,右上前面为肝左叶覆盖,左前面为膈肌覆盖。胃后面与胰腺、左肾和横结肠系膜等毗邻。

4.胃壁分4层,由里向外为:黏膜层、黏膜下层、肌层、浆膜层。

5.胃的血液供应极为丰富,主要来源于腹腔动脉干。沿大、小弯各有1条血管弓。

6.胃的神经来自交感神经及副交感神经系统。

【手术适应证】

1.胃及十二指肠溃疡。

2.胃多发性息肉、胃黏膜脱垂并大出血、胃结核。

3.远端胃癌、胃中部局限癌。

【麻醉方式、手术体位与切口】

1.连续硬脊膜外隙阻滞麻醉或全身麻醉。

2.患者取平卧位。行上腹正中或右侧旁正中切口,先做小切口探查,如可行根治性切除,再延长切口2～3cm。

【器械、敷料与物品准备】

1.器械 胃肠手术器械。

2.敷料 剖腹包、剖腹外加、剖腹盆。

3.物品 一次性无菌手术用品(手套、手术贴膜、吸引器皮管、可吸收缝线),标本盆。

4.特殊物品 100mm切割闭合器、55mm切割闭合器或60mm切割闭合器。

【手术步骤及配合要点】

1.探查 开腹之后首先探查肝、胆、胰等脏器有无病变,然后探查胃及十二指肠情况。探查时可先分离切断脾下极的大网膜,7号丝线结扎,以免牵拉时撕裂脾脏。

2.游离 随后先游离胃大弯侧,后小弯侧,小出血点电凝止血,大出血点1号丝线缝扎止血,有条件时可直接使用立夹锁,一次性完成7mm以下血管的切割与闭合。

3.游离切断十二指肠　将胃牵向左上方,分离十二指肠球部长约2cm,防止损伤胃十二指肠动脉。用一把敷料钳夹近端、十二指肠钳夹远端,夹住十二指肠,并在两钳之间切断(也可直接用55mm或60mm切割闭合器切割及闭合),安尔碘、盐水棉球依次消毒残端,近端干纱布包裹。

4.关闭十二指肠残端　常用的有Mayo法、两层间断缝合法及双层荷包缝合法。Mayo法是用丝线宽松绕钳连续缝合十二指肠残端(7号丝线),残端上下角各置一针浆肌层(4号丝线)缝合并打结,绕钳缝合完毕后,退出十二指肠钳拉紧缝线与上述浆肌层缝合线打结,残端两角各做一丝线半荷包缝合,在荷包线之间加缝数针浆肌层缝合,将十二指肠残端内翻包埋。

5.切胃　在预定切除部分的胃大弯侧夹一小胃钳,紧靠该钳右侧夹一把大胃钳,两钳之间切断胃。小弯侧用7号丝线连续缝合关闭,再用1号丝线间断加强浆肌层,或100mm切割闭合器直接切断缝合。

6.胃肠道重建　将距Treiz韧带8～12cm处空肠经横结肠前或横结肠后提至胃大弯侧,吻合口缝合时可先于两端各6×14#圆针缝一牵引线,间断浆肌层缝合后,2-0#或3-0#可吸收线连续缝合。第二个吻合口为空肠侧侧吻合,一般使用3-0#可吸收线做连续缝合。

7.冲洗、关腹　冲洗腹腔,检查出血情况及吻合口,逐层关闭腹腔。

【手术护理重点】

1.切开胃壁前应准备好吸引器,以免胃内容物流入腹腔,造成污染。

2.在做恶性肿瘤手术过程中,注意无瘤操作。

二、全胃切除术

【应用解剖】

同"胃大部切除术"。

【手术适应证】

1.胃体癌、胃窦癌已侵及胃体者。

2.全胃癌。

3.皮革样胃癌。

4.多发性胃癌。

5.残胃癌。

【麻醉方式、手术体位与切口】

气管内插管全身麻醉。患者取平卧位,背部剑突上1～2cm处垫一长方形橡皮枕(70cm×20cm×15cm)。行上腹部正中切口或左上腹旁正中切口。

【器械、敷料与物品准备】

1.器械　全胃器械,备取肋骨器械。

2.敷料　剖腹包、剖腹外加、剖腹盆。

3.物品　一次性无菌手术用品(手套、手术贴膜、吸引器皮管、可吸收缝线),体位垫,标本盆。

4.特殊物品　25mm消化道圆形吻合器、55mm或60mm直线型切割闭合器、荷包钳、3-0#荷包线、3-0#可吸收缝合线、可吸收关腹线等。

【手术步骤及配合要点】

1.开腹、探查　探查腹腔内脏器,确定手术方式。

2.游离、切断　游离胃下、中段,切除大网膜及胃结肠韧带均用 7 号丝线结扎。清除各淋巴结。游离十二指肠上段,切断,闭锁,方法同胃大部切除术的步骤。电刀切断肝左三角韧带,清除贲门右淋巴结。

3.游离、切断食管　清除贲门左、胃上部大弯侧淋巴结。将食管拉下 5～6cm,于贲门切迹上 3cm 处夹 1 把心耳钳或荷包钳,此钳下再夹 1 把大直角钳,两钳之间剪断食管。自荷包钳置入荷包线做荷包缝合,荷包缝合完毕,置入吻合器蘑菇头,并收紧荷包线,小蚊式钳固定于切口旁敷料上。

4.消化道重建　全胃切除后,于空肠近端距 Treiz 韧带 15～20cm 处切断空肠,在空肠远侧端放入吻合器,吻合器与蘑菇头对合准确无误后激发,停留 30s 后取出吻合器,长持、1 号丝线加固浆肌层,再于食管空肠吻合口 50～60cm 做端侧吻合,1 号丝线间断缝合,3-0$^{\#}$ 可吸收缝线连续全层缝合。

5.冲洗、关腹　冲洗腹腔,检查是否出血及吻合口情况,逐层关闭腹腔。

【手术护理重点】

1.多数患者属恶性肿瘤患者,因此在术中要注意加强对患者的心理护理。

2.根据情况选择 25mm 直或弯形圆头吻合器,要加强对贵重器械的使用和保管。

3.各种标本要标志清晰,不同部位淋巴结分袋放置,及时送检。

4.凡是与胃、肠、食管腔内接触过的器械、敷料一律放入弯盘内,防止污染手术区。

三、小肠部分切除术

【应用解剖】

1.小肠是食物消化和吸收的主要场所,上起幽门,下接盲肠,成人小肠的全长为 5～7m。

2.小肠分十二指肠、空肠与回肠 3 部分。

【手术适应证】

1.小肠的广泛性损伤或多数穿孔不宜修补。

2.绞窄性小肠梗阻或小肠系膜血管栓塞,已发生肠坏死。

3.小肠局部炎性改变,局限性肠炎,肠结核,小肠溃疡穿孔。

4.小肠及其系膜上的良性及恶性肿瘤。

5.各种胸部、腹部或泌尿外科手术需要利用小肠作为移植或转流手术者。

6.小肠的先天畸形,如小肠闭锁与狭窄。

【麻醉方式、手术体位与切口】

连续硬脊膜外隙阻滞麻醉或全身麻醉。患者取平卧位。行左侧或侧旁正中切口或腹直肌切口。

【器械、敷料与物品准备】

1.器械　胃肠器械。

2.敷料　剖腹包、剖腹外加、剖腹盆。

3.物品　一次性无菌手术用品(手套、手术贴膜、吸引器皮管、可吸收缝线),标本盆。

【手术步骤及配合要点】

1.开腹探查,观察腹腔内有无液体,液体的性状、量和颜色,并及时记录,提醒麻醉医生及手术医生。

2.找到病变肠管后,确定切除范围,将要切除的肠管提出腹腔外,周围以盐水纱布垫隔开,在预定切除范围 V 形切开肠系膜。

3.处理肠系膜及血管。提起预切除肠管,辨认肠系膜血管,在预切除线的无血管区呈扇形剪开肠系膜,分离肠系膜血管,分别钳夹用 4# 或 7# 丝线结扎,或使用立夹锁切割闭合,最后切断小肠系膜。

4.钳夹、切除病变肠管。在小肠预定切断处,分别以 1 把敷料钳和 1 把肠钳(健侧肠管)夹闭两端肠管。断端用碘伏纱球消毒。

5.根据手术需要及手术医师的习惯,采用各种方式进行小肠吻合,常用方法有端端吻合、侧侧吻合及端侧吻合。用 1 号丝线缝合肠系膜裂孔。

6.冲洗腹腔,检查出血及吻合口情况。

【手术护理重点】

1.分离肠系膜血管时,及时调整灯光,保持手术野视线清晰,保证肠系膜血液循环良好。

2.保证输血、输液通道畅通,随时观察患者血压变化,调整输液、输血速度。

3.切口保护好,以防肠内容物污染,肠内容物多时及时用吸引器吸净,并反复多次消毒,认真冲洗腹腔。

四、右半结肠切除术

【应用解剖】

1.结肠起自盲肠,连于直肠,包括升结肠、横结肠、降结肠、乙状结肠,成人长度平均 150cm(120～200cm)。

2.结肠的动脉来自肠系膜上动脉分出的中结肠动脉右侧支、右结肠动脉和回肠动脉。

3.结肠的大部分固定于腹后壁,排列酷似英文字母 M,将小肠包围在内。

【手术适应证】

1.盲肠癌及升结肠癌或结肠肝曲癌。

2.回盲部结核,慢性回盲部套叠,盲肠扭转,回盲部慢性炎症性肉芽肿。

3.右侧结肠多发性息肉病,外伤,复杂粪瘘。

4.阑尾类癌。

【麻醉方式、手术体位与切口】

气管内插管全身麻醉。患者平卧位,右侧背部腰下垫一小橡皮方垫(30cm×20cm×15cm)。取正中切口,右侧绕脐。

【器械、敷料与物品准备】

1.器械　胃肠器械。

2.敷料　剖腹包,剖腹外加,剖腹盆。

3.物品　一次性无菌手术用品(手套、手术贴膜、吸引器皮管、可吸收缝线),体位垫,标本盆。

【手术步骤及配合要点】

1.开腹探查腹腔,确定病变部位及切除范围。

2.确定切除范围后,提起横结肠及末端回肠,用湿纱布结扎横结肠与回肠末端,闭锁肠腔,以防脱落的肿瘤细胞在肠腔内向上、下扩散。

3.游离结肠肝曲及升结肠,电凝止血或丝线结扎。将盲肠及升结肠牵向左侧,沿结肠外侧自髂窝至结肠肝曲切开后腹膜,将升结肠从腹后壁游离。

4.将右侧结肠提至腹壁切口外,在预定切除线上,各夹 1 把敷料钳,离该血管钳 5cm 处的健侧肠管上再各夹 1 把肠钳。切除回肠末端、盲肠、升结肠、右半横结肠,连同系膜、右半部大网膜、腹膜后脂肪及淋巴组织一并切除,安尔碘、盐水棉球消毒残端。

5.回肠、横结肠对端吻合,1 号丝线间断缝合,并将横结肠系膜与回肠系膜关闭。

6.用蒸馏水反复冲洗腹腔后再次止血,一般不放置引流。检查出血及吻合口情况。将回肠缝合固定于腹后壁创面上。逐层关闭腹腔。

【手术护理重点】

1.保护好切口,防止肠内容物流入腹腔,污染手术切口及腹腔内。

2.注意消毒棉球的充分准备,及时消毒肠腔。

3.后腹膜打开者,注意关闭时清点纱布,以免遗留于腹腔。

五、直肠癌根治术

【应用解剖】

1.直肠位于小骨盆腔的后部,骶骨的前方。其上端在第 3 骶椎平面与乙状结肠相接,向下沿第 4～5 骶椎和尾骨前面下行,穿过盆膈移行于肛管,全长 10～14cm。

2.在盆腔腹膜反折的上方,直肠壁由浆膜层、肌层、黏膜下层及黏膜层构成。

【手术适应证】

1.手术分为两种类型,即经腹、会阴直肠癌根治术(Miles 术)和直肠前切除低位吻合术(Dixon 术)。

2.位于齿状线以上 7～8cm 内的直肠癌,适用于 Miles 术。

3.直肠与乙状结肠交界处癌,癌肿下缘离齿状线 12cm 以上,适用于 Dixon 术。

【麻醉方式、手术体位与切口】

气管内插管全身麻醉。手术体位采用头低足高膀胱截石位。Miles 术采用左下腹旁正中切口、会阴切口;Dixon 术采用左下腹旁正中切口。

【器械、敷料与物品准备】

1.器械　直肠膀胱器械、会阴器械。

2.敷料　剖腹包、剖腹外加、剖腹盆、直肠癌外加、手术盘。

3.物品　一次性无菌手术用品(手套、手术贴膜、吸引器皮管、可吸收缝线、引流管),体位垫,腿架,标本盆。

4.其他　Dixon 手术需要 33mm 或 31mm 圆形吻合器、Contour 弧形切割吻合器和钉仓。

【手术步骤及配合要点】

1.Miles 术

(1)开腹常规探查腹腔及盆腔。湿吸水巾包裹小肠,充分显露盆腔。游离乙状结肠,提起乙状结肠,切开其左侧腹膜,将乙状结肠膜从后腹壁游离,防止损伤输尿管。

(2)分离直肠后侧和前侧,周围血管分别用大弯钳夹、7 号丝线结扎止血。进一步游离直肠的两侧,切断侧韧带,大弯钳夹切断,7 号丝线缝扎。两侧韧带切断后,直肠在盆腔部分游离结束,再转向结肠造口。

(3)会阴部手术可由另一手术组同时进行,重新消毒会阴部,7 号丝线荷包缝合闭锁肛门。

(4)环绕肛门行梭形切口。在尾骨前切断尾骨直肠韧带,7 号丝线缝扎。分离两侧肛提肌,向前牵拉肛管,横行切开骶前筋膜,将已经游离切断的乙状结肠及直肠从骶前拉出,再分离直肠前方,防止尿道的损伤。

（5）直肠切除后，冲洗腹腔，使冲洗液从会阴流出，然后彻底止血，电凝止血或4号丝线缝扎止血。会阴切口放置引流管。

（6）上、下两组医师同时关闭两个切口。

2.Dixon术

（1）腹腔内手术前面步骤同Miles术，分离完直肠两侧韧带后，分别用大直角钳和心耳钳（健侧肠管）夹闭直肠，切断（也可直接使用Contour弧形切割吻合器和钉仓一次性完成切割与缝合），乙状结肠分别用肠钳（健侧肠管）和敷料钳夹闭，切断.安尔碘、盐水纱球消毒。

（2）会阴组医师使用吻合器将结肠与残留直肠端端吻合。

（3）冲洗腹腔及盆腔，检查出血及吻合口，放置腹腔引流，先关闭后腹膜，再逐层关闭腹腔。

【手术护理重点】

1.由于手术体位特殊，既要保证手术顺利进行，又要防止由于体位放置不当引起神经、血管损伤。

2.使用电刀负极板时一定要按操作规程，防止灼伤。

3.手术分两个组，两个无菌器械台在清点器械时一定要分清，防止发生混淆，造成器械或纱布遗留于腹腔。

六、阑尾切除术

【应用解剖】

1.阑尾是一盲管，其根部位于盲肠末端3条结肠带交汇处，体表投影为麦氏点（髂前上棘与脐连线的中外1/3处）。一端与盲肠相通，长5～7cm，管腔较窄。阑尾基底部位于盲肠内后壁，一般在右髂窝内，但可随盲肠移动而改变位置，高可至肝下，而其基底部不变。

2.阑尾尖端游离，位置不固定，可伸向任何方向，常见的有盲肠后位、盲肠下位、盲肠外侧位及回肠前位或后位。

3.供应阑尾的动脉是起源于回结肠动脉的终末分支，一旦血供受阻，极易发生阑尾坏疽。

4.阑尾静脉经回结肠静脉、肠系膜上静脉流至门静脉，因此在阑尾炎症化脓时可引起门静脉炎或肝脓肿。

5.阑尾的神经由肠系膜上的动脉周围的交感神经丛支配，因此阑尾炎发病特点是中上腹或脐周的牵涉性疼痛。

【手术适应证】

1.急性化脓性或坏疽性阑尾炎。

2.急性阑尾穿孔并发腹膜炎。

3.阑尾脓肿。

4.慢性复发性阑尾炎。

5.妊娠期急性阑尾炎、小儿及老年人的急性阑尾炎，应尽早手术切除，以免发生穿孔。

【麻醉方式、手术体位与切口】

蛛网膜下腔与硬脊膜外腔联合麻醉。患者平卧位，行右下腹麦氏切口或右下腹探查切口。

【器械、敷料与物品准备】

1.器械　阑疝器械。

2.敷料　剖腹包、剖腹外加、剖腹盆。

3.物品　一次性无菌手术用品(手套、手术贴膜、吸引器皮管、可吸收缝线、引流管)、标本盆。

【手术步骤及配合要点】

1.切开皮肤、皮下组织、腹外斜肌腱膜、腹膜,找到阑尾。用环钳夹住阑尾末端部系膜,用阑尾钳夹住阑尾末端部系膜,将其提出切口外。

2.在阑尾根部的无血管区,用弯血管钳戳一小孔,用两把弯血管钳通过小孔夹住系膜和阑尾血管,两钳之间剪断,1 号或 4 号丝线结扎,直至阑尾系膜根部全部游离。

3.在阑尾根部做一荷包缝合,6×14 圆针、4 号线,用血管钳夹住阑尾根部,再用 7 号缝线结扎,线头用蚊式钳夹住,在距离结扎线 0.3～0.5cm 处夹一血管钳,在靠近钳子下缘处将阑尾切断,用苯酚、乙醇、盐水棉球依次处理阑尾残端后,将残端翻入盲肠内,收紧荷包线结扎,再用邻近系膜组织覆盖。

4.切口处理及引流。①单纯阑尾炎可一期缝合切口;②阑尾穿孔污染较严重者,放置引流于腹腔外,腹壁各层只做疏松缝合,以利引流;③腹腔内已有脓液或阑尾周围脓肿切开后,无论切除与否,均做腹腔引流。

5.检查腹腔有无活动性出血、异物,清点器械、纱布后,逐层缝合切口。

【手术护理重点】

1.在阑尾切除前准备好苯酚、乙醇、盐水棉球,苯酚不要太多,以免灼伤其他组织。

2.凡与阑尾及残端接触过的器械、敷料等一律放入弯盘内,防止污染手术区。

七、疝环充填式无张力疝修补术

【应用解剖】

1.腹股沟区的解剖层次由浅而深,依次分为皮肤、皮下组织和浅筋膜。

2.腹外斜肌在髂前上棘与脐之间连线以下移行为腱膜,即腹外斜肌腱膜。

3.腹内斜肌和腹横肌。腹内斜肌在此区起自腹股沟韧带的外侧 1/2。腹横肌起自腹股沟韧带外侧 1/3,在精索内后侧与腹外斜肌融合而成腹股沟镰。

【手术适应证】

1.腹股沟斜疝。

2.腹股沟直疝。

【麻醉方式、手术体位与切口】

连续硬脊膜外阻滞麻醉或全身麻醉。患者取平卧位。行腹股沟经腹外斜肌切口。

【器械、敷料与物品准备】

1.器械　阑疝器械。

2.敷料　手术包、剖腹外加、剖腹盆。

3.特殊物品　Bard Mesh Perfix Plug。

【手术步骤及配合要点】

1.切开皮肤、皮下脂肪、腹外斜肌腱膜。

2.游离疝囊,显露精索及腹股沟内环口,将疝囊推入腹腔。

3.使用一个锥形网塞置入疝环,四周用 7 号丝线缝合于联合腱及腹股沟韧带上。

4.再用一成型补片置于精索后以加强腹股沟管后壁。

5.冲洗,逐层关闭腹外斜肌腱膜、皮下脂肪、皮肤。

【手术护理重点】

1.严格核对,术前提醒手术医生对手术切口用勾线笔进行标记,以防铺单后左右侧混淆。切皮前由主刀医生、巡回护士及麻醉医生再次核对,确保手术切口正确。

2.会阴部消毒严禁使用安尔碘或乙醇等刺激性消毒液,以防患者不适,可采用碘伏消毒。

3.疝修补术为一类手术切口,术中应严格遵守无菌操作,以防切口感染,导致手术失败。

(解晓慧)

第九节　麻醉方法及麻醉并发症的处理

现代麻醉包括临床麻醉、急救和复苏、重症监测治疗和疼痛治疗等。

临床麻醉的目的是消除患者手术时的疼痛与不适,清除或减轻手术不良反应,保障患者术中安全,为手术顺利进行创造良好的条件。

麻醉中监护工作十分重要。护理人员不仅在麻醉前、中、后有大量护理工作要做,而且也是麻醉恢复室、重症监护病房的基础力量;不仅要掌握各种护理技术,还要掌握临床麻醉基础知识及各种现代化监护技术,甚至直接参加麻醉配合工作,因此,必须对麻醉有一个全面的了解。

一、麻醉前准备

麻醉前准备的目的在于消除或减轻患者对麻醉与手术产生的恐惧与紧张心理,以减少麻醉的并发症,利于麻醉的诱导与维持,减少麻醉意外。

(一)麻醉前访视

手术前1d,麻醉医师到病房探访患者,向患者解释麻醉的有关事宜,减少患者的恐惧;查阅病历了解患者的全身状况;同时征求患者对麻醉的同意,根据病情及患者要求酌情处理,并拟定麻醉方案,选择麻醉前用药和麻醉药。

访视患者后做好术前麻醉记录,建立麻醉前讨论制度,由经管麻醉医师向全科汇报患者一般情况、存在并发症、术前准备是否完善以及拟采用的麻醉方法等,由大家讨论确定麻醉方法,让患者及家属签署麻醉同意书。

(二)患者准备

1.术前做好解释工作,使患者了解麻醉方法及麻醉后的反应,以取得合作,并消除对麻醉的恐惧与不安心理。

2.麻醉前应尽可能改善患者的全身体状况,如术前休克患者应予抗休克治疗;高血压患者应将血压控制在较满意水平;有冠心病及心律失常者,应给予心肌营养和抗心律药物治疗;严重贫血者,应先输血,以改善贫血状况。

3.成人麻醉前12h内禁食,4h内禁饮;婴儿和儿童在手术前6h禁食。

(三)麻醉前用药

1.目的　使患者情绪稳定,缓解和解除术前的疼痛,以减少麻醉意外;降低基础代谢,减少麻醉药用量;减少呼吸道分泌物,利于麻醉进行。

2.常用药物 一般术前 30～60min,可选用下列药物之一作皮下或肌内注射。

(1)镇静药:地西泮(安定)、咪达唑仑、劳拉西泮(氯羟去甲安定)、氟哌利多或氟哌利多醇、异丙嗪、奋乃静(羟哌氯丙嗪)等。

(2)催眠药:苯巴比妥、戊巴比妥和司可巴比妥等。

(3)镇痛药:吗啡、哌替啶和芬太尼等。

(4)抗胆碱药:阿托品和东莨菪碱。

(5)特殊用药:对于易误吸的患者,予 H_2 受体拮抗药,如西咪替丁和雷尼替丁等。

(四)麻醉药品及器械准备

1.药品准备 根据患者情况和麻醉方法,确定用药的种类和剂量。

2.器械准备 根据不同的麻醉方法准备所需器械物品;同时术前应准备好吸引器、开口器、咽导管、气管插管、喉镜、供氧设备、麻醉呼吸机、生命体征监测仪等急救设备,以保证患者的安全。

二、全身麻醉

全身麻醉指用全身麻醉药使产生中枢神经系统抑制,进入神志消失的麻醉状态,这种抑制是可逆的或可控的,手术完毕患者逐渐清醒,不留任何后遗症。麻醉过程包括麻醉诱导、麻醉维持和麻醉苏醒 3 个阶段,临床上常用的麻醉方法有吸入麻醉、静脉麻醉、复合麻醉。

(一)吸入麻醉

吸入麻醉药经呼吸道吸入,在血液中达到一定浓度,产生麻醉,称为吸入麻醉。

1.常用吸入麻醉药

(1)氧化亚氮(笑气):为无色、无味、无刺激性的惰性气体麻醉药,具有较好的镇痛作用,在不缺氧的情况下,对生理功能影响小;但有弥散性缺氧和体内气体容积增大等不良反应。多在复合麻醉中用,麻醉的同时,吸入氧浓度不应低于 30%。

(2)氟烷:为一碳氢卤族化合物,无色透明液体,带有苹果香味,不燃不爆,麻醉效能强,咽喉反射消失快,不易诱发喉痉挛及支气管痉挛。加深麻醉即血压下降,血压下降程度与吸入浓度成正比。麻醉后心率多减慢,使用阿托品可预防。易发生心律失常,因此禁止同时使用肾上腺素类药物。能抑制子宫收缩,难产、剖宫产等禁用,以免增加产后出血。注意其对肝脏功能的损害。

(3)恩氟烷、异氟烷:是目前最常用的吸入麻醉药,麻醉效能强,诱导迅速,苏醒快而平稳,无燃无爆的危险,对气道无刺激性,不增多分泌物,肌肉松弛作用好,对肝、肾毒副作用小,对循环系统抑制轻微。

2.吸入麻醉方法 吸入麻醉是通过麻醉机和专用挥发罐实施,吸入方法分为开放式、半开放式、半紧闭式和紧闭式,开放式和半开放式吸入法较安全。

(二)静脉麻醉

将麻醉药注入静脉而产生全身麻醉作用称静脉麻醉。常用的药物如下。

1.硫喷妥钠 硫喷妥钠为超短效的巴比妥类药。易通过血-脑脊液屏障,静脉注射后 1min、肌内注射后 2～5min 即入睡,静脉诱导快而平顺。但对循环和呼吸有明显的抑制作用(与用药剂量、注射速度有关),因此呼吸道有梗阻、危重病患者及循环代偿功能差的患者应慎用或禁用。此药还能抑制交感神经,兴奋副交感神经,诱发喉痉挛和支气管痉挛,因此哮喘患者禁用。

(1)适应证:硫喷妥钠适用于全麻诱导、小儿基础麻醉、复合麻醉的辅助药。亦可用于小手术,如脓肿切开、人工流产等的镇痛。

（2）给药方法

①静脉注射：麻醉诱导用 4～6mg/kg，小手术可分次少量用药。当患者神志消失、眼睑反射消失、眼球固定、针刺或划皮无反应时即可手术。一次总量不超过 1g。

②肌内注射：配制硫喷妥钠浓度为 2%～2.5%，以 15～25mg/kg 肌内注射作为小儿基础麻醉，一次最大剂量不超过 0.5g，45～60min 后可追加原剂量的 1/2。硫喷妥钠基础麻醉仅为药物睡眠，止痛必须靠局部麻醉或其他麻醉方法方能完成手术。

（3）护理措施

①硫喷妥钠溶液应现配现用，若粉末不易溶解而有沉淀或溶液带颜色，示为变质，不宜再用。

②硫喷妥钠为强碱性药物，不能与酸性药物混合。

③静注时应避免漏到皮下或注入动脉，以免引起组织或肢体坏死。

④肌注时应达肌层，以防注入皮下使脂肪组织发生皂化。

2.氯胺酮　氯胺酮可选择性地抑制丘脑-新皮质系统及大脑联络径路，而延脑及边缘系统则呈兴奋状态。注射后表现为意识与感觉分离，外观似浅麻醉或浅睡眠状态，或清醒而表情淡漠。眼睑或睁或闭，眼球水平震颤，但有深度镇痛作用，这种选择性的抑制与兴奋作用被称为分离麻醉。该药清醒过程可出现幻觉与噩梦，辅用安定类药有一定预防作用。氯胺酮对循环系统有兴奋作用，可增高颅内压、眼压和肺动脉压，因此有上述情况者禁用。

（1）适应证：小儿基础麻醉、复合麻醉辅助药、烧伤切痂植皮术及表浅手术麻醉。

（2）应用方法

①静脉注射：1～2mg/kg，1min 起效，维持 10～15min，以后根据手术需要每 10～15min 追加首次剂量的 1/2，或配制成 0.1%氯胺酮溶液静脉点滴维持。

②肌内注射：适用于小儿，3～6mg/kg，注射后 3～5min 起效，维持 30～40min，以后追加首次剂量的 1/2。

3.羟丁酸钠　为中枢递质 γ-氨基丁酸的中间代谢产物，毒性低，镇静催眠作用强。用药后产生类似自然睡眠的麻醉状态，副交感神经系统功能亢进，可出现心动过缓，阿托品可预防。该药用后可促使钾离子进入细胞内，使血清钾降低，故低血钾患者禁用。

（1）适应证：此药适用于小儿基础麻醉，麻醉诱导及其他麻醉辅助用药。

（2）应用方法：静脉注射 50～100mg/kg，缓慢推注，维持时间 45～60min。

4.丙泊酚（异丙酚）　丙泊酚是超短效静脉麻醉药，静脉注射后 1min 之内睫反射消失，4～5min 即可恢复，苏醒快而完善，无兴奋现象。丙泊酚只有轻度镇痛作用，常需与芬太尼等药物配伍，对心血管影响与硫喷妥钠相似，但对呼吸抑制强于硫喷妥钠。缺点是注射部位疼痛和血压下降。

（1）适应证：此药适应于门诊小手术的全身麻醉。

（2）应用方法：成人静脉注射 2～2.5mg/kg。

（三）静脉复合麻醉

给两种以上静脉麻醉药物，产生催眠、镇痛和肌松等作用的全身麻醉，称静脉复合麻醉。

1.普鲁卡因静脉复合麻醉　普鲁卡因能较快进入神经组织，静注后可抑制中枢神经系统的活动，表现为镇痛和神志模糊。中毒量的普鲁卡因可引起阵挛性惊厥。普鲁卡因仅用于全麻的维持，由于镇痛不全，亦无肌肉松弛作用，因此需辅助用药才能完成麻醉。

（1）应用方法：先用硫喷妥钠诱导麻醉后，再用 1%～2%普鲁卡因加 0.4%的琥珀胆碱静脉点滴维持。第 1 小时的静滴速度为 1mg/(kg·min)，以后酌情减量。术中根据手术刺激的强度辅用止痛药，如哌替啶、芬太尼、氯胺酮或间断吸入麻醉。术毕前 10～15min 停药,一般都能很快清醒。

(2)麻醉深度的判断:一般根据血压、脉搏、眼部反射、肌张力、肢体活动度等综合因素,调整静滴速度,控制麻醉深度。

2.芬太尼静脉复合麻醉　芬太尼为主的复合麻醉,常与地西泮或咪达唑仑和肌松药复合,为心血管手术首选麻醉方法,它不仅镇痛作用强,而且毒性低,对循环系统影响轻微。

(1)适应证:常用于各种先天性心脏病,如房间隔、室间隔缺损修补术及动脉导管未闭结扎术等。

(2)应用方法:首先计算芬太尼的用量,为估计麻醉手术时间(min),除以 10,乘以体重(kg);然后静脉注射总量的 1/2 量,地西泮或咪达唑仑 10～20mg,琥珀胆碱静注后气管插管,机械肺通气。手术开始前将剩余的半量芬太尼静注,以维持麻醉,必要时追加地西泮。

3.神经安定镇痛麻醉　神经安定镇痛麻醉是以神经安定药丁酰苯类氟哌利多和强效镇痛药如芬太尼(50:1)为主的一种静脉复合麻醉方法。临床表现为患者安静不动,对环境漠不关心,闭目嗜睡,唤之能应。此方法对心血管功能和肝肾功能影响较轻微,术后苏醒较快。

(1)适应证:适用于神经外科及腹腔内较大手术患者的麻醉。

(2)应用方法:氟哌利多 5mg 和芬太尼 0.1mg 为 1U,诱导按 0.5U/10kg,用琥珀胆碱或其他肌松药辅助完成;麻醉维持按 1U/h 追加,但以维持循环系统作为用药的指征之一,总量应小于 5U。

(四)气管插管术

气管插管术是保持呼吸道通畅,便于麻醉过程中管理呼吸道的最好方法。不仅广泛应用麻醉实施,而且在危重病患者呼吸循环抢救复苏过程中也发挥了重要作用。

1.插管用具

(1)喉镜:根据患者情况、气道不同的解剖特点及操作的习惯选择大小合适的弯形或直形镜片。

(2)气管导管:应根据插管途径、患者的年龄、性别和身材选择导管,导管的粗细以法制(F)为标准,一般成年女性用 F32～F38,成年男性用 F34～F40,小儿用导管的粗细＝年龄＋F18。

(3)牙垫:与气管导管并联固定于口中,防止麻醉减浅时咬瘪导管。

(4)插管钳:用于夹住导管送入声门。

(5)滑润剂:涂于气管导管上,以免损伤喉黏膜。

(6)喷雾器:内装表面麻醉药,用于喉黏膜表面麻醉。

2.插管步骤

(1)放入喉镜:患者张口,麻醉者右手提起下颌,左手持喉镜,自患者右侧口角置入,镜片将舌体挡向左侧后移至正中。此时可见悬雍垂。右手推头使头尽量后仰。继续伸入镜片,见会厌后将镜片远端伸入舌根与会厌面间的厌谷再上提喉镜,此时声门显露于视野中。

(2)插入气管导管:右手握笔状持气管导管,将斜口端对准声门裂插入声门下 3～5cm。

(3)插入牙垫:将牙垫插入上下齿之间,退出喉镜,用胶布固定导管及牙垫,以防导管深入或滑出。

3.气管插管注意事项

(1)动作轻柔,避免使用暴力,以免损伤咽喉组织而致血肿、出血、水肿。

(2)正确使用喉镜,防止门牙脱落,或老年人牙残根脱掉坠入气道。

(3)插管完成后,及时判断是否有误插入食管的可能,并核对导管插入深度,防止导管插入过深,致单肺通气而缺氧。

(4)有分泌物及时吸引,防止气道阻塞。

三、椎管内麻醉

椎管内麻醉包括蛛网膜下腔麻醉、硬脊膜外腔麻醉及骶管麻醉。椎管内麻醉为我国常用的麻醉方法，其中硬脊膜外腔麻醉应用尤为广泛，约占麻醉总数的 50％以上。

（一）蛛网膜下腔麻醉

蛛网膜下腔麻醉简称腰麻。是将局部麻醉药自腰椎棘突间隙注入蛛网膜下腔脑脊液中，使一定范围内的脊神经根、脊神经节及脊髓表面部分产生不同程度的阻滞，暂时失去传导功能，从而产生麻醉效果。麻醉平面在胸 10 以上平面称为高位腰麻，胸 10 以下平面称为低位腰麻，仅限于肛门会阴部者称为鞍麻。

1.操作与管理

（1）穿刺时体位：腰麻取侧卧位，鞍麻取坐位。尽量使腰部屈曲，棘突间隙张开，便于穿刺。

（2）穿刺点定位：成人应选第 2 腰椎以下间隙，小儿应选第 3 腰椎间隙以下穿刺，以免损伤脊髓。

（3）腰椎穿刺术：必须在严格的无菌技术下进行。在预定穿刺点做皮内、皮下和棘间韧带逐层浸润。穿刺针在棘突间隙中点进针，与背部皮肤垂直方向逐层进入，并仔细体会针尖处的阻力变化。当针尖穿过黄韧带时，有阻力突然消失的"落空"感觉。继续推进时常有第 2 个"落空"感，提示已穿破硬脊膜而进入蛛网膜下隙，此时脑脊液流出，示穿刺成功。

（4）注射：将预先准备好的麻醉药注入蛛网膜下腔，注药前后均应轻轻回吸脑脊液，确保药液全部注入蛛网膜下腔。

（5）麻醉平面的调节与控制：根据手术时间及部位，在麻醉药的剂量、注药时的体位，药液比重，注药的速度等方面控制与调节麻醉平面在预定范围。

2.适应证与禁忌证　本方法适于腰部以下手术。严重心血管、呼吸系统的疾患，中枢神经系统疾病，脊柱畸形，穿刺点局部有感染，精神病，严重神经官能症，凝血功能异常的患者等禁忌。

3.并发症及防治

（1）头痛：系脑脊液漏至硬脊膜外间隙，使颅内压下降所致，常于术后 24～72h 患者开始活动时发生，典型的症状为直立位时头痛加重，而平卧后好转，一般 3～7d 可自愈。

用 24～26G 细针穿刺，减少硬膜裂口，可预防其发生；术后去枕平卧 6～12h，术中、术后给予足量补液，亦为预防措施。有头痛者适当给予镇静止痛药，亦可于硬脊膜外隙注入中分子右旋糖酐 30～40ml。

（2）尿潴留：局部麻醉药在骶区浓度高，消失晚，因此骶神经功能恢复慢，或因会阴区疼痛，影响排尿。可用针刺治疗或诱导小便，必要时行导尿。

（二）硬脊膜外间隙阻滞麻醉

将局部麻醉药注入硬脊膜外间隙，阻滞脊神经根，使其支配的区域产生暂时性麻痹，称硬膜外间隙阻滞麻醉，简称为硬膜外阻滞。是我国目前应用最广泛的麻醉方法。

1.分类　根据脊神经阻滞的部位不同，临床上分为以下几类。

（1）高位硬脊膜外阻滞麻醉（颈或上胸段）：适用于颈部、上肢和胸壁手术，穿刺点在颈 5 与胸 6 之间。

（2）低位硬脊膜外阻滞麻醉（中或下胸段）：适用于腹部手术，穿刺点在胸 6 与胸 12 之间。

（3）低位硬脊膜外阻滞麻醉（腰段）：常用于下肢和盆腔手术，穿刺部位在腰椎各间隙。

（4）骶管阻滞麻醉：经骶裂孔穿刺，适用于会阴区的手术，小儿可根据局部麻醉药的容积和浓度阻滞下腹部或下肢。

2.方法与步骤

(1)体位:与腰麻相同,低位硬脊膜外隙阻滞亦可采用坐位。

(2)穿刺点的选择:以手术切口为中心选择。

(3)穿刺法:采用直入穿刺法或旁正中穿刺法进入硬脊膜外腔,穿刺针到达黄韧带后,根据阻力的突然消失、负压的出现以及无脑脊液流出等现象,即可判断穿刺针是否已进入硬膜外间隙。

(4)导管插入:当确定针尖已进入硬脊膜外间隙后,插入硬膜外导管,导管再进入硬脊膜外间隙 3～5cm,拔去穿刺针,用胶布固定于患者背部。接上注射器,便于连续用局部麻醉药,称连续硬脊膜外隙阻滞法,此法安全,麻醉时间不受限制。也有一次注药后拔除导管者,但此法不如前者安全,且麻醉效果缺乏可控性,如麻醉药剂量不足,麻醉效果欠佳,将无法弥补。

3.注意事项

(1)必须先注入试验剂量的局部麻醉药,即注入 2% 利多卡因 3～5ml,观察 5min 确定无腰麻征才可继续用药。如针尖已误入蛛网膜下腔,试验剂量即可引起腰麻体征。

(2)硬脊膜外阻滞麻醉的管理同腰麻,但其适应证较腰麻广,几乎用于颈部以下尤其是胸部以下的手术,而在上胸部麻醉时,由于肋间肌的麻痹,呼吸管理尤为重要。

(3)硬脊膜外阻滞麻醉的严重问题是全脊髓麻醉和神经损伤,前者可引起呼吸心跳骤停,后者会留下永久性瘫痪。预防与治疗的重点是穿刺时轻柔细致,以防穿破硬膜或损伤神经,用药后密切观察,以便及早发现问题及时处理。

四、局部麻醉

局部麻醉(简称局麻)可使身体一定部位的感觉神经传导功能暂时性阻断,失去痛觉,以利手术施行。

(一)常用局部麻醉方法

1.表面麻醉　局部麻醉药透过黏膜表面,使浅表神经末梢产生的无痛状态。适用于眼、耳、鼻、咽喉、气管、食管、尿道等手术或内镜检查。

2.局部浸润麻醉　将局部麻醉药液注射在手术区组织内,以阻滞组织中的神经末梢。因用药量大,一般应用最低有效浓度。

3.区域阻滞麻醉　在手术野周围及其基底部注入局部麻醉药,阻滞进入手术野的神经干和神经末梢。适用于囊肿切除、活检等小手术。

4.神经干(节、丛)阻滞麻醉　在神经干(节、丛)周围注入局部麻醉药,阻滞其传导,使其支配的区域无痛。临床常用的有颈丛神经阻滞、臂丛神经阻滞、肋间神经阻滞等。

(二)常用局部麻醉药

按化学结构可将局部麻醉药分为脂类与酰胺类,前者有普鲁卡因、丁卡因;后者有利多卡因、布比卡因。

(三)局部麻醉药中毒

由于局部麻醉药进入血循环,使血中浓度超过机体耐受阈所致。

1.原因

(1)一次用药量超过最大限量。

(2)局部麻醉药误入血管或在血管丰富区吸收快。

(3)由于局部麻醉药的个体耐受性差异很大,有的患者用小剂量局部麻醉药或低于常用量,也出现毒性反应,这种情况称为高敏反应。

2.症状及体征　根据中枢神经系统症状及体征可分为轻、中、重3度。

(1)轻度:以精神异常为特征,患者失去理智,一般出现多言、烦躁不安或沉默、嗜睡等。

(2)中度:以面部小肌肉震颤为特征,可出现恶心、呕吐等症状。

(3)重度:出现全身抽搐和惊厥,患者可因抽搐缺氧而死亡。

呼吸循环系统早期表现为兴奋,以后转为抑制,严重者呈现昏迷,肌肉松弛,面色苍白,皮肤湿冷,血压下降,脉快而弱,呼吸浅慢。如抢救不及时,可因呼吸循环衰竭而死亡。

3.预防

(1)一次用药不超过最大限量。

(2)局部麻醉药中加入 1/20 万～1/50 万的肾上腺素,以减缓局部麻醉药吸收。但指(趾)、神经阻滞麻醉及高血压患者等禁用。

(3)缓慢注药,注药前先回抽,以免误入血管内。

4.处理

(1)症状轻者停药观察,并做好进一步抢救准备。

(2)静脉输液,促进排泄。

(3)抗惊厥。

①地西泮:10～20mg 或 0.1～0.2mg/kg。

②硫喷妥钠:2%～2.5%硫喷妥钠 3～5ml 缓慢静脉注射。

③肌肉松弛药:应在气管插管或人工呼吸装备下进行。

(4)给氧:自鼻导管或面罩均可,如呼吸抑制或停止,则行气管插管。

(5)支持循环功能:根据不同情况应用升压药或强心药等。

(6)心跳停搏:应立即进行心、肺、脑复苏。

五、低温麻醉

控制性降温,可降低组织代谢,提高机体对缺氧的耐受能力,从而保护大脑及其他代谢率较高的器官免受局部缺血或缺氧的损害。体温每下降 1℃,基础代谢率下降 6.7%,若体温降至 28℃时,新陈代谢可降至正常的一半。

(一)适应证

1.心血管外科手术　如较为复杂的心内畸形矫正术。在深低温停循环时,对婴幼儿可阻断循环 1h;若体表温度降至 28～30℃,可阻断循环 8～10min。

2.神经外科手术　主要应用于需要部分或全部阻断脑血供的手术,体温若降至 30℃,可有效地控制颅内高压及预防脑缺血、缺氧。

3.其他疾病治疗　如甲状腺危象,恶性高热等高代谢疾病的治疗。

(二)实施方法

1.实施低温麻醉的原则

(1)避免应用易引起心律失常的药物(如氟烷)。

(2)术前麻醉诱导后应用具有预防寒战、扩张末梢血管的药物(如吩噻嗪类药)。

(3)待麻醉维持至一定深度时,方可开始体表降温。

(4)深低温麻醉,可给大剂量肾上腺皮质激素,以减少缺氧对脑细胞的损害。

2.降温的方法

(1)在手术床上放置与人体大小相仿的冰槽,待麻醉维持到一定深度时连接好各种监测导线,并向冰槽内注入加有碎冰块的 0～4℃水(成人),小儿一般用 2～4℃水即可。

(2)浸泡 15min,测直肠或食管下段温度达 33℃时,可放出冰水。一般出水后,中心温度还可以继续降至 30℃±1℃。

3.复温方法

(1)电热毯法:术前将电热毯铺于手术床上,当手术已不需要低温,即可接通电源加热,温度控制在45℃以下。

(2)血液转流法:体外循环下血液复温多用于体外循环降温法,是利用复温器血液加温(40℃)后转流。

(3)体表复温法:手术即将结束,用热水袋(40～45℃),分别置于患者腹股沟、颈部、躯体两侧;注意水温不可超过 50℃,避免发生烫伤。

(三)监测

1.体温监测　一般常用鼻咽、食管及直肠温度监测。

2.心电图监测　降温过程中最危险的并发症为心室纤颤。

3.血压监测　一般采用无创血压监测,但深低温时,因寒冷反应致血管收缩,故常用有创动脉压监测。

4.中心静脉压监测　可作为患者输血、输液的参考指标。

5.血气和电解质监测　因降温过程中可发生酸碱平衡失调和电解质紊乱。

6.尿量监测　有助于掌握肾功能及肾血流灌注情况。

六、控制性低血压

在血液丰富的组织和大血管部位施行手术时,因出血较多且难以控制,为了减少手术中的渗血,在麻醉过程中,采用一定的方法,将收缩压降低至 80～90mmHg,或者将平均动脉压降至 50～65mmHg,不致有重要器官的缺血缺氧性损害,并根据具体情况控制降压的程度和持续时间,称为控制性低血压或控制性降压。

(一)适应证

1.复杂大手术、出血较多而止血困难的手术,如巨大脑膜瘤、先天性颅内动脉瘤、鼻咽部血管瘤等手术。

2.大血管手术如主动脉缩窄或动脉瘤切除手术、动脉导管结扎或切断术。

3.其他手术,如嗜铬细胞瘤手术,眼压很高的青光眼,血源紧缺及不适宜输血的患者。

(二)禁忌证

1.绝对禁忌证

(1)重要脏器实质性病变者,脑血管病,心功能不全,肾功能不全,肝功能不全,冠心病,严重高血压,动脉硬化者,脑血管病变患者,特别是急性心血管疾病的患者。

(2)血管病变患者,外周血管性破裂,器官灌注不良。

(3)循环功能不全患者,如严重贫血或低血容量休克者。

(4)麻醉设备条件不足及技术不过关者。

2.相对禁忌证

(1)高龄或幼儿。

(2)缺血性周围血管病及有静脉炎或血栓史。

(3)慢性缺氧,闭角性青光眼。

(三)监测

1.控制性低血压应监测心电图、体温、中心静脉压、失血量、尿量,并定时做电解质分析,动脉血气分析,血红蛋白及血细胞比容测定。若尿量减少提示肾血灌注不足,需提高血压;若动静脉血氧合正常,pH 正常,而心电图 ST 段发生变化,血压也应做相应调整。

2.血压控制的限度,一般平均动脉压不应低于 6.7kPa(50mmHg)若必须降至 6.7kPa 时,持续时间不应超过 30min。肱动脉或桡动脉压不低于 8.0～9.3kPa(60～70mmHg),老人不低于 10.7kPa(80mmHg)为准。有临床资料证实,当收缩压维持在 8kPa(60mmHg)以上时,对于健全的器官不会造成缺血性损害。

(四)方法

1.轻度降压且时间短的手术:选用氟烷、恩氟烷、异氟烷吸入或单次静脉注射三磷腺苷。

2.以减少渗血为目的,需长时间降压的手术,多采用硝普钠、硝酸甘油或米噻芬静脉滴注。

3.为了降低血管壁张力,防止大出血的手术,常用硝普钠、三磷腺苷或维拉帕米静脉滴注。

七、麻醉期间监测

(一)常用监测指标及临床意义

1.心率　正常成人心率为 60～100/min,心率慢于 50/min 或快于 100/min,心排血量即减少。

2.动脉血压　测压方法有间接法和直接法两种,可酌情选用。

(1)间接法

①袖带法:上肢测肱动脉压,下肢测股动脉压,通过袖带充气,放气,经听诊获得,为使压力读数准确,应根据肢体的外径,用宽窄适宜的袖带。

②超声波法:用多普勒监测仪进行监测,准确性较袖带法高,受干扰少。

(2)直接法:常用桡动脉或足背动脉穿刺,直接接到测压器或压力换能器、电子放大器显示并记录。

3.中心静脉压　常用右颈内静脉或右锁骨下静脉穿刺,连接于压力计上。主要反映右心室前负荷。正常值 0.392～1.177kPa(4～12cmH_2O)。

4.肺毛细血管楔压　将 Swan-Ganz 漂浮导管经右颈内或左肘部贵要静脉插入右心房,使其尖端达到肺动脉小分支处,即可测得。反映左心室前负荷。正常值为 0.8～2.0kPa(6～15mmHg)。漂浮导管除可测量上述压力外,还可用温度或染料稀释法测量心排血量以及采取右心房或肺动脉混合静脉血。

5.心排血量　用漂浮导管测量。成人正常值为 4.5～6.0L/min,用于危重病患者或大手术时。

6.失血量及血容量　可根据手术时吸出的血量,称吸血后纱布的重量,检查血细胞比容及测定中心静脉压等推算。

7.动脉血气分析　抽动脉血检查,了解患者有无缺氧、二氧化碳蓄积及酸碱平衡紊乱。抽动脉血注意应使动脉搏动推动注射器内管,勿用力抽吸,以防气泡混入;抽血毕即用橡皮帽堵住针头,轻轻摇动空针,使注射器管壁之肝素与血液充分混合,以防凝血;立即送血气室检查。

8.尿量　放留置导尿管,监测术中、术后尿量变化,可直接了解肾灌注情况,并间接反映内脏器官灌注情况。

9.潮气量和分钟通气量　现代麻醉机都装备有呼吸容计,很容易读出数据。正常人潮气量为 400～500ml(8～10ml/kg),分钟通气量为 6～8L,低于 3L 为通气不足,超过 10L 为通气过度。

10.心电图　可及时发现心律失常,心肌缺血及某些电解质紊乱等。

11.脑电图　可了解麻醉药对大脑皮质的抑制程度及有无脑缺氧等情况。

12.肌肉松弛度　用周围神经刺激器,监测肌肉松弛状况,使麻醉时合理、精确应用肌肉松弛药。

13.体温　可将测温器电极置入食管、鼻腔、鼓膜旁或直肠,连续监测体温变化。

14.其他　血生化、血糖及其他特殊监测等,根据病情决定。

(二)创伤性监测的护理措施

上述中心静脉压的测量与动脉压的穿刺测量是创伤性的,应采取一定的护理措施。

1.中心静脉压监测的护理

(1)用具准备:消毒包、输液器、三通连接管、测压管、肝素生理盐水、冲洗液、套管针等。

(2)穿刺时采用头低位。连接管要牢固可靠,预防脱落并发空气栓塞。

(3)要严格无菌操作,每天更换输液器与敷料。并每天用肝素生理盐水冲洗导管,抽血后也应冲洗,以保证管道畅通。

2.桡动脉或足背动脉穿刺测压的护理

(1)用具准备:消毒包,固定腕部用的木板和垫高腕部的纱布卷,简易测压器或压力换能器,电子放大器显示或记录仪。肝素冲洗液可用生理盐水配制,如瓶装生理盐水可用长针头接气球加压,袋装生理盐水可用气袋加压。

(2)严格无菌操作,固定好导管位置,避免移动。

(3)注意观察和及时处理并发症,如血栓形成、表面皮肤坏死等。

八、术后镇痛

术后镇痛是应用阿片类药或局部麻醉药减轻疼痛,并防止围手术期并发症,促进患者康复的一种治疗方法。传统的镇痛方法是患者感觉到疼痛时,由护士遵医嘱,肌注镇痛类药物。这种用药方法的缺点是镇痛不及时,药物浓度波动性大,无个体差异,重复肌注引起注射部位疼痛,镇痛效果差等,目前较好的方法是硬脊膜外隙镇痛和患者自控镇痛(PCA)。

(一)硬脊膜外间隙镇痛

术后留置硬脊膜外隙导管,将阿片类药物或局部麻醉药注入硬脊膜外间隙进行镇痛,已广泛地用于术后镇痛治疗。

1.常用镇痛药

(1)阿片类药物:一般推注后 30min 起效,持续时间为 6～12h 不等。

①芬太尼:单次给药剂量按 0.001～0.002mg/kg 计算;输液浓度为 0.0025～0.0100mg/ml,注入速度为 2～4ml/h。

②吗啡:单次给药剂量按 0.03～0.06mg/kg 计算,输注浓度为 0.05～0.10mg/ml,输注速度 1～5ml/h。

③哌替啶:单次给药剂量按 0.35～0.7mg/kg 计算,输注浓度 1.0～2.5mg/ml,输注速度 4～10ml/h。

④氢吗啡酮:单次给药剂量按 0.01～0.02mg/kg 计算,输注浓度 0.05～0.10ml,输注速度 1～5ml/h。

(2)局部麻醉药

①罗哌卡因:持续输注,给药剂量按 3ml/h 计算,输注浓度为 0.002mg/ml。

②布比卡因：既可单次给药，又可持续输注。给药剂量按 3ml/h 计算，输注浓度 0.00125mg/ml。

2.镇痛监测及护理

(1)建立监测制度，准备好镇痛监测设备、急救药物及急救设备，最好将纳洛酮和注射器放置于床旁。

(2)硬膜外镇痛患者应监测呼吸频率及深度，每 1～2h 监测 1 次。

(3)持续输注局部麻醉药的患者应监测生命体征，感觉平面及运动阻滞情况，1 次/4h。

(4)腰段及下胸段硬膜外镇痛的患者应卧床休息，防止硬膜外导管脱落。

(5)注意观察置管局部有无红、肿、疼痛，以防感染。

3.阿片类药物硬膜外镇痛的并发症处理

(1)恶心、呕吐：小剂量(0.1～0.4mg)纳洛酮静脉注射及甲氧氯普胺(胃复安)10mg 肌内注射，可缓解。

(2)皮肤瘙痒和尿潴留：导尿，静脉注射纳洛酮 0.1～0.4mg，也可给抗组胺药。

(3)呼吸抑制：最多见于老年患者，使用镇痛药胸段硬膜外镇痛及较衰弱的患者，处理方法可静脉注射纳洛酮 0.04～0.40mg。

(4)血压低、运动神经阻滞及相应节段的皮肤感觉缺失：常见于硬膜外局部麻醉药浓度偏高所致，应加强观察。

(5)硬脊膜刺破：因导管太硬，置管时间太长引起。

（二）患者静脉自控镇痛（PCA）

患者自控镇痛是由患者自行控制给予镇痛药的装置，即 PCA 仪，主要组成部分为：注药泵、自控装置、输注管道和防止反流的活瓣。使用前可预先设定维持剂量、给药间隔时间和最大安全剂量，患者不会出现药物过量，并具有高的自主性和个体化。

PCA 应用时，应预先设定维持剂量、间隔时间及装载剂量等。

1.维持给药剂量　是指设定 PCA 泵参数持续给药，患者间歇按压手柄或机身上的按钮，实现追加给药以维持满意镇痛水平。

2.间隔时间　为降低药物的不良反应，可以设定患者在前一次剂量完全起效之后再次追加药量，间隔时间的设定应考虑到药物起效的速度及达到有效浓度所需时间，同时和维持剂量大小也有关。一般吗啡、哌替啶间隔时间为 8～12min；芬太尼、苏芬太尼间隔 5～8min；氢吗啡酮间隔 6～10min。

3.监测及护理

(1)监测评估镇痛、镇静程度，4h 1 次。

(2)监测患者呼吸频率，2h 1 次。

(3)监测评估疼痛程度，可提示是否需要改变 PCA 方案。

(4)术前宣教，告知患者及陪护人员适时按 PCA 按钮，不要等待剧烈疼痛时再按，确保将疼痛降至最低；在活动或呼吸练习等可能引起疼痛的行为之前使用 PCA；若出现不良反应应立即告知护理人员。

4.并发症　阿片类药物最严重的并发症是呼吸抑制。若出现呼吸抑制，应立即停止阿片类药物的使用，吸氧，使用纳洛酮拮抗，其余并发症与硬膜外镇痛相同。

（解晓慧）

第十节　麻醉恢复期间的护理

　　麻醉恢复是指患者从麻醉状态逐渐苏醒的过程。在此过程中,只有在技术熟练医护人员的精心观察和护理下,才能防止患者出现意外情况。医院建立麻醉恢复室就是为患者提供良好的苏醒条件,可有效地减少麻醉后并发症,提高麻醉的质量与安全性。

一、麻醉恢复室的设计与装备

(一)建筑设计

　　麻醉恢复室应设置在手术室的非限制区,这样既便于麻醉与外科医师能及时到达抢救现场,遇有必要时可将患者迅速返回手术室接受进一步的抢救乃至再手术。恢复室的床位数与手术台的比例为1:2;若全麻手术较少的中小医院可按1:(3~4)的比例;也可按24h内每4例手术设1张床计算更符合实际。一般应以放置3~6张床为宜,对有传染病或创口感染的患者可另设单独的隔离间。恢复室要求光线充足,湿、温度可调控,每张床位均设置有中心供氧、压缩空气、负压吸引和多孔电源插座等接口;墙上放置监护仪。门要高大宽敞,以便接送患者。房顶设输液轨道。

(二)基本设备

　　1.放置带轮多功能病床或用接送平车,床旁有升降扶栏,可调节患者体位。每张床位应有多功能监护仪,可行心电图、脉搏血氧饱和度及无创血压监测;还应配备直接测量动脉压和中心静脉压的装置,呼吸末CO_2浓度测定仪、肌松监测仪、热电偶温度计和呼吸容量计等监测设备。

　　2.放置急救必备的器材及物品,如喉镜、气管导管、气管切开包、呼吸机、除颤器、起搏器等心肺复苏装置。床旁备有无菌吸痰管,导尿管,吸氧导管或吸氧面罩,口咽或鼻咽通气管,胸腔闭式引流瓶,尿液引流袋,胃肠减压装置,无菌手套,注射器,记录单等。

(三)常备药品

　　1.升压药　肾上腺素,去甲肾上腺素,去氧肾上腺素,麻黄碱,间羟胺,甲氧明,异丙肾上腺素,多巴胺,多巴酚丁胺,美芬丁胺等。

　　2.降压药(抗高血压药)　酚妥拉明,硝酸甘油,硝普钠,尼卡地平,压宁定等。

　　3.强心及抗心律失常药　地高辛,去乙酰毛花苷,毛花苷C(西地兰),利多卡因,普萘洛尔,普鲁卡因胺,苯妥英钠,氯化钾,维拉帕米(异搏定)等。

　　4.抗胆碱药　阿托品,东莨菪碱等。

　　5.抗胆碱酯酶药　毒扁豆碱,新斯的明,依酚氯铵等。

　　6.利尿脱水药　呋塞米,甘露醇等。

　　7.中枢兴奋药及平喘药　尼可刹米,洛贝林(山梗菜碱),氨茶碱等。

　　8.镇静、镇痛药及拮抗药　地西泮(安定),咪达唑仑,硫喷妥钠,丙泊酚(异丙酚),氯丙嗪,哌替啶,芬太尼,吗啡,可待因,纳洛酮,氟马西尼等。

　　9.肌松药　氯琥珀胆碱,维库溴铵,阿曲库铵(阿曲可宁)等。

　　10.凝血药及抗凝药　巴曲酶(立止血),抑肽酶,维生素K,凝血酶,酚磺乙胺(止血敏),去纤酶(纤维蛋白酶),氨基己酸,氨甲苯酸(对羟基苄胺),肝素钠等。

11.激素　地塞米松,氢化可的松等。

12.子宫收缩药物　垂体后叶素,缩宫素等。

13.抗组胺药　苯海拉明,异丙嗪,氯苯那敏(扑尔敏)等。

14.其他　50%葡萄糖液,10%氯化钠,碳酸氢钠,10%氯化钙或葡萄糖酸钙等。

二、麻醉恢复室的作用及工作常规

(一)麻醉恢复室的作用

麻醉恢复室主要用于术后一般情况较好的全麻未清醒的患者进行短时间监测,清醒后立即返回病房。但随着手术范围的扩大,患者情况的复杂化,也收容手术后需呼吸、循环支持的患者。恢复室的作用如下。

1.便于及时观察处理麻醉并发症　因在手术后的数小时内,麻醉药、镇痛药的作用逐渐消失,患者会发生呼吸道梗阻,通气不足,呕吐误吸和循环功能不稳定等并发症。为保障患者安全,应将患者留置恢复室进行观察和处理,防止转运途中发生意外。

2.利于观察、处理手术并发症　手术后的数小时内应密切观察生命体征变化,可利用恢复室的先进设备对患者进行仔细全面的监护,有利于及早发现并发症和处理手术并发症。

3.利于正确评判麻醉质量和术中护理质量　麻醉医师和护士通过对术后患者的监护,观察麻醉恢复情况,了解术中有无护理缺陷(如皮肤、肢体有无压伤灼伤等),可系统正确评价麻醉质量及术中护理质量。

(二)麻醉恢复室的工作常规

1.入室交接　手术结束后,待恢复的麻醉患者,由手术医师、麻醉医师及巡回护士共同护送到麻醉恢复室,并向恢复室医护人员介绍患者的基本情况,包括患者的姓名、性别、年龄、术前诊断、所施手术、麻醉方法、手术中生命体征情况、液体出入量、麻醉中的并发症、有无传染病(如肝炎、结核)等,患者入室后仍需重点监测和检查的项目,护士应做好入室记录。

2.监测和护理　患者入室后由麻醉医师下达医嘱,护士执行。其内容包括:

(1)监测项目:包括心电图、心率、血压、呼吸、脉搏血氧饱和度、体温及出入量等,并每15min监测记录1次。

(2)吸氧:包括给氧方法(面罩、鼻导管)、氧流量及浓度。

(3)气管插管:气管切开及各种引流管等的护理。

(4)每10~15min观测1次患者的神志、瞳孔及肢体的运动、反射等情况。

(5)治疗用药:包括输血输液、对症治疗药物等。

(6)麻醉清醒后,鼓励患者进行咳痰或做深呼吸动作。

(7)发现下列情况时,护士应立即通知麻醉医师:①血压波动明显;②呼吸减弱或停止;③严重恶心和呕吐;④明显心肌缺血和心律失常;⑤呼吸道梗阻;⑥严重躁动不安。

(8)出现下列情况,还应同时通知手术医师:①呼吸、心跳停搏;②伤口明显渗血或引流血量明显增加;③病情严重恶化;④神经外科手术患者神志清醒后再度出现昏迷者,或出现瞳孔散大,两侧不对称,对光反射减弱或消失,或出现癫痫大发作等。

3.离室及离室标准　术后患者经恢复治疗,确认清醒和肌力恢复,达到离室标准者经麻醉医师核准后即可离室。对病情仍不稳定甚至恶化或出现严重并发症,如不能维持自主呼吸或较长时间不能脱机,循环功能不稳定者,由恢复室护士提出,手术医师和麻醉医师讨论后,转入ICU病房。

三、麻醉恢复期患者的护理

(一)全身麻醉患者

1.护理评估

(1)了解患者的基本情况:包括术前的健康状况及有无传染病。

(2)详细了解术前诊断、患者的麻醉方式、术中所用药物及所施手术及麻醉中的并发症,有无用药过敏史等。

(3)生命体征:了解手术过程中生命体征是否平稳,术中输血、输液的出入量等情况。

(4)入恢复室后仍应监测实验室检查的项目。

2.护理目标

(1)意识清醒,呼之能正确回答。

(2)保持呼吸道通畅,无误吸及窒息的发生。

(3)体温恢复正常范围。

(4)脉搏、血压平稳。

(5)无意外损伤发生。

3.护理措施

(1)一般护理

①患者入室前,护士应准备好各种器材设备,包括监护仪器、负压吸引、心电除颤器等,并调节好室内温度,对深低温麻醉后患者,应准备复温毯或保暖设备。

②与手术医师、麻醉师和巡回护士进行术中病情及用药情况交接,了解输血输液量及尿量。根据生命体征等观察结果,综合评定患者的麻醉恢复情况,做出护理诊断,给予及时处理。

③接收患者后,立即测血压、脉搏、呼吸、体温1次,然后每10～15min监测1次,并做好记录。

④密切观察意识状态,对未清醒的患者,应注意其瞳孔、眼睑反射及对呼唤的反应程度,正确判断麻醉恢复期患者的意识状态。

⑤根据监测指标(中心静脉压、动脉压或血压)调整控制输血输液的速度。同时注意观察伤口有无渗血或出血现象。

⑥在患者处于苏醒前兴奋状态时,对插有导尿管、气管插管、监测管及其他引流管者,应防止脱落;并观察引流液的颜色和量,同时防止伤口敷料的脱落。

⑦防止坠床,监护床两边加护栏,对苏醒期有躁动的患者,应有专人看护。

⑧观察有无口唇发绀和肢体末梢冰冷潮湿(潮冷),判断是否存在内出血、换气不足或休克。若有内出血、休克者应立即通知手术及麻醉医师。

⑨对苏醒较慢的患者,注意有无肝、肾功能损害造成的意识障碍或低血糖、低钠血症以及脑缺氧等。注意变换体位,使患者肢体保持良好位置。

(2)呼吸功能的维持:主要是预防和及时解除呼吸道梗阻,防止窒息发生。

①防止舌根后坠:使患者颈部呈过伸状态。若有鼾音时,患者可取侧卧位,托起下颌,使下颌切牙咬合于上颌切牙之前,鼾音即能消失,必要时可插入口咽导管。

②防止误吸:麻醉前禁食4～6h,若为急诊手术未禁食患者,在全麻苏醒前应特别注意。若患者出现呕吐先兆(频繁吞咽),应立即将其头偏向一侧,摇低床头,使呕吐物容易排出,并用于纱布或吸引器消除口鼻

腔内的食物残渣。必要时立即进行气管插管,并反复吸引气管内的异物,直至呼吸正常。

③喉痉挛的处理:清除咽喉部异物,加压给氧;对不能缓解者,可静脉或舌下注射氯琥珀胆碱,必要时气管内插管。

④呼吸道分泌物过多的处理:用吸引器吸除咽喉部或口腔内的分泌物。必要时遵医嘱给药。

⑤喉头水肿的处理:抬高头部,湿化吸氧及雾化吸入肾上腺素 0.5～1.0ml 加生理盐水 2～3ml 混合液。遵医嘱静脉注射地塞米松。

⑥伤口血肿压迫的处理:此症状常见于颈部手术后。一旦发生立即通知手术医师准备减压手术,并面罩加压给氧。

⑦呼吸抑制的处理:应立即面罩加压给氧,必要时进行气管插管和人工呼吸。

（3）循环功能的维持

①血压异常:如血压偏低,应考虑出血或补血补液量不足,可调整输液速度及量;若收缩压＜80mmHg 或＞180mmHg 时,应报告医师处理。

②心律失常:低血容量,缺氧和二氧化碳蓄积可引起心动过速;体温过低等可引起心动过缓;若心率＜60/min 或＞100/min 并伴心律失常时,应立即向医师报告,及时处理。

③维持水、电解质平衡:准确记录输血输液及排液量,注意术后患者有无少尿或无尿现象,严格遵医嘱输血输液。

④休克的防治:密切观察病情变化,早发现,早处理。

⑤心跳骤停:立即实施心脏按压、人工呼吸,并向医师紧急报告。

4.健康教育

（1）麻醉清醒后,告知患者由于气管插管,可刺激咽喉部黏膜,待拔除气管内插管后,患者会感觉咽喉部不适（如发干、发痒、轻微疼痛等）,但做雾化吸入可使症状慢慢消失。

（2）告知患者深呼吸,可帮助肺扩张,促进肺部气体交换。咳嗽、咳痰或助翻身、叩背,可及时将痰液排出体外,防止肺不张及肺炎。因此,应嘱患者每 15min 做深呼吸 1 次;有痰要及时咳出,但要注意保护好伤口。

（3）向普通病区护士交代患者的麻醉恢复情况,以及需重点观察的生命体征等。

（二）椎管内麻醉患者

1.护理评估

（1）了解麻醉平面的高低位置及麻醉穿刺的情况,观察患者是否出现胸闷、呼吸困难及药物毒性反应。

（2）观察循环系统的回心血量,患者是否出现血压下降、脉搏无力、心率减慢或心动过缓等。

（3）观察患者的神经系统,是否出现感觉异常及肢体运动障碍。

（4）观察患者的泌尿系统,是否感觉有排尿困难,出现尿潴留现象。

（5）观察患者的消化系统,是否有恶心、呕吐等症状。

2.护理目标

（1）保持呼吸道通畅,促进正常呼吸功能的恢复。

（2）调整低血压,使血压恢复正常。

（3）恢复肢体功能。

（4）促进自主排尿,解除尿潴留。

3.护理措施

（1）患者入室,立即测量血压、脉搏、呼吸,并注意其麻醉平面的消退及意识情况,以后酌情每 15～

30min 测量 1 次,并做好记录。

(2)去枕平卧 4～6h,预防术后头痛。连接并妥善固定各种引流管,并记录引流液量及性状,发现有出血应立即报告医师处理。

(3)意识清醒的患者,鼓励做深呼吸和咳嗽,1 次/15min,以减少肺不张的发生;若未完全清醒者,应给予吸氧,并保持呼吸道通畅。

(4)保持输血输液通畅,血压低时应遵医嘱处理。

(5)密切观察麻醉平面的消退,了解肢体活动情况,观察有无脊神经损伤或受压的情况,如局部麻木、刺痛、麻痹、瘫痪等。如有异常,应及时通知医师处理。

(6)排尿困难者,应先热敷下腹部和诱导排尿,对不习惯卧床排尿者,可酌情改变体位或下床排尿;若仍不能自行排尿时,应导尿。

(7)注意有无恶心、呕吐、头痛及穿刺处疼痛血肿等,若发现异常应及时报告医师,并作相应处理。

4.健康教育

(1)麻醉恢复后,鼓励患者尽早活动,能下床者可适当在病区散步;不能行走者可在床上活动,有利于肠蠕动恢复。但应注意在肠蠕动未恢复前禁食,以免发生腹胀。

(2)麻醉药物作用消退后,患者回普通病房仍需平卧 6～8h。因硬脊膜被穿刺针刺破后,可有脑脊液流失,使颅内压降低,颅内血管扩张而发生血管性头痛。去枕平卧可预防此种头痛的发生。

(3)鼓励患者多做深呼吸及咳嗽;告知患者尽量自行排尿及诱导排尿的方法,可减少尿路感染和尿道损伤的发生。

(4)术后佩戴镇痛泵者,应告知如何调节使用。

(解晓慧)

第十六章　介入治疗护理

第一节　概述

一、介入放射学

介入放射学一词是由 Margulis 于 1967 年提出，也有人译之为"手术放射学"。近 20 年来，我国的介入放射学迅速发展，伴随着介入器材的不断完善，介入治疗的范围已扩展到全身的各个系统，介入医学也成为继内科、外科以外的第三种临床治疗方法。

【基本概念】

介入放射学是近年来发展起来的一门融医学影像学和临床治疗学于一体的边缘学科，涉及消化、心血管、神经、呼吸、泌尿、骨骼等几乎所有系统疾病的诊断和治疗。介入治疗是指在医学影像技术（如 X 线、CT、磁共振、超声波）引导下，用穿刺针、导丝、导管等精密器材进行治疗和获取病理材料的过程，其核心是以微小的创伤获得与外科手术相似或更好的治疗效果。许多介入治疗手段已成为主要的治疗手段，甚至取代或淘汰了原来的部分外科手术方法。介入放射学是临床医学和医学影像相结合的产物，介入放射学的发展与普及，不仅受到医学界的极大关注和众多患者的欢迎，而且极大地促进了电子、物理、化学、计算机、激光、生物医学等众多学科相互渗透、相互促进。

【发展】

介入放射学具有微创、简便、安全和并发症少等特点，对于一些用传统方法难以治疗或疗效不佳的疾病，如肿瘤、心血管系统疾病、神经系统疾病等，提供了一种全新的治疗途径。因此，它在近 20 年里得到了蓬勃发展。与其他学科一样，介入放射学也经历了漫长的过程。

【分类】

（一）按技术分类

1.血管介入　亦称介入性血管造影学，是指在诊断性血管造影的同时，自导管向血管管腔内注射药物或某些物质，或施行某种措施，以达到治疗的目的。常用的血管介入技术有 3 种。

（1）血管内灌注药物治疗

血管收缩治疗：经导管向相关动脉内滴注加压素，以控制胃肠道出血，例如食管胃底静脉曲张出血、胃黏膜弥漫性出血及结肠憩室出血等。

肿瘤化疗：导管留置于肿瘤供血动脉，推注化疗药物，使局部用药浓度加大，避免或减轻化学治疗引起的全身反应。

(2)经导管血管栓塞法:经原血管造影的导管或特制的导管,将栓塞物送至靶血管内。①治疗内出血:如外伤性脏器出血、溃疡病、肿瘤或原因未明的脏器出血。②治疗肿瘤:将肿瘤组织的血供部分或全部阻断,以达控制肿瘤生长的目的。③亦可用于非手术脏器切除:如注射栓塞物质于脾动脉分支内,即部分性脾栓塞,可以治疗脾功能亢进,同时不影响脾的免疫功能。常用的栓塞物质,如自体血凝块、吸收性明胶海绵、无水乙醇、聚乙烯醇、液体硅酮、不锈钢圈、金属或塑料小球及中药白及等。

(3)经皮腔内血管成形术(PTA):多用于动脉粥样硬化性狭窄的血管,其机制是粥样斑块受压,内膜和中层撕裂、伸展,使管腔增宽。20世纪60年代开始应用于动脉狭窄双腔气囊导管,20世纪70年代研制成功后,得到更广泛应用,多用于髂、股、腘动脉及肾动脉。肾动脉PTA多用于肾源性高血压,使狭窄肾动脉扩张,从而降低血压。PTA亦可用于冠状动脉,称为经皮腔内冠状动脉成形术(PTCA),使硬化的冠状动脉扩张,以达到治疗冠心病的目的。PTA使用的导管为带球囊的双腔导管,将球囊段置于狭窄血管处,囊内注入含有对比剂的液体,加压至3～6个大气压(1atm=101kPa),每次持续10～15s,可重复3～4次,多数能使狭窄血管达到扩张的效果。其他原因的血管狭窄,如多发性大动脉炎、先天性血管狭窄,有时也可用PTA治疗。

2.非血管性介入

(1)经皮穿刺活检(PNB):使用细针(22～23号,外径0.6～0.7mm)经皮直接穿刺身体各部位病变区,由于针头有特殊装置,便于取出病变的活检标本。也可用细针直接抽吸病变的组织碎块,再做活检。胸部PNB用以诊断肺、纵隔和胸壁病变,对肺内球形病灶及纵隔包块的定性诊断有重要意义,准确率可达85%。较常见的并发症为气胸、出血,但用细针的并发症甚少;腹部PNB应用较多,肝、胆、胰、脾、肾及腹后壁包块均可,诊断准确性亦高;骨骼穿刺须用较粗骨穿针,可诊断骨肿瘤。此外还用于穿刺甲状腺肿块、眶内肿块等。为保证针刺安全到达待查病变处,须用X线、CT及B超引导。

(2)经皮穿刺引流:①经皮经肝胆道引流(PTCD或PTD):由于恶性(如胆管癌、胰头癌)或良性(如胆总管结石)病变,引起肝外胆道梗阻,临床出现黄疸。PTCD可行胆道内或胆道外胆汁引流,故而缓解梗阻,减轻黄疸,为根治手术提供有利条件。行PTCD前需先做经皮经肝胆管造影,确定胆管梗阻的部位、程度、范围与性质。PTCD有内外引流之分,通过PTCD的穿刺针引入导引钢丝,而后拔出穿刺针,沿导引钢丝送进末段有多个侧孔的导管,导管在梗阻段上方的胆管内,其内口亦在该处,胆汁经导管外口连续引流,为外引流;若导管通过梗阻区,留置于梗阻远端的胆管内或进入十二指肠,胆汁则沿导管侧孔流入梗阻下方的胆管或十二指肠,为内引流。②经皮经肾肾盂造口术:主要用于尿路梗阻引流,也可利用造口术的导管将肾盂或输尿管内结石向下推移,送至膀胱排出。造口7R方法同上,使用细针经皮穿肾,进入肾盂,先做经皮顺行肾盂造影观察尿路形态、狭窄或梗阻部位及其程度,而后沿穿刺针送进引导钢丝,再将导管插入,留置于肾盂内。

(二)按临床应用分类

1.血管性疾病

(1)PTA+支架(Stent)治疗血管狭窄。

(2)溶栓+PTA和(或)支架(Stent)治疗血管狭窄。

(3)应用栓塞材料、钢圈、内支架治疗动脉瘤、动静脉畸形(AVM)、动静脉瘘、血管性出血。

(4)应用穿刺术+PTA+支架(Stent)治疗门静脉高压症、布-加综合征。

(5)应用栓塞术或加压素治疗胃肠道血管出血。

(6)下腔静脉滤器预防下肢、腹盆血栓脱落。

2.心脏疾病

(1)应用闭合伞治疗房间隔缺损(ASD)和室间隔缺损(VSD)。

(2)应用钢圈或黏堵剂治疗动脉导管未闭(PDA)。

(3)应用球囊扩张治疗肺动脉瓣狭窄、二尖瓣狭窄。

(4)应用PTA＋支架(Stent)治疗冠状动脉狭窄。

(5)射频消融治疗心动过速。

(6)心畦起搏器治疗各种心率过缓。

3.肿瘤

(1)选择性肿瘤供血动脉灌注化疗＋栓塞治疗恶性肿瘤。

(2)经皮穿刺注入无水乙醇治疗恶性肿瘤。

(3)应用栓塞术治疗海绵状血管瘤、蔓状血管瘤、子宫肌瘤、骨肉瘤、鼻咽部纤维血管瘤等。

(4)热消融治疗肝癌、肺癌。

4.非血管性疾病

(1)应用PTA＋支架(Stent)或单纯PTA治疗消化道、泌尿道、胆道、呼吸道、鼻泪管狭窄。

(2)应用栓塞术或经输卵管注入硬化剂治疗宫外孕。

(3)应用扩张术治疗输尿管狭窄。

5.穿刺活检术　应用特制穿刺针抽吸或取组织进行病理检查。

(三)按所应用的设备分类

1.X线透视引导下介入治疗。

2.CT引导下介入治疗。

3.B超引导下介入治疗。

4.MRI引导下介入治疗。

【特点】

1.具有微创性。

2.可重复性强。

3.定位准确。

4.疗效高、见效快。

5.并发症发生率低。

6.多种技术联合应用,简便易行。

【临床上的应用】

1.选择性血管造影术　是将导管插进靶血管或心腔后注入对比剂使之充盈,增加其与邻近组织的对比度,从而获得清晰的心血管充盈图像。然后根据心血管腔充盈形态、密度及位置变化判断病变的有无及病变的部位、范围、性质和数量,达到明确诊断和鉴别的目的,为进一步进行的药物灌注、病灶供血动脉栓塞、血管或心瓣膜成形等介入治疗提供依据。心血管造影是心血管内介入技术的前提。导管插管造影技术的广泛应用和不断发展,为心血管介入放射学的发展奠定了基础。

2.血管内药物灌注术　血管内药物灌注术注重药物的局部效应,使药物直接作用于病变局部。药物首先经病变部位的细胞膜吸收滤过后,再进入全身血液循环,从而提高局部治疗效果,减少药物对全身的反应,增强患者的耐受性。主要用于肺、胃、肝、盆腔等原发性恶性肿瘤的外科手术前辅助治疗或姑息性治疗,放疗的协同治疗,转移性肿瘤的治疗,呼吸道、肝、脾、肾、消化道及盆腔脏器的出血治疗,以及溶解血栓治疗等。

3.血管内栓塞术　　血管内栓塞术是将能够引起血管腔暂时性或永久性阻塞的物质,通过导管释放入病变血管或病变部位的供血动脉内,阻断血流,以达到治疗疾病或外科手术中减少出血目的的介入放射学技术。应用此技术治疗各种原因引起的脏器出血,具有创伤小、快速简便、治疗效果可靠、多能保留脏器并使患者免于手术创伤之苦等优点。对于恶性肿瘤行供血动脉栓塞,可以减轻疼痛、出血,促使肿瘤坏死,是姑息治疗的重要措施。主要的栓塞材料有吸收性明胶海绵、自体血凝块、不锈钢圈、碘化油等。

4.介入性非血管管腔狭窄扩张术、支架置入术　　将导管引入病变部位进行造影,确定狭窄位置,导入扩张球囊,在透视下向球囊内注入对比剂,使球囊扩张,可重复多次,若疗效欠佳可置入金属支架。主要用于人体的食管、气管、胆管、胃肠道等管腔因炎症、手术、创伤、肿瘤等原因引起狭窄而影响其生理功能时。

5.血管腔内成形术　　血管腔内成形术是应用球囊导管扩张狭窄、甚至是闭塞的血管,使其重新扩张成形,必要时置入内支架,治疗动脉粥样硬化所致的狭窄、先天性畸形等。如冠状动脉粥样硬化性心脏病(冠心病)、颈动脉及椎动脉狭窄、髂动脉狭窄、股动脉狭窄、肾动脉狭窄等。

6.选择性输卵管再通术　　行子宫腔造影,显示子宫角位置、输卵管阻塞部位及程度。在透视下将导管插向子宫角部或近端输卵管,导管引入导丝,使之通过阻塞段并进退移动数次,或加压注入多种药物。适用于单侧或双侧输卵管的间质部至壶腹部因非结核性炎性粘连或发育异常,发生阻塞而引起不孕的治疗。

7.介入性穿刺引流术　　是通过穿刺针、导管等器材,在影像引导下对体内局限性积液、积脓和管道系统阻塞引起的胆汁或尿液滞留进行疏导的一系列技术。其并不能对恶性肿瘤本身进行针对性治疗,但通过此类技术可以解决肿瘤造成的管道阻塞,恢复相应器官的功能,延长患者生命,提高生存质量,为进一步的治疗打下基础,对于良性病变则可达到治愈的目的。适用范围为胆管癌、胆管结石、胰腺癌等所致的胆道梗阻伴有肝功能损害和严重黄疸时,常于外科手术前做经皮经肝胆道引流;同时适于不能手术治疗的肝、胆、胰等的恶性病变和无法手术治疗的胆道良性狭窄。经皮经肝胆道引流可减轻患者痛苦和延长患者寿命等。

8.经皮穿刺活检和治疗术　　是在 CT 或超声的引导下,经皮穿刺至病灶部位抽取组织进行病理检查,也可通过穿刺针注射化疗药、无水乙醇、生物免疫制剂等,也可直接用激光、射频等进行治疗。

二、介入治疗护理学概述

【概念】

介入放射学具有微创、安全、简便、有效的特点,并对一些传统疗法难以治疗或疗效不佳的疾病,如心血管和神经系统及肿瘤性疾病等提供了一种新的治疗途径。介入治疗护理学是伴随介入放射学的发展而形成的。经过 30 多年的发展,介入治疗护理学也逐渐成为一门独立的与内、外科护理学并驾齐驱的学科。介入治疗护理学就是应用多学科的护理手段,从人文社会、生物、心理三个层面对各种利用影像介入手段诊治疾病的患者进行全身心的整体护理,并帮助健康人群预防疾病、提高生活质量的一门学科。介入治疗护理学是护理学的一门分支学科,是建立在一般护理学基础上的一门独立的学科,是介入放射学治疗的一个重要组成部分。

【目的】

护理的根本目的是帮助人们维护健康,预防疾病,以恢复功能。介入治疗护理学更加强调患者术前心理及生理的准备、术中与医师的配合及术后恢复期的护理配合,从而达到治疗疾病、恢复健康的目的。

【任务】

1.研究和培养介入治疗护理人员应具备的职业素质、心理素质和职业道德。

2.研究和探索介入治疗科病房的人员配备、制度、科学管理方法。

3.研究和实施对介入治疗患者的全身心的护理方法,进行护理评估,提出护理问题,实施护理措施。

4.研究和实施介入治疗手术室的护理管理和各种诊疗术的术中配合。

5.帮助实施介入治疗手术的患者恢复健康,提高生活质量。

6.面向患者及其家属、社会进行健康教育,广泛宣传介入治疗的方法,让介入治疗和介入治疗护理学逐渐被人们所熟悉和认知,以预防疾病,促进健康,恢复功能。

7.介入治疗护理学是一门新兴的学科,许多问题还在研究和探索,对介入治疗护理知识的探索、总结、研究还要不断加强和提高,不断完善,服务于临床。

【发展与现状】

介入放射学历经30多年的发展,显示了其在医疗领域中强大的生命力,它推动着各学科的发展,一定程度上改变了传统的内、外科治疗模式。介入放射学的发展必然催生介入治疗护理学实践和理论,介入治疗护理学对介入放射学的发展起到补充和促进的作用。在介入诊疗中,介入治疗护理承担着术前准备、术中术后配合、观察记录、并发症的观察与预防、患者的健康教育、介入急救,以及对患者住院过程中生理、心理及专科护理工作,介入治疗疗效的优劣与护理水平密切相关。介入放射学的可持续发展需要与之相适应的介入治疗护理学,近10年来,有关介入学科的护理基础理论知识和实践技能也不断发展,介入治疗护理学正逐渐形成护理学的一个新的分支。介入治疗护理者通过积极学习,能结合我国医疗卫生工作现状进行深入的护理探索,并在临床实践中不断摸索和总结经验,显现了与介入诊疗工作相适应的护理理论、护理研究、护理干预,逐渐形成规范化护理管理模式的构建等。

(一)国外介入治疗护理学发展现状

欧洲一项研究对977位介入放射学家进行调查发现,51％的介入放射学家拥有观察床位,30％拥有住院床位。1997年美国一项大型调查显示,87％的介入治疗患者需要整体护理。由此可见,介入放射学的发展需要与之相适应的介入治疗护理学。另外研究发现,介入放射学疗效的改善与护理人员的参与密切相关。在过去10余年里,介入治疗护理学已经发生了根本性的变化,其中许多变化的发生是源于护理理论知识和实践技能的革命性变化。研究认为,介入治疗护理学的作用是改善治疗的基础条件,改善患者与医务人员之间的关系,缩短治疗时间及减少并发症的发生,以利于患者的治疗和康复。目前,介入治疗护理学关注的重点是患者症状和功能的观察,减少并发症,对患者及其家属的健康教育,对患者住院过程中生理和心理及日常生活活动的护理等。具体表现如下。

1.提高介入治疗效果　介入治疗护理可以减少穿刺点出血等并发症的发生。护理人员除了参与介入治疗的护理管理外,还可以帮助介入治疗医师进行手术操作和诊断,如有经验的护理人员可以辅助介入治疗医师做插管进行化疗栓塞等。另外,护理人员在介入治疗复杂疼痛中的支持作用越来越大,通过护理观察、监控和教育患者使操作的成功率明显提高。

2.促进本学科的发展　由于介入放射学主要是利用微创的导管技术对呼吸、心血管、消化、神经等系统疾病进行治疗,同时,还有许多新技术的应用,使护理学面临新的挑战,如对于肿瘤介入治疗后疼痛的处理,护理人员应该了解肿瘤的解剖生理功能、药物的毒性反应、介入治疗的知识等,还应注意治疗过程中患者的症状及其生理和心理变化等。另外,由于涉及麻醉等问题,介入治疗护理学还应注意与镇静和麻醉有关的问题。

3.提高护理质量　介入放射护理学专家对患者及其家属进行的健康教育,可以增加他们对病情的了解和提高满意度。对于恶性肿瘤介入治疗术导致的疼痛，护理健康教育和交流能够使疼痛明显减轻，同时，护理人员对于介入技术的充分了解对整个治疗期间的护理，包括术前准备、术中配合和术后的护理等都非常重要。护理人员了解血管穿刺技术、并发症的原因并进行评估和处理，对治疗起着重要的作用。

4.护理人员的培训　1999年德国的一项调查发现，介入治疗辅助人员的培训率仍然明显低于介入治疗医师，在所有的辅助人员中，有73.1%没有经过任何培训，而其中59.1%是护理人员。增加护理培训可节约费用，提高疗效和提高患者的满意度。如球囊血管成形术促进了心脏介入治疗学的发展，护理人员了解这方面的知识可以对患者进行有效的护理和教育。

国外介入治疗护理专业学的发展情况不容乐观，欧洲没有相应的介入治疗护理学会，亚洲的韩国、新加坡等国也未成立介入治疗护理学会。美国在1981年成立了放射治疗护理学会，其中包含了介入治疗护理内容；澳大利亚在1986年就成立了放射治疗护理学会，介入治疗护理也属于其中一部分；日本于2000年在介入治疗放射学会下成立了放射介入治疗护理学组，经过10年的发展已经趋于成熟，每年3月举办介入治疗护理年会，介入治疗护理人员拥有较好的学术交流平台，于2008年制定了介入治疗专科护士的培养制度，目前已培养了517位介入治疗专科护士。但是，介入治疗专科护士仍未得到日本护理学会的认可，因此介入治疗专科护士在待遇上仍然没有得到相应的提高。

（二）国内介入治疗护理学发展现状

国内介入治疗护理学起步较晚，但是发展很快。20世纪70年代，护士与医师配合参与疾病的介入诊治；80年代，部分医院成立介入手术室，由护士专门负责介入手术室的管理和术中配合，但需要住院进行介入治疗的患者仍然分散在各临床科室。自1990年4月卫生部医政司发出《关于将具备一定条件的放射科改为临床科室的通知》以来，一部分有条件的医院相继成立了放射科介入病房，真正地成为临床科室，拥有自己单独的护理单元，使介入治疗的护理工作逐渐走向专业化、规范化发展的道路。为落实《中国护理发展规划纲要（2005～2010年）》的目标和要求，推进专科护士工作的进展，2007年5月国家卫生部办公厅下发了《专科护理领域护士培训大纲》，根据临床专科护理专业领域的工作需要，有计划地培养临床专业化护理骨干，建立和发展临床专业护士。因此要发展介入护理，必须要改变介入护理人员的培养方式，介入护理专业化发展势在必行。

中国目前还没有介入护理专业学会。在中国抗癌协会的帮助下，于2004年11月在第3届全国肿瘤学术大会上成立了第1个肿瘤介入护理学专业学组，6年来，组织发展完善，学术地位逐渐巩固，建立了肿瘤介入护理网站，出版了《肿瘤介入护理手册》。在全国肿瘤介入护理学组的引领下，湖南省、上海市、江苏省、北京市、天津市、重庆市、山东省、吉林省和浙江省都已相继建立了省市级肿瘤介入护理学组，值得一提的是，湖南省是第1个在省级护理学会下成立介入护理学组的省份，并且于2008年已经率先开始了介入专科护士的培养。2009年在世界肿瘤介入学术大会上开始了肿瘤介入护理国际间学术交流，2010年受日本介入护理学会的邀请，中国的肿瘤介入护理人员访问了日本，并做了学术交流，使亚洲肿瘤介入护理合作工作拉开了帷幕。

但是，肿瘤介入护理只是介入治疗护理学中的一部分，介入护理学的全面发展的根本目的在于制定介入护理指南，规范介入护理行为，提高介入护理质量。

（程艳芬）

第二节　冠状动脉造影术的护理

一、概述

1958年,Dr. Sones首先开展了经肱动脉切开行冠状动脉造影。目前,冠状动脉的介入治疗和手术治疗都是基于冠状动脉造影。冠状动脉造影还被广泛应用于冠心病患者预后的评价和估计,冠状动脉储备的测定还可以提供心脏功能指标,因此,冠状动脉造影已成为心血管领域常用的介入检查手段。

二、冠状动脉解剖

冠状动脉是供给心脏的惟一动脉,分为左、右冠状动脉两大系统。一般情况下,左冠状动脉支配左心室前侧壁,右冠状动脉支配左心室的下后壁。左冠状动脉进一步可分为左前降支和左回旋支,这两支血管还分出一些小血管。右冠状动脉的大分支血管不多,但在远端分出后降支。

冠状动脉就像一棵大树,有许多弯曲的分支,行走方向各异,个体差异大,冠状动脉造影只是冠状动脉的投影,是二维图像,离三维的血管解剖形态还有一定距离。因此需要通过不同角度的投照,尤其是应用相互垂直的投照体位来充分暴露病变部位。投照位置:后前位是影像增强器位于患者的前胸,左前斜位(LAO)是影像增强器位于患者的左前胸,右前斜位(RAO)是影像增强器位于患者的右前胸,向头是影像增强器向头部倾斜,向足是影像增强器向足倾斜。

三、冠状动脉造影术的适应证和禁忌证

1.适应证

(1)典型心绞痛:了解冠状动脉病变及左心室功能。若为不稳定性心绞痛,应争取在用药物控制心绞痛后,行冠状动脉造影,但若治疗2周不能满意控制,应尽早做冠状动脉造影。PTCA术后或冠状动脉旁路移植术后再发心绞痛,考虑再狭窄、桥病变或新生冠状动脉病变。

(2)不典型胸痛:有不典型劳力性胸痛但运动试验、动态心电图或心肌断层显像无缺血等客观指征,或难与上腹部症状包括胃、食管症状鉴别。

(3)非胸痛症状:不明原因的心功能不全、室性心律失常及原发性心搏骤停复苏,心电图出现束支传导阻滞、ST-T改变等需要排除冠心病。

(4)无症状性心肌缺血:动态心电图、运动试验或运动核素心肌灌注显像中,至少1项提示心肌缺血而无临床症状。

(5)急性心肌梗死:冠状动脉内溶栓术前诊断;拟行急诊PTCA;静脉溶栓成功后再闭塞或心肌梗死后2周内心绞痛复发;合并室间隔穿孔或乳头肌断裂需急诊手术;合并心源性休克,在主动脉内气囊气泵反搏支持下冠状动脉造影,以便紧急冠状动脉旁路移植术。

(6)陈旧性心肌梗死:并发室壁瘤、心绞痛、严重心律失常或心功能减低。

(7)重大手术:非冠状动脉疾病,重大手术前了解冠状动脉情况。①心脏瓣膜置换术前,年龄>45岁。

②先天性心脏病矫正术前,尤其是法洛四联症、大血管转位等可能合并先天性冠状动脉畸形。③肥厚型梗阻性心肌病,>45 岁拟行手术。④其他非心血管疾病,如胸腹腔肿瘤术前需排除冠心病。

2.相对禁忌证

(1)不能平卧>1h 的严重充血性心力衰竭。

(2)电解质紊乱,尤其是低血钾。

(3)肝、肾功能严重受损,全身感染。

(4)对比剂过敏。

(5)急性心肌炎。

(6)凝血功能障碍。

四、术前护理

1.一般准备

(1)向患者及其家属介绍冠心病的相关知识及冠状动脉造影术的目的、意义、手术方法、手术环境。同时,根据患者提出的问题和引起焦虑的原因进行有针对性的心理疏导,以减轻其心理压力,满足其心理需求,以利手术顺利施行。

(2)详细询问过敏史,包括食物、药物和碘过敏史,询问荨麻疹和支气管哮喘病史等。了解患者胸痛程度及发作时心电图改变,超声心动图及 X 线胸片,以便初步判定冠状动脉病变部位、程度及心功能,估计手术危险性。

(3)测定血常规、血小板计数、出凝血时间、肝肾功能,同时需监测 HbsAg、HIV 及梅毒。完善各种检查,了解各脏器的功能。

(4)检查双侧桡动脉或双侧股动脉和足背动脉搏动情况。

(5)训练患者深呼吸、屏气和咳嗽动作,练习在床上使用便器排大小便。

(6)术前 1d,行双侧腹股沟、会阴部备皮,做碘过敏试验、青霉素过敏试验。

(7)术前 6h 禁食、禁水(药物除外),术前 30min 肌内注射地西泮,排空大小便。

2.术前用药准备

(1)如无明确心肌缺血证据,宜停用硝酸盐类和钙拮抗药。

(2)不稳定心绞痛者服用的硝酸盐类和钙拮抗药,高血压者服用的血管紧张素转换酶抑制药,心功能不全者服用的血管紧张素转换酶抑制药、洋地黄类及利尿药,都应继续服用。但血钾含量须正常,且须排除洋地黄中毒。

(3)若存在严重心律失常,应先行抗心律失常药物治疗,纠正后再行造影。

(4)过度紧张者可口服或肌内注射地西泮 5～10mg。

(5)对既往有过敏史、碘过敏试验阳性、心功能差、肾功能受损者,建议给予地塞米松 5mg、苯海拉明 40mg 或异丙嗪 25mg 肌内注射(按规定阳性患者禁忌使用对比剂)。

五、术中配合

1.麻醉及手术体位　局部麻醉。取平卧位,双下肢分开并外展。

2.常用器材物品

(1)冠状动脉造影手术包:大单、中单、小治疗巾、大号不锈钢盆、弯盘、小药杯、不锈钢碗、持物钳、三角刀柄、刀片、手套及纱布若干。

(2)冠状动脉造影术器材:动脉鞘、超滑导丝、左冠状动脉造影管、右冠状动脉造影管、动脉造影连接管、三通开关、对比剂、带有创压力的心电监护仪、除颤仪、肝素、利多卡因、硝酸甘油等药品及注射器若干。

3.术中用药　对既往有过敏史、碘过敏试验阳性、心功能差、肾功能受损者,建议用非离子型对比剂。若患者出现心绞痛症状,可给予硝酸甘油0.6mg或异山梨酯(消心痛)10mg舌下含服,或冠状动脉内推注200～300μg硝酸甘油。不稳定性心绞痛、急性心肌梗死行急诊冠状动脉造影时,亦可静脉滴注硝酸甘油10～20μg/min,以减少或缓解冠状动脉痉挛。如迷走神经张力增高出现心动过缓,可静脉推注阿托品0.5～1mg。

4.手术操作途径　冠状动脉造影的插管径路可在外周动脉系统多个部位选择,为减少并发症,导管最好放在大管腔动脉里,因此常选择股动脉或桡动脉插管。

(1)经股动脉穿刺途径:穿刺针沿股动脉走行方向穿刺,在X线透视下送入导丝,经股动脉→髂总动脉→腹主动脉→胸主动脉→主动脉弓→左、右冠状动脉口分别进行造影。

(2)经桡动脉穿刺途径:穿刺针逆桡动脉走行方向穿刺,在X线透视下送入导丝,经肱动脉→右臂经无名动脉→左臂经左锁骨下动脉→升主动脉→主动脉弓→在冠状动脉口进行造影。

六、术后护理

1.一般护理

(1)密切观察血压、心律:有无心律失常、心肌缺血,测血压每30min1次,连续4次,每2h1次,连续4次,持续心电监护24h。告知患者如有胸闷等不适应及时告知医护人员。

(2)穿刺点护理:术后即刻检查伤口有无出血,以后每4h 1次,观察伤口有无渗血、渗液,观察患侧肢体末梢血液循环状况及足背动脉搏动情况。

(3)患肢制动:经股动脉穿刺患者绝对卧床24h、患侧肢体制动12h,沙袋压迫的6～8h;经桡动脉穿刺患者患肢抬高,伤口处以桡动脉止血绑带加压包扎6h。

(4)抗凝药物的观察:监测出凝血时间,观察穿刺部位有无血肿、皮肤瘀斑、牙龈出血等低凝表现,有无血尿,观察大便性状等。

(5)术后30min即可进食、进水,并嘱患者多饮水,以利于对比剂排出。

2.并发症的观察与处理

(1)急性心肌梗死:冠状动脉造影引起急性心肌梗死的发生率为0.1%～1.16%。引起心肌梗死的原因有导管堵塞冠状动脉时间较长,导管或对比剂刺激引起冠状动脉痉挛,但大多数是血栓栓塞所致。因此,术前患者肝素化,所使用的导引钢丝、导管均在肝素盐水中冲洗。在操作中,应尽量缩短导管在病变中的停留时间。如果心肌梗死发生在术中,应经造影导管立即注入0.1～0.3mg硝酸甘油,以缓解缺血和痉挛,行冠状动脉内溶栓治疗或急诊介入性治疗或冠状动脉旁路移植治疗。

(2)心律失常:常见有心动过缓、P-R间期传导延长、房室传导限滞、多发性室性期前收缩,严重者可发生室性心动过速和心室颤动。缓慢性心律失常大多是因为对比剂影响,可经患者用力咳嗽后缓解,若心率<40/min或出现二度以上房室传导阻滞时,可静脉注射阿托品,若仍不能恢复则应立即行临时人工起搏。冠状动脉病变严重、对比剂用量过大、导管堵塞冠状动脉口以及急性心肌梗死病例造影时,造成急性缺血

引起室性心动过速或心室颤动,一旦发生,立即将导管撤出,行胸外按压并立即进行电除颤。

(3)栓塞:栓子来自导管或导丝表面形成的血栓、因操作不慎所致脱落的动脉粥样斑块、注入气泡等。可造成脑血管栓塞、肾动脉或肠系膜动脉栓塞、下肢动脉栓塞。一旦发生应积极治疗,包括应用血管扩张药和溶栓治疗等。

(4)对比剂反应:常表现为皮肤瘙痒、皮疹、荨麻疹、红斑,打喷嚏等,严重者可出现过敏性休克、呼吸暂停。术前应严格施行对比剂过敏试验,注意识别高危人群,如过敏体质、哮喘、湿疹、肾功能不全以及老年人。术后多饮水,促进对比剂的排出。一旦出现过敏性反应,应立即给予氢化可的松、肾上腺素、氨茶碱、多巴胺等药物治疗。

(5)局部出血、血肿或渗出:术前教育患者术后要患肢制动。术中规范、准确穿刺动脉,减少手术操作时间,严格肝素用量。术后正确压迫止血,加强床旁巡视严密观察手术部位,咳嗽、排便时应按压伤口局部,减轻手术部位的压力。如果出血血肿,应用笔画出血肿范围,以动态观察其变化,是否扩散。

(6)迷走反射:在进行股动脉穿刺及术后拔除股动脉鞘管时,因疼痛、兴奋、精神紧张和低血容量等因素,可诱发迷走神经反射,表现为血压下降,收缩压下降>30mmHg,心率减慢、面色苍白、大汗、恶心、呕吐等。因此,穿刺或拔除鞘管时,操作要轻柔,对于紧张、疼痛敏感的患者,可局部注射利多卡因,消除疼痛的刺激。按压伤口力度以能触摸到足背动脉搏动为准,采用分断减压方法压迫止血。两侧股动脉均有伤口时,严禁同时拔管、按压。

七、健康教育

1.休息　术后1周内应注意休息,穿刺点未愈合之前禁止洗澡,起床、下蹲时动作要缓慢,避免抬重物和剧烈活动,以防穿刺点再度出血。1周后可逐渐恢复日常生活及轻体力劳动,活动量应循序渐进增加,使心脏的负荷逐渐增加,切不可操之过急。保持情绪稳定和良好的心态,避免情绪激动和精神紧张。

2.定期复查　严格按医嘱服药,应用抗凝血药者定期查出凝血时间,并注意有无皮肤黏膜牙龈出血、血尿、血便等,如有出血征象应及时就诊。

(程艳芬)

第三节　气管狭窄介入治疗的护理

一、概述

各种病因导致的气管、主支气管重度狭窄是危及生命的急症,患者短期内可因窒息及呼吸衰竭而死亡。呼吸道狭窄的诊断较容易,而治疗十分困难,少数患者可选择袖式切除、断端吻合等外科手术治疗;但多数患者因呼吸道狭窄段过长,术后吻合口再狭窄及一些外压性狭窄而无手术指征。某些恶性肿瘤引起的呼吸道狭窄虽然可行放疗及化疗,但效果欠佳,且放疗早期因反应性水肿使呼吸道狭窄加剧,对气管或伴有主支气管重度狭窄者将是十分危险的。因此,呼吸道狭窄的治疗成为医学界研究的课题之一。近年来,应用于临床的经支气管镜多种介入治疗技术已日趋成熟,特别是各种类型支架的研制成功及支架置入技术的不断完善,为呼吸道狭窄治疗提供了有效手段。

二、病理生理

（一）气管、主气管

1.气管与主支气管的形态　气管起自环状软骨下缘,依所在部位可分为颈段和胸段两部分,两段的分界线是胸廓上口平面。颈部气管稍短,成年人占气管全长的约 1/3,沿颈前正中线下行;胸部气管较长,成年人占气管全长的约 2/3,在胸腔上纵隔内。左、右主支气管自气管分出后斜行进入肺门,右主支气管粗短且走向陡直,从形态上看可视为气管的直接延续,故通气量较大;左主支气管则细长而走向偏斜。吸入性异物易落入右主支气管,插管时右主支气管较易插入,右肺特别是右肺下叶受感染或脓肿概率较高。

2.气管与主支气管的位置和毗邻

（1）气管颈段的毗邻:颈段气管居颈前正中区,侧面与甲状腺及颈动脉鞘相邻,甲状腺峡覆盖在第 2、3、4 气管软骨环的前面,峡的上方有由两侧甲状腺上动脉组成的动脉弓,峡的下方有甲状腺下动脉或静脉丛。

（2）气管胸段的毗邻:胸段气管居上纵隔内,在左、右侧胸膜囊与肺之间,前邻胸骨柄、胸腺或胸腺遗迹及大血管,头臂干及左颈总动脉紧邻胸部气管上段的前面,升主动脉及主动脉弓跨经胸段气管下部分的前面。右头臂静脉和上腔静脉沿气管右侧下行。这些大血管有时伸及颈段气管的前面,其中,头臂干的出现率为 5.5%,左头臂静脉为 3.6%,主动脉弓上壁为 3.6%,右颈总动脉及右锁骨下动脉为 1.8%。气管后邻食管,气管与食管之间两侧的沟内有喉返神经。气管周围有蜂窝组织,内含一些淋巴结,迷走神经与交感神经的上、下心支紧贴气管,它们在气管分叉部前面的蜂窝组织内分支组成心丛。胸导管、左膈神经、左迷走神经、左喉返神经,皆位于气管左侧的蜂窝组织中。由于胸段气管与胸腺、大血管、神经、胸导管及食管等重要结构紧密相邻,故胸腺大,主动脉弓瘤,食管病变均容易压迫气管,其次前邻众多大血管,自前方显露气管全长有相当难度。

（3）主支气管的体表投影:气管分叉部与两侧主支气管起始部的前面,与主动脉弓及肺动脉分叉部相邻,左侧主支气管经主动脉弓下方,升主动脉后方与降主动脉前方,向左下行向左肺门,它的前面有左肺动脉斜跨。右侧主支气管经升主动脉及上腔静脉后方,向右下行向右肺门。它的前下方有右肺动脉,上方有奇静脉弓跨过。由于左侧主支气管的前、上、后三方被主动脉包绕,因此手术中操作需谨慎、注意分离。胸部气管及主支气管位置的体表投影是自颈静脉切迹中点至胸骨角平面中点稍偏右侧,右主支气管由此点至右侧第 3 肋软骨的胸骨端,左主支气管由此点至左侧第 3 肋软骨距前正中线 3.5cm 处。

3.支气管的肺内分支　从气管输送气体至肺泡的管状系统,在肺内反复分支形成的树枝形态,称为支气管树。气管分为左、右主支气管,是第 1 级分支,分别伸入左、右肺后,右主支气管分为 3 支,左主支气管分为 2 支,是第 2 级分支,各分布于相应的肺叶,称为肺叶支气管,肺叶支气管在肺叶内又分为 2~5 支,为第 3 级分支称肺段支气管。肺段支气管在肺段内反复分支愈分愈细,分至管径<1mm 时,称为细支气管。每一细支气管分布于 1 个肺小叶,细支气管在肺小叶内又分为终末细支气管,终末细支气管又分为呼吸性细支气管,呼吸性细支气管又各分为 2~11 个肺泡管,肺泡管连接肺泡囊和肺泡。主支气管以侧支的形式发出肺叶支气管,肺叶支气管以下的分支均呈权状,所有支气管发出分支的部分皆呈锐角,部位愈低者角度愈锐。

4.气管和支气管的组织结构　气管与主支气管的管壁,由内向外,依次由黏膜层、黏膜下层和软骨纤维层组成。

（1）支气管的纤毛:纤毛是上皮细胞顶端向表面伸出的毛状结构,常见于立方上皮表面。柱状纤毛上皮的纤毛一般都有运动能力,纤毛在运动开始时,先变为坚硬后,立即出现迅速而有力地向前倾倒,之后,纤毛变软而弯曲,再慢慢地缩回而恢复至原来状态,呼吸道这种纤毛颤动逐次产生,并向前传递而形成波浪式,可将附着于呼吸道黏膜表面的尘埃或微生物向前摆动至喉口,通过咳嗽将其排出体外,因此纤毛是净化呼吸道的重要成分之一。

(2)支气管腺体:气管、支气管的黏膜下层内有许多混合腺,其腺体的分泌物经导管排入管腔。腺体分泌物与上皮杯状细胞分泌的黏液,在管腔表面形成一层较厚的黏液层,可黏附尘埃和细菌等,腺体分泌物内也含有溶菌酶。浆细胞与腺细胞共同形成分泌性 lgA,排入管腔。因此,气管、支气管在通气过程中,还具有物理化学和免疫性的防御功能。

(3)支气管的血管:支气管动脉的支数和起源常有变异,据国内资料统计,左侧以 2 支为多,96.3％起自胸主动脉;右侧为 1 支或 2 支的几乎相等,49.4％起自第 3～5 肋间动脉,26.5％起自左侧支气管动脉。左支气管动脉发出后,沿左主支气管后壁或上壁经肺门入肺;右支气管动脉沿右主支气管后壁或下壁经肺门入肺。围绕支气管树周围的静脉,与肺静脉自由吻合,大部分汇入肺静脉。支气管静脉甚小,肉眼只能看到 1～3 级支气管的静脉支,支气管静脉汇入奇静脉、半奇静脉或肋间后静脉,也可直接注入上腔静脉。

(4)气管、支气管的淋巴引流:关于气管的器官内淋巴管,根据对实验动物兔的观察,气管黏膜层存在浅、深两层毛细淋巴管网,浅网的网眼较深网小,浅网毛细淋巴管汇集后,注入深网,深网再汇入集合淋巴管。气管与喉的黏膜层毛细淋巴管存在交通,但数量少,故喉癌一般不易通过淋巴管道向气管转移。气管的淋巴一般认为回流至支气管旁、锁骨上及前纵隔的淋巴结,主支气管的淋巴回流至支气管旁、气管权及气管旁淋巴结。

(5)气管、支气管的神经支配:分布于气管的副交感神经纤维,来自迷走神经干及喉返神经的分支。交感神经纤维主要来自颈上、下节的分支,感觉神经纤维通过迷走神经传入,这些神经纤维在气管周围及气管壁黏膜下层组成神经丛。主支气管与肺内支气管一样,受肺神经丛分支的支配。气管与支气管的感觉神经甚为丰富,对微小的机械刺激很敏感,气管黏膜受刺激时,有可能引起反射性的肺水肿及肺膨胀不全,故通过气管的内镜检查或手术时,应将黏膜麻醉完善,必要时可阻滞迷走神经。

(二)气管与支气管腔的解剖

用支气管镜观察气管及支气管腔,可见到平静吸气时气管腔断面近圆形,呼气时则为肾形,在强力呼吸及咳嗽时,肾形更为明显。如果平静呼吸时气管腔呈明显肾形,则可能有异常。气管腔后壁略扁平,内横径男性平均 1.65cm,女性 1.36cm;内矢状径男性平均 1.50cm,女性 1.26cm。在最下一个软骨环的内面有三角形的突起,称为气管隆嵴。气管隆嵴为短的矢状位白色软骨嵴,居气管中线稍偏左侧,是支气管镜检的重要标志,由此分出左、右主支气管。左主支气管横径男性平均 1.12cm,女性 0.98cm;内矢状径男性平均 0.98cm,女性 0.75cm。右主支气管内横径男性平均 1.51cm,女性 1.31cm;内矢状径男性平均 1.41cm,女性 0.93cm。在气管隆嵴右下 5～10mm 处的腋窝侧,即仰卧位在 2～3 点钟处,为右上叶支气管开口,此开口的位置可在 1～5 点钟的范围内变动。

(三)气管、主支气管狭窄的病因

气管、主支气管狭窄常见于支气管肺癌及支气管结核。多数为呼吸道直接侵及,亦可外压导致狭窄。

1.恶性肿瘤　中央型肺癌管内型,肿瘤向管腔内呈菜花样或息肉样生长,亦可有纵隔淋巴结转移而导致呼吸道外压狭窄。甲状腺癌、食管癌,可侵及气管导致狭窄,后者还可以发生气管食管瘘。引起呼吸道狭窄尚可见于恶性淋巴瘤、胸腺瘤及全身恶性肿瘤纵隔淋巴结转移等。

2.良性肿瘤　气管、主支气管内良性肿瘤较少见,如纤维瘤、乳头状瘤、平滑肌瘤、腺瘤等。

3.良性疾病　10％～40％活动性肺结核伴有支气管结核,主要侵犯主支气管、两肺上叶、中叶、舌叶支气管,少数可侵及气管。由于结核的增殖结节病变及病变修复中的瘢痕组织增生导致呼吸道重度狭窄。

长期放置气管插管或气管切开套管,由于呼吸道黏膜反复损伤,形成溃疡和气管软骨炎,病灶在愈合中可因纤维组织增生而导致气管狭窄。引起呼吸道狭窄良性疾病尚有复发性多软骨炎、呼吸道淀粉样变性等。

三、气管狭窄介入治疗的适应证及禁忌证

1.适应证
(1)气管主支气管肿瘤性、结核性、外伤性及炎性狭窄和纵隔肿瘤。
(2)淋巴结等压迫所致的气管主支气管狭窄。
(3)放射治疗所致的气管主支气管狭窄。
(4)气管食管瘤、胸腔胃气管主支气管。
2.禁忌证
(1)心肺功能衰竭不能耐受支架置入术。
(2)急性上呼吸道感染。

四、术前护理

1.术前教育　支架置入前向患者解释会出现刺激性咳嗽和呼吸困难,使其有心理准备,密切配合。并且介绍成形术的目的、方法及注意事项,消除其疑虑心理。
2.术前准备
(1)应用抗生素控制感染。
(2)对症治疗及护理:镇咳化痰等。
(3)术前1d行碘过敏试验。
(4)术前15min给予山莨菪碱注射液20mg肌内注射、地西泮10mg口服。

五、术中配合

1.麻醉及手术体位　用1%丁卡因行咽喉部喷雾麻醉,并经环甲膜穿刺对上段主呼吸道进行麻醉。患者取仰卧位或侧卧位,头尽量后仰。
2.常用器材及药品　气管狭窄介入治疗的常用器材及药品:14F支架释放鞘、支架推送器、导管、导丝、Ultraflex镍钛记忆合金支架、心电监护仪(含氧饱和度监测)、无菌纱布、2%利多卡因、泛影葡胺、庆大霉素注射液、甲硝唑注射液、山莨菪碱注射液、地西泮及0.9%氯化钠注射液。
3.手术操作路径
(1)电视监视下钢丝引导支架置入:支架置入器由1根空心塑料导管作内芯,外套双层塑料导管构成,内、外套管可随意滑动,将支架变形后装入外套管内,末端顶住内套管即可。
支架置入方法:术前准备及局部麻醉方法同支气管镜检查—支气管镜经鼻插入至呼吸道狭窄部位→在电视监视下结合支气管镜观察的狭窄情况,在呼吸道狭窄上下端进行体表定位(一般用铅条贴于胸壁)→经支气管镜活检孔导入专用引导钢丝,引导钢丝需越过狭窄部位。退出支气管镜→将装有支架的置入器沿引导钢丝插入呼吸道,在电透监视下送至狭窄部位,依据电透显示铅条影像使支架对准体表标记。后

退外套管释放支架,退出支架置入器和引导钢→支气管镜复查,如支架位置准确,呼吸道扩张良好,则完成操作。

(2)Ultraflex 镍钛记忆合金支架置入法:基本器械同电视监视钢丝引导支架置入法。置入器为一空心导管,其前端管外装有不同规格支架,支架被丝线紧密包绕。

支架置入方法:前 4 步骤同电视监视、钢丝引导支架置入法。然后,将装有支架的置入器沿引导钢丝至呼吸道,在电视监视下插至狭窄部位,使支架对准皮肤标记,拉去支架固定丝线释放支架,退出置入器和引导钢丝。

六、术后护理

1.一般护理

(1)患者卧床休息,放松心情,保持安静,减少会客及谈话,必要时留家属床旁陪护。

(2)术后 2h 内禁饮禁食,2h 后先通过凉开水漱口感知患者吞咽功能的恢复情况,可由少量温流食开始逐渐过渡到普食,加强营养,增强抵抗力。鼓励患者多饮水,多食富含纤维素的食物,以保持大便通畅,避免浓茶、咖啡、烟酒及生冷硬等刺激性食物。

(3)术后 24h 内,每 2h 监测生命体征、血氧饱和度、心电情况,平稳者可逐渐延长监测时间至每 4h、6h 或 8h 1 次。

2.呼吸道护理

(1)胸痛或气管异物感者,告知患者 3～5d 组织修复后即可减轻或消失。通过讲故事、听音乐、看书读报、看电视等分散患者注意力。必要时,给予镇痛药。

(2)指导有效咳嗽:控制无效咳嗽,掌握有效咳嗽方法。咳嗽前先深吸气数次以诱发咳嗽,争取肺泡充分膨胀,增加咳嗽频率。患者取坐位,双足着地,胸部前倾,怀抱枕头,双臂交叉在胸前,利用胸腔内压和腹内压使膈肌上升,咳嗽时有较强的气流将痰液咳出。先做深呼吸,吸气末梢屏气,缩唇通过口腔尽可能地呼气,再深吸 1 口气后,屏气 3～5s,胸部前倾,从胸腔进行 2～3 次短促有力的咳嗽,用力把痰咳出,重复数次。

(3)叩背排痰:指导患者配合有效咳嗽,以提高引流效果。具体方法为操作者 5 指并拢,掌心握成杯状,依靠腕部的力量在引流部位胸壁上双手轮流叩击拍打 30～45s,叩击的力量视患者的耐受度而定。为避免患者不适,可在叩击部位垫上毛巾,患者放松,自由呼吸。叩击时应有节律地叩击背部,叩击顺序应沿支气管走行方向,自下而上由边缘到中央。

(4)痰液黏稠不易咳出者,可行雾化吸入稀释痰液,必要时给予机械吸痰或气管镜冲洗并吸出分泌物。

3.潜在并发症的护理

(1)密切观察患者生命体征、心电、血氧及咳嗽、咳痰情况。告知患者及其家属,若有胸闷、喉痒等症时,及时告诉医护人员,以及早发现出血先兆。

(2)术后常规应用抗感染、止血和镇咳化痰药物,及时清除呼吸道分泌物,保持呼吸道通畅,以免呼吸道再阻塞。

(3)避免剧烈咳嗽和剧烈运动以及重体力劳动,保持大便通畅,以免支架移位。

七、健康教育

1.术前指导　术前多数患者有紧张、恐惧、焦虑等心理,因此护士应向患者及其家属详细说明治疗的目的、意义和安全性,并简要介绍检查方法的程序和要点以及配合检查的有关事项,并请接受过该检查且配合好的患者现身说法,以解除患者的种种疑虑和紧张恐惧心理,树立信心,以积极的心态配合手术。

2.术中指导　嘱患者平卧于诊疗床上,双手放在身体的两侧,去枕仰卧,告知患者纤支镜进入声门时会有恶心、咳嗽、气憋感觉,属于正常反应,不要紧张,要精神放松,张口呼吸,不能抬头或摇头,有痰液时可用舌头将痰液顶出,助手协助将其擦掉,或咽下,不要说话及刻意做吞咽动作,勿用手抓纤支镜及强行翻身,如耐受不了时可举手示意,如行肺活检者指导其正确的配合方法,如深吸气、呼气、屏气,并让患者反复练习。

3.禁食指导　术前嘱禁食、禁水 4～6h,并向其说明重要性和目的,以利于配合手术。术后禁食水 2h,并向其说明术后短时间内因咽喉部麻醉作用未完全解除,过早进食可能发生误吸,2h 以后进温凉流食或半流食为宜。

4.自我护理指导　告知患者术后可能出现轻微胸痛、声嘶,咳嗽时有少量出血,这些都是术后常见的现象,不必过分紧张,有痰液尽量咳出,并告知痰液应吐在盛有消毒液的专用痰杯内,不可随意吐痰,如术后出血量多,胸痛剧烈应及时报告医师,以采取相应措施,术后应取患侧卧位,并注意休息,少说话,以利于声带恢复,如为门诊患者术后应留观 2h 后,如无特殊不适方可离院。

（程艳芬）

第四节　消化系统出血介入治疗的护理

一、概述

消化道出血是临床常见病症之一,其病死率约为 10%,以屈氏韧带为界可分为上消化道出血和下消化道出血。血管造影术于 1959 年首次用于诊断上消化道出血;1963 年,Baum 和 Nusbaum 以大量实验研究资料证明,选择性动脉造影可以发现 0.5ml/min 的出血病灶。1967 年,经导管动脉灌注血管收缩药物成功地运用于实验性门静脉高压,1 年后,又成功地用于治疗食管静脉曲张破裂出血。

二、病因

消化道出血的病因很多,可大致分为消化道本身的器质性病变,消化道器官的邻近组织或器官病变而致的出血以及全身性疾病所致的消化道出血等。

1.上消化道出血

(1)食管病变,包括各种食管炎症、肿瘤、憩室和外伤性食管损伤等。

(2)胃及十二指肠病变,如各种物理、化学、生物等致病因子所致的炎症、溃疡、肿瘤和先天发育异常等。

(3)门静脉高压,包括因肝硬化、门脉栓子等多种原因引起门静脉高压形成食管、胃底静脉曲张所致的出血。

(4)由于上消化道邻近脏器的病变所致上消化道出血,如胆管出血、胰腺疾病和纵隔病变等。

(5)全身性疾病所致的出血,如血液系统疾病和应激性反应等。

2.下消化道出血

(1)空肠炎症、肿瘤、血管畸形、肠管梗阻和套叠等。

(2)直、结肠病变,包括各种细菌性炎症、结核、肿瘤和血管畸形。

(3)痔、瘘的出血等。

(4)全身性疾病,如血液系统疾病和应激性反应等。

三、病情判断

1.临床表现　消化道出血患者其临床表现与出血部位、出血量和出血速度有关,同时也与患者的全身状况、年龄等有关。

(1)呕血、黑粪及血便:呕血、黑粪及血便是消化道出血患者的特征性表现。上消化道反复、少量的出血可仅表现为粪便隐血阳性;若出血量较大,可出现黑粪,色如柏油、稀糊状等,可伴有呕咖啡样血,有时短时间出血量较大,可呕出暗红色甚至红色血液。下消化道出血量较大时,可有粪便带血,甚至血便,呈暗红色乃至鲜红色。若短时间出血量超过循环血量的20%,患者可有心悸、头晕、脉搏细速等休克表现。

(2)贫血:反复长期消化道出血患者,多有乏力、面色苍白,经常头晕、活动后心悸、气促等贫血表现。急性大出血的患者,由于周围血管收缩等生理调节,短时间内红细胞比容、血红蛋白比值可无明显异常。随着循环血容量的补充及组织间液回流至血管内,红细胞比容、血红蛋白比值则会降低,应给予注意。

(3)其他:部分患者可有发热、氮质血症等表现,甚至可诱发肝性脑病。

2.影像学检查　消化道出血的患者,根据出血量、出血速度和出血部位差异而有多种表现。有时在出血早期,病因较难明确,往往需要通过相关检查来辅助诊断。

(1)钡剂造影:早期出血患者,出血量较少,症状较轻者,经积极对症处理,病情平稳后可行消化道钡剂造影检查,通过此项检查,可以了解食管、胃、小肠、结肠等有无溃疡、憩室、肿瘤、结核及先天性发育异常等疾病。造影检查宜在出血停止后数天内进行,过早可能刺激患者再次出血或因腔内积血影响诊断,过迟则会造成漏诊。

(2)纤维内镜检查:通过纤维内镜检查,可以明确许多患者出血部位及病因,同时可对部分患者进行治疗。但检查范围仍受限,并有一定的痛苦。

(3)CT仿真内镜:目前螺旋CT的扫描速度已明显提高。可排除或减少肠道蠕动造成的伪影,借助三维成像技术可以做成仿真内镜图像,对于内镜检查难以到达的部位起到一定的补充作用,且减少患者痛苦及恐惧心理。

(4)血管造影:血管造影对消化道出血的诊断及治疗具有十分重要的作用。来自消化道各部分的大量出血在血管造影时的表现相似,动脉期可出现对比剂外溢。若出血聚集增加常可向周围蔓延,可显示出黏膜。实质期因不同的病因而出现不同的表现,如肿瘤、血管畸形、肠炎等。对上、下消化道出血可选择腹腔动脉和肠系膜上、下动脉造影。对出血量>0.5ml/min的患者,具有阳性意义。尤其对于小肠出血的患者,对了解出血部位及病因更有帮助。

(5)放射性核素检查:静脉注射$^{99}T_c^m$(锝)标记的红细胞,再行感兴趣区扫描,可借助出血部位$^{99}T_c^m$锝标记的红细胞聚集而提示该部位有无出血。但精确性较差,且肠道蠕动过快时会造成误诊,仅能起到初查参考作用。

四、消化系统出血介入治疗的适应证及禁忌证

1.适应证　消化道出血的患者,除坏死性小肠炎等弥漫性出血外,若经内科对症处理后仍有难以控制的出血,均可为适应证,即包括外伤性出血、溃疡出血、血管畸形和肿瘤等所致的出血。

2.禁忌证　无绝对禁忌证,对以下情况应慎重。

(1)严重心、肝、肾功能不全。

(2)凝血功能严重障碍。

(3)碘过敏。

(4)严重感染。

五、术前护理

1.心理护理　消化道出血性疾病因发病急,危险性高等原因,患者会表现出焦虑或顾虑重重。护士应根据患者的心理特点,进行针对性的心理疏导,以减轻其心理压力,满足其心理需求,以利于手术顺利进行。

2.健康教育　向患者及其家属介绍导管检查的目的、意义、手术方法和环境,取得患者的同意,并在治疗协议书上签字。请手术成功的患者亲自介绍体会,使患者了解手术的必要性、安全性及注意事项。

3.术前准备

(1)详细询问过敏史,包括食物、药物和碘过敏史,询问荨麻疹和支气管哮喘病史等。

(2)检查双侧股动脉和足背动脉搏动情况。行双侧腹股沟、会阴部备皮。

(3)做碘过敏试验,行凝血酶原时间、肝功能、电解质等检查,停用活血及影响造影结果的药物。

(4)训练患者深呼吸、屏气和咳嗽动作。指导患者床上排大小便。

(5)手术日清晨禁食、禁水(药物除外),术前 30min 排空膀胱。

六、术中配合

(一)麻醉及手术体位

局部麻醉,取仰卧位。

(二)常用器材和物品

1.消化道出血介入治疗手术包:小治疗巾、中单、大单、小药杯、弯盘、持物钳、大号不锈钢盆、不锈钢碗、三角刀柄、刀片及小纱布。

2.消化道出血介入治疗的器材及药品:动脉鞘、0.035in 超滑导丝、普通动脉造影管、Cobra 管、三通开关、造影连接管、心电监护仪、明胶海绵、肝素、非离子对比剂、利多卡因、手套、生理盐水、注射器(10、20ml)。

(三)手术操作途径

一般采用股动脉穿刺途径。股动脉起源髂外动脉,位于腹股沟三角区内。沿股动脉走行方向穿刺,在 X 线透视下送入导丝,经股动脉→髂总动脉→腹主动脉→腹腔干、胃、十二指肠动脉→胃左动脉→肠系膜上、下动脉造影。

（四）介入治疗方法的选择

1.经导管动脉栓塞术

（1）器械准备：动脉穿刺针、导管鞘、导管、导丝、栓塞材料、血管收缩药、对比剂和抢救药品。

（2）栓塞材料的选择：在栓塞材料的选择方面各家观点不尽相同。使用原则：①考虑到肿瘤患者需要外科切除的因素，以明胶海绵栓塞更安全、经济，若为急诊手术做切除准备，可使用钢丝圈。②对血管畸形的患者以聚乙烯醇颗粒（PVA 颗粒）为佳，因为其是一种合成材料，干燥时成压缩状态，遇到血液浸泡可膨胀、恢复到压缩前大小和形状，纤维组织侵入后发生纤维化，永久性闭塞血管。③对于其他原因或性质难以确定的消化道出血，主张使用明胶海绵。

（3）方法与步骤

①患者平卧位，2%利多卡因行腹股沟区局部皮下麻醉，采用 Seldinger 技术，行股动脉穿刺。

②送入 5F Cobra 导管，分别做腹腔动脉干、肠系膜上动脉和肠系膜下动脉造影，压力为 300p，流速为 4～5ml/s，流量为 8～12ml。均观察动脉期、实质期、静脉期；术中分析血管的分布、走行，有无对比剂外溢与滞留等。

③发现出血的患者中适宜立即行动脉栓塞治疗者，再将导管超选择插至出血部位用不锈钢圈和（或）明胶海绵栓塞出血动脉。

④对于造影未发现出血灶、肠道蠕动又较快的患者，经导管肠系膜上动脉灌注山莨菪碱 20mg，10～20min 后再重新造影，以增加明确诊断机会。

⑤急性消化道大出血，宜采用纠正休克的同时行急诊出血期血管造影，根据造影所示出血原因、部位，行经导管缩血管药物灌注和（或）栓塞治疗，既可提高出血原因检出阳性率，又能达到立竿见影的止血效果，或为外科手术争取时间。

⑥不宜栓塞治疗的患者和造影后未发现明显出血灶的出血活动期患者，经导管在肠系膜上或下动脉内缓慢灌注加压素 10U＋生理盐水 50ml，持续 20min 左右。

⑦手术结束后需再次进行血管造影，以了解治疗和栓塞情况。

⑧在确诊无出血情况下，操作结束加压包扎穿刺点，送回病房监护和内科处理或做外科手术准备。

（4）注意事项：患者均应行腹腔动脉、肠系膜上、下动脉造影，以明确出血动脉部位及病灶性质。插管方法：①上消化道出血在腹主动脉造影之后，采用 5F 的 Cobra 导管直接插入出血动脉，如胃左动脉等内进行栓塞。原则上只要能够到达出血动脉远端且无其他分支即可，一般不必插入微导管。这主要是考虑上消化道血管粗而短，使用的栓塞材料亦较大，不宜通过微导管栓塞。②下消化道的栓塞则大多采用了微导管技术，在 5F 导管进入肠系膜上、下动脉之后将导管方向调整至出血血管，尽量向下插至难以进入为止，再将微导管插入 5F 导管内，向下插至末级弓状动脉，造影证实远端仅有直动脉（一般为 2～3 支）后可开始进行栓塞。

注入栓塞剂除钢丝圈外一律采用低压流注法，注射速度一定要尽可能慢，这是有效避免栓塞后综合征的关键所在。注入栓塞剂的量应以能堵住出血血管的最小剂量为原则，只要造影证实远端对比剂无外溢即可停止。

2.经导管注入加压素　消化道出血的介入治疗由于选择性动脉插管的导管可以直达出血病灶的肠管边缘血管，局部用药及栓塞的安全性大为提高，且疗效确切，目前已广而用之，但对血管栓塞仍应持慎重态度，不可因误栓而导致肠管坏死。如不能发现出血病灶或无法进行血管栓塞可以留置导管，局部注入加压素，注射速度为 0.2～0.4U/min。值得注意的是肠缺血性疾病所致的出血，加压素滴注会加重病情，应为禁忌，还可选择巴曲酶（立止血）等止血药。

3.胃冠状静脉栓塞术 手术方法采用在 X 线透视的导向下,取右腋中线第 8 肋间隙进针,穿刺门静脉肝内分支。由于肝硬化萎缩,这项过程进行得很艰难,亦可在 CT 导引下成功穿刺,将导丝从穿刺针中送入门静脉内将猪尾导管置于门静脉内进行造影,以便观察门静脉主干及其分支的情况,选择性插入胃冠状静脉内进行栓塞。栓塞采用无水乙醇与对比剂按 4∶1 比例混合注入门静脉内,用以闭塞末端曲张的静脉丛,共注入 10～20ml 混合液,缓慢注射。在远端的静脉丛闭合后,以弹簧钢圈＋明胶海绵栓塞胃冠状静脉主干和其他出血的分支。栓塞完成后在门静脉内造影见胃冠状静脉完全阻塞,拔管时以明胶海绵封堵肝内通道。

经皮经肝穿刺门静脉,行门静脉造影和曲张的胃冠状静脉栓塞是一种在短期内止血的好方法。如能够再经股动脉做部分性脾动脉栓塞,以降低门静脉系统内压力,这种双介入法是治疗肝硬化门静脉高压症中的食管静脉曲张破裂出血和脾功能亢进比较好的姑息疗法,可提高患者生存质量,并延长患者生命。

对于下消化道出血的患者,介入治疗亦为首选。但应贯彻积极、稳妥的原则:①首先时间上宜早不宜迟,有文献报道,胃肠道出血的生存率与介入治疗时间的早晚有关。拖延时间可直接影响导管止血的疗效。过长时间且效果不佳的内科非手术治疗对以后的介入治疗起不到辅助治疗的效果,甚至可能增加其危险性。②当导管不能达到预定的靶血管时不可盲目栓塞,当患者出现失血性休克而靶血管一时难以进入时,为挽救患者生命,应主张在出血区供血动脉内以弹簧圈行姑息性止血栓塞,这样既可以及时纠正休克,又为手术切除起到定位作用。③对于某些弥漫性消化道出血的患者,如坏死性小肠炎等,应在造影后返回临床重新进行内科非手术治疗。

七、术后护理

1.心电监护的观察 介入治疗术后的患者应平卧送入病房,进行 2h 持续心电监护,注意监测心率、节律、血压及血氧饱和度的变化,并及时做好记录。对于血压稳定者可缩短血压监测时间,但是,还应注意患者心电图的变化,经常询问患者有无胸闷、心悸等不适症状,以便及时了解有无出血可能。

2.穿刺点和肢体的护理 术后穿刺侧下肢制动 24h,患者咳嗽及需用力、大小便时应紧压穿刺点,注意观察穿刺点局部有无出血或血肿。如有出血应重新包扎,对于局部血肿及淤血者,出血停止后可用 50% 硫酸镁湿热敷或理疗,以促进血肿和淤血的消散及吸收。穿刺点长时间压迫还应注意防止动静脉血栓形成,密切观察穿刺侧肢体的颜色、温度、感觉,足背动脉搏动是否有力和对称,穿刺点有无淤血、渗出、血肿等情况,下床活动后要注意行走的步态。若发现穿刺侧肢体疼痛、肤色苍白或发绀、肢体发凉、足背动脉搏动减弱或消失,应考虑动脉血运不良或血栓形成。血运不良应给予保暖或松解包扎,若疑为血栓形成应及时与医师联系给予相应的处理。

3.不良反应的观察 严密观察病情的变化,尤其是神志状态、语言功能、肢体运动、生命体征、穿刺点部位有无渗血以及足背动脉的搏动等。介入治疗术后,给予抗感染治疗 3d 和对症处理。

4.并发症的处理 灌注治疗的患者约 40% 出现诸如腹胀、腹痛、冠状动脉或其周围血管供血不足、水潴留、低钠血症、导管移位、周围血管栓塞等并发症,一般给予对症处理。

栓塞治疗的并发症主要为腹胀、腹痛、低热,早期使用普通导管时肠梗死发生率最高可达 15%,随着微导管技术的广泛运用其发生率已大大降低。研究表明,肠段血管侧支最大吻合范围为 7.5cm,如控制在 3 级以上动脉分支的肠段进行栓塞是安全有效的。有学者总结,栓塞的急性并发症发生率仅 0.5%,而危险较大的并发症发生率仅 0.05%,给予对症处理多可缓解,若明确发生误栓,出现局部梗死,则应视情况给予外科处理。

八、健康教育

1.生活指导

(1)休息:术后 1 周内应注意休息,穿刺点未愈合之前禁止洗澡,起床、下蹲时动作要缓慢,避免抬重物和剧烈活动,以防穿刺点再度出血。1 周后可逐渐恢复日常生活及轻体力劳动,活动量应循序渐进增加,切不可操之过急。

(2)饮食:宜食新鲜蔬菜、豆类及水果等,注意食用低盐、低脂肪、低胆固醇、高维生素的食物。避免饱餐,减少脂肪含量高的肉类摄入,避免刺激性强的食物和饮料。

(3)保持情绪稳定和良好的心态,避免情绪激动和精神紧张。

(4)戒烟戒酒:吸烟可加速动脉硬化的进程,饮酒可降低各类药物的效果,应向患者说明其危害性,使其充分认识到吸烟饮酒的危害,能够自觉戒烟戒酒。

2.指导患者定期复查　严格按医嘱服药,应用抗凝剂者定期查出凝血时间,并注意有无皮肤黏膜牙龈出血、血尿、血便等,如有出血征象应及时就诊。

(程艳芬)

第五节　子宫肌瘤介入治疗的护理

一、概述

子宫肌瘤是女性生殖器肿瘤中最常见的一种良性肿瘤,若肌瘤体积不大,且无任何临床症状,可不用治疗,定期监测,一般在绝经后肌瘤可萎缩。对有症状的子宫肌瘤,如出血或出现盆腔邻近器官的压迫症状时,则必须进行治疗。将血管性介入治疗技术应用于子宫肌瘤的治疗,为众多患者提供了一个理想的微创、安全治疗手段,既能满足患者保留生殖器官的愿望,又可使临床症状得到明显改善:缓解或消除月经过多、痛经症状,使肌瘤及子宫体积明显缩小。而介入治疗的实施除了要有精湛的插管技术外,还必须依赖良好的护理,才能获得满意的效果。

二、病因

子宫肌瘤确切的发病原因尚不明了,被认为是一种与性激素相关的良性肿瘤,好发于性激素分泌活跃的性成熟期,尤其在妊娠期增长迅速,绝经后发生萎缩。过去认为肌瘤的发病主要与雌激素有关,现在研究表明,孕激素受体 mRNA 在肌瘤组织内呈过度表达,这说明,孕激素在肌瘤的发生、发展中亦有重要的作用。

三、病情判断

1.临床表现　多数患者无明显症状,仅在盆腔检查时发现,症状与肌瘤部位、大小及生长速度有关。典型的症状是月经过多和继发贫血。

(1)月经过多:表现为月经周期缩短,经期延长,经量增多。

(2)腹部肿块。

(3)白带增多。

(4)压迫症状:当肿物增大可压迫邻近脏器,引起尿频、尿急、尿潴留、便秘等。

(5)不孕或流产。

(6)继发贫血。

(7)妊娠并发症:妊娠时,大的肌瘤会造成习惯性流产或早产。若肌瘤靠近子宫颈口,分娩时会阻碍产道造成难产和产后出血。

2.影像学检查

(1)超声:子宫增大,外形失常,局部隆起,主要见于浆膜下肌瘤和多发性肌瘤;肌瘤结节呈圆形低回声或等回声,周围有包膜,后方常伴有回声衰减;子宫内膜移位和变形,肌壁间肌瘤使子宫内膜移向对侧并发生变形,内膜下肌瘤显示内膜增宽、增强或显示出瘤体;彩色超声可见部分肌瘤周边或内部有丰富的血流信号,尤为较大肌瘤可检出动脉和静脉频谱。

(2)DSA:在 DSA 造影上,子宫动脉从双侧髂内动脉前干分出,造影显示,子宫动脉呈螺旋状扭曲,肌瘤越大,动脉越粗。动脉早期见子宫动脉主干增粗、弯曲,动脉末期见细小动脉显影。

(3)MRI:是发现和诊断子宫肌瘤最敏感的方法。在 T_1WI 上子宫肌瘤为等信号,T_2WI 呈明显低信号,边界清楚,与周围正常的子宫肌形成鲜明对比。同时也易于分辨内膜下、肌壁间、浆膜下或宫颈部位的子宫肌瘤。

四、子宫肌瘤介入治疗的适应证与禁忌证

1.适应证

(1)育龄期,围绝经期。

(2)子宫肌瘤诊断明确,且引起的月经过多及压迫症状明显。

(3)非手术治疗无效,且无子宫切除适应证。

(4)要求保留子宫及生育功能者。

(5)患者本人愿意选择介入治疗。

(6)并发严重内科疾病不能耐受手术者。

(7)巨大子宫肌瘤子宫切除前栓塞治疗,以便于手术切除。

2.禁忌证

(1)子宫肌瘤生长迅速及怀疑平滑肌肉瘤者。

(2)妊娠。

(3)子宫动静脉瘘。

(4)严重凝血功能障碍。

(5)重要器官严重功能障碍。

(6)妇产科急性炎症未得到控制。

(7)带蒂的浆膜下子宫肌瘤、阔韧带肌瘤及游离的子宫肌瘤。

五、术前护理

1.心理护理　为患者及其家属介绍介入治疗的方法、相对安全性及注意事项等,消除其思想顾虑和精神紧张,保持良好的心理状态,积极配合介入治疗。

2.术前准备

(1)营养支持:加强营养,纠正贫血,可给予高热量、高蛋白、高维生素、易消化的饮食,必要时给予静脉输液,以纠正患者的一般状况,使其能耐受介入治疗及术后的不良反应。

(2)常规检查:协助医师完成血常规、出凝血时间、肝肾功能、心电图等检查,有条件者应做女性激素测定。做 B 超或 MRI 检查,以确定分类,同时测量子宫大小与体积、肌瘤大小与数目等,以便与栓塞治疗后做比较。

(3)体位训练:向患者讲述卧位的重要性,造影时需保持平卧位不动,否则影响成像的清晰度。术前 1d 练习床上排便,避免增加腹压的动作。

(4)患者准备:术前 4h 禁食,防止术中呕吐呛入气管引起窒息。

六、术中配合

1.麻醉及手术体位　局部麻醉。取平卧位,双下肢分开并外展。

2.常用器材和物品

(1)子宫肌瘤介入治疗术手术包:小治疗巾、大单、小孔大腹单、小药杯、弯盘、持物钳、剪刀、大号不锈钢盆、不锈钢碗、7 号刀柄、11 号刀片、小纱布及血管钳。

(2)子宫肌瘤介入治疗术器材:SF 动脉鞘、0.035in(0.09cm)超滑导丝、5FCobra 造影管、微导管、明胶海绵颗粒、500～700U 海藻酸钠、心电监护仪、三通开关、肝素、高压注射器针筒、非离子对比剂、利多卡因、地塞米松、手套、生理盐水、注射器(1、5、10、20ml)。

七、术后护理

1.一般护理

(1)生命体征监测:术后每 30min 测量血压、脉搏、呼吸 1 次,2h 后改为 1/h,监测 24h。由于术后患者可有 3～7d 发生中、低度发热,所以需测量体温 3/d,直至正常后 3d。发热期间嘱患者多饮水,以利于体内对比剂的排泄。大部分患者术后均有不同程度的发热,体温在 37.5～38.5℃,如无继发感染,多为低热。护士应定时测量体温,鼓励患者多饮水,以加速肾对对比剂及毒素的排泄,减少毒性不良反应。对于高热患者应寻找原因并给予物理降温,抽取血液做细菌培养。在降温过程中,由于患者大量出汗,应注意补充液体量,及时更换衣服,防感冒。若持续高热伴腹痛,应考虑感染存在,遵医嘱给予相关治疗。

(2)体位的护理:取平卧位,保持穿刺侧肢体伸直,制动 6h,利于血管穿刺点收缩闭合,保持血流通畅,防止血栓形成,6h 后肢体可以左右旋转或取健侧卧位。应避免屈膝、屈髋、咳嗽和打喷嚏动作,以免腹压突然增高而导致穿刺口出血,术后 24h 后方可下床活动。

(3)穿刺点的观察与护理:术后 24h 内应密切观察穿刺部位有无出血和渗血,并保持敷料清洁干燥,观察穿刺侧肢体远端皮肤温度、感觉及足背动脉搏动情况,发现异常,及时处理。

（4）预防感染：遵医嘱静脉滴注抗生素 2～3d，保持外阴部清洁、干燥，给予 0.05％无痛碘溶液擦洗外阴 2/d。

2.病情观察

（1）其他栓塞症状的观察及护理：注意观察术后患者的大小便情况，包括量、颜色、性状，如有血尿，提示膀胱区局部缺血坏死，如有血便，提示直肠局部缺血坏死。还要注意，观察会阴部皮肤有无红肿溃疡，一般于栓塞术后 6～12h 出现。由于盆腔动脉分支多，进行动脉内栓塞时可发生异位栓塞，如行子宫动脉栓塞术引起的异位栓塞可能性较小，而进行髂内动脉栓塞术，由于栓塞范围较广可使部分小动脉被栓塞发生上述症状。所以护士要认真加以观察。

（2）疼痛的观察及护理：术后应注意观察疼痛的部位、性质及程度。子宫肌瘤患者疼痛一般为下腹部轻、中度阵发性胀痛或持续剧烈的绞痛。疼痛的程度与肌瘤的大小和血供有关，一般肌瘤较大者疼痛较剧烈。经 PCA 镇痛24h，口服尼美舒利 1 片，2/d，频普仪理疗骶尾部等措施，疼痛一般能缓解。若疼痛超过 1 周，并较剧烈，应警惕发生误栓、感染等严重并发症。

（3）呕吐的观察及护理：部分患者术后可发生恶心、呕吐，如阿片类药直接刺激胃黏膜，兴奋呕吐中枢以及对比剂的不良反应引起。轻者一般无须特殊处理。当患者呕吐后给温开水漱口，保持衣被清洁，对呕吐较重者，可肌内注射甲氧氯普胺（胃复安）或静脉注射格雷司琼（康泉）、昂丹司琼（枢复宁）、恩丹西酮等减轻症状。

八、健康教育

1.生活指导

（1）注意个人卫生，保持外阴清洁，术后 3 个月内禁止性生活和盆浴，1 年内避孕，口服抗生素 1 个月，防感染。

（2）注意休息，劳逸结合，保持愉快的心情。瘤体缩小和消失是缓慢过程，不要增加心理负担。

（3）注意营养，合理搭配。多食含铁食物及优质蛋白、水果、蔬菜等，少进辛辣、盐腌、油炸食物。

2.复查　栓塞后 1、3 个月行常规妇科检查，6、12 个月复查 B 超，以观察瘤体的缩小和排出情况。如遇瘤体排出时引起腹痛及子宫出血应及时就诊。

（程艳芬）

第六节　宫外孕介入治疗的护理

一、概述

异位妊娠是指受精卵种植在子宫体腔以外部位的妊娠，习称宫外孕，但两者含义稍有差别。异位妊娠包括输卵管妊娠、卵巢妊娠、腹腔妊娠及宫颈妊娠等，以输卵管妊娠最为常见。宫外孕则仅指子宫以外的妊娠，宫颈妊娠不包括在内。输卵管妊娠的介入治疗是近年来开展的一种新的保守治疗方法，安全、有效、不良反应小、可保留生育能力，在临床上有较好的发展前景。输卵管妊娠的介入治疗有两种，一种为血管性介入治疗，另一种为非血管性介入治疗。本节重点介绍输卵管妊娠的血管性介入治疗的护理。

二、病因

任何可能影响受精卵运行或阻碍受精卵及时进入宫腔的因素都是造成输卵管妊娠的危险因素,常见的因素如下。

1.慢性输卵管炎和输卵管周围炎 是导致输卵管妊娠最常见的原因。

2.既往输卵管手术史 如输卵管吻合术、输卵管开口术、结扎术后再通等,均可影响其通畅导致异位妊娠。

3.不孕 经不孕治疗后的妊娠,异位妊娠率明显增高。

4.盆腔肿瘤 如子宫肌瘤、卵巢肿瘤压迫输卵管使之扭曲或宫腔狭窄,影响受精卵的运行。

5.其他因素 输卵管发育不良或功能异常、子宫内膜异位症、宫内节育器、胚胎异常、生活方式及精神因素等也是异位妊娠的危险因素。

三、病情判断

1.临床表现

(1)停经史:多数患者有6～8周停经史。

(2)腹痛:是输卵管妊娠的主要症状,多见于输卵管妊娠破裂型和流产型。患者突感一侧下腹部疼痛,常伴有恶心、呕吐。

(3)阴道流血:输卵管妊娠终止后,出血常是不规则点滴状。只有腹痛而无阴道流血,多提示胚胎仍旧存活。

(4)休克:输卵管破裂或不全流产可造成腹腔急性内出血,严重者出现失血性休克。

(5)盆腔包块:输卵管妊娠破裂或流产形成的血肿与周围组织粘连,在子宫一侧可形成不规则包块。

(6)体征:阴道内常有少量血性分泌物,子宫略大、稍软,输卵管妊娠未破或未发生流产时,在宫旁可扪及大的输卵管,轻压痛;如流产或破裂,阴道后穹隆饱满,有触痛,宫颈剧痛或摇摆痛明显,内出血多时,检查子宫有漂浮感,子宫一侧或其后方可触及肿块,触痛明显,腹部叩及移动性浊音。

2.影像学检查

(1)超声:宫内无妊娠囊,宫旁可见边界不清、回声不均的混合性包块。典型患者还可见"双环征"。部分患者直肠陷窝内有液性暗区。

(2)MRI:表现为病变位于子宫旁附件区,多为圆形或椭圆形软组织块,边缘清楚或模糊,增强扫描可见病灶有边缘强化,病灶和盆腔内出血提示有破裂。未破裂的输卵管妊娠可见呈水样信号的小囊病灶。

3.DSA 在DSA造影时,如输卵管妊娠未破裂,可显示子宫动脉输卵管支明显增粗迂曲,动脉期可见不规则绒毛血管染色,血管丰富,呈网状,边缘不整齐,在实质期呈片状或类圆形异常绒毛血管染色征象。如血管破裂有活动性内出血,子宫动脉造影时可见对比剂外溢。

四、宫外孕介入治疗的适应证与禁忌证

1.适应证

(1)输卵管妊娠未破裂,生命体征稳定。

(2)破裂型或流产型输卵管妊娠有腹腔出血,但生命体征稳定。

(3)有强烈生育要求及未婚。

(4)经超声检查附件混合性包块直径<8cm,未出现胎心搏动。

(5)血清 HCG<5000U/L,血常规正常,肝、肾功能正常。

2.禁忌证

(1)凝血功能障碍。

(2)严重肝、肾功能不全。

(3)大量腹腔内出血伴失血性休克。

五、术前护理

1.心理护理　为患者及其家属介绍介入治疗的方法、相对安全性及注意事项等,消除其思想顾虑和精神紧张,保持良好的心理状态,积极配合介入治疗。

2.术前准备

(1)营养支持:在病情允许的情况下,给予高热量、高蛋白、高维生素、易消化的饮食,多食富含铁的食物,如动物肝、鱼肉、豆类、绿叶蔬菜及黑木耳等。保证静脉输液、输血通畅,以纠正患者的一般状况,使其能耐受介入治疗及术后的不良反应。

(2)常规检查:协助医师完成血常规、出凝血时间、肝肾功能、心电图等检查。有条件者做 B 超,以了解异位病灶血流信号。必要时完成与疾病相关的检查,如血、尿 β-HCG,尿 EIPT 等。

(3)生命体征的监测:密切观察患者的血压、脉搏、呼吸变化,注意神志、皮肤黏膜颜色、周围循环、尿量的改变,观察并记录阴道流血量,如患者出现面色苍白,出冷汗,脉搏加快>100/min,血压下降,尿量减少等休克的表现,需立即通知医师并进行抢救,此时应取去枕平卧位,迅速建立双静脉通道补液、输血、吸氧等措施积极抗休克。

(4)疼痛的观察及护理:输卵管妊娠及残角子宫妊娠可有一侧下腹胀痛,若病情稳定时,应嘱咐患者卧床休息,避免咳嗽、用力排便、突然变换体位等增加腹压的动作,当患者腹痛突然呈撕裂样、伴有腹膜刺激征及肛门坠胀感时,应警惕妊娠囊破裂或流产发生。

(5)患者准备:有阴道流血者,给予 0.05%聚维酮碘液擦洗外阴,2/d,勤换会阴垫,预防感染。术前 6h 禁食、禁水,防止术中呕吐呛入气管引起窒息。术前 30min 留置尿管,防止术中因膀胱充盈而影响插管操作及图像质量。协助测量身高、体重,以便计算化疗药量。

(6)术前用药:建立静脉通道,据病情按医嘱使用药物,例如宫缩药、止血药、羧甲淀粉(代血浆)等,以稳定病情,预防休克。

六、术中配合

1.麻醉及手术体位　局部麻醉。取平卧位,双下肢分开并外展。

2.常用器材和物品

(1)宫外孕介入治疗术手术包:小治疗巾、大单、小孔大腹单、小药杯、弯盘、持物钳、剪刀、大号不锈钢盆、不锈钢碗、7 号刀柄、11 号刀片、小纱布及血管钳。

(2)宫外孕介入治疗术器材:5F 动脉鞘、0.035in(0.9mm)超滑导丝、5FCobra 造影管、微导管、明胶海绵颗粒、500～700U海藻酸钠、心电监护仪、三通开关、肝素、高压注射器针筒、非离子对比剂、利多卡因、地塞米松、甲氨蝶呤、手套、生理盐水、注射器(1、5、10、20ml)。

七、术后护理

1.生命体征监测　术后每30min测量血压、脉搏、呼吸1次,2h后改为1/h,监测24h。留置镇痛泵者应注意监测呼吸变化。测量体温3/d,直至正常后3d。患者如有面色苍白、皮肤湿冷、血压下降、脉搏快、呼吸急促等应警惕有活动性内出血的危险,立即报告医师,同时做好手术探查的术前准备。

2.疼痛的观察及护理　术后应注意观察疼痛的部位、程度、性质,疼痛常为下腹部或臀部疼痛,可放射至外阴及大腿上1/3处。定时服用镇痛药,一般可缓解。但宫角妊娠或输卵管妊娠者谨慎应用镇痛药,以免掩盖病情变化,妨碍观察。若患者腹痛的性质发生变化,突然出现撕裂样疼痛,甚至全腹压痛、反跳痛、腹肌紧张,并伴有恶心、胸闷、肛门坠胀感,应疑是胚囊破裂出血或流产,应立即通知医师,迅速做好开腹手术的准备。

3.β-HCG的监测　β-HCG可反映滋养细胞的增殖活跃程度,对于异位妊娠、滋养细胞肿瘤患者须动态追踪β-HCG。异位妊娠患者尿β-HCG于术后第3天开始下降,1周至1个月内降至正常,如术前β-HCG水平较高者,下降至正常所需时间较长,对于大孕囊或HCG水平较高者,在灌注MTX的基础上结合口服米非司酮,可缩短症状消失时间及HCG下降时间,若HCG值有继续升高趋势,应警惕病情朝不利方向发展。护士应指导患者每2～3d准确留取尿液检测β-HCG,直至逐渐下降恢复正常。

4.化疗药物不良反应的观察及护理　使用化疗药物后,可出现骨髓抑制,胃肠道反应,肝、肾功能损害等不良反应,应指导患者进食易消化无刺激性饮食,保持口腔清洁。对有膀胱刺激症状者,嘱其多饮水,以碱化尿液,促进排尿。定期检查血象,若有白细胞减少,应注意保暖,预防感冒,减少外出并限制探视,遵医嘱使用升白细胞的药物。

5.预防感染　按医嘱给予抗生素,补充营养,提高抵抗力。注意观察阴道流血量及排液情况,保持外阴清洁,用聚维酮碘溶液擦洗外阴,2/d,勤换卫生垫,预防感染。尤其是宫颈妊娠还需要行搔刮者,防止逆行感染的措施更重要。

6.体位的护理　取平卧位,保持穿刺侧肢体伸直,制动6h,利于血管穿刺点收缩闭合,保持血流通畅,防止血栓形成。术后24h后方可下床轻微活动。

7.穿刺点的观察与护理　术后24h内应密切观察穿刺部位有无出血和渗血,并保持敷料清洁干燥,观察穿刺侧肢体远端皮肤温度、感觉及足背动脉搏动情况,发现异常,及时处理。

八、健康教育

注意个人卫生,保持外阴清洁,预防盆腔感染,积极彻底治疗妇科炎症。术后1个月内禁止性生活。注意休息与营养,避免劳累,多食富含铁的食物。遵医嘱按时复查及坚持治疗,出院后每周复查血HCG至正常,出现不适症状及时就诊。加强宣传安全防护知识,避免意外损伤的发生,积极治疗原发病。

(程艳芬)

参 考 文 献

1.卢等彩.新编临床常见疾病护理手册.云南:云南科技出版社,2009

2.梁桂仙.临床常见疾病护理常规.云南:云南科技出版社,2011

3.田桂荣.临床常见疾病护理常规及护理规范.北京:中国科学技术出版社,2013

4.单丽霞,唐贺玲,刘玉欣.外科疾病护理.北京:科学技术文献出版社,2008

5.周晓生,宋淑霞.神经内科常见病诊治与护理.北京:科学技术文献出版社,2012

6.黄毅,李虹彦.康复护理学.吉林:吉林大学出版社,2013

7.杨丽娟.实用心血管疾病护理.北京:人民卫生出版社,2009

8.王舟,赵建芬,耿春红.内科疾病护理.北京:科学技术文献出版社,2008

9.温贤秀,肖静蓉.常见疾病临床护理路径指引.四川:西南交通大学出版社.2013

10.尹冬梅.临床基础护理.北京:科学技术文献出版社,2008

11.张素巧,赵志红.心内科临床护理工作手册.河北:河北科学技术出版社,2011

12.张瑞琴.实用骨科护理手册.北京:科学技术文献出版社,2013

13.郝一文.常用诊疗技术与护理.北京:人民军医出版社,2009

14.陈淑英,戴慰萍,蒋红.临床护理实践.上海:复旦大学出版社,2007

15.黄叶莉.神经疾病临床护理.北京:人民军医出版社,2014

16.范吾凤,闫淑珍.内科常见病护理.天津:天津科学技术出版社,2012

17.赵爱芳.实用临床全科护理学.天津:天津科学技术出版社,2013

18.汪晖.临床护理常规.北京:人民军医出版社,2012

19.李秀敏.内科护理学.河南:郑州大学出版社,2008

20.陈芳.临床护理实习指导.湖北:湖北科学技术出版社,2010

21.李莉,向志忠.临床常见疾病护理常规.新疆:新疆青少年出版社,2010

22.张元云.新编临床护理实践.新疆:新疆人民卫生出版社,2013

23.叶政君,雷光锋.临床护理常规.北京:科学技术文献出版社,2014

24.刘悦新,忻丹帼.妇产科护理指南.北京:人民军医出版社,2011

25.王熙宁,王学群.内科临床护理教学.天津:天津科技翻译出版社,2012

26.程群,曹桂芳,苏亮.临床常见疾病护理.吉林:吉林科学技术出版社,2010

27.孙长虹,段卫红,吴丽妍.临床骨科护理学.吉林:吉林科学技术出版社,2013

28.胡春英.精编临床护理学.吉林:吉林科学技术出版社,2012

29.张金英.内科疾病诊疗与护理.北京:科学技术文献出版社,2013

30.王奕,唐华羽,付博.外科常见疾病诊治及护理.黑龙江:黑龙江科学技术出版社,2010

31.刘玉珍.现代临床护理学.吉林:吉林科学技术出版社,2013

32.庄强,张华翔,肖龙海.神经系统疾病临床诊治与护理.北京:军事医学科学出版社,2009

33.赵晓辉,陈海花,赵毅.神经外科常见疾病护理流程.北京:军事医学科学出版社,2013

34.李青.临床呼吸系统常见疾病护理学.天津:天津科学技术出版社,2010

35.梁富义.临床常见疾病诊断治疗与护理.天津:天津科学技术出版社,2013

36.张成爱.临床各科常见疾病的诊疗和护理.辽宁:辽宁科学技术出版社,2011

37.王志莲.常见疾病临床护理路径.北京:科学技术文献出版社,2011

38.蔡丽敏.外科护理学实用手册.山东:山东大学出版社,2013

39.杨群英.实用护理技术新进展.北京:科学技术文献出版社,2013

40.周金泉,张维青,孙浩峰.心脏外科护理手册.北京:军事医学科学出版社,2011

41.蔡金辉.肾内科临床护理思维与实践.北京:人民卫生出版社,2013

42.王莉,杨娟,潘亚兰.临床常用护理操作规程.湖北:华中科技大学出版社,2014

43.庄见绘.临床外科护理学.北京:科学技术文献出版社,2013

44.张爱霞,王瑞春.消化内科临床护理.北京:军事医学科学出版社,2014

45.罗健.消化内科临床护理思维与实践.北京:人民卫生出版社,2013

46.路丽娜.内科护理学.河南:河南科学技术出版社,2011

47.伊洪莉.临床内科护理学实践.天津:天津科技翻译出版社,2013